临床寄生虫病学

Clinical Parasitology

主　编　邓维成　曾庆仁

副主编　张跃云　杨　镇
温　浩　姜可伟

人民卫生出版社

图书在版编目(CIP)数据

临床寄生虫病学/邓维成,曾庆仁主编.—北京:人民卫生出版社,2014

ISBN 978-7-117-20118-6

Ⅰ.①临… Ⅱ.①邓…②曾… Ⅲ.①寄生虫病-防治 Ⅳ.①R53

中国版本图书馆 CIP 数据核字(2014)第 312787 号

临床寄生虫病学

主　　编:邓维成　曾庆仁
出版发行:人民卫生出版社(中继线 010-59780011)
地　　址:北京市朝阳区潘家园南里 19 号
邮　　编:100021
E - mail:pmph @ pmph.com
购书热线:010-59787592　010-59787584　010-65264830
印　　刷:北京汇林印务有限公司
经　　销:新华书店
开　　本:787×1092　1/16　　印张:47
字　　数:1144 千字
版　　次:2015 年 2 月第 1 版　2015 年 2 月第 1 版第 1 次印刷
标准书号:ISBN 978-7-117-20118-6/R · 20119
定　　价:130.00 元
打击盗版举报电话:010-59787491　E -mail:WQ @ pmph.com
(凡属印装质量问题请与本社市场营销中心联系退换)

《临床寄生虫病学》编写委员会

主　编　邓维成　曾庆仁

副主编　张跃云　杨　镇　温　浩　姜可伟

编　委（按姓氏笔画为序）

王中全	郑州大学医学院
邓　奕	湖南省血吸虫病防治所　湘岳医院
邓维成	湖南省血吸虫病防治所　湘岳医院
孔国庆	湖南省血吸虫病防治所　湘岳医院
白定华	湖南省岳阳市三医院
冯曼玲	北京友谊医院　北京热带医学研究所
吐尔干艾力·阿吉	新疆医科大学第一附属医院
朱永辉	湖南省血吸虫病防治所　湘岳医院
任光辉	湖南省血吸虫病防治所
刘小利	武警部队血吸虫病防治所
刘佳新	湖南省血吸虫病防治所　湘岳医院
孙成松	安徽省寄生虫病防治研究所
孙　渊	湖南省岳阳市一医院
杨　镇	华中科技大学同济医学院附属同济医院
李义荣	湖南省人民医院
李正祥	湖南省疾病预防控制中心
李岳生	湖南省血吸虫病防治所
李　涛	北京煤炭总医院
吴学杰	中国人民武装警察部队总医院
吴　翔	中南大学湘雅医学院
何永康	湖南省血吸虫病防治所
何　艳	中南大学湘雅二医院
邹　洋	北京友谊医院　北京热带医学研究所
沈玉娟	中国疾病预防控制中心寄生虫病预防控制所
张祖萍	中南大学湘雅医学院

张跃云	湖南省血吸虫病防治所　湘岳医院
林丹丹	江西省寄生虫病防治研究所
林雪迟	中南大学湘雅医学院
罗俊卿	武警部队血吸虫病防治所
周　明	湖南省人民医院
周瑞红	湖南省血吸虫病防治所　湘岳医院
赵　萍	新疆医科大学第一附属医院
荆群山	湖南省血吸虫病防治所　湘岳医院
段绩辉	湖南省疾病预防控制中心
姜可伟	北京大学人民医院
夏超明	苏州大学医学院
徐绍锐	中南大学湘雅医学院
高　戈	北京医院
唐世清	湖南省岳阳市一医院
曹建平	中国疾病预防控制中心寄生虫病预防控制所
崔　晶	郑州大学医学院
梁幼生	江苏省血吸虫病防治研究所
蒋文杰	湖南省岳阳市二医院
蒋立平	中南大学湘雅医学院
舒衡平	中南大学湘雅医学院
曾庆仁	中南大学湘雅医学院
温　浩	新疆医科大学第一附属医院
蔡立汀	中南大学湘雅医学院
戴建荣	江苏省血吸虫病防治研究所

参编人员（按姓氏笔画为序）

丁国建　王　飞　王奉林　王洪波　王梅新　王　鹏　邓　奕
孔　艺　孔国庆　冯　旋　朱丽姿　刘秋利　刘科丰　江远东
李育英　李捷玲　来如意　肖　莉　余　权　余慧琼　汪　伟
张卫红　张永红　陈四喜　邵志伟　罗凤球　罗立新　周　明
周爱贤　周　燕　郑　茂　郑　娜　宗　俏　宗道明　胡君健
胡　艳　胡新飞　段　娟　姜高分　姜　鹏　费艳霞　贺　佩
彭妮娜　喻鑫铃　谢　韵　谢慧群　蒯迪花　颜飞雄　潘　洁
潘　舸　魏宏剑

序

欣闻《临床寄生虫病学》一书即将出版，我热忱地推荐这部专著！

长期以来，从事人体寄生虫学防治研究与教学的人员，由于较少接触临床，故多数只熟悉寄生虫病的实验诊断方法和病原治疗原则，却缺乏其临床诊疗经验；而从事临床工作的医务人员，由于寄生虫所致疾病几乎涉及人体所有系统和器官，病情错综复杂；更因寄生虫病大多分散在多个不同临床学科诊治，缺乏对寄生虫病的整体认识，因此临床诊治经验严重不足，从而造成误诊或贻误治疗的病例不少。有鉴于此，主编邓维成和曾庆仁教授做了大胆的尝试，邀请近百名专家，编写了这部既涵盖寄生虫学基础知识，又包含临床寄生虫病临床诊治经验的专著，必将受到从事寄生虫教学、科研和临床医务人员的广泛关注。

众所周知，当前我国寄生虫病流行势态已发生某些改变：人口流动性随着贸易、文化和旅游业的发展而不断增加，使得寄生虫病患者呈散在分布，输入性寄生虫病病例不断增加；饮食习惯改变，使得食源性寄生虫病亦呈增多趋势；HIV 感染、代谢性慢性疾病及肿瘤患者的增多所致免疫低下有利于机会性致病的发生。可见，设法全面提高广大临床医务工作者对寄生虫病的认识和诊疗水平，应为从事寄生虫病防治工作者的责任和义务，本书的出版就是编者们对这种义务作出奉献的体现。

据我所知，目前国内外也鲜见以临床为主的寄生虫病书籍，更无一部汇集各种寄生虫病临床诊疗知识与经验编写的专著。虽有为数不多的有关寄生虫(病)学的著作，但大多侧重基础而其临床部分篇幅较小。览阅编者提供的初稿悉知，该书应是我国唯一一本汇集 200 多种寄生虫病临床诊断与治疗方面的专著，全面地展示了我国数十年来广大专业人员对各种寄生虫病诊治技术水平和临床诊治经验。该书内容丰富、叙述详尽、通俗易懂、简明实用。既适用于从事寄生虫学教学、科研、防治人员，也适用于从事临床工作的医务人员，是一部难得的实用性专著。

华中科技大学同济医学院附属同济医院　杨镇

2014 年 12 月

前 言

寄生虫病是一类由包括各种低等动物侵入人体而引起疾病的统称，其危害不仅严重影响人类的身体健康和生活质量，而且还严重阻碍着社会建设与经济发展，是属于重大的公共卫生问题。该类疾病曾在我国流行十分猖獗，新中国成立后，由于党和政府的高度重视和几代人经过60多年的积极努力，使其防治效果取得了举世瞩目的成就：丝虫病是在全球第一个被宣布消除的国家；土源性线虫病、疟疾、黑热病和包虫病的流行在大多数地区被得到有效控制与压缩；血吸虫病疫情将在2015年以行政村为单位达到传播控制标准；晚期血吸虫病门脉高压症的治疗技术已比较成熟；包虫病的综合防治技术已形成诊疗指南并与国际接轨等。

随着国民经济的发展、人民生活水平的提高、人口和食品流动的增大及国际交流的增加，使我国当前寄生虫病流行与发病出现新的态势：一些过去曾被忽视的和少见的寄生虫病以及输入性寄生虫病呈增多趋势；食源性和机会性寄生虫病的发生率显著增加；地方性流行的寄生虫病病例呈散在分布；寄生虫感染史或不明确的病例也增多。而在临床上可见大多患者就诊于各大综合医院不同专科或专科医院。依据文献报道及作者从事临床医疗工作近30年所见所闻有关寄生虫病误诊、误治的例子屡见不鲜，所带来的后果也比较严重。其主要原因是多数医务人员对寄生虫病见得很少或根本没见过，且缺少可供查阅的寄生虫病方面的临床专著。因此，常是视而不见，见而不识，识而无措。作者怦然心动!! 经过反复酝酿后邀请了10余省市25个单位的从事人体寄生虫学以及临床医学包括内科、外科、妇产科、传染科及相关学科的专家编写本书。

《临床寄生虫病学》全面、系统、重点介绍了寄生虫病的病因、致病机制、临床诊断、治疗、护理以及防治等诸多方面的内容。全书分为总论、原虫病、线虫病、绦虫病、吸虫病、其他蠕虫病及节肢动物所致疾病等6篇共61章。在编写特点上，既关注寄生虫学基础知识介绍，更关注临床诊断与治疗；既有重点寄生虫病的详述，也有罕见寄生虫病的简述；既有临床工作经验、教训的总结，也有新技术、新进展、新方法的介绍。考虑到从事基础研究专家不太熟悉临床，从事临床工作专家不太熟悉基础，以及临床各专业相互交叉与专业局限、个别病种罕见等情况，我们在编写中要求所有书稿至少经过2名以上专家编写或审改以保证质量。尽管编委作出了巨大的努力，但仍难免以偏概全。加之编者水平有限，错误与不妥之处在所难免，敬请同行批评指正。

通过编委成员及参编专家的辛勤努力，《临床寄生虫病学》今天正式出版了。在出版过程中得到了人民卫生出版社预防科普中心、WHO 湖区血吸虫病防治研究中心主任李岳生博士及国家血吸虫病临床重点专科的大力支持和帮助。全国著名专家华中科技大学同济医学院附属同济医院杨镇教授对本书的出版非常关注，为本书赐稿并作序，在此一并表示衷心感谢。

邓维成　曾庆仁

2014 年 6 月

目 录

第一篇 总 论

第二篇 原 虫 病

第三篇　线　虫　病

第四篇　绦　虫　病

第五篇　吸　虫　病

第六篇　其他蠕虫病及节肢动物所致疾病

第一篇

总　　论

临床寄生虫病学(Clinical parasitology)是一门研究阐明寄生虫感染与致病机制、临床表现、诊断与鉴别诊断、治疗与预防的科学。它以人体寄生虫学理论为基础,从病原学角度揭示寄生虫对人体的感染方式、传播规律、发病机制、流行特征及防治措施,系统阐明寄生虫病临床诊断与治疗的手段和方法。寄生虫病虽属传染病范畴,但由于该病病种繁多,病情复杂、涉及面广,临床上大多患者就诊于各大综合医院不同专科或专科医院。因此,临床寄生虫病学也是一门涉及多学科临床医疗的工具书和学术专著。

邓维成　曾庆仁

第一章　寄生虫病的病原生物学

第一节　寄生虫与宿主及其类别

一、寄 生 现 象

在自然界中，根据两种生物之间的利害关系可分为共栖、互利共生和寄生 3 种类型。共栖为两种生物在一起生活，对一方有利，对另一方也无害，称偏利共生或共栖。互利共生为两种生物在一起生活，双方得利。当两种生物生活在一起出现一方得利而另一方受害时则形成了寄生现象，构成了寄生关系。

在寄生关系中，获利的一方称为寄生物（parasite），受损害的一方称为宿主（host）。例如侵入或依赖较高等动物或植物及人体（寄主）内获取营养，生长繁殖，并给寄主造成损害的病毒，细菌、真菌、立克次体和其他低等动物都被称作为寄生物。

寄生物分为两大类，即微寄生物（microparasite）和大寄生物（macroparasite）。微寄生物在寄主体内或体表繁殖，如细菌、病毒、真菌和原生动物；大寄生物在寄主体内或体表生长，但不繁殖，如寄生蠕虫、蝴蝶和蛾的幼虫等。另外，一些能在昆虫寄主身上或体内产卵，导致寄主死亡的大寄生物称为拟寄生物（parasitoid），主要为寄生蜂和苍蝇，包括寄生植物和寄生动物，寄生动物就是人们通常所说的寄生虫（parasite）。

寄生虫是如何形成的？大多数学者认为寄生虫的演变是从早期生物中的自由生活生物体进化而来的。在进化中，在行为上开始由最初的营自生生活低等生物开始与较高等生物偶然相遇，进而前者渐渐从自生发展到对后者的依赖，此过程经历了从不适应到适应的调整或前适应（preadaptation），从部分依赖到完全依赖的演变，成为营寄生生活的低等生物；在适应寄生环境演变中，低等生物出现基因变异与重组，从而在形态和生理代谢方式上发生改变，侵入机制和繁殖能力得到加强以及某种生物特殊向性形成。这些生物特性的变化差异与低等生物入侵宿主的机会及寄生于不同微环境有关。因此，不同种类寄生虫的入侵途径、寄生部位、方式及生活史过程各有其特殊的生物学习性。总之，人体寄生虫的演化与人体微环境及自然界的生存压力有密切的关系，开始是偶然寄生，进而可发展为暂时性或兼性寄生，甚至是长期性或专性寄生。

二、寄生虫的类别

寄生虫可以根据寄生虫的寄生部位、时间、性质、宿主类型及流行规律等与它们的某一共同特点可划分为如下不同类别。

1. 体外寄生虫和体内寄生虫　前者在人体体表叮人吸血寄生，如虱、蚤等称体外寄生；后者在人体内寄生称为体内寄生虫，如蛔虫、血吸虫等。

2. 肠道寄生虫、组织内寄生虫和细胞内寄生虫　前者如蛔虫、钩虫、带绦虫等；组织内寄生虫如肺吸虫、血吸虫等；细胞内寄生虫，如利什曼原虫寄生于巨噬细胞内、疟原虫寄生于红细胞内、弓形虫寄生于有核细胞内等。

3. 长期寄生虫和暂时性寄生虫　前者是指必须在人体营寄生生活的寄生虫，如钩虫、血吸虫、带绦虫等；后者是指仅在需要吸血、摄食时到人体体表寄生，饱食后则离开人体的寄生虫，如蚊、蚤等。

4. 专性寄生虫和兼性寄生虫　前者是指生活史中有一个阶段或整个生活周期营寄生生活的寄生虫称为专性寄生虫，如钩虫、疟原虫等；后者是指既可以营自由生活，也可营寄生生活的寄生虫，如粪类圆线虫。

5. 人畜共患寄生虫和动物源性寄生虫　人畜共患寄生虫又分为两种情况：一种是必须经过人体和家畜两种宿主体内寄生才能完成生活史的则为直接型人畜共患寄生虫，如猪带绦虫的幼虫在猪体内寄生而成虫仅在人体内寄生；另一种是指某些寄生虫寄生的终宿主不严格，除寄生于人体外，还可寄生于其他哺乳动物体内，此称间接性人畜或人兽共患寄生虫，如血吸虫、肝吸虫等；动物源性寄生虫，除了间接性人畜或人兽共患寄生虫之外，还包括一些动物寄生虫，如斯氏肺吸虫、棘颚口线虫等感染人体引起的致病。

6. 土源性寄生虫和生物源性寄生虫　前者是指少数寄生虫的生活史完成，仅需人作为唯一的宿主，如蛔虫、鞭虫等。后者是指多数寄生虫生活史完成，需要经历两个及两个以上宿主，如丝虫、肝吸虫、血吸虫、肺吸虫等。此二类寄生虫常在蠕虫中依据生活史中有和无中间宿主被分为生物源性蠕虫和土源性蠕虫。

7. 食源性寄生虫和媒介寄生虫　前者是指可通过生食或半生食肉类或其他食物或生饮水的方式经口而感染的寄生虫，其中尤指经生食动物肉类而引起感染的寄生虫，如旋毛虫、棘颚口线虫、带绦虫、曼氏裂头蚴、肝吸虫、肺吸虫等；后者是指经节肢动物叮人吸血而传播的寄生虫，如蚊传播的丝虫和疟原虫、白蛉传播的利什曼原虫、采采蝇传播的锥虫等，传播这类寄生虫所引起的疾病可统称为虫媒病。

8. 机会致病寄生虫和偶然寄生虫　是指在人体免疫功能正常时其体内的某些寄生虫可处于隐性感染状态，当人体免疫功能低下或受损时，这些寄生虫则出现异常繁殖和致病力增强，如弓形虫、隐孢子虫等。后者是指某些营自由生活的或不依赖人作为宿主的低等生物可因某一偶然机会而被动进入或侵入人体而引起致病的寄生虫，如水蛭、艾氏小杆线虫、铁线虫等都属于淡水中生活的虫体，但可在人们生饮或接触含有这些虫体的水体时，可经口、鼻腔、阴道或尿道被动或主动进入人体而发生水蛭病、艾氏小杆线虫病和铁线虫病。

三、宿主的类别

寄生虫在完成生活史过程中，有的只需要一个宿主，有的需要两个及两个以上宿主。依据寄生虫不同发育阶段所寄生的宿主以及在流行病学上具有重要意义的寄生于人以外的动物宿主，可将宿主类型分为如下类型。

1. 终宿主（definitive host）　寄生虫成虫或有性生殖阶段所寄生的宿主。例如人是血吸虫的终宿主。

2. 中间宿主（intermediate host）　指寄生虫的幼虫或无性生殖阶段所寄生的宿主。若有两个以上中间宿主，则按寄生先后分为第一、第二中间宿主等，例如某些种类淡水螺和淡水鱼分别是华支睾吸虫的第一、第二中间宿主。

3. 保虫宿主（也称储存宿主，reservoir host）　某些蠕虫成虫或原虫某一发育阶段既可寄生于人体，也可寄生于某些脊椎动物，在一定条件下可传播给人。在流行病学上，称这些动物为保虫宿主或储存宿主。例如，日本血吸虫成虫可寄生于牛、羊、狗等家畜体内，那么这些家畜则称为日本血吸虫的保虫宿主。

4. 转续宿主（paratenic host 或 transport host）　某些寄生虫的幼虫侵入非正常宿主、不能发育为成虫，长期保持幼虫状态，当此幼虫期有机会再进入正常终宿主体内后，才可继续发育为成虫，这种非正常宿主称为转续宿主。例如，卫氏并殖吸虫的童虫，进入非正常宿主野猪体内，不能发育为成虫，可长期保持童虫状态，若犬吞食含有此童虫的野猪肉，则童虫可在犬体内发育为成虫。野猪就是该虫的转续宿主。

（贺佩　胡君健）

第二节　寄生虫的分类与其生物特征

一、寄生虫的分类与命名

对寄生虫进行分类是为了认识虫种，了解各虫种、各类群之间的亲缘关系与其形态特征是寻找演化线索和鉴别虫种的依据。寄生虫的种类多，要在临床上对寄生虫病作出正确诊断及虫种鉴定，则需熟悉其生物学分类依据及各类寄生虫的生物学特征。

寄生虫属低等动物。依据动物分类系统，将已知人体寄生虫归属于动物界（Kingdom Animal）的无脊椎动物 7 个门，其中：在多细胞动物中有扁形动物门（Phylum Platyhelminthes）、线形动物门（Phylum Nemathelminthes）、棘头动物门（Phylum Acanthocephala）和节肢动物门（Phylum Arthropoda）；在单细胞的原生动物亚界（Subkingdom Protozoa）中有肉足鞭毛门（Phylum Sarcomastigophora）、顶复门（Phylum Apicomplexa）和纤毛门（Phylum Ciliophora）。此外，在人体出现偶然侵入人体的还有环节动物门虫体。习惯上所称的蠕虫是指内无骨骼外无附肢可借肌肉伸缩蠕动的多细胞无脊椎动物。因此，人们常将能在人体寄生的扁形动物、线形动物和棘头动物称作为蠕虫（medical helminthes）。由蠕虫所致疾病称之为蠕虫病（helminthiasis）。

国外有些学者将原先隶属于孢子纲的微孢子目单独列出作为微孢子门（Phylum Microspora)，认为微孢子虫是一类寄生在动植物细胞内的体型很小的寄生虫，它们在结构上与顶复门的其他成员有明显不同。微孢子虫很少使免疫健全的人致病，但在免疫受到抑制的人有较频繁的发病率。近年来美国等地屡有报道。

现行动物分类系统主要有：界、门、纲、目、科、属、种 7 个阶元。此外，还有亚门、亚纲、亚科等及总纲、总目、总科等中间阶元。种下还可有个体变异，如：生理株，地区型，变种，亚种等。理论上，同属各种的亲属关系密切，同科各种次之，余类推。

一种寄生虫可有多个名字出现，一般来说对寄生虫病原的命名，首先必须从生物学分类上考虑，根据国际动物命名法，采用二名制(binomial system)法则对其学名命名。学名(scientific name)用拉丁文或拉丁化的文字命名。学名通常由两个字组成，属名(genus name)在前，种名(species name)在后，有的种名之后还有亚种名(subspecies name)，种名或亚种名之后是命名者姓名与命名年份。例如斯氏狸殖吸虫[Pagumogonimus skrjabini(Chen，1959) Chen，1963]表示 Chen 于 1959 年命名该虫，Chen 在 1963 年又再次将其更名为现用名。从医学上或方便记忆，多选择以寄生部位或传播特性来定名或俗称。如链状带绦虫(为学名)，因由生吃猪肉而引起感染，故又称猪带绦虫。又如裂体吸虫(为学名)，因寄生于血管中故又称血吸虫。

二、寄生虫各主要类群的生物特征

不同种寄生虫有着自身特有的生物学(形态和生活史)特性或特征。在寄生虫的生长、发育和繁殖的全过程(生活史)中，不同种类寄生虫则各不相同，有的需要更换宿主才能完成生活史，有的仅需一种宿主；有的仅有一个生活阶段，有的达 7 个阶段；有的仅有无性生殖或有性生殖，而有的具两种生殖方式。在寄生虫形态方面，更是千差万别，但在同一类群内的基本特征有较多相似之处，熟悉不同类群寄生虫各自的基本特征，有利于医务人员在实际工作遇到的虫体标本进行种属辨认，对明确诊断非常有实用价值。

(一) 线虫

线虫(nematode；round worms)是一类两侧对称的原体腔无脊椎软体动物，形状呈圆柱状。寄生于人体的线虫隶属于线虫门的杆形纲，涉及 23 个属 20 余种。主要的线虫有蛔虫、鞭虫、钩虫、蛲虫、丝虫、旋毛虫、管圆线虫。其生活阶段主要有成虫、幼虫和虫卵 3 个阶段或成虫和幼虫 2 个阶段。线虫幼虫发育的特征：一是在人体内移行过程完成的；二是从幼虫发育为成虫之前需经历 4 次蜕皮。蜕皮时释放的蜕皮液可能是一种重要的变应原，可诱发宿主产生超敏反应。线虫生活史仅有有性生殖，即雌雄成虫交配，雌虫产卵或卵胎生。

根据生活史过程是否需要中间宿主，将其分为土源性线虫和生物源性线虫。前者的生活史比较简单，完成生活史不需要中间宿主，如蛔虫、鞭虫，产出的虫卵在地面发育为感染性虫卵或孵出并发育为感染期幼虫后可直接感染人体；后者的生活史比较复杂，完成生活史需要中间宿主，如丝虫的幼虫需在中间宿主蚊体内发育到具有感染性的虫体才能侵入人体。除旋毛虫之外，其他常见线虫寄生的终宿主仅有或主要是人。常可引起严重的机会性致病的是粪类圆线虫。

1. 成虫 呈长圆柱形，两端较细小，体不分节；体表有一层上皮细胞分泌形成的角质膜，光滑坚韧而有弹性；体内在体壁和消化管之间有空腔，称原体腔或假体腔；消化道完整不弯曲,前端为口,后端为肛门;雌雄异体,雌虫大于雄虫,雄虫尾端膨大或弯曲,生殖系统为单管型。

2. 幼虫　虫体微小呈线形,头钝尾尖;土源性线虫幼虫的口腔后段接咽管(食管),其长度和形状是虫种鉴别的标志之一。生物源性线虫幼虫,如丝虫微丝蚴为头有间隙,体内有核,外被鞘膜。

3. 虫卵　无卵盖,一般为卵圆形,卵内常含有分裂的细胞或形成的胚蚴。生物源性线虫为卵胎生,从雌虫子宫产出的仅有幼虫,如丝虫产出的微丝蚴。

(二) 吸虫

在人体寄生的吸虫(trematode;flukes)有10余种,均属于扁形动物门,吸虫纲,复殖目,共有6个科。如寄生于肝胆管的华支睾吸虫为后睾科;寄生于肠管的异形吸虫为异形科;寄生于小肠的姜片吸虫为片形科;寄生于肺或脑或皮下的并殖吸虫为并殖科;寄生于门静脉系统的裂体吸虫为裂体科。此外,寄生于小肠的还有日本棘隙吸虫为棘口科。其中主要有血吸虫、肝吸虫、肺吸虫、姜片虫、肝片吸虫。复殖目吸虫生活史的显著特征是需经历有性世代和无性世代的交替。其生活阶段主要有成虫、虫卵、毛蚴、胞蚴、囊蚴/尾蚴和童虫的不同形态期。完成生活史需要经历2~3种不同生物宿主更换,其中1~2中间宿主中,第一中间宿主必然是淡水螺类,不同种吸虫其螺类宿主种类不同。在终宿主体内行有性生殖(产卵),在中间宿主螺体内行无性增殖(1个进入螺体的个体经几代无性增殖后,可形成千上万的新个体)。第二中间宿主为鱼、虾、甲壳类或节肢动物。成虫寄生的宿主种类多(除人以外,还有多种哺乳动物)。对终宿主的感染阶段,除血吸虫以尾蚴通过皮肤感染外,其他吸虫均以存在于第二中间宿主体内或媒介植物中的囊蚴经人和动物食入而致感染。

1. 成虫　外形多为扁平,呈叶状或舌状;具口腹吸盘;肠分支,无肛门;无体腔。除血吸虫为线形和雌雄异体外,其他吸虫均为雌雄同体。

2. 幼虫　有多个期,其中侵入中间宿主螺类宿主组织内的是毛蚴,周身均具有纤毛;在中间宿主螺类宿主组织内行无性增殖的是胞蚴或(和)雷蚴,内含不断分裂和发育的细胞团,每个细胞团最后发育为一条尾蚴,其形状均可见体部和尾部,血吸虫的尾蚴是感染人的阶段,其他吸虫的尾蚴则侵入第二中间宿主体内发育为囊蚴;囊蚴是感染人体的阶段,呈球形,内含后尾蚴。

3. 虫卵　吸虫卵多为椭圆形或长椭圆形,成熟虫卵内含毛蚴;除血吸虫卵无卵盖而具侧棘或端棘外,其他吸虫卵均具卵盖;姜片虫卵和肝片吸虫卵是常见蠕虫卵中最大者,而二者难区分;肝吸虫卵是常见蠕虫卵中最小者,但其形状和大小与少见的异形吸虫卵、横川后殖吸虫卵和猫后睾吸虫卵易混淆。

(三) 绦虫

绦虫(cestode;tapeworms),又称带虫,属于扁形动物门的绦虫纲,寄生于人体的有圆叶目和假叶目的绦虫,共30余种。假叶目绦虫有裂头科的曼氏迭宫绦虫和阔节裂头绦虫。圆叶目绦虫主要有带科的猪带绦虫(链状带绦虫)、牛带绦虫(肥胖带绦虫)和亚洲带绦虫以及细粒棘球绦虫(包虫)和多房棘球绦虫;膜壳科的短膜壳绦虫和长膜壳绦虫。绦虫成虫大多数寄生于脊椎动物的消化道,幼虫则寄生于中间宿主的组织中。带科的绦虫是一类典型的直接型人畜共患寄生虫,人是唯一的终宿主,猪是猪带绦虫和亚洲带绦虫的中间宿主,牛是牛带绦虫的中间宿主,但猪带绦虫幼虫也常寄生于人体组织内,其危害远远大于成虫,可致脑、眼皮下肌肉等组织的囊虫病；棘球属的绦虫仅幼虫寄生于人体肝、肺、脑等器官，引起严重的占位性或侵袭性损害及严重的Ⅰ型超敏反应；裂头科绦虫的成虫和幼虫都可在人体寄生，其危害最大的是曼氏裂头蚴侵入人体组织内引起多个重要脏器的损害。此外，短膜壳绦虫寄生于人体可出现机会致病现象。

圆叶目的绦虫生活阶段主要有成虫、虫卵、六钩蚴和中绦期幼虫。中绦期幼虫的名称在不同虫种中各异，如猪带和牛带绦虫的囊尾蚴、细粒棘球绦虫的棘球蚴、多房棘球绦虫的泡球蚴、膜壳绦虫的似囊尾蚴。生活史过程只需 1 个中间宿主，中绦期幼虫被终宿主吞食后，在肠道内翻出头节，从颈部生发区慢慢向后生长发育为分节的成虫。离开终宿主的阶段均为含虫卵的孕节片从宿主肛门排出，虫卵污染环境或食物和水，被中间宿主吞食后，卵内六钩蚴孵出穿过肠壁进入血流到达组织器官内寄生发育为中绦期幼虫。

假叶目的绦虫生活阶段主要有成虫、虫卵、钩球蚴、原尾蚴和裂头蚴。生活史过程需要经历 2 个中间宿主，第一中间宿主主要为水生昆虫（如剑水蚤），第二中间宿主主要为蛙、鱼类。蛇、猪和鸡可作为曼氏裂头蚴的转续宿主。人感染主要是生食或半生食含裂头蚴的蛙肉或鱼肉或转续宿主的肉和内脏而引起，亦可通过生饮含原尾蚴（剑水蚤）的水而感染。

1. 成虫 一般只寄生于人体消化道。虫体呈扁平长带状，体分节；无口和消化道、缺体腔，所需营养物质由遍及全身皮层外的微毛吸收；均为雌雄同体。绦虫头节较体部明显细小，头节之后是颈部，为虫体的生发区，可从此区向后长出呈明显分节的链体，节片数名因种不同而异，少者 3～4 节，多者达数千节，向后节片渐渐长大变长；依据链体节片形态及其内的子宫发育程度将其分为幼节、成节和孕节；每个成节内均具雌雄生殖器官；孕节内子宫充满大量虫卵；虫体末端的孕节片陆续从链体脱落，随宿主粪便排出。圆叶目绦虫和假叶目绦虫的成虫的主要鉴别要点是见表 1-1。

表 1-1 圆叶目绦虫和假叶目绦虫的成虫的主要鉴别要点

	圆叶目绦虫	假叶目绦虫
头节	呈方形或球形，具 4 个吸盘	呈指状，背腹面有 1 个跨过顶部的吸槽
成节	子宫为囊状，无子宫孔，生殖孔位于节片一侧	子宫为管状盘曲呈塔形，具子宫孔，开口于腹面，生殖孔位于节片中部腹面
孕节	子宫两侧分支几乎占满整个节片	与成节相似

2. 虫卵 存在于虫体孕节片内，故以孕节片形式随人体粪便排出或主动从肛门逸出。带科的绦虫虫卵均为球形或类球形，棕黄色，大小约 31～43μm，卵壳薄极易脱落，因而观察虫卵时较少见到卵壳，但可见较厚的呈放射状条纹排列的胚膜，内含可见 6 个小钩的六钩蚴，不同种类带绦虫卵很难区分；裂头科的绦虫卵呈橄榄形，两端稍尖，壳薄，一端具卵盖，内含 1 个胚细胞和多个卵黄细胞。

3. 幼虫 寄生于人体组织器官内。可引起严重致病的绦虫幼虫主要有：①猪囊尾蚴（俗称囊虫），呈半透明囊状体，内充满囊液（是一种较强烈的过敏原），囊壁上有一个向内凹的头节，其结构同成虫头节，具 4 个吸盘，顶突上排列有两环小沟；②细粒棘球蚴（俗称包虫），呈囊球状，囊内充满液体（是一种可致人体发生过敏性休克的过敏原），囊壁上有附着的或游离的生发囊、子囊和大量原头蚴，统称为囊砂；③多房泡球蚴，也称多房棘球蚴，囊体较小,但可不断向囊内和囊外芽生出无数的小囊,囊内充满胶状物;④曼氏裂体蚴,虫体呈带状,体长可为数厘米至数十厘米不等,头节呈指状具吸槽,体壁有密集的皱褶,体表具横纹,呈假体节模样,体内实质为疏松的网状结构,具较多的纵肌和大量的石灰小体。

(四) 原虫

原虫(protozoa)是一类由单细胞构成的并能独立完成维持生命活动全部生理功能的真核原生生物。虫体积微小,圆形、卵圆形或不规则形,其基本结构由细胞膜、细胞质和细胞核构成。原虫属原生生物界,原生动物亚界,可寄生于人体的主要涉及3门4纲:肉足鞭毛门动鞭纲的有锥虫、利什曼原虫、阴道毛滴虫、人毛滴虫、口腔毛滴虫、蓝氏贾第鞭毛虫等;叶足纲的溶组织内阿米巴和致病性自由生活阿米巴;顶复门孢子纲的间日疟原虫、恶性疟原虫、三日疟原虫、卵形疟原虫、刚地弓形虫、微小隐孢子虫等孢子虫、肉孢子虫等;纤毛门动基裂纲的结肠小袋纤毛虫。

不同种类原虫的生活史过程、生活阶段和传播方式的差异大。生活史简单的有毛滴虫仅有滋养体阶段,肠道内寄生虫的阿米巴和鞭毛虫仅有滋养体和包囊两个生活阶段,成熟包囊是感染传播期。此二类原虫,仅有无性繁殖,仅需一种宿主可完成,其传播方式是为人际传播型,即通过人的直接性接触或间接被污染方式或通过包囊污染的中间媒介在人群中流行传播。生活史复杂的有两种传播方式:一种是为循环传播型的,如弓形虫有两种生殖方式,在终宿主猫和猫科类动物消化道内行有性生殖,在人和多种动物组织体行无性繁殖,人体感染既可通过误食被卵囊污染的食物,也可通过生食动物肉类及其制品而引起;另一种是为吸血虫媒传播型的,如疟原虫和利什曼原虫的生活史需要经历人和吸血昆虫两类不同宿主体内才能完成,均通过昆虫吸血方式来感染和传播流行。疟原虫的生殖方式包括在蚊体(终宿主)内行有性(配子生殖)和在人体(中间宿主)体内行无性(孢子增殖和裂体增殖)。

原虫虽属单细胞,但具有运动器官。例如:阿米巴和疟原虫的滋养体具有伪足;鞭毛虫具有鞭毛;纤毛虫具有纤毛。

由于原虫均具有无性增殖的繁殖方式,因此其致病特点之一是增殖作用,达到易于使寄生的宿主细胞破裂或破坏宿主细胞,虫体增殖的数目达到一定程度时易于向邻近或远方组织器官播散,如溶组织内阿米巴常造成较广泛的组织病理改变,出现多器官损害。致病性原虫的致病特点之二是虫体产生的毒性物质可对宿主组织发挥毒性作用,如溶组织内阿米巴组织型滋养体与宿主细胞接触时可出现“触杀”损伤。原虫的第三个致病特点是机会性致病,常见的机会致病原虫有微小隐孢子虫、刚地弓形虫、圆孢子虫、蓝氏贾第鞭毛虫等。如艾滋病患者在隐孢子虫感染后,可发生难以治愈的严重腹泻而死亡。

(五) 医学节肢动物

医学节肢动物(medical arthropod)是指危害人类身体健康有关的节肢动物。种类繁多,主要涉及蛛形纲、昆虫纲、甲壳纲、倍足纲和唇足纲。其中以直接致病和传播疾病为主的是昆虫纲和蛛形纲。例如:昆虫纲的蚊、蝇、蚤、虱、白蛉、松毛虫、桑毛虫、茶毛虫等;蛛形纲的硬蜱、软蜱、疥螨、尘螨、革螨、蠕形螨、恙螨、毒蜘蛛、蝎子等。这些节肢动物的主要生物特征是:①躯体分节、两侧对称,并具有分节的附肢;②体表具有含几丁质及琨单宁蛋白的外骨骼;③循环系统系开放性血腔;④发育过程须经蜕皮或变态。昆虫纲和蛛形纲两类动物的形态特征见表1-2。

表 1-2 昆虫纲和蛛形纲两类节肢动物的生物特征及鉴别要点

	昆虫纲	蛛形纲
生物类群	有翅亚纲	蜱螨亚纲
体部	分头、胸、腹 3 部;腹部分节;有翅或无翅	头胸和腹两部或头胸腹合为一体,即躯体;无翅;以气管呼吸
头部	有复眼和分节触角各 1 对	无复眼和触角,头为颚体(假头)
足	有足 3 对位于胸部	成虫和若虫足 4 对,幼虫 3 对足
生活阶段	成虫、卵、幼虫和蛹(全变态)或成虫、虫卵和幼虫(半变态)	成虫、卵、幼虫、若虫(可多个若虫期)

医学昆虫对人体的危害,依据其损害或危害的性质可分为 5 类。

1. 直接螫刺、搔挠和叮人吸血　如蚊、蚤、蚋、蠓、虻、硬蜱、软蜱、革螨、恙螨等节肢动物均有吸人血的习性。在叮吸部位可引起瘙痒症状和皮炎表现。从而影响到人休息和工作。此危害则在这些种群数量高峰的夏秋季节发生率高。

2. 直接毒害人体　如蜂类、毒蜘蛛、蜈蚣、硬蜱、软蜱、松毛虫等节肢动物体内均含有分泌不同毒液的毒腺,当叮人吸血时,可将毒液注入人体内,轻者可引起局部红、肿、热、痛、甚至坏死等表现,重者可致全身中毒反应。如硬蜱和软蜱引起的蜱瘫痪(出现肌肉无力、运动失调、吞咽困难,甚至呼吸困难而死亡)是由于其毒液对人体中枢神经系统的麻痹作用所致。

3. 直接致人产生超敏反应　引起超敏反应的致敏原一是节肢动物叮人吸血时分泌含抗凝血作用的唾液,而这些唾液成分对人体而言是重要抗原,且多数为致敏原;二是某些节肢动物的排泄物、分泌物和死亡虫体崩解物是过敏原,如尘螨的粪粒就具有很强的致敏性,因此,受尘螨入侵或感染的患者可出现过敏性皮炎、鼻炎和哮喘等症状。

4. 直接寄生于人体　所有吸人血的节肢动物均可称是体表寄生虫,多数是暂时的,如蚊、蚋、虻、蠓等昆虫,仅有少数是长期寄生的或专性寄生于人体表皮内的(如疥螨引起的疥疮、蠕形螨引起的毛囊炎等)。此外,还有寄生于人体内的某些蝇幼虫可侵入人体消化道引起肠道蝇蛆病;尘螨、粉尘螨和肉食螨可被吸入呼吸道或被食入到消化道寄生,引起肺螨症和肠螨症。

5. 间接传播疾病　传播疾病是医学昆虫的主要危害,因为人类绝大多数传染病的流行与传播是有节肢动物引起。医学昆虫传播疾病的方式有两种:一种是通过节肢动物体表和消化道随带病原体,从 1 个宿主向另 1 个宿主散播,这种病原体无需在节肢动物体内发育和繁殖的传播方式被称为机械性传播,如蝇、蟑螂等主要通过其杂食(粪和腐败食品等)习性,将病原体随带到人吃的食物和水中而发挥传病作用;另一种是病原体必须在节肢动物体内生长、发育或繁殖后才传播给人体,此种传播方式被称为生物性传播,如疟原虫的生活史完成需要在蚊体内从配子体发育为合子,进而孢子增殖为可感染人的子孢子,而子孢子感染人则需通过蚊叮人吸血时才能进入人体内。

（林雪迟　曾庆仁　喻鑫玲）

第三节　寄生虫的营养与代谢

一、寄生虫的营养

寄生虫因其种类及生活史不同,所需营养物质的种类与数量、营养方式与营养来源也有不同。寄生虫所需营养物质有糖、蛋白质、脂肪、维生素,此外还有维持生命所必需的水、无机盐。合成蛋白质所需的氨基酸除了分解食物或分解宿主组织中来源,也可从宿主体内直接摄取游离的氨基酸。合成核酸的碱基,嘌呤需要从宿主获取,嘧啶则可能自身合成。脂类物质主要来源于宿主,寄生虫可能只有加长脂肪链的功能。某些寄生虫缺乏某些消化酶,因此还必须从宿主获取。

各类寄生虫的营养吸收途径大不相同。对于有消化道的寄生虫,如吸虫、线虫,消化道是吸收营养物质主要场所,吸虫还能从体表吸收低分子质量的物质。无消化道的绦虫吸收营养物质要靠具有微毛的皮层(tegument)。有胞口与胞咽的原虫,如结肠小袋纤毛虫(Balantidium coli),从胞口摄取营养。有伪足(pseudopod)的原虫,如阿米巴,可吞食营养物质并形成食物泡(food vacuole),进行体内消化与吸收。

寄生虫细胞的细胞膜不仅保持了细胞的完整性,而且在营养吸收过程中起着关键作用。所有营养物质的吸收都要通过细胞膜进行,细胞膜对可溶性与非可溶性分子的进入和流量起着选择性屏障作用。

二氧化碳对寄生虫起着重要作用,如线虫虫卵激活、吸虫囊蚴脱囊、线虫卵和幼虫的孵化和蜕皮等都需有二氧化碳参与。

二、寄生虫的代谢

寄生虫物质代谢过程中所伴随的能量释放、转移和利用等,称为能量代谢,能量代谢是所有生物的基本功能之一,主要包括 ATP 的合成和分解的各种反应。寄生虫的能量主要来源于糖,由于多数寄生虫,尤其是消化道的寄生虫,处于无氧或者低氧的环境中,所以大多数寄生虫的能量基本上从糖酵解中获得。糖酵解有多种途径,寄生虫大多完成磷酸烯醇丙酮酸(phosphoenolpyruvate,PEP)步骤,其后的代谢途径不同的虫种有明显的差异。如血液和组织寄生虫以乳酸作为唯一产物的同乳酸酵解即纯乳酸酵解(homolactic fermentation)或苹果酸化作用中获得。肠道寄生虫也主要从糖酵解中获得能量,部分能量则从固定二氧化碳(carbon dioxide fixation)中获得。糖酵解释放的能量较少,在同乳酸发酵中,氧化 1 分子葡萄糖可以产生 2 分子 ATP。在固定二氧化碳反应中,可多产生 1 分子 ATP。如果丙酮酸及延胡索酸再进一步反应生成终产物,可再获 2 分子 ATP。

尽管在一些寄生虫中可能存在某些有氧代谢的酶,甚至存在有氧代谢,但有氧代谢所产生的能量并不起重要作用,它可能是寄生虫先前营自由生活的残留迹象。虽然有氧代谢不是寄生虫主要的能量来源,但氧在一些物质的合成,如卵壳的合成中,起着非常重要的作用。寄生虫主要依靠扩散来吸收氧气。溶于虫体皮层或者消化道内壁通过与氧接触的部位进入虫体,有的寄生虫还可借助血红蛋白、铁卟啉等物质扩散到虫体各部分。寄生虫利用氧气来氧化分解营养物质，可以释放更多的能量，氧化 1 分子葡萄糖可以产生 38 分子 ATP。

寄生虫的物质代谢在两个不同水平上进行调节：一是在细胞水平上的调节，即变构调节；二是在环境和遗传方面的调节，即对寄生虫生活史中的代谢变化的调节。这些代谢调节的基础是将输入的能量分配到生长、繁殖、运动、渗透压调节等不同的过程。

对寄生虫代谢的研究往往是在体外进行的，很难模拟宿主体内环境条件，实验结果与实际情况可能有差别。但毫无疑问，研究寄生虫代谢，特别是研究其与人代谢的差异和相互关系会有助于研制新的抗寄生虫药及阐明其作用机制。

（林雪迟　曾庆仁）

第二章　寄生虫与宿主的相互作用

寄生虫与宿主的关系包括寄生虫对宿主的损害以及宿主对寄生虫的影响两个方面。

一、寄生虫对宿主的作用

寄生虫在侵入宿主、移行、定居、发育、繁殖等过程中，对宿主细胞、组织、器官乃至系统造成损害，概括起来主要有掠夺营养、机械性损伤、毒性与免疫损伤这三方面的损害。

1. 掠夺营养　寄生虫在宿主体内生长、发育及大量繁殖，所需营养几乎全部来自对宿主营养物质的掠夺。寄生虫数量越多，营养掠夺就越严重。有些寄生虫不仅可直接吸收宿主身体的营养物质，还可妨碍宿主本身对营养物质的吸收，造成宿主出现营养不良。

2. 机械性损伤　寄生虫入侵后，在宿主体内移行和定居，使所累及的组织器官受到损伤或破坏。例如血吸虫尾蚴、钩虫和丝虫的丝状蚴侵入宿主皮肤时，会引起皮肤炎症；疟原虫在红细胞、杜氏利什曼原虫在巨噬细胞及弓形虫在所有的有核细胞内增殖，会破坏被寄生的细胞；蛔虫在肠道中不停运动，引起肠痉挛，严重者出现肠梗阻；布氏姜片虫以其强有力的吸盘吸附在肠壁上，造成肠壁损伤等。

3. 毒性与免疫损伤　寄生虫的分泌物、排泄物、虫体和虫卵死亡后的崩解物等均可作为毒物或抗原对宿主机体产生毒性作用，这些物质可引起组织损害、组织改变或免疫病理反应。如寄生于胆管系统的华支睾吸虫，其分泌物、代谢产物可引起胆管上皮增生，导致周围肝实质萎缩，胆管局限性扩张，胆管壁增厚，进一步发展可致上皮瘤样增生。又如日本血吸虫虫卵沉积于肝脏，形成虫卵肉芽肿，引起迟发性超敏反应，造成肝脏的纤维化和肝硬化；血吸虫虫卵分泌的可溶性抗原与宿主抗体结合形成抗原抗体复合物，引起肾小球基底膜损伤。

上述寄生虫对宿主三个方面的影响往往伴随细菌、真菌等的协同作用，使对宿主的损害进一步加重。

二、宿主对寄生虫的影响

宿主对寄生虫的影响很重要，它决定了寄生虫在宿主体内的存亡。寄生虫攻击宿主，就会受到宿主的抵御性反应，除天然屏障作用外，宿主的抵御性反应主要是一系列免疫反应，包括非特异性的和特异性的免疫应答，通过免疫应答，宿主对寄生虫产生不同程度的抵抗。

宿主对寄生虫的抵抗有三种不同的结果:其一,宿主将寄生虫全部清除,并具有抵御再感染的能力;其二,宿主清除部分寄生虫,宿主也具有部分抵御再感染的能力,大多数的寄生虫与宿主关系属于此类型;其三,宿主不能有效控制寄生虫,寄生虫在宿主体内发育,甚至大量繁殖,引起寄生虫病,严重时可以导致宿主死亡。

总之,寄生虫与宿主相互作用的结果与宿主的遗传因素、营养状态、免疫水平,以及寄生虫的种类、数量等因素的综合作用有关。

(孙成松 何永康)

第三章　寄生虫病的临床特点

寄生虫的某一阶段通过一定途径和方式侵入人体，在体内发育和寄生并对人体产生伤害所引起的疾病称寄生虫病。寄生虫的危害程度或轻重，既与虫种的数量和毒力有关，也与人体免疫力（含先天免疫和后天获得性免疫）有关。因此，这涉及寄生虫和宿主二者之间的相互关系是处于平衡还是失衡。一般认为寄生虫数量少或毒力低，寄生时间越久，与宿主的关系就越趋平衡，并对宿主的危害就越小，产生的临床症状、病理变化就越轻；相反寄生虫数量大或致病力强，寄生时间越短，对宿主危害越重，从而产生严重的临床症状和病理变化；另外可诱导人体产生保护性免疫，使患者部分抗再感染的能力增强。寄生虫病的临床特点有如下几方面。

一、带虫者、慢性化及隐性感染者多

1. 带虫者和隐性感染　此二者类型的感染者均不表现出明显的临床症状和体征。二者的区别是：带虫者（carrier）用常规方法可检见病原体，具有传染源的作用。如阿米巴包囊带虫者，蛔虫带虫者等。隐性感染（suppressive infection）又称机会致病性寄生虫的感染，一般用常规方法查不到病原体，不具有传染源的作用。如隐孢子虫、粪类圆线虫的感染，仅在人体免疫受到损害的条件下才出现繁殖力和致病力增强而引发疾病。

2. 慢性感染和急性感染　此二者类型的感染者均处于患病状态，但感染程度和临床表现上有差别。

（1）慢性化（chronicity）：是多数寄生感染引起的普遍现象和特点。患者仅表现有局部症状或体征，如胸肺型或脑型或皮肤包块型肺吸虫病。其发生原因：一是感染寄生虫数量比较少或仅有极少量的多次感染过程，逐渐转入慢性状态，或对急性感染者治疗不彻底所致；二是不少寄生虫在人体内可长期生存，这与宿主对大多数寄生虫不能产生完全免疫有关，所以寄生虫病的潜伏期长，发病呈慢性状态，例如包虫病的发生往往是年幼时感染，成年时发病。

（2）急性感染（acute infection）：患者可表现出全身症状，如发热，甚至出现高烧。其发病机制：一是一次感染寄生虫数量多，导致人体组织或细胞广泛性损伤，如急性肺吸虫病（尤其是斯氏肺吸虫）、急性旋毛虫病等。此外，大量寄生虫的异性蛋白（抗原）进入人体诱导产生的Ⅲ型超敏反应可表现出急性症状，如急性血吸虫病。引起急性感染的病原多属组织内或细胞内寄生虫所致。

值得指出的是，以上类型的出现，与寄生虫虫株毒力和数量及宿主免疫状态共同作用有关，并可因免疫状态改变而转换。如弓形虫对人体感染可在人体不同状态下可出现有隐性感染、慢性状态和急性感染的数种类型。

二、存在重复感染和多重感染

1. 重复感染（repeated infection） 是指绝大多寄生虫感染人体后，无论有无临床症状或是否接受过治疗，只要有再次出现感染同一种寄生虫的机会则可获得再次感染（re-infection）。这种可反复出现感染的实质说明寄生虫感染后诱导产生抵抗感染的保护性免疫差或不完全。反复感染的危害性在于可进一步加重致病，进入晚期。如一些晚期病例发生的部分原因就是因反复感染而使病情加重所致。

2. 多重感染（polyparasitism） 是指人体内同时存在两种或两种以上寄生虫感染的现象，而且比较常见，如蛔虫、鞭虫或（和）钩虫合并感染经常在农村人口中出现。此现象的出现，一般来说对人体的致病症状多会加重，如溶组织内阿米巴带虫者，当同时出现有日本血吸虫感染，就会诱发阿米巴致病，因为血吸虫致病导致肠壁损伤，改变了局部的微环境则有利于阿米巴滋养体繁殖而出现致病。另有动物实验已证明，两种寄生虫在宿主体内同时寄生，一种寄生虫可以降低宿主对另一种寄生虫的免疫力，即出现继发性免疫抑制。例如疟原虫感染使宿主对鼠鞭虫、旋毛虫等都能引起此种免疫抑制，因此这些寄生虫在宿主体内会出现生存时间延长、生殖能力增强等。当然，在不同种类寄生虫之间也可同时存在相互影响的作用。例如蛔虫与钩虫同时存在时，对蓝氏贾第鞭毛虫起抑制作用，而短膜壳绦虫寄生时有利于蓝氏贾第鞭毛虫的生存。又如旋毛虫感染可诱导抵抗血吸虫感染的部分免疫力。

三、蠕虫的幼虫移行症及异位寄生

1. 幼虫移行症（larva migrans） 是指某些寄生虫幼虫侵入人体后不发育为成虫（因人不是这些寄生虫的适宜宿主），但可长期存活和移行于组织中，造成局部和全身的病理损害病变。根据受损部位，将其分为皮肤幼虫移行症和内脏幼虫移行症。例如斯氏肺吸虫感染猫、犬、果子狸等动物后可在其体内发育为成虫，而人被感染后，其虫体虽可在人体组织内寄生，但不能发育成为成虫，仅仅是出于未成熟的童虫阶段长期存活和移行或游走于人体皮下肌肉或（和）内脏（脑、胸腹腔内）组织并引起广泛性的损害，导致出现皮肤幼虫移行症和内脏幼虫移行症的临床表现。又如犬弓首线虫（Toxocara canis）是犬肠道内常见的寄生虫。犬吞食了该虫的感染性虫卵，幼虫在小肠内孵出，经过血循环后，回到小肠内发育为成虫。但是，如人或鼠误食了犬弓首线虫的感染性虫卵，幼虫在肠道内孵出，进入血循环，由于人或鼠不是它的适宜宿主，幼虫不能回到小肠发育为成虫，而在体内移行，侵犯各部组织，造成严重损害。此时人或鼠便患了幼虫移行症。根据各种寄生幼虫侵入的部位及症状不同，幼虫移行症可分为两个类型。

（1）皮肤幼虫移行症：以损害皮肤为主，如皮肤出现线状红疹，或者皮肤深部出现游走性的结节或肿块。最常见的是线虫和吸虫。如巴西钩口线虫幼虫引起皮肤的损害；又如禽类和牲畜的血吸虫引起人的尾蚴性皮炎,斯氏狸殖吸虫童虫引起游走性皮下包块。

(2) 内脏幼虫移行症:以损害器官为主,包括全身性的。如弓首线虫引起眼、脑等器官的病变;广州管圆线虫的幼虫侵犯中枢神经系统引起嗜酸性粒细胞增多性脑膜炎或脑膜脑炎。

但是,有的寄生虫既可引起皮肤的又可引起内脏的幼虫移行症。如上述的斯氏狸殖吸虫,两种类型同时存在。这些虫种对人体危害较大,应引起足够重视。无论是皮肤的或内脏的幼虫移行症,在临床上均出现明显的持续的症状和体征,并且伴有明显全身反应,如嗜酸性粒细胞增多、高丙球蛋白血症以及 IgE 水平升高等。

2. 异位寄生(ectopic parasitism)　是指某些寄生虫在常见寄生部位以外的组织或器官内寄生,引起异位损害。如血吸虫虫卵主要沉积在肝、肠,但也可出现在肺、脑、皮肤等部位。又如卫氏肺吸虫正常寄生在肺,但也可在脑部寄生,这些都可归为异位寄生。了解寄生虫幼虫移行症和异位寄生现象,认识寄生虫致病可引起多器官或多部位损害的特性,这对疾病的诊断和鉴别诊断至关重要。

四、常有嗜酸性细胞增多和多克隆抗体水平升高

1. 嗜酸性粒细胞增多　是寄生虫蠕虫感染中的一种常见现象,这是由寄生虫抗原中的过敏原诱导人体产生免疫应答的一种表现形式之一。然而,值得指出的是在寄生虫不同种类和不同程度感染中则呈现出不同的结局:一是蠕虫感染常表现在外周血液中和寄生虫寄居的组织部位中均增高,尤其是组织内蠕虫感染早期和急性期在外周血液中的嗜酸性粒细胞会出现显著增高,如广州管圆线虫、肺吸虫、旋毛虫的感染;二是某些原虫感染所引起的嗜酸性粒细胞增高主要局限于病变部位,如溶组织内阿米巴肝脓肿,可见从脓肿液中发现较多的夏科-雷登结晶,等孢子虫引起的小肠损伤,可在其固有层查见大量嗜酸性粒细胞浸润。

2. 多克隆抗体水平升高　是由寄生虫感染诱导产生的体液免疫应答表现特点。其原因是寄生虫抗原成分多(包括不同发育阶段具有不同成分的抗原),可诱导产生抗各种抗原的抗体,表现出多个克隆的抗体成分。在这些抗体中既含有针对感染虫体的特异性抗体,也含有抗不同种属间寄生虫的非特异性抗体。此现象的存在既是免疫诊断检测的依据,同时也给免疫诊断带来交叉反应的弊端,从而使寄生虫感染的免疫诊断结果不能作为确诊的依据,而只能作为辅助或参考的指标。

据报道,检测特异性 IgG4 抗体亚类具有更好的诊断价值,可反映活动性感染及疗效。此外,免疫学检测研究发现:寄生虫蠕虫感染常引起 IgE 抗体水平显著增高,故从理论上来讲,检测特异性 IgE 抗体可作为免疫诊断指标,但由于其绝对水平较低,因此在常用免疫诊断中仍以检测 IgG 抗体为主;在原虫感染诊断中,检测特异性 IgM 抗体具有对早期或活动期感染的诊断价值,如对早期胎儿检测抗弓形虫 IgM 抗体阳性者,可作为终止妊娠的指标,而检测抗弓形虫 IgG 抗体阳性则视为有抵抗力,可保留妊娠。

五、机会性致病与合并感染

1. 机会性致病　由机会致病寄生虫引起,当处于隐性感染状态时,一般不引发疾病,但

在免疫状态低下时，可出现繁殖能力和致病力明显增强，而导致超度感染或全身播散性的感染，如在发病初期未得到及时发现和治疗，疾病就会迅速发展为难以治愈，死亡率极高。这类寄生虫主要为多数原虫和少数蠕虫(粪类圆线虫和短膜壳绦虫)。

2. 合并感染 主要是指机会性致病寄生虫感染的患者易于合并其他病原微生物的感染，如艾滋病病毒的感染。合并感染的患者不仅病情加重，而且预后很差，甚至死亡。如肺孢子虫、隐孢子虫等机会致病寄生虫。

六、播散性感染与多器官损害

1. 播散性感染 多见于原虫和某些蠕虫所引起的一种严重感染表现，其中尤以机会致病寄生虫感染最为突出。其原因是这些寄生虫具有增殖作用和播散能力，可随血流(如利什曼原虫、弓形虫等)扩散或主动侵入(如粪类圆线虫等)到全身各部位，造成多器官组织的损害，使得病情不断加重，如未得到及时诊断和治疗，则可危及生命。

2. 多器官损害 这是组织内寄生虫感染、寄生虫异位寄生以及机会致病寄生虫感染所引起的一种常见现象之一。例如：肺吸虫、猪囊虫、细粒击球蚴、曼氏裂头蚴等是常见的组织内蠕虫，在临床上既可见到在一个脏器或部位寄生引起的损害，也可出现多个部位或多器官的寄生与损害；寄生于肠道的蛔虫可异位寄生于肝、心、肺、脑等部位，寄生于血管系统的血吸虫可异位寄生于肺、脑等多个部位，并以虫卵造成的异位损害为主；有些原虫通过血流播散可侵犯多个器官，如溶组织内阿米巴、利什曼原虫、弓形虫等；某些寄生虫引起内脏幼虫移行症等。寄生虫引起的多器官损害给临床诊断带来了困难，特别是在原发部位临床表现不突出的时候，往往容易出现误诊和误治，故应高度引起重视和注意。

七、免疫病理损害

详见第四章。

(曾庆仁 邓维成)

第四章　寄生虫病的免疫学

寄生虫相对宿主而言，是一种外来抗原，作为异种抗原进入机体后会激发机体产生免疫反应，以利清除寄生虫，从而确保机体自身稳定。如果机体免疫功能达不到足以清除入侵的寄生虫，那么寄生虫将可在宿主体内长期存留，并引起宿主发生免疫病理变化。寄生虫生活史复杂，在与宿主长期进化的过程中相互适应，通过寄生虫的致病性和宿主免疫保护性两种力量的抗衡建立起一种平衡的生物学相互关系。这种相互关系是宿主与寄生虫在长期进化过程中，通过相互适应建立的一种生物学关系。

寄生虫入侵机体后，按免疫作用的性质和机制不同，会产生固有免疫(innate immunity)和适应性免疫(adaptive immunity)反应。这两类免疫反应互相配合，密不可分。固有免疫系统由固有免疫屏障、固有免疫分子和固有免疫细胞组成。固有免疫屏障又可分为：皮肤黏膜屏障、物理屏障、化学屏障、微生物屏障、血-脑屏障、血-胎屏障、血-胸腺屏障、气-血屏障等。屏障结构是保护机制中最重要的组成部分；固有免疫分子包括抗菌肽、溶菌酶、急性期蛋白、补体、细胞因子和黏附分子等，是发挥抑菌、杀菌、启动和参与固有免疫应答的效应分子；固有免疫细胞包括单核/巨噬细胞、中性粒细胞、树突状细胞、自然杀伤细胞、肥大细胞、嗜碱性粒细胞、嗜酸性粒细胞等。当寄生虫突破体表和黏膜层进入机体内部，首先激活固有免疫细胞和固有免疫分子，产生炎症反应，将寄生虫清除。当固有免疫系统早期诱导的固有免疫应答不能将寄生虫清除时，即出现由淋巴细胞介导的特异性免疫应答。

特异性免疫应答是机体在长期与寄生虫相互作用过程中，对特定寄生虫产生识别与反应，最终清除病原，其特征为特异性、记忆性和自我限制性。寄生虫抗原进入机体后，经抗原提呈细胞加工处理，形成抗原决定簇，进一步将抗原信息提呈给 T 细胞或者 B 细胞，致敏的 T 细胞再次受到该抗原刺激后转化为效应细胞，分泌大量的细胞因子，引起细胞免疫反应；致敏的 B 细胞再次受到该抗原刺激后转化为浆细胞，产生各类免疫球蛋白，引起体液免疫反应。

寄生虫病的免疫学特点主要表现为：寄生虫抗原复杂；诱生的免疫应答以 Th2 型为主，免疫记忆差；嗜酸性粒细胞增多是一种普遍现象；所诱导产生的适应性免疫类型绝大多数为不完全免疫(对抗再感染仅具一定的免疫力)；免疫逃避方式多种多样；超敏反应所致免疫病理损害非常常见。

本章节将从寄生虫病的免疫应答与调节、免疫逃避和免疫病理 3 个方面对寄生虫病中免疫的若干问题做一概述。

第一节 免疫应答与调节

一、寄生虫抗原

在寄生虫与宿主的相互关系中,寄生虫抗原(parasitic antigen)诱导宿主产生免疫应答。寄生虫的抗原按化学性质可分为:多肽、蛋白、糖蛋白、脂蛋白和多糖;按来源可分为:表面抗原、体抗原、分泌排泄抗原;按种系和属性可分为:属特异性、种特异性、株特异性抗原。在同一虫种的不同发育时期之间,可存在共同抗原和特异性抗原;在不同虫种之间甚至在同种不同株之间,以及在寄生虫与宿主之间也可存在共同抗原和特异抗原。

寄生虫抗原诱导宿主产生免疫应答,尤其是那些存在于寄生虫体表及其分泌物/排泄物内的抗原,与宿主的免疫细胞直接接触,具有重要的免疫原性,是制备疫苗的主要抗原。在这些抗原中,有的能引起宿主对体内寄生虫或对再感染产生保护性免疫,有的可以逃避宿主的免疫攻击,保护寄生虫在宿主体内存活(免疫逃避)。前者如日本血吸虫副肌球蛋白(Sj97)、表膜抗原(Sj23、Sj14),可诱导小鼠产生较好的保护力。Sm16 是曼氏血吸虫在钻穿皮肤的时候产生的具有免疫抑制功能的蛋白,通过抑制 toll 样受体(toll-like receptors,TLR)的配体来抑制免疫反应。还有许多种类寄生虫表面抗原变异频繁,从而逃避了宿主动物的免疫作用。非洲锥虫体表糖蛋白(variant surface glycoprotein,VSG)可通过变异消除宿主的保护性免疫,导致连续出现虫血症。一般认为导致抗原变异的作用机制是表达抗原的基因发生了改变,正常表达的基因停止表达,而同时另一个基因却活化了。对于某些寄生虫抗原变异的规律虽已有揭示,但尚未揭示其主要规律。

由于寄生虫组分的复杂性,精确地分析其抗原组成至关重要。以往制备的各种寄生虫疫苗保护作用不佳的一个主要原因就是没能确定其宿主保护性抗原,各种抗原刺激产生的免疫分散和削弱了相关抗原引起的有效免疫应答。近年来,随着生物化学、分子生物学、免疫学和杂交瘤等技术用于寄生虫抗原的研究,寄生虫抗原的分离、纯化、特性鉴定等方面都有了很快的进展。通过基因工程技术制备大量纯化的寄生虫重组抗原是寄生虫病的诊断与防治的重要手段。

二、免疫应答

免疫应答(immune response)是指宿主对特异的寄生虫抗原产生的免疫反应过程,一般包含了抗原的处理与呈递、淋巴细胞的激活和效应作用三个阶段。结合于树突状细胞(dendritic cell,DC)、巨噬细胞(macrophage,MΦ)、B 细胞等抗原呈递细胞表面的受体与寄生虫抗原结合后,可溶性抗原可通过液相胞饮过程被摄入,经过加工后的肽段与 MHC 分子连接形成多肽-MHC 复合物,与 T 细胞受体(TCR)、B 细胞受体(BCR)结合,可产生细胞内信号的传导,并启动诸如分子通透性、细胞形状或其他细胞功能的改变,淋巴细胞被激活。细胞毒 T 细胞(CTL)可以产生穿孔素,直接裂解靶细胞,还可以通过分泌细胞因子发挥效应。B 细胞活化后转化为浆细胞,产生抗体,可介导抗体依赖性细胞介导的细胞毒反应(ADCC)。此外,非特异性免疫细胞,如中性粒细胞、单核巨噬细胞、NK 细胞可通过其表面的 CD16 与 Ig 的相互作用产生一种溶解各种靶细胞的细胞毒；嗜酸性粒细胞介导的 ADCC 可对蠕虫发挥杀伤作用，嗜酸性粒细胞对蠕虫的 ADCC 作用由 IgE 和 IgA 所介导。

寄生虫感染引起的免疫应答以抑制性反应为主，与机体间建立一种平衡，使得寄生虫可以在宿主体内长期生存。理论上，在寄生虫感染的急性期，寄生虫抗原的保守的分子结构可与树突状细胞表面的模式识别受体结合，启动 Th1 型反应。但实际并非如此。蠕虫抗原没有诱导 DC 常规的活化和成熟。曼氏血吸虫来源的虫卵抗原与天然免疫细胞共同培养时，在 LPS 的刺激下，并没有激活 toll 样受体反应，反而抑制了促炎因子的释放。一些研究发现，蠕虫来源的聚糖与 DC 表面的甘露糖受体和 DC-SIGN（DC-specific intracellular adhesion molecule-3-grabbing non-integrin）结合，诱导 Th2 反应或者是免疫调节反应。血吸虫、蛔虫来源的磷脂可激活 TLR2，溶血磷脂酰丝氨酸可激活 DCs 诱导 Th2 和 IL-10，继而进一步激活 Treg，发挥免疫抑制作用。

人体对寄生虫感染的免疫应答包括非特异和特异性。非特异免疫是人类在长期进化过程中逐步形成的，受遗传因素控制，具有相对稳定性。对各种寄生虫感染有一定抵抗力，主要通过生理屏障结构如皮肤、黏膜、胎盘屏障和血液、组织中的巨噬细胞、自然杀伤细胞的吞噬杀伤等而起作用。特异性免疫具有针对性，必须由具有抗原性的异物进入机体，刺激免疫系统后方可形成。寄生虫侵入宿主后，其抗原物质刺激宿主的免疫系统，诱生获得性免疫或特异性免疫，对寄生虫可发挥杀伤作用，对同种寄生虫的再感染也具有一定的抵抗力。获得性免疫又可分为消除性免疫（sterilizing immunity）和非消除性免疫（non-sterilizing immunity）。消除性免疫：指宿主能清除体内寄生虫，并对再感染产生完全的抵抗力，例如热带利什曼原虫引起的皮肤利什曼病，宿主获得免疫力后，体内原虫完全被清除，临床症状消失，并对再感染具有长久特异的抵抗力。非消除性免疫：是指寄生虫感染后虽可诱导宿主对再感染产生一定的免疫力，但对体内已有的寄生虫不能完全清除，维持在低虫荷水平。如果用药物驱虫后，宿主的免疫力随之消失。如疟疾的“带虫免疫”（premunition）和血吸虫诱导的“伴随免疫”（concomitant immunity）均属于非消除性免疫。

不同种类的寄生虫其结构、生化特性和致病机制各不相同，因此所引起的免疫反应也有所不同，根据参与的免疫细胞种类的不同，获得性免疫又可分为体液免疫和细胞免疫反应。

1. 体液免疫　主要针对细胞外寄生虫。寄生虫抗原被抗原提呈细胞摄取后，提呈给 Th 细胞，Th 细胞激活后辅助 B 淋巴细胞产生抗寄生虫的抗体。感染早期 IgM 型抗体产生，伴随着免疫反应的进展，IgG 和 IgE 型抗体也逐步产生。特异性抗体可以通过如下机制发挥作用：①抗体与寄生虫结合，使其丧失入侵宿主细胞的能力。如疟原虫裂殖子与其抗体结合，可以阻断裂殖子入侵红细胞；②介导 ADCC 效应；③寄生虫抗原与特异性抗体结合，激活补体，发挥溶解寄生虫的作用；④IgE 介导的 I 型超敏反应，促进肠道线虫的排出。

2. 细胞免疫　在抗细胞内寄生虫中发挥主要作用。胞内寄生虫通过内源性抗原提呈途径激活 $CD8^+$CTL 细胞，导致感染细胞的裂解。如：疟原虫肝内期阶段，激活的 CTL 可导致感染子孢子的肝细胞裂解。胞外寄生虫通过外源性抗原提呈途径，激活 $CD4^+$T 细胞，激活的 Th1 细胞通过分泌的炎性因子，对胞内原虫发挥效应，Th2 细胞则通过辅助 B 淋巴细胞产生抗体。

三、免疫调节(immune regulation)

寄生虫感染宿主后,其抗原性物质可刺激宿主产生免疫应答。这种免疫应答针对入侵寄生虫起抗虫作用,但反应过强亦可引起宿主免疫损伤。寄生虫感染初期,宿主的免疫应答处于增强状态,如能清除寄生虫,应答终止;若应答的效应不显著或无效,则感染转为慢性,应答水平下调。免疫应答的增强和下调称为免疫调节,使免疫应答限制在适度范围。调节性淋巴细胞在寄生虫感染的免疫调节中发挥重要作用。

1. $CD4^+T$ 细胞 $CD4^+T$ 细胞在不同细胞因子的诱导下可分化为不同亚类的 T 细胞,目前已知的亚类包括 Th1、Th2、Th9、Treg、Th17 等。①IL-12 诱导初始 $CD4^+T$ 细胞分化为 Th1 细胞,主要产生 IL-2 和 IFN-γ 等促炎细胞因子,辅助细胞免疫产生炎性免疫病理。②IL-4 诱导初始 $CD4^+T$ 细胞分化为 Th2 细胞,产生 IL-4、IL-5、IL-9 及 IL-13 抗炎细胞因子为主,辅助体液免疫,介导过敏反应,Th1 和 Th2 细胞亚群相互产生抑制效应,Th1 反应过度极化会加重免疫病理损伤,甚至导致宿主死亡,同样对于蠕虫感染宿主来说,持续的 Th2 反应会导致肝脏和脾脏的病理性损害。③TGF-β 诱导 $CD4^+T$ 细胞分化为 Treg,Treg 细胞可控制寄生虫感染引发的免疫病理反应强度,限制对宿主的损害程度。最近一些体外研究显示 Treg 以 IL-10/TGF-β 依赖的方式促进 B 细胞产生 IgG4。IgG4 是一类保护性的非补体结合的 IgG 亚类,可以对抗 IgE 导致的免疫病理反应。另一方面,Treg 细胞可维持免疫记忆细胞的再循环群体,使宿主具有强大的抗再感染能力。但在在某些情况下,由于调节过度,宿主的免疫保护力受到过度的抑制,寄生虫数量增加过多,使宿主不能长期存活。④TGF-β 和 IL-4 共同培养的条件下 $CD4^+T$ 细胞或 TGF-β 单独诱导 Th2 细胞分化成 Th9 细胞,在对抗肠道寄生虫的免疫中,Th9 细胞可通过分泌 IL-9,使肠内肥大细胞增殖,腺体细胞分泌黏液,引起 IgE、IgG 的水平升高,刺激肠道肌肉的收缩,从而促进肠道寄生虫排出。⑤Th17 细胞是新发现的 $CD4^+T$ 细胞的亚群,主要分泌 IL-17。Th17 细胞及 IL-17 具有促炎症反应,一方面在感染寄生虫感染初期清除寄生虫,另一方面则介导免疫病理反应。在血吸虫感染中,Th17 和 Th1 细胞在宿主体内通过复杂的网络共同调节血吸虫的感染,并可能决定了发生肉芽肿的严重程度。

2. 调节性 B 细胞 在蠕虫诱导的免疫调节过程中,调节性 T 细胞在蠕虫感染中的研究较多,但有实验表明调节性 T 细胞的减少有时不会影响宿主的免疫反应。近年来越来越多的研究表明调节性 B 细胞在寄生虫感染中发挥着重要的作用。其分泌 IL-10 的 B 细胞具有重要的调节作用,这种 B 细胞称为调节性 B 细胞(Bregs)。许多研究表明 B 细胞在不同的蠕虫感染中可能具有主动的调节作用。如:在硕大利什曼原虫(L. major)感染的 BALB/c 鼠中,产生 IL-10 的 B 细胞对抑制 I 型超敏反应具有必不可少的作用;血吸虫感染诱导产生的 Bregs 对抵抗过敏性或自身免疫性疾病有重要作用,如果 B 细胞表面 FasL 表达上调,会导致激活的 $CD4^+T$ 凋亡增加。在淋巴滤泡里 $CD23^+B$ 细胞表达归巢受体 CD23b 和 CXCR5 的人群对血吸虫病表达出抵抗力,研究发现 CD23 与 IgE 交联可以增加 CXCR5 的表达,研究结果显示这些循环的 B 细胞在血吸虫抗原捕获中发挥重要作用。阐明蠕虫感染中调节性 B 细胞的作用可以获得调节慢性炎症反应或减弱变态反应的一些新思路。

3. 其他免疫细胞产生的调节性因子 白细胞介素-15(IL-15)是一种免疫调节细胞因

子，主要由包括单核细胞、吞噬细胞和树突状细胞在内的白细胞产生，能维持依赖白细胞介素-2（IL-2）的细胞毒性T淋巴细胞系（CTLL）的增殖，此外对 $CD8^+T$ 细胞、自然杀伤（NK）细胞和巨噬细胞等免疫细胞的发育、内环境稳态及特定簇功能至关重要，从而具有增强宿主抗寄生虫免疫的作用。

第二节 免疫逃避

寄生虫侵入免疫功能正常的宿主体后，有些能逃避宿主的免疫攻击，使之能够在宿主体内完成发育和繁殖，这种现象称为免疫逃避（immune evasion）。其机制如下：

1. 抗原的改变 寄生虫的不同发育阶段或在同一发育阶段，虫种抗原可产生变化（如布氏锥虫虫体表面的糖蛋白抗原可不断更新）；有些蠕虫的表膜处于不断脱落与更新状态，使与表膜结合的抗体随之脱落；有些寄生虫体表能表达与宿主组织相似的成分或将宿主的成分结合在体表，形成抗原模拟或伪装，从而逃避宿主的免疫攻击。

2. 解剖位置隔离 有些寄生在细胞、组织和腔道中，如寄生在眼部或脑部的囊尾蚴，通过生理屏障与免疫系统隔离；有些寄生虫在宿主体内可形成囊壁或包囊，如棘球蚴，可逃避宿主的免疫攻击；有些细胞内的寄生虫，可在细胞内形成纳虫空泡（parasitophorous vacuole），如利什曼原虫和弓形虫，借以逃避宿主细胞内溶酶体酶的杀伤作用。

3. 抑制宿主的免疫应答 有些寄生虫感染可诱发宿主产生高Ig血症，产生大量无明显保护作用的抗体，至感染晚期，虽有抗原刺激，B细胞亦不能分泌抗体，导致了能与抗原反应的特异性B细胞的耗竭，甚至出现继发性免疫缺陷；感染利什曼原虫、锥虫和血吸虫的小鼠有特异性Ts的激活，可抑制免疫活性细胞的分化和增殖，产生免疫抑制；寄生虫的分泌、排泄物中有些成分具有直接的淋巴细胞毒性作用或可抑制淋巴细胞激活，如克氏锥虫分泌、排泄物中的相对分子质量为30 000和100 000的蛋白质可抑制宿主外周血淋巴细胞增殖和IL-2的表达等；有些寄生虫感染后可以产生封闭抗体，不仅不具有杀虫作用，反而可阻断具有杀虫作用的抗体与之结合，如感染曼氏血吸虫、丝虫和旋毛虫的宿主中存在封闭抗体，对再感染却无保护力。

4. 干扰信号转导通路 某些寄生于胞内的寄生虫，可以改变感染细胞内的信号转导，从而逃避宿主的免疫应答。如利什曼原虫感染巨噬细胞后，可干扰巨噬细胞内信号系统，通过影响保护性免疫应答，而有利于寄生虫的存活；啮齿动物体内的丝状线虫棘唇线虫，分泌一种含有磷酸胆碱的糖蛋白（ES-62），可干扰T、B细胞内信号转导途径。

5. 抑制补体的级联反应 补体是宿主非特异性免疫反应的重要组成部分，可以通过经典途径、旁路途径和补体凝集素途径激活，发挥清除病原的作用。许多研究发现，许多寄生虫可以通过两种方式。①在寄生虫表面表达补体的受体：日本血吸虫的97kDa副肌球蛋白有称为血吸虫补体抑制蛋白，可以与 C_8、C_9 结合，抑制 C_9 的聚合；②清除寄生虫表面的免疫复合物：抑制补体的级联反应，逃避宿主的免疫反应。非洲锥虫表面表达一种变异的糖蛋白（variant surface glycoprotein，VSG），宿主产生的Ig被寄生虫不断蠕动产生的流体动力压移除，逃避宿主的免疫反应。

第三节 免疫病理损害

当寄生虫诱发的免疫反应过强,常称超敏反应(hypersensitivity),可致机体出现免疫病理损害(immune pathological damage)。1963 年 Gell 与 Coombs 按超敏反应的发生机制及临床特点,将其分为四型,即Ⅰ型-速发型、Ⅱ型-细胞毒型、Ⅲ型-免疫复合物型、Ⅳ型-迟发型或细胞介导型,前三型均由抗体介导,可经血清被动转移,Ⅳ型由 T 细胞介导,可经淋巴细胞被动转移。

1. Ⅰ型超敏反应　又称速发型超敏反应。主要是由 IgE 型抗体介导的肥大细胞或嗜碱性粒细胞脱颗粒,释放炎症介质,使毛细血管扩张、通透性增强,气管和内脏平滑肌收缩和局部炎症反应,严重者出现过敏性休克,甚至死亡。此反应在接触抗原后数秒钟至数分钟即可迅速发生。该类反应多见于蠕虫感染,如血吸虫尾蚴感染引起的尾蚴性皮炎,棘球蚴囊液漏入腹腔产生的过敏性休克,还有一些幼虫移行时引起的哮喘、荨麻疹等反应,如蛔虫性哮喘等。

2. Ⅱ型超敏反应　又称细胞毒型超敏反应。是红细胞、白细胞或血小板表面抗原与 IgG 或 IgM 结合,导致补体活化或经 ADCC 导致这类细胞损伤。该类反应多见于寄生虫感染引起的溶血性贫血,如内脏利什曼病和疟疾患者,寄生虫抗原吸附于红细胞表面,特异性 IgG(或 IgM)与之结合,激活补体,导致红细胞溶血性贫血。锥虫病、血吸虫病的贫血反应和宿主机体通过 ADCC 效应引起的杀伤血吸虫童虫反应也与Ⅱ型超敏反应相关。

3. Ⅲ型超敏反应　又称免疫复合物型或血管炎型超敏反应。抗原与抗体在血液循环中形成免疫复合物(IC),因为某些因素的影响沉积于全身或局部血管基底膜,引起局部坏死和中性粒细胞浸润的炎症反应和组织损伤。此类疾病常见于疟疾患者,抗原抗体复合物沉积在肾小球基底膜和肾小球血管系膜区,引起血红蛋白尿、肾功能异常。肾病综合征多见于三日疟,血吸虫病患者也常出现肾小球肾炎。

4. Ⅳ型超敏反应　又称迟发型超敏反应。是由特异性致敏的 T 淋巴细胞再次接触相同的抗原所致的以单个核细胞(单核细胞、淋巴细胞)浸润为主的炎症损伤。抗原诱导特异性 T 细胞激活并产生多种炎性细胞因子,介导以单个核细胞浸润和组织细胞变性坏死为特征的局部炎症反应。此型反应局部炎症变化出现缓慢,接触抗原 24 ~ 48 小时后才出现高峰反应。利什曼原虫引起的皮肤结节,血吸虫虫卵引起的肝脏肉芽肿都属于Ⅳ型超敏反应。

在寄生虫感染中,有的寄生虫病可存在多种类型的超敏反应,病理变化是多种免疫机制共同作用的结果,过程复杂。如血吸虫感染时引起的尾蚴性皮炎同时属于Ⅰ型和Ⅳ型超敏反应,对童虫杀伤的 ADCC 作用属Ⅱ型超敏反应、血吸虫性肾小球肾炎属于Ⅲ型超敏反应而血吸虫虫卵性肉芽肿则属Ⅳ型超敏反应。

除引起超敏反应外,一些寄生虫感染宿主可降低宿主对异种抗原的免疫反应,这种现象称为继发性免疫缺陷(secondary immunodeficiency)。引起继发性免疫缺陷的可能机制有如下几种。①抗原竞争:例如感染血吸虫或蛔虫可以降低机体对接种伤寒和副伤寒疫苗产生的抗体水平;②B 细胞耗竭:不少寄生虫抗原对 B 细胞具有有丝分裂因子的作用,促进多克隆B细胞激活增生，如内脏利什曼病和疟疾患者血中IgG和IgM水平上升，这种现象持续存在可导致B细胞耗竭，从而抑制机体对其他病原体或抗原的免疫应答；③抑制性T细胞活性增强。在人体，寄生虫感染出现免疫缺陷可能会引起一些不良后果。如感染寄生虫较未感染者易于感染其他病原体；可影响疫苗预防接种的效果；降低宿主对寄生虫感染的抵抗力。

（曹建平）

第五章　寄生虫病的诊断与治疗

可感染或侵入人体各部位寄生或(和)致病的寄生虫约有300余种,包括直接与间接的、常见与偶然的、原发与继发的、体内和体外的、专性寄生和自由生活的、机会致病和异位寄生的等。由于寄生虫病在医院就诊的患者分散,而且多数寄生虫病在临床上也很少见到,故容易被疏忽、被误诊或漏诊或延误治疗,有的甚至导致严重并发症,危及生命。

寄生虫对人体感染的方式和临床表现多种多样,给临床诊断带来难度。为避免或减少临床对寄生虫病的误诊误治,本章就寄生虫的感染途径或方式、寄生虫寄生或致病部位及主要临床表现以及对寄生虫病的诊断思路作简明介绍,为临床诊疗提供参考。

第一节　寄生虫感染途径及方式

熟悉寄生虫感染的途径和方式是诊断寄生虫病的重要参考依据之一,特别是一些生食肉源性寄生虫的感染明确的患者往往是作临床诊断的依据之一。从大体上来说,寄生虫感染途径主要涉及三个方面:经口食入、经(皮肤和黏膜)接触而传播、经媒介叮咬而引起。然而在感染方式上是多方面的,甚至是一种寄生虫的感染也有多种多样的方式,例如曼氏裂头蚴的感染,可以通过外敷蛙肉、吞食蛙类、生食或半生食蛇胆和猪肉、生饮含有剑水蚤的水体、熟食前加工污染的裂头蚴可经口或伤口侵入多方式感染等。由于感染方式复杂,不便记忆,为便于快速查询,本节对其进行了整理和归纳(详见附录一:寄生虫感染的途径及方式查询表)。

第二节　寄生虫致病部位及临床表现

寄生虫致病所引起的临床表现主要有发热、腹泻、营养不良、贫血、肝脾大、占位性病变及嗜酸性粒细胞增多等。但由于寄生虫的寄生或致病可涉及多部位或多器官损害,使之每种寄生虫病的临床表现千变万化。为满足临床诊断的需要,本节就各种寄生虫的寄生或致病部位与其主要临床表现作了归纳整理(详见附录二:寄生虫的寄生或致病部位与其主要临床表现查询表)。

(曾庆仁)

第三节　寄生虫病的临床诊断思路与方法

在临床上是否能正确诊断一种疾病，这不仅关系到对疾病合理治疗，同时也反映了一个医疗单位和医生个人的医疗水平和能力。寄生虫病在我国虽说是一种常见病和多发病，但与众多的其他各种疾病的病例数相比，确实比率不大，而且常分散在感染科、神经内科、皮肤科、呼吸科、消化科、神经外科、普外、妇科、口腔科等不同科室，所以，某些少见寄生虫病，即使一名工作在综合医院的医生也很难见到几种寄生虫病，即使遇到，也可因对寄生虫病认识不足和相关知识的遗忘而使患者得不到及时、有效诊治。长期以来，我国发生在综合医院对寄生虫病贻误诊治或误诊误治的病例屡见不鲜。分析其原因主要有4个方面的因素：一是医生在疾病诊断过程中忽略了寄生虫病，以致未能询问相关病史或感染史，这对大多数寄生虫病的诊断来说，已失去了最重要的第一手临床资料；二是对疾病诊断片面依赖影像检查等大型物理诊断方法，而不太注重最简单的常规检查，或1～2次检查阴性就放弃检查，如对一例咳嗽、吐痰伴有哮喘的粪类圆线虫患者，取痰液做常规镜检，则是一项很容易查见粪类圆线虫幼虫的方法；三是各综合医院对检查寄生虫的实验技术建立不健全或不能开展认真的检查，以致不能为临床确诊本病带来可靠依据；四是寄生虫病的临床表现多数缺乏特征性，加上不少医生对寄生虫病学知识的遗忘，所以即使考虑了寄生虫感染的可能，也很难针对性的拿出具体的诊疗方案。

为了提高临床对寄生虫病诊断的水平和能力，本节就其诊断思路和方法作如下简述。

（一）诊断思路

就寄生虫病诊断而言，其手段涉及临床诊断和实验诊断两大方面。临床诊断包括询问病史和临床表现及辅助检查。询问病史涉及搜集患者的详细病史、感染史、治疗史；临床表现包括主要症状和体征。据此，分析推测其是否为寄生虫感染以及属何种寄生虫感染，以便考虑作进一步的辅助检查方法，辅助检查包括B超、X线、CT等影像方法及实验诊断如常规化验（血常规、嗜酸性粒细胞计数等）、生化检查、寄生虫病原和免疫学检验或（和）病理诊断及分子诊断等。

在寄生虫感染人群中，除急性感染和少数典型病例外，大多数临床症状和体征呈慢性过程，也缺乏特征性表现。所以，主要诊断手段有赖于实验室检查。临床医生和检验医生均应清楚检查目的，送检或受检什么标本，甚至送检或受检的注意事项。通常临床所见误诊原因主要是临床医生遗忘了寄生虫病存在和检验医生掌握寄生虫检验的基本技能与技术不足。

通常对临床患者考虑实验诊断时，可依据不同对象作选择：①易于从血液、粪便或其他排泄物中查见病原体的（如疟原虫、钩虫、蛔虫、蛲虫、阿米巴、姜片虫、阴道滴虫等寄生虫感染者），均应考虑作病原检查；②较难查见到病原体的（如血吸虫、肝吸虫以及组织内寄生的肺吸虫、囊虫、包虫、旋毛虫等）寄生虫感染者，可先考虑作免疫学检查，经免疫学筛选为阳性者，再作进一步的病原学检查，以明确诊断；③很难或用常规法无法查见病原体的（如脑内和内脏疾患）均应作免疫学检查和影像检查。

临床对检测结果的评价有4种情况：①发现病原体、病原体DNA片段或典型病理特征，即可确诊；②检测出针对某一寄生虫的滴度较高的特异抗体（免疫学检查阳性反应较强者），虽未查到病原体，若临床症状和体征明显，感染史明确，则有较大参考价值，可临床诊断并作为临床治疗对象;③免疫学检查阳性反应不强或阴性者,而临床症状和体征明显时,则应作进一步检查(如嗜酸性粒细胞计数或相应的影像检查或多项免疫方法检查),或在治疗药物副作用轻微的情况下,考虑作诊断性治疗,进而随访跟踪治疗效果;④对出现占位性病变病例、浅表部位(皮肤肌肉和眼部)出现肿块病例,往往需要经外科手术活检或寄生虫学科检查才能做出诊断。

实验诊断寄生虫病的理想方法应该是操作简便、快速、敏感性高、特异性强。迄今,对寄生虫病(尤其是组织内寄生)的实验诊断方法颇多,但存在缺陷。因此,就目前技术水平而言,还存在方法和人为操作的误差或质控问题,使实验结果可能出现假阳性或假阴性。例如,检查疟原虫时,有可能出现血膜片染色着色不正确、镜检遗漏或形态判错等。粪检血吸虫卵时,粪检量不足出现漏检以及器材的交叉污染而误诊等。免疫学上的诊断不足主要表现为非特异反应(操作不当或试剂质量差)或交叉反应(与其他病原体间有共同抗原)导致假阳性结果,以及方法不敏感或受检者免疫应答水平很低时,亦可产生假阴性结果。此外,受检者的寄生虫感染度低或病原体排出处在低峰期时,也可出现假阴性结果。在临床上,对这些问题的解决办法是:①反复多次或用多种方法检查;②医生应了解本地实验诊断寄生虫病的水平和能力,包括近期发展的技术和方法及其能达到的诊断水平。

(二)实验室检查基本手段及注意事项

1. 病原诊断 根据寄生虫生活史特点,从病人的血液、组织液、排泄物、分泌物或活体组织中检查出某一发育期寄生虫的手段,是临床确诊寄生虫病的依据。然而,值得指出的是病原诊断手段也存在一定的局限性,对感染早期、低度感染或微小原虫感染者的检查敏感性不高,易于漏检,也不适用于无病原体排出的患者。此外,在临床和防治实践中作病原检查时,对其准确性和检出率在很大程度上还取决于选择的检测方法和检测者掌握技能(尤指识别病原能力)的熟练程度和责任心。因此,在考虑作寄生虫病原诊断检查时应做到:一要提供足够量的标本(如痰液、粪便、穿刺液、活检组织等标本)供检查用,并针对某种寄生虫检查选择最佳方法,如以检查钩虫卵为目的,则应选用饱和盐水漂浮法。二要反复多次检查,除了在实验室应对一个标本多次检查外,对未发现病原的患者,医生还应嘱咐患者隔 1 日或多日送 1 次标本。因为,从患者机体排出寄生虫病原的量不是均衡的。三要选择最佳检测时机。根据寄生虫感染时间,明确是否已进入可检查到病原体的最佳时段。因为,在多数寄生虫的感染早期(虫体处于发育中)是不会有病原排出的,如血吸虫感染需要在接触疫水后第 40 天后才可从粪便查见虫卵。此外,有的寄生虫具有特殊的生物学现象,如班氏丝虫和马来丝虫的微丝蚴在外周血出现的时间在晚上 10:30 至凌晨 4:00 范围内取血检查才可查见病原体,又如查蛲虫成虫须在夜间,查蛲虫卵需在患者排晨便之前从肛门周围取标本。

2. 病理诊断 既是病原诊断的重要手段之一,又是病理诊断的基本方法。主要取用临床活检病理标本进行检查,诊断主要依据查见到的病原体或由某一病原所引起的典型病理改变。对临床活检标本中病原体形态识别涉及两个层面:一是外科医生对手术中完整虫体或残缺虫体或大体病理标本虫体的认识,如能做出初步的寄生虫种属鉴定,则对临床诊治意义很大,有助于快速决定进一步手术治疗的方法或方案;二是病理科医生对在组织病理学切片中发现的虫体组织,如能做出虫种鉴定,这是为临床提供确诊和治疗的依据。现将人体各部位或途径的标本检查可能查见的寄生虫病原列表如下(见表 5-1)。

表 5-1 人体各部位或途径的标本检查可能查见的寄生虫病原

标本来源部位或途径	可查见到的病原体与其生活期	
	肉眼或内窥镜观察	显微镜观察
粪便检查	蛔虫、蛲虫、姜片虫；三种带绦虫、两种裂头绦虫、假裸头绦虫、犬复孔绦虫、线中殖孔绦虫、伯特绦虫的节片；蝇蛆、铁线虫、舌形虫；驱虫后可见上述虫体以及钩虫、猪巨吻棘头虫	蛔虫、鞭虫、钩虫、东方毛圆线虫、姜片虫、卫氏肺吸虫、日本血吸虫、曼氏血吸虫、肝吸虫、肝片吸虫、异形吸虫和棘口吸虫、三种带绦虫、两种裂头绦虫、两种膜壳绦虫、假裸头绦虫、犬复孔绦虫、司氏伯特绦虫、猪巨吻棘头虫的虫卵；伯瑞列绦虫虫卵及白色米粒大小孕节；粪类原线虫幼虫、艾氏小杆线虫虫体和虫卵；肠道阿米巴、贾第虫、人毛滴虫和小袋纤毛虫；人毛滴虫；隐孢子虫卵囊、微孢子虫、贝氏等孢球虫卵囊、肉孢子囊或卵囊、螨类及其虫卵、人芽囊虫、舌形虫感染性若虫(包囊型)
肛周检查	蛲虫成虫	蛲虫卵、带绦虫卵、犬复孔绦虫卵
胃镜	异尖线虫、肝片虫、舌形虫、蛞蝓	
胃液引流		粪类圆线虫
肠镜或活组织检查	蛔虫、鞭虫、钩虫、异尖线虫、舌形虫	日本血吸虫卵、粪类原线虫(胃肠黏膜组织内)、结肠小袋纤毛虫、溶组织内阿米巴
十二指肠液或胆汁引流	肝吸虫	贾第虫、肝吸虫卵、肝片虫卵、姜片虫卵、蛔虫卵、粪类圆线虫、微孢子虫、隐孢子虫卵囊
胆道手术	蛔虫、肝吸虫、肝片吸虫	
十二指肠组织检查	钩虫	贝氏等孢球虫、贾第虫
腹腔镜	肝片虫、水泡绦虫	舌形虫(包囊型)
胸腔镜检	曼氏裂头蚴	组织病理切片中曼氏裂头蚴
胸腔、腹腔和心包腔液		弓形虫、淋巴丝虫微丝蚴、粪类圆线虫幼虫、卫氏并殖吸虫卵、棘球蚴原头节和游离小钩
肝穿刺		溶组织内阿米巴滋养体、日本和曼氏血吸虫卵、斯氏肺吸虫童虫、细粒棘球蚴原头节、泡球蚴、内脏舌形虫、裂头蚴
痰液检查	粪类圆线虫和比翼线虫	比翼线虫和卫氏肺吸虫卵、溶组织内阿米巴滋养体、细粒棘球蚴原头节或游离小钩、粪类圆线虫幼虫及虫卵、蛔蚴、钩蚴、粉螨、螨卵、肺孢子虫、隐孢子虫卵囊、盘尾丝虫微丝蚴、裂头蚴
支气管镜	比翼线虫	粪类圆线虫幼虫、蛔蚴、钩蚴、比翼线虫卵
肺穿刺	肝片虫	溶组织内阿米巴滋养体、肺孢子虫、粪类圆线虫幼虫、卫氏肺吸虫卵、棘球蚴原头节和游离小钩

续表

标本来源部位或途径	可查见到的病原体与其生活期	
	肉眼或内窥镜观察	显微镜观察
尿液检查	铁线虫	阴道滴虫、埃及血吸虫卵，螨类、细粒棘球蚴原头节、艾氏小杆线虫幼虫、微孢子虫、盘尾丝虫微丝蚴、肾膨结线虫虫体或虫卵、裂头蚴
鞘膜积液		班氏微丝蚴，弓形虫
前列腺液		阴道滴虫
阴道分泌物	蛲虫成虫、蝇蛆	阴道滴虫、蛲虫卵、溶组织内阿米巴滋养体
阴道镜检查	水蛭、铁线虫、蛞蝓	活组织检查溶组织内阿米巴
膀胱镜检查	铁线虫	
羊水检查		弓形虫
血液检查		疟原虫、淋巴丝虫微丝蚴（夜晚查）、罗阿丝虫微丝蚴（白昼查）、弓形虫、枯氏锥虫鞭毛体、罗德西亚锥虫和冈比亚锥虫的粗短体
脑穿刺		弓形虫、溶组织内阿米巴、耐格里阿米巴、肺吸虫卵、日本血吸虫卵、棘球蚴原头节、粪类圆线虫、棘颚口线虫及管圆线虫幼虫等
脑脊液检查		弓形虫、溶组织内阿米巴、耐格里属阿米巴、细粒棘球蚴原头节、粪类圆线虫幼虫、棘颚口线虫幼虫、管圆线虫幼虫、罗德西亚锥虫和冈比亚锥虫的粗短体
骨髓穿刺		黑热病原虫、罗阿丝虫
颅内手术	肺吸虫、裂头蚴、猪囊虫、囊型包虫	病理切片中裂头蚴和猪囊虫及其石灰小体、肺吸虫、囊型包虫原头节
查体表体毛	头虱、体虱和阴虱	
淋巴结活检或穿刺	淋巴丝虫成虫	杜氏利什曼原虫、弓形虫和锥虫、罗德西亚锥虫和冈比亚锥虫的粗短体、盘尾丝虫微丝蚴
皮肤病变检查	蝇蛆、那龙线虫、硬蜱、软蜱	那龙线虫幼虫、盘尾丝虫微丝蚴、罗阿丝虫微丝蚴、棘颚口线虫幼虫、疥满、蠕形螨、溶组织内阿米巴、利什曼原虫
皮下包块活检	猪囊尾蚴、曼氏裂头蚴、肺吸虫、短膜壳绦虫、肝片虫	病理切片后可见到的虫体组织：猪囊尾蚴、曼氏裂头蚴、肺吸虫童虫、棘颚口线虫幼虫、罗阿丝虫成虫、那龙线虫、肉包子虫囊
肌组织活检	罗阿丝虫	旋毛虫幼虫
口腔物检查		美丽筒线虫、齿龈内阿米巴和口腔毛滴虫
呕吐物检查	蛔虫、姜片虫、水泡状绦虫	舌形虫

续表

标本来源部位或途径	可查见到的病原体与其生活期	
	肉眼或内窥镜观察	显微镜观察
鼻腔及鼻咽部检查	美丽筒线虫、比翼线虫、水蛭、蝇蛆、肝片虫	舌形虫
眼部及眼底检查	结膜吮线虫、蝇蛆、猪囊虫、裂头蚴、铁线虫、肝片虫	眼内齿处查结膜吸吮线虫幼虫；角膜冲洗液检查或共聚焦显微镜直接观角膜处棘阿米巴；盘尾丝虫微丝蚴、管圆线虫幼虫、罗阿丝虫
耳道检查	铁线虫、蝇蛆	

3. 免疫诊断　依据寄生虫侵入人体可刺激机体产生体液免疫应答的现象，利用免疫学抗原和抗体反应的原理在体外进行抗原或抗体的检测，达到诊断的目的，称为免疫诊断。应用免疫学方法检测相应的特异性抗体或抗原来诊断寄生虫病的最大优势是检测技术具有操作简便、快速和敏感性高的特点，特别是对寄生虫早期、轻度、深部、隐性或单性感染的患者诊断价值更大，故被广泛应用于现场和临床，但由于受诸多因素的影响，可出现因种属间交叉而出现假阳性；因极低感染度或低免疫应答而出现假阴性。故被视为仅作临床辅助诊断的方法。

迄今为止，在临床诊断中应用的免疫诊断标记物，仍然以检查血清中相应抗体为主。检测特异性抗体的类型主要是 IgG 和 IgM，少数有 IgE。一般认为特异性 IgM 抗体水平的升高表明疾病处于感染早期或活动性感染，此对某些原虫感染的早期诊断具有特别的临床意义。如弓形虫感染，特别是对早期妊娠的检查结果为 IgM 阳性时则可作为终止妊娠的指标。检查特异性 IgG 抗体的方法最为常见，并被广泛应用于大部分寄生虫感染的临床辅助诊断及流行病学调查。

关于相应抗原的检测，也发展了用单克隆抗体或多克隆抗体检测相应抗原的方法，用于组织内寄生虫感染所致疾病（如血吸虫病、肝吸虫病、肺吸虫病、疟疾、弓形虫病、黑热病、包虫病等）的诊断。从理论上来讲，检测特异性循环抗原阳性提示有活虫或活动性感染存在，且有很好的疗效考核价值，但实践中，对绝大多数寄生虫病患者的检测效果不理想，仅对感染早期和急性期的诊断具有优势，而对中、晚期感染者的诊断则很少采用。

免疫诊断检测相应抗体的特异性和敏感性取决定于对抗原和方法的选择。目前对各种寄生虫病免疫诊断常用抗原及方法见表 5-2。通过免疫诊断检测抗原来诊断寄生虫的方法及效果评价见表 5-3。

4. 基因诊断　采用寄生虫基因组 DNA 中保守、重复和特异的片段或合成的特定引物，测定样本中是否有相应 DNA 片断存在。方法有 DNA 探针杂交法、PCR 扩增特异 DNA 片段法等。基因诊断方法具有敏感度高（如检测疟原虫，最低可检测到 0.0001% 的原虫密度）和特异性强的特点，其应用价值不仅可作为病原感染的诊断，而且还可用于病原体种和亚种的分析和鉴定，故在国外发达国家临床医院已被作为常规应用，但在国内则较少用于单个病例的诊断，其原因是该技术操作较复杂，需特殊仪器和昂贵试剂，并易受环境污染影响结果。随着实验条件改善和技术改进，基因诊断必将会进入临床应用，特别是对临床活检病理标本中的病原体鉴定或鉴别诊断时，该技术必将会发挥其优势作用。

表 5-2 主要寄生虫病免疫诊断检测抗体的常用抗原及方法

病种	抗 原	方 法
旋毛虫病	旋毛虫幼虫(肌蚴)固相抗原	环蚴沉淀素试验
	旋毛虫幼虫可溶性抗原或幼虫排泄-分泌抗原	IHA;ELISA
钩虫病	钩虫幼虫抗原(用于产卵前的早期诊断)	皮试;IHA
管圆线虫病	管圆线虫成虫切片	免疫酶染色法
	管圆线虫 3 期幼虫可溶性抗原	ELISA
淋巴丝虫病	马来丝虫成虫或牛丝虫成虫可溶性抗原	ELISA;试纸条法 IFA
	淋巴丝虫微丝蚴固相抗原	
粪类圆线虫病	粪类圆线虫幼虫脱脂抗原	ELISA
棘颚口线虫病	棘颚口线虫 3 期幼虫固相抗原和可溶性抗原	IFA,ELISA
巨吻棘头虫病	猪巨吻棘头虫虫卵抗原	皮试
日本血吸虫病	虫卵固相抗原、虫卵可溶性抗原(SjSAWA)、成虫可溶性抗原(SjSEA)、成虫 31/32kDa 抗原组分、KLH(商品化产品)	环卵沉淀(COPT)试纸条法;ELISA;IHA;胶体金
肺吸虫病	后尾蚴活体固相抗原	后尾蚴膜反应
	成虫或童虫可溶性抗原(PwSAWA)、后尾蚴	ELISA
肝吸虫病	成虫可溶性抗原(PwSAWA)	ELISA
肝片吸虫病	肝片吸虫成虫抗原(对异位寄生诊断)	ELISA
猪囊虫病	猪囊尾蚴切片固相抗原	IFA
	猪囊尾蚴液	IHA、ELISA
囊型包虫病	细粒棘球蚴囊砂固相抗原	IFA
	细粒棘球蚴液或囊砂抗原	卡松尼皮内试验
	棘球蚴 8kD、16kD、20-24kD 和 38kD 抗原带	ELISA;IHA
		免疫印迹试验
多房包虫病	泡球蚴(原头蚴)组织抗原 2	Em2-ELISA
		Em18kD 免疫印迹
曼氏裂头蚴病	曼氏裂头蚴可溶性或分泌代谢物抗原	ELISA
疟疾	间日疟原虫或恶性疟原虫的无性体	IFA;IHA;ELISA
弓形虫病	活的弓形虫速殖子(滋养体)	染色实验(DT)
	用弓形虫速殖子同时测特异性 IgM 和 IgG	IHA;IFA;ELISA
黑热病	杜氏利什曼原虫前鞭毛体可溶性抗原	ELISA;IHA
	利什曼原虫重组抗原 rk39 制备的试纸条	试纸条法
阿米巴病	体外培养的溶组织内阿米巴	IHA,IFA
隐孢子虫病	隐孢子虫卵囊或体外培养的隐孢子虫	ELISA

表 5-3　免疫诊断检测抗原的常见方法及效果评价

病名	探针及方法	意义及效果评价
疟疾	抗疟原虫无性体单抗制备的试纸条法(Dipstick) 夹心斑点 ELISA 法	简便快速,世界热带病研究所推荐在美国大医院使用与恶性疟疾的诊断。敏感性达 84.2% ~93.9%
黑热病	单抗-抗原斑点法试验	抗原阳性检出率可达 97.03%
隐孢子虫病	直接或间接 IFA 检测粪中卵囊	效果满意
粪类圆线虫病	夹心 ELISA 检测循环抗原	用于超度或播散性感染患者诊断
旋毛虫病	夹心 ELISA 检测循环抗原	用于早期及慢性期诊断有意义
囊虫病	猪囊尾蚴液制备的单抗 成虫体壁或分泌排泄物抗原制备的单抗或多抗	检测血清循环抗原有一定疗效考核意义 检查粪便中的绦虫抗原效果更好
囊型包虫病	夹心 ELISA 检测循环抗原	效果不理想,但阳性者具参考价值
日本血吸虫病	抗血吸虫卵 IgY 及免疫磁珠法	检测循环抗原效果较理想
肺吸虫病	特异性单抗斑点 ELISA 法	循环抗原检测阳性率达 98%
丝虫病	夹心 ELISA 检测循环抗原	用于阻塞性病症患者诊断

注:其他寄生虫病的免疫诊断方法尚未建立或未获得理想诊断效果

目前,在国外某些国家已采用分子生物学方法来诊断的寄生虫病主要有:疟疾、棘阿米巴角膜炎、黑热病、弓形虫病、贾第虫病、隐孢子虫病、锥虫病、微孢子虫病、丝虫病、肺吸虫病、曼氏裂头蚴病、囊虫病等。

(舒衡平　曾庆仁)

第四节　寄生虫病的治疗

一、治疗原则

寄生虫病的治疗原则可概括为标本兼治、多学科协作、综合治疗、健康教育。不仅要针对寄生虫感染所致的各种临床疾病的治疗与护理,促进患者的康复,而且要针对寄生虫病原治疗,还要从流行病角度出发,加强健康宣传教育,防治寄生虫病的传播与扩散。

二、治疗方法

1. 病原治疗　即针对病原体的治疗。寄生虫的种类虽多,但随着医药学的发展,高效、低毒、广谱、安全的抗寄生虫病药物的出现,抗寄生虫病的药物种类和数量不多。不同类型的寄生虫有不同的有效杀虫药,一种药物可杀灭多种寄生虫,寄生虫生活史的不同阶段亦有不同的药物,有的针对成虫,有的针对童虫,有的针对幼虫等。因此应根据不同寄生虫选择有效的驱虫药,为增加疗效,有时联合用药。各种药物作用及用途具体见(附录三:常用抗寄生虫药一览表)。

2. 一般治疗及支持治疗　前者包括病情介绍、饮食、心理治疗、护理等,后者包括营养、补充维生素、增强体质以及维持水电解质、酸碱平衡。

3. 内科治疗　针对疾病进展中的各种临床表现采取有效的措施控制症状、减轻痛苦、缩短病程、促进健康。如发热时,及时降温处理,颅高压时及时脱水降颅压等。肝、肾功能损害时要及时纠正。

4. 外科治疗　主要是针对寄生虫病直接或间接引起的与外科有关的并发症的处理。凡能引起组织、器官系统的损伤、形态结构、功能改变及其并发症,或恶变等均可能与外科有关。如巨脾型晚期血吸虫病,可外科手术切除脾脏。结肠增殖型血吸虫病和或癌变亦需外科手术,肝包病仍以手术为主治疗;而皮肤型棘颚口线虫病,腹腔包块型猪巨吻棘头虫病,眼型囊尾蚴病等需经手术取虫治疗,既起到治疗作用,又能帮助诊断。有的需经外科方法明确诊断,如通过肌肉活检方法诊断旋毛虫病和肉孢子虫病。总之,有很多寄生虫病或其并发症需外科干预,也有很多需外科干预的临床症状或体征是寄生虫病引起,因而外科医生尤要引起重视。此外,有的寄生虫病外科治疗后仍需病原治疗。这不同于其他外科疾病。另外外科已经治愈,仍可再感染,加重病情。

5. 其他治疗　包括介入治疗、中药治疗、理疗等。如巨脾型晚期血吸虫病,可外科手术切除脾脏,也可通过介入方法栓塞治疗;食道静脉曲张可行食管静脉套扎术和(或)内镜下注射硬化剂,大出血者可以三腔二囊管压迫止血等;结肠增殖型血吸虫病和或癌变亦需外科手术,顽固性腹水病人可采用TIPS。

6. 多学科综合治疗　寄生虫病涉及范围十分广泛,所以寄生虫病的诊疗非常复杂。寄生虫病几乎涉及临床所有专科,影响每个部位和器官。包括内科、外科、儿科、妇科、眼耳鼻喉科、传染科、影像科、重症室、麻醉科等。寄生虫致病有的是直接致病,有的是间接致病。不论涉及哪个专科,都必须具有丰富的寄生虫的基本知识,而且还必须具备各专科临床综合技能。因此多学科协作开展综合治疗十分重要,将为提高疗效、减少复发及并发症起到积极作用。

(邓维成)

第六章　寄生虫病的流行与防治

一、寄生虫病的危害性与流行态势

寄生虫病是一类主要流行于热带和亚热带的常见而多发的生物源性疾病。迄今，全球发现可感染人体及传播疾病的寄生虫有 300 余种，其中我国有 232 种。寄生虫病的危害对人体健康的影响，在临床上所见虽以腔道损害或器官病变或占位的慢性病例为多，但有不少种类可出现急性致死（如急性血吸虫病、恶性疟疾凶险型、急性旋毛虫病、耐格里属阿米巴脑病、管圆线虫病等）、晚期致残（如淋巴丝虫病、晚期血吸虫病、包虫病等）、机会致命（粪类圆线虫病、肺孢子虫病、隐孢子虫病、微孢子虫病等）。从公共卫生角度来讲，寄生虫病一直是严重影响人类身体健康，影响社会经济发展的主要问题。据 1990 年世界卫生组织（WHO）报告：在危害人类健康的常见 48 种疾病中就有 40 种属传染病和寄生虫病，占总发病人数的 85%；在热带和亚热带地区，土源性寄生虫病和血吸虫病带来的损失占全部疾病负担的 40% 以上。2000 年联合国开发总署、世界银行、世界卫生组织提出要求防治的 10 种主要热带病中有 7 种寄生虫病（疟疾、血吸虫病、淋巴丝虫病、盘尾丝虫病、利什曼病、非洲锥虫病和美洲锥虫病）。2006 年世界疟疾仍流行于 109 个国家，涉及 33 亿人口受威胁，有临床症状者 2.47 亿，其中 80% 的患者在非洲，死亡人数 114.4 万，且多数为儿童，损失经济占国民生产总值的 5%；血吸虫病流行于 76 个国家，6.5 亿人受感染威胁，死亡人数 1.5 万，其经济负担仅在中国就达 5.15 亿元。2000 年联合国制定了到 2015 实现消除贫困、饥饿、艾滋病、疟疾和其他疾病的发展目标。其他疾病主要是指"被忽视的热带病"（neglected tropical diseases），即 15 种虫媒病和寄生虫病（如钩虫病、粪类圆线虫病、包虫病、囊虫病、片形吸虫病、食源性吸虫病幼虫移行症、弓首线虫病、罗阿丝虫病、阿米巴病、贾第虫病、蝇蛆病、潜蚤病、和疥疮）。在我国法定报告的 36 种传染病中有 13 种为媒介生物性疾病，其中含疟疾和血吸虫病。

在经济发达国家的寄生虫病也是存在公共卫生问题，如阴道毛滴虫感染者，在美国就有 250 万，英国有 100 万。贾第虫病和隐孢子虫病成为旅游者腹泻的重要病原，并严重地流行于俄罗斯、东欧及美国。不少机会致病寄生虫在 HIV 感染者及 AIDS 患者高发的国家和地区已成为致死病因。

我国曾是寄生虫病流行的最严重的国家之一，经过数十年的防治努力以及随着经济发展和社会进步使得一些严重危害人类健康的丝虫病得到基本消除，血吸虫病大面积流行得到控制，土源性寄生虫感染率从总体上已显著下降。然而，值得指出的是由于对整个寄生虫病的防治效果以及某些寄生虫病的流行与社会经济发展存在着不平衡或不协调的现象，因此，我国目前的寄生虫病的流行种类或出现的病种与其主要危害体现在如下几方面。

1. 目前我国土源性线虫（钩虫、蛔虫、鞭虫）总感染人数约有 1.29 亿。边缘地区或经济落后地区的土源性寄生虫感染率仍高达20.07% ~56.22%，而且还有不少寄生虫病（如钩虫病、蛔虫病、带绦虫病、囊虫病、肺吸虫病、包虫病等）仍然严重危害着妇女和儿童的身体健康。其中，蛔虫、鞭虫和蛲虫的病原阳性率以及并殖吸虫和利什曼病的血清学阳性率均以 0 ~14 岁组儿童为高。

2. 随着人口流动增大，饮食习惯改变和食品流通市场化使得寄生虫病流行的种类发生了新的变化，如肝吸虫病、带绦虫病、肺吸虫病、曼氏裂头蚴病、弓形虫病等 29 种食源性寄生虫病发病率在近十余年来一直存在增长趋势。此现象不仅已成为影响我国食品安全和人民健康的主要因素之一，而且某些寄生虫感染出现"城市化"、"富贵化"以及感染病例分散化。此外，国际交流及旅游业国际化，使得输入型寄生虫病在我国不断出现。这些均可因患者的流行病学史不明或不熟悉国内外存在的寄生虫病而会造成误诊误治，应引起临床医务工作者的注意。

3. 防治难度大的地方性寄生虫病，如包虫病、血吸虫病和疟疾仍然是我国重点防治的对象，并将其中的血吸虫病和疟疾列为乙类传染病来监控和防治。西部地区的包虫病流行还继续危害着当地牧民的健康和畜牧业的经济发展。疟疾防治效果一直受到周边国家严重流行的影响。血吸虫病和包虫病难得到有效防治的原因是主要传染源为家畜及野生动物。

4. 随着 HIV 感染率不断上升、艾滋病的发生、器官移植人数增多和癌症发病率增高以及长期使用免疫抑制剂、自身免疫性疾病广泛使用激素以及慢性消耗性疾病者有增无减，机会致病性寄生虫的感染与致病有可能成为这些人群对象的主要致死原因之一。这是临床医生应高度警惕的问题。

5. 人们生活习惯的改变往往随着社会环境变化而改变，特别是对追求"新、鲜、活"的人群，不仅是大大增加了食源性寄生虫的感染机会，而且还将会感染一些新现的或再现的寄生虫。近年报道的一些以前很少的寄生虫病，如巨片吸虫病、微孢子虫病、等孢子虫、肉孢子虫病、环孢子虫病等，则在局部地区出现有感染流行。这些病原主要为动物源性的，可通过直接生食或污染环境、食物和水源而引发感染流行。

二、寄生虫病的流行与传播

寄生虫病的流行与传播，也与其他传染病一样，必须具备三个基本环节，即传染源、传播途径和易感人群。当这三个环节在某一地区同时存在并相互联系在一起时，就会构成流行，包括寄生虫离开旧宿主、进入新宿主及其所经历的外环境过程，而这个过程的外环境则涉及生物、自然和社会等方面的因素，即流行因素。寄生虫病的流行可在数量上表现出散发、暴发、流行或大流行；在地域上表现出地方性、自然疫源性；在时空上表现出季节性；在人群中表现不同年龄、性别、职业及民族方面的分布差异。寄生虫的不同类或不同种，则有着不同的流行特征和传播规律，同一种病原在外环境下，也将形成不同的规律。如肺吸虫病的流行一般发生在山区和丘陵地区人群中，但由于他的第二中间宿主（蟹）作为鲜活商品流通到城市，致使喜生食的城市市民感染，形成新的流行态势。如果对此没有流行病学证据，就会使感染肺吸虫的城市市民遭受误诊误治。因此，寄生虫病的防治，离不开流行病学的调查与研究。寄生虫病流行病学是研究寄生虫病的传播、分布和流行规律、制定防制措施达到控制和消灭寄生虫病的科学。

（一）寄生虫病流行的基本环节

1. 传染源　指能向外排出病原体并造成病原体传播的人、畜或兽。其主要对象为感染有寄生虫的带虫者、病人、病畜。病原可随粪便、痰、阴道分泌物自然排出或随蚊媒叮刺带出。

2. 传播途径　是从传染源传播到易感者的过程。包括病原体在外界和繁殖到可感染易感者的阶段所经历的过程和条件以及侵入人体途径。不同的寄生虫在人体外经历的过程和条件各不相同，如土源蠕虫和肠道原虫在外界可直接发育为能感染新宿主的阶段。丝虫、吸虫、疟原虫、利什曼原虫等要经过在中间宿主或昆虫体内的发育或繁殖过程。部分寄生虫无需外界发育过程，如阴道滴虫、疥螨等。

寄生虫侵入人体途径多样，具体详见附录一：寄生虫感染途径查询表。其方式涉及①误入：误食、误饮、误吞被感染期虫卵或包囊污染的食物、水，接触被污染的玩物，以污染的手取食等；②生食：生食或半生食含感染期幼虫的肉类，如生食鱼、蟹、蛙、猪等肉食可分别感染肝吸虫、肺吸虫、曼氏裂头蚴、猪带绦虫、旋毛虫等；③经皮肤侵入：如接触疫水感染血吸虫，接触疫土感染钩虫；④经昆虫传播：如经蚊叮刺可感染疟原虫和丝虫；白蛉叮刺可感染利什曼原虫；⑤与病人接触：如与病人共衣、同床或性生活亦可感染阴道滴虫、虱、疥螨等；⑥垂直传播：如母体有弓形虫和疟原虫可经胎盘传给胎儿；⑦经空气吸入：如蛲虫卵、卡氏肺孢子虫包囊、尘螨等可在空气中飞扬经呼吸道吸入；⑧逆行感染：如蛲虫、水蛭和艾氏小杆线虫可经尿道或阴道侵入而感染；⑨自体内感染：如猪带绦虫孕节在人的肠道内破裂释放虫卵造成感染引起囊虫病，粪类圆线虫和短膜壳绦虫均可发生自身感染。

3. 易感人群　对某些寄生虫缺乏先天免疫力和无获得性免疫力的人群。人具有对大多数动物寄生虫不受感染的先天免疫力。体内已有某种病原寄生的人对同种病原再次感染具有一定抵抗力。未感染过寄生虫的人（儿童、非流行区人）和免疫力低下或缺陷的人为无免疫力的人群。

（二）影响寄生虫病流行的三大因素

1. 生物因素　指某些寄生虫完成生活史所需要的中间宿主或节肢动物媒介，而寄生虫病的流行与否，取决于所需适宜中间宿主或节肢动物媒介。如血吸虫的生活史需要中间宿主钉螺，在我国北纬超过33.7°的地方没有钉螺，所以就没有血吸虫病流行。

此外，某些以虫卵和包囊为感染阶段的寄生虫，可由蝇或蟑螂作机械性传播使流行加重，有效的防制这些节肢动物将有助于遏制此类寄生虫病的流行。

2. 自然因素　外界环境的气候、温度、湿度和雨量对寄生虫发育和媒介节肢动物生存有直接或间接地关系，如钩虫等蠕虫的卵或幼虫在外界发育，需要有温暖、潮湿的环境。又如血吸虫毛蚴的孵化和尾蚴的逸出除需要水外，与湿度、光照也有重要关系；温暖的气候、肥沃的土地、杂草丛生的植被是适宜钉螺孳生和繁殖的自然条件。

3. 社会因素　包括社会经济、文化、科学和医疗水平、防疫保健制度以及人的行为（生活习惯和生产方式)等,在我国引起寄生虫感染的主要方式是:生活和饮食习惯,如云南等地因有生食和半生食猪、牛肉的习惯,导致旋毛虫病广泛流行;不良个人卫生,如阴道滴虫在流动人口中感染率较高;因生产生活接触疫水,如血吸虫病感染人群绝大多数是农民、渔民和戏水的儿童。

以上三大因素的相互作用,共同促进或影响着寄生虫病的流行,一般来说,生物和自然因素相对较稳定,而社会因素可变性大,是影响寄生虫病的主导因素。因此,发展经济、促进科技和卫生事业的进步;加强健康教育,改变人类不良的饮食、卫生和生活习惯,提供人类生活质量和生产方式是控制寄生虫病流行的关键所在。

三、寄生虫病的流行特点

1. 地方性 某病在一定区域内经常发生的现象,视为具有地方性。由于寄生虫病流行受三大流行因素的影响,使大多数寄生虫病流行呈明显的地方性分布。特别是需要中间宿主或节肢动物作媒介的寄生虫,更具有明确的流行区域。如血吸虫病流行与其中间宿主钉螺分布相一致,形成了特定的疫区。有不良饮食习惯地方就形成了食源性寄生虫感染在当地流行,在农村由于环境卫生条件差的原因,导致肠道寄生虫感染率高。包虫病之所以流行于我国西北牧区,是由于当地的特殊生产环境和生产方式造成。

2. 季节性 由于自然因素、生物因素和社会因素的共同作用,不同的季节必然影响到寄生虫在外界发育、媒介昆虫和中间宿主的数量消长以及人类的生产活动,从而使大多数寄生虫对人的感染主要发生在温暖、潮湿的春、夏季节。但发病具有明显季节性规律的仅有少数,如疟疾、急性血吸虫病、钩蚴性皮炎等。

3. 自然疫源性 在人体寄生虫病中,有的可以在脊椎动物和人类之间自然地传播,故称人兽共患寄生虫病,也称自然疫源性疾病或动物源性疾病。这类病的流行传播具有疫源地,也就是说其病原体早在原始森林或草原的动物之间存在自然传播,人可因某种机会进入该疫源地后可由动物传播给人。这种不需要人参与而自然存在于自然界的人兽共患寄生虫病具有明显的自然疫源性。我国有30多种人兽共患寄生虫病,如弓形虫病、利什曼病、肺吸虫病等。另外,还有在人与家畜之相互传播着的人畜共患寄生虫病,如带绦虫病、肝吸虫病、血吸虫病、旋毛虫病等,也具有自然疫源性的特点。

4. 食源性 在人体寄生虫感染方式中,多数是通过食入含有感染阶段的虫卵或幼虫等而引起的,是造成某些寄生虫感染流行的主要原因。其中一些人兽/人畜共患寄生虫病可通过询问患者有无生食或半生食肉类史有助于临床诊断。例如旋毛虫病、管圆线虫病、棘颚口线虫病、肝吸虫病、肺吸虫病、带绦虫病、曼氏裂头蚴病、弓形虫病、兽比翼线虫病等。

四、寄生虫病防治原则

1. 综合防治的原则 是针对寄生虫病流行的三个基本环节,采取消除传染源、切断传播途径与保护易感者的综合防制措施或主导措施。综合措施是针对三个流行环节全面开展防治的策略。主导措施是针对寄生虫病流行环节中最活跃的环节而采取措施的策略。由于引起寄生虫病传播的主要是感染源,所以,在流行区,应重点放在查治病人、病畜和带虫者方面，这不仅是减低传播的有效办法，而且可以防止感染者发病（得到早期治疗），保护了感染者健康。在切断传播途径方面，要根据不同寄生虫的传播特点，针对薄弱环节，采取相应积极措施。如经粪排出病原体的则应管理好粪便（建无害化粪池）；可经水传播和感染的寄生虫应管理好饮用水；涉及有中间宿主或媒介的寄生虫，应力求控制或杀灭；为避免人类感染，大力开展健康教育，宣传其危害性和防病防感染知识，提高人们的自我保护意识，特别是对青少年，教育他们讲究个人卫生，改变不良的饮食习惯和生活方式，防止病从口入。保护易感者方面，主要对进入流行区（疟疾和血吸虫病疫区）的外地人，或流行区无免疫力的青少年应服预防药物或使用防护药，以防急性感染或急性发病。对重要寄生虫病的基本消灭区，要加强人群和病媒监测，以防疫情回升。

2. 群体防治的原则　要因时、因地、因病，并依据流行特征来制订和实施有针对性的方法或主导措施。要做到有针对性和科学性，在实施前开展科学调查、了解当地寄生虫病流行的主要因素。例如：对食源性寄生虫病的防治，虽然可制定和采取管理好食品卫生和做好饮食卫生宣传的措施来实施，但要保障其防治方法的有效性和可行性，就必须事先调查该地流行的寄生虫病种类与当地人们的生活和饮食习惯后来确定的具体措施更为经济有效。又如对土源性寄生虫病的防治虽然在理论上应制定和采取管理好粪便和推行普治的方法，但要依据当地人的病原感染率和受感染的对象人群来实施更为可行，否则会大量浪费防治部门的人力和物力，并有可能因药物毒副作用而出现新的问题。

3. 临床“三早”的原则　即早发现、早诊断和早治疗的原则，以减轻病情或避免疾病的发生与发展。

（何永康　郑茂　曾庆仁）

第二篇

原　虫　病

第七章 疟　疾

疟疾(malaria)是疟原虫寄生于人体内所引起的传染病,经按蚊叮咬或输入带疟原虫的血液而感染。是目前全球广泛关注的三大传染性疾病之一。降低疟疾发病率,减轻疟疾疾病负担已列入《联合国千年发展目标》。

人类对疟疾的记载可追溯到公元前 2 千多年。在我国,殷商墟甲骨文中已出现“疟”字。随后,周代的《周礼》,秦、汉代的《黄帝内经》和《金匮要略》,隋代的《诸病源候论》,唐代的《千金方》和《外台秘要》,明代的《瘴疟指南》等古代医书,均对疟疾的症状、流行和治疗作过较详尽的描述。此外,在印度的远古文献中也对疟疾发病的基本特征作过描述。

古代的中外医学家均认为疟疾是由于吸入来自沼泽和湿地的某种恶浊气体-“瘴气”所致。这种观点曾经存在达两千多年。人类对疟疾病因的认识直到 19 世纪末期的 20 年里才发生了根本飞跃。1880 年,法国外科军医 Charles Louis Alphonse Laveran(1845～1922 年)在检查一名重症间歇热士兵的未经染色的血涂片时,于显微镜下观察到红细胞内含有色素颗粒的月牙形小体(雌配子体),并在血中发现雄配子的出丝现象。上述病原体于 1892 年被 Marchiafava 和 Bignami 证实为恶性疟原虫的配子体。随后,Marchiafava 与 Celli 在 1882～1884 年间,Golgi 在 1885～1886 年间,也相继在患者的血液中观察到疟原虫,并发现疟原虫在红细胞内的发育(即裂体增殖)过程可分为不同阶段。Golgi 还进一步观察到恶性疟原虫、三日疟原虫和间日疟原虫在形态上的区别。1884 年,Gerhardt 将疟疾患者的血液注射给健康人后造成感染,并在受血者体内查到同样的寄生虫。1922 年,Stephens 鉴定并描述卵形疟原虫。1897 年,英国军医 Ronald Ross(1857～1932 年)在吸过含有“新月体”患者血的按蚊胃内观察到卵囊;1898 年,他用致倦库蚊传播鸟残疟原虫成功,首次证明疟原虫是通过雌性按蚊叮咬而感染宿主的,并描述其传播的基本过程。Laveran 和 Ross 由于各自对人类认识疟疾的杰出贡献而分别获得诺贝尔医学奖。

一、病　原　学

寄生于人体的疟原虫主要有 4 种,即间日疟原虫(*Plasmodium vivax*)、恶性疟原虫(*Plasmodium falciparum*)、三日疟原虫(*Plasmodium malariae*)和卵形疟原虫(*Plasmodium ovale*),分别引起间日疟、恶性疟、三日疟和卵形疟疾。其中,间日疟原虫、恶性疟原虫、卵形疟原虫仅寄生于人体。三日疟原虫除可寄生于人体外,还可感染一些非洲猿类。近年来,以猴类为宿主的诺氏疟原虫(*Plasmodium knowlesi*)在东南亚地区感染人类的病例报道不断增加。此外,吼猴疟原虫、食蟹猴疟原虫、许氏疟原虫、猪尾猴疟原虫及肖氏疟原虫等几种猴类疟原虫也有偶尔感染人体的报告。

(一) 生活史

四种疟原虫的生活史基本相同,需要人和雌性按蚊两个宿主。在人体内,疟原虫先后在肝细胞和红细胞内进行无性生殖的裂体增殖。在红细胞内,除裂体增殖外,疟原虫尚可形成配子体,开始有性生殖的初期发育。当雌性按蚊叮咬人体后,配子体随血液进入蚊体内,完成配子生殖,随后开始孢子增殖。

1. 在人体内发育的发育过程　包括在肝细胞内裂体增殖期和在红细胞内裂体增殖期及配子体形成期。

(1) 肝细胞内裂体增殖期:也称红细胞前期或红细胞外期(简称红外期)。当唾液腺中含有成熟子孢子的雌性按蚊刺吸人血时,子孢子随唾液进入人体,经血液循环迅速进入肝脏,在肝细胞内,子孢子变成圆形滋养体,通过摄取肝细胞内营养进行发育和裂体增殖,经过6~16天发育为成熟的裂殖体。裂殖体成熟后胀破肝细胞,释出裂殖子,进入血液循环,一部分被巨噬细胞吞噬,其余则侵入红细胞,开始红细胞内的发育。四种疟原虫在肝细胞内和红细胞内的发育时间和每个入侵的子孢子所产生的裂殖子数不同。

间日疟原虫和卵形疟原虫的子孢子具有遗传学上不同的两种类型,即速发型子孢子和迟发型子孢子。当子孢子进入肝细胞后,速发型子孢子发育较快,12~20天内发育为成熟的裂殖体;而迟发型子孢子视虫株的不同,经过休眠期(数月至数年)后,才完成肝细胞内期的裂体增殖。处于休眠期的子孢子被称为休眠子。恶性疟原虫和三日疟原虫均无休眠子。

(2) 红细胞内裂体增殖期(简称红内期):红外期的裂殖子从肝细胞释放出来,进入血流后很快侵入红细胞。入侵的裂殖子先形成环状体,进而发育为大滋养体、未成熟裂殖体,最后形成含有一定数目裂殖子的成熟裂殖体。在红细胞破裂后,裂殖子释出,一部分裂殖子被巨噬细胞消灭,其余裂殖子在数秒钟内即可侵入新的正常红细胞,重复其红内期的裂体增殖过程。完成一代红内期裂体增殖,不同虫种所需时间不同。恶性疟原虫的早期滋养体在外周血液中经十几个小时的发育,逐渐隐匿于微血管、血窦或其他血流缓慢处,继续发育成晚期滋养体及裂殖体。这2个时期在外周血液中一般不易见到。

(3) 红细胞内配子体形成期:疟原虫经过几代红内期裂体增殖后,部分裂殖子侵入红细胞后不再进行裂体增殖而发育为雌、雄配子体。恶性疟原虫的配子体在肝、脾、骨髓等器官的血窦或微血管内发育成熟后出现于外周血液中,即在原虫血症出现后7~10天才可在外周血液中查见。间日疟原虫的配子体则在红内期血症的2~3天后出现。配子体的进一步发育需在蚊胃中进行。否则,在人体内约经30~60天即衰老变性,继而被宿主的单核-巨噬细胞系统吞噬。

2. 疟原虫在按蚊体内的发育过程　包括雌雄配子结合形成合子的有性生殖期和孢子增殖的无性增殖期。当雌性按蚊叮咬患者或带虫者血液时,在红细胞内发育的各期疟原虫都可随血液进入蚊胃,但仅雌、雄配子体能继续发育,进入有性生殖阶段,两者结合形成合子。合子逐渐变长,可移动,成为动合子。动合子穿过蚊胃壁,在胃弹性纤维膜下形成圆球形的卵囊即囊合子。随着卵囊增大,进行孢子增殖分裂,形成成千上万个具有感染能力的子孢子。子孢子随卵囊破裂释出,随血淋巴集中于按蚊的唾液腺内。当感染蚊再次吸血时,子孢子即可随唾液进入人体，开始在人体内的发育。疟原虫在蚊体内的发育受多种因素影响，包括配子体的感染性（成熟程度）与活性、密度及雌、雄配子体的比例，蚊体内的生化条件（含 pH 值、糖、氨基酸含量）和免疫反应力以及外界温度变化的影响。

（二）疟原虫红内期形态

在外周血红细胞内发现疟原虫是确诊疟疾和鉴别虫种的依据，因此有必要熟悉红细胞内疟原虫各个发育期的形态。

疟原虫的基本结构包括细胞核、细胞质和细胞膜。环状体以后各期尚有虫体消化分解血红蛋白后的终产物—疟色素。用瑞氏或吉姆萨染液染色后，核呈紫红色，胞质为天蓝至深蓝色，疟色素呈棕黄色、棕褐色或黑褐色。四种人体疟原虫的红内期形态均有滋养体、裂殖体和配子体 3 个发育期的基本形态。

1. 滋养体　为疟原虫侵入红细胞后开始摄食和生长发育的阶段。按发育先后分为早、晚两个时期。早期滋养体胞核小，胞质少，中间有空泡，在显微镜下虫体多呈环状，故被称之为环状体。随后虫体长大，胞核亦增大，胞质增多，有时伸出伪足，胞质中开始出现疟色素。被间日疟原虫和卵形疟原虫寄生的红细胞也变大、变形，颜色变浅，有明显的红色薛氏点；被恶性疟原虫寄生的红细胞有粗大的紫褐色茂氏点；被三日疟原虫寄生的红细胞有齐氏点。此种形态的疟原虫被称为晚期滋养体或大滋养体。

2. 裂殖体　晚期滋养体发育成熟，核开始分裂后即称为裂殖体。核经反复分裂，最后胞质随之分裂，每一个核都被部分胞质包裹，成为裂殖子，早期的裂殖体核分裂而胞质未分裂，称为未成熟裂殖体；晚期含有一定数量的裂殖子且疟色素已经集中成团的裂殖体称为成熟裂殖体。成熟裂殖体最终导致红细胞破裂，裂殖子释放到血液中，随即侵入新的红细胞，开始下一轮的生长繁殖。

3. 配子体　疟原虫经过数次裂体增殖后，部分侵入红细胞中的裂殖子在发育过程中核增大而不再分裂，胞质增多而不形成伪足，最后发育成为圆形、卵圆形或新月形的个体，称为配子体；配子体有雌、雄（或大小）之分：雌（大）配子体虫体较大，胞质致密，疟色素多而粗大，核致密而偏于虫体一侧（间日疟原虫、三日疟原虫、卵形疟原虫）或居中（恶性疟原虫）；雄（小）配子体虫体较小，胞质稀薄，疟色素少而细小，核质疏松且位于虫体中央。

区分 4 种疟原虫红内期形态的要点是：间日疟原虫的大滋养体、裂殖体和配子各阶段均含较多的疟色素，其成熟裂殖体有 12～24 个裂殖子；卵形疟原虫寄生的红细胞均有改变，最显著的特征是红细胞表面形成多个棘或刺；三日疟原虫裂殖体的 8 个裂殖子呈环形排列；恶性疟原虫配子体呈香蕉形状。

二、流行病学

（一）流行分布及流行形势

疟疾是危害人民健康和生命安全的重大传染病之一。世界卫生组织（WHO）已将疟疾、结核和艾滋病列为全球三大公共卫生问题。全球约有 109 个国家和地区流行疟疾，约 32 亿人口受到疟疾威胁。根据 WHO 2013 年 12 月发布的最新情况估计，2012 年全球约有 2.07 亿疟疾病例，有 62.7 万人死亡。大多数死亡发生在非洲儿童中，差不多每分钟有一名儿童死于疟疾。

1. 全球疟疾流行形势　全球疟疾流行最严重的国家和地区是非洲撒哈拉沙漠以南地区，其次为巴布亚新几内亚和南太平洋群岛国家，且主要流行恶性疟。根据各国疟疾疫情报告数据估算，86%的疟疾病例发生在非洲，9%的病例发生在东南亚，5%的病例在全球其他地区。非洲80%的病例集中分布于尼日利亚、刚果民主共和国、埃塞俄比亚、坦桑尼亚和肯尼亚等13个国家；非洲以外80%的病例集中分布于巴布亚新几内亚、印度、缅甸、孟加拉、印度尼西亚、巴基斯坦等国。全球75%的恶性疟病例分布在非洲，而美洲、亚洲大部分国家和地区主要流行间日疟。

2. 全球疟疾感染风险　除具有某些遗传特质的人群外，不同种族、性别、年龄和职业的人对4种疟原虫均易感。因此，疟疾感染风险主要取决于当地疟疾流行水平以及个人暴露于感染性按蚊的程度。疟疾感染风险地区间差异很大，同一国家内部也是如此，即使是流行程度较低的国家，其局部地区也可能存在疟疾感染风险较高的疫区。疟疾感染风险根据不同季节亦有所变化，感染高峰期主要在雨季或雨季结束后不久。WHO定期更新出版《国际旅行与健康》，将全球疟疾感染风险分为4级，并对全球疟疾感染风险的国家进行了详细分级（见表7-1），并建议进入这些国家或地区采取预防服药、防止蚊虫叮咬等相应的措施。

表7-1　各国感染疟疾风险表

感染风险	国家与地区
Ⅰ级：疟疾感染风险	阿尔及利亚、亚美尼亚、巴哈马、佛得角、朝鲜、萨尔瓦多、格鲁吉亚、牙买加、吉尔吉斯斯坦、韩国、新加坡（感染猴疟原虫报告）、泰国（Ⅰ，泰柬边境地区为Ⅳ）、乌兹别克斯坦
Ⅱ级：只存在间日疟感染风险或仅存在对氯喹敏感的恶性疟	阿根廷、阿塞拜疆、伯利兹、哥斯达黎加、多米尼加、危地马拉、海地、洪都拉斯、伊拉克、中国（Ⅱ，云南为Ⅳ）、玻利维亚（Ⅱ，贝尼、潘多和圣克鲁斯地区为Ⅳ）、墨西哥、尼加拉瓜、巴拿马（Ⅱ，东部地区为Ⅳ）、巴拉圭、秘鲁（Ⅱ，洛雷托地区为Ⅳ）、土耳其、土库曼斯坦、委内瑞拉
Ⅲ级：存在间日疟、恶性疟感染风险，存在抗氯喹的恶性疟	哥伦比亚、印度（Ⅲ，部分地区为Ⅳ）、尼泊尔、斯里兰卡、塔吉克斯坦
Ⅳ级：存在恶性疟高度感染风险并伴有抗疟药抗药性或存在恶性疟中低度感染风险并伴有高水平的抗疟药抗药性	阿富汗、安哥拉、孟加拉、贝宁、不丹、博茨瓦纳、巴西、布基纳法索、布隆迪、柬埔寨、喀麦隆、中非、乍得、科摩罗、刚果（布）、科特迪瓦、刚果（金）、吉布提、厄瓜多尔、赤道几内亚、厄立特里亚、埃塞俄比亚、法属圭亚那、加蓬、冈比亚、加纳、几内亚、几内亚比绍、圭亚那、印度尼西亚、伊朗、肯尼亚、老挝、利比里亚、马达加斯加、马拉维、马来西亚、马里、毛里塔尼亚、马约特、玻利维亚、莫桑比克、缅甸、纳米比亚、尼日尔、尼日利亚、巴基斯坦、巴布亚新几内亚、菲律宾、卢旺达、圣多美和普林西比、沙特阿拉伯、塞内加尔、塞拉利昂、所罗门群岛、索马里、南非、苏丹、苏里南、斯威士兰、东帝汶、多哥、乌干达、坦桑尼亚、瓦努阿图、越南、也门（Ⅳ，索克特岛Ⅰ）、赞比亚、津巴布韦

注：埃及、摩洛哥、阿曼、俄罗斯、叙利亚无须采取预防措施

3. 我国疟疾流行状况 疟疾是我国主要寄生虫病之一，分布广泛。20 世纪 50 年代初期，全国有疟疾流行县（市）1829 个，占当时县（市）数的 70% ~80%，疟疾发病人数居各种传染病之首。高疟区或中疟区，主要包括海南、广东、广西大部分及云南昆明以南地区，恶性疟普遍存在。间日疟原虫在我国分布范围最广，热带、亚热带和温带的各个疟区均有分布；恶性疟原虫分布于秦岭、淮河一线以南的亚热带及热带地区；三日疟原虫在秦岭以南分布较广，但都为散在性分布，且均非各地的优势种；卵形疟原虫仅曾在云南西南部、南部，海南及贵州发现。经过 20 世纪 70 年代后的大规模防治，我国疟疾发病率已大幅下降，4 种疟原虫的地理分布发生了较大的变化。近年来，已无本地感染的三日疟、卵形疟病例报告，恶性疟原虫的分布范围也不断缩小。自 2010 年起，除云南边境地区外，其他疟疾流行区已无本地感染的恶性疟病例报告。

改革开放以来，特别是 20 世纪 90 年代中期后，随着国内主要流行区发病率的下降、经济的快速发展和全球一体化进程的加快，我国境外劳务输出人员逐步增加，境外输入性疟疾病例逐年增多，对我国的疟疾防治工作带来了潜在的威胁。近年报告的疟疾病例 95% 以上为输入性病例。

目前我国输入性疟疾形势表现为以下几个特征：一是分布广泛。二是非洲、东南亚地区已成为我国输入性疟疾的主要来源地。三是输入性疟疾病例主要为青壮年男性。四是输入性疟疾病例中以感染恶性疟为主。五是输入性疟疾防治工作存在较多的薄弱环节，表现在①由于输入性疟疾的管理涉及部门多，有效的管理机制尚未建立或健全，使得各项管理措施得不到很好的落实；②由于流动人口普遍缺乏疟疾防护、主动求诊和规范治疗方面的意识、知识和条件，到高疟区工作或旅游时容易感染疟疾，感染后又不能及时就诊和获得有效的抗疟治疗；③由于我国绝大部分地方疟疾病例较少，医务人员缺乏对疟疾的警觉性、诊治经验和技能，常常导致误诊或漏诊，也因缺乏必要的诊断设备、有效的救治药品等，对出现的恶性疟病例或疫情不能及时正确处理，造成患者负担加重，甚至导致死亡。

（二）流行环节

疟疾的发生和流行，必须具备传染源、传播媒介和易感人群 3 个基本环节。这 3 个基本环节又受自然因素（如地形、温度、湿度、雨量等）和社会因素（如社会政治状况、经济水平、文化教育、人群活动等）的影响和制约。流行因素相互影响、相互作用，加快或减慢传播速度，构成不同的流行形势。

1. 传染源 现症病人和无症状带虫者的末梢血液中存在配子体时即具有传染性，成为传染源。在疟疾传播过程中，传染源具有传染性的时间（配子体存在的时间）和感染的持续时间（疟原虫寿命）有重要意义。

（1）传染性时间：是指疟疾现症病人或带虫者末梢血液中配子体出现的时间，因虫种而异。间日疟原虫配子体一般在无性体出现 2 ~3 天后出现，但复发病例出现更早。恶性疟原虫配子体在无性体出现后 7 ~10 天出现。配子体在末梢血液中存在的时间比无性体短，无免疫力患者的存在时间约占整个病程的 40%。

（2）疟原虫寿命：疟原虫在人体内的存活时间因虫种而异。一般认为，恶性疟原虫的平均寿命为 1 年，少数可达 3 年；间日疟原虫通常为 2 年，有的可长达 5 年或 10 年；三日疟原虫一般为 3 年，个别甚至长达 50 年。

2. 传播媒介 按蚊是传播疟疾唯一媒介，但并非所有按蚊都能作为传播媒介。全世界有67种按蚊可自然感染子孢子,但在疟疾传播中起重要作用的只有27种。在我国传疟的重要媒介有中华按蚊、嗜人按蚊、微小按蚊和大劣按蚊4种。

3. 易感性和免疫力 除具有某些遗传特质的人群外,不同种族、性别、年龄和职业的人对4种疟原虫都是易感的。感染后,人体对疟原虫的再感染产生一定的免疫力。但是,疟疾诱导人体产生抵抗再感染的免疫为不完全免疫类型中的带虫免疫,可随体内疟原虫的消失而消退。而且这种免疫力具有种、株特异性,即对同一种株疟原虫具有一定的免疫力,而对不同种株疟原虫的再感染则免疫力差,所以,在某些地区可出现2种或以上的疟原虫混合感染的现象。同种疟原虫又以同株疟原虫的免疫力更强。在单一虫种存在的低疟区,如从外地输入同种异株疟原虫,也有可能引起暴发流行。

4. 影响流行的自然因素 主要涉及媒介按蚊在不同地形、气温和湿度条件下生存的数量、种群、密度及其对疟原虫在按蚊体内发育速度的影响。

(1) 地形:不同的地形地貌形成不同类型的按蚊滋生地,从而影响媒介种类及其种群数量。不同地形地貌形成的孳生水体对按蚊的适合度还受到光线、遮阴情况、水生植物、水体理化特征及寄生虫的影响。

(2) 气温:气温条件决定疟原虫在蚊体内孢子增殖期的长短。在16~30℃之间,气温愈高,疟原虫在蚊体内的发育愈快。低于16℃或高于30℃时,其发育速度均变慢。在同样气温下,不同疟原虫的发育速度略有差异。

(3) 湿度:按蚊发育需要适当的湿度,在适宜范围内,成蚊寿命随空气相对湿度的增加而增长。相对湿度在60%以上,按蚊都能发育,60%~85%最为适宜。太高或太低均不利于按蚊生存。相对湿度低而气温高时,按蚊较易干燥致死。

5. 影响流行的社会因素 包括社会经济水平、文化教育和科学技术的发展程度及人群的行为因素等诸多方面。

三、发病机制与免疫

(一) 发病机制

疟疾的临床表现、病理改变及致病机制与疟原虫种类、株毒力及宿主的遗传特性和免疫状态有关。疟原虫在红细胞内进行裂体增殖,破坏红细胞,释出裂殖子及其代谢产物,对机体产生强烈的刺激,引起宿主产生免疫应答,破坏内环境的平衡,从而出现疟疾各种临床症状。

疟疾发作是疟原虫成熟裂殖体崩解红细胞,释放出裂殖子及代谢产物等内源性致热源,共同作用于人体的体温调节中枢,并刺激机体产生强烈的免疫反应,引起临床症状发作。其中一部分裂殖子被单核细胞、巨噬细胞、中性粒细胞等吞噬,部分侵入新的红细胞行裂体增殖,如此不断循环,因而导致周期性临床发作。疟原虫代谢产物中能引起发热的成分也称为疟疾毒素。疟疾的周期性发作与疟原虫红内期裂体增殖周期一致。典型的间日疟和卵形疟隔日发作一次;三日疟隔2天发作一次;恶性疟隔36~48小时发作一次,但由于恶性疟原虫在红细胞内繁殖时,可使受感染的红细胞体积增大成为球型,胞膜出现微孔,彼此黏附成团并黏附于微血管,使微血管变窄或堵塞,因而使相应的组织细胞发生缺血缺氧而致其变性坏死,从而引起重型疟疾。初发患者或不同疟原虫混合感染时,或有不同批次的同种疟原虫重复感染时，疟原虫增殖不同步，发作间隔则无规律，多不典型。疟疾发作次数主要取决于患者治疗适当与否及机体免疫力增强的速度。若无重复感染，多数患者经 10～20 天，在多次发作后，随着机体对疟原虫产生的免疫力逐渐增强，大量原虫被消灭，发作可自行停止。

1. 贫血（anemia） 贫血是各型疟疾中较常见的血液病理现象。疟疾发作数次后，大量被疟原虫寄生的红细胞破坏，可出现贫血，尤以恶性疟原虫为甚。一般疟疾患者的贫血程度常超过疟原虫直接破坏红细胞的程度，因与下列因素有关①脾功能亢进：吞噬正常红细胞；②免疫病理损害：疟原虫寄生于红细胞时，使红细胞隐蔽的抗原暴露，刺激机体产生自身抗体，导致红细胞破坏。此外，宿主产生特异性抗体后，形成的抗原抗体复合物附着在红细胞膜表面，与补体结合后使红细胞膜发生显著改变而具有自身免疫原性，由此引起红细胞溶解或被巨噬细胞吞噬；③骨髓造血功能受抑制：最新的观点认为，疟原虫感染后出现严重的骨髓抑制现象和红细胞生成障碍是导致严重贫血的主要原因。在严重贫血的疟疾患者末梢血中网织红细胞增多，并能检测出具有对抗红细胞生成素功能的免疫抑制物，对其机制的研究仍在进行中。

2. 脑型疟疾（cererbral malaria） 脑型疟疾是恶性疟原虫感染后出现的最严重的并发症，少数可由间日疟原虫引起，是儿童和无免疫力成人患者的主要死亡原因。脑型疟疾的发病机制尚未完全明了，一般认为是多因素参与的免疫病理改变。主要是脑部微血管内皮细胞被感染了疟原虫的红细胞黏附，造成局部血管阻塞，组织缺氧和营养耗竭，出现脑细胞变性、坏死。目前认为血管黏附的分子基础包括两个方面：一方面是疟原虫分泌的黏附相关蛋白 PfEMP1 和 KAHRP 等，表达在感染红细胞膜的结节上，然后再与脑血管内皮细胞膜的相关受体结合；另一方面则是疟疾患者体内产生过量的 TNF-α，其与 IFN-γ 协同作用，激活内皮细胞受体 CD36、细胞间黏附因子 1 等膜蛋白，也促进了内皮细胞和感染红细胞的黏附。黏附的发生将成熟期的虫体集聚在脑、心等重要脏器内，影响这些组织的营养代谢，造成严重的脑并发症。此外，疟原虫感染所导致的 TNF 等细胞因子增加，激活免疫细胞产生过量的 NO，NO 可扩散到神经元周围，干扰神经传导，引发一系列中枢神经症状，如出现抽搐、昏迷等。NO 还能舒张血管平滑肌，增加颅内压，与脑型疟疾所致的颅高压有关。恶性疟原虫通过在心、脑等脏器的大量集聚，逃避了宿主免疫系统的攻击，如脾脏对感染红细胞的破坏和处理，从而有利于其发育繁殖。由于早期环状体和配子体的红细胞膜上无结节，恶性疟原虫感染时在患者外周血中仅见早期环状体和配子体，这种现象在其他 3 种疟原虫感染时不会出现。

3. 脾大（splenomegaly） 脾脏在宿主抗疟原虫感染的过程中发挥重要的作用。造成脾脏肿大的主要原因是脾充血，受感染红细胞在脾脏的毛细血管和血窦中沉积，以及单核-巨噬细胞因大量吞噬疟原虫和疟色素而增生。脾大可出现于初发患者发病的 3～4 天后。由于疟色素在脾内大量沉积，使脾脏变黑。在某些热带疟疾流行区，由于反复感染，尤其是三日疟原虫感染，可因脾充血和单核-巨噬细胞增生而导致持续性脾大，最后出现“巨脾病”，亦称热带巨脾综合征。

4. 黑尿热（black water fever） 是疟疾患者的一种急性血管内溶血和出现血红蛋白尿。主要是由于大量的红细胞在血管内溶解破坏，加之疟原虫本身及其释放的毒素直接造成血管病变或引起寒战、腰痛、酱油色尿，严重者出现贫血、黄疸、甚至急性肾衰竭，称为溶血尿毒综合征，亦称黑尿热。目前认为是抗红细胞抗体增加导致的自身免疫现象。患者常死于肝肾衰竭。此症又常为抗疟药(奎宁及伯氨喹)所诱发。

5. 疟疾性肾病(nephropathy malaria) 严重的恶性疟原虫感染常常伴有肾脏损害,系Ⅲ型变态反应所致的免疫病理变化。肾脏可出现点状出血,由于病变红细胞的淤积和肾组织缺氧而导致肾小管硬化,出现肾衰竭。随着感染的控制,肾损害可以缓解。三日疟患者的反复感染也可导致肾损害。该病多见于儿童,引起急性肾小球肾炎并可导致肾病综合征,对类固醇激素治疗无反应。急性患者经抗疟治疗易恢复,但对慢性患者无效。

6. 痢疾型疟疾(dysenteric malaria) 此型虽不常见,却是非常凶险的恶性疟疾并发症。主要是由于胃肠道内肠壁毛细血管床的灶性缺血性改变、水肿,随之发生营养吸收障碍、坏死等。与此同时,肝脏也会因疟色素的沉积而出现肝细胞性变性和小叶中心区硬化,使肝内血流缓慢。肝脏肿大,质地变硬,患者出现黄疸。

7. 寒冷型疟疾(algida malaria) 表现为恶性疟疾发作后迅速出现低血压和血管灌流受阻,体温很快下降,患者可出现谵妄。全身血流不足和休克的发展很迅速。可能的原因是革兰阴性菌引起的败血症,表现为肺水肿,广泛性消化道出血,脾破裂,或严重脱水。

8. 肺水肿(pulmonaryedema) 这一致命的并发症可在少尿和无尿的患者中迅速出现,继发于过量的肠道外补液,或在没有明显体液丢失或心功能障碍的情况下出现,其原因和弥散性血管内凝血或缺氧引起的肺血循环障碍有关。

此外,当孕产妇感染恶性疟疾时,由于疟原虫与硫酸软骨素A结合,可在胎盘血管中发生黏附,造成流产、胎儿宫内发育迟缓或死亡、新生儿发育不良或低体重、初产妇死亡等严重后果。

(二) 免疫

1. 先天性抵抗力 这种抵抗力与宿主的疟疾感染史无关,而与宿主的种类和遗传特性有关。人类和许多哺乳动物对某些疟原虫易感,而对另一些疟原虫不易感,或只能感染疟原虫某个生活史发育阶段。如恒河猴对间日疟原虫完全不感染,猩猩对卵形疟原虫的红外期感染,红内期不感染。每种疟原虫的宿主局限性与其入侵红细胞时需识别的红细胞表面的特异受体有关。裂殖子在入侵红细胞的过程中,虫体表面的配体须与红细胞表面的专一受体结合。不同疟原虫的裂殖子能识别不同红细胞表面的蛋白受体,对侵入的红细胞有一定的选择。如Duffy血型抗原(一种糖蛋白)可能作为间日疟原虫和诺氏疟原虫入侵红细胞的受体,而唾酸是恶性疟原虫的受体。在西非,90%以上的黑人Duffy血型抗原阴性,故间日疟原虫感染少见。血红蛋白分子结构的变化可影响人体对疟原虫的易感性。如患镰状红细胞贫血的儿童,其恶性疟原虫感染率与正常儿童相似,但疾病严重程度却远轻于后者。这是由于血红蛋白分子结构的改变,影响了恶性疟原虫对血红蛋白的吞噬和利用。缺乏葡萄糖-6-磷酸脱氢酶(G6PD)的红细胞不易感染恶性疟原虫,其原因与红细胞缺乏G6PD有关。因此,G6PD缺乏症患者对恶性疟原虫感染有一定的耐受力。

2. 获得性免疫 机体受疟原虫攻击后,其免疫系统被激活,产生一系列细胞免疫和体液免疫应答。机体免疫应答最早出现的是吞噬现象,主要效应细胞是巨噬细胞。疟原虫侵入机体后,巨噬细胞被大量激活,吞噬疟原虫,并向T细胞和B细胞提呈经过处理的疟原虫抗原,诱导T细胞和B细胞增殖和分化。巨噬细胞对疟原虫抗原的识别能力主要由调理素介导,补体可能是其中的调理素之一。巨噬细胞将处理过的疟原虫抗原提呈给T细胞,同时释放白细胞介素1(IL-1),激活T辅助细胞(Th细胞),分泌白细胞介素2(IL-2),促进T、B

细胞增殖和分化，产生抗疟原虫的体液免疫和细胞免疫。B 细胞经浆细胞产生特异性抗体。同时，T 细胞产生 γ-干扰素（IFN-γ）等活性物质激活巨噬细胞分泌肿瘤坏死因子（TNF）和一氧化氮（NO）等作用于疟原虫。

参与体液免疫的抗体主要包括 IgM、IgG 和少量 IgA。对无免疫力的自愿受试者观察发现，原虫血症后不久，IgM 首先出现并形成一个高峰，随后 IgM 逐渐下降而 IgG 开始上升，并可维持较长时间。未做根治的疟疾患者 IgM 的水平不到 2 年就消失，而 IgG 甚至在感染后 20 年还保持一定的水平。与保护性免疫力有关的主要是 IgG，如将患者 IgG 转种给受试者，可产生一定程度的被动免疫。

细胞免疫包括 T 细胞对疟原虫直接的细胞毒作用和由 T 细胞产生的各种淋巴因子以及巨噬细胞产生的效应分子的作用。最重要的细胞因子是 IFN-γ 和 TNF-α，两者通过激活效应细胞，如吞噬细胞。产生活性氧介质（ROI）和 NO 杀伤疟原虫。

疟原虫在宿主体内经历不同发育阶段造成疟疾免疫学机制的复杂性，在不同的组织细胞内，疟原虫经历不同的生活周期，表达不同的期特异性抗原，诱导宿主产生免疫应答类型也因此而不同。这种获得性免疫具有相当高的种、株和期特异性。

疟原虫感染可使得宿主对再感染产生一定的免疫力，但这种现象主要出现在宿主体内原有疟原虫没有完全被清除，维持在一个低水平，这时可以在一定程度上抵抗同种疟原虫的再感染，临床表现为不完全免疫；一旦用药物清除体内残余疟原虫后，宿主获得的免疫力便逐渐消失。这种红细胞内有疟原虫存在，产生免疫力的现象称为带虫免疫。带虫免疫对抵抗疟原虫再感染非常重要。婴儿抗红内期恶性疟原虫感染的抵抗力主要依赖于由母体而来的特异性抗体和（或）发热和白细胞介素的作用，而多数儿童感染者是以带虫免疫为特征。

3. 免疫逃避　寄生虫在有免疫力的宿主体内增殖、长期存活的现象称为免疫逃避。疟原虫的免疫逃避有多种复杂的机制，包括表面抗原变异、抗原伪装、也可通过多种破坏机制改变宿主的免疫应答等。免疫逃避有多重表现形式，其中疟原虫表面抗原的改变是免疫逃避效应的基本机制。

（1）抗原变异：抗原变异存在于红细胞膜，来源于红细胞内疟原虫。应用感染裂殖体的红细胞与感染猴血清进行凝集试验，可以检测变异抗原。感染早期的血清只能凝集该次采血前感染裂殖体的红细胞，而不能凝集其后的感染红细胞，提示在反复感染过程中的每次疟原虫血症高峰，疟原虫的抗原已有变异。反复感染恶性疟原虫，用单抗做间接荧光抗体试验（IFAT）检查，也显示有抗原变异。由于抗原变异，疟原虫可以逃避宿主的免疫反应。

（2）可溶性抗原：疟原虫在宿主血液中可释放可溶性抗原（循环抗原）。这些抗原与抗体结合形成免疫复合物，从而使得疟原虫可逃避宿主的抗体作用。

（3）细胞隔离作用：红内期疟原虫寄生在红细胞内，可以逃避特异抗体作用。裂殖子进入血流后，抗体便可与其作用，出现凝集现象。

四、临 床 表 现

疟疾是以周期性发冷、发热、出汗等症状和脾大、贫血等体征为特点的寄生虫病。由于患者感染疟原虫的种、株差异以及感染程度的高低、个体免疫状态的强弱等因素，使得疟疾患者的临床表现轻重不一，轻者可仅有低热、头痛、不适，重者可出现谵妄、昏迷，甚至死亡。

根据感染的疟原虫种类不同,分为间日疟、恶性疟、三日疟及卵形疟四种。

(一) 疟疾的典型临床表现

四种人体疟疾典型的临床发作大体相似,可分为前驱期、发冷(寒战)期、发热期、出汗期和间歇期。四种疟疾的临床特点比较见表 7-2。

表 7-2 四种疟疾临床表现的比较

	间日疟	恶性疟	三日疟	卵形疟
潜伏期(天)	10 ~ 17	8 ~ 11	18 ~ 40	10 ~ 17
		四种疟原虫有时可延长到数月甚至数年		
前期症状的严重程度		四种疟原虫都可以出现类似感冒的症状		
	++	+	++	+
最初发热形式	不规则的隔日发作	持续的、间歇的或隔日的发作	通常规则的每隔 72 小时发作	不规则的隔日发作
发作周期(小时)	44 ~ 48	36 ~ 48	72	48 ~ 50
最初发作严重程度	中等 ~ 重度	重度	中等 ~ 重度	温和
贫血程度	++	++++	++	+
中枢神经系统受累	±	++++	±	±
疟疾性肾病	±	+	+++	-

1. 潜伏期 潜伏期的长短主要取决于疟原虫种、株的生物学特性。疟原虫在有免疫力的患者体内不易大量繁殖,潜伏期往往延长,甚至成为带虫者。婴幼儿由于缺乏免疫力,疟原虫繁殖迅速,发作出现较早,病情亦较重。经输血、血制品或受污染的手术器械等感染疟原虫者,由于进入人体的疟原虫无需经肝细胞发育,发作比按蚊叮咬者早。此外,预防服药或混合感染等亦可影响潜伏期的长短。对我国河南、云南、贵州、广西和湖南等省志愿者进行多次感染间日疟原虫子孢子的实验观察,表明各地均兼有间日疟长、短潜伏期 2 种类型,而且二者出现的比例有由北向南短潜伏期比例增高的趋势。

2. 前驱期 发作前数天,患者有疲乏、头痛、不适、厌食、畏寒和低热。此期相当于肝细胞内的疟原虫(裂殖体)发育成熟裂殖子释入血流。但因周围血内的原虫密度太低,镜检多为阴性。

3. 发作期 典型的疟疾发作包括周期性的发冷、发热和出汗退热三个连续的阶段。发作的基本动因是患者血液中的疟原虫达到了一定数量,即发热阈值。发热阈值因疟原虫种、株,患者免疫力的差异而不同。一般而言,间日疟原虫为 10 ~ 500 个原虫/μl 血,恶性疟原虫 500 ~ 1300 个原虫/μl 血液。

(1) 发冷或寒战:患者开始感到四肢和背部发冷,继而周身寒战,面色苍白,口唇发绀,同时伴有剧烈头痛、肌肉和关节酸痛,恶心、呕吐常见,体温开始迅速上升。常持续数分钟至 2 小时不等。

(2) 发热:脸色潮红,周身燥热,结膜充血,口渴,头痛加剧,常伴有恶心、呕吐,呼吸急促,脉宏大,体温常可达 40℃以上。儿童,特别是 5 岁以下的患儿,甚至出现谵妄、惊厥等症状。此期一般持续2~4小时。发热期所见的原虫以小滋养体为主。

（3）出汗：始为面颊部和双手微汗，继而波及全身，衣被湿透，体温迅速下降，甚至降至35℃。发热时的各种症状随之消失，此期一般持续2~4小时。

初发患者症状较轻，发作2~3次后症状趋重，但在多次反复发作后症状又渐次减轻，甚至仅出现周期性的微寒、低热，伴有头痛、四肢酸痛等症状。整个发作历时6~10小时，多见于午后或傍晚。

4. 间歇期　前一次发作结束至后一次发作开始为间歇期。其长短主要取决于所感染疟原虫完成1次裂体增殖周期所需的时间。此外，双重或多重感染、患者免疫力等亦可影响间歇期的长短。就典型者的间歇期而言，恶性疟病例很不规则，短仅数小时，长达24~48小时，间日疟和卵形疟约为48小时，三日疟为72小时。镜检所见原虫除恶性疟外，以大滋养体为主。

5. 再燃　患者经抗病原治疗不彻底或在机体免疫力等作用下，发作停止，但体内尚存少量红细胞内期疟原虫，在无新感染且条件下，残存的疟原虫再次大量繁殖，一旦原虫数量超过发热阈值，又可出现疟疾发作，称为再燃。感染人体的4种疟原虫均可出现再燃。

6. 复发　患者经抗病原治疗后，停止发作，症状消失，并在外周血液中不能查见原虫，且在无新感染的情况下，肝细胞内迟发型子孢子经过一段休眠后而复苏，行裂体增殖，产生肝期裂殖子进入红细胞行周期型裂体增殖，当达到发热阈值后，再次出现的疟疾发作，称为复发。复发见于间日疟、卵形疟患者。恶性疟、三日疟患者无复发。

（二）重症疟疾的临床表现

重症疟疾也称凶险发作，多见于恶性疟原虫感染，临床出现严重并发症，疾病进展迅速，病情严重，病死率较高，临床上以脑型、胃肠型、肺型、肝炎型和肾型等多见。

1. 脑型疟疾（cerebral malaria）　疟疾患者出现意识障碍或昏迷。绝大部分由恶性疟发展而来，少数由间日疟原虫引起。以儿童，特别是幼儿及无免疫力的患者多见。临床以高热、昏迷为主。常有昏迷、惊厥、去皮层僵直等症状，约40%的患儿可出现一种或数种呼吸异常，包括呼吸加深，过度换气等。约有70%的患儿可出现视网膜病变包括出血、水肿（中央小凹及外周）。脑型疟病情复杂、危重，病死率可高达20%。部分患者可留下多种后遗症包括偏瘫（约占42%），语言障碍（约占28%），行为失常（约占24%），癫痫（约占24%）；失明（约占8%），一般性抽搐（约为6%）等。

2. 胃肠型疟疾（gastronintestinal malaria）　表现为弛张热、腹痛、呕吐、腹泻>10次/天，初为水样便，后为血黏液便伴里急后重。病情严重者可出现少尿、无尿甚至尿毒症。

3. 肺型疟疾（pneumomalaria）　主要表现为急性肺功能不全和肺水肿及呼吸窘迫综合征。是重症疟疾的严重临床表现，预后不良。在大量的恶性疟患者中，呼吸窘迫综合征往往反映了代谢性酸中毒的存在。

（三）特殊类型疟疾

根据疟原虫感染途径的不同，将其他类型的疟疾归类如下：

1. 先天性疟疾（congenital malaria）　4种疟疾病原体均可致先天性感染，但以恶性疟原虫为多见。先天性感染似更多发生于母亲妊娠期初次感染者。正常胎盘是个良好的屏障，能阻止疟原虫侵入胎儿体内，因而在疫区胎盘剥脱面血液中查到疟原虫的百分率虽然很高，但先天性疟疾并不多见。一般认为感染途径主要有2种：①宫内感染，疟原虫可在胎盘中滋生形成病灶，破坏胎盘绒毛组织，使母体血渗入胎儿血循环致胎儿感染；②产时感染，分娩中胎盘损伤或胎儿经过产道时皮肤黏膜损伤，使母体血与胎儿血混合或沾污胎儿伤口而致病。先天性疟疾类似输血疟疾，疟原虫侵入胎儿血循环后仅有红细胞内期。恶性疟疾红细胞内期裂体增殖多在内脏微血管内进行，易致内脏损害。脾和肝脏充血、肿胀、大量疟色素沉着。脑组织水肿、充血显著，有弥散出血点。有报告在胎儿脑微血管腔内发现恶性疟原虫。病情发作常不典型。常有发热，热型及热度多不规则，肝脾大较明显，消化道症状常较突出，有呕吐、腹泻、拒奶。还有贫血、黄疸、惊厥、昏迷、休克、或肾功能受损。先天性疟疾的临床表现与感染途径有关，宫内感染者，可致死胎、死产或早产，或有宫内发育迟缓。疟疾发病多于生后 5～7 天内起始，也有出生时即见显著肝脾大者。产时感染的婴儿出生时可无症状、体征，潜伏期一般 7～30 天，疟疾发作时症状如上述。

2. 输血性疟疾（transfusion malaria） 由于输入疟疾患者或带虫者的全血或血制品而造成受血者罹患疟疾，称为输血性疟疾。由于进入血液的疟原虫红内期直接进行裂体增殖，至发热阈值，即疟疾发作，因而输血性疟疾并无传统意义上的潜伏期。各种输血性疟疾有一相对稳定的间隔期，从输血至疟疾初发，恶性疟（10.5±4.9）天，间日疟为（16.6±8.2）天，三日疟为（41.1±21.3）天。患者以发热为主，兼有寒战和出汗，症状较为典型。间隔一段时间的再次发作，其周期性的长短受感染疟原虫的种类及受血者的身体状况有关。

3. 妊娠期疟疾（malaria in pregnancy） 由于妊娠过程中血内类固醇激素水平升高等因素，孕妇免疫力下降，往往从原来的带虫状态发展为疟疾发作。症状一般均较明显，特别是在感染恶性疟原虫时，易发展为重症疟疾伴低血糖。重症疟疾常常造成早产或死胎，产出婴儿的体重也偏低。

4. 婴幼儿疟疾（malaria in baby and infant） 5 岁以下婴幼儿起病多呈渐进型，主要表现为行为迟钝，间或不宁，厌食，呕吐；绝大部分患儿出现发热，但热型欠规则，畏寒多于寒战，约有半数患儿高热后出汗。由于免疫系统发育尚未健全，免疫力低，因而病程较长。恶性疟易于发展成重症疟疾，甚至死亡。

五、辅助检查

（一）病原学检查

1. 血片检查 从耳垂或手指取血（婴儿可在足跟取血）或静脉采血，采用常规吉氏液染色或瑞氏液染色后在光学显微镜油镜下观察。为提高阳性检出率应在患者寒战发热时采血。

人体 4 种疟原虫中，只有恶性疟在周围血内仅查见环状体和配子体，且在发作期检出概率最高，而在发作间歇期多数原虫进入内脏毛细血管。如果配子体未出现，则血检可能暂为阴性，因此恶性疟在发作期间查血最为适宜。而其余三种疟疾无论在发作期及间歇期均可见到原虫。对临床上酷似疟疾而血检原虫为阴性者，应坚持一天查血两次，连续数天。认真按规定作厚血膜检查，其功效高于薄血膜很多倍，只要是疟疾，最终定能在周围血中查到疟原虫。

2. 骨髓穿刺 虽然骨髓涂片的阳性率明显高于外周，但本法一般不作疟疾常规的诊断方法，仅在特殊情况下用于鉴别诊断。如临床高度怀疑而血片多次阴性可做骨髓穿刺涂片查找疟原虫。

（二）免疫学检测

1. 检测疟原虫抗原 可查出原虫血症者，故对临床诊断为现症病人以及从人群中查传染源、考核疗效均可使用。方法有多种。其中，世界卫生组织推荐的Dipstick法，诊断疟疾的敏感性（84.2%～93.9%）和特异性（81.1%～99.5%）均较高，且具操作简便、快速稳定的特点，适用于镜检或实验室技术质量难以保证及待确定疟疾的流行范围、疟疾呈低度传播、需避免药物滥用以减少抗性发展的地区。其原理是利用恶性疟原虫能够合成、分泌一种稳定的水溶性抗原-富组蛋白Ⅱ（histidine rich proteinⅡ，HRPⅡ），用其制备的单克隆抗体滴于免疫层析条上，经过吸附、洗涤与显色，检测血中富组蛋白Ⅱ的存在。必须指出的是，应用Dipstick方法也有一定的局限性，用此法难以检出尚处于潜伏期或血中仅含有成熟配子体的恶性疟原虫。

2. 检测疟原虫抗体 用于流行病学调查，追溯传染源；借助测定流行区人群抗体水平的高低，来推断疟疾的流行趋势；过筛供血者以预防疟疾输血感染，以及考核抗疟措施的效果等。此外对多次发作又未查明原因者，检测疟疾抗体有助于诊断。检测抗体的方法较常用的有间接荧光抗体试验、间接血凝试验、酶联免疫吸附试验等。

（三）分子生物学技术

1. 核酸探针检测 目前国内外已有几种不同的核酸探针用于疟原虫的检测。由于其独特的高特异性，敏感性可高于镜检，在每毫升血中含40～100个疟原虫时即可检出。因此认为核酸探针技术非常有希望替代常规的显微镜检查，且可在短时间内成批处理大量样本，已被认为可以定量及估算疟原虫血症水平，是疟疾流行病学调查及评价抗疟措施效果很有潜力的诊断工具。

2. PCR检测 PCR方法的敏感性和特异性最高。为进一步提高PCR技术的敏感性和特异性，以及便于在实际工作中推广。在此基础上，又进行了巢式PCR（nested PCR）、PCR-ELISA等方法的研究。除能够直接检测抗凝血样中的疟原虫外，PCR检测滤纸干血滴上的疟原虫技术也已成熟，从而便于以PCR技术监测边远地区的疟疾。由于实验技术和条件的要求较高，故限制了在现场的应用。

（四）其他检查

1. 血常规 周围血白细胞总数和中性粒细胞基本正常，嗜酸性粒细胞可稍高，血红蛋白可降低，尤其是多次发作或恶性疟明显，少数血小板下降。

2. 影像学检查 腹部超声可见部分患者脾脏肿大，少数患者肝脏肿大。

六、诊 断

（一）诊断依据

1. 流行病学史 曾于疟疾传播季节在疟疾流行区住宿、夜间停留或近2周内有输血史。

2. 临床表现 典型的周期性发冷、发热、出汗是诊断的佐证。脾大和溶血性贫血有助于诊断或拟诊的重要依据。

3. 实验室检查 病原学检查或免疫学检查及分子生物学检查的结果为阳性。

4. 诊断性治疗 临床表现似疟疾，但多次血及骨髓未检出疟原虫或无条件检查，可试用氯喹或蒿甲醚等作诊断性治疗。如用药后 3 大内症状得到控制而未再发者或拟诊为疟疾。

（二）诊断标准

1. 带虫者　无临床症状,但血涂片查见疟原虫。

2. 疑似病例　有流行病学史及典型的疟疾临床表现者。

3. 临床诊断病例　有流行病学史和典型的疟疾临床表现,假定性治疗有效。免疫检查及分子生物学检查支持诊断。

4. 确诊病例　有流行病学史和典型的疟疾临床表现,镜检疟原虫阳性。

七、鉴别诊断

临床表现典型的疟疾,诊断不难,但对于占 1/3 以上的所谓非典型病例,须与以发热、脾大和肝大为特点的其他疾病相鉴别。

1. 急性上呼吸道感染　由病毒引起的急性上呼吸道感染包括感冒、咽炎等综合征。在疟疾流行区,门诊急性上呼吸道感染的患者有可能误诊为疟疾。鉴别要点:急性上呼吸道感染发病季节和明显的突发性、群体性;发热伴咳嗽、鼻塞和流涕等上呼吸道感染症状;多次血涂片镜检疟原虫阴性。

2. 假性急腹症　在恶性疟或间日疟患者中,因腹腔神经受累所致腹痛并不少见。此类患者常以腹痛为主诉,易与阑尾炎、胆囊炎、胃穿孔等急腹症混淆。鉴别要点:血涂片镜检疟原虫阳性,白细胞正常或偏低,以抗疟药假定性治疗后腹痛消失。对多次血检阴性或虽检出疟原虫但抗疟药治疗后腹痛仍不减轻者,宜进一步进行外科学检查。

3. 附红细胞体病　附红细胞体(简称附红体)寄生于人或动物红细胞表面、血浆及骨髓等处,以发热、贫血、黄疸等为主要临床表现。其症状与疟疾相似,且血检时附红体易与疟原虫混淆,应注意鉴别。涂片检查时,姬姆萨液将附红体染成紫褐色,瑞氏液将其染成紫红色。一个红细胞表面可附着 1 ~ 67 个附红体不等,且在血浆中及红细胞表面上皆可查到附红体。其形态为多形性,如球形、环形、盘形、哑铃形、球拍形及逗号形等。可与疟原虫鉴别。

4. 巴贝西虫病　巴贝西虫与疟原虫均寄生于红细胞,且临床表现极为相似。但巴贝西虫多感染家畜,人体感染少见,且患病时原虫血症颇高,同一红细胞可同时寄生 4 ~ 8 个发育不同步的虫体,虫体胞质中无色素沉着,亦无配子体。

5. 急性血吸虫病　有血吸虫病流行区的疫水接触史和尾蚴皮炎史,常见腹泻和黏血便等消化系统症状和干咳等,与疟疾不同的是肝大者占的 90% 以上,以左叶较显著,白细胞数增加,嗜酸性粒细胞增多,环卵沉淀试验或大便孵化阳性。

6. 丝虫病　多数有既往发作史,白细胞和嗜酸性粒细胞增多,无贫血和脾大,血微丝蚴多为阳性。

7. 黑热病　有黑热病流行区居住史。发热一般不规则,后期可发展为全血细胞减少,有鼻出血或齿龈出血等症,肝脾大,骨髓穿刺可查到利杜体。

8. 阿米巴肝脓肿　肝脏明显肿大和疼痛,无脾大,热型不规则,白细胞显著增多,以中性粒细胞为主,超声波及 X 线检查可发现脓肿。

9. 伤寒 发热呈稽留热，有玫瑰疹、腹胀等胃肠道症状和其他全身中毒症状等。血、骨髓、大便等细菌培养和伤寒血清凝集反应阳性。

10. 败血症 体温不规则，白细胞及中性粒细胞显著增多，一般可发现感染原因，血或骨髓细菌培养阳性。

11. 布氏菌病 发热呈周期性，一般症状不重。以后可见一系列神经症状，可进行皮内和血清学试验予以鉴别。

12. 钩端螺旋体病 体温多呈持续热或弛张热，有上眼结膜充血、腓肠肌痛、淋巴结肿痛、皮肤黏膜出血、肝功能损害和肺部症状等。可进行血清免疫学试验和检查钩端螺旋体确诊，青霉素有效。

13. 急性肾盂肾炎 发热不规则，有腰酸、尿频、尿急及尿痛等。尿检查见红、白细胞及蛋白，细菌培养阳性。

此外，粟粒性结核、胆道感染引起的长热程发热也要注意与之鉴别。脑型疟疾易与流行性乙型脑炎、中毒性痢疾、中暑相混淆。通常要仔细反复查找疟原虫。毒痢还应做粪常规、培养。一时弄不清可先用抗疟药治疗以等待结果。

八、治 疗

（一）抗病原治疗药物

按照抗疟药对疟原虫不同发育期的作用，可分为治疗药、病因性预防药和根治药 3 大类。

1. 抗疟治疗药 为红内期疟原虫抑制剂，临床上用于控制症状、治疗现症疟疾病人。目前我国常用的有：磷酸氯喹、磷酸哌喹、磷酸咯萘啶、青蒿素类药物以及青蒿素类药物的复方和联合用药。

（1）磷酸氯喹：曾是治疗疟疾的首选药物。主要杀灭红内期裂体增殖疟原虫。在抗氯喹恶性疟原虫出现和广泛扩散后才被其他抗疟药取代，但目前仍是治疗间日疟的首选药物。在间日疟流行区也可用作抑制性预防用药。口服氯喹后，经肠道迅速而完全吸收，在红细胞内浓度比血浆内高，在有疟原虫寄生的红细胞比无疟原虫寄生的红细胞高。代谢缓慢，主要经肝代谢后从胆汁排泄，约 10% ~20% 以原药形式经肾排泄。主要不良反应包括恶心、呕吐、腹痛、腹泻、头昏、视力模糊、头痛、耳鸣、皮疹、皮炎、皮肤瘙痒，个别病例可出现颜面急性水肿等。通常情况下，不良反应较轻，停药后可自行消失。少数病例可出现对光敏感的光敏性皮炎、皮肤色素沉着、白细胞减少。极少数病例还可发生血液再生障碍。氯喹偶可引起急性心源性脑缺氧综合征，心脏病患者慎用。过量服药可能发生急性中毒或生命危险。

（2）磷酸哌喹：最早用作抑制性长效预防药，也可用于临床现症病人的治疗。口服后吸收良好，先储存于肝脏，然后缓慢释放入血液。代谢缓慢，主要经肝脏代谢后从胆汁排出。用法用量与磷酸氯喹相同。口服不良反应包括神经系统和胃肠道反应，如头昏、头痛、嗜睡、乏力、恶心、呕吐、腹胀、腹痛、腹泻等。部分病例可出现暂时性血清谷丙转氨酶升高。有的病例可发生脸部或手足麻木感。少数病例出现心悸、胸闷和气急等较重反应。肝病患者和孕妇慎用，急性肝、肾、心脏病者禁用。

(3) 青蒿素类药:青蒿素类抗疟药在临床上只用其衍生物,包括蒿甲醚、青蒿琥酯以及双氢青蒿素。这类药物作用于原虫膜系结构,损害核膜、线粒体外膜等起抗疟作用。具有吸收快、分布广、代谢及排泄迅速的特点,所以治疗时需多次给药。药物可从尿和粪中排出。3种衍生物治疗抗药性恶性疟的疗效并无明显差异。

1) 蒿甲醚:蒿甲醚有肌内注射和口服两种剂型。临床以注射剂为主,口服不良反应较轻,主要有呕吐、皮肤烧灼感、心动过缓或窦性心动过速、网织红细胞数下降等。少数病例在疟疾退热后仍有体温短暂上升现象。孕妇慎用,妊娠期在3个月以内的孕妇禁用。

2) 青蒿琥酯:有口服片剂和针剂两种类型。临床以口服为主。也可静脉或肌肉内注射,但不宜做静脉滴注。主要不良反应包括外周血液中出现中性粒细胞减少、网织红细胞数下降、尿素氮及谷丙转氨酶升高等。孕妇慎用,妊娠期在3个月内的孕妇禁用。

3) 双氢青蒿素:有口服剂和栓剂两种类型。主要不良反应包括腹痛、恶心、腹泻等,偶见皮疹、网织红细胞下降、尿素氮及谷丙转氨酶升高、窦性心动过缓、心律不齐或室性期前收缩等,14天后可消失。孕妇慎用,妊娠期在3个月内的孕妇禁用。

(4) 磷酸咯萘啶:与氯喹无交叉抗药性。可口服、肌内注射和静脉滴注给药。肌内注射吸收完全,生物利用度几乎是100%。口服吸收差,生物利用度仅为20%~30%,所以口服剂量高于肌注和静脉滴注。该药吸收迅速,吸收后肝内含量最高,主要从尿和粪中排泄,主要不良反应有食欲减退、腹痛、恶心、呕吐、胃部不适等。

(5) 青蒿素类药物的复方和联合用药:为了避免青蒿类产生抗疟药,可将青蒿类药物制成复方或与其他抗疟药联合用药,以延缓疟原虫对这类药物产生抗性,或缩短其疗程、降低治疗费用。我国研究或开发的青蒿素类药物复方或联合用药有下列几种:

1) 复方蒿甲醚:为蒿甲醚与本芴醇组成的复方片,治疗抗药性恶性疟的疗效明显优于单用蒿甲醚或本芴醇,两药的毒性为相加作用。孕妇、哺乳期妇女、对复方中任何成分有过敏者禁用。

2) 双氢青蒿素-哌喹复方:用于治疗抗药性恶性疟。孕妇及严重肝、肾疾病、血液病及对该复方中任何成分有过敏者禁用。

3) 双氢青蒿素或蒿甲醚或青蒿琥酯分别与咯萘啶联合用药:3种青蒿素制剂分别与咯萘啶同时口服联用,对抗药性恶性疟的治愈率高,耐受性好,无明显不良反应。

(6) 奎宁:主要是杀灭红细胞内裂殖子。成人口服硫酸奎宁0.65g,每日3次连服7天,主要不良反应为耳鸣、食欲减退、疲乏、头晕,对孕妇可致流产。现已很少应用。

近年来,国内又注册了青蒿琥酯片加阿莫地喹片、复方磷酸萘酚喹片、复方青蒿素片等用于疟疾的治疗。

2. 病因性预防药　病因性预防药为肝期疟原虫抑制剂,如乙胺嘧啶等。这类药物能抑制配子体在蚊体内的增殖与发育,也称孢子增殖抑制剂或孢子杀灭剂,主要用于控制或阻断疟疾传播。常用的有乙胺嘧啶。该药对红内期疟原虫虽有作用,但微弱,不宜单独用于临床治疗。口服乙胺嘧啶,在胃肠道吸收较快且完全,能与血浆蛋白质广泛结合,主要分布于体液中,排泄缓慢。原药约85%自尿中排出,有3%~5%自粪中排出,母乳中也可检测到原药。口服不良反应较轻,但儿童误服乙胺嘧啶过量时,可引起急性中毒。长期服用可引起积蓄中毒,出现食欲减退、呕吐、腹痛、腹泻、贫血、白细胞和血小板减少等反应。我国已发现恶性疟原虫对乙胺嘧啶产生抗性,间日疟原虫对乙胺嘧啶的敏感性也已下降。

3. 根治药　根治药为肝期疟原虫抑制剂，如伯氨喹，它能杀灭肝内迟发性子孢子和红细胞内疟原虫配子体，临床上用于根治间日疟和控制疟疾复发。该药也是配子体杀灭剂。常用的为磷酸伯氨喹。磷酸伯氨喹（简称伯氨喹）为间日疟根治药。临床上与红内期疟原虫抑制剂配合使用，既可根治间日疟，又可杀灭配子体防止传播，此外也可用于间日疟传播休止期的抗复发治疗。治疗恶性疟时，加服伯氨喹杀灭配子体，防止传播。伯氨喹对间日疟的红内期疟原虫作用轻微，对恶性疟的红内期疟原虫几乎无作用。

口服伯氨喹吸收迅速而完全，药物分布广泛，肝脏中浓度最高，血药浓度在体内维持时间不长，代谢、排泄快，需多次给药方能奏效。尿中可排出少量药物。伯氨喹不良反应较大，一般为胃肠道反应，如厌食、上腹部不适、呕吐、腹痛、痉挛，还可发生头晕等，偶有腹绞痛，也会出现中性粒细胞减少等。葡萄糖-6-磷酸脱氢酶（G6PD）缺乏的患者口服伯氨喹，可发生溶血反应，临床上出现口唇和皮肤发绀、胸闷等缺氧症状。若不及时停药和采取急救措施，可造成死亡。故在 G6PD 缺乏的人群中使用伯氨喹，应在医护人员的监护下进行。孕妇禁用。

（二）抗疟治疗

1. 药物选择　①间日疟：首选磷酸氯喹（简称氯喹）、磷酸伯氨喹（简称伯氨喹）。治疗无效时，可选用以青蒿素类药物为基础的复方或联合用药的口服剂型。②恶性疟：以青蒿素类药为基础的复方或联合用药（Artemisinin-based combination therapy，ACT），包括：青蒿琥酯片加阿莫地喹片、双氢青蒿素哌喹片、复方磷酸萘酚喹片、复方青蒿素片等。③重症疟疾：应选用青蒿素类药物注射剂，如蒿甲醚和青蒿琥酯及磷酸咯萘啶注射剂。

2. 常用方法

（1）间日疟的治疗：氯喹加伯氨喹，氯喹口服总剂量 1200mg。第 1 天 600mg 顿服，或分 2 次服；第 2、3 天各服 1 次，每次 300mg。伯氨喹口服总剂量 180mg。从服氯喹的第 1 日起，同时服用伯氨喹，每日 1 次，每次 22.5mg，连服 8 天。此疗法也可用于三日疟和卵形疟的治疗。

（2）恶性疟的治疗：可选用以下任意一种疗法。

1）蒿甲醚：成人总剂量 640mg，分 7 天服，1 次/天，80mg/次，首次加倍。

2）青蒿琥酯：成人总剂量 800mg，分 7 天服，1 次/天，100mg/次，首次加倍。

3）双氢青蒿素：成人总剂量 480mg，分 7 天服，1 次/天，60mg/次，首次加倍。

4）咯萘啶：成人总剂量 1600mg，分 3 天服，第 1 天服 2 次，400mg/次，第 2、3 天各服 1 次，400mg/次。

5）青蒿琥酯片加阿莫地喹片：口服总剂量青蒿琥酯和阿莫地喹各 12 片（青蒿琥酯每片 50mg，阿莫地喹每片 150mg），每日顿服青蒿琥酯片和阿莫地喹片各 4 片，连服 3 日。

6）双氢青蒿素哌喹片：口服总剂量 8 片（每片含双氢青蒿素 40mg，磷酸哌喹 320mg），首剂 2 片，首剂后 6～8 小时、24 小时、32 小时各服 2 片。

7）复方磷酸萘酚喹片：口服总剂量 8 片（每片含萘酚喹 50mg，青蒿素 125mg），一次服用。

8）复方青蒿素片：口服总剂量 4 片（每片含青蒿素 62.5mg，哌喹 375mg），首剂 2 片，24 小时后再服 2 片。

（3）混合感染病例的治疗：由于从国外输入的疟疾特别是从非洲输入的疟疾主要是恶

性疟，因此，对混合感染或虫种不明的输入性疟疾，按恶性疟病例治疗，但需加服伯氨喹，成人总剂量 180mg，每天顿服 22.5mg，连服 8 天。

(4) 孕妇疟疾治疗：孕妇患间日疟可采用氯喹治疗。孕期 3 个月以内的恶性疟患者可选用磷酸哌喹，孕期 3 个月以上的恶性疟患者采用 ACT 治疗。孕妇患重症疟疾应选用蒿甲醚或青蒿琥酯注射剂治疗。

(5) 婴幼儿疟疾的治疗：婴幼儿患疟疾，特别是患恶性疟，发作往往迅猛，治疗时可考虑选用青蒿素类复方或其联合用药。婴幼儿间日疟，可选用氯喹 3 天疗法，一般不宜加服伯氨喹，若要防止反复发作，对无家族溶血史者，应在医生监护下，将要加服的伯氨喹延长原有的疗程进行根治。应注意儿童用药的剂量。15 岁以下儿童的剂量，应按成人体重（一般按 50kg 计）剂量折算成每 kg 体重剂量后，再按儿童实际体重的剂量给药，或按不同年龄组给予不同剂量（见表 7-3-1，2，3，4，5）。

1）间日疟病例：氯喹加伯氨喹使用方案（见表 7-3-1）。15 岁及以下儿童抗疟疾治疗剂量也可按公斤体重折算后给药，氯喹口服总剂量按 24mg/kg 计算，伯氨喹口服总剂量按 3.6mg/kg 计算。

表 7-3-1　氯喹加伯氨喹八日疗法不同年龄组服药剂量

年龄组（岁）	占成人总剂量的比例	年龄组（岁）	占成人总剂量的比例
≤1	1/10～1/8	7～12	1/2
1～3	1/6～1/4	13～15	3/4
4～6	1/3	≥16	1/1

注：根据成人服药剂量和不同年龄组的比例折算后给予相应剂量

2）恶性疟病例：①双氢青蒿素哌喹片使用方案（见表 7-3-2）；②青蒿琥酯片加阿莫地喹片使用方案（见表 7-3-3）；③复方磷酸萘酚喹片使用方案（见表 7-3-4）；④复方青蒿素片（见表 7-3-5）。

表 7-3-2　双氢青蒿素哌喹片不同年龄组服药剂量（单位：片）

年龄（岁）	首剂	6～8 小时	24 小时	48 小时
≥16	2	2	2	2
11～15	1.5	1.5	1.5	1.5
7～10	1	1	1	1
1～6	0.5	0.5	0.5	0.5

表 7-3-3　青蒿琥酯片加阿莫地喹片不同年龄组服药剂量（单位：片）

年龄（岁）	第 1 天	第 2 天	第 3 天
≥14	2	2	2
6～13	1	1	1
1～5	0.5	0.5	0.5

表 7-3-4 磷酸萘酚喹片不同年龄组服药剂量(单位:片)

年龄(岁)	剂量	年龄(岁)	剂量
≥13.5	8	1~3.5	2
8.5~13.5	6	0.5~1	1
3.5~8.5	4		

表 7-3-5 复方青蒿素片不同年龄组服药剂量(单位:片)

年龄(岁)	首剂剂量	24 小时
≥16	2	2
11~15	1.5	1.5
7~10	1	1
4~6	0.75	0.75
2~3	0.5	0.5

(三)重症疟疾的治疗

重症疟疾的各种表现,都可见于脑型疟,且脑型疟是重症疟疾的主要致死原因。要降低脑型疟或重症疟疾的病死率,必须采取综合性治疗措施。因此,重症疟疾的治疗,应包括抗疟治疗、支持治疗、对症处理、并发症治疗以及加强护理、防止合并感染。

1. 抗疟治疗 治疗重症疟疾病人,特别是脑型疟时,必须采用杀虫作用迅速的抗疟药,进行肌内注射或静脉给药,可选用以下一种疗法:

(1)蒿甲醚注射剂:肌注每日 1 次,每次 80mg,连续 7 天,首剂加倍。若病情严重时(或原虫密度>15 万个/μl),首剂给药后 4~6 小时可再肌注 80mg。

(2)青蒿琥酯注射剂:静脉注射每日 1 次,每次 60mg,连续 7 天,首剂加倍。若病情严重时(或原虫密度>15 万个/μl),首剂给药后 4~6 小时,可再静脉注射 60mg。

采用上述两种注射疗法治疗,患者病情缓解并且能够进食后,改用 ACT 口服剂型,再进行一个疗程治疗。

(3)咯萘啶注射剂:肌注或静脉滴注,总剂量均为 480mg。每日 1 次,每次 160mg,连续 3 天。需加大剂量时,总剂量不得超过 640mg。

2. 支持治疗 要适量输液,补充足量的葡萄糖,纠正代谢性酸中毒和维持水电解质平衡。红细胞<250 万/μl 者给予输血。第 1 天使用肾上腺皮质激素(地塞米松 10~20mg 或氢化可的松 100~300mg),对控制高热、促进病情恢复效果颇佳,但不必每天使用。

3. 对症处理和并发症的防治 尽快控制高热和抽搐,促使病人清醒,是预防并发症的基本措施。及早发现、及时处理并发症,则是提高治愈率的关键。

(1)退热镇静:可用氯丙嗪或异丙嗪各 0.5~1mg/kg、安乃近 10~15mg/kg 体重肌内注射。隔 6 小时可反复使用,务求把体温控制在 38℃以下。反复使用退热药时,应慎重,要密切注意观察。

(2)脑水肿:使用脱水剂甘露醇,体温要降至 37℃以下,液体维持负平衡。

(3)中枢性呼吸衰竭:使用脱水剂;使用呼吸中枢兴奋剂;超高热并呼吸衰竭者,必须快速物理降温;保持呼吸道畅通,氧气吸入。

(4) 心力衰竭:减轻心脏负荷,使用强心药洋地黄甙丙;防止肺水肿。

(5) 休克:补充血容量;注意纠正酸中毒和心功能不全;酌情选用血管活性药物多巴胺、间羟胺等。

(6) 代谢性酸中毒:用5%碳酸氢钠溶液4ml/kg体重静脉滴注,隔4~6小时后以半量给予。

(7) 溶血:停止使用可能引起溶血的药物,如奎宁、伯氨喹、砜类或退热药等;使用肾上腺皮质激素;按5ml/kg体重输入5%碳酸氢钠,以后酌情以半量重复给药1~2次;充足输液和利尿,严重贫血者输血。

(8) 肾衰竭:早期少尿而怀疑肾衰时,可使用甘露醇静注;确诊肾衰后,应严格限制液体入量;透析疗法。

(9) 重度贫血:病人未清醒而红细胞数低于200万个/μl者,应予以输血。

(四) 用药注意事项

1. 氯喹、磷酸哌喹、伯氨喹和咯萘啶的剂量均以基质计。

2. 方案中剂量均为成人剂量,儿童剂量按体重或年龄递减。

3. 阿莫地喹可引起粒细胞缺乏,萘酚喹可引起血尿,服用时如出现不良反应,应立即停药。

4. 使用青蒿琥酯注射剂做静脉注射时,需先将5%碳酸氢钠注射液1ml注入青蒿琥酯粉剂中,反复振摇2~3分钟,待溶解澄清后,再注入5ml等渗葡萄糖或生理盐水,混匀后缓慢静脉推注(不宜滴注)。配制后的溶液如发生混浊,则不能使用。

5. 使用咯萘啶注射剂做静脉滴注时,需将160mg咯萘啶药液注入500ml的等渗葡萄糖或生理盐水中,静脉滴注速度不超过60滴/min。

6. 磷酸哌喹有肝脏积蓄作用,采用磷酸哌喹片进行预防服药时,连续服药时间不宜超过4个月(需要时,应停药2~3个月后再次进行预防服药)。

7. 孕妇、1岁以下婴儿、有溶血史者或其家属中有溶血史者应禁用伯氨喹;葡萄糖-6-磷酸脱氢酶(G6PD)缺乏地区的人群,应在医务人员的监护下服用伯氨喹。

(五) 抗疟药中毒的处理

目前国内所用抗疟药的治疗剂量都比较安全,治疗中常见的头昏、头痛、恶心、呕吐、轻度腹泻或胃部不适等均为一般反应,无需停药,一般可自行消失。但过量抗疟药,可引起中毒反应。

1. 一般处理 发现服用过量抗疟药引起中毒时,应立即停药,并作如下处理:

(1) 用物理方法或皮下注射催吐剂盐酸阿扑吗啡5mg催吐。

(2) 用高锰酸钾溶液或温开水洗胃,至洗出液变清为止,并灌注适量导泻剂,尽可能排尽药物。

(3) 卧床休息,多饮糖水或静脉滴注5%葡萄糖、生理盐水,并加强护理。

2. 氯喹中毒的处理 过量服用氯喹,在1小时内即可引起头昏、气短、脸色苍白、发绀、出冷汗、说话困难、失语、抽搐、昏迷、呼吸抑制等。还可检查到脉搏细弱。血压下降、心音微弱、心律不齐、心率减慢以致停搏。对过量服用氯喹引起的急性中毒,目前尚无特效解毒药物,可酌情采用以下措施对症处理:

（1）用异丙肾上腺素 1～2mg，溶于 5% 葡萄糖 250～500ml 溶液中，静脉滴注或舌下含 10mg，每 2～4 小时 1 次。

（2）用阿托品 0.5～1mg 皮下注射，必要时 2 小时后重复应用。严重时可用 1～2mg 溶于葡萄糖溶液中缓慢静脉注射，每 0.5～1 小时注射 1 次，连给 2～3 次。

（3）如出现房室纤维颤动，可静脉注射盐酸普鲁卡因胺，注射时需注意患者的血压。

（4）可用氢化可的松 100mg 溶于 5% 葡萄糖溶液中静脉滴注，每日 1～2 次。

（5）若心搏骤停，立即进行心脏复苏术。

（6）对出现急性心源性脑缺血综合征者，应立即使用人工起搏器。

（7）人工呼吸、给氧和其他对症治疗措施可酌情应用。

3. 伯氨喹中毒的处理　过量服用伯氨喹可引起严重的毒副反应，如变性血红蛋白血症；急性溶血；伯氨喹对骨髓的抑制作用可引起嗜酸性粒细胞减少；伯氨喹与乙胺嘧啶合用，也有可能增加毒性。过量服用伯氨喹引起的急性中毒，目前尚无特效解毒药，可酌情采用以下措施对症处理：

（1）出现严重发绀或伴有头昏、胸闷、心悸及呼吸急促等缺氧症状时，应立即停药，并给予美蓝（亚甲蓝）1～2mg/kg 体重溶于葡萄糖溶液中静脉缓慢注入。也可口服亚甲蓝，每天服 150～300mg。小儿每岁服 10mg，可使症状缓解，但尿液会暂时性呈现蓝色。

（2）出现血红蛋白尿时，应立即停药，静卧，采用皮质激素类药物，如氢化可的松 100～300mg 溶于葡萄糖溶液中静脉滴注，每 4～6 小时 1 次，以减轻溶血反应和改善微循环。如溶血严重，必须输血。

（3）可用补液、碱化尿液和防止肾衰竭，并给予足量的维生素 C 等。

4. 乙胺嘧啶中毒的处理　口服乙胺嘧啶过量或儿童误服成人剂量时，均可发生急性中毒。中毒症状常出现于服药后 0.5～6 小时。轻者有恶心、呕吐、胃部烧灼感、胃痛、口渴和烦躁不安；严重者可出现头昏、眩晕、视力模糊、心悸、抽搐、昏迷、发热、呼吸困难等。某些严重病例可出现心动过速、过缓或心律不齐，可于 12 小时内死亡。对过量服用乙胺嘧啶引起的急性中毒，可酌情采用以下措施进行处理：

（1）应及早肌内注射四氢叶酸钙，每次肌注 2～4ml。若中毒 4 小时后才应用，则解毒作用减弱或无效。此外，还应补给大量维生素 C 或复合维生素 B。必要时给予尼可刹米、咖啡因等呼吸兴奋剂。

（2）全身抽搐时，可用 4mg/kg 体重硫苯妥钠溶于葡萄糖溶液中，使其稀释成 1.25% 或 2.5% 溶液，缓慢静脉注射。必要时，每隔 30 分钟注射 1 次，直至不再抽搐为止。也可采用异戊巴比妥钠 300～500mg，用注射用水配制成 5%～10% 溶液，肌注或以每分钟约 1ml 的速度缓慢静脉注射。

5. 奎宁中毒的处理　我国不推荐使用奎宁用于治疗疟疾，但使用奎宁引起的中毒，可采用下列急救措施：

（1）在洗胃的液体中加入高渗硫酸钠溶液，加速未吸收药物的排泄。

（2）必须维持血压，对症治疗，以保护肾功能和减少对中枢神经的抑制。

（3）呼吸衰竭时，可用呼吸兴奋剂，如用洛贝林 3～6mg 静脉注射，或用尼可刹米 375mg，每 10～20 分钟注射 1 次，或二甲弗林 8mg 静脉注射，咖啡因、麻黄碱和氧气吸入等均可酌情应用。

（4）如出现血管神经性水肿或气喘，可用肾上腺素、抗组胺药及激素等治疗。

（5）一旦出现视觉障碍，用亚硝酸盐类及醋甲胆碱等血管扩张剂可能有效。

（6）如出现心脏停搏，可参考氯喹急性中毒处理。

（7）如出现血红蛋白尿，可参考伯氨喹的急性中毒的处理。

九、预 防

对疟疾的预防包括个体预防和群体预防。个体预防是指疟区居民或短期进入疟区的个人，应防蚊叮咬、不发病或减轻临床症状而采取的防护措施。群体预防是对高疟区、暴发流行区或大批进入疟区较长期居住的人群，除进行个体预防外，还要防止传播。要根据传播途径的薄弱环节，选择经济、有效易为群众接受的防护措施。预防措施有：蚊媒防治，如改善环境卫生、排除积水、通过杀蚊剂杀灭蚊子、采取个人防蚊叮措施（包括驱蚊、避免暴露皮肤、涂抹防蚊剂、使用溴氰菊酯浸泡蚊帐）。对于初次进入疫区者要提前预防性服药。

1. 我国疾病预防控制中心提出的5个预防和控制疟疾的要点 ①及时发现、规范治疗疟疾病人，对间日疟患者于第二年春季进行根治；②对进入高疟区的人员必要时进行预防服药，方法为每月1次服磷酸哌喹600mg；③对来自高疟区的人员加强检测，发现病例时应及时给予规范治疗；④开展灭蚊，重点消除积水、根除蚊孳生场所；⑤加强防护，在蚊虫活动季节正确使用蚊帐，户外活动时使用防蚊剂及防蚊设备。

2. 预防用药选择 预防服药无论个人或集体，每种药物疗法不宜超过半年。

（1）一般流行区，可选用氯喹。

（2）氯喹抗性恶性疟地区：可选用哌喹合用磺胺多辛；乙胺嘧啶合用磺胺多辛；乙胺嘧啶合用磺胺多辛和甲氟喹。

3. 预防服药方案（以下4种，可任选一种）

（1）哌喹片：每月1次，每次服600mg，睡前服。

（2）乙胺嘧啶片50mg加伯氨喹22.5mg，每10天服一次。

（3）氯喹片300mg/次，每7～10天服一次。

（4）磷酸哌喹片600mg/次，1次/月．睡前服，连服3～4个月。

4. 在下列情况下，可进行集体预防服药。

（1）疟疾传播季节，新发病例突然大量增加，有暴发流行趋势时。

（2）大批易感人群进入高疟区或从高疟区进入潜在流行区居留的人群。

（3）因自然灾害，常规抗疟措施中断或不能控制疟疾发病时。

（李正祥）

第八章 阿米巴病

阿米巴病(amoebiasis),又称阿米巴原虫病,是指人体腔道寄生的阿米巴和侵入人体组织的致病性自由生活阿米巴所致疾病的统称。前者有7种,其中具致病作用的只有溶组织内阿米巴(*Entamoeba histolytica*),又称痢疾阿米巴,寄生于肠道,病变发生于结肠,引发阿米巴痢疾及肠炎,在少数病例中该病原体还可侵入组织器官引起肝、肺和脑阿米巴病,偶尔蔓延到肛周引起皮肤阿米巴病等即肠外阿米巴病。致病性自由生活阿米巴主要有侵犯中枢神经系统的耐格里属阿米巴(*Naegleria*)和棘阿米巴属(*Acanthamoeba*)。其中以耐格里属阿米巴危害最大,但棘阿米巴还可致眼部疾患。

第一节 溶组织内阿米巴病

溶组织内阿米巴病包括由溶组织内阿米巴寄生人体所致的疾病。包括阿米巴肠病和肠外阿米巴病。该病流行广泛,危害大,全球约有4万至11万阿米巴病患者出现死亡,是一种仅次于疟疾的第二种致病性寄生原虫病。

一、阿米巴肠病

阿米巴肠病(intestinal amoebiasis)是由溶组织阿米巴引起的肠道感染,以近端结肠、盲肠为主要病变部位,以阿米巴结肠炎(amoebic colitis)、阿米巴痢疾(amoebic dysentery)为突出表现。

(一)病原学

溶组织内阿米巴的分类地位为叶足纲、阿米巴目、内阿米巴科、内阿米巴属。其生活史阶段有滋养体(trophozoite)和包囊(cyst)两个发育期。滋养体是寄生和致病阶段,成熟的四核包囊为传播感染阶段。

1. 滋养体　滋养体的基本结构具有透明的外质和富含颗粒的内质以及1个球形泡状核。运动时,其外质首先向外流出形成透明的伪足,进而内质缓慢覆盖进入伪足,并具有单一定向运动的特点,依据此特点则可区别于其他阿米巴滋养体。滋养体具侵袭性,可吞噬红细胞,直径在10~60μm之间,平均20μm。其形态与虫体的多形性和寄生部位有关。如在阿米巴痢疾患者新鲜黏液血便或阿米巴肝脓肿穿刺液中运动活泼,形态变化大。从组织中分离的滋养体，直径为 20μm，甚至 60μm，常含吞噬的红细胞，有的也有吞噬的白细胞和细菌。生活在肠腔、非腹泻粪便中的滋养体直径则为 10～30μm，一般不含红细胞。滋养体的核：直径为 4～7μm，呈球形泡状；核膜内缘具有单层均匀分布、大小一致的核周染粒；核仁小，居中，直径约 0.5μm，周围有纤细的丝状结构。

2. 包囊 包囊由滋养体形成而来，呈圆形，直径 10～16μm，具有较厚的囊壁（约 125～150nm）。依据其发育程度可分为未成熟的 1 核包囊，2 核包囊、3 核包囊和成熟的 4 核包囊。包囊的核结构的特征与滋养体的核相同。未成熟包囊内含有两端钝圆的拟染色体（为短棒状的营养储存结构）和糖原泡。糖原泡经碘液染色后可显示，而作铁苏木素染色后使糖原泡溶解为空泡，但拟染色体结构可清晰见到。依据拟染色体形状可区分不同阿米巴虫种，如结肠内阿米巴包囊内的拟染色体两端则为碎片状。成熟包囊内具有 4 个核，但拟染色体和糖原泡往往已消失。4 核包囊为溶组织内阿米巴的感染阶段。

在人体肠道还常寄生有不致病的结肠内阿米巴、哈氏内阿米巴和迪斯帕内阿米巴。其中迪斯帕内阿米巴与溶组织内阿米巴在形态上极为相似，如需鉴别，则需借助虫种特异性的单克隆抗体或 PCR 技术来鉴定。人是溶组织内阿米巴的适宜宿主，猫、狗和鼠等也可作为偶然宿主。溶组织内阿米巴生活史简单，包括有感染性的包囊期和增值、致病的滋养体期。从溶组织内阿米巴感染者粪便中排出的 4 核包囊可污染食品和水源，当被正常人误食误饮后感染期包囊经口入消化道。4 核包囊内虫体在回肠末端或结肠中脱囊而出。4 核虫体经三次胞质分裂和一次核分裂发展成 8 个滋养体，随即在结肠上端摄食细菌并进行二分裂增殖。虫体在肠腔内下移的过程中，随着肠内容物的脱水和环境变化等因素的刺激，而形成圆形的前包囊，分泌出厚的囊壁，经两次有丝分裂形成 4 核包囊，随粪便排出。包囊在外界潮湿环境中可存活并保持感染性数周至数月，但在干燥环境中易死亡，也不能在宿主组织内生长繁殖。

滋养体可侵入肠黏膜，吞噬红细胞，破坏肠壁，引起肠壁溃疡；滋养体可随坏死组织脱落入肠腔，通过肠蠕动随粪便排出体外，但在外界自然环境中只能短时间存活，即使被宿主吞食也易被上消化道的消化液杀死。滋养体可随血流播散到宿主的其他器官，如肝、肺、脑等，引起肠外阿米巴病。

（二）流行病学

本病流行于全世界，溶组织内阿米巴病在热带、亚热带、温带地区发病较多，但在较寒冷的地区，甚至北极圈内也有阿米巴感染和流行。以秋季为多，夏季次之。发病率农村高于城市，男子多于女子，成年多于儿童，幼儿患者很少，可能与吞食含包囊食物机会的多少有关。其感染率高低与各地环境卫生、经济状况和饮食习惯等密切相关，据估计全世界约有 10% 的人受染，有的地方感染率可高达 50%。在我国的分布一般农村高于城市，近年来由于我国卫生状况和生活水平的提高，急性阿米巴痢疾和脓肿病例已较为少见，大多为散在分布的慢性迁延型或典型病例及带虫者。

造成溶组织内阿米巴感染流行的阶段是含 4 核的成熟包囊，因此该病的传染源是指可从粪便中排出该虫包囊的人，如无症状的带虫者、慢性患者及恢复期病人。而从粪便中仅排出滋养体的急性患者则不能成为传染源。包囊的抵抗力很强，在潮湿低温的环境中，可存活 12 天以上，在水内可活 9～30 天。但包囊对干燥、高温和化学药物的抵抗力较弱，如 50℃时，短时即死亡，干燥环境中的生存时间仅数分钟，在 0.2% 盐酸、10%～20% 食盐水以及酱油、醋等调味品中均不能长时间存活，50%酒精能迅速杀死之。其感染方式有：①包囊污染水源可造成该地区的暴发流行；②在以粪便作肥料，未洗净和未煮熟的蔬菜也是重要的传播因素；③包囊污染手指、食物或用具而传播；④蝇类及蟑螂都可接触粪便，体表携带和呕吐粪便，将包囊污染食物而成为重要传播媒介。

（三）致病机制

溶组织内阿米巴的致病阶段是滋养体期。滋养体具有侵入宿主组织或器官、适应宿主免疫攻击和表达致病因子的能力。其致病因子主要有半乳糖/乙酰氨基半乳糖、阿米巴穿孔素、半胱氨酸蛋白酶3种因子。半乳糖/乙酰氨基半乳糖可抑制凝集素。致病因子发挥破坏宿主细胞间质，溶解宿主组织和抵抗补体溶解的作用。其中破坏细胞间质和溶解宿主细胞和组织是虫体入侵的重要环节。致病因子的转录水平和表达水平调控着溶组织内阿米巴的致病潜能。

滋养体侵袭宿主细胞的过程可概括为3个步骤：滋养体黏附于宿主细胞、宿主细胞膜出现孔状破坏和宿主细胞溶解。当滋养体接触到细胞时，滋养体借助其表面的半乳糖/乙酰氨基半乳糖抑制凝集素，与宿主结肠上皮细胞表面黏蛋白中的半乳糖/乙酰氨基半乳糖残基发生多价结合而附着在结肠上皮细胞表面，接着分泌阿米巴穿孔素，使宿主细胞脂膜形成离子通道，造成孔状破坏。同时，当滋养体接触到宿主细胞后，可激活细胞凋亡途径的终末因子caspase-3，该因子参与杀伤宿主细胞过程，使靶细胞凋亡并易被滋养体吞噬。

溶组织内阿米巴滋养体侵袭肠壁引起阿米巴病，常见的部位在盲肠，其次为直肠、乙状结肠和阑尾，横结肠和降结肠少见，亦可累及整个大肠或部分回肠。

宿主的免疫状况对溶组织内阿米巴侵入组织起重要作用，痢疾阿米巴必须突破宿主的防卫屏障，才能侵入组织繁殖。因营养不良、感染、肠功能紊乱、黏膜损伤等因素使宿主全身或局部免疫功能低下，均有利于阿米巴对组织的侵袭。在低营养标准的人群或实验动物中，阿米巴的发病率和病理改变均显著高于平衡饮食者，且不易为药物控制。伤寒、血吸虫、结核等肠道或全身感染的患者易罹患阿米巴病，且患病后也不易治愈。

1. 急性期　引起的结肠病变以局限性黏膜下小脓肿开始，呈孤立散在分布。肠黏膜细胞破坏，产生糜烂及浅表溃疡。组织破坏可逐步向纵深发展，病灶变深，累及黏膜下层，甚至深达黏膜肌层，形成口小底大的典型烧瓶样溃疡。早期病变仅见黏膜小溃疡，表面周围略上翻，边缘不整齐，溃疡表面可见深黄色或灰黑色坏死组织，在其深部可找到滋养体。溃疡与溃疡间的黏膜一般正常，如无继发细菌感染则无炎症反应。病变主要为组织坏死和细胞溶化。肠腔内容物排出时即产生临床上常称的痢疾样便。

和细菌性痢疾引起的病变有很大不同，阿米巴病变是不断向黏膜下层进展，因组织较疏松，故原虫顺肠长轴向两侧扩展，使大量组织溶解而形成许多瘘道相通的蜂窝状区域。病灶周围炎性反应甚多，一般仅限于淋巴细胞和少许浆细胞的浸润，如有继发细菌感染则可有大量中性粒细胞浸润。病变部位易出现毛细血管血栓形成、点状出血以及坏死，由于小血管的破坏，故排出物中含红细胞较多。由于阿米巴溃疡一般较深，易侵蚀血管，溃疡底部的血管有血栓形成，有时病变可破坏小动脉酿成严重甚至危及生命的出血。

严重病例的病变可深达浆膜层，重者可穿破浆膜层，肠内容物可以渗漏至腹腔，造成局限性腹腔脓肿或弥漫性腹膜炎。因病变发展缓慢，浆膜层易与邻近组织发生粘连，故急性肠穿破的发生率不高。

显微镜下可见组织坏死,系其主要变化。伴有轻度或中度淋巴细胞浸润,继发细菌感染时中性粒细胞浸润明显。阿米巴滋养体满布于整个病损中,尤其多见于病损扩展的边缘。

2. 慢性期 此期的特点为肠黏膜上皮增生,溃疡底部出现肉芽组织,溃疡周围有纤维组织增生。组织破坏与愈合常同时存在,使肠壁增厚,肠腔狭窄。由于滋养体反复侵入黏膜,加以细菌继发感染,肠黏膜组织增生肥大,可出现巨块状肉芽肿,成为阿米巴瘤(ameboma),其多见于肛门、肛门直肠交接处、横结肠及盲肠。阿米巴瘤有时极为巨大、质硬,难以同大肠癌肿鉴别。

3. 肠外阿米巴病 阿米巴病变部位的分布依次为盲肠与升结肠、肛门、直肠、阑尾和回肠下段。滋养体可进入门静脉血流,在肝内形成脓肿,且可以栓子形式流入肺、脑、脾等组织与器官,形成脓肿。

(四)临床表现

由于溶组织内阿米巴的致病还受到其他因素的影响,其中宿主肠道共生菌群、宿主的先天性免疫和获得性免疫力起着重要作用。因此,人被溶组织内阿米巴包囊感染后,在机体免疫力正常或肠道微环境处于正常情况下,不表现出致病作用,从而使阿米巴肠病的潜伏期长短不一,自1~2周至数月不等,以2周多见。当机体抵抗力减弱及肠道受损时,才出现临床症状,并可出现起病突然或隐匿,也可呈暴发性或迁延性。

1. 临床分型 根据临床表现不同,分为以下类型:

(1) 轻型(无症状的带虫者):临床症状不明显,间歇出现腹痛、腹泻,粪便中有包囊。肠道病变轻微,有抗体形成。患者虽然受到溶组织内阿米巴的感染,而阿米巴原虫仅作共栖存在,约有90%以上的人不产生症状而成为包囊携带者。在适当条件下即可侵袭组织,引起病变,出现症状。因此,从控制传染源及防止引起致病的观点出发,对于包囊携带者应引起足够的重视,必须给予治疗。

(2) 普通型:包括急性与慢性两种。①急性典型阿米巴肠病:以腹痛腹泻开始,大便次数逐渐增加,每日可达10~15次之多,便时有不同程度的腹痛与里急后重,后者表示病变已波及直肠。大便带血和黏液,多呈暗红色或紫红色,糊状,具有腥臭味,病情较者可为血便,或白色黏液上覆盖有少许鲜红色血液。患者全身症状一般较轻,在早期体温和白细胞计数可有升高,粪便中可查到滋养体。②慢性迁延型阿米巴肠病:通常为急性感染的延续,腹泻与便秘交替出现,病程持续数月甚至数年不愈,在间歇期间,可以健康如常。复发常以饮食不当、暴饮暴食、饮酒、受寒、疲劳等为诱因,每日腹泻3~5次,大便呈黄糊状,大便镜检可有滋养体和包囊。患者常伴有脐或下腹部钝痛,有不同程度的贫血、消瘦、营养不良等。反复迁延发作后可致贫血、乏力、腹胀、排便规律改变或肠道功能紊乱,体检触及结肠增厚与压痛。

(3) 重型(急性暴发型阿米巴肠病):起病急剧,全身营养状况差,重病容,中毒症状显著,高热,寒战、谵妄、腹痛、里急后重明显,先有较长时间的剧烈肠绞痛,随之排出黏液血性或血水样大便,有恶臭,每日可达20次以上,伴呕吐、虚脱,有不同程度的脱水与电解质紊乱。血液检查中性粒细胞增多,易并发肠出血或穿孔、腹膜炎,如不及时处理可于1~2周内因毒血症而死亡。本型少见,常发生在感染严重、营养不良,孕妇或接受激素治疗者。

2. 肠道并发症

(1) 肠穿孔:急性肠穿孔多发生于严重的阿米巴肠病患者,此系肠阿米巴病威胁生命最严重的并发症，穿孔可因肠壁病变使肠腔内容物入腹腔酿成局限性或弥漫性腹膜炎，穿孔部位多见于盲肠、阑尾和升结肠。慢性穿孔先形成肠粘连，尔后常形成局部脓肿或穿入附近器官形成内瘘。

(2) 肠出血：发生率少于1%。一般可发生于阿米巴痢疾或肉芽肿患者，因溃疡侵及肠壁血管所致。大量出血虽少见，但一旦发生，病情危急，常因出血而致休克。小量出血多由于浅表溃疡渗血所致。

(3) 阑尾炎：因阿米巴肠病好发于盲肠部位，故累及阑尾的机会较多。其症状与细菌性阑尾炎相似，亦有急、慢性等表现，但若有阿米巴痢疾病史并有明显右下腹压痛者，应考虑本病。

(4) 阿米巴瘤：肠壁产生大量肉芽组织，形成可触及的肿块。多发生在盲肠，亦见于横结肠、直肠及肛门，常伴疼痛，极似肿瘤，不易与肠癌区别。瘤体增大时可引起肠梗阻。

(5) 肠腔狭窄：慢性患者，肠道溃疡的纤维组织修复，可形成瘢痕性狭窄，并出现腹部绞痛、呕吐、腹胀及梗阻症状。

(6) 肛门周围阿米巴病：该病较少见，在临床上常误诊。当有皮肤损伤或肛裂、肛管炎及隐窝炎等病变时，阿米巴滋养体即可直接侵入皮肤内而引起肛门周围阿米巴病。有时病变可继发于挂线法治疗痔瘘之后，阿米巴滋养体偶可通过血行感染肛门周围组织，出现粟粒样大小棕色皮疹，其疹扁平隆起，边缘不清，最后形成溃疡或脓肿，破裂后排出脓液及分泌物。易被误诊为直肠肛管癌、基底细胞癌或皮肤结核等。

3. 肠外阿米巴病　溶组织内阿米巴滋养体可自肠道经血流-淋巴蔓延至远处器官而引起各种肠外并发症，其中以肝脓肿为常见，其次肺、胸膜、心包、脑、腹膜、胃、胆囊、皮肤、泌尿系统、女性生殖系统等均可侵及。本内容将在本章相关小节中进一步介绍。

（五）辅助检查

1. 病原学检查　包括显微镜检查滋养体和包囊，体外培养法和核酸诊断。

(1) 粪便检查：粪便检查到溶组织内阿米巴滋养体或包囊是确诊本病的依据，但需注意与非致病性阿米巴滋养体和包囊相鉴别。WHO 专门委员会建议，镜下检获含 4 核的包囊，也应鉴定出是属溶组织内阿米巴还是属迪斯帕内阿米巴。总之，对粪中查见含红细胞的滋养体或血清学检查为高滴度阳性者，应高度怀疑为溶组织内阿米巴感染。①活滋养体检查法：用生理盐水直接涂片法检查活动的滋养体。取急性痢疾患者的脓血便或阿米巴炎病人的稀便时，要求容器干净，粪样新鲜，送检要快，寒冷季节还要注意运送和检查时的保温。检查时取一洁净的载玻片，滴加生理盐水 1 滴，再以竹签沾取少量粪便，涂在生理盐水中，加盖玻片，然后置于显微镜下检查。典型的阿米巴痢疾粪便为酱红色黏液样，有特殊的腥臭味。镜检可见黏液中含较多粘集成团的红细胞和较少的白细胞，有时可见夏科-雷登结晶和活动的滋养体。这些特点可与细菌性痢疾的粪便相区别。②包囊检查法：常用碘液涂片法，该法简便易行。取一洁净的载玻片，滴加碘液 1 滴，再以竹签沾取少量粪样，在碘液中涂成薄片加盖玻片，然后置于显微镜下检查，注意观察包囊的细胞核特征及数目。

(2) 阿米巴体外培养：已有多种改良的人工培养基，常用的如洛克氏液、鸡蛋、血清培养基，营养琼脂血清盐水培养基，琼脂蛋白胨双相培养基等。但技术操作复杂，需一定设备，且阿米巴人工培养在多数亚急性或慢性病例阳性率不高，似不宜作阿米巴诊断的常规检查。粪便检查中，溶组织内阿米巴必须与其他肠道原虫相鉴别，可用同工酶分析法、酶联免疫吸附试验、多聚酶链反应(PCR)等,PCR 诊断技术为十分有效、敏感及特异的方法。

(3) 组织检查:采用乙状结肠镜或纤维结肠镜直接观察黏膜溃疡,并作组织活检或刮拭物涂片。此法检出率最高。据报道乙状结肠、直肠有病变的病例约占有症状患者的 2/3,因此,凡情况允许的可疑患者都应争取作结肠镜检,刮拭物涂片或取活组织检查。滋养体的取材必须在溃疡的边缘,钳取后以局部稍见出血为宜。脓腔穿刺液检查除注意特征外,应取材于脓腔壁部,较易发现滋养体。

2. 免疫诊断 血清学检查是诊断阿米巴病的重要技术,大约有 90% 的患者血清可通过 ELISA、间接血凝及间接免疫荧光等检测出不同滴度的抗体。IHA 的敏感较高,检查肠阿米巴病的阳性率可达 98%,肠外阿米巴病的阳性率可达 95%,而无症状带虫者的仅 10% ~ 40%。IFA 敏感度稍逊于 IHA,EALSA 敏感性强,特异性高。用抗阿米巴单克隆抗体在粪便及脓液中检测阿米巴特异性抗原具有可靠、灵敏和抗干扰等优点。

3. 核酸诊断 是近些年发展较快的诊断方法。可分离脓液、穿刺液、粪便培养物、活检的肠组织、皮肤溃疡分泌物、脓血便、甚至成形粪便中虫体的 DNA,然后以特异性的引物进行 PCR 扩增,取产物电泳分析,可用以鉴别溶组织内阿米巴和其他肠内阿米巴原虫。

4. 诊断性治疗 如临床上高度怀疑而经上述检查仍不能确诊时,可给予足量吐根碱注射或口服泛喹酮、甲硝唑等治疗,如效果明显,亦可初步作出诊断。

(六) 诊断

对肠阿米巴病的诊断,除根据患者的主诉、病史和临床表现作为诊断依据外,重要的是病原学诊断,粪便中检查到阿米巴病原体为唯一可靠的诊断依据。因阿米巴病缺乏特殊的临床表现。该病起病较慢,中毒症状较轻,容易反复发作,肠道症状或痢疾样腹泻轻重不等,故对肠道紊乱或痢疾样腹泻而病因尚未明确,或经磺胺药、抗生素治疗无效应疑为本病。

(七) 鉴别诊断

阿米巴肠病需与细菌性痢疾、血吸虫病、肠结核、结肠癌、慢性非特异性溃疡性结肠炎等相鉴别。

1. 细胞性痢疾 起病急,全身中毒症状严重,抗生素治疗有效,粪便镜检和细菌培养有助于诊断。细菌性痢疾在发病初期常表现为腹泻,而无脓血便,稍后才出现典型的脓血便,引起这种现象的原因是由菌痢病人的肠道病理变化所致。发病的初期,痢疾杆菌分泌的内毒素和炎症刺激肠壁神经末梢,而引起肠管痉挛、肠蠕动增加、肠壁吸收水分减少以及肠壁血管浆液渗出,并出现腹泻;此后,肠黏膜弥漫性充血水肿,大量中性粒细胞浸润,伴有大量黏液及纤维素渗出,最后形成溃疡、出血,出现黏液脓血便。

2. 血吸虫病 起病较缓,病程长,有疫水接触史,肝脾肿大,血中嗜酸性粒细胞增多,粪便中可发现血吸虫卵或孵化出毛蚴,肠黏膜活组织中可查到虫卵。

3. 肠结核 大多有原发结核病灶存在,患者有消耗性热、盗汗、营养障碍等;粪便多呈黄色稀粥状,带黏液而少脓血,腹泻与便秘交替出现。胃肠道 X 线检查有助于诊断。

4. 结肠癌 患者年龄较大,多有排便习惯的改变,大便变细,有进行性贫血,消瘦。晚期大多可扪及腹块,X 线钡剂灌肠检查和纤维结肠镜检查有助于诊断。

5. 慢性非特异性溃疡性结肠炎 临床症状与慢性阿米巴病不易区别,但大便检查不能发现阿米巴,且经抗阿米巴治疗仍不见效时可考虑本病。

（八）治疗

1. 一般治疗　急性期必须卧床休息,必要时给予输液。根据病情给予流质或半流质饮食。慢性患者应加强营养,以增强体质。

2. 病原治疗

（1）用药原则:为取得最佳疗效,尽早、联合为其基本原则。以下各种药物除甲硝唑外,往往需要2种或2种以上药物的联合应用,方能获得较好效果。

（2）用药方案:①普通型一般采用甲硝唑,其治愈率可在90%,如加用巴龙霉素或四环素更能提高疗效;②无症状型和轻型可选用糖脂酰胺或双碘奎琳或甲硝唑均有一定疗效;③若有包囊排出,可加用糖脂酰胺或双碘奎琳或奎碘;④暴发型可采用甲硝唑静脉滴注,同时用抗生素治疗;⑤慢性型可选用甲硝唑或双碘奎琳或奎碘仿。

（3）抗病原药物及使用剂量:

1）甲硝唑或称灭滴灵(metronidazole):对阿米巴滋养体有较强的杀灭作用,且较安全,适用于肠内肠外各型的阿米巴病,为目前抗阿米巴病的首选药物。剂量为400~800mg,口服,1日3次,连服5~10日。肠道外感染用药时间为21日。儿童为每日每公斤体重50mg,分3次服,连续7日。服药期偶有恶心、腹痛、头昏、心慌,不需特殊处理。妊娠3个月以内及哺乳妇女忌用。疗效达100%。

2）二氯尼特:是目前最有效的杀包囊的药物。口服0.5g,每日3次,疗程10天。

3）替硝唑(tinidazole):是硝基咪唑类化合物的衍生物,剂量为1日2g;儿童为每日每公斤体重50mg,清晨1次服,连服3~5日。偶有食欲减退、腹部不适、便秘、腹泻、恶心、瘙痒等。疗效与甲硝唑相似或更佳。

4）吐根碱:对组织内滋养体有高的杀灭作用,但对肠腔内阿米巴无效。本药控制急性症状极有效,但根治率低,需要与卤化喹啉类药物等合量用药。剂量按每日1mg/kg,成人每日不超过60mg,一般每次30mg,1日2次,深部皮下或肌内注射,连用6日。本药毒性较大,治疗过程中应卧床休息,每次注射前应测血压及脉搏,注意心律及血压下降。毒性反应有呕吐,腹泻、腹绞痛、无力、肌痛、心动过速、低血压、心前压痛、心电图异常,偶有心律失常。幼儿、孕妇,有心血管及肾脏病者禁用。如需重复治疗,至少隔6周。

5）氯化喹啉类:主要作用于肠腔内而不是组织内阿米巴滋养体。对轻型、排包囊者有效,对重型或慢性患者常与吐根碱或甲硝唑联合应用。0.5g,1日4次,口服,连服7~10日,亦可加用1%碘仿溶液100~150ml作保留灌肠。主要副作用为腹泻,偶有恶心、呕吐和腹部不适。对碘过敏和有甲状腺病者忌用。

6）其他:巴龙霉素,每日每公斤体重15~20mg,分次口服,5~7日;泛喹酮,口服,0.1g,1日3次,连服10日。以上3药都作用于肠腔内阿米巴。

7）中草药:鸦胆子,取仁15~20粒,装胶囊内口服,1日3次,连续7日;大蒜,1日6g,分次生吃,连续10日;白头翁,15~20g制成煎剂,分3次服,连续10日。

3. 并发症的治疗　在积极有效的甲硝唑、吐根碱治疗下,肠道并发症可得到缓解。暴发型患者有细菌混合感染,应加用抗生素。大量肠出血可输血。肠穿孔、腹膜炎等必须手术治疗者,应在甲硝唑和抗生素治疗下进行。肠阿米巴病若及时治疗预后良好。如并发肠出血、肠穿孔和弥漫性腹膜炎以及有肝、肺、脑部转移性脓肿者,则预后较差。治疗后粪检原虫应持续半年左右,以便及早发现可能的复发。

（九）预防

治疗患者及携带包囊者，饮水须煮沸，不吃生菜，防止饮食被污染。防止苍蝇孳生和灭蝇。检查和治疗从事饮食业的排包囊及慢性患者，平时注意饭前便后洗手等个人卫生。

二、阿米巴肝脓肿

阿米巴肝脓肿（amebic liver abscess）又称为阿米巴肝病，在流行区，成人肠侵袭性溶组织阿米巴病中约有2%可并发阿米巴肝脓肿。个别地区，阿米巴肝脓肿患病率达1.82%，呈现流行性的发病特征。

（一）发病机制与病理改变

阿米巴肝脓肿与肠阿米巴病关系密切，是寄生在肠壁的阿米巴组织型滋养体经过一种或多种途径侵入肝脏的结果。在肠道阿米巴感染时，肠壁组织中的溶组织内阿米巴滋养体侵入溃疡底部的小血管，经门静脉系统而到达肝脏。主要途径是血流，其次可穿透肠壁，经腹腔至肝脏，以及经淋巴结系统，最终经门静脉系统进入肝脏。

进入肝脏的组织型滋养体，仅少数能在肝脏内存活并繁殖，多数在肝脏内被Kupffer细胞等吞噬消灭。滋养体对组织细胞的损害过程，是从轻微的炎症反应开始，加之原虫在门静脉分支内形成栓塞；另外，在虫体分泌的酶作用下，肝细胞发生坏死，并液化为稠厚的巧克力色脓液，这是阿米巴肝脓肿所特有的征象。共同造成局灶性坏死，最终出现脓肿。在脓肿中央为坏死区，内含溶解与坏死的肝细胞、残余组织、脂肪、红细胞、白细胞及夏科-雷登结晶。慢性脓肿极易发生继发性细菌感染，细菌感染后的脓液多呈黄色或黄绿色，有臭味，镜下的脓细胞、白细胞明显增多。脓肿穿破后，发生细菌感染的机会增加。

肝内脓肿个数不等，早期常为多发性小脓肿，后期部分相互融合形成单个大脓肿，脓肿增大后，肝脏亦相应肿大。脓肿可逐渐扩大，并向邻近组织或器官穿破而出现相应的临床症状与体征。阿米巴肝脓肿可分为三层：外层早期为炎性细胞，随后有纤维组织增生形成纤维膜，中间为间质，内层中央为脓液。典型的脓液呈果酱色或巧克力色，较稠、不臭，一般是无菌的。脓液中很难找到阿米巴滋养体，但脓肿壁上常能找到。

回盲部和升结肠为阿米巴结肠炎的好发部位，该处原虫可沿门静脉主干的右侧流入右半肝，而肝门静脉的右支较左支粗而直，带有阿米巴滋养体的血液可直流入肝右叶，且肝右叶的体积较左叶大4～5倍，因而阿米巴肝脓肿多发生在肝右叶，以右叶上方为多见。脓肿常为单发，偶可多发。肝脓肿的中心为坏死区，脓肿壁上常可找到阿米巴滋养体。在大而久的脓肿周围可见一层结缔组织薄壁，远离脓肿的肝组织则仍正常。治愈后脓肿愈合而不形成瘢痕，也不引起肝硬化，这与肝脏严重感染不同。左叶肝脓肿约占10%。

（二）临床表现

1. 症状与体征　阿米巴肝脓肿症状的出现，约在肠阿米巴数月、数年，甚至十数年之后，亦有从未患过肠阿米巴病的。起病大多缓慢，以长期不规则发热与夜间盗汗等消耗性症状为主。阿米巴痢疾患者中约1/3发生阿米巴肝脓肿，约半数左右的患者既往有痢疾或腹泻史，在发病前一周至数年间可有类似痢疾样发作史。自患痢疾到发生肝脓肿的时间为数天至20多年，但多在4年内。阿米巴肝脓肿的发生率成人是儿童的10倍，尤以20～60岁的人群最多见，男性的发病率是女性的3倍。阿米巴肝脓肿患者一般都有肠阿米巴感染的病史，只是多数被忽视或遗忘，所以大多数被误诊为“原发性”的。本病的临床表现具有多样化的特点，此与病程的长短、脓肿部位及大小和有无基础性疾病有关，还与是否接受病原治疗、治疗早晚及有无并发症等密切相关。阿米巴肝脓肿发展隐匿。

阿米巴肝脓肿的典型表现为发热、畏寒、肝大、疼痛、肝区压痛、叩击痛；影像学检查可显示肝脏有占位性病变；肝穿刺引流液为巧克力色特点。白细胞总数和多核白细胞增加。左叶肝脓肿患者可有中上腹或左上腹痛，向左肩放射，剑突下肝大或中、左上腹饱满、压痛、肌肉紧张及肝区叩痛。脓肿位于右膈顶部，可有右肩胛部或右腰部放射性疼痛。右叶顶部脓肿可压迫右下肺引起肺炎或胸膜炎征象，如气急、咳嗽、肺底浊音界升高，可闻及湿啰音、胸膜摩擦音等。右肝脓肿可出现右下胸部膨隆，肋间饱满，局部皮肤水肿、压痛，肋间隙增宽；脓肿位于右半肝下部，可出现右上腹饱满、压痛、肌紧张或扪及肿块。其他尚有疲乏、贫血、消瘦、衰弱甚或恶病质。部分患者有右下胸痛、咳嗽、气短等呼吸系统症状，也有部分患者可出现消化道症状，如恶心、呕吐、食欲差或消化不良、腹胀等。

2. 分期　肝脓肿分急性期与慢性期。急性期起病较急，发热往往高于40℃，上腹痛明显，白细胞总数与多型核白细胞增加显著，全身状况较好；慢性期病情进展隐匿和发热不明显，白细胞与多型核白细胞多在正常范围或轻度增加。急性期1月至数月后转为慢性期，病人往往有营养不良、体重下降、贫血及低蛋白血症等全身表现。临床上有时可见到下面两种特殊类型的肝脓肿：重症型（暴发型）肝脓肿，多见于营养不良者或延误治疗者，可在数日内死亡，此多系弥散性肝实质坏死所致；另外有一种严重性仅次于暴发性肝脓肿的是难治性、多发性肝脓肿，这种脓肿多伴有细菌感染，脓肿可侵蚀大血管引起大出血，或者压迫门静脉引起门静脉高压症，压迫肝上静脉引起阿米巴性布加（Budd-Chiari）综合征。

3. 并发症　阿米巴肝脓肿的并发症：一种是脓肿继发性感染；另一种是脓肿向邻近组织穿破，如肝脓肿靠近膈肌，可有少量右侧胸腔积液，若不及时诊断和治疗，近膈面的肝脓肿常可破溃而穿入胸腔和肺脏，引起继发性阿米巴脓胸和肺脓肿，病人可死亡。如脓肿穿破至右肺，可出现肝肺相通性脓肿，或肝-支气管瘘，病人可咳出大量坏死碎片（痰液检查可查到组织型滋养体）；穿破至心包形成心包炎，此种情况较少见，但这是最严重的并发症，若救治不及时死亡率达70%以上。还有2%～5%的阿米巴肝脓肿可穿破至腹腔形成腹膜炎，也可穿破至胃及大肠、右侧肾盂及胆总管，偶有穿破至下腔静脉等处。如炎症蔓延至肾周围，可出现肾周脓肿。肝左叶或肝后部脓肿很少见而易被误诊，通常是出现并发症后才发现有肝脓肿，延误诊断和治疗，预后较差。

（三）辅助检查

1. 实验室检查疾病早期白细胞总数有显著增加，在15 000～35 000之间，中性粒细胞可超出80%。

2. 病原学检查　常采用粪便检查，要反复取新鲜大便，如能找到滋养体或包囊，对诊断有帮助。阴性者需连续3次以上；肠镜检查发现结肠黏膜凹凸不平的坏死性溃疡或愈合后瘢痕，镜下活检有时能找到滋养体，但阳性率较低。

3. 肝穿刺抽脓　是以往常用的诊疗手段。浅脓肿可有局部压痛或具波动感，典型脓液黏稠，呈巧克力色，无特殊气味。如能抽出猪肝色、腥臭气味的脓汁，内含溶解坏死的肝细胞、红细胞、脂肪、夏科-雷登结晶等，诊断即可确立，如再能检得阿米巴滋养体，诊断更为确切。脓液原虫培养，可提高滋养体的阳性率。行肝穿刺滋养体不多见，可在脓腔壁中找到，但未发现过包囊。若合并细菌感染，则脓腔内为黄绿色或黄白色脓液。

4. 血清免疫学检查　血清免疫学实验具有重要的诊断价值。最常用的方法有：对流免疫电泳、凝胶扩散实验、间接血凝实验、酶联免疫吸附实验等，其敏感性都很高，阳性率可达90%～99%，但有时可出现假阳性。若血清学实验强阳性，诊断价值非常大。但有些治愈的病人仍可保持阳性，而阴性者也不能完全排除诊断，因存在初期病例，血清学可出现阴性的结果。血清免疫学诊断方法也可用于流行学调查。

5. X线检查　胸部X线透视与摄片时，如脓肿贴近膈面，可能见到包块状阴影，其横膈向肺下野局限性隆起，右横膈升高，其活动度受限，甚至固定对诊断也有参考价值，也可出现所谓的矛盾运动。出现肠黏膜反应和渗出，偶可在X平片上看到脓腔气体和液平面。CT或MRI检查可精确的显示阿米巴性坏死灶，可测知脓肿的早期穿破，还可帮助做定向引流穿刺术。

6. 超声检查　B型超声的显像敏感性更高，肝区可见不均质的液性暗区，与周围组织分界清楚。超声检查肝脏有液平段。在超声下穿刺抽脓，如抽到典型脓液，有重要诊断价值。放射性核素检查可发现肝内有分布不规则的稀疏区或缺损区，但不能定性。

7. CT检查　CT平扫时可见单个或多个圆形或卵圆形低密度病灶、病灶边缘多数模糊或部分清晰、密度不均，其中心区域CT值略高于水，低于正常肝实质，部分病灶内可见气泡。脓肿周围常出现环状带，称靶征，可为单环、双环和三环。增强后脓腔密度无变化，腔壁有密度不规则增高的强化，称为“环月征”或“日晕征”。多房脓肿示单个或多个分隔，分隔多有强化，呈蜂窝样改变。CT检查能测出病变大小、位置、数目，提供是囊性病变还是实质性病变。还可动态观察脓肿的变化，特别是可用于疗效的跟踪随访。

8. 放射性核素肝扫描　可见充盈缺损区。

9. 诊断性治疗　经上述检查高度怀疑本病者，可试用抗阿米巴治疗，如治疗后症状、体征明显改善，可以确诊。

（四）诊断

依据阿米巴痢疾史，典型的临床表现，如发热、畏寒、盗汗、乏力、右上腹疼痛和肝区触痛，白细胞升高、血沉加快，特别是有腹泻和黏液血便的痢疾病史者，应考虑阿米巴肝脓肿可能。但缺乏痢疾病史，也不能排除本病可能，应结合各项检查全面分析。如新鲜粪便及脓肿穿刺液检查发现阿米巴滋养体或阿米巴包囊，可以确诊。

（五）鉴别诊断

1. 细菌性肝脓肿　本病起病急骤，常伴有全身毒血症状。脓肿以多发为主，一般鉴别不难（见表8-1）。血清学有助于两者的鉴别。

2. 原发性肝癌　本病与阿米巴肝脓肿的临床表现相似，应注意鉴别。肝癌往往有肝硬化的基础，肝脏质地较硬，还可在肝区触到结节。肝脏的影像学检查、放射性核素扫描、血清甲胎蛋白定量实验、抗阿米巴药物的诊断性治疗等，均有助于两病的鉴别。

3. 急性血吸虫病　在血吸虫流行区，有将阿米巴肝脓肿误诊为急性血吸虫病者。原因是两病均有持续性发热、腹泻及肝脏肿大，但急性血吸虫病有脾大，外周血嗜酸性粒细胞明显增多。粪便检查无溶组织阿米巴滋养体或包囊，用粪便查找血吸虫卵或孵化毛蚴，有助鉴别。

表 8-1 阿米巴肝脓肿的鉴别诊断

	细菌性肝脓肿	阿米巴肝脓肿	真菌性肝脓肿
病史	常继发于胆道感染或其他化脓性感染	有阿米巴痢疾病史	常有免疫缺陷病史
症状	起病急、进展快、全身中毒反应明显	起病慢、病程较长	起病慢,病程长
体征	肝常不大	肝大、局限性隆起	肝常不大
脓肿	较小,常为多发	较大,常为单发	较小,多发
脓液	黄白色,涂片和培养可见细菌	巧克力色,涂片可见阿米巴滋养体	豆渣样,涂片可见菌丝或孢子
血象	白细胞总数明显增加	白细胞中嗜酸性粒细胞明显增加	白细胞总数可升高
血培养	细菌培养阳性	若无混合感染,常为阴性	长出芽孢
粪	无特殊	阿米巴滋养体	无特殊
诊断性治疗	抗细菌治疗有效	抗阿米巴治疗有效	抗真菌治疗有效

4. 肝包虫病　两病均有肝脏肿大。但肝包虫病很少有持续性发热和肝区疼痛,CT 检查如发现肝脏内大小不等的圆形或椭圆形低密度影,其边缘部分显示大小不等的车轮状囊肿影,是肝包虫病的特征,用血清学检查可明确诊断。

5. 膈下脓肿　常继发于胃十二指肠溃疡穿孔、阑尾穿孔或腹腔手术后,X 线检查见肝脏向下移,膈肌普遍抬高,活动受限,如膈下发现液气面,有诊断价值。

细菌性、阿米巴及真菌性肝脓肿的鉴别诊断,如下表所示,同时也需要进一步与胆石症、胆囊炎、脓胸、胸膜炎、急性胃炎、肝癌、肝包虫病及肺炎等相鉴别。

(六) 治疗

治疗包括病原治疗、外科治疗及对症支持治疗等。外科治疗主要是肝脓肿切开引流。在药物治疗同时仍出现下列情况应考虑手术治疗。①脓肿未见缩小且出现高热;②继发细菌感染;③已穿破入胸、腹腔及邻近器官。对症支持治疗包括卧床休息、高蛋白、高热量饮食、补充维生素等。

1. 病原治疗　原则是采用联合用药。

(1) 甲硝唑(或替硝唑)联合二氯尼特:首选甲硝唑 400mg,每天 3 次,7～10 天,服药 3 天后病情出现缓解,发热在 6～9 天内消退,治疗有效而脓肿缩小仍需 4 个月左右。亦可替硝唑代替甲硝唑,按口服 2g,每日 1 次,疗程 5 天。最好与氯喹交替应用以巩固疗效。继用二氯尼特,以利根除复发,药物用量按口服 0.5g,每日 3 次,疗程 10 天。

(2) 依米丁联合二氯尼特:依米丁每日 0.5～1mg/kg,疗程 5 天。优点是肝内浓度高。二氯尼特用量同前,多用于甲硝唑疗效不佳者。

(3) 氯喹:剂量为 600mg,每天 1 次,连用 2 天,继而 300mg,每天 1 次,连用 2～3 周。本品的肝内浓度比血浆浓度高几百倍,缺点是复发率高。但氯喹偶可引起心搏骤停而死亡。

2. 经腹腔肝脓肿切开引流术　肝脓肿需手术引流者一般<5%。连续硬膜外麻醉或全

麻。根据脓肿部位不同,可选用不同的脓肿引流入路。

(1) 适应证:①抗阿米巴药物治疗及穿刺引流失败者;②脓肿位置特殊,贴近肝门、大血管或位置过深(>8cm),无法穿刺引流或穿刺易伤及邻近器官者;③脓肿穿破入腹腔或邻近内脏而引流不畅者;④脓肿中有继发细菌感染,药物治疗不能控制者;⑤多发性脓肿,容积大,脓腔壁形成包裹而内容物不易吸出者;⑥左叶肝脓肿易向心包穿破,穿刺易污染腹腔,也应考虑手术。

(2) 手术要点:根据脓肿所在肝叶选右肋缘下斜切口、经右腹直肌切口或上腹部正中切口。开腹后检查肝脏大小、色泽、质地。脓肿所在之处肝脏炎性水肿,与周围有程度不等的粘连,肝表面隆起、暗红,扪及肿块,可有波动。对可疑处要行实验穿刺,选择肝表面最近、组织最软处进针,用干纱布垫在穿刺点周围,试行穿刺。保留针头在脓腔内,沿针头插入止血钳扩大引流。同时用吸引器吸尽脓腔内的脓液,注意勿污染腹腔。深入手指探查脓腔及分开脓腔内的间隔,以便引流。腔内置入多孔胶管,胶管周围用大网膜包绕,使与腹腔隔开,外置引流管引流。亦可置入双套管引流,以便术后冲洗,充分引流,缩短病程。

(3) 术中注意事项:①当腹膜与肝有严重粘连时,不必勉强显露肝脏,可在粘连明显处穿刺找到脓腔后,直接切开,直达脓腔,放置引流;②腹膜与肝无明显粘连时,应注意用纱布保护腹腔,以防引起腹膜炎;③引流管要置入脓腔,引出腹壁时防止扭曲。

3. 经前侧腹膜外肝脓肿切开引流术

(1) 适用于右叶前部相当于Ⅵ段的肝脓肿。

(2) 取右肋缘下切口,切开皮肤、皮下组织、肌肉和筋膜,直达腹膜外组织,在腹膜外向上用手指钝性分离,当感到分离有阻力时大致已到脓肿周围,将周围用纱布垫妥善保护后,实验穿刺,抽到脓液后以止血钳扩大伤口,吸尽脓液,然后伸入示指分开脓腔内间隔,腔内置入胶管引流引出腹壁,并以丝线固定。

(3) 术中注意事项:在腹膜外钝性分离时,如有阻力,不宜强行分离,以防腹膜破裂进入腹腔。如进入腹腔,则应在缝合腹膜后再行引流,以防腹腔污染。

4. 经后侧腹膜外肝脓肿切开引流术

(1) 适用于肝右后叶后侧的脓肿。

(2) 在背部沿右侧第12肋走行水平距背中线3cm处开始,做一斜切口,前端达第12肋尖端,切开皮肤、皮下组织,背阔肌及下后锯肌,切开第12肋骨膜,用骨膜剥离器剥离肋骨上、下及深面的骨膜,切除4~5cm肋骨,在相当于第一腰椎棘突水平,沿肋骨走向切开肋骨床,切开膈肌,以示指在肾脂肪囊外,腹膜外间隙向上分离,越过肾上腺水平,可触及肝后裸区部位,在水肿炎性浸润质硬的肝组织中心部位可触到较软处,试穿可抽到脓液,再用止血钳扩大引流口,置入胶管引流,并妥善固定。

(3) 术中注意事项:各层肌肉要充分切开,以防术野不清、引流不畅;分离肋骨膜时,勿损伤胸膜;示指要在肾脂肪囊外,并离开肾上腺部位,贴近膈肌向上分离,以防出血。

5. 经胸肝脓肿切开引流术

(1) 适用于右叶后侧顶部脓肿。

(2) 病人取左侧卧位,可用全麻或肋间阻滞麻醉,在右侧第7、8或8、9肋间斜行切口,切开皮肤、皮下组织、肋骨骨膜,分离、切除肋骨3~5cm,切开肋床,检查肋膈角胸膜有无粘连。如胸膜已粘连,可试行穿刺,抽出脓液后,用止血钳扩大引流口,吸进脓液,置入胶管引流。如胸膜无粘连,亦可向上方推开胸膜切开膈肌,并将膈肌与肋床缝合 2 ~3 针,再行肝脓肿实验穿刺、引流及置入引流管。

6. 肝穿刺引流术

(1) 适应证:①对药物治疗 5 ~7 天、临床情况无明显改善,或肝局部隆起显著、压痛明显,有穿破危险者采用穿刺引流。穿刺最好于抗阿米巴药物治疗 2 ~4 天后进行。②脓肿较大难以完全吸收者。③脓肿在左叶,防止向心包穿破,需在超声监视下做穿刺引流。引流部位与脓肿位置有关。

(2) 穿刺部位多选右腋前线第 8 或第 9 肋间,或右腋中线上第 9 或第 10 肋间或肝区隆起、局部隆起或压痛明显处即离脓腔最近处穿刺,在超声波探查定位下进行。穿刺次数视病情需要而定,每次穿刺应尽量将脓液抽净,脓液量在 200ml 以上者常需在 3 ~5 天后重复抽吸。脓腔大者经抽吸可加速康复。穿刺引流有利于脓腔缩小与康复;超声检查有助于穿刺定位与判定脓腔回缩情况。

(3) 近年出现的介入性治疗,经导针引导作持续闭合引流,可免去反复穿刺、继发性感染之缺点,有条件者采用。

7. 经皮、经肝穿刺置管引流术

(1) 适用于肝膈面脓肿。术前应在 X 线透视下观察肺下界部位。

(2) 根据 B 超定位结果,结合右肺下界的部位,使用经皮、经肝胆管穿刺引流(PTCD)的方法进行肝脓肿穿刺。选定穿刺点后局部麻醉,用套管针连接注射器,边进针边回抽,抽到脓液后将针芯拔出,保留套管在脓腔内,并接引流袋引流。亦可采用股动脉造影的 Seldinger 穿刺法置管引流。

(3) 术中注意事项:定位要准确,动作要轻柔,不要盲目多个方向穿刺,以防发生血胸、腹腔内出血、胸腹膜炎等;引流管随呼吸可上下活动,易滑脱,要妥善缝合固定引流管,并用胶布在缝线上贴牢。

8. 肝叶切除术　对慢性厚壁脓肿,经切开引流术后脓腔壁不塌陷而药物治疗效果不佳或切开引流术后形成难以治愈的残留死腔和窦道,可行肝叶切除术。

(七) 预防

阿米巴病是一个世界范围内的公共卫生问题,在治疗该病的同时还应采取综合措施防止感染,包括对粪便进行无菌化处理杀灭包囊,保护水源、食物免受污染。搞好环境卫生,以提高自我保护能力。

(八) 预后

阿米巴肝脓肿的预后,取决于确诊的早晚与治疗措施是否得当。患者全身情况较差或并发严重并发症的预后较差。另外,阿米巴病病人术后加用抗阿米巴药物治疗,有利于病人康复以及防止术后复发。肝脓肿的治愈标准尚不一致,一般以症状及体征消失为临床治愈,肝脓肿的充盈缺损大多在 6 个月内完全吸收,而 10% 可持续至一年。少数病灶较大者可残留肝囊肿。

三、胸部阿米巴病

胸部阿米巴病,主要为阿米巴肺脓肿(amoebic lung abscess),少见。大多数是由阿米巴肝脓肿穿过横膈直接蔓延而来,阿米巴滋养体也可由肠道病灶经血行传播至肺部,但有些病例可无肠或肝阿米巴病史，形成所谓“原发性肺阿米巴病”，易误诊为病变原发在肺。原发性阿米巴肺脓肿少见，多继发于阿米巴肝脓肿。脓肿多位于右肺下叶，常为单发，胸膜也同时累及。由于横膈被穿破，故肺脓肿常与肝脓肿互相连通。

（一）发病机制

1. 近横膈肝脓肿向胸腔突破引起。

2. 阿米巴肝脓肿穿破横膈进入胸腔、穿破心包进入心包腔。

3. 转移性肺脓肿。

（二）临床表现

1. 症状体征　①畏寒、发热、乏力、咳嗽、胸痛、盗汗、食欲减退；②消瘦、贫血和水肿；③咯大量棕红色脓痰、血痰或大咯血；④呼吸困难；⑤右下胸呼吸运动减弱，肝区肋间隙饱满、压痛，右下肺叩诊呈浊、实音，呼吸音减弱、可有湿啰音，胸腔积液等体征；⑥合并肝脓肿者，触及肝大且有压痛；⑦慢性患者可见杵状指或趾。

2. 发病过程　起病急，常有畏寒、发热（多为弛张热），伴乏力，食欲缺乏等全身症状，咳嗽、咳痰，初为干咳或黏液脓痰，典型者为巧克力样痰。肝脓肿穿破侵入肺，可突然咳出大量棕褐色痰，每天黏痰量可达500ml以上，可有痰血甚至大咯血，肝脓肿向胸腔穿破时，常伴有剧烈胸痛和呼吸困难，严重时可发生休克。早期病人可无明显体征，继后常可在右肺下部叩诊为浊音，呼吸音减低，干湿性啰音及胸腔积液征。合并肝脓肿者有肝肿大，有压痛。

3. 临床类型　根据临床不同病变部位、不同临床表现，有以下几种临床类型。

（1）阿米巴肺脓肿：脓肿腔内含咖啡色坏死液化物质，如破入支气管，坏死物质被排出后可形成空洞。临床上患者有类似结核的症状，咳出褐色脓样痰，其中可检见阿米巴滋养体。以右侧多见。患者就诊时往往以发热或畏寒发热、咳嗽、咳痰、右下胸痛等为主诉。体检可发现肝大、贫血，典型的痰呈棕褐色，为脓痰或血性脓痰，缺乏特异性强的临床症状和体征。如脓肿向支气管破溃，可形成支气管瘘，出现咯血或咳出棕褐色痰，痰液中可查出阿米巴原虫。向胸腔突破可形成脓胸和气胸。向心包突破形成心包积脓或心包炎。脓肿为巧克力色。

（2）阿米巴性脓胸：可有畏寒、发热、咳嗽、咳痰、胸痛表现。胸腔积脓多时，可有气促表现，查体呼吸加快，呼吸音粗糙，患侧胸部叩诊浊音。脓胸也可向肺突破形成肺脓肿。因脓液直接与胸膜、心包接触引起胸膜、心包病变。脓液为巧克力色。国内报道737例阿米巴肝脓肿并发脓胸者58例次（7.9%）。本病患者常先有发热、消瘦、肝脓肿的症状和体征，继而出现胸痛（多为右侧）、咳嗽、咳痰、胸膜炎的症状和体征。有的病人合并有气胸。

（3）阿米巴性胸膜炎：阿米巴原虫同时侵犯胸膜、肺，则称为胸膜肺阿米巴病（pleuropulmonary amebiasis）。主要由阿米巴肝脓肿刺激所致的胸膜反应，形成胸膜渗液。此种积液清晰，不含阿米巴原虫。

（4）阿米巴性心包炎：阿米巴心包炎较少见，可由左叶阿米巴肝脓肿穿入心包而致。症状与细菌性心包炎相似，是本病最危险的并发症。可出现发热、心悸气促、呼吸困难，积脓时可产生程度不同的心脏填塞征象，心包积液呈咖啡色样，涂片或培养可见阿米巴原虫，抗阿米巴治疗有效。如治疗不及时，大量纤维素沉着及结缔组织增生，可发展为缩窄性心包炎。

（三）诊断

根据病史，临床表现和实验室检查，一般不难诊断，痰或胸腔积液找到病原虫可确诊。

当超声波检查确定有肝脓肿时，应做肝穿刺，若脓液为巧克力色或查到阿米巴原虫，对本病诊断有重要意义。

1. 多继发于肝阿米巴病，详细询问有无痢疾病史对诊断帮助极大。

2. 有发热、咳嗽，咯大量棕红色脓痰及胸痛等症状。病变部位叩诊呈浊音或实音，呼吸音减弱或消失，或有湿啰音。

3. 本病绝大多数与肝脓肿有关，阿米巴肝脓肿好发于右叶顶部，因此对胸膜、肺病变，尤其是右侧，均要考虑到本病的可能。

4. 有胸膜炎时，胸液呈棕红色脓液。检查痰液，如检出溶组织内阿米巴原虫即可确诊，但阳性率低于20%，胸腔穿刺抽出巧克力色脓液查到病原体亦可确诊。

5. 胸部X线透视可见右膈局限性抬高和运动减弱；胸部X线检查阿米巴肺脓肿可见大片实变，可有空洞。侵犯胸膜时发生液气胸。横膈抬高。病变以右下肺多见。胸部X线检查应密切注意右膈的运动或是否抬高，尚应观察右下病变是否与横膈紧密相连。

6. 有条件者可作血清学检查，间接血凝（IHA）或间接荧光抗体（IFA）试验阳性；或酶联免疫吸附试验（ELISA）阳性有一定诊断意义。

7. 查有肝大或压痛，应做CT或MRI和超声检查，一般都能及时确诊。一旦发现脓肿的相关症状和体征应及时做血清学，做肝穿若为巧克力色脓肿，即可确诊。

8. 抗阿米巴药物（甲硝唑）诊断性治疗有明显效果。

（四）鉴别诊断

1. 吸入性肺脓肿　病原体经口、鼻咽腔吸入呼吸道是肺脓肿发病的最主要原因。扁桃体炎、鼻窦炎、牙周脓性分泌物，或口腔、鼻、咽部手术后的血块，或齿垢、呕吐物等，在昏迷或全身麻醉等情况下，经支气管被吸入肺内，造成细支气管阻塞，病原菌即可繁殖致病。部分患者无明显诱因，发病可能由于受寒、极度疲劳等因素影响，全身免疫状态与呼吸道防御功能减低，在深睡时吸入口腔的污染分泌物而发病。厌氧菌可寄生于人体的口腔、鼻咽部，或存在于皮肤表面，90%以上的肺脓肿为厌氧菌感染所致，常有多种细菌和混合感染的特点。常见的致病菌有葡萄球菌、链球菌、肺炎球菌、梭形菌和螺旋体等。

2. 血源性肺脓肿　原发病灶多见于皮肤化脓性感染、化脓性骨髓炎、产后盆腔感染、亚急性细菌性心内膜炎等所致的败血症和脓毒血症，病原菌或脓毒栓子经小循环到达肺部，引起肺小血管栓塞、发炎、坏死和形成脓肿。病变常为多发性，多发生于两肺的边缘。血源性肺脓肿多由单一病菌感染所致。

3. 继发性肺脓肿　在肺部其他疾病基础上，如金黄葡萄球菌和肺炎杆菌性肺炎、支气管扩张、支气管囊肿、空洞性肺结核等继发感染而成本病。支气管肺癌或误吸入异物阻塞支气管，诱发引流支气管远端肺组织感染而形成肺脓肿。也可因肺癌增长迅速，以致血供不足，发生中央性坏死伴发感染而形成脓腔。

此外，由于本病较少见而且症状不典型，还常可误诊为肺结核、细菌性肺脓肿、结核性胸膜炎、脓胸、肺炎、支气管扩张及肺癌等。

误诊的原因：①只注重呼吸道症状及胸部X线某些表现，而忽视了横膈运动与抬高，尤其忽视肺部病灶与横膈的关系；②未详细询问病史和体格检查，病因分析欠全面，尤其在抗生素或抗结核药物无效时，未警觉到本病；③即使考虑到阿米巴病时，亦未认真送检痰液或脓液，以致检验检出率不高。

（五）治疗

1. 抗病原治疗　目前治疗各型阿米巴病的药物较多,用药需采用联合规范的原则。甲硝唑加二氯尼特为首选药。

2. 抗生素治疗　胸部阿米巴病常合并细菌感染,故可适当使用抗生素。

3. 对症支持治疗　根据临床表现对症处理,必要时给予支持治疗。

4. 外科治疗　对于较大的肺脓肿,单纯药物治疗难以治愈者,做肺穿刺抽除脓液,大部分患者可以治愈。如形成慢性肺脓肿长期不愈,或引起病灶周围肺组织纤维化,可行病灶切除或肺叶切除。脓胸患者行胸腔反复穿刺排脓或闭式引流都有较好的效果。如能进行胸腔冲洗并注入甲硝唑效果更佳。但如果出现胸膜增厚甚至肺不张,需行肺纤维板剥离术。心包炎或心包积脓患者,除内科治疗外,要适时心包穿刺排脓排液,防止心脏压塞。如脓液黏稠且多时,排脓不畅,有心脏压塞症状,应尽早心包切开引流。晚期出现缩窄性心包炎时应及时行心包部分切除术。值得强调的是任何针对胸部阿米巴治疗的外科方法切不可忽视同时存在的肝脓肿治疗。

（1）胸腔闭式引流术:适合于脓胸病人。下面介绍肋间闭式引流术。

1）体位、麻醉:一般取侧卧斜坡位,取局麻即可。

2）切口:局部消毒和麻醉后,先做胸腔穿刺,选定脓腔最低位作为引流部位。在预定引流部位的肋间,纵行皮肤及皮下组织约 2cm 长。

3）胸腔插管:用两把止血钳交错钝性分离胸壁肌肉和肋间肌肉后,用钳尖刺破胸膜,并利用此钳分离胸膜裂口;另一止血钳夹持带侧孔的胶皮引流管或粗导尿管,经切口按预定深度插入胸腔(插入深度以侧孔刚进入胸膜 0.5 ~ 1.0cm 为宜),再退出止血钳,将引流管接水封瓶,缝合皮肤切口,利用皮肤缝线固定引流管。如有套管针,在切开皮肤后即可用套管针插入脓腔,拔出针芯后插入引流管;然后拔出套管,缝合伤口,固定引流管。

（2）胸膜纤维板剥脱术:主要适合于慢性脓胸经久不愈者。

1）麻醉:气管内插管、静脉复合麻醉。

2）体位切口:健侧卧位,后外侧切口,切除第 6 肋骨。如死腔只占胸腔的一部分,则可根据死腔的部位,选择切除适当的肋骨。

3）切开脓腔:经第 6 肋床切开增厚的壁层胸膜进入脓腔。即用吸引器吸尽腔内积脓,清除全部内容物,冲洗干净,用纱布揩干。

4）切开纤维板转折线:在肺脏前后缘,仔细切开壁层胸膜与脏层胸膜间转折线上的纤维板,直达脏层胸膜外的一薄层疏松结缔组织。

5）剥离脏层纤维板:用组织钳将脏层纤维板的边缘提起,用手指和纱布球将纤维板与肺组织分离。剥离操作应在纤维板与脏层胸膜之间的疏松组织进行,但有时脏层胸膜也会被一并剥脱而出现肺泡漏气,一般在术后 24 小时以内,肺表面就会被血浆形成的薄膜所覆盖,不再漏气。无论用手指或纱布球剥离,均应指向纤维板用力。遇有坚韧的纤维组织,可用刀、剪切断,不能用钝器分离,以免撕破肺组织。

6）刮净壁层纤维板:脏层纤维板剥离后,用刮匙仔细刮除附在壁层纤维板上的干酪样物、肉芽组织、纤维素及钙化物等,直到纤维板露出灰白色的新鲜创面并有微量渗血后为止。渗血时,可用热盐水纱布垫压迫止血。一般在清除肉芽组织时往往出血很多,但如果迅速将肉芽刮净只剩增厚的纤维板时,出血反而减少或停止。

7）缝合胸部切口：纤维层剥脱完毕后，冲洗胸腔，发现较大漏气时，应缝合闭锁；如遇有出血点，应仔细缝扎止血。然后在锁骨中线第2肋间和腋后线第8肋间各置胸腔引流管一条，随之，按层缝合胸壁切口。

四、阿米巴性脑脓肿

阿米巴性脑脓肿（amoebic brain abscess），极少见，往往是阿米巴痢疾、肝或肺脓肿内的阿米巴滋养体经血道进入脑而引起，为阿米巴病的严重并发症。原发性脑脓肿少见，阿米巴性脑脓肿常呈现中枢皮质单一性脓肿，除畏寒、发热等全身症状外，尚有头痛、癫痫、偏瘫、呕吐、眩晕和精神异常等神经系统症状。

（一）发病机制

1. 脑脓肿是指化脓性细菌感染引起的化脓性脑炎、慢性肉芽肿及脑脓肿包膜形成，少部分也可是真菌及原虫侵入脑组织而致脑脓肿。常见的化脓性细菌有葡萄球菌、链球菌、肺炎双球菌、厌氧菌、变形杆菌、大肠杆菌等；真菌以隐球菌及放线菌较常见；原虫以溶组织阿米巴常见。脑脓肿形成是一个连续的过程，分为3个阶段：①急性脑炎阶段；②化脓阶段；③包膜形成阶段。

脑脓肿常见是单发的，也可是多房性或多发性脓肿。脑脓肿溃破或脑疝者预后不良，包膜完好单发性脓肿的预后良好，但可因颅内高压而产生脑干受压而死亡。

2. 阿米巴原虫从肠壁溃疡或从肝脓肿、肺脓肿壁侵入血管，随血液循环到达颅内或经门静脉系统之后腹膜Retzius静脉丛而至椎静脉丛再入脑内。滋养体侵入脑部，引起脑血管栓塞，导致脑梗死，脑组织软化而形成脑脓肿。脓肿可发生在大脑任何部位，但小脑脓肿少见。脓肿多为单发性。多见于额叶，其次为颞叶及顶叶多发性脓肿可以相互融合，分界不清，且可破入脑室，大的脓肿直径可达10cm，壁薄或无壁，与周围组织分界清楚。脓肿的病灶内大多无菌，其发病机制可能是先由滋养体栓塞脑部小血管，然后通过虫体本身的溶组织作用促进脓肿的形成。

（二）临床表现

1. 急性感染症状　与化脓性脑脓肿相似，患者有发热、头痛、全身乏力、肌肉酸痛、脉搏频速、食欲减退、嗜睡倦怠等表现。颈部抵抗或脑膜炎症，通常不超过2～3周，由于应用广谱抗生素，这些症状大多数好转消失。

2. 颅内压增高症状　病程中可有发热、呕吐、头痛、嗜睡、昏迷等颅内压增高及脑膜刺激征表现。随着脑脓肿形成和增大，患者出现颅内压增高症状，患者有不同程度的头痛，为持续性并有阵发性加剧，伴有呕吐，尤以小脑脓肿呕吐频繁。可伴有不同程度的精神和意识障碍。脉搏缓慢，血压升高，脉压增宽，呼吸变慢等征象，半数病人有视乳头水肿。

3. 脑局灶占位症状　如脓肿位于额叶、顶叶及颞叶时，以偏瘫及癫痫发作多见。小脑受累者可出现共济失调，肌张力减退等表现。发病初期常常为明显的全身抽搐发作，无前驱症状，可突然出现偏瘫。脑脓肿位于半球者可有对侧中枢性面瘫，对侧同向偏盲，或象限性偏盲，对侧肢体偏瘫或锥体束征阳性；位于优势半球者出现失语，也可有癫痫发作。脓肿位于小脑者出现强迫头位，眼球震颤，步态不稳，共济失调和同侧肢体肌张力减低。

4. 脑疝形成和脓肿破溃　随着病情发展，颅内压增高严重致脑疝，病人昏迷，循环呼吸衰竭而死亡。脓肿接近于脑表面或脑室,自动或穿刺破裂入蛛网膜下腔或脑室,则病情迅速恶化,表现突然高热、昏迷、抽搐,血象和脑脊液白细胞剧增,十分危险,死亡率极高。

（三）诊断

1. 阿米巴痢疾史,典型的临床表现,有发热、畏寒、盗汗、乏力、右上腹疼痛和肝区触痛,大多有白细胞升高、血沉加快,特别是有腹泻和黏液血便的痢疾病史者,应考虑阿米巴脑脓肿可能。但缺乏痢疾病史,也不能排除本病可能,应结合各项检查全面分析。

2. 脑脊液检查一般蛋白含量增高,并有白细胞计数轻度增加,血沉加快。

3. 核素扫描、头颅 CT 扫描或核磁共振扫描一般可确诊。

4. 疑为脓肿但未能确定者,可考虑试行脓肿穿刺抽脓检查。为选择抗生素治疗,应做脓液细菌培养加药物敏感试验。

（四）治疗

阿米巴脑脓肿的治疗包括内科治疗和外科治疗。在脑部感染初期,应用大量抗生素使其局限,2～3 周脑脓肿形成后再行手术。手术包括脓肿穿刺术和脓肿切除术。

1. 内科治疗

（1）病原治疗:首选药物为甲硝唑,每次 600～800mg,每天 3 次,12 天为一疗程。依米丁和氯喹等杀阿米巴药物也有一定疗效。

（2）防治细菌感染:选用可以进入血脑屏障药物。

（3）对症处理:根据不同具体症状进行对症处理。使用脱水药及地塞米松降低颅内压。

2. 外科治疗

（1）脑脓肿穿刺术

1）适应证:①单发脓肿,脓腔较大,病人一般情况良好,穿刺抽出脓液较多,且经抽脓后症状体征明显改善者;②病情危笃或病人体质衰弱,不能耐受开颅手术者;③脓肿部位深或在重要功能区,切除手术会带来严重后遗症或无法手术切除者;④脓肿壁尚未完全形成或早期复发性脑脓肿。

2）麻醉:局麻或全麻。

3）手术步骤:①体位:病人仰卧,术中头部应可转动,以利脓液聚集于穿刺针处,达到抽尽的目的。小脑脓肿一般侧卧,病侧在上。②切口:在距脓肿最近的部位作切口。切开头皮直达骨膜。③钻颅:骨膜玻璃器剥离骨膜,放入乳突自动拉钩,张开切口。在切口中心钻颅孔后,用带线脑棉保护切口四周,电凝硬脑膜,作“+”形切开,其大小以能穿进脑针即可,然后电凝该处脑皮质。④穿刺抽脓:经皮质电凝处缓慢穿入脑针,左右旋转进针,在预测深度碰到脓肿壁时可有硬物感,稍用力即可进入脓肿内。但在脓肿壁尚未形成的化脓期,这种硬物感就不明显,仅有松软感。此时可参照 CT 扫描或造影估计的深浅度穿刺,用注射器抽吸有无脓液来确定。如一次穿刺未找到脓肿,可将脑针退至皮质下换一个方向再穿刺,但切忌穿刺过深或次数太多,否则会使炎症扩散。当已找到脓腔后,即可用注射器抽脓。抽脓时要缓慢,以免腔内压力突然下降导致脓腔内出血。抽脓时由助手固定穿刺针,使针尖保持在脓腔内。然后由助手(在台上)或麻醉师(在台下)轻轻转动病人头部,使脓液聚集在针尖处易于抽出。除非巨型脓肿,脓液应尽量抽尽,应计算抽出脓液的量,以供再次穿刺时比较。脓液应查找阿米巴并做培养,还应作一般细菌和厌氧菌培养及抗生素敏感测定。⑤冲洗脓腔及注入抗生素:如脓肿已形成较明显的壁,可在抽尽脓液后用生理盐水及甲硝唑溶液缓慢冲洗至液体变清为止。盐水注入数量和抽出数量应相等。穿刺时如脓肿壁的硬物感不明显，则不宜进行冲洗。为了使局部感染易被控制，可把甲硝唑溶液等抗生素注入脓腔内。穿刺针拔出后应观察片刻，如抽脓后脑组织反而从穿刺孔处膨出，应考虑脓腔内有出血，如无此种情况，方可缝合切口。⑥脓肿反复穿刺或脓腔留置导管：大脑半球的脓肿多数需要穿刺3～5次方能治愈。小脑脓肿如一次抽脓彻底，大多可能治愈，但有些也需要重复穿刺。一般在首次穿刺后3～5天作第二次穿刺。大脑半球如确定需要重复穿刺者，可在首次穿刺后缝合头皮时，有计划地把再次穿刺的入路留出。小脑脓肿因颈部肌肉肥厚不易找到穿刺孔，均需在直视下穿刺。脓肿需多次穿刺时最好由同一术者操作，这样能熟悉操作并能作前后比较。为了减少反复穿刺对病人的负担，也可以在首次穿刺后于脓腔内留置一硅胶管，并将它缝扎固定于头皮切口上，以防脱落。硅胶管内径约为3mm，置入脓腔的一端可剪数个侧孔，而留在颅外的一端可接一引流袋。

（2）脑脓肿切除术

1）适应证：①脓肿已形成完整而坚固的包膜，且位于非主要功能区者；②脓肿比较表浅，易于切除者；③脓肿经穿刺无效者；④多房性或多发性脑脓肿；⑤脑脓肿已破溃入脑室者。

2）麻醉：全麻。

3）手术步骤：①切口与开颅：大脑半球脓肿作头皮颅骨瓣开颅，形成约4cm×4cm大的骨窗。②穿刺脓肿减压：开颅后以带线脑棉保护切口。如颅内压很高，应暂不完全切开硬脑膜，先避开重要功能区，选一最近脓肿处的硬脑膜电凝后作一小切口，再电凝该处皮质，用细脑针经电凝处穿入脓肿抽脓。待抽出一定数量的脓液、皮质塌陷、颅内压降低后，再按计划完全切开硬脑膜，并将它翻开。③探查及切除脓肿：切开硬脑膜后探查脓肿情况。穿刺确定脓肿的部位及深度后，在神经外科显微镜下，选非重要功能区作皮质横切口，切开前应先电凝止血。切开皮质，之后用两个脑压板分开切口，并用吸引器边吸引边深入脑内。脑压板下应垫脑棉，以减轻脑组织的挫伤并防止感染扩散。分离到脓肿壁时，即可见该处明显变硬，一般脓肿壁为灰白色的胶质组织，较硬，其外有一层白色水肿的脑组织，柔软而易于分离，且血管较少，可沿脓肿壁四周的水肿组织层边吸引边用脑压板分离。当脓肿壁的浅层分离完毕后，可用镊子提起脓肿，继续用神经剥离子和吸引器分离深部。但必须轻柔，以免损伤过多脑组织或刺破脓肿而污染切口。分离过程中如见到有血管进入脓肿壁，可用双极电凝烧灼后剪断。脓肿摘除后皮质应明显塌陷。应以手指轻轻触摸四周脑组织，如有发硬处，则可能为遗漏的脓肿，可进一步用脑针轻轻穿刺，试探有无硬物感。④关颅：关颅前用含甲硝唑溶液冲洗手术野，紧密缝合硬脑膜，硬脑膜外置胶皮管引流。放回骨瓣，并缝合骨膜数针以固定，然后缝合帽状腱膜及头皮。

（五）疗效评价

1. 治愈标准　脑脓肿已消除，颅内压基本正常。无颅内炎症征象，CT检查脓腔消失。

2. 好转标准　神志较治疗前好转，自觉症状有所好转或减轻。神经系统功能好转。脓腔缩小，但未全部消失。颅内病灶及脑脊液化验有所好转，但未恢复正常。手术切口未愈合。

3. 未愈　脓肿未清除，颅内压增高，颅内炎症征象加重，神经症状加重，CT检查示脓肿增大。

五、皮肤阿米巴病

皮肤阿米巴病(amebiasis cutis),别名皮肤变形虫病(Amoeba),是阿米巴原虫侵犯皮肤而致病,大都继发于阿米巴性痢疾或阿米巴性肝脓肿。临床主要表现为皮肤溃疡,常见发生于肛门及会阴部皮肤,因受粪便中虫体的污染而发病。

棘阿米巴引起的阿米巴性皮肤损害主要是慢性溃疡,AIDS 病人中约 75% 有此并发症。

(一) 发病机制及病理改变

1. 皮肤阿米巴病的感染途径 ①自肠道阿米巴病和阿米巴肝脓肿转移而来;②脓肿切开术后引流的含阿米巴脓液感染周围皮肤;③经损伤的皮肤接触阿米巴滋养体而引起感染。

2. 病理表现 ①皮肤阿米巴溃疡,表皮破溃,溃疡边缘表皮增生,棘层肥厚;②真皮水肿,有淋巴细胞、浆细胞、中性粒细胞、嗜酸性细胞浸润;③在坏死组织中常可见到聚集成群的溶组织阿米巴,虫体呈圆形或椭圆形,直径 20 ~ 40μm,胞质呈嗜碱性,内含空泡、红细胞和核碎片,在原虫的外周常可见到一空白晕。

(二) 临床特点

1. 青壮年较多见,男性多于女性,热带、亚热带地区多见。多继发于肠阿米巴病或肝阿米巴病,由阿米巴侵入破损皮肤引起。发病前有腹痛、腹泻等痢疾样症状。

2. 好发于肛门和会阴部及其附近部位、臀部或腰部,肠腹壁穿通部位等。早期为深在性脓肿,有波动感,若自行破溃则形成溃疡或瘘管。中央可坏死,而后发生浸润性溃疡,溃疡边缘不整,表面凹凸不平,并可逐渐形成增殖性肉芽肿,质硬,易出血,可呈菜花状隆起,湿疹、荨麻疹样、痒疹样等非特异性皮肤损害。患处有特殊性臭味,自觉疼痛。

3. 损害多发生于肛周。

4. 常侵犯肝、肠道和生殖器官,引起相应症状。

5. 由于内脏阿米巴穿破胸壁或腹部,或由于手术引流,感染引流口周围皮肤而引起,皮损呈明显炎性浸润,质硬,呈紫红色,境界清楚,且略高出皮肤表面,自觉疼痛。

(三) 诊断与鉴别诊断

1. 一般有肠道阿米巴病史,粪便中可查到阿米巴滋养体或包囊。

2. 根据特征性临床表现,好发部位,病程缓慢,经久不愈,抗阿米巴治疗有良好效果。

3. 实验室检查溃疡分泌物、粪便及病灶活检可查见阿米巴滋养体或包囊。溃疡中可检出阿米巴。

4. 应注意与性病性淋巴肉芽肿、尖锐湿疣、梅毒性扁平湿疣、疣状皮肤结核、结核性脓肿等鉴别,坏死组织中无阿米巴。

(四) 治疗

1. 一般治疗 宜食易消化的饮食,并摄取足量的营养和维生素。急性期应卧床休息,可酌情给予流质、半流质或少渣饮食。注意水电解质平衡。有肠出血者,需按情况进行输血。发生肠穿孔者,应及时进行手术治疗。

2. 甲硝唑 400mg,每日 3 次,连服 5 ~ 10 天,加上二碘羟基喹啉,650mg,口服,每日 3 次,共 20 次。

3. 四环素 250 ~ 500mg,每日 4 次,连服 10 天。

4. 局部外用药　每日清洗患处，选用广谱抗生素溶液湿敷或外敷甲硝唑软膏。亦可根据皮损情况进行外科清创术、切除术、植皮术或电灼、激光等治疗。阿米巴脓肿可外科切开引流，但不需把病灶切除。

5. 中医中药治疗，对症支持治疗。

（五）预防

1. 早期治疗，隔离病员，做好病员粪便消毒。对慢性患者应及时治疗，如为饮食工作人员，应暂时不接触饮食工作。

2. 注意饮水、饮食卫生，水果、蔬菜要洗净，养成饭前便后洗手的习惯。

3. 用药期间要定期复查粪便，调整治疗，以期彻底治愈。

4. 有阿米巴包囊者必须治疗，特别是与患者同居者更应积极治疗，以清除病原。

5. 在流行地区应加强卫生宣教，加强水源管理。

六、泌尿生殖系阿米巴病

泌尿生殖系阿米巴病甚为罕见，大多是由溶组织内阿米巴、棘阿米巴和微小内阿米巴感染引起的。有可疑病史或阿米巴肝脓肿、阿米巴痢疾的病史。常见的有阴道及子宫，男性外生殖器及尿道、膀胱，肾脏阿米巴病等。

（一）发病机制

1. 肾、膀胱阿米巴病　可出现肾区钝痛、畏寒、发热、尿频、尿急、尿痛等症状，肾区持续性钝痛或剧痛，伴发腰肌紧张和强直。可出现米汤样尿或果酱样尿，有时还可出现烂鱼肠样腐败组织，是阿米巴膀胱炎特征症状。尿路感染途径：①肠阿米巴病直接穿破至膀胱；②阿米巴肝脓肿穿破至右肾；③外生殖器阿米巴感染蔓延或经尿路侵入；④肠壁或肝脏内的阿米巴经血行或淋巴转移至尿路。

2. 阴茎阿米巴病　阴茎皮肤表面可出现不规则的表浅溃疡，边缘隆起，表面覆以血性或脓性分泌物。

3. 外阴阿米巴溃疡　首先表现为局部质硬的脓疱、局部红肿、继而破溃形成溃疡，溃疡有强烈刺痛。多个溃疡圆形或不规则，境界清楚，有的边缘可外翻，内缘向内凹陷，形成很深的穿凿状，溃疡向四周及深部迅速扩散，溃疡互相融合成数厘米至十几厘米的大溃疡及出现大片坏死。溃疡面为暗红色的肉芽组织，表面覆盖着坏死组织及脓液，有恶臭。个别有结缔组织增生，呈肿瘤样突起，质硬表面溃烂。体弱患者，其破坏性更强，并可出现腹股沟淋巴结炎。

4. 外阴阿米巴肉芽肿　在溃疡的基础上溃疡底部肉芽组织增生形成增生性肉芽肿，呈高低不平的乳头瘤样结节或菜花状隆起，质地较硬，触之易出血，表面有脓血性分泌物，有恶臭，在分泌物中能查到阿米巴原虫。

（二）临床表现

泌尿生殖系阿米巴病临床表现有畏寒发热、尿频、尿急、肾区叩痛、压痛，果酱样尿，或阴道流出腥臭味脓血性分泌物。国内曾有数十例溶组织阿米巴性阴道炎、宫颈炎、肾盂肾炎、膀胱炎、尿道炎的病例报道。泌尿生殖系阿米巴病可相互感染，女性病人的直肠阴道瘘可导致溶组织内阿米巴滋养体蔓延至泌尿系。同样泌尿系病变也可逆行感染生殖系；另外男性与女性性接触也可相互感染。生殖系阿米巴病可表现为疼痛的肉芽样病变或溃疡。

阿米巴尿道炎症状无特异性，类似普通细菌性尿路感染。阿米巴膀胱炎有尿频、尿急、尿痛及排尿前后膀胱区痛等症状，病变累及肾时，可出现寒战、高热、腰痛、肾区叩痛等。当出现肾脓肿或肾周脓肿时，除上述症状外还能触及局部肿物。Wanke 等对急性阿米巴病人的尿液分析，通常可发现尿蛋白。Westendrop 报道一例阿米巴肝脓肿伴发免疫复合物性肾小球肾炎。所以，对溶组织内阿米巴感染的病例，除了考虑到有尿路阿米巴感染的可能外，还应随访尿液分析，一旦出现肾小球肾炎的迹象，应及时治疗以防止转化为慢性肾小球肾炎。

（三）诊断

对有典型阿米巴感染史伴有泌尿生殖系统症状者，应高度怀疑本病，实验室及血清学检查为确定诊断的重要依据。由溃疡面的脓液及坏死组织中找到阿米巴原虫即可确诊。

（四）治疗

抗阿米巴药物治疗可获良好效果。如出现肾脓肿或肾周脓肿，保守治疗无效时，可以考虑脓肿穿刺引流或局部切开引流。如出现生殖器肉芽样病变或溃疡，可行局部清创并用含甲硝唑溶液的纱布湿敷，疗效较好。

第二节　自由生活阿米巴病

在自然界存在着多种自由生活的阿米巴，其中有些是潜在的致病原，可侵入人体的中枢神经系统、眼部和皮肤，引起严重损害甚至死亡，以双鞭毛阿米巴科的耐格里属（*Naegleria*）和棘阿米巴属（*Acanthamoeba*）为多见。

自由生活的致病阿米巴生活史较简单，在自然界普遍存在水体、淤泥、尘土和腐败植物中，以细菌为食，行二分裂繁殖，并可形成包囊。当人在水中（如游泳时）鞭毛型阿米巴或滋养体可侵入鼻黏膜并增殖，沿嗅神经通过筛状板入颅内。棘阿米巴在外界不良条件下形成包囊，在利于生长的条件下脱囊而形成滋养体，经破损的皮肤黏膜或角膜侵入人体，寄生在眼、皮肤等部位，血行播散至中枢神经系统。自由生活阿米巴引起的感染所致疾病表现：①福氏耐格里（Naegleria fowleri）原虫为主要病原的原发性阿米巴性脑膜脑炎；②棘阿米巴原虫所引起的肉芽肿性阿米巴脑炎；③棘阿米巴原虫所引起的角膜炎（keratitis）。

一、原发性阿米巴性脑膜脑炎

原发性阿米巴性脑膜脑炎（primary amebic meningoencephalitis，PAM），多是由福氏耐格里阿米巴（Naegleria fowleri）引起的中枢神经系统感染性疾病。全球第一例是 1967 年报告的，国内首例是 1979 年报告的。因该病大多起病急、进展快、病情凶险、预后差而备受关注。该病在世界各地有散发，也有呈现慢性表现，但发病例数尚少。

（一）病原学

福氏耐格里阿米巴是一种自由生活的阿米巴（free-living ameba），在自然界广泛存在，见于土壤、水体（淡水、微咸水与天然温泉）和空气中。如自来水系统有军团菌污染，更有利于本虫的生存。

福氏耐格里阿米巴的滋养体为椭圆形，大小约为 22μm×27μm，有伪足。胞浆有颗粒，在核仁与核膜间，有圆而厚的透明圈。它以细菌为食，滋养体以二分裂方式繁殖。喜温暖，在<37℃条件下，可转变为鞭毛型，有2～4根鞭毛，运动活泼，48小时后又能恢复到滋养体型，为本虫的重要特征。包囊直径7～10μm，呈圆形，囊壁双层、光滑，核一个，在人体组织中尚未发现过包囊。

（二）流行病学

本病主要是直接接触传播，人多是在接触污水（如在池塘洗澡、游泳、戏水）时受感染。在干旱多风地区，曾有吸入包囊后发病者。本病多见于夏秋季。患者多为少年与青年。

（三）发病机制与病理改变

原虫多是通过人体破损鼻黏膜侵入，然后再局部增殖，穿过黏膜经嗅丝、颅底筛板扩散至大、小脑各部位，再扩散至脉络丛，最终抵达蛛网膜下腔。阿米巴入脑后即迅速增殖，沿脑膜播散。此原虫能分泌溶组织酶，以其胞饮作用而引起宿主的病变。

本病以化脓性脑膜炎和坏死性脑炎为特点。导致广泛小血管周围炎，皮质表层、基底部最常见，常并发出血，病变部位可见到大量福氏耐格里阿米巴滋养体。

（四）临床表现

本病出现临床症状者只是少数，多数为亚临床型感染。急性型，潜伏期为5～7天之间。起病急，前驱期可能有鼻塞、流涕与咽痛。随后病人出现头痛、低热，并逐渐加重，头痛剧烈、呕吐与高热，伴有味觉、嗅觉功能减退，颈项强直，克尼格征（Kering sign）与布鲁津斯基征（Brudzinski sign）阳性。1～2天后，在前述表现的基础上，出现嗜睡、谵妄、局部性或全身惊厥，甚至癫痫大发作，精神错乱。2～4天后，病人转变为瘫痪与昏迷，大多数在发病后1周左右死于呼吸衰竭与心力衰竭，病死率高。慢性型，起病缓慢，潜伏期长短不一，病程可迁延数月至3年，最后大多病例死于脑膜脑炎。

（五）诊断

患者近期有污水接触史或塘水游泳、下河洗澡等。起病急，在早期可能有鼻塞、流涕、咽痛，随即出现头痛，加重，出现头痛剧烈、呕吐、高热，出现脑膜刺激征及意识障碍，应考虑该病。下列检查有助于诊断：

1. 血常规和脑脊液检查　白细胞总数与多形核白细胞增加，多形核白细胞左移。脑脊液外观可为脓性或脓血性，细胞数在（0.1～20）×10^9/L之间，以多形核白细胞为主；蛋白增加明显，可达1.26～6.50g/L；葡萄糖减少，<0.56mmol/L，氯化物偏低；在脑脊液湿涂片中可见到活动的阿米巴滋养体，其胞浆中有颗粒，可形成伪足，但标本冷却后虫体失去活力而难以辨认。

2. 血清抗体检测　利用间接免疫荧光法、间接血凝法与免疫过氧化物标记法检测感染者的血清抗体，酶联免疫吸附试验阳性者有较高的诊断价值。

（六）鉴别诊断

对发病前5～7天有在不流动水体（淡水或稍微咸的水体）中游泳史，并有前述的中枢神经系统症状与脑脊液化验特点者，应考虑本病，积极寻找原虫以助确诊。本病与细菌性化脓性脑膜炎、棘阿米巴性脑膜脑炎及阿米巴脑脓肿、隐孢子虫脑炎、急性弓形虫脑炎等相似，血清检测有助于鉴别。

（七）治疗及预防

由于该病的特点主要是以广泛的化脓性脑膜炎和坏死性脑炎为主，首选方案是内科抗阿米巴和抗感染治疗。此虫敏感的药物有两性霉素 B、咪康唑、四环素、磺胺嘧啶及利福平等,但多用两性霉素 B,用药方法可参考新型隐球菌脑膜炎。一般地讲,1 疗程总量约需 3g。可缓慢静滴,或并用鞘内(或小脑延髓池)注射。由于病情凶险且进展快,若诊断不及时,或治疗不力,病死率极高。

预防上,目前主要是尽量避免在不流动温水中游泳,或水体中加 0.7% 氯化钠,或许有助于减少本病的感染。

二、肉芽肿阿米巴脑炎

肉芽肿性阿米巴脑炎(granulomatous amoebic encephalitis)是由棘阿米巴原虫(Acanthamoeba)引起的一种中枢神经系统受损的疾病。

(一) 病原学与流行病学

棘阿米巴该属的滋养体为多变的长椭圆形,直径约 15~45μm,无鞭毛型。有叶状伪足,体表还有许多不断形成与消失的棘刺状伪足,呈无定向的缓慢运动。胞质内含小颗粒、空泡及食物泡。细胞核形态与福氏耐格里阿米巴相似,直径稍大,约 6μm,核的中央含一大而致密的球状核仁,核膜与核仁之间也有明显的晕圈,但有时核仁呈多态形。包囊呈圆球形,直径 9~27μm,有两层囊壁,外囊壁有特征性的皱纹,内囊壁光滑而呈多形,如球形、星形、六角形、多角形等多面体。胞质内布满小颗粒,单个核常位于包囊中央。棘阿米巴包囊对寒冷、干燥、自来水和各种抗微生物药剂有很强耐受性,加之虫体轻,可飘浮在空气、尘土中。

自然界广泛存在,从土壤、水、空气、灰尘中都可以分离到。波兰西北部奥得河下游的城市,2003 年调查了 10 个室内和 3 个室外温水游泳池,均分离出棘阿米巴种类,其中 5 个自室外游泳池分离的虫株表现出对小鼠的致病性,不同的虫株可分别引起脑、肾、肝、肺等不同脏器的病变。有报道 30%~100% 的健康人血清抗棘阿米巴抗体阳性,也可从健康人的咽部分离到棘阿米巴,说明大多数人在其一生中有机会接触到该生物。

(二) 致病机制与临床表现

棘阿米巴中的致病种主要是卡氏棘阿米巴,感染主要发生在抵抗力低下的人群,例如虚弱、营养不良、应用免疫抑制剂或 AIDS 病患者。病原体入侵途经包括经损伤的皮肤和眼角膜、呼吸道或生殖道侵入人体,引起损害角膜炎、肉芽肿性阿米巴脑炎。

本病是棘阿米巴引发的严重的,甚至是致死性的脑部感染,一旦发生了此感染,患者会出现头痛、颈部僵硬、反胃呕吐、疲惫、思维混乱、对周围的人和环境缺乏反应、失去平衡感及对身体的控制、癫痫和出现幻觉等症状。病程超过数周,患者通常会死亡。

棘阿米巴引起的肉芽肿性阿米巴脑炎以占位性病变为主,潜伏期较长,脑脊液中以淋巴细胞为主,病灶中滋养体和包囊可同时存在,肉芽肿性改变为其病理特征。棘阿米巴引起的皮肤损害主要是慢性溃疡,75% AIDS 病患者有此并发症。由于耐干旱的包囊可随尘埃飘起,通过污染角膜而致慢性或亚急性角膜炎和溃疡,患者眼部有异物感,畏光、流泪、视力模糊等症状,反复发作可致角膜溃疡甚至穿孔。近年来随着隐形眼镜的使用,发病率逐渐增多。

(三) 诊断

询问病史结合病原学检查为主,通过脑脊液或病变组织涂片可见中性粒细胞增加,湿片中可见活动的滋养体。也可取脑脊液、眼排泄物、角膜刮取物或活检的病变角膜涂布在有大肠杆菌琼脂平板上进行培养，一般 3 ~7 天可见滋养体和包囊。

（四）治疗与预防

中枢神经系统感染用二性霉素静脉给药，可缓解临床症状，但死亡率仍在 95% 以上。利福平及戊双脒合并口服磺胺药有望治愈肉芽肿性阿米巴脑炎。阿米巴角膜炎可选抗真菌和抗阿米巴的眼药，诸如洗必泰、聚六甲基双胍、新霉素、多粘菌素 B、克霉唑等。药物治疗无效者可考虑角膜成形术或角膜移植。皮肤阿米巴病患者应保持皮肤清洁，以戊双脒治疗。

预防本病应避免在不流动的水或温水中游泳，在温泉浸泡洗浴时应避免鼻腔接触水。及时治疗皮肤、眼睛等的棘阿米巴感染是预防肉芽肿性阿米巴脑炎的有效方法。

三、棘阿米巴角膜炎

棘阿米巴角膜炎（acanthamoeba keratitis）是由自由生活棘阿米巴属引起的一种严重的致盲性角膜疾病，以眼球剧烈疼痛与角膜基质环形浸润，进行性角膜炎和角膜溃疡为临床特点。该病于 1974 年由英国的 Nagingtong 等首先报道。该病原本是一种少见的原虫病，但由于使用角膜接触镜的人数增加，如今成为一种并非少见的医源性感染的眼科疾病，临床医生对该病缺乏深刻的认识。

（一）病原学与流行病学

已知有多重棘阿米巴属原虫可引起本病，如卡氏棘阿米巴（*Acanthamoeba castellanii*）、哈氏棘阿米巴（*A. hatchetti*）等，该病的主要虫种多认为是柯氏棘阿米巴。此原虫有滋养体与包囊两种形态。滋养体的形态特征有多个尖细的棘足（acathopadia），能缓慢移动平均直径 24 ~26μm。包囊呈球形，大小在 10 ~27μm 以上，单核，外囊壁有特征性的皱纹，似蜂窝状。外界适宜环境时，以滋养体形式存在，以细菌为食物，进行二次分裂增殖，在病变处，以角膜上皮细胞、基质细胞为食。在不适宜环境时，如缺少食物、干燥，则以包囊形式存在。包囊对外环境抵抗力强，耐寒冷、干燥，可随空气流动、尘土飞扬，也可由昆虫携带而播散。

在病变角膜、上呼吸道与健康人咽部均检出过棘阿米巴，故病人与带虫者可能是传染源。此外，在自然界环境中可自然生存。棘阿米巴在淡水、污水、自来水、游泳池水和地表、泥土中普遍存在。主要是接触传播，如角膜接触被水体中的棘阿米巴污染，游泳池水亦可直接污染眼角膜、结合膜。其他如苍蝇、蚊虫接触眼角膜，空气飞沫传播尚待证实。佩戴角膜接触镜的人，如对接触镜的保洁与消毒措施不严，佩戴不当而损伤角膜，则易发生感染。无年龄与性别差异，但年轻人多见。本病遍及全球，往往呈散发性，无季节性。

（二）发病机制与病理改变

角膜接触镜如被棘阿米巴污染，即为其侵入佩戴者角膜创造了条件。戴镜过程极易使角膜轻微擦伤、磨损，也为感染提供了机会。加之软性角膜镜本身容易吸附蛋白质、细菌及其他污染物，以及镜片保养液被污染，对镜片、镜盒保洁、清洗不当，或只用自来水或自制生理盐水冲洗，则增加被污染的概率，也为入侵的棘阿米巴和微生物提供了有利它生长繁殖的环境。

在佩戴软性角膜接触镜的状态下，角膜缺氧程度不同地干扰了角膜上皮的代谢活动，并影响了泪液的正常循环，使其局部的防御功能下降。佩戴非软性角膜接触镜亦有发生本病者。

角膜病变在初期为浅表性角膜炎，其上皮病变与单纯疱疹病毒所致的树枝状角膜炎相似，形成点状或树枝状上皮浸润。多呈亚急性（或慢性）发展，滋养体破坏基质层，其发生炎性浸润，以多形核白细胞与巨噬细胞为主，在角膜中心呈环状或弧形。此种环形角膜基质浸润是该病的特征。后期病损为弥漫性、化脓性角膜溃疡；可并发虹膜睫状体炎；当基质层在棘阿米巴滋养体侵蚀下变薄后，弹力层膨出，可发生角膜穿孔。

（三）临床表现

潜伏期未确定，可能为数周或数月。早期自觉有鼻塞、流涕、咽部不适、异物感，视物模糊，畏光流泪，一旦眼角膜形成感染，常出现剧烈眼痛，其程度常超过当时的炎症程度。检查时可见角膜表面粗糙，光泽差。随后视力明显下降，角膜混浊，有溃疡形成，典型者呈白色环状或半圆状，环状病变中央的角膜基质仍透明。有或无分泌物，角膜知觉减退。中期，部分病人出现并发症。此时极易合并细菌感染，可有前房积脓，有的还可伴发弥漫性或结节性巩膜炎、虹膜粘连，晚期继发为青光眼、白内障。总之，病程呈进行性，常常在短暂缓解后又加重，以上角膜病变以单眼多见。

（四）辅助检查

1. 取角膜刮片材料或手术摘除的角膜材料用 10% 氢氧化钾进行湿封片后在光镜下检查。可快速地诊断棘阿米巴角膜炎，但棘阿米巴滋养体与巨噬细胞、单核细胞或变性上皮细胞类似，不易区别；而双层壁的包囊易辨认，有诊断意义。如经苏木素-伊红或过碘酸 schiff 法（PAS）特殊染色，更易于观察与辨认。Hemocolor 染色后，滋养体胞浆呈淡紫色，包囊囊壁呈深紫色。三重染色后，滋养体胞核呈粉红色，胞浆呈淡绿色，包囊囊壁呈红色。

2. 病灶刮取物、手术切下的角膜还可做棘阿米巴培养，不仅可在倒置显微镜下直接观察到滋养体与包囊，还可用于虫种鉴定与药敏实验。

3. 借助显微镜可直接观察角膜前部基质内的棘阿米巴包囊。

（五）诊断

1. 患者发病前 3 ~6 天有不流动水池游泳史、角膜外伤史，以及戴角膜接触镜史，特别是用自来水、自制生理盐水冲洗角膜接触镜者。

2. 临床表现为角膜炎症状，眼剧痛，有特征性的角膜病变，用抗菌、抗病毒药物及激素药物治疗无效。

（六）鉴别诊断

本病的临床表现特点是：有佩戴角膜接触镜或有角膜外伤的人，单眼急性发病，眼球剧烈疼痛和角膜基质环形浸润是重要特点，病程呈进行性加重，在病情进展过程中常有短暂时间的缓解，均为诊断本病的线索。确诊需从角膜标本、镜片保养液中找到棘阿米巴包囊或滋养体。本病早期应与单纯疱疹病毒性角膜炎、细菌性及真菌性角膜炎鉴别。除临床方面的特点外，关键在病原学诊断。

（七）治疗

治疗原则　包括局部彻底清创；规范、联合应用杀棘阿米巴药物。

（1）病原治疗：早期用甲硝唑滴眼，同时口服甲硝唑，用药疗程，至少在 3 月以上。目前推荐以 0.02% 氯己定（洗必泰）加羟乙磺酸普罗帕脒（propamidine isethionate）、0.1% 普罗帕脒联合应用。头 3 日每小时滴眼一次；第 4 ~7 天，白天每 2 小时 1 次，晚间每 4 小时 1 次；第

8～10 天，每 4 天 1 次，此后次数逐渐减少。1 疗程至少 4 个月，直至痊愈为止。也可用 0.02% 聚六甲基双胍（polyhexamethyl biguanide，PHMB）替代氯已定。

氯已定、普罗帕脒、PHMB 对滋养体有较强的灭杀作用，但对包囊的灭杀作用较差。还可并用新霉素、多粘菌素 B 滴眼。有时尚需加用抗病毒药或抗真菌药，提高治疗效果。如已并发巩膜炎、葡萄膜炎等可适当考虑激素的应用，除此一般不考虑用激素。

（2）外科治疗：①清创术：早期可考虑用冷冻法或局部清创术，以除去角膜组织内的原虫，并配合病原治疗。术后再给予病原治疗，病原根治彻底，对控制复发有重要意义。②角膜移植术：角膜移植术虽能清除病灶中的虫体，但一般认为应尽可能推迟手术，应于足量药物治疗停止后 3 个月且炎症消退后，再行增视性角膜移植术为好，也有人提出为防止复发宜作大面积角膜移植。

（八）预后及预防

能否及早（发病 2 周内）作出诊断，并实施有效病原治疗，是决定预后效果的关键。否则会发生并发症导致角膜穿孔、前房积脓和视力极度下降，甚至丧失视力。

对配戴接触镜者开展防病知识教育。确实需要戴接触镜者要选用透气性能好、设计合理、制作精度高的软性接触镜。平时尽量减少戴镜时间。并应严格做好镜片清洗、保洁、防污染及消毒，不用自来水或自制生理盐水冲洗镜片。训练最佳装镜方法，尽量减少对角膜的损伤。不戴接触镜淋浴、游泳与泡温泉。一旦角膜可疑损伤或感染，务必及时就医。

（高戈　杨镇）

第九章 弓形虫病

弓形虫病(toxoplasmosis),又称弓形体病,是由刚地弓形虫(Toxoplasma gondii)寄生于人体脑、眼、肺脏、心脏、淋巴结等组织引起炎性破坏病变的寄生虫病,是一人畜共患病。刚地弓形虫最早由法国学者 Nicolle 和 Manceaux 在啮齿动物刚地梳趾鼠(Ctenodactylus gondii)的肝脾单核细胞内发现,因其滋养体呈弓形而得名。本病在世界各地普遍存在,具有广泛的自然疫源性,猫科动物为其终宿主和重要传染源。该病通过先天性和获得性两种途径感染人。母体的弓形虫通过胎盘引起胎儿在宫内感染的弓形虫病为先天弓形虫病,因其临床表现复杂多样易被漏诊或误诊,同时由于新生儿期治疗困难,故病死率极高。

一、病 原 学

弓形虫属顶端复合物亚门、孢子虫纲、真球虫目寄生性原虫。生长发育过程中可分 5 个阶段:速殖子、包囊、裂殖体、配子体和卵囊。

速殖子　呈新月形或香蕉形,一端钝圆,一端较尖;一侧较平,一侧较弯曲。虫体大小约(4 ~7)μm×(2 ~4)μm。经吉氏或瑞氏染液染色后,可见虫体细胞质呈蓝色,核位于虫体中央呈红色,在核与虫体尖端之间为浅红色颗粒状的副核体。

包囊　包囊见于宿主组织中,呈圆形或椭圆形,外有一层由虫体分泌的嗜银性和富有弹性的紧韧囊壁所包绕,随着囊内虫体缓慢增殖,包囊体积逐渐增大,小的直径仅 5μm,大的直径可达 100μm,内含数个至数百个虫体,称为缓殖子。其形态与速殖子相似,但虫体稍小,核稍偏。包囊在一定条件下可破裂,释出的缓殖子可再进入新的细胞。

卵囊　在宿主体内未包子化的卵囊呈圆形或卵圆形,具两层光滑透明囊壁,大小约12μm×10μm。卵囊随宿主粪便排到体外,在适宜的温度和湿度条件下,发育迅速并孢子化,24 小时后含有 2 个孢子囊。成熟卵囊体积稍增大,大小为 13μm×11μm,孢子囊大小为8μm×6μm。每个孢子囊含有 4 个子孢子,子孢子呈新月形,一端较尖,一端较钝,大小约(6 ~8)μm×2μm,一个核居中或位于亚末端。

弓形虫生活史中需要两类宿主。终宿主为猫科动物如家猫,中间宿主除人体外,还有多种哺乳动物和鸟类。

1. 在终宿主体内的发育过程　猫和猫科动物食入卵囊或其他动物肌肉等组织中的包囊、假包囊而感染。进入小肠卵囊内子孢子逸出、包囊内缓殖子逸出和假包囊内速殖子逸出，虫体侵入小肠上皮细胞发育增殖，形成裂殖体，裂殖体成熟后，随肠上皮细胞破裂而释出裂殖子，再侵入新的肠上皮细胞重复裂体增殖过程。经数代裂体增殖后，部分裂殖子发育为雌、雄配子体，之后发育为雌、雄配子，雌、雄配子受精后形成合子，合子继续发育为卵囊。卵囊从破裂的肠上皮细胞落入肠腔，随宿主粪便排出，在外界适宜的温度、湿度中继续发育，最终形成含有 2 个孢子囊的成熟卵囊。

2. 在中间宿主体内的发育繁殖　当卵囊、包囊和假包囊被中间宿主（如哺乳动物、鸟类及人）经口感染后，分别在肠内释出子孢子、缓殖子和速殖子，侵入肠壁，经血和淋巴进入单核巨噬细胞系统细胞内寄生，并逐渐扩散到全身各器官，如脑、淋巴结、肝、心、肺等，在组织细胞内发育繁殖。弓形虫寄生在有核细胞胞质内或核内进行而分裂和内芽生殖过程中，可形成多种不同形状的群落。当被寄生的宿主细胞破裂后，速殖子又侵入新的宿主细胞。继续不断地发育繁殖。在宿主机体免疫力正常时，侵入细胞内的虫体缓慢繁殖，并分泌一种成囊物质形成具有囊壁的包囊，其囊内的虫体称缓殖子，并可在包囊破裂后释放出来，侵入新的宿主细胞进行缓慢繁殖，重复上述过程。包囊在宿主体内了存活数月或数年。

当宿主免疫力因多种原因影响而致低下或虫株毒力增强时，侵入宿主细胞的弓形虫发育为速殖子，迅速增殖，形成假包囊。细胞胀破后释放的速殖子再进入宿主新的细胞，迅速增殖的速殖子可大量侵犯正常细胞，从而造成全身性的广泛感染。

二、流 行 病 学

弓形虫病分布全球，全球人群弓形虫的感染率为 25% ~50%，在不同国家、不同地区、不同种族，弓形虫抗体阳性率差异很大。据报道，在 20 世纪 80 ~90 年代，欧洲中部一些国家育龄妇女中的未生育者，弓形虫抗体阳性率在 37% ~58%；南美一些国家为 51% ~72%；几内亚湾一些西非国家为 54% ~77%；而在东南亚、中国、朝鲜等国阳性率较低，约为 4% ~39%。2004 年全国重要人体寄生虫病抽样调查 47 444 人，其血清阳性率为 7.88%。弓形虫是一种机会性致病原虫，在健康人体中，一般表现为隐性感染，当人合并有感染性疾病（如艾滋病），或长期使用激素类药物、抗肿瘤药物、细胞毒剂、免疫抑制剂时，可因机体免疫力下降，而表现出明显的致病作用，甚至致死。孕妇在妊娠期间感染弓形虫后，虫体可通过胎盘传给胎儿，从而导致流产、早产、畸胎等，对优生优育影响较大。

几乎所有哺乳动物和一些禽类均可作为弓形虫的储存宿主，但猫科动物是最重要的传染源。

弓形虫病可通过胎盘和输血等途径在人群之间传播；猫粪中的卵囊污染食物、水源，人生食或半生食含有弓形虫速殖子或包囊的动物肉制品，可造成动物弓形虫病传播给人；动物相互残杀吞食，或猫科动物粪中卵囊污染环境，造成弓形虫在动物间相互传播。实验室工作人员不慎时可以感染。

总之，弓形虫的各阶段都具有感染性；中间宿主广泛，且在中间宿主间可传播；包囊在中间宿主组织内寿命长，在冻存状态下可存活 30 余年；终宿主肠道内卵囊排放量大，且在外界抵抗力强（常温下可活 1 ~1.5 年）；人被感染可通过多种方式引起，包括通过误食其终宿主排出的卵囊和通过生食中间宿主肉类、蛋类及奶而受感染。弓形虫感染的广泛性，显示出人和动物对弓形虫的感染有着明显的易感性。

三、致 病

人被弓形虫感染后，是否发病则取决于弓形虫的毒力、侵袭力和人体的免疫状态。一般来说，人体免疫状态正常或虫株毒力低时，会处于一种隐性感染状态，当人体免疫力低下或虫株毒力强（如 RH 株强毒力株）时，则可由隐性感染状态转变为急性感染状态（即临床所称的急性弓形虫病或急性期）或慢性期。在急性期，也随着人体免疫状态改变或经适当治疗，也转变为慢性期；反之，也可由慢性期转变为急性期。在急性期未能得到及时诊治的病例，亦可致死。

依据人体受弓形虫感染和致病的途径或方式以及临床表现，临床将其分为先天性弓形虫病和获得性弓形虫病两大类。

第一节 先天性弓形虫病

先天性弓形虫病是指弓形虫感染孕妇并经胎盘或羊水垂直传播给胎儿，弓形虫感染对胎儿危害的严重程度与母亲的感染时期、感染虫株的毒力、母亲体内抗体等因素有关。母亲感染弓形虫的时期有妊娠时感染及妊娠前感染两种，孕前感染者因母体内已有弓形虫抗体可杀死循环中的弓形虫和以后进入的弓形虫，所以胚胎或胎儿不会被感染。只有在孕期内初次感染才有可能将弓形虫经血流带至胎盘，弓形虫在侵入处附近的细胞内进行第一次增殖后，随淋巴血液循环播散至全身脏器进行第二次增殖，到达子宫壁的弓形虫通过胎盘进入胎儿血循环而感染胎儿。妊娠时感染胎儿的感染率、发病率随着孕期的进展逐渐上升，而对胎儿所造成的危害程度却逐渐下降，其中以孕早期对胚胎的损害最大，可致胎儿流产、死产、发生先天性缺陷或畸形。此外，据国外文献报告母婴垂直传播率与弓形虫的虫株型别相关，RH 弓形虫株具有更强的穿入和游走能力，能快速跨越胎盘及血脑屏障，有利于弓形虫的垂直传播。

一、致病机制及临床表现

先天性弓形虫病临床症状出现的时间很不一致，多数先天性弓形虫病胎儿并无明显症状或仅有一些非特异性的症状，如宫内发育迟缓、肝脾肿大、紫癜、黄疸等，但国外调查显示将近 80% 患者会在出生后数月、幼儿期或青少年期或直至成年期出现视觉或认知方面的障碍，累及的器官包括中枢神经系统、眼、肝脏及全身其他器官。

1. 中枢神经系统弓形虫病 先天性弓形虫病导致中枢神经系统受累的主要症状为脑积水、脑钙化和小头畸形等。当弓形虫引起的病变位于导水管或室间孔等脑脊液循环通道的狭窄处时，大量的坏死碎片阻塞致使脑脊液引流受阻进而引起脑积水。弓形虫在脑室内繁殖的结果使大量的弓形虫抗原逸出到脑脊液中，并扩散到达脑室周围的血管，与血管内的循环抗体结合，产生变态反应，或形成免疫复合物沉积于血管壁，导致血管炎和血栓形成，从而导致脑实质坏死，尤以皮质、基底神经节和脑室周围最为严重，脑组织坏死的结果可形成钙化灶，这种钙化灶广泛见于皮质和脑室膜下组织的坏死区。由于弓形虫感染引起宫内发育迟缓,胎儿大脑发育受到严重损害,加上脑组织坏死而导致的脑发育障碍,容易造成胎儿小头畸形的发生。此外中枢神经系统受累还可出现癫痫发作、脑膜脑炎、智力发育障碍等症状。

2. 眼弓形虫病　不同于获得性弓形虫病中眼受累罕见,先天性弓形虫眼病则十分常见。眼病的出现可在新生儿期、婴儿期、幼儿期、青少年期甚至成年期。其中以脉络膜视网膜炎最为常见,发生率占先天性弓形虫病的40% ~80%。脉络膜视网膜炎是由于弓形虫繁殖直接破坏视网膜所致的急性或慢性复发性坏死性炎症,此外先天性弓形虫眼部病变其他症状还包括眼球震颤、斜视、视神经萎缩、白内障和眼肌麻痹等。

3. 肝脏损害及其他　先天性弓形虫病新生儿体内弓形虫能够迅速在各脏器繁殖,直接破坏被寄生的细胞,其中对肝脏及心脏的损伤最为常见,肝大可达到50%,先天性弓形虫病新生儿常伴发心脏病,表现为心脏扩大、心律不齐,其他器官及组织如皮肤、胃肠道和肾脏等亦均可受累,临床上可有中毒感染症状、全身性水肿、皮疹、紫癜、血小板减少、黄疸和肺炎等症状,预后差、死亡率高。

二、辅 助 检 查

1. 特异性抗体检测　建立了同时可检测 IgG 和 IgM 两类抗体的酶联免疫吸附试验(ELISA)方法。对妊妇怀孕期间取母体血清、羊水或胎血检测。可用以了解弓形虫抗体水平的动态变化、胎儿宫内是否受感染。特异性 IgM 抗体阳性视为现症患者或处于活动性感染。此指标对早孕者弓形虫检查具有指导是否中止妊娠的意义。

2. 特异性 T 淋巴细胞检测　在先天性弓形虫病的儿童体内,可以检测到针对弓形虫抗原特异性的 T 淋巴细胞,有助于早期精确诊断儿童先天性弓形虫病。

3. 基因检测　取血液、脑脊液、羊水及胸腹水提取 DNA 作 PCR 检测特异性片段的方法敏感性高,在国外已成熟使用分子生物学方法来诊断先天性弓形虫感染的报告,国内已开始应用于临床。

4. B 超检查　可了解孕妇宫内胎儿受损情况。

5. 病原学检查　取羊水涂片,或分离鉴定弓形虫株,或作小鼠接种传代等。

三、诊　　断

先天性弓形虫病母亲及患儿血清学检测同时查获病原体者即可确诊。组织活检和动物感染的方法直接检测病原体有一定的诊断价值,但操作烦琐费时,且在多数医疗卫生单位难于实现,因此,常采用免疫学的方法来诊断弓形虫病。

四、治　　疗

具体见本章第二节。

五、预 防

预防先天性弓形虫病方面国外学者提出三级预防措施:一级预防措施为卫生管理及健康教育。二级预防为产前诊断,对育龄期妇女和孕妇应定期进行血清学监测,一旦发现,及时治疗。三级预防为对感染弓形虫孕妇胎儿或所生新生儿进行检测及治疗,将弓形虫病造成的危害降至最低。先天性弓形虫病的防治是优生优育工作的重要组成部分,一些国家已将其列入孕妇常规检查项目。

第二节 获得性弓形虫病

获得性弓形虫病是指出生后由外界获得的弓形虫感染,占弓形虫病的绝大多数。主要经口食入被猫粪中感染性卵囊污染的食物和水,或未煮熟的含有包囊和假包囊的肉、蛋或受污染的奶等,此外猫、狗等痰和唾液中的弓形虫可通过接触经黏膜及损伤的皮肤进入人体。弓形虫寄生于人和哺乳动物组织除红细胞外的几乎所有有核细胞内,在宿主免疫功能低下时可致严重后果,是重要的机会性致病原虫。不同国家及地区由于自然环境、生活习惯、卫生条件等的差异感染率相差悬殊。我国一般人群的平均感染率约为5%。造成弓形虫病流行的原因很多,包括中间宿主广泛且在终宿主之间、中间宿主之间、终宿主与中间宿主之间均可互相传播,卵囊排放量大且滋养体、包囊及卵囊对外界环境抵抗力强,加上其生活史多个时期均可作为传染源等原因,都使得人畜感染弓形虫病相当普遍。

一、致病机制及免疫学特征

1. 致病机制　弓形虫主要通过侵犯并破坏宿主细胞而致病,其致病程度同宿主免疫状态密切相关。弓形虫不论以何种形式(子孢子、速殖子、缓殖子)从何种途径(多数从肠道)入侵进入血液或淋巴组织,均可直接进入或被单核细胞吞噬寄生,并随淋巴或血液到达淋巴结或远处组织。感染后多数人有较强的自然免疫力,呈无症状的隐性感染状态,引起带虫免疫,产生特异性抗弓形虫抗体杀灭循环中的弓形虫,从而阻止其对组织细胞的破坏作用,而在特殊人群如艾滋病、肝脏疾病、肺结核、器官移植术后患者等机体免疫功能缺陷者感染时,弓形虫会大量进入脾脏、横纹肌和神经系统等,扩散到全身各组织器官,引起严重后果。

另外,其致病还与弓形虫虫株毒力及侵袭力相关,强毒株侵入机体后迅速繁殖,可引起急性感染和死亡;弱毒株侵入机体后,增殖缓慢,在脑或其他组织内则以包囊的形式存在,很少引起死亡。弓形虫基因组在很大程度上是保守的,各型之间在DNA序列水平上仅有1%~2%的微小差异,然而毒力却存在很大差异,强毒株的致死剂量可以达到1,即1个速殖子感染即可致死1只小鼠。

2. 免疫特征　在弓形虫感染早期,IgM和IgA升高,1个月后被IgG取代,但特异性抗体的保护作用并不明显,尤其在急性期,弓形虫抗体不起决定性作用,而细胞免疫的状态决定了宿主感染弓形虫后的发展趋势和转归,所以弓形虫感染的免疫是以细胞免疫为主,特别是在感染早期，参与机体免疫反应的主要有巨噬细胞、T 淋巴细胞、NK 细胞及其多种细胞因子。弓形虫感染的免疫机制复杂，多种免疫细胞和细胞因子相互作用形成调节网络，根据各细胞因子在免疫调节中的作用可分为免疫上调因子和下调因子：免疫上调因子（IFN-γ、IL-2、TNF-α、IL-1、IL-7、IL-12、IL-15）主要由 Th1 细胞及巨噬细胞产生，免疫下调因子（IL-4、IL-6、IL-10）则主要由 Th2 细胞产生。

T 细胞是弓形虫感染中起主要作用的效应细胞，$CD4^+T$ 细胞先于 $CD8^+T$ 细胞出现在免疫应答中，随着感染时间的延长，$CD8^+T$ 细胞比率逐渐上升。$CD8^+T$ 细胞一方面通过释放 IFN-γ 活化巨噬细胞产生 NO 发挥杀虫作用，另一方面通过释放穿孔素、丝氨酸酯酶、淋巴毒素等发挥对弓形虫感染细胞的胞溶作用。巨噬细胞在弓形虫感染中主要通过活化产生各种具有生物活性的细胞因子如 TNF-α、IL-10、IL-12 等而发挥作用。在弓形虫感染过程中，巨噬细胞一方面是控制和杀灭细胞内寄生原虫的效应细胞，另一方面它也是方便寄生虫生存和繁殖的长期宿主，发挥特殊的免疫调节作用。免疫上调因子 IFN-γ 是宿主抗弓形虫的重要介质，主要通过激活巨噬细胞产生高水平的 NO 发挥对弓形虫的抑制和杀伤作用，而免疫下调因子 IL-6 则可抑制 IFN-γ 对巨噬细胞的活化作用。随着 IL-10 的产生，宿主免疫系统呈低应答状态，IL-10 是 IFN-γ 的有力拮抗剂，各种免疫细胞及细胞因子的相互作用最终使机体处于慢性寄生虫病的平衡状态。

二、临 床 表 现

较先天性弓形虫病的表现更为复杂。病情的严重性与机体的免疫功能是否健全有关。

1. 免疫功能正常的人的获得性弓形虫病　大多数病人无症状或有颈淋巴结肿大。约10% ~20% 病人有症状，如发热、全身不适，夜间出汗，肌肉疼痛，咽痛，皮疹，肝、脾大，全身淋巴结肿大等。淋巴结肿大较为突出，除浅表淋巴结肿大外，纵隔，肠系膜，腹膜后等深部淋巴结也可肿大，腹腔内淋巴结肿大时可伴有腹痛。肿大的淋巴结质硬，可伴有压痛但不化脓。症状和体征一般持续 1 ~3 周消失，少数病程可达 1 年。个别病人可出现持续性高热，单侧视网膜脉络膜炎，一过性肺炎，胸腔积液，肝炎，心包炎，心肌炎，Guillain-Barre 综合征，颅内占位病变和脑膜炎等。

2. 免疫功能缺陷病人的获得性弓形虫病　先天性和获得性免疫功能缺陷患者（包括艾滋病患者）感染弓形虫的危险性极大，特别是潜在性感染的复发。在此情况下获得性弓形虫病的淋巴结病变可不明显，但可能出现广泛播散和迅速发生的多器官的致命性感染。①中枢神经系统弓形虫感染：可表现为局灶性脑病、弥漫性脑病、脊髓病变。②肺部弓形虫病：多见于艾滋病的晚期患者。表现为长期发热、咳嗽、呼吸困难等。部分患者可同时合并弓形虫性脑病的表现。③眼部弓形虫病：主要表现是视网膜脉络膜炎，80% 累及黄斑区，其视网膜脉络膜炎可分为陈旧性和再发性两类。有视力减退、眼前黑影漂动、视物变形等表现。④其他少见的弓形虫病变表现：可引起全垂体功能减退、垂体性尿崩症和消化器官的受累，出现腹痛、腹泻、腹水，甚至引起急性肝衰竭。

三、辅 助 检 查

（一）病原学检查

1. 直接涂片法　取急性期患者体液、脑脊液、血液等经离心后取沉淀物作涂片镜检，也可用受损脏器的活组织穿刺物涂片，经甲醇固定后作姬氏染色，镜检弓形虫滋养体。此法简便，但检出率一般不高。

2. 虫株分离法　接种常用动物模型为小鼠，无菌采集患者体液或组织样本接种于小鼠腹腔或脑，1～2 周后收集腹水或内脏组织作涂片染色镜检，阴性者继续传代至少 3 次，此外样本也可接种于鸡胚绒毛尿囊膜或离体培养的单层有核细胞。

（二）免疫学检查

1. 血清中特异性的抗体检测　方法有多种。

（1）染色试验（dyetest，DT）：本法是基于活体弓形虫胞浆对碱性亚甲蓝有亲和力因而可被染成蓝色，当样本中有特异性抗体时虫体表膜被破坏则不被亚甲蓝所染。镜检时虫体达 60% 未着蓝色为阳性，多数被染成蓝色者为阴性。本方法特异性强、敏感度高、重复性好，是公认的诊断弓形虫病最有价值的实用方法。

（2）间接免疫荧光抗体试验（IFA）：采用荧光标记的二抗检测特异性抗体，本法具有敏感、特异、快速和重复性好的特点，与 DT 的符合率高，适用于早期诊断。

（3）间接血凝试验（IHA）：本法操作简便易推广，适用于流行病学调查，但重复性欠佳。

（4）酶联免疫吸附试验（ELISA）：临床上多用于同时检测 IgG、IgM 来诊断现症感染。

2. 血清中循环抗原或循环免疫复合物的检测　检测宿主血清循环抗原或循环免疫复合物，是早期诊断弓形虫感染的可靠方法。有国内外报告采用胶乳凝集试验（LA）、ELISA 法、放射对流免疫电泳自显影法（RCIE）等方法检测弓形虫血清循环抗原，ELISA 法检测循环免疫复合物，效果都非常好。

（三）基因检查

近年来更多人将 PCR 及 DNA 探针等分子生物学技术应用于检测弓形虫感染，鉴于其敏感性、特异性高，适用于早期诊断等优点。这类方法开始试用于临床。

四、诊　　断

弓形虫病临床表现缺乏特异性，必须借助于病原学检查和免疫学检查作出综合判断。

五、治　　疗

抗弓形虫滋养体的治疗已取得较可靠的疗效，但对消灭弓形虫的包囊则迄今未找到有效药物，故近期疗效较好，而复发者多。

（一）抗弓形虫治疗的主要对象

1. 免疫功能正常获得性弓形虫感染有重要器官受累者，如眼弓形虫病、脑弓形虫病。

2. 免疫功能缺陷宿主的弓形虫急性和隐性感染者。

3. 先天性弓形虫病患儿。

4. 血清学试验从阴性转为阳性的孕妇(弓形虫的近期感染者)。

(二) 主要抗弓形虫药物

有乙胺嘧啶,磺胺嘧啶(或磺胺吡嗪、磺胺二甲嘧啶、复方磺胺甲噁唑),克林霉素和螺旋霉素、阿奇霉素、克拉霉素、罗红霉素等大环酯类抗生素,阿托伐醌和氨苯砜等。

(三) 常用治疗方案

临床常采用诱导强化和维持疗法,即首先采用4~6周多种有效的抗弓形虫药物的大剂量联合治疗,以进行诱导强化治疗(见表9-1),而后减少用药种类和减少药物剂量,进行抗弓形虫药物的长期维持治疗。一般维持治疗药物的用量是诱导强化治疗时药物用量的1/2。

表9-1 常用抗弓形虫药物诱导强化治疗方案

药 物	推荐用药剂量
首选联合用药方案	
①乙胺嘧啶	成人:首剂200mg,随后50~75mg/d,口服 儿童:每日1mg/kg,分二次口服
②叶酸	10~20mg/d,剂量可加至50mg/d,可口服、静脉或肌内注射
③下列药物任选一种	
磺胺嘧啶	成人:4~6g/d,分4次口服 儿童:每日150/kg,分4次口服
克林霉素	成人:600mg/次,剂量可加至1200mg/次,每6小时一次,口服或静脉滴注。 儿童:10~25mg/d,分四次口服或静脉滴注
次选联合用药方案	
①复方磺胺甲噁唑	3~5mg/次(以TMP的含量计算),每6小时一次,口服或静脉滴注
②乙胺嘧啶和亚叶酸	剂量和用法同首选方案
③下列药物任选一种	
克拉霉素	500~1000mg/次,每12小时口服一次
阿奇霉素	1200~1500mg/d,口服
阿托伐醌	750mg/次,每6小时口服一次
氨苯砜	100mg/d,口服

(四) 孕妇的抗弓形虫药物治疗

一旦确诊为弓形虫的近期感染,应尽早地进行抗弓形虫治疗。孕妇忌用乙胺嘧啶(以防致畸),可用螺旋霉素,每日2~4g,4次分服,3周为1疗程,间隔1周再重复治疗。孕妇还可应用克林霉素每日600~900mg,亦可联合用药。

六、预　防

加强饮食卫生管理，强化肉类食品卫生检疫制度，做好水、粪等规范化管理，防止可能带有弓形体卵囊的猫粪污染水源、食物，不吃生的肉、蛋、奶制品，操作过肉类菜板、刀具以及接触过生肉的物品要用肥皂水和清水冲洗；加强对家禽、家畜、宠物及可疑动物的监测和隔离，家猫最好用烧煮过的食物及干饲料喂养；加强卫生宣传及群众教育，提高医务及畜牧兽医人员对本病的认识，掌握本病的诊断和治疗方法。

（曹建平）

第十章　利　什　曼　病

利什曼病(leishmaniasis)是由利什曼原虫寄生人体引起的一种机会性寄生虫病。由利什曼属原虫引起的疾病有两种类型，一类称为内脏利什曼病，病原体是杜氏利什曼原虫、婴儿利什曼原虫、恰格氏利什曼原虫。杜氏利什曼原虫引起的内脏利什曼病，主要表现为发热、贫血、脾大和鼻出血等。有的患者可有蛋白尿、血尿。如不及时治疗，常可致死。该病在印度土语中称为"Kala-azar"，即黑热病，指患者有发热和皮肤色素沉着(我国的患者无皮肤色素沉着)。而后两种利什曼原虫视机体抵抗力不同可以致内脏利什曼病，又可致皮肤利什曼病。另一类是皮肤利什曼病，主要表现为皮肤或黏膜溃疡，病原体是除杜氏利什曼原虫以外的其他利什曼原虫。皮肤利什曼病往往能自愈，但可留下瘢痕。

第一节　黑热病(内脏利什曼病)

黑热病(Kala-azar)又称内脏利什曼病(visceral leishmaniasis)，是由杜氏利什曼原虫寄生于人体的巨噬细胞内引起的一种人兽共患疾病。也是一种须经白蛉传播的慢性地方性传染病，主要侵犯内脏，寄生于单核-巨噬细胞系统，引起黑热病，少数可继发皮肤损伤。临床上以长期不规则发热、进行性脾大、消瘦、贫血、全血细胞减少及血浆球蛋白增高为特征。

一、病　原　学

杜氏利什曼原虫为细胞内寄生的鞭毛虫。对人有致病性的四种利什曼原虫为热带利什曼原虫和墨西哥利什曼原虫引起皮肤利什曼原虫病；巴西利什曼原虫引起鼻咽黏膜利什曼原虫病；杜氏利什曼原虫引起黑热病。该4种原虫形态上无差别，而致病性与免疫学特性上有差异。

杜氏利什曼原虫生活史分前鞭毛体和无鞭毛体(利杜体)两个阶段。前者见于白蛉消化道，在22℃～25℃培养基中，呈纺锤形，前端有一个游离鞭毛，其长度与体长相仿，约(12～16)μm×(4～5)μm。后者见于人和哺乳动物单核-巨噬细胞内，在37℃组织培养基中呈卵圆形，大小约(2.9～5.7)μm×(1.8～4.0)μm。

当雌性白蛉叮咬患者和被感染动物时，将血中利杜体吸入白蛉胃中，2～3天后发育为成熟前鞭毛体，并迅速以二分裂法繁殖，1周后前鞭毛体大量聚集于白蛉口腔及口器，当其再叮咬人或动物时前鞭毛体即随其唾液侵入，在皮下组织鞭毛脱落成为无鞭毛体。

二、流 行 病 学

患者与病犬为主要传染源，少数野生动物如狼、狐等亦为传染源，不同地区传染源可不同。平原地区病人为主要传染源，常引起人间流行，称为“人源型”。西北丘陵地区病犬为主要传染源，而称为“犬源型”，多散发。在内蒙古、新疆等的荒漠地区，野生动物为主要传染源，称为“自然疫源型”或“野生动物源型”。

中华白蛉是我国黑热病主要传播媒介，通过白蛉叮咬传播，偶可经破损皮肤和黏膜、胎盘或输血传播。人群普遍易感，病后有持久免疫力。本病为地方性传染病，但分布较广，中国、印度、孟加拉、西亚、地中海地区、东非及南美洲均有病例。我国 20 世纪 70 年代以来一些地区不断出现新感染内脏利什曼病例，山东、河北、苏北、皖北及新疆南部还出现了皮肤型黑热病。本病发病无明显季节性，农村较城市多发，不同地区发病年龄有所不同。

三、发病机制与病理解剖

1. 发病机制　利杜体在人体内被单核-巨噬细胞吞噬，并可随血液至脾、肝、骨髓及淋巴结等器官，在单核-巨噬细胞内繁殖，引起巨噬细胞破裂，利杜体逸出后又被其他巨噬细胞吞噬，如此反复而大量巨噬细胞破坏及增生，引起内脏病变。

2. 病理解剖　基本病理变化为巨噬细胞及浆细胞明显增生，主要病变在富有巨噬细胞的脾、肝、骨髓及淋巴结。肺、肾、胰、扁桃体、睾丸、皮肤及皮下组织等亦均可有巨噬细胞增生。脾常显著肿大，重量可达 4 ~5kg，巨噬细胞极度增生，内含大量利杜体；脾因血液受阻而显著充血，偶可因小动脉受压而发生脾梗死；脾大时可能脾功能亢进。肝可轻至中度肿大，库普弗细胞、肝窦内皮细胞及汇管区巨噬细胞内有大量利杜体；肝细胞可因受压缺血发生脂肪变性。骨髓显著增生，巨噬细胞内有大量利杜体，中性粒细胞、嗜酸性粒细胞及血小板生成均显著减少。淋巴结轻至中度肿大，其内有含利杜体的巨噬细胞及浆细胞。由于巨噬细胞及浆细胞大量增生，引起血清球蛋白明显升高，主要是 1gG 型非特异性抗体，无保护性。

四、临 床 表 现

潜伏期长短不一，平均 3 ~6 个月(10 天至 9 年)。

(一) 典型临床表现

1. 发热　起病缓慢，症状轻而不典型，长期不规则发热，约 1/2 ~1/3 病例呈双峰热型，即 1 日内有 2 次体温升高(升、降幅度超过 1℃)。发热虽持续较久，但全身中毒症状不明显，仍能坚持一般劳动，是其特征。

2. 脾、肝及淋巴结肿大　脾明显肿大，起病后半个月即可触及，质软，以后逐渐增大，半年后可达脐部甚至盆腔，质地变硬。肝轻度至中度肿大，质地软，偶有黄疸腹水。淋巴结亦为轻度至中度肿大。

3. 贫血及营养不良 病程晚期可出现精神萎靡、头发稀疏、心悸、气短、面色苍白、浮肿及皮肤粗糙，皮肤颜色可加深故称之为黑热病，亦可因脾亢致血小板减少而有鼻出血、牙龈出血及皮肤出血点等。

在病程中症状缓解与加重可交替出现，一般病后1个月进入缓解期，体温下降，症状减轻，脾缩小，血象好转，持续数周后又可反复发作，病程迁延数月。

（二）特殊临床类型

1. 皮肤型黑热病 多数患者有黑热病史，亦可发生在黑热病程中，少数为无黑热病病史的原发患者。皮损主要是结节、丘疹和红斑，偶见褪色斑，表面光滑，不破溃亦很少自愈。结节可连成片类似瘤型麻风。皮损可见于身体任何部位，但面颊部为多。患者一般情况良好，大多数能照常工作及劳动，病程可长达10年之久。

2. 淋巴结型黑热病 较少见，多无黑热病史，病变多局限于淋巴结，亦可与黑热病同时发生。表现为全身多处浅表淋巴结肿大，尤以腹股沟部多见，花生米大小，亦可融合成大块状，较浅可移动，局部无红肿热痛。

五、实验室检查

（一）血象

全血细胞减少，其中白细胞数减少最明显，一般为$(1.5\sim3)\times10^9/L$，重者可少于$1\times10^9/L$。主要是中性粒细胞减少甚至可完全消失；嗜酸性粒细胞数亦减少。常有中度贫血，病程晚期可有严重贫血。血小板数明显降低，一般为$(40\sim50)\times10^9/L$。血沉多增快。但淋巴结型者血象多正常，嗜酸性粒细胞常增高。皮肤型者白细胞数常增高至$10\times10^9/L$以上，嗜酸性粒细胞可增高达15%左右。

（二）血浆蛋白

球蛋白显著增加，清蛋白减低。球蛋白试验（水试验、醛凝试验）均常阳性。并有ALT及血胆红素升高。

（三）病原学检查

1. 涂片检查 常用骨髓涂片检查利杜体，阳性率达80%～90%。脾穿刺涂片阳性率高达90%～99%，但有一定危险性。淋巴结穿刺涂片阳性率亦高达46%～87%，可用于检查治疗后复发病人，因原虫在此消失最慢而易成为复发病灶。周围血涂片简便，厚涂片阳性率60%。血液沉淀法涂片阳性率90%。皮肤型及淋巴结型患者，可从皮损处及肿大淋巴结中取材涂片检出利杜体。

2. 利什曼原虫培养 如原虫量少涂片检查阴性，可将穿刺物作利什曼原虫培养。7～10天可得阳性结果。

（四）血清免疫学检测

1. 间接免疫荧光抗体试验（IFA）、ELISA、PVC薄膜快速ELISA及间接血凝（IHA）等方法检测特异性抗体，阳性率及特异性均较高，其中IFA法及ELISA法阳性率几乎达100%，但可有假阳性。PVC薄膜快速ELISA法适用于现场普查。

2. 单克隆抗体抗原斑点试验（McAb-AST）及单隆抗体斑点ELISA（Dot-ELISA）检测循环抗原，其含量与宿主体内寄生虫数量相关，有助于病情判断。特异性及敏感性高，可用于早期诊断,且由于治愈后3个月阴转,而用于疗效考核。

(五) 分子生物学方法

近年来,用聚合酶链反应(PCR)及DNA探针技术检测利杜体DNA,敏感性、特异性高,目前尚未普遍推广。

六、诊断与鉴别诊断

(一) 诊断

1. 流行病学资料 流行区居住或逗留史,白蛉活动季节(5~9月)。

2. 临床表现 起病缓慢,长期反复不规则发热,全身中毒症状相对较轻,进行性脾大。晚期有鼻出血、牙龈出血、贫血、白细胞减少及营养不良。

3. 实验室检查 ①全血细胞减少,白细胞(1.5~3.0)×10^9/L,甚至中性粒细胞缺乏;贫血呈中度,血小板减少;②血浆球蛋白显著增高,清蛋白减少,清/球蛋白比值可倒置;③血清特异性抗原抗体检测阳性有助诊断。骨髓、淋巴结或脾、肝组织穿针涂片,找到利杜体或穿刺物培养查见前鞭毛体可确诊。尽早行骨髓涂片检测是避免误诊的关键。

4. 治疗性诊断 对高度疑诊而未检查病原体者,可用锑剂试验治疗,若疗效显著有助于本病诊断。

(二) 鉴别诊断

本病需与其他长期发热、脾大及白细胞减低的疾病鉴别,如白血病、疟疾、慢性血吸虫病、肝硬化、恶性组织细胞病、结核病、伤寒、布鲁菌病、霍奇金病及再生障碍性贫血等。

七、治 疗

(一) 一般治疗

发热期间卧床休息,高蛋白饮食。做好护理尤为口腔护理,以减少并发症。

(二) 病原治疗

1. 锑剂 常用5价锑剂葡萄糖酸锑钠,又称斯锑黑克,对杜氏利什曼原虫有很强的杀虫作用。疗效迅速而显著。

(1) 六日疗法:总剂量成人一般100mg/kg(90~130mg/kg),儿童150~170mg/kg,平分6次,1次/d,肌内注射或葡萄糖液稀释后静脉缓慢注射。用药后体温可迅速下降,脾逐渐缩小,血象恢复正常。病原体消失率93%~99%。

(2) 三周疗法:感染严重或体质衰弱者总剂量成人150mg/kg,儿童200mg/kg,平分6次,每周2次,肌内注射或稀释后静脉注射。疗效与上法相似。

(3) 重复治疗:感染严重一疗程未愈或复发患者,可增加剂量重复治疗,在6日疗法剂量基础上增加1/3量。

如锑剂治疗3疗程仍未愈者,称之为"抗锑剂"病人,需用非锑剂治疗。

2. 非锑剂 疗效差、疗程长、复发率高,毒副作用也大,故仅适用于锑剂过敏,"抗锑剂"病人或并有粒细胞缺乏症者。

(1) 喷他脒:剂量为每次4mg/kg,配制成10%溶液肌内注射,每日或间日1次,10~15

次为一疗程，总剂量60mg/kg。治愈率30%～60%。因水溶液不稳定，配制后应立即用。注射局部可有红肿硬块，也可见头晕、心悸、脉搏加快，甚至血压下降。

（2）羟脒替：每次用前先用少量蒸馏水溶解，再用1%普鲁卡因溶液配成2.5%～5%溶液，缓慢肌内注射。或溶于25%葡萄糖液内配成0.2%溶液静脉注射，每日一次，每次剂量为2～3mg/kg，10天为一疗程，用2～3个疗程，间隔7～10天。不良反应有血压下降、呼吸急促及虚脱。

3. 病原治疗　治愈标准：①体温正常，症状消失，一般情况改善；②肿大的肝脾回缩；③血象恢复正常；④原虫消失；⑤治疗结束随访半年以上无复发。

（三）对症治疗及并发症治疗

预防及治疗继发性感染。严重贫血者须用铁剂及输血，待贫血好转再用锑剂。

（四）脾切除

多种治疗无效，病原体仍可查到，巨脾并伴脾功能亢进者应行脾切除术，术后再给予病原治疗，治疗1年后无复发视为治愈。

八、预后及预防

（一）预后

预后取决于早期诊断和早期治疗及有无并发症。如未治疗，患者可于2～3年内因并发病而死亡。自采用葡萄糖酸锑钠以来，病死率减少，治愈率达95%以上，少数可复发。

（二）预防

1. 管理传染源　在流行区白蛉繁殖季节前，应普查及根治病人。山丘地带应及时查出病犬，并捕杀掩埋。病犬多的地区动员群众不养犬。

2. 消灭传播媒介　可使用敌敌畏、敌百虫或溴氢氯酯喷洒消灭白蛉。

3. 加强个人防护　用细孔纱门纱窗或蚊帐。用邻苯二甲酸二甲酯涂皮肤，以防白蛉叮咬。

第二节　皮肤利什曼病

一、病　原　学

皮肤利什曼病（cutaneous leishmaniasis）包括单纯性皮肤利什曼病和弥散性皮肤利什曼病。单纯性皮肤利什曼病由硕大利什曼原虫、热带利什曼原虫及婴儿利什曼原虫引起。主要病变发生在人体暴露部位的皮肤，常难治愈并留下永久性瘢痕。主要分布于东半球。涉及的国家在亚洲有以色列、约旦、叙利亚、土库曼斯坦、亚美尼亚等；在非洲有阿尔及利亚、摩洛哥、突尼斯、埃及、苏丹、尼日尔等；在欧洲有保加利亚、希腊、意大利、葡萄牙、西班牙等。我国新疆和台湾有病例报道。弥散性皮肤利什曼病分别由埃塞俄比亚利什曼原虫（东半球）和亚马逊利什曼原虫（西半球）引起。可经淋巴或血液播散到全身皮肤，致弥散性皮肤损害，类似麻风。病例不多见，主要流行于美洲。

二、临 床 表 现

由热带利什曼原虫引起的皮肤利什曼病又称为“东方疖”。潜伏期通常较长，2～8 个月，有时可达 1～2 年。主要临床表现是在肢体的暴露部位如面部或上、下肢的皮肤出现丘疹或结节，结节内可查见利什曼原虫。丘疹颜色为棕色或正常，病程进展较慢，经 6 个月内丘疹直径仅 5～6mm，6 个月后发生在面部的丘疹溃破形成溃疡，其渗出液较少，为干性溃疡。一般 1 年以上愈合。

由硕大利什曼原虫引起的皮肤利什曼病，潜伏期短，一般经白蛉叮咬后 1～4 周在皮肤上出现较大的鲜红色结节，呈急性炎症样，丘疹发展快，起病丘疹直径可达 5～10mm。1～3 周后从中心溃破，有浓液流出，为湿性溃疡。常伴有淋巴管炎。多见于下肢，一般 2～6 个月即可愈合，但常可留下永久性瘢痕。

需特别指出的是，流行于东非、由埃塞俄比亚利什曼原虫和亚马逊利什曼原虫引起的皮肤利什曼病，有的皮损仅为单个结节，有的可播散到全身，呈弥散性，或皮肤黏膜损害似麻风。虽比较罕见，但颇难治愈。

三、辅 助 检 查

1. 皮肤穿刺检查　从皮损组织处抽取组织液，制成涂片，干燥固定后，姬氏染色，在显微镜（油镜）下检查。

2. 皮肤活组织检查　局部皮肤消毒后，用 5mm 的皮肤取样器，在皮损周围切出深度为 1～2mm 的圆形切口，剪取皮肤组织，制成涂片，也可作连续切片，染色后置显微镜下检查。

3. 动物接种检查　取患者皮损处组织充分研磨，加适量的无菌生理盐水或洛克氏液制成悬液，注入仓鼠或地鼠等敏感动物的腹腔和皮下，饲养 2 个月后，解剖鼠肝、脾及皮下组织，置培养基内培养 15 天左右观察。

4. 利什曼素皮内试验　在流行病学调查中常用。

5. 双抗体夹心斑点-酶联免疫吸附试验　检查新疆的皮肤利什曼病阳性率达 80% 以上。

四、诊　　断

（一）诊断标准

1. 皮肤利什曼病流行区内居民，或白蛉活动季节曾在流行区居住过的人员。
2. 在头、面部及四肢出现一个或多个丘疹、斑块、结节或无痛性皮肤溃疡。
3. 利什曼素皮内试验阳性或检测血清呈阳性反应。
4. 从丘疹、斑块、结节或溃疡边缘组织中或组织液中查见利什曼原虫无鞭毛体。
5. 取皮损组织感染实验动物，从动物的内脏或皮下组织可见利什曼原虫。

（二）鉴别诊断

皮肤利什曼病与黑热病后皮肤利什曼病（又称皮肤型黑热病）以及瘤型麻风常易混淆。

1. 皮肤型黑热病　常发生在人源型黑热病流行区。皮肤斑块和结节等出现在锑剂治疗、内脏感染消失后1～20年内，以5～10年为常见，也有与内脏感染同时出现的病例。皮损以头、面部和颈部多见，不痛不痒，也不发生溃疡。结节为绿豆或花生米样大小，呈散在或密集分布，内含利什曼原虫。其白细胞计数在$10×10^9/L$以上，嗜酸性粒细胞15%左右。不经抗利什曼原虫药物治疗不会自愈。而皮肤利什曼病患者无黑热病史，皮损一般在身体暴露部位，在患病过程中发生溃疡，经1年左右可自愈。

2. 瘤型麻风　本病皮损小而多，分布对称，范围广泛，颜色浅。可出现眉毛对称性脱落、脱发、周围神经粗硬及皮肤知觉障碍等。皮肤溃疡难愈。皮损组织活检涂片可见抗酸杆菌。

五、治　疗

1. 局部用药　针对早期非炎症性结节对病灶作局部注射。

(1) 5%米帕林、10%小檗碱或盐酸依米丁(依米丁)对病灶作局部注射，每3天1次，连续3次。

(2) 五价锑溶液一次1～3ml(100mg/ml)，每1～2天注射1次，连续3次。

2. 局部综合治疗　针对皮损已成溃疡者，采用与注射同时局部涂药的方法。先用巴龙霉素软膏涂患处，同时予以五价锑剂的肌内或静脉注射，剂量一般为每次10～20mg/kg，直至皮损消退，病变组织涂片查不到利什曼原虫为止。

3. 物理治疗法　可用X射线或冷冻法对患处治疗。

第三节　皮肤(黏膜)利什曼病

皮肤(黏膜)利什曼病(mucocutaneous leishmaniasis)主要由巴西利什曼原虫引起。全球约有90%的病例分布在南美洲(玻利维亚、巴西、秘鲁)。黏膜皮肤利什曼病主要导致渐进式鼻腔、口腔、喉及附近组织的黏膜破坏，严重者可致毁容。病情恶化者可能在最初皮肤溃疡自愈后数年出现。由巴西利什曼原虫引起的皮肤(黏膜)利什曼病主要流行于中亚、中东、北非和南美洲的北部。潜伏期短，最短只有15天，开始为无痛的小结节，但奇痒，后成一圆形浅溃疡，有明显的边缘，形似"陨石坑"样。常发生于腿部。一般此溃疡在6个月内愈合。严重者鼻中隔、喉和气管的软骨都有损伤。由于病变主要在上呼吸道，病变部位溢出的分泌物流入气管后可引起吸入性肺炎或呼吸道阻塞而致死。有些患者在皮肤溃疡自愈后数年发生病情恶化。

在患者皮肤、黏膜病变处查到原虫，可确诊皮肤(黏膜)利什曼病。一般在患者早期易查见利什曼原虫，而晚期患者一般不易查见，可用培养法检查。对巴西利什曼原虫引起的皮肤-黏膜利什曼病多用五价锑及喷他脒治疗，但对发生转移或弥漫性皮损者治疗较困难。

(邓维成　周明)

第十一章　锥　虫　病

锥虫病(trypanosomiasis)是一组由不同锥虫引起的原虫病。寄生于人体的锥虫病有两种他们分别引起非洲锥虫病和美洲锥虫病。

第一节　非洲锥虫病

非洲锥虫病(African trypanosomiasis)亦称非洲昏睡病或睡眠病(sleeping sickness),系由布氏冈比亚锥虫病和布氏罗得西亚锥虫寄生引起的一种人畜共患性原虫病。传播媒介为舌蝇。临床表现为长期不规则发热、淋巴结炎等,晚期出现严重头痛、反应迟钝、嗜睡甚至昏迷等中枢神经系统损害表现。

一、病　因　学

在人体内,两种锥虫均呈纺锤形,故称锥鞭毛体,分为细长型、中间型和粗短型。各型所占比重变化不定,通常以细长型为主,虫血症高峰时尤甚;当血中虫数减少时,则以粗短型为主。细长型呈蜷曲的柳叶状,前端尖锐,后端稍钝圆,长20~40μm,宽1.5~3.5μm,游离鞭毛长可达6μm,动基体位于虫体近末端;粗短型长15~25μm,宽3.5μm,鞭长短于1μm,或者鞭毛不游离,动基体位于虫体近后端,为腊肠型,含DNA。鞭毛起自基体,伸出虫体后,与虫体表膜相连,当鞭毛运动时,表膜伸展,即成波动膜;中间型,为前述两种的过渡型。平均长20~25μm,宽约3.3μm,动基体小,核呈椭圆型。游离鞭毛长约3μm,虫体后端比细长型钝。

当舌蝇吸食被感染动物或患者的血液后,锥鞭毛体随血液进入蝇体,在其中肠内进行二分裂法繁殖并转变为细长的前循环型(中肠期)。约10天后,前循环型穿过围食膜,沿围食膜外间进入前胃部。这时虫体增长,停止分裂,称为中循环型。中循环型经食管、口器和唾腺管入唾腺,附着于细胞上,转变为上鞭毛体。经过增殖后转变为循环后期锥鞭毛体。成熟循环后期锥鞭毛体外型粗短,大小约15μm×2.5μm,无鞭毛,游离于腺腔内。这就为虫体进入哺乳动物提供了条件。当含成熟循环后期锥鞭毛体的舌蝇刺吸人血时,锥鞭毛体随涎液进入人体皮下组织,转变为细长型,繁殖后进入血液。舌蝇体内完成上述发育过程历时15~35天,发育速度取决于温度,温度愈高,速度愈快。但当感染有暴发流行时,锥虫可通过舌蝇或其他吸血蝇污染口器直接从人传播给人,而不需在蝇体内发育。

二、流行病学

由于传播媒介舌蝇的分布有严格的地方性,故非洲锥虫病的分布也有严格地方性。目前,本病分布于北纬14°~南纬29°间、非洲撒哈拉沙漠以南的36个国家,约有200个地方性流行的疫源地。冈比亚锥虫病分布于西非和中非,罗得西亚锥虫病则分布于东非和南非,在一些国家二者有重叠公布。它是非洲最严重的疫病之一,是WHO热带病特别规划中要求重点防治的六类疾病之一。

冈比亚锥虫病的传染源为患者及无症状带虫者。牛、猪、山羊、绵羊、犬等动物可能是贮存宿主。罗得西亚锥虫的传染源主要是感染罗得西亚锥虫的野生动物。南非林羚、麋羚等多种动物可成为贮存宿主,人可成为偶然宿主。

三、发病机制

两种布氏锥虫侵入人体后疾病的基本过程相同。它们不仅在血液中循环,且侵入各种组织,最重要的是侵入中枢神经系统。在此期间,锥虫变异体抗原与抗体在血管内、外形成的可溶性免疫复合物起着重要的致病作用。锥虫在舌蝇叮咬部位组织间隙内繁殖,引起局部炎性反应,以淋巴细胞浸润与血管损害为主,包括巨噬细胞、嗜酸性粒细胞浸润的局部炎症。产生本病最早的症状为锥虫下疳,几周后自行消散。随后,锥虫由上述局部侵入血液和淋巴系统,继续分裂繁殖,扩散全身,经过数周或数月,发展为全身性血液淋巴疾病。锥虫侵入血液和淋巴系统大量繁殖引起发热和虫血症。可产生高水平IgM,特异性抗体能凝集锥虫,使之易被吞噬或在补体参与下促使锥虫溶解,导致血中锥虫数下降,但由于锥虫抗原常发生变异,锥虫变异株可逃避宿主免疫作用,血中具有新抗原的锥虫数又复增加,因此,血中虫数反复出现时高时低,造成慢性感染,并可使锥虫在人体内长期生存。在血液学方面,主要表现为免疫介导溶血变化。最常见的是正常细胞性贫血、血沉加快,通常伴明显的网状细胞增多。尚可见血小板减少、白细胞增多、高水平的循环抗原抗体复合物、低补体血症等。

四、临床表现

潜伏期通常为2~3周,可短至7天。

(一)初发反应期

患者被舌蝇叮咬后1~2周,局部皮肤可出现暗红色疼痛性结节,逐渐增大,中央有水疱形成,周围有肿胀,质地较硬,称锥虫下疳。下疳可发展为溃疡,直径达数厘米,同时常有局部淋巴结肿大。2~3周内自行消退,此期病人较少就医。部分患者不发生下疳,直接呈现全身症状。而冈比亚锥虫病的局部肿胀较罗得西亚锥虫病少见。

(二)锥虫血症期

即锥虫病早期或Ⅰ期,出现于舌蝇叮咬后数周或数月(罗得西亚锥虫病可短至数日),在局部繁殖的锥虫大量进入血液循环和淋巴系统,出现发热,往往伴剧烈头痛、关节痛、淋巴结肿大等。发热特征为高热持续数日,热型不规则,发热可自行下降,数日后体温又回升,交替出现,反复出现,热程可长达数月。一般认为,此现象与血中锥虫数量有关。随慢性疾病的发展,发热渐少,晚期发热极罕见。

淋巴结肿大可遍布全身,尤以颈后、颌下、腹股沟等处最明显。淋巴结肿是冈比亚锥虫病相当恒定的特点。锁骨上和颈部淋巴结常明显可见,颈后三角区淋巴结肿大(Winter bottom 征)是其典型体征。淋巴结通常与周围组织分离,可移动、有弹性、无压痛、不化脓,随时间推移出现纤维化而变硬,肝脾皆可肿大,多见于罗得西亚锥虫病。贫血常存在。深部感觉过敏也是重要表现,轻轻挤捏深部肌肉,稍后该区即有明显痛感,即为 Kerandel 征。此期,在面部、手、足和其他关节周围常可见一过性肿胀、疼痛。罗得西亚锥虫病可出现心律失常,心力衰竭及肺水肿等,X 线检查可见心包积液、心脏扩大。此外,尚可出现周期性腹泻、体重下降、虹膜睫状体炎、脉络膜炎。女性患者闭经、不孕,男性无性欲、阳痿。

(三) 脑膜脑炎期

即锥虫病晚期或Ⅱ期,以隐蔽渐进地发生、变化多端的中枢神经系统症状为特征,伴有脑脊液成分的改变。病后数周(罗得西亚锥虫病)、数月至数年(冈比亚锥虫病)发展至此期。起初是性格改变、表情淡漠、言语迟钝、双目呆滞、注意力不集中。随后出现嗜睡,并逐渐加重,即使在强烈阳光下或一个动作尚未完成便能入睡,故本病又称睡眠病;有时表现为夜间焦虑不安和失眠。患者丧失自发性动作的能力。继而出现肌张力增加、震颤、痉挛或抽搐。最后昏睡、昏迷甚至死亡。此期患者一般情况甚差,消瘦、衰弱、血压偏低、脉搏细弱,易继发肺部感染。

罗得西亚锥虫病与冈比亚锥虫病最明显区别为,前者起病更急,病程早期即出现与发热无关的心动过速,淋巴结肿大不明显,一般无 Winter bottom 征。在中枢神经系统受侵之前,某些病例就因广泛性心肌炎死于心律失常和充血性心衰。一般来说,前者临床上无明显Ⅰ、Ⅱ期分界,如不治疗,通常数周,最多数月即死亡。

五、实验室检查

(一) 血液学检查

血液学变化以贫血和巨球蛋白血症为最突出。红细胞和血红蛋白减少,血沉加快。血浆清蛋白减少,球蛋白增多,以 IgM 增高为主的免疫球蛋白增多是本病的特点,发病 15 天内血清 IgM 水平可达正常值的 8 ~ 12 倍。此外,可有白细胞总数增多,以淋巴细胞增多为主,还可检出类风湿因子、抗 DNA 抗体等。

(二) 脑脊液检查

锥虫病患者必须做脑脊液检查,因治疗方法取决于脑脊液是否已受累。至Ⅱ期脑脊液异常逐渐明显。压力增高,蛋白和细胞数明显增多,细胞可达$(1 \sim 2) \times 10^9/L$,以淋巴细胞为主,有时可见桑葚样细胞。IgM 增多尤为显著,其出现早于白细胞。蛋白增多,含量常达100μg/mg。脑脊液中尚可检测到锥虫。

(三) 病原学检查

可采取下疳挤出液或穿刺液、血液(罗得西亚锥虫病)、淋巴结穿刺液(冈比亚锥虫病)、脑脊液、甚至骨髓穿刺液作涂片,再用姬姆萨染色,可发现病原体。由于虫血症水平低且波动大,应重复多次,并做集虫检查。发热期检出锥虫机会较多。为提高检出率,可用原血片,或加肝素或溶血后离心沉淀再作涂片。

（四）血清学检查

可检测抗体及抗原。应用较多的检测抗体方法有间接免疫荧光抗体试验、酶联免疫吸附试验、直接凝集试验、间接血凝试验等。

六、诊断及鉴别诊断

非洲流行区或来自非洲流行区的就诊者，如有锥虫下疳、不规则发热、淋巴结肿大（尤其是颈后三角区淋巴结肿大）、剧烈头痛、嗜睡、昏睡、心动过速等症状，都应考虑非洲锥虫病。确认有赖从前述标本中检出锥虫。对疑有锥虫病者，应做脑脊液检查。

锥虫下疳应与其他昆虫叮咬反应、蜂窝组织炎或焦痂鉴别。持续发热患者应与疟疾、伤寒、回归热、病毒性出血热等发热性疾病相区分。晚期患者须与脑性疟疾、病毒性和细菌性脑炎的急性期、结核性脑膜炎、神经梅毒相鉴别。

七、治 疗 方 法

（一）基础治疗与对症治疗

根据病情，予以对症处理和支持治疗，加强护理，防止继发细菌感染。

（二）病原治疗

主要是及早进行抗锥虫治疗。但抗锥虫药毒性大，有致死性后果发生可能，故只对检出病原后确诊的患者进行抗锥虫治疗。治疗必须根据疾病临床分期、对抗锥虫药的不良反应和锥虫有无抗药性等，拟定个体化治疗方案。

1. 锥虫病早期或Ⅰ期患者的治疗

（1）苏拉明：对两型锥虫病Ⅰ期患者疗效均好。用药后几小时即可杀灭血中的锥虫，足量用药一疗程治愈率可达100%。但该药不能透过血脑屏障，对中枢神经系统受累者无效。成人及儿童的每次剂量均为20mg/kg，成人1次最大剂量不超过1g，溶于10ml注射用水缓慢静注。为防止过敏反应，正式治疗前（第1天）应试用100～200mg，如无反应，第3日予以0.5g，第5日1g，以后每5～7日给药1g，总剂量7g。亦有在给予试验剂量后，于2、3、7、14及21日各用一次（剂量同上）。苏拉明可引起严重的不良反应，给药必须在医生的严密观察下进行。

（2）喷他脒：对Ⅰ期冈比亚锥虫病疗效尚好，但稍逊于苏拉明；对某些罗得西亚锥虫病无效。采用新鲜配制的10%溶液作肌内注射，每次3～4mg/kg，每日或隔日注射1次，10次为1个疗程，每次注射后须躺卧片刻。常见的不良反应有恶心、呕吐、低血压及心动过速，多为一过性，不需中止治疗。还可发生肝肾功能损害、中性粒细胞减少、皮疹、低血糖及无菌性脓肿等不良反应。

2. 锥虫病晚期或Ⅱ期患者的治疗

（1）麦拉硫胂醇：又名美拉胂醇、硫胂密胺，为三价砷制剂。对Ⅰ、Ⅱ期非洲锥虫病均有效，但由于毒性大，一般仅用于锥虫病晚期（Ⅱ期）患者，对苏拉明或喷他脒无效或不能耐受的Ⅰ期锥虫病人也可选用。用法：首先每日剂量2～3.6mg/kg，分3次静脉注射，连用3天为一疗程。1 周后用第二疗程，日剂量 3.6mg/kg，也分 3 次静注，连用 3 天；10～21 天后再用第三疗程（用法同第二疗程）。本药最重要的不良反应是“砷剂脑病”，可能为赫氏反应。表现为高热、头痛、震颤、癫痫发作、昏迷等，可引起死亡，其发生率为 5%～11%。应用肾上腺皮质激素或硫唑嘌呤可使反应减轻或减少。脑病一旦出现，即应中止治疗，待反应消失后再从小剂量开始治疗。

（2）锥虫胂胺：对冈比亚锥虫病有效，与苏拉明联合应用治疗对麦拉硫砷醇不能耐受的晚期冈比亚锥虫病。用法：锥虫胂胺 30mg/kg，每 5 日 1 次肌注，12 次为 1 个疗程；苏拉明 10mg/kg，每 5 日 1 次静注，共 12 次。1 月后重复 1 疗程。其不良反应包括脑病、发热、腹痛、呕吐、耳鸣和眼部症状等。

（3）依氟鸟氨酸：又名 α-二氟甲基鸟氨酸，是鸟氨酸脱羧酶抑制剂。对早、晚期冈比亚锥虫均有效。既可口服又可静脉注射。推荐剂量为每日 400mg/kg，分 4 次静脉注射，14 天后改每日 300mg/kg，分 4 次口服，持续 30 天。常见不良反应为腹泻、贫血、偶见血小板减少、癫痫发作、失聪等。该药的缺点是用量大、疗程长。治疗后 6 个月及 12 个月应复查脑脊液，以确定是否痊愈。

八、预　　后

早期病人 CSF 无异常者治疗后一般能迅速而安全地恢复。晚期病人已有中枢神经系统损害者治愈仅 30%。病人进入昏睡阶段，脑脊液蛋白含量高及有心肌受损者预后较差。部分病人可出现永久性神经系统后遗症，且有复发可能，未经治疗者，均可致命。

第二节　美洲锥虫病

美洲锥虫病（america trypanosomiasis）是由克氏锥虫引起的一种人畜共患传染病，也称恰加斯病。克氏锥虫病具有多种哺乳动物贮存宿主。人仅是介入其传播循环的一类宿主。主要以锥蝽为传播媒介。临床特征为急性期以发热、颜面浮肿，淋巴结炎为主要表现，慢性期以心肌炎、巨食道和巨结肠为主要表现。该病是南美洲分布最广、危害最严重的寄生虫病之一，也是 WHO 热带病特别规划要求加强防治的六类疾病之一。

一、病 原 学

在其无脊椎动物和脊柱动物宿主中都经历无鞭毛体、上鞭毛体和锥鞭毛体三个不同形态阶段。无鞭毛体寄生在宿主细胞内，如单核巨噬细胞、肌肉细胞及胶原细胞内，亦见于传播媒介锥蝽肠内。呈球形或卵圆形，大小为 2.4～6.5μm，鞭毛很短或无，体内有一大核和一动基体。上鞭毛体存在于锥蝽的消化道内，呈纺锤形，长约 20～40μm，动基体在核的前方，游离鞭毛自核的前方发出。锥鞭毛体存在于宿主血液或锥蝽的后肠内，在染色血片中多呈新月状，大小（11.7～30.4）μm×（0.7～5.9）μm。体内具一核，动基体位独立可见。鞭毛由基体发出，沿虫体从后部向前延伸，并附着于虫体形成波动膜，鞭毛前端游离。动基体很大（约 1.2μm），呈圆或卵圆形，位于虫体后端，与虫体后膜相接，甚至使虫体局部凸出。

雄性或雌性锥蝽的成虫、幼虫、若虫都能吸血。当锥蝽自人体或哺乳动物吸入含锥鞭毛体的血液数小时后,锥鞭毛体在前肠内失去游离鞭毛,约在 14 ~ 20 小时后,转变为无鞭毛体。然后转变为球鞭毛体进入中肠,发育为上鞭毛体。上鞭毛体在中肠或后肠以二分裂法增殖,发育为大型上鞭毛体。第 5 天后,上鞭毛体变圆,发育为循环后期锥鞭毛体。循环后期锥鞭毛体有感染性、不分裂增殖。从此,感染锥蝽直肠就成为这种感染性虫体的永久性供应库。当染虫锥蝽吸血时,鞭毛体随锥蝽粪便排出并经叮咬处伤口、破损皮肤及口、鼻、眼黏膜侵入人或其他哺乳动物宿主体内。克氏锥虫循环后期锥鞭毛体侵入哺乳动物宿主后,在血液中停留一段时间(不增殖)。继而侵入组织细胞内转变成无鞭毛体,大量无鞭毛体以二分裂方式增殖后充斥于细胞内,形成假囊,约 5 天后,假囊内可达 500 个无鞭毛体,一部分无鞭毛体经上鞭毛体转变为锥鞭毛体,锥鞭毛体破假囊而出,它们或侵入新的组织细胞,或游离于血液中,使吸血的锥蝽感染。如此循环往复,维持宿主的持久感染。

二、流行病学

美洲锥虫病是拉丁美洲分布最广的原虫病。血清学资料表明,中南美洲有 1600 万 ~ 1800 万人感染克氏锥虫,其中 80% 系幼年期感染,另有 1 亿人有被感染的危险。克氏锥虫血症的人和动物是本病的传染源。一般认为,所有哺乳动物均可成为贮存宿主,其中主要的贮存宿主有犰狳、负鼠、啮齿动物、浣熊以及犬、豚鼠等。美洲锥虫病主要通过媒介锥蝽传播。人类感染 80% 以上是由锥蝽传播。其主要虫种为骚扰蝽、长红锥蝽、大锥蝽、泥色锥蝽等。除锥蝽外,常见的臭虫、蜱亦偶尔传播美洲锥虫病。在地方性流行区,人类的感染约 15% 为输血感染,此外,美洲锥虫病尚有极少数通过母婴垂直传播、经污染食物传播、经器官移植传播。亦偶有通过经污染的针头、注射器、或被感染锥蝽的粪便溅污等意外情况传播。

三、发病机制

美洲锥虫病的发病机理尚未完全明了。目前有毒素说和自身免疫说两种观点。

毒素说认为,美洲锥虫对宿主损伤不是来源于感染细胞的破裂,而是来源于无鞭毛体产生的毒素。此毒素是神经毒素,虫体释放的毒素作用于周围组织。尽管患者许多器官被感染,但以心脏和肠道损害最严重。毒素作用于肠道和心脏的传导系统,经过数年的作用后致肌肉细胞丧失收缩力。最终使心肌不能正常收缩,心脏扩张、泵血效率逐渐降低而发生心衰;以及使肠道运动障碍而发生巨食道和巨结肠综合征。

自身免疫说认为美洲锥虫病的一系列病理改变是自身免疫引发。克氏锥虫与宿主组织有共同抗原,能诱导交叉反应。在患者血内存在抗心内膜、血管和间质的自身抗体。

四、临床表现

经皮肤黏膜入侵者,潜伏期 1 ~ 3 周,经输血感染者可长达数月。临床经过一般可分为急性期、隐匿期和慢性期。

（一）急性期

在锥虫入侵处，出现肿胀、红斑性硬结以及局部淋巴肿大，称恰加斯肿。如锥虫自眼结膜侵入，则出现结膜炎、眼眶周围无痛性水肿和耳前淋巴结炎，称 Romana 征。上述表现多在 1 个月内消退。此时最鲜明的特征是患者有虫血症，泪液中亦可见锥虫。随后，部分病人有发热、乏力、不适、头痛及全身肌肉疼痛。重者偶有心肌炎、脑膜脑炎或脑膜炎。心电图可有非特异性改变。近 5% 的急性期患者死于充血性心力衰竭或脑膜炎。多见于婴幼儿。

（二）隐匿期

数周至数月后，未经治疗的急性期患者症状逐渐缓解，转入隐匿期。此期虽无症状，但仍存在低水平的虫血症及高滴度的抗体。约 1/2 患者异体动物接种试验呈间歇性的阳性。此期可持续多年，甚至终生。也可在若干年后转为慢性期。

（三）慢性期

多在初次感染后 10～20 年出现症状，且日趋明显。主要表现为心肌病变。开始只是心电图异常，最初轻微，出现期外收缩或一度房室传导阻滞。在某些情况下，这种变化发展为完全性右束支传导阻滞和左前支不完全阻滞，最后房室传导完全阻滞。心律不齐、充血性心力衰竭和血栓栓塞是此期临床特征。充血性心力衰竭患者常于几个月内死亡。该期病程中往往并发脑或其他部位的栓塞。巨食道和巨结肠是本期的又一重要表现。巨食道表现为吞咽疼痛、咳嗽和食管反流并发吸入性肺炎。巨结肠综合征表现为排便困难、腹痛。偶尔可发生肠扭转，导致肠梗阻、肠穿孔、败血症，最终死亡。

五、辅 助 检 查

（一）病原学检查

急性期主要依赖血液，淋巴和骨髓、心包液和脑脊液检查病原体；慢性期则主要依赖血液培养和异体动物接种试验。急性期常可在新鲜血液标本内检出锥虫。其检出率高，虫血症水平>10^4/ml 时，敏感性为 100%，在 10^2/ml～10^4/ml 时为 70%～80%。骨髓、心包液和脑脊液的检查法与血液同。上述结果阴性时，可做血培养、异体动物接种试验或一般动物接种。血液培养的敏感性 35%～50%，异体动物接种试验敏感性较高，急性期可达 100%，慢性期 20%～80%，但需具有实验室饲养锥蝽的条件，遇阴性结果时需重试。

（二）血清学检查

可选用补体结合试验、免疫荧光试验、间接血凝和酶联免疫吸附试验检测血清中相应抗体。但是，这些方法的特异性不高，疟疾、利什曼病、梅毒等病均可产生假阳性反应。

六、诊断与鉴别诊断

本病的诊断，特别是急性期的诊断，首先应考虑有无克氏锥虫暴露史，包括疫区居留史、近期流行区输血史和实验室意外。中、南美洲流行区或来自流行区有下列情况之一者应考虑本病的诊断：①有锥蝽叮咬史、恰加斯肿或 Romana 征、发热、淋巴结肿大和心动过速者；②有心肌病症状和体征的患者；③巨食道或巨结肠患者；④排除了心、肾疾病，营养不良，重度贫血的水肿的患儿；⑤患脑膜脑膜炎的婴幼儿。确诊依赖于辅助检查。

恰加斯肿和 Romana 须与一般昆明叮咬区分。慢性心肌病应与心肌缺血、高血压性心脏病、其他心肌病和心包积液等鉴别。巨食道或巨结肠应与相关肿瘤鉴别。

七、治 疗

（一）支持与对症治疗

（二）病原治疗

疗效尚不满意。

1. 硝基呋喃噻嗪 已应用数十年，它可显著缩短急性和先天性美洲锥虫的病程并降低疾病的严重程度和死亡率。但寄生虫学的治愈率仅为 70%，且疗程长，有严重的不良反应，需住院治疗或密切观察下治疗。治疗宜尽早开始，对于实验室意外的锥虫感染，在出现症状前投药可以避免发病。用法：成人每日 8 ~ 10mg/kg、青少年每日 12.5 ~ 15mg/kg，儿童（1 ~ 10 岁）每日 15 ~ 20mg/kg，日量分 4 次服用，连续用药 90 ~ 120 天为一疗程。不良反应主要是胃肠道反应，如厌食、腹痛、恶心、呕吐等，还可出现焦虑、失眠、感觉异常、定向障碍及癫痫发作等神经症状。减少用量或停药后，这些症状一般可缓解或消失。

2. 苄硝唑 疗效类似硝基呋喃噻嗪，现已被广泛应用。口服剂量成人每日 5 ~ 7mg/kg，儿童 10mg/kg，日量分 2 次服用，连续用药 60 天。不良反应有外周神经炎、皮疹、粒细胞减少、恶心、呕吐等。

对于隐匿期和慢性期的患者是否应当抗锥虫治疗曾有争议。但通过病例对照研究后，目前已主张所有克氏锥虫感染患者不管其临床状况或感染时间的长短，均应进行抗锥虫治疗。治疗后定期检查锥虫。清除锥虫的指标是一年内接种、培养和血清学检查均转阴。

3. 伯氨喹 可明显降低急性期病人血液中的锥虫密度，但不能完全将其清除，剂量为成人服基质 15mg/d，全疗程总剂量 500mg。

八、预 后

急性期患者一般预后良好，预后与患者的年龄和感染的严重程度相关。先天性患儿、幼儿、免疫抑制患者、心肌炎、脑膜脑炎患者死亡率高。心力衰竭或血管栓塞、巨食道综合征继发吸入性肺炎、巨结肠综合征继发急性肠梗阻均可致死。

（邓维成 张永红）

第十二章 贾第虫病

蓝氏贾第鞭毛虫病，简称贾第虫病（giardiasis），是由蓝氏贾第虫感染引起以腹泻和消化不良为主要症状的人兽共患寄生虫病，已被列为全世界危害人类健康的十种主要寄生虫病之一。因其曾在旅游者中引起腹泻，有"旅游者"腹泻之称。呈全球分布。

一、病原学

蓝氏贾第鞭毛虫生活阶段有滋养体和包囊两个发育期。滋养体呈纵切、倒置的半个梨形，大小约(9～21)μm×(5～15)μm，厚2～4μm。两侧对称，前端宽钝，后端尖细，腹面扁平，背部隆起。一对细胞核位于虫体前端1/2的吸盘部位。共有前侧、后侧、腹和尾鞭毛各1对；1对呈瓜锤状的中体与轴柱的1/2处相交。包囊稍长，椭圆形，大小约(8～14)μm×(7～10)μm，囊壁较厚与虫体间有明间隙。成熟包囊含4个核，未成熟的含2个核；细胞质内可明显观察到中体和鞭毛的纵向结构。

成熟的包囊为感染阶段，人摄入被包囊污染的饮水和食物而感染。包囊在十二指肠脱囊形成2个滋养体，寄生人的十二指肠和小肠上段，为营养繁殖阶段，以二分裂法进行繁殖。滋养体在肠道环境不利情况下，分泌囊壁形成包囊并随粪便排出体外，污染环境、食物和水源。包囊的抵抗力很强，在水中和凉爽的环境中可存活数天至1个月之久；湖水中，0～4℃或6～7℃，存活56天，17～20℃，存活28天。河水中存活时间更长，0～4℃，84天，20～28℃，28天；海水中4℃，存活65天。

二、流行学病学

贾第虫感染呈世界性分布，感染率约1%～30%，个别地区儿童感染率高达50%～70%。以热带和亚热带为主，寒带也有流行，东南亚和非洲更为常见。在美国、英国、法国、加拿大和澳大利亚等发达国家均有本病的流行甚至暴发。我国也呈全国性分布，各地人群感染率不等，农村高于城市。以新疆(9.26%)、西藏(8.22%)和河南(7.18%)最高。包囊的抵抗力很强，吞食10个包囊即可导致感染。夏秋季节发病率较高。人群普遍易感，儿童、年老体弱者和免疫功能缺陷者尤其易感，HIV/AIDS患者常合并感染。

本病主要为介水传播，氯对包囊无效，包囊在经氯化消毒后的水里也可活2～3天；臭氧和卤素对包囊有轻度杀伤力。经粪-口途经传播，人的感染主要是摄入被含包囊粪便污染的饮水和食物。有人-人传播、动物-人传播、性传播。

三、致病机制

贾第虫的致病机制尚不阐明，但宿主的免疫状态、营养状况等与组织的损伤程度有直接关系，可能有以下几个因素：

1. 虫株致病力　不同虫株致病力不同。研究表明GS株的致病力比ISR株强，接受GS虫株的10名志愿者均被感染，且5名出现临床症状；而接受ISR虫株的5名志愿者无一感染。另外，用GS虫株的两个表达不同表面抗原的克隆株感染志愿者，接受72kDa表面抗原克隆株的4名志愿者均被感染；而接受200kDa表面抗原克隆株的13名志愿者，仅1名感染。

2. 丙种免疫球蛋白缺乏　先天或后天血内丙种球蛋白缺乏者不仅对贾第虫易感，且感染后可导致慢性腹泻和吸收不良等严重临床症状。有研究表明，一些肠道病原体具有降解IgA抗体的IgA蛋白酶，其活性与病原体在肠道寄生、繁殖有关。贾第虫滋养体含有的活性IgA1蛋白酶，降解了宿主的IgA而易感染。

3. 双糖酶缺乏　无论在模型动物体内，还是贾第虫病患者，双糖酶均不同程度缺乏。当双糖酶处于低水平时，贾第虫滋养体可直接损伤小鼠肠黏膜细胞，严重者小肠微绒毛常变短，甚至扁平，揭示低水平的双糖酶是导致宿主病情加重和腹泻的重要原因。

4. 与宿主的免疫状态有关　贾第虫感染与宿主的天然免疫、体液免疫和细胞免疫有关。如人乳汁中的甘油三酯经酯酶作用释放的游离脂肪酸，对滋养体有杀伤作用。动物实验表明，肠道内分泌型的IgA及T淋巴细胞在抗贾第虫感染中发挥了重要作用。

四、临床表现

人感染贾第虫后，潜伏期平均为1～2周，最长达45天。

1. 急性期　表现为恶心、厌食、腹痛和全身不适，或伴低热或寒战。突发恶臭水泻、偶见黏液、无脓血，胃肠胀气，呃逆和上中腹部痉挛性疼痛。婴幼儿病程可持续数月，可致营养不良、脂肪泻、贫血、衰弱、发育障碍等。

2. 亚急性期　表现为间歇性软便（或粥样），恶臭、伴腹胀、痉挛性腹痛，或伴恶心、厌食、嗳气、头痛、便秘和体重减轻等。

3. 慢性期　表现为周期性稀便，甚臭，反复发作，病程可长达数年而不愈。

重症感染得不到及时治疗的儿童病程很长，常导致营养吸收不良和发育障碍。也有很多人不出现任何临床症状，成为带虫者。贾第虫偶可侵入胆道系统，引起胆囊炎或胆管炎。HIV/AIDS感染者，病情严重，持续性腹泻，一日可高达数十次。

五、辅助检查

1. 病原学检查

（1）粪便检查：直接涂片法和浓集法为最常用方法。在急性期，患者粪便呈水样或糊状,含极易死亡和崩解的滋养体,取新鲜粪便,直接做生理盐水涂片,镜检滋养体。为提高滋养体活力和检出率,标本需新鲜,在30分钟内检查,且样本注意保温。在亚急性期或慢性期,用生理盐水或碘液涂片查包囊。用饱和蔗糖、硫酸锌漂浮法或醛-醚浓集法等提高包囊检出率。由于包囊排出有间断性,一周内,隔日查一次,连续查三次。铁苏木素染色和三色染色法,可清晰见到虫体的形态结构,在必要时选用。

(2) 小肠液检查:对用粪便检查法未查到虫体的可疑病例,取十二指肠或上段空肠引流或肠内胶囊法检查。肠内胶囊法样本采集方法:禁食后,患者吞下一个装有尼龙线的胶囊,线的体外端固定在患者口角边。3~4小时后,缓缓拉出尼龙线,取线上的黏附物镜检,若查到滋养体,即可确诊。

(3) 小肠活组织检查:对前两种方法检查均阴性的可疑病例。用显微胃镜从Treitz韧带相应部位的小肠黏膜摘取活体组织,切片、固定后,Giemsa染色、镜检滋养体。滋养体着紫色,肠上皮细胞呈粉红色。

2. 免疫学检查 贾第虫免疫学诊断方法,虽然报道较多,但诊断试剂不同,检测和判断标准不一,难以作为贾第虫病的确诊方法,仅为辅助诊断。目前在国外有检查粪便中抗原的商品化试剂盒,作ELISA和IFA法。

3. 分子生物学检测 以PCR为基础的各种核酸检测方法,不仅可对病例和水样进行检测,还可进行虫种鉴定、基因分型和亚型分析。主要有PCR、巢式PCR、限制性片段长度多态性、随机扩增多态性DNA以及Real-time PCR、环介导等温扩增、基因芯片等。Ghosh等于2000年将巢式PCR用于贾第虫病的诊断,可检测出2.5pg的贾第虫滋养体DNA,且其他肠道原虫(溶组织内阿米巴等)等均无扩增片断。

六、诊断与鉴别诊断

1. 诊断 根据病史、临床症状及粪便中查到滋养体或包囊可确诊。

2. 鉴别诊断 须与细菌性痢疾、病毒性肠炎、阿米巴痢疾及毒性大肠杆菌等作鉴别。

七、治 疗

1. 甲硝唑(灭滴灵) 首选。口服剂量成人0.4g,每天3次,连用5天;儿童每日15mg/kg,分3次,连服5天,治愈率在90%以上。该药对胃肠道有刺激作用,常引起恶心、呕吐,有致畸和致突变作用,孕妇应慎用或禁用。

2. 呋喃唑酮(痢特灵) 口服剂量:成人100mg,每日4次;儿童每日6mg/kg,分四次服下,连服7~10天,治愈率可达85%~90%。替硝唑,口服剂量:成人每天2g,儿童为50~70mg,均为一次顿服,治愈率在95%以上,该药副作用较小。

3. 巴龙霉素 常用于孕期感染蓝氏贾第虫患者的治疗。

4. 其他 中草药苦参、白头翁对本病也有一定疗效。

八、预　　防

1. 加强粪便管理和保护水源　加强人畜粪便管理,防止人畜粪便污染水源和食物。

2. 加强饮水处理、检测和管理　加强饮水消毒处理和改进饮水处理工艺,定期检测饮水中贾第虫污染情况,建立监测和预警系统。

3. 注意个人卫生和饮食卫生　养成良好的卫生和饮食习惯,不喝生水,在儿童聚集场所(托儿所、幼儿园和小学)及养老院加强饮食卫生,防止病从口入。

4. 定期检查　加强食物操作人员,HIV/AIDS 患者及其他免疫功能缺陷者定期进行贾第虫检查。

（曹建平）

第十三章 滴 虫 病

第一节 阴道毛滴虫病

阴道毛滴虫病(trichomoniasis vaginalis)是由阴道毛滴虫寄生于女性的阴道以及男性尿道、附睾和前列腺引起滴虫性阴道炎为主的性传播疾病。阴道毛滴虫最早是 Donne 于 1836 年从妇女阴道分泌物和男性泌尿生殖道的分泌物中发现的,继后发现该病呈全球性分布,人群感染较普遍。

一、病 原 学

阴道毛滴虫生活史中仅有滋养体阶段。在阴道分泌物或培养基中,滋养体的形态与大小可因培养基的渗透压和虫体的分裂时间不同而异。一般长 4 ~ 32μm,宽 2 ~ 17μm,平均 10μm×7μm。典型虫体呈梨形或椭圆形,其表面常有微丝状伪足,条件不佳或衰老时,虫体变圆,细胞质内出现大量折光颗粒,甚至有空泡形成。虫体前端有 4 根长度相等的前鞭毛;后鞭毛向后呈波浪状,嵌入波动膜内,位于其外缘,与波动膜等长,通过波动膜与虫体相连。波动膜表面光滑,约占虫体长度的 1/3。虫体前端有一大细胞核。细胞核前端有一个基体,鞭毛均从此发出。1 根明显的轴柱,从虫体前端发出向后延伸,贯穿虫体,在体后端伸出,其末端尖细。阴道毛滴虫属厌氧性寄生虫,无线粒体,但有许多氢化酶体(内含丙酮酸合成酶和氢化酶),其形态和功能与线粒体相似,沿轴柱和肋分布。肋的存在和轴柱旁氢化酶体的排列是鉴别阴道毛滴虫与其他滴虫的主要特征。

活的滋养体无色透明,运动活泼,借鞭毛和波动膜摆动,虫体旋转运动;虫体活动缓慢时,鞭毛和波动膜清晰可见。

阴道毛滴虫滋养体既是感染传播阶段,又是致病和诊断阶段。在女性,滴虫寄生在阴道、尿道、膀胱和尿道旁腺,偶尔在前庭大腺;在男性,寄生在尿道、前列腺和附睾。虫体以纵的或横的二分裂或多分裂的方式繁殖,一个虫体的细胞核最多可分裂成 16 个,增殖的最适 pH 值为 5 ~6。虫体以白细胞、红细胞、细菌和黏液为食,以表面渗透、吞噬和吞饮方式摄取食物。

二、流行病学

据 Brown 估计全世界有阴道毛滴虫感染者约 1.8 亿人。妇女感染率一般在青春期后逐渐增高，以 20～40 岁年龄组感染率最高，更年期后逐渐下降。目前感染率有增高趋势，仅美国每年就有 400 万～800 万例，英国有 100 万妇女有感染，在非洲男性非淋球菌尿道炎中约有 1/3 可能由滴虫引起。在我国本病流行也广泛。

本病的传染源是滴虫性阴道炎患者和无症状的带虫者及男性感染者。传播感染方式包括直接和间接接触两种。直接接触主要通过性生活传播。间接接触（非性交传播）传播也很常见，主要通过公用浴池、浴巾、坐式马桶、游泳池和公用游泳衣裤等传播。婴儿偶然感染，分娩期间可感染婴儿呼吸道和结膜，引起呼吸系统感染（肺部感染罕见）和结膜炎。

阴道毛滴虫滋养体对外界抵抗力强：对干燥敏感，仅能活数小时；在半干燥环境可存活 10 小时，而在潮湿污染物中存活时间较长；在污染的湿毛巾中可在 24 小时内查见活滴虫；在 -10℃ 和 3℃ 水中分别活 7 小时和 65 小时；在 40℃ 和 46℃ 水中可活 2 小时和 1 小时；对市场出售的洗衣粉、肥皂和浴液均有不同程度的抵抗力。阴道毛滴虫对某些化学药品也有一定的抵抗力，如在 1∶2000 甲酚皂（来苏儿）、1∶100 硼酸和 1∶5000 高锰酸钾中分别存活 2～10 小时，11 小时和 8 小时。

阴道毛滴虫在人群中感染率高的原因主要有：①滴虫感染与卫生水平和性行为有关；②在感染者性伴侣之间高度流行，感染男性的女性伴侣和感染女性的男性伴侣感染率分别为 66%～100% 和 22%～80%；③与其他性传播疾病混合感染，在滴虫病妇女中淋病感染率是非滴虫病的 2 倍。值得注意的是滴虫可增加 HIV 的传播，17% HIV 感染者有滴虫病。

三、致病机制

阴道毛滴虫致病与阴道内环境关系密切，与女性生殖系统生理变化（月经、妊娠）和妇科疾病（卵巢功能减退）有关。正常女性阴道中乳酸杆菌酵解阴道上皮细胞内糖原，产生大量乳酸，使阴道环境 pH 维持在 3.8～4.4，从而抑制细菌和滴虫的生长繁殖。而阴道毛滴虫寄生在阴道，破坏乳酸杆菌，并与乳酸杆菌竞争消耗糖原，影响乳酸生成，使阴道内环境趋向中性或偏碱性，有利于细菌的增长，为滴虫感染和致病创造条件。妊娠、月经前后阴道生理的变化，特别是月经后，阴道内的 pH 值接近中性，又富于营养（血清），有利于毛滴虫和细菌的繁殖。卵巢功能减退（生理的、病理的），也直接影响阴道黏膜的厚度和糖原代谢，从而有利于毛滴虫的寄生和侵袭。

此外，阴道毛滴虫的致病力与虫株的毒力密切相关。毒力低的虫株大多无症状，称带虫者；毒力强的虫株可引起明显的炎症。毛滴虫的毒力与虫体分泌毒素、虫体的黏附作用、虫体的机械作用和吞噬活性等因素有关。虫体活动或死亡时排放大量的溶酶体酶，使局部细胞受损，上皮细胞上可见出血点。若混有细菌感染，滴虫释放的毒素具有趋化作用引起中性粒细胞的浸润，中性粒细胞的溶酶体产物可引起组织损伤，并且通过其抗原性诱发免疫反应，导致炎症的发生。毛滴虫虫体黏附于宿主细胞是其致病作用的关键环节。已被证明阴道毛滴虫通过四种表面蛋白（AP65、AP51、AP33 和 AP23）黏附于泌尿生殖道上皮细胞，于细胞表面的受体结合。滴虫一旦黏附阴道上皮细胞,5 分钟内平铺于其表面,并形成伪足,插入细胞间隙,与上皮细胞紧密黏附,直接接触、破坏上皮细胞。50% 患者阴道黏膜有微量出血。在感染者活检标本中可见滴虫黏附部位阴道黏膜微小溃疡,可能与滴虫分泌毒素和细胞剥落因子,以及虫体的机械黏附作用和吞噬活动有关。实验证明阴道毛滴虫具有吞噬乳酸杆菌、阴道上皮细胞、白细胞和红细胞的作用,并且证明了强毒株吞噬作用要比弱毒株迅速得多。另外,阴道毛滴虫的鞭毛、伸出的伪足及虫体活动对宿主上皮细胞可起到机械刺激作用也可引起致病。

滴虫在女性阴道寄生并大量繁殖,引起上皮细胞的炎症,还可感染泌尿系统的其他部位如膀胱、尿道,甚至肾。在男性,常无症状,是自限性疾病,偶尔引起非淋病性尿道炎,涉及附睾和前列腺者罕见。由于细菌(链球菌、类白喉菌)的增殖可改变阴道 pH,使其趋于碱性,所以阴道中细菌群落的改变利于滴虫寄生,使症状更复杂。滴虫寄生可改变阴道-子宫颈微环境,使滴虫向上移行,引起上生殖道感染。

滴虫感染可增加 HIV 的传播,特别在发展中国家,滴虫与其他性传播疾病(淋病和衣原体感染)混合感染率高。滴虫感染者血清中抗体滴度较低,大多数感染者阴道内可检出 IgA。此外,中性粒细胞核巨噬细胞有杀伤滴虫作用,因此感染一段时间后临床症状和体征均逐渐减轻。

有些学者认为,阴道毛滴虫有吞噬精子的作用,故可引起不孕;子宫颈癌也可能与阴道滴虫感染有关。

四、临 床 表 现

滴虫性阴道炎占阴道炎患者的 48%,潜伏期 3～28 天,感染初期无症状。滴虫性阴道炎主要症状表现为白带增多、外阴瘙痒,阴道分泌物多为黄色,呈泡沫状,或有恶臭;其他颜色可能伴随其他细菌感染而改变。妇科检查可有明显的局部病变,阴道黏膜及子宫颈充血红肿,严重者有出血或草莓状突起,呈“斑点状阴道炎”或“颗粒状阴道炎”的特征。患者有灼痛感或阴道检查时有触痛。若合并泌尿系统感染可出现尿频、尿急、尿痛,甚至间歇性血尿等症状。此外,少数患者有尿线中断、尿潴留、尿道红肿等。有的为急性发作,有的为逐渐发生或反复发作。

阴道毛滴虫亦可寄生于前列腺而导致前列腺炎,潜伏期 6～15 天,症状有尿频、尿急、尿痛、尿道灼痛、瘙痒、尿道溢乳白色或淡黄色稀薄分泌物,不同程度的排尿困难,会阴部、肛门胀痛等。

五、辅 助 检 查

1. 病原检查　从阴道分泌物、尿液及前列腺分泌物查到毛滴虫滋养体为确诊依据。常用检查方法有生理盐水涂片法、涂片染色法和培养法。

(1) 生理盐水涂片法:取患者阴道分泌物或尿沉淀物作涂片镜检。镜下观察活滴虫,根据滴虫活动特点确认。冬天要注意保温,并迅速检查,避免毛滴虫因受冷而活动降低,增加鉴别困难。此法简单,快速,检出率较高,常在门诊和普查时采用。

（2）涂片染色法：将分泌物或沉淀物涂成薄片，用瑞氏或姬氏液染色后镜检。此法同时可以观察阴道微生物象和清洁度，但较生理盐水涂片法复杂。还可采用荧光色素染色法：将阴道分泌物或尿液沉淀物涂成薄片，自然干燥，用 1/5000 的吖啶橙染液滴于涂片上染色 1 分钟，用 pH 7.2 磷酸盐缓冲液冲洗，再投入 1.6% 氯化钙溶液中，分色 30 秒，最后放入蒸馏水中 10 秒，取出用荧光显微镜观察。此法检出率比生理盐水涂片法和培养法高，更适用于气温较低的秋冬季。

（3）培养法：将阴道分泌物或尿液沉淀物加入培养基内，置 37℃ 培养箱内 48 小时，滴片镜检，阳性检出率高于生理盐水直接涂片法。常用的培养基有肝浸汤培养基和蛋黄浸液培养基。近年来还出现了许多改进型的培养基如 1640 胨培养基，RPMI1640 血清培养基等，省时、省力、效果好。

2. 免疫学检查　采用免疫学方法检查抗体或抗原，且不受虫体静止或死亡的影响。间接荧光抗体试验、间接血凝试验、ELISA 和乳胶凝集试验（LAT）的敏感性较高。由于滴虫病治愈后抗体仍持续存在一段时间，故不能区分现症患者，还是曾有滴虫感染，故只能作为一种辅助的诊断方法。

六、诊　断

根据临床表现对疑为滴虫性阴道炎或其他部位滴虫性感染时，对绝大多数患者可通过病原学检查确诊。

七、治　疗

1. 局部用药　常用有乙酰胂胺、卡巴胂等。每晚塞入阴道后穹隆。治疗前宜用 1% 乳酸、0.5% 醋酸或 1∶5000 高锰酸钾溶液冲洗阴道。为使用方便，目前多将一些局部药制成阴道栓剂。常用的有甲硝唑栓，苦参栓，鹤草芽栓，香葵精栓等。其中许多栓剂治疗效果与甲硝唑相同或相近，且克服了甲硝唑的副作用。局部用药第一疗程治疗完毕后，待下次月经净后再用，一般需用 2～3 个疗程。

2. 口服药　甲硝唑（灭滴灵）仍然是目前治疗滴虫性阴道炎和泌尿系感染的首选药物。0.4g，每日 3 次，7 天为一疗程。近年来，国外采用替硝唑单剂量（2g）顿服治疗滴虫性阴道炎，该药与甲硝唑相比，具疗效高，不良反应少的特点。对滴虫性阴道炎和泌尿系感染的治疗，均应对其配偶同时治疗，才能达到彻底治愈的目的。妊娠早期服用甲硝唑有引起胎儿畸形的危险，故在妊娠 3 个月内禁用，应以局部治疗为主，以免影响胎儿发育。

八、预　防

开展卫生宣传，提高人们对阴道毛滴虫危害性的认识，提高全民防病治病的保健意识。定期普查，积极治疗患者和带虫者，同时也应对男性开展检查和治疗，消灭传染源。改善公共卫生设施，提倡淋浴和蹲厕，废除公共浴池。对坐式马桶应注意消毒处理。禁止滴虫感染者进入游泳池，废除公共浴具及游泳衣裤的使用。医疗单位对阴道扩张器、冲洗用具等要严格消毒,提倡使用一次性手套及其他医疗用具,防止交叉感染。注意个人卫生和经期卫生。加强社会管理,加强精神文明建设,提倡有理想、有道德、有纪律的社会规范,严防危害人民健康的一些恶习死灰复燃。

第二节 肠毛滴虫病

肠毛滴虫病(trichomoniasis intestinalis)是人毛滴虫寄生于肠道引起腹泻和腹痛症状的鞭毛虫病。该病病原体最早由 Davaine 于 1854 年发现的,于 1860 年对其描述并命名。

一、病 原 学

人毛滴虫也只有滋养体阶段。活的滋养体游动迅速,体形变化也大;经铁苏木素或姬氏染色后,虫体呈椭圆形或梨形,大小约为 7.7μm×5.3μm,前鞭毛 3 ~5 根,大多数为 5 根,1 根后鞭毛附着于波动膜的边缘,向后延伸并伸出体外。该虫的波动膜明显较阴道毛滴虫的长,几乎与虫体长度相同。虫体中央有 1 根明显的轴柱,轴头较轴干粗,前端与一发达的,新月形的盾结构相连,轴干直径中等,纵贯虫体,从后端伸出体外呈尾突。虫体前端有 1 个细胞核,核内染色质不均匀,核仁小,居中。胞质内含有食物泡和细菌。

人毛滴虫的寄生和传播阶段均为滋养体。虫体寄生在大肠内,以盲肠和结肠为多见,以细菌为食,以纵二分裂方式繁殖。滋养体随粪便排出体外,对外界有一定的抵抗能力,通过滋养体污染食物和水而经口感染传播。

二、流 行 病 学

人毛滴虫感染呈世界流性分布,以热带和亚热带地区较为常见,尤其是卫生条件较差的地方。儿童多于成人,10 岁以下的儿童更为多见。人毛滴虫的传染源是患者和带虫者。人毛滴虫在外界粪便中室温时能活 8 天,在土壤中可生存 7 天。人受感染是因误食了被该虫污染的食物、蔬菜和水而引起。Wenyon 和 Connor 发现 5 种苍蝇作为机械性传播媒介,可通过其呕吐物、粪便污染食物和饮水使人感染。该虫能耐受胃酸和小肠消化液,可在牛奶小米粥培养基上生长,但不能在阴道内生存。

人毛滴虫有多种保虫宿主,如犬、猫和鼠以及其他啮齿类。

三、致 病 机 制

对人毛滴虫电镜细胞化学研究中发现人毛滴虫在吞噬过程中,当初级溶酶体与正在形成而尚未完全封闭膜的食物泡融合时,可将溶酶体酶泄漏到细胞外。此外,虫体还可能存在细胞外吐作用。而当细胞受到某些使溶酶体膜不稳定因素的影响时,可导致酶溢出膜外(使细胞自溶),甚至排出胞外。因此,当有大量的人毛滴虫吞噬活动活跃或死亡时,可能漏出大量的溶酶体酶,使宿主肠道黏膜细胞受损。目前,已知炎症发生过程的若干环节与溶酶体的变化有一定关系。

四、临床表现

肠毛滴虫病主要临床表现为腹泻、腹痛、大便异常、恶心、呕吐、食欲不振等。便样多为稀水样便，稀黏液样便或蛋花样便。腹泻严重者可导致脱水、酸中毒。近几年国内陆续报道人毛滴虫除引起感染性腹泻外，还可移行至胆道、肝脏、膈下、腹腔等造成严重感染。人毛滴虫引起胆道感染较多。

五、辅助检查

对腹泻患者疑为人毛滴虫感染时，可用粪便生理盐水涂片法或培养法查病原体。检查时要注意粪便新鲜，并及时检查，冬天需保温。涂片法简单但易漏诊。培养法以 Boeck 及 Drbohlav 的培养基最常用，需 3 ~ 5 天才能出结果。作结肠纤维镜检查可发现肠道黏膜呈现慢性结肠炎病变。

对寄生于胆道的人毛滴虫，可采用十二指肠液引流作涂片镜检病原。

六、诊　断

依据临床表现和粪便检查发现本虫可做出确诊。

七、治　疗

首选药物为甲硝唑。成人剂量为 600 ~ 800mg/d，口服，每天 3 ~ 4 次，7 天为 1 疗程；儿童剂量 10 ~ 15mg/kg，口服，每天 3 次，7 天为 1 疗程另外，还可试用卡巴胂，吐根碱、喹碘仿及阿的平等药物。

八、预　防

预防肠毛滴虫病主要为注意饮食卫生和个人卫生，不吃不洁的食物，不饮生水。经常普查普治患者和带虫者，控制和消灭传染源。加强粪便管理，避免人毛滴虫污染食物及饮水。广泛开展爱国卫生运动，消灭苍蝇，消灭传播媒介。积极开展医疗卫生宣传教育，提高人们及医务工作者对本病的认识和警惕性，提高全民保健和防病治病的意识。

（张祖萍）

第三节　蠊缨滴虫病

蠊缨滴虫病（lophomoniasis blattarum）是新发现的一种人体寄生虫疾病，随着人们认识的提高，近年来的报道越来越多，并非像以前认为的是“少见病”。我国最早于 1992 年报道了第一例蠊缨滴虫感染的患者，目前累计病例已近 100 例。

一、病 原 学

蠊缨滴虫病原体属于原生动物门、鞭毛虫纲、超鞭毛虫目、缨滴虫亚目、缨滴虫科、缨滴虫属、蠊缨滴虫。滋养体呈圆形或椭圆形，半透明，体长 10 ~ 45μm。一端有成簇的多根鞭毛，做旋转或左右摆动。虫体前端的鞭毛长 5 ~ 18μm，有 40 ~ 50 根，排列成环状，成簇生于顶部，一束原纤维从体部向后延伸形成花萼样结构，包围鞭毛区、核和副基体。“花萼”沿纵向开裂，延伸至尾端。该虫可形成包裹，随蟑螂消化道分泌排泄物排出散布在其活动范围内的环境中。

一般认为蜚蠊或白蚁是此原虫的宿主，蠊缨滴虫主要寄生于此宿主消化道，通过食入或吸入等方式侵入人体的上呼吸道及肺组织中，引起呼吸系统症状。蠊缨滴虫进入支气管后，分泌一些特殊物质，使虫体紧粘于支气管黏膜上。当机体抵抗力下降或原有呼吸系统疾病时，虫体迅速繁殖，虫体及其分泌物可使宿主 IgE、SIgA 及嗜酸性粒细胞增加，引起Ⅰ型超敏反应，导致呼吸系统疾病。另外，长期使用抗生素、免疫抑制剂或皮质激素和器官移植者易感染此虫引起机会性感染。

二、临 床 表 现

1. 呼吸系统感染　多数患者呈现“间质性肺炎”的临床表现和体征。主要表现为：①畏寒、发热，体温 37.5 ~ 39℃；②咳嗽，咳少量白痰或黄脓痰，有些患者脓痰有腥臭味，也有痰中带血丝和血痰，咳嗽呈阵发性；③胸闷、胸痛、气急，或哮喘发作；④肺部体检可闻及细湿性啰音、哮鸣音，呼吸音减弱或呼吸音消失，胸腔积液患者叩诊局部呈浊音。

2. 鼻窦及尿道感染　前者表现为上颌窦及颞部疼痛。后者表现尿道内有不适感，偶有刺痒、疼痛，无明显尿频、尿急症状，时有低热。尿液可查见大量蠊缨滴虫。

3. 机会性感染

（1）肾移植后蠊缨滴虫病：肾移植者发生蠊缨滴虫肺部感染与患者免疫功能严重抑制有密切关系。肾移植患者的肺部蠊缨滴虫感染在早期有特征性的临床表现，均表现为发热和胸部平片上的双肺局限性炎症渗出性病变，无咳嗽、咳痰、胸闷、气短等呼吸道症状，与肾移植术后常见的巨细胞病毒性肺炎有显著不同。随着病情进展和（或）合并其他病原体感染，可出现咳嗽、咳痰、胸闷、气短和动脉氧降低。

（2）其他原因致免疫功能下降伴蠊缨滴虫病：所有患者中，中、老年蠊缨滴虫病占多数。主要由于长期使用抗生素导致体内正常菌群失调，以及使用免疫抑制剂或皮质激素，抑制了机体的免疫功能，导致蠊缨滴虫寄生，引起相应疾病。部分患者常伴有细菌、病菌、真菌感染，使病情更加复杂。

三、诊断与治疗

临床诊断较难，极易延误诊断，只有痰液镜检或经支气管镜采集标本涂片在显微镜下找到蠊缨滴虫是确认依据。但有以下情况者要警惕蠊缨滴虫感染：①迁延不愈的咳嗽、哮喘，常规治疗效果不佳;若伴有外周血嗜酸性粒细胞增高更应当警惕;②肺炎、肺脓肿患者,正规抗感染治疗无效,用常见病或原有基础病难以解释者;③老年体弱、免疫功能低下的患者发生肺部感染。对于这些患者,应反复多次的痰检或支气管肺泡灌洗,以获取病原体。

四、治　　疗

首选甲硝唑或替硝唑注射,或复方磺胺甲噁唑口服,可达到有效的除虫目的。但也有治疗无效的报道,还有个别报导,用甲硝唑治疗无效后用抗寄生虫药米帕林治愈。在杀虫治疗时应注意有无合并其他病原体感染。感染严重者,可适时行气管切开术或呼吸机辅助通气。

（邓维成　蒯迪花）

第四节　口腔毛滴虫病

口腔毛滴虫病(oral trichomoniasis)是口腔毛滴虫寄生于人体口腔引起的疾病。口腔毛滴虫为椭圆形或梨形,大小7.1(4～13)μm×4.7(2～9)μm。本虫生活史只有滋养体期,以纵二分裂法增殖。该虫在室温下可活3～6天,在水中可活10～12小时,在未干燥唾液中可活48小时。

本病由口腔毛滴虫寄生在口腔,定居于齿垢及齿的龋洞内感染所致,主要表现为龋齿、牙龈炎、牙周炎、牙冠炎。也有该虫异位寄生于呼吸系统所致疾病的,主要表现为咳嗽、咳痰,痰液多为黄色黏痰,严重者可表现为血痰。

传染源为口腔毛滴虫感染者,主要通过人与人直接接触、飞沫及滋养体污染食物或食具而传播。本虫是否致病虽有争议,但口腔毛滴虫与口腔疾病、呼吸系统疾病等有关,因有口腔疾病的口腔毛滴虫感染率明显高于无口腔疾病者,呼吸系统疾病者在痰液中进行涂片镜检时发现有口腔毛滴虫。本病仅凭临床表现不易诊断,可取病灶牙龈周围刮拭物和或痰液进行涂片镜检或培养作为确诊依据。首选甲硝唑药物治疗,预后良好。一般感染者口服甲硝唑0.2～0.4g,日3次;严重者0.5%甲硝唑200ml静脉滴注每日1次,7天为一疗程。保持良好的口腔卫生、饮食卫生和个人卫生,积极治疗龋齿、牙龈炎、牙周炎等口腔疾患为预防本病的有效措施。

（朱永辉）

第十四章　隐孢子虫病

隐孢子虫病(cryptosporidiosis)是隐孢子虫(*Cryptosporidium*)感染引起的以腹泻为主要临床表现的一种人兽共患肠道传染病。该病被 WHO 列为世界六大腹泻病之一,为新发传染病。隐孢子虫也是一种主要的机会致病寄生虫。

一、病 原 学

目前认为隐孢子虫有 26 个种,60 多个基因型,但不同隐孢子虫形态相似,大小略有差异,形态学方法难以鉴定虫种。少数寄生于胃的隐孢子虫相对较大,呈椭圆形外,多数寄生于小肠的隐孢子虫相对较小,呈圆形。卵囊呈圆形或椭圆形,大小约 3 ~ 8μm。成熟的卵囊囊壁光滑,透明,内含 4 个子孢子和一个结晶状残余体,子孢子为月牙形,大小为 1. 5×0. 752μm。

隐孢子虫在同一宿主体内完成生活史,不需要中间宿主。生活史有性生殖(配子生殖)、无性生殖(裂体增殖)和孢子增殖三个阶段。虫体在宿主体内的发育时期称为内生阶段,成熟卵囊为感染阶段。人摄入卵囊后,在消化液的作用下卵囊中的子孢子逸出,侵入肠上皮细胞,在胞膜与胞质间形成纳虫空泡,虫体在泡内进行无性繁殖,先发育为滋养体,经三次核分裂发育为Ⅰ型裂殖体。成熟的Ⅰ型裂殖体含有 8 个裂殖子;裂殖子被释出后侵入其他上皮细胞,发育为第二代滋养体。第二代滋养体经 2 次核分裂发育为Ⅱ型裂殖体;成熟的Ⅱ型裂殖体含 4 个裂殖子。裂殖子释出并侵入细胞后发育为雌配子体或雄配子体,雌配子体进一步发育为雌配子,雄配子体产生 16 个雄配子,雌雄配子结合形成合子,合子发育为卵囊,成熟卵囊含有 4 个子孢子。卵囊有薄壁和厚壁两种。薄壁卵囊约占 20%,仅有一层单位膜,其子孢子逸出后直接侵入宿主肠上皮细胞,造成宿主自身体内重复感染;厚壁卵囊约占 80%,在宿主细胞或肠腔内孢子化,随宿主粪便排出,具感染性和对外界的抵抗力。从宿主感染到排出卵囊整个生活史因感染隐孢子虫种类、感染度及宿主等而异,一般为 5 ~ 11 天。

二、流 行 病 学

隐孢子虫病呈全球性分布,迄今已有 6 大洲 70 多个国家,300 多个地区有人感染隐孢子虫的病例报道。全世界每年约有 5000 万 5 岁以下儿童感染,主要在发展中国家;据报道,发达国家隐孢子虫阳性率为0.6%～20%，发展中国家为4%～32%，AIDS患者和儿童感染率为3%～50%，中国为1.3%～13.3%。同性恋并发AIDS患者近半数感染隐孢子虫，是引起AIDS患者死亡的主要原因之一。WHO于1986年将隐孢子虫病作为AIDS患者的一项怀疑指标；同时也被美国列为生物恐怖制剂。

人群普遍易感，尤其婴幼儿、免疫功能抑制者和免疫功能缺陷者。粪-口、手-口途径是主要的传播途径。主要为人-人传播、动物-人传播、性传播，偶有气溶胶传播。人的感染主要是摄入被卵囊污染的饮水、食物，或与野生动物和家畜特别是幼畜密切接触；此外，痰中有卵囊的可经飞沫传播，也有因骨髓移植感染以及隐孢子虫性腹泻的母亲分娩后婴儿感染隐孢子虫的报道。托管机构的工作人员和儿童、医院内医护人员、兽医和动物园工作人员等人群感染机会较多。隐孢子虫的感染与年龄有一定的关系，一般年龄越小，感染率和发病率越高，且症状越严重，死亡率也越高。本病的流行有一定的季节性，每年的春夏和初秋为流行高峰。

本病主要为介水传播，氯对卵囊无效，在经氯消毒后的水里也可活2～3天；臭氧和卤素对卵囊有轻度杀伤力。卵囊对外界抵抗力强，在20℃，6个月仍有活力。高温和冻融使其活力迅速丧失，干燥对卵囊也是致命的，4小时可杀死全部卵囊，-5℃可维持活力2个月。

三、致病机制

隐孢子虫病的致病机制尚不清楚。隐孢子虫主要寄生在小肠上皮细胞刷状缘的纳虫空泡内，少数寄生于胃部。空肠近端寄生虫体数量最多，严重者可扩散到整个消化道，肺、扁桃体、胰腺和胆囊等器官亦发现有虫体。虫体寄生于肠黏膜或胃黏膜，造成肠上皮细胞绒毛萎缩、变短变粗，或融合、移位和脱落等损害，上皮细胞老化和脱落速度加快。固有层粒细胞、淋巴细胞和浆细胞浸润。导致肠道功能紊乱，影响消化吸收而发生腹泻。

隐孢子虫致病机制很可能是多因素的。当隐孢子虫附着于肠黏膜，导致宿主肠黏膜组织破坏，表面积减少，从而造成肠黏膜吸收功能障碍。特别是脂肪和糖类的吸收明显下降，导致严重而持久的腹泻，大量水和电解质丢失，此外，肠黏膜面积减少，还使得黏膜酶减少，例如乳酸酶，这也是导致腹泻的原因之一。另外，隐孢子虫还可诱导宿主上皮细胞凋亡，使肠黏膜上皮细胞屏障功能。如免疫功能异常者合并隐孢子虫感染常导致肠道细菌过度繁殖。此外，具内毒素活性的物质（如5-羟色胺和前列腺素E2等）因肠道功能紊乱及渗透压的变化而进入肠腔，造成霍乱样腹泻。隐孢子虫激活NF-KB和c-src等信号传导途径。NF-kB活化后诱导细胞因子和趋化因子（如IL-8）生成，引发炎症反应，并可触发感染细胞的抗凋亡信号传导途径。c-src活化可造成宿主细胞骨架重排及细胞间紧密连接功能紊乱。I型HIV患者释放的tat蛋白等可溶性因子的活化进一步恶化隐孢子虫病症状。

四、临床表现

隐孢子虫病临床症状的严重程度与病程取决于宿主的免疫功能与营养状况。免疫功能正常者症状较轻,潜伏期3~8天,病程具自限性,通常1~2周,最短1~2天。主要表现为急性腹泻,粪便为糊状或水样,一般无脓血,日排便2~20余次。每日水泻便量常见为3~6L,多达17L。重症幼儿可为喷射性水样腹泻,排便量多。腹痛、腹胀、恶心、呕吐、食欲减退或厌食、口渴和发热亦较常见。病程长短不一,短者1~2天;长者数年,由急性转为慢性。免疫功能异常的感染者症状明显而病情重,持续性霍乱样水泻最为常见,一日数次至数十次,导致水、电解质紊乱和酸中毒。免疫抑制特别是AIDS患者隐孢子虫感染可导致广泛播散,并发胆道、胰管或呼吸道等肠外器官隐孢子虫病,表现为胆囊炎、胆管炎、胰腺炎和肺炎。当症状消失后数周内仍有卵囊随粪便排出。儿童营养不良以及某些病毒性感染,如麻疹、水痘和巨细胞病毒感染,也会因暂时的免疫功能异常而并发隐孢子虫病,引起严重的慢性腹泻。

五、辅助检查

1. 病原学检查 从粪便中查该病原体的卵囊,但较困难,故需特殊染色。

(1) 直接涂片法:急性病人因粪便中含卵囊数量多,可直接涂片镜检。其他病人可采用浓集法提高检出率,主要有饱和蔗糖漂浮法、硫酸锌漂浮法、饱和盐水和甲醛-乙酸乙酯沉淀法。卵囊透明无色,囊壁光滑,易与标本中的非特异颗粒混淆,需进一步染色后镜检可有助于确诊。

注意:漂浮液对卵囊的浮力较大,卵囊常贴于盖玻片下;为避免卵囊脱水后变形不易辨认,镜检应立即进行。

(2) 金胺-酚染色法:低倍荧光镜下,可见卵囊为一圆形小亮点;高倍镜下卵囊呈乳白或略带绿色,卵囊壁薄,多数卵囊周围深染,中央淡染,呈环状,核深染,结构偏位,有些卵囊全部为深染。但有些标本可出现非特异性荧光颗粒,应注意鉴别。

(3) 改良抗酸染色法:观察结果显示:卵囊呈玫瑰红色,圆形或椭圆形,背景为绿色。如染色(2分钟)和脱色(2分钟)时间短,卵囊内子孢子边界不明显;如染色时间长(5~10分钟)脱色时间需相应延长,子孢子边界明显。卵囊4个内子孢子均染为玫瑰红色,呈月牙形。其他非特异颗粒则染成蓝黑色,容易与卵囊区分。

(4) 金胺酚-改良抗酸染色法:结果在光学显微镜下观察,卵囊同抗酸染色法所见,但非特异性颗粒被染成蓝黑色,两者颜色截然不同,极易鉴别,使检出率和准确性大大提高。本法可克服上述染色法的缺点。其方法是:先用金胺-酚染色后,再用改良抗酸染色法复染。

2. 免疫学检查 隐孢子虫病免疫学诊断方法,虽然报道方法较多。如基于隐孢子虫卵囊壁蛋白/子孢子表面蛋白等单克隆或多克隆抗体的直接或间接免疫荧光法检测粪便中隐孢子虫,酶联免疫吸附试验用于检测宿主血清特异性抗体或者临床粪便标本检查等。这些方法虽特异性强、灵敏度高、稳定性好且操作简便,易于掌握;但因所用试剂不同,检测和判断标准不一,难以作为隐孢子虫病的确诊方法,仅为辅助诊断。目前基本基于粪抗原的国外商品化的试剂盒,主要有ELISA法和IFA法。按说明书操作即可。

3. 核酸检测 以PCR为基础的各种核酸检测方法,不仅可检测病例和环境水样,且可进行虫种鉴定、基因分型和亚型分析。主要有 PCR、巢式 PCR、限制性片段长度多态性、随机扩增多态性 DNA 以及实时荧光定量、免疫磁株分离 PCR(IMS-PCR)、环介导等温扩增、生物芯片等。

由于 PCR 方法及其所用引物不同,评价亦差别较大。一般 PCR 扩增选择的基因主要有 SSU rRNA 基因、rDNA 内转录间隔子(ITS1、ITS2)、70kDa 热休克蛋白基因(HSP70)、卵囊壁蛋白基因(COWP)、乙酰辅酶 A 合成酶基因、二氢叶酸还原酶-胸苷合成酶基因(DHFR-TS)、凝血酶敏感蛋白相关黏附蛋白(TRAP-C1 和 TRAP-C2)基因、β-微管蛋白基因及 RAPD 序列。因巢式 PCR 敏感性和特异性高,低于 1pg 的特异性 DNA 亦可检出,且无交叉反应,因此目前多用于粪便和水源中隐孢子虫检测。细胞培养-PCR 或细胞培养 RT-PCR 被用于隐孢子虫卵囊活性的检测。Real-time PCR 可用于隐孢子虫卵囊活性的检测及其定量分析。荧光原位杂交技术(FISH)分析 SSU rRNA 可用于检测卵囊活性,有望在载玻片上实现隐孢子虫虫种或基因型区分。生物传感器技术和生物芯片技术可分别用于卵囊活性的检测和基因型分析。

基于微卫星、小卫星多态性分析用于隐孢子虫基因亚型和溯源研究,如 GP60 糖蛋白前体存在序列高度多态性区域,可以用于区分人隐孢子虫(C. hominis)、微小隐孢子虫(C. parvum)和火鸡隐孢子虫(C. meleagridis)。

六、诊断与鉴别诊断

1. 诊断　根据流行病学暴露史、相关疾病史(如 AIDS)、临床表现及隐孢子虫病实验检查综合分析诊断隐孢子虫病。粪便、痰液或呕吐物中检获隐孢子虫卵囊以确诊。

2. 鉴别诊断　须与细菌性痢疾、环孢子虫病、灵芝孢子、花粉等加以鉴别。

七、治疗与预防

隐孢子虫病的临床治疗尚无特效的药物和疫苗。隐孢子虫感染引起严重腹泻时应止泻治疗并注意补充水电解质。硝唑尼特(NTZ)是美国食品药品管理局批准的唯一可以由于治疗婴儿隐孢子虫病的药物,其可缩短病程,降低虫荷,但其不适用于免疫缺陷病人隐孢子虫感染的治疗。巴龙霉素曾用于某些病人的治疗,巴龙霉素 1.0g 口服,每天 2 次,重症可加用阿奇霉素,成人 600mg,顿服。螺旋霉素及克拉霉素对改善症状有一定疗效。高效抗逆转录病毒治疗(HAART)是治疗和预防艾滋病合并隐孢子虫感染的最有效的方法,其可能通过恢复机体的 $CD4^+T$ 细胞,使宿主的免疫功能部分恢复。

预防本病需加强病人和病畜的粪便管理,改善环境卫生,防止病人病畜的粪便污染食物和饮水;注意饮食和个人卫生,严防粪-口传染。勤洗手,提倡饮开水、吃煮熟的食物;保护免疫功能缺陷或低下的人,增强其免疫力,避免与病人、病畜接触。病人应适当隔离,治疗时应做好隐孢子虫传播方式的宣传,以减少在家庭托幼机构和社会中引起腹泻的发生。病人用过的肠镜等器材、便盆等,应先用 5% 氨水浸泡后,65 ~ 70℃ 加热 30 分钟后再予清洗。加强食物操作人员,兽医、动物饲养员、HIV/AIDS 患者及其他免疫功能缺陷者定期进行隐孢子虫检查。建议幼托结构、小学生定期进行隐孢子虫检查,尤其是经抗生素治疗无效的慢性腹泻儿童,应考虑隐孢子虫感染的可能性。对慢性腹泻患者经抗生素治疗无效或低效时,结合患者年龄、免疫功能和排除相关疾病的情况下,应考虑是否有隐孢子虫感染。

（曹建平）

第十五章 孢子虫病

第一节 肉孢子虫病

肉孢子虫病(sarcocystosis)是由肉孢子虫(Sarcocystis)寄生于人体小肠和(或)肌肉组织内所引起的一种重要的,甚至是致死性的人畜共患寄生虫病。本病在世界各地均有流行。主要临床表现为全身淋巴结肿大、腹泻、截瘫等症状。目前对其治疗尚无特效疗法,则以对症治疗为主。

一、病原学

肉孢子虫是属于孢子虫纲、真球虫目,肉孢子虫科,已知有122种。寄生于人体小肠并以人为终宿主的肉孢子虫有两种:猪人肉孢子虫(*Sarcocystis suihominis*),中间宿主为猪;人肉孢子虫(*Sarcocystis borihominis*),中间宿主为牛。此两种被统称为人肠肉孢子虫。此外,以人为中间宿主,在人的骨骼肌和心肌组织内寄生,形成肉孢子囊的为人肌肉肉孢子虫,又称林氏肉孢子虫(*Sarcocystis lindemanni*)。

肉孢子虫寄生的宿主广泛,可寄生于爬行类、鸟类、哺乳类动物和人,也可寄生于鱼类。人、猕猴、黑猩猩等为人肠肉孢子虫的终宿主。牛、猪分别为人肉孢子虫和猪人肉孢子虫的中间宿主。终宿主粪便中的孢子囊或卵囊被中间宿主食入后,子孢子在其小肠内逸出,穿过肠壁进入血液,在多数器官的血管壁内皮细胞中形成裂殖体,进行几代裂体增殖后,裂殖子进入肌肉组织中发育为肉孢子囊。后者在横纹肌及心肌中多见。肉孢子囊内的滋养母细胞增殖生成缓殖子。中间宿主肌肉中的肉孢子囊被终宿主吞食后,缓殖子释出并侵入小肠固有层,无需经过裂体增殖就直接形成雌、雄配子,二者结合形成合子,最终形成卵囊。卵囊在小肠固有层逐渐发育成熟。人肌肉肉孢子虫的中间宿主为人,其终宿主可能是食肉类哺乳动物、猛禽或爬行类。

两种人肠肉孢子虫卵囊和孢子囊的形态和大小基本相同。人粪便中查见的成熟卵囊呈球形或短椭圆形,囊壁薄,大小为(15~19)μm×(15~20)μm,内含2个孢子囊,常在肠内自行破裂,孢子囊即脱出。在人粪便中查见的孢子囊呈椭圆形,无色透明,大小为(15~19)μm×(8~10)μm,内含4个新月形的子孢子和残体。人肉孢子虫的孢子囊比猪人肉孢子虫的孢子囊稍大。

二、流行病学

人肉孢子虫为世界性分布。世界各地黄牛的人肉孢子虫自然感染率为4.0%～92.4%。欧洲人体人肉孢子虫病较其他地区普遍。猪人肉孢子虫分布在欧洲、中国云南、印度和日本等地。曾有报道，我国云南大理的自然感染率平均为29.7%。因寄生于人体肌肉组织内的肉孢子囊一般不引起临床症状，故多为偶然报道的病例。人受感染本虫的方式是生食含有本病原体的猪肉或牛肉而引起，也可通过生饮被本病原体（患者粪中排出的卵囊或猪牛肉中来源的孢子囊）污染的水源所致。

三、致病机制

有学者认为肉孢子虫所含毒素为内毒素。囊破坏后释放出来的毒素可引起肠细胞变性和炎症。肉孢子虫病的严重程度取决于宿主感染肉孢子囊的数量。人因食入牛、猪等中间宿主肌肉中的肉孢子囊而感染。患者一般无明显症状，有的可出现腹痛、腹泻等，严重者可发生坏死性肠炎。在人肌肉中寄生的肉孢子囊可破坏肌细胞，也可造成邻近细胞的压迫性萎缩。临床上仅见少数患者伴有肌痛和皮下肿胀等，多数并无症状。如囊壁破裂可释放出毒性强烈的肉孢子毒素。该毒素可作用于神经系统、心、肾上腺、肝和小肠等器官。肌肉受损的病理改变可见出血、细胞坏死和血管炎以及大量炎性细胞浸润。大量的毒素可导致患者死亡。

该病原感染可引起宿主出现免疫抑制。

四、临床表现

人体感染后，临床表现轻重不一，可有急性表现和慢性表现。根据临床表现不同，可分为人肠道肉孢子虫病和人肌肉肉孢子虫病。前者主要表现消化道症状如间歇性上腹痛或脐周围隐痛、腹胀、腹鸣、腹泻、食欲不振、恶心、呕吐；严重者可发生贫血、坏死性肠炎等。后者症状轻微，主要是心肌和骨骼肌等肌肉受损所致症状，当人肌肉中的孢子虫囊破坏所侵犯的肌细胞，孢子虫囊长大可造成邻近细胞的压迫性萎缩，出现肌肉疼痛，即出现嗜酸性细胞肌炎。如肉孢子囊壁破裂可释放出一种很强的毒素-肉孢子毒素作用于神经系统、心、肾上腺、肝和小肠等，大量时可致死。两种类型肉孢子虫病的鉴别要点见表15-1。

表15-1 两种类型肉孢子虫病的鉴别要点

特征	肌肉肉孢子虫病	肠道肉孢子虫病
感染源	水源、食物受到动物粪便污染	食入生的或不熟的动物肉
感染阶段	卵囊或卵囊中释放的孢子囊	肉类中的肉孢子虫包囊
发育阶段	血管内皮细胞内裂体增殖； 肌肉内肉孢子虫包囊	消化道黏膜固有层内有性生殖； 卵囊随粪便排出

续表

特征	肌肉肉孢子虫病	肠道肉孢子虫病
潜伏期	数周至数月不等，可持续数月至数年	3～6 小时，持续 36 小时
症状	骨骼肌疼痛，发热，红斑，心肌病，支气管痉挛，皮下肿胀	恶心，食欲减低，呕吐，胃痛，饱胀，腹泻，呼吸困难，心跳加快
诊断	肌肉活检，免疫学检查	粪检查找卵囊和孢子囊（感染后 5～12 天）
治疗	复方磺胺甲噁唑，阿苯达唑，乙胺嘧啶	复方磺胺甲噁唑，阿苯达唑

五、辅助检查

1. 血常规检查　嗜酸性粒细胞可增高。

2. 粪检病原体　用硫酸锌浮聚法从粪便中查找孢子囊或卵囊。

3. 病理学检查　十二指肠或回盲部肠段组织活检或经肌肉活检可查见人肌肉孢子虫。肠黏膜组织病理改变呈现大量组织炎性病变。肌组织检查可见孢子囊寄生处呈现嗜酸性粒细胞浸润性肌炎及附近的细胞受压萎缩表现。

六、诊　　断

本病确诊的依据是：粪便检查到孢子囊或卵囊或作活组织检查发现肉孢子囊。

七、治　　疗

1. 抗病原治疗　尚无特效药，但用磺胺嘧啶、复方磺胺噁唑和吡喹酮等药物可使孢子囊转阴率分别达 75%、81% 和 78%。口服乙酰螺旋霉素也有一定疗效。选用复方磺胺甲噁唑（复方 SMZ-TMP）2 片，每日 2 次，连服 10～14 天（成人剂量）。吡喹酮总量 100mg/kg，5 天内分次服完。另外，甲硝唑加克霉唑联合氯已定以及复方磺胺甲噁唑已被用于治疗嗜酸性细胞肌炎，皮质激素也可减轻肌炎型肉孢子病的症状。

2. 对症支持治疗　本病一般呈自限性，发病时间短或症状轻者，一般不需特殊治疗，仅需对症处理。

八、预　　防

预防人肠肉孢子虫病应加强猪、牛的饲养管理，加强肉类卫生检疫，不食未熟猪、牛肉，注意粪便管理。预防人肌肉肉孢子虫病，需加强对终宿主的调查，并防止其粪便污染食物和水源。本病目前尚无特效药物治疗。

（曾庆仁）

第二节 贝氏等孢球虫病

贝氏等孢球虫病(*isosporiasis belli*)是由贝氏等孢子球虫(*lsospora belli*)寄生在人体小肠黏膜上皮细胞,以腹泻为主要临床症状的一种寄生性原虫病。

一、病原学与流行病学

贝氏等孢球虫寄生在人十二指肠末端和近端空肠上皮细胞内,完成裂体增殖和配子生殖后卵囊随粪便排出体外。卵囊呈椭圆形,大小约为(25~30)μm×(10~19)μm。前端较窄,似短瓶颈状;后端钝圆。囊壁两层,外层光滑、透明、较坚硬;内层薄膜状。未成熟卵囊含有一个大而圆的细胞,成熟卵囊含有2个椭圆形孢子囊,大小约(9~11)μm×(7~12)μm。每个孢子囊经两次分裂,最终形成4个子孢子和一个颗粒状残留体。子孢子细长如新月状。

贝氏等孢球虫生活史包括裂殖子、子孢子、配子和卵囊4个发育阶段。裂殖子和子孢子为致病阶段,成熟卵囊为感染阶段,人摄入被卵囊污染的饮水和食物而感染。卵囊进入消化道后,在小肠内受消化液作用,逸出8个子孢子,进入小肠黏膜上皮细胞内发育为滋养体,经裂体增殖后发育为裂殖体,裂殖体破裂释放出裂殖子,侵入邻近的上皮细胞内继续进行裂体生殖。大约1周后,部分裂殖子在上皮细胞内或肠腔中发育为雌、雄配子母细胞与雌、雄配子,经交配后形成合子并分泌囊壁发育为卵囊,卵囊脱入肠腔,随粪便排出体外并继续发育。

贝氏等孢球虫病广泛分布于热带和亚热带,常见中、南美洲、非洲和东南亚,人群发病率为0.1%~1.8%。卵囊为重要的传染源,主要为粪-口传播。本病也为机会感染疾病,与人体的免疫状况有关,其与隐孢子虫感染已成为AIDS患者腹泻的最常见原因,感染率高达3%~20%。美国疾病预防控制中心研究人员认为,患等孢球虫病病程超过1月为AIDS的征象。在美国的艾滋病病人中,其发病率为15%;1949年以来我国共报道39例。

二、致病机制及临床表现

贝氏等孢球虫侵入小肠黏膜上皮细胞内,严重者可至整个消化道,甚至淋巴结、脾和肝等器官。导致小肠黏膜上皮细胞破坏、黏膜绒毛萎缩、上皮细胞老化,影响消化功能而致腹泻;部分患者则表现为绒毛伸长,顶端变粗或局灶性纤毛低平。小肠固有层沉积较多胶原,大量嗜酸性粒细胞、单核细胞及淋巴细胞浸润。肠黏膜上皮可见大量不同发育阶段的虫体。慢性患者肠黏膜绒毛常变短、隐窝加深;小肠固有层除可见嗜酸性粒细胞外,还可见中性粒细胞浸润。

贝氏等孢球虫患者临床表现与机体的免疫状态有关,免疫功能正常者表现为自限性腹泻。潜伏期约1周,多呈急性发作,发热,伴头痛、乏力,随后出现腹泻、腹痛、恶心、呕吐、食欲减退,体重减轻等症状。水样腹泻,色淡、常为脂肪泻、恶臭,内有未消化的食物,一般无脓血,数日至数周后可缓解。发病后4~8天,大量卵囊开始排出,持续数天或数月。免疫功能受损者或缺陷者,尤其是AIDS患者,多呈重症感染。临床主要表现为慢性间歇性腹泻,为2~26个月,每日腹泻6~10次,平均可丧失体液2L,甚至20L,伴有厌食、体重减轻等症状,严重者死亡。

三、辅助检查

主要是粪便检查以查卵囊，方法有如下几种。

1. 新鲜粪便直接涂片　贝氏等孢子球虫卵囊透明度较高，在直接涂片中很容易漏检，可将显微镜光圈缩小直至涂片中其他原虫或细菌轮廓清晰。

2. 沉淀浓集法　取新鲜大便经硫酸锌漂浮浓集后镜检可提高卵囊检出率。

3. 染色法　采用改良抗酸染色法可清晰检出卵囊。

4. 组织活检　粪检阴性者，可作十二指肠组织活检，在肠黏膜细胞内可检出发育各期的虫体，可确诊。

四、诊断与鉴别诊断

1. 诊断　粪便直接涂片法查到卵囊可确诊。

2. 鉴别诊断　该病应注意与其他腹泻相鉴别。等孢子球虫病广泛分布于热带和亚热带，尤应与阿米巴痢疾、肠滴虫病、蓝氏贾第鞭毛虫病、隐孢子虫病等区别，该病人体感染相当少见。

五、治疗与预防

治疗可选用甲氧苄啶和磺胺异噁唑，疗程 1 个月；对磺胺过敏者用乙胺嘧啶；复方磺胺甲噁唑对治疗免疫抑制患者的慢性感染有效。

预防本病应注意个人卫生和饮食卫生。养成良好的卫生和饮食习惯。

（沈玉娟　曹建平）

第三节　肺孢子虫病

肺孢子虫病（pneumocystosis）是由卡氏肺孢子虫（*pneumocystis carinii*，*Pc*）感染引起的一种机会性原虫疾病。肺孢子虫引起的肺孢子虫肺炎（Pneumocystis carinii pneumonia，PCP）是艾滋病（AIDS）患者最常见和最严重的呼吸系统机会性感染。PCP 临床症状严重，病死率高（30% ~60%）。

一、病原学

肺孢子虫（Pc）在瑞-姬氏染色镜检时其包囊为圆形或椭圆形，大小 5μm 左右。囊壁较薄，囊内小体有 5 ~8 个，形态多为不规则团块状，少数为新月形，具有紫红色的细胞核。PC 形态特征与原虫相似，在真菌培养基上不能生长，细胞膜富含胆固醇而非普遍存在于真菌细胞膜上的麦角固醇，对抗真菌药物耐受，而对抗原虫药物敏感，超微结构、染色特性等则与真菌相似,故其生物学分类一直存在争议,曾被认为是一种原虫。寄生在肺泡内,黏附于肺泡上皮上。

一般认为肺孢子虫生活史包括滋养体、囊前期和包囊三个时期。滋养体呈多态形,直径约1~5μm,外膜柔软,富含β-葡萄糖及糖蛋白,呈高度旋绕状,并形成管状突起,在滋养体肺泡上皮细胞相互黏附过程中起重要作用。囊前期为滋养体与包囊期的中间阶段,大小约4~6μm,其形态特征难以确定。包囊圆形或椭圆形,直径约6~7μm,囊壁含有角素和葡聚糖,成熟包囊内含有8个囊内小体,成熟包囊破裂释放出的囊内小体(子孢子)发育成滋养体,滋养体可经二分裂方式繁殖。部分滋养体(单倍体配子)可接合产生二倍体子孢子,后者包含于子孢子囊内,其细胞核经有丝分裂及减数分裂,并裹以部分胞质形成4~8个囊内小体(单倍体子孢子)。与滋养体不同,包囊表面光滑,电镜下囊壁分为3层,内外层电子密度高,中层厚,电子密度低。系列超微切片发现囊壁增厚区有小孔,被认为是子孢子外排的通道,子孢子附在Ⅰ型肺泡上皮细胞表面发育为滋养体,继续下一个生活史循环。在支气管腔内可查到包囊,从而推断包囊可以排到体外通过空气传播,感染新的宿主。因此包囊期在临床诊断和预防上有重要意义。

二、流行病学

肺孢子虫的传播机制目前尚不清楚,是否与环境因素有关还不能肯定。病人和隐性感染为PCP传染源,肺孢子虫在人与人以及动物界的传播方式主要是空气传播,少数为先天感染。传播方式研究新进展对本病的预防有很大的指导意义。以前认为发病是潜伏感染的激活,不需要采取特别的预防措施。现在主导观点是发病由再次感染引起,通过环境暴露或人与人之间传播,因此应该采取相应预防措施,隔离病人,避免院内、院外交叉感染。

三、致病机制及病理

肺孢子虫黏附于Ⅰ型肺上皮细胞表面生长繁殖引起炎症反应。病变绝大多数局限于肺部,极少数可播散到其他器官,肝、脾、脑、心脏、肾上腺及骨髓受累也有报道。典型病变为细胞间隔的细胞浸润,儿童或成年型淋巴细胞浸润为主,可见巨噬细胞和嗜酸性粒细胞。肺泡间隔上皮增生,间隔增厚,导致肺泡-毛细血管阻滞;肺泡充满泡沫样蜂窝状物质,内含虫体;肺泡腔扩大。

四、临床表现

起病急和进展迅速外,大多数病例为隐匿起病逐渐开始,最常见的是发热,体温38~40℃,速脉,鼻翼扇动,呼吸急促及发绀,干咳,肺部阳性体征少,仅1/3,可闻及干湿啰音,体征与症状严重程度往往不成比例,为该病的典型临床特征。依据发病年龄,被分为儿童型和成人型肺孢子虫病。

1. 儿童型肺孢子虫病　发病通常缓慢,且与低营养有关,在未并发吸入性肺炎时,主要表现为呼吸次数增加,进而可出现呼吸困难,发绀,但无咳嗽和发热表现,听诊无异常,但胸部X片可见实质化或显示肺气肿。不经治疗的死亡率为15%～60%。

2. 成人型肺孢子虫病 常继发于某种疾病，如先天性免疫缺乏、慢性消耗性疾病、传染病、恶性肿瘤；与抗癌治疗和免疫抑制有关。发病的症状主要为发热、畏寒、头痛、颈项强直、胸痛、咳嗽（干咳为主）、呼吸困难渐渐加重，并发绀。胸部X片可见两肺特异性弥漫性浸润阴影。

五、辅助检查

1. 病原学检查 可取痰液、气管分泌物、支气管肺泡灌洗液（BAL）及肺组织活检等。PCP确诊靠病原学检查，但因PCP咳嗽少，虫体包囊又常隐匿于聚集在一起的肺巨噬细胞中，痰液、气管分泌物涂片检查找到病原体机会很少，所以纤维支气管镜刷检、肺活检、支气管肺泡灌洗对诊断有帮助，阳性率可达90%以上，疑难病例可开胸活检。对高危人群出现气促、干咳、发热时，胸片示正常或间质改变，血气分析低氧血症伴呼碱，需高度怀疑PCP的可能，若血中LDH增高，有助于诊断。

染色方法最简单的有姬氏染色和改良瑞氏染色，这两种方法囊壁都不着色，但囊内小体清楚，便于与其他真菌鉴别。甲苯胺蓝和GMS染色法可使其囊壁染成棕褐色或紫红色，对比度强，容易观察，但是囊内小体不能识别，可借助囊壁上特征性的圆括号状结构与其他真菌鉴别。

用荧光素标记单克隆抗体进行直接免疫荧光法或酶标记单克隆抗体进行免疫组织化学染色法检测痰液、BAL和肺活检组织中的卡氏肺孢虫滋养体或包囊，阳性率很高，特异性也强。

2. 免疫学检查 抗体检测常用酶联免疫吸附、间接荧光抗体或免疫印迹试验，由于肺孢子虫广泛存在，人群中抗体阳性率很高。

3. 基因检测 DNA聚合酶链反应（PCR）作为一种高灵敏度、高特异性分子检测手段已广泛用于肺孢子虫的检测和流行病学研究。PCR可检测到临床样品和环境中肺孢子虫DNA，检测的目标基因为线粒体核糖体大亚单位RNA基因。标本材料中检出率最高者为BAL，痰液、咽喉分泌物等上呼吸道分泌物中因虫体少，选用巢式PCR更容易检出。但PCR分子诊断方法目前大多还只是用于实验研究，真正用于临床诊断者较少。

4. 胸部X射线检查 典型X线胸片为弥漫性双肺泡和间质浸润性阴影，由肺门向外扩展，而后迅速发展为实变，但肺尖和肺底常不受累或较轻。个别病例表现为局限性结节阴影、大叶实变、空洞、淋巴结肿大、胸水等。96%～98%患者放射性核素镓扫描异常，但特异性不高。

5. 实验室检查 血常规可见白细胞正常或升高，多数在$(15\sim20)\times10^9/L$，很少超过$20\times10^9/L$，分类正常或核左移，嗜酸性粒细胞轻度增加。血气分析：pH可正常或升高，氧饱和度降低，低氧血症，二氧化碳分压正常或降低。

六、诊断与鉴别诊断

根据临床症状、体征，查见肺孢子虫的滋养体和包囊可临床确诊本病。成人型肺孢子虫病几乎均继发于各种原发疾病,其临床症状与原发病的症状往往发生重叠,因此诊断时必须注意鉴别。

七、治　疗

1. 磺胺甲基异噁唑-甲氧苄啶(SMZ-TMP)　为首选。SMZ 按每日 75~100mg/kg,TMP 按每日 10~20mg/kg,分 4 次静脉注射或口服,连用 2~3 周。非艾滋病发生本病者,疗程二周。艾滋病合并本病者,疗程三周。PCP 患者一般治疗需卧床休息,吸氧,改善通气,注意水、电解质平衡,提高机体免疫力。有效率 70%~80%。

2. 戊脘脒(又名喷他脒)　是最早用于治疗肺孢子虫肺炎的药物。对卡氏肺孢子虫有直接杀灭作用,常用于轻度和中度肺孢子虫肺炎的治疗,可明显改善病人症状,但静脉给药时不良反应较多,出现恶心、呕吐、腹泻和胸痛等。使用剂量:每日剂量 4mg/kg,疗程 14 天,治愈率可达 45%~70%。在 AIDS 患者疗程可延长至 21 天。

3. 伯氨喹啉联合克林霉素　主要用于前两者均无效者。伯氨喹啉(基质)15~30mg/d,克林霉素 450~900mg,口服或静注,每时每 6~8 小时 1 次,疗程三周。

4. 氨苯砜　对轻、中度患者有效。100mg/d 加 TMP 每日 20mg/d 口服,疗程 2~3 周。

5. 其他抗肺孢子虫药物　阿托喹酮、克林霉素和三甲曲沙等。

另外,还可通过中医治疗、中西医结合治疗和免疫治疗。

八、预防及预后

PCP 是 AIDS 患者常见的并发症和第二位死亡原因。在预防方面,对免疫机能低下的高危人群要采取适当的措施进行预防,尽量减少与肺孢子虫肺炎患者的接触。对本病高危人群,如当 AIDS 患者 $CD4^+<200\times10^6/L$ 时,应采用下列预防措施:①SMZ 按每日 25mg/kg,TMP 按每日 5mg/kg,每周服 3 日;②喷他脒气雾剂,每次 120~300mg,每月 1 次;③氨苄砜,每日 50mg~100mg 口服,每周 2 次。上述每一措施均需长期维持,直至 $CD4^+>200\times10^6/L$。目前无此疫苗。

抗 PC 药物疗效一般见于治疗后 4~10 天,逐渐退热,临床症状减轻或消失,X 射线胸片示病变吸收消散说明治疗有效;如果抗 PC 治疗 5~7 天,临床、X 射线胸片均无变化,可改变用药方案;如果治疗 4~5 天,临床、X 射线胸片表现恶化,需用机器辅助呼吸时,要尽快更换有效抗 PC 药物,加用糖皮质激素,加强全身支持治疗。

(沈玉娟　曹建平)

第四节　微孢子虫病

微孢子虫病(microsporidiosis)是由比氏肠孢子虫(*Enterocytozoon bieneusi*)和脑炎微孢子虫某些虫种所引起一类机会致病性原虫病。

微孢子虫属微孢子门、微孢子目。迄今已发现有 6 个属 14 种的微孢子虫能感染人,其中主要的是匹里虫属、小孢子虫属、脑炎微孢子虫属、肠上皮细胞微孢子虫属和微孢子虫属。微孢子虫是专性细胞内寄生原虫，寄生的宿主很广，以往已知是一类动物病原体，自1980年代人们才逐渐认识到微孢子虫具有感染人的能力。

微孢子虫的成熟孢子为卵圆形，其大小因约为1.0～3.0μm，具折光性，革兰氏染色呈阳性，姬氏或HE染色，着色均较淡，孢子壁光滑。电镜下可见孢子壁由外两层构成。内壁里面有一极薄的胞膜，细胞核位于中后部，围绕细胞核有一螺旋形极管（或称极丝），这是微孢子虫共有的特征。孢子的前端有一固定盘与极管相连，形成一突起，后端有一空泡，孢子母细胞呈香蕉形，一端较尖，一段钝圆，大小为（3～5）μm×（4～8）μm。HE染色后细胞核位于虫体中部呈深紫红色，核与外膜之间有管状物，着色较淡。

人体消化道的微孢子虫感染是由于成熟孢子被吞入后侵入肠壁细胞所致。其他部位的孢子虫感染则是微孢子经消化道进入人体后，侵入血循环而到达各组织器官部位寄生。当孢子受到刺激后，其极管伸出，刺入临近细胞，将其有感染性的孢子质注入新的宿主细胞而使其感染。随着其在宿主细胞内生长、增殖、逐渐向周围细胞扩散或经血循环播散至肝、肾、脑、肌肉等其他组织器官。

微孢子虫病是一类人兽共患病。感染方式有经口传播、经鼻吸入、经性接触传播或经胎盘垂直传播等。在人体感染流行最常见的微孢子虫病是比氏肠孢虫病和脑炎微孢子虫病。预防本病发生的主要措施是：注意个人卫生和饮食卫生、增强机体免疫力，以减少感染的机会；加强对腹泻患者的检查，及时治疗，以减少传染源。

一、比氏肠孢虫病

比氏肠孢虫病是由比氏肠孢子虫（*Enterocytozoon bieneusi*，*EB*），也称为比氏肠细胞内微孢子虫寄生于消化道引起以严重腹泻为主要症状的肠道原虫病。该病病原体是1985年由法国学者Desportesi在一名叫Bieneusi的免疫缺陷综合征（AIDS）病人肠上皮细胞内发现的。比氏肠胞虫除了可引起正常人腹泻等疾病之外，主要与HIV感染密切相关，是致AIDS病患者腹泻的主要病原体。在AIDS病患者出现的腹泻中，约占10%～30%是由该原虫引起的。另外，比氏肠胞虫还可寄生于免疫功能正常的儿童体内。当腹泻找不到致病原因时，可考虑是否感染比氏肠胞虫。我国目前尚未见有关本病的报道。

（一）病原学与流行病学

比氏肠胞虫在分类上属小孢子门，小孢子纲，小孢子虫目，肠胞虫科，肠胞虫属，比氏肠胞虫种。裂殖体呈圆形或椭圆形，大小约为7μm×6μm。孢子母体为椭圆形，大小约为8μm×7μm。孢子母体内含成熟的子孢子。子孢子为椭圆形，1.8μm×1.0μm，极管具4个卷曲，内含1个细胞核。比氏肠胞虫主要寄生于宿主肠上皮细胞，肝胆管上皮细胞等的胞浆内，多位于核与微绒毛之间。整个生活史包括细胞内和细胞外两个时期。在肠黏膜细胞内可见到裂殖体、孢子母体和子孢子等阶段，而在宿主的粪便中仅能见到子孢子期。

比氏肠孢子虫是一种人畜共患寄生虫病，该虫感染多见于男性同性恋者，在女性同性恋者也有病例发现，提示性接触传播的可能性。值得注意的是具有正常免疫力人群也可感染。该虫可在淡水鱼中寄生。从全世界范围内看，以水系分布密集、适合鱼类生长繁殖的地区发病率较高，喜好淡水鱼的人群，尤以生食鱼的人群其发病率较高。伴有慢性腹泻的 HIV 感染者或艾滋病患者该虫感染率较高。随着全球气候变暖，两极冰川的融化，鱼类的生存空间也随之扩大，越来越多的人喜欢生食海鲜、河鲜，特别是随着艾滋病的流行，EB 潜在的流行趋势不容忽视。

（二）致病机制与临床症状

人体感染该虫是经口摄入其孢子而引起，但感染来源尚不十分清楚。因此其致病机制有待进一步探讨。

慢性腹泻是比氏肠胞虫感染的主要症状。患者腹泻常可持续数月，甚至长达 12 个月。常并发渐进性体重减轻，糖和脂肪等营养物质吸收障碍。腹泻粪便多呈水样，量多，每日 3～10 余次不等，一般不含血液和黏液。病人常自述有腹痛、腹胀、恶心和食欲减退等症状，偶有发热。CD4 细胞计数常低于 $0.1\times10^9/L$。比氏肠胞虫感染常与免疫状态相关联。在免疫缺陷综合征（AIDS）、器官移植等疾病患者中容易罹患。在正常人中感染比氏肠胞虫也有报道，其患者多为儿童或青年人。比氏肠胞虫感染预后较好，在正常人有自限性，经过一定的治疗其症状都可以消除。

（三）诊断与治疗

1. 诊断 目前对比氏肠胞虫感染诊断主要依靠临床症状和实验室检测。电镜检查病原体是目前诊断本病最可靠的办法，但是电镜检查操作复杂，费时间，费用高。病原诊断主要依靠电镜在肠黏膜标本和粪便标本中发现比氏肠胞虫的子孢子。肠内镜检查可见黏膜出现红斑，组织切片观察可见微绒毛萎缩、变薄，受染细胞变形、紊乱，胞质空泡化，变性坏死，基底层常见浆细胞和淋巴细胞浸润，但很难见到虫体。常用的组织染色方法有 Gram's 染色法、HE 染色法均可用于检查比氏肠胞虫。其中最有效的方法是 Gram's 染色法。但组织学检查的漏检率较高。近年来，在免疫学诊断和基因探针诊断方面也取得了进展。据报道，近年已建立 PCR 方法应用于检测比氏肠胞虫。

2. 治疗 由于比氏肠胞虫是新近发现的致病性原虫，其生物学特性及致病机理等均不甚了解，因而对其治疗仍是试验性的，所获的结果亦不尽相同。由于孢子是胞内寄生且其抵抗力很强，目前尚无比较有效的治疗药物。乙胺嘧啶、氟康唑、复方新诺明、克林霉素及齐多夫定等均不能止泻。磷酸伯氨喹、咯哌丁胺、伊曲康唑等的效果不一。有报告发现：用甲硝唑 500mg，每天 3 次，可显著减轻腹泻症状；用阿苯达唑 400mg，每天 2 次，连用 3～4 周，可显著减轻病人大便次数和失禁等症状，故治疗感染该虫兼有腹泻的艾滋病患者有一定效果，但不能杀灭组织中的虫体，停药后出现复发。最近报告对 HIV 阳性并伴有慢性腹泻的患者，在抗病毒治疗同时给予蛋白酶抑制剂治疗，获得明显效果。由此可见，提高病人的免疫功能是重要的支持手段。

二、脑炎微孢子虫病

脑炎微孢子虫病是由一类寄生人体组织器官不严格的微孢子虫感染引起以多器官损害为主的慢性原虫病。迄今已发现脑炎微孢子虫种类有：肠脑胞内原虫（*Encephalitozoon intestinalis*），又称肠脑炎微孢子虫；兔脑胞内原虫（*E. cuniculi*），又称兔脑炎微孢子虫；何氏脑胞原虫(*E. hellem*),又称何氏脑炎微孢子虫。此外,国外还发现有6种引起眼、肌等部位损害的微孢子虫。

(一)病原学与流行病学

尽管不同种微孢子虫的发育周期有不同,但都由裂体增殖开始并扩散到其他细胞,然后是孢子增殖,且都在同一宿主体内进行。一般3~5天为1周期。有些微孢子虫是在宿主细胞胞浆中的纳虫空泡内生长繁殖,有的则直接在宿主细胞胞浆中生长。

人体3种脑炎微孢子虫的孢子形态差异:肠脑炎微孢子虫的为2.2μm×1.2μm,极管具5~7个卷曲;兔脑炎微孢子虫的为(2.5~3.2)μm×(1.2~1.5)μm,极管具4~6个卷曲;何氏脑炎微孢子虫的为(2~2.5)μm×(1~1.5)μm,极管具6~8个卷曲。

(二)致病机制与临床表现

脑炎微孢子虫的孢子经消化道进入人体后,通过血循环而到达不同部位。当孢子受到刺激后,其极管伸出,刺入临近细胞,将其有感染性的孢子质注入新的宿主细胞而使其感染。随着其在宿主细胞内生长、增殖、逐渐向周围细胞扩散或经血循环播散至肝、肾、脑、肌肉等其他组织器官。

人微孢子虫病起病缓慢,潜伏期为4~7个月。症状因感染部位而异。中枢神经系统受染患者有头痛、嗜睡、神志不清,呕吐、躯体强直及四肢痉挛性抽搐等症状。角膜炎病人有畏光、流泪、异物感、眼球发干、视物模糊等症状。肌炎病人出现进行性全身肌肉乏力与挛缩,体重减轻,低热及全身淋巴结肿大。微孢子虫肝炎病人早期有乏力、消瘦,后出现黄疸、腹泻加重,伴发热并迅速出现肝细胞坏死。

1. 眼微孢子虫病　眼部感染有4种情况。一是由兔脑炎微孢子虫感染引起的结合膜和角膜上皮炎症,此类患者多伴有HIV感染;二是由非洲微孢子虫感染引起的角膜间质炎症并导致溃疡形成及化脓性角膜炎,此类患者常无HIV感染;三是眼微粒子虫感染引起的眼部炎症和视力模糊;四是由角膜条纹微孢子虫感染引起的中心圆形角膜炎。

2. 呼吸道、泌尿道、肝及腹腔微孢子虫病　多由何氏脑胞内原虫引起,常在气管、支气管和鼻窦、肾、下尿道、前列腺、肝和腹腔以及结膜处发生感染。甚至可发生全身播散感染。HIV感染者的患者也常有兔脑胞内原虫感染,从而出现肾功能不全、肾衰、肺炎、鼻窦炎、角膜炎、结合膜炎、肉芽肿性肝坏死、腹膜炎等表现。

(三)辅助检查

1. 病原学检查　方法有多种,其中取尿、脑脊液、血及肠组织作电镜检查微孢子虫是目前认为最可靠的诊断方法。取角膜切片采用韦氏染色检查微孢子虫的方被认为是可靠的诊断方法。取小肠和其他部位的活组织印片、涂片或切片经染色后作光镜检查,并具诊断价值。取粪便、十二指肠和空肠内容物作直接涂片用改良三色液染色查微孢子虫孢子,可见孢子壁呈鲜樱红色。取组织或腔道排泄物或刮取物作培养或作鸡胚、小鼠腹腔接种,也是一种诊断方法之一。

2. 免疫学检查　ELISA法检测血清中抗微孢子虫特异性抗体有助于诊断,检测血清中HIV抗原或抗体,明确是否具有HIV感染,如有感染者则应考虑微孢子虫出现机会性致病的可能。

3. 基因检查　迄今已有100多种微孢子虫核苷酸被成功测序,为诊断和鉴别诊断提供了资料。目前主要对微孢子虫的核糖RNA(rRNA)及相关基因检测。如采用PCR扩增的小亚基rRNAde序列可有效地鉴别兔脑胞原虫和何氏脑胞内原虫。目前国外已将实时定量PCR技术用于病原微孢子虫的定量检测,比一般PCR具有省时省力的优点。

4. 生化检查　对受损器官作相关的生化检查可了解其功能是否正常。

(四) 诊断

依据临床症状和实验室检查作出诊断,特别是具有HIV感染者,当出现上述临床症状时,应高度疑似有微孢子虫感染,并做相应的病原学检查来确诊。

(五) 治疗

1. 抗病原治疗　目前尚无有效抗病原药物,可试用磺胺二甲嘧啶和阿苯达唑。磺胺二甲嘧啶0.4~0.5g,每日2次,15~20天为一疗程,停3天,再继续第二个疗程。阿苯达唑可作用于发育阶段,起抑制传播作用,剂量400mg,每天2次,连用3~4周。治疗本虫所致角膜结合炎用二脒二甲氧基丙烷羟乙基磺酸盐可缓解症状;用阿苯达唑可改善上呼吸道感染的症状;用烟曲霉素能保护未感染的细胞,但此种制剂有毒性,只适用于眼局部的阿氏脑胞内原虫感染的治疗,烟曲霉素双环已胺是烟曲霉素得衍生物,尽管无毒副作用,但中止用药后容易复发。

2. 抗生素治疗　本病合并细菌感染时,应使用抗生素。

3. 对症支持治疗　根据临床表现予以对症和支持治疗。

(宗道明　曾庆仁)

第五节　环孢子虫病

环孢子虫病(cyclosporiasis)是一种由肠内环孢子虫属原虫感染引起的新现寄生虫病。该病发现的历史不长。根据调查,最早有记载的3个病例是由一位在巴布亚新几内亚工作的英国寄生虫病学家Ashford于1979年报告的。由于当时对耶塔环孢子虫感染的首次报告未能对病原体进行正确分类和命名,直到20世纪90年代,人们才逐渐认识清楚,于1994年Ortega等将该病原体命名为卡耶塔环孢子虫(*Cyclospora cayetanensis*)。

一、病原学与流行病学

卡耶塔环孢子虫属环孢子虫中能够感染人类的一种,是由一个细胞组成的寄生虫,直径在8~10μm,只在显微油镜下才能观察到。其生活史阶段分卵囊和孢子囊。卵囊自宿主排出体外后,在适宜的条件下经过1~2周形成孢子囊,成熟孢子囊内含有2个孢子,每个孢子含有2个子孢子。形成孢子后即具有感染性。

卡耶塔环孢子虫感染分布广泛,在美洲、加勒比海地区、非洲、孟加拉国、东南亚、澳大利亚、英格兰、东欧地区都有病例发生,但病例主要集中在热带和亚热带地区。20世纪90年代,在北美洲发生由食物引起的卡耶塔环孢子虫暴发感染至少有11起,约3600人受感染。

卡耶塔环孢子虫的生物学特性是在患者排出的新鲜粪便中,其病原体未形成孢子,没有感染性，故不具有人传人的方式。人体受感染是食用了被感染性孢子污染的食物、水、水果（如木莓、草莓、色拉、莴苣）等而引起。1994 年在尼泊尔发生了一起经水传播的疫病暴发，一个 14 人的集体由于饮用了被污染的水，有 12 人发病，在美国也发生过多起由被污染的水引起的疾病发生。在美国和加拿大等国家，发生了多起食用水果而致本病暴发，现已确认有几种新鲜农产品可传播本病，包括悬钩子、罗勒（一种芳香的草本植物，用于烹调），这些农产品的产地多为美洲如危地马拉、秘鲁等流行区。另外，动物是否会被感染并将病原体传播给人的问题目前还不清楚。

我国云南、安徽、浙江等地有环孢子虫病感染病例的报道。一般来说，农村腹泻人群的环孢子虫感染率明显高于城市；慢性腹泻人群的环孢子虫的感染率明显高于急性腹泻者。发病均有明显季节性，主要发生在春末和夏末湿热的雨季。

二、发病机理与临床表现

子孢子从卵囊内脱囊后，侵入人体小肠，在小肠内病原体进行有性或无性繁殖。小肠组织学异常包括急性和慢性炎症，上皮细胞破裂，局部小肠绒毛萎缩，肠腺增生肥大。人体消化道的组织学改变是引起临床症状的基础。

人在感染卡耶塔环孢子虫 1 周后出现临床症状，但在其流行区，很多人感染后不出现症状。儿童感染后一般多为无症状感染或症状较轻，成人感染后症状相对较重而且持续时间长。在早期，常常会出现类似流感的前驱症状，而后出现频繁腹泻，为水样便，有时为喷射样腹泻，伴有食欲减退、恶心、呕吐、腹胀、腹部绞痛、体重减轻、疲乏、肌肉疼痛、低热。其中腹泻、食欲减退、疲乏、体重减轻为最常见的 4 大症状，在 90% 的患者均会出现此 4 种症状。如不治疗，疾病会持续几天到几个月甚至更长时间，有时症状消失后会重新发病，但疾病基本上能够自愈。在迁延性病例中，疲乏和不适为最典型的症状，疾病通常不致命，但严重时可导致营养不良，赖特尔综合征（Reiter Syndrome），吉兰-巴雷综合征（Guillain-Barre Syndrome）。

三、治疗与预防

1. 治疗　以复方新诺明为首选药。可使症状迅速缓解，但易复发，因此，在症状缓解后宜推行用增强免疫力的药物治疗。

2. 预防　卡耶塔环孢子虫病是一种肠道传染病，其预防手段与一般肠道传染病的预防相似，主要措施包括。

（1）处理粪便，进行改厕，不使用敞开式便池，厕所远离生活用水水源。

（2）清洁和保护饮用水，集中式供水必须提供有效的氯化消毒，保证末梢水的余氯达到标准；不能使与生活密切的河水、池塘水、湖水等受到粪便、生活污水的污染，家庭内的水缸应定期清洁与消毒。

（3）制作和操作食品时，严格生熟食分开，严格卫生操作，熟食应彻底加热，夏天的凉拌食品尤其应注意卫生。不提倡卫生条件难以保证的聚餐。餐饮行业必须严格执行食品卫生法。

（4）告诫病人、恢复期患者和带菌者以及护理病人者注意个人卫生，强调饭前便后洗手。告诫病人应进行彻底治疗，同时通过检测发现带菌者，病人和带菌者不能操作食品。

（5）对群众进行相关疾病知识、预防与控制知识、个人卫生和公众卫生的教育，促进人们养成良好的卫生习惯。

（6）疾病控制机构应开展常规监测工作，临床医生应强化及时报告意识，发现病人及时向当地疾病控制机构通报。病人宜及时就诊，及时治疗、彻底治疗。

（曾庆仁　颜飞雄）

第十六章　其他原虫病

第一节　纤毛虫病

结肠小袋纤毛虫病(balantidiasis coli)是由结肠小袋纤毛虫(Balantidium coli)感染引起的人兽共患原虫病。感染人的结肠小袋纤毛虫(Balantidium coli Malmsten,1857),是人体最大的寄生原虫。该虫寄生于人体盲肠和结肠内,可侵犯宿主的肠壁组织引起结肠小袋纤毛虫痢疾(balantidial dysentery)。人体感染主要摄入被包囊污染的饮水或食物。猪为重要的储存宿主和传染源。

一、病原学

结肠小袋纤毛虫的生活史阶段分滋养体和包囊两个发育期。滋养体呈椭圆形,无色透明或淡灰略带绿色,大小为(30～200)μm×(25～120)μm。虫体表明凹凸不平,腹面略扁平,背面隆起,全身披有短而密、斜纵排列的纤毛,借助纤毛的摆动呈迅速旋转运动,极易变形。虫体体表由外表膜和质膜构成。外表膜凹陷并折回包围纤毛构成毛孔。前端有一凹陷的胞口,内有较长的纤毛,下接漏斗状胞咽,颗粒状食物(细胞、细菌和淀粉颗粒等),进入后形成食物泡;后端有一胞肛,食物残渣经此排出胞外。虫体中后部各有一伸缩泡(contractile vacuol e)。细胞质内有一个肾形的大核和一个圆形的小核,小核位于大核的凹陷处。包囊呈圆形或卵圆形,直径40～60μm,淡黄或淡绿色,囊壁厚而透明、双层。新鲜包囊可见纤毛及活动的滋养体,染色后可见肾形细胞核。

结肠小袋纤毛虫包囊随宿主粪便排出体外污染水源和食物,人、灵长类或猪摄入后,在小肠内受消化液的作用,包囊脱囊而出成为滋养体。滋养体进入大肠以肠壁细胞、细菌、淀粉颗粒等为食物,主要以横二分裂法繁殖,也可以接合生殖法繁殖,形成包囊后停止分裂繁殖。滋养体随肠内容物向肠管下端移动,受肠内渗透压的影响,部分滋养体缩小、变圆、并分泌囊壁包绕虫体,形成包囊并随粪便排出体外。一般在人体内寄生的滋养体很少形成包囊,而猪体内的滋养体可大量成囊。此外,虫体在成囊时核不分裂,故在消化道脱囊时,一个包囊形成一个滋养体。

包囊对外界环境有较强的抵抗力。在室温下可活2周至2个月,在干燥而阴暗的环境里能活1～2周,在直射阳光下经3小时后才死亡;对于化学药物的抵抗力也较强,在苯酚中包囊能生活 3 小时,在 10% 甲醛溶液中能活 4 小时。

二、流 行 病 学

结肠小袋纤毛虫病呈世界性分布,主要分布在热带和亚热带,猪的感染较普遍,是最重要的传染源,感染率为 20% ~100%。人的感染呈散发,感染来源于猪。我国云南、广西、广东、福建、台湾、四川、湖北、山东、河南、山西、吉林、辽宁、河北、甘肃、陕西、安徽等省(市、自治区)均有散发的病例报告,有的地区发病率与猪的感染率一致。主要为粪-口传播,人体感染主要是食入被包囊污染的食物和饮水,与猪密切接触。人普遍易感,普通人群感染率均较低,约 1% 以下,但在特殊职业如养猪饲养员和屠宰工人,感染率明显较高;营养不良,居住条件恶劣个人卫生习惯不良者感染率也较高。

三、致 病 机 制

滋养体寄生于结肠,分泌透明质酸酶,并借助机械运动侵犯结肠黏膜甚至黏膜下层,引起溃疡,其病理病变特征似阿米巴痢疾。病变部位主要在盲肠和直肠,也可见整个大肠,偶可见回肠末端及阑尾。早期,肠黏膜出现几毫米大的火山口状溃疡,随后逐渐扩大并融合,形成边缘不齐的溃疡,表明有黏液和坏死组织,其四周常可检获滋养体。嗜酸性粒细胞、淋巴细胞浸润,肠黏膜表面充血水肿、有点状出血。偶见滋养体经淋巴管侵袭肠以外的组织,如肝、肺或泌尿生殖器官等组织,曾报告从 1 例慢性鼻炎的鼻分泌物中查见滋养体。结肠小袋纤毛虫为机会致病原虫,人体感染与宿主的免疫状态和寄生环境密切相关,尤其是 AIDS 患者致病性增强。

四、临 床 表 现

临床表现为无症状型、急性型和慢性型。多数感染者表现为无症状型,无症状带虫者是该病重要的传染源。

1. 无症状型　即初期潜伏期,从排出的粪便中可找到本虫,而临床上无症状表现或仅有轻微症状。多数感染者为无症状。

2. 急性型　也称痢疾型,发病突然,腹痛,腹泻,黏液便或脓血便,每天数次至十余次,严重者可达数十次之多,但多无阿米巴痢疾的腥臭味,伴里急后重,脐周或双下腹有压痛。患者多有不规则发热、恶心呕吐、乏力及食欲减退。严重患者血水样腹泻、肠黏膜脱落,每天腹泻 20 ~30 次之多,可导致脱水、营养不良、显著消瘦,偶可导致肠穿孔。本型病程约 3 ~5 天,往往不治自愈。

3. 慢性型　是最常见的类型,长期周期性腹泻,呈粥样或水样便,带黏液而无脓血;亦可见腹泻与便秘交替出现,有一时性弥漫性腹痛,伴有腹胀或回盲部及乙状结肠部压痛;伴有白细胞总数减少,嗜酸性粒细胞增多。病程长达数年,营养不良、消瘦、贫血和体重下降等。

4. 并发症　偶可并发阑尾炎、肠穿孔、腹膜炎。

五、辅 助 检 查

1. 粪便检查　滋养体自粪便排出体外后 6 小时死亡，故必须取新鲜粪便。慢性患者可查到包囊。本病原体个体较大，虽对滋养体和包囊容易查见，但由于虫体排出存在间歇性，故应反复多次检查，且宜挑取黏液部分直接生理盐水涂片观察或浓集法，必要时可作铁苏木素染色鉴别。

2. 组织活检　如反复粪检仍未能发现虫体，可采用乙状结肠镜取肠黏膜做病理检查，在肠黏膜溃疡的边缘组织切片中可检获滋养体。

六、诊断与鉴别诊断

1. 诊断　粪便直接涂片查到滋养体或包囊可确诊。亦可采用乙状结肠镜进行活组织检查、体外培养。由于人结肠小袋纤毛虫滋养体在肠道内很少形成包囊，诊断以查到滋养体为主。

2. 鉴别诊断　本病须与阿米巴痢疾、细菌性痢疾、贾第虫病、等孢子虫病、非特异性溃疡性结肠炎等病鉴别。

七、治疗和预防

防治原则与溶组织内阿米巴相同。

1. 治疗　首选药物甲硝唑（灭滴灵），按成人 400mg，3 次/d；儿童每日 20 ~ 25mg/kg，分次给药；7 ~ 10 天一疗程。四环素，成人 500mg，每日 4 次；儿童 40mg/kg，每日 4 次，10 天以上。也可用小檗碱等药物。

2. 预防　结肠小袋纤毛病的发病率不高，重点在于预防，加强卫生宣传教育。

（1）加强人粪和猪粪管理，保护水源，切断传播途径。加强粪便无害化处理，以杀灭粪便中的病原体，严防粪便污染水源和食物。

（2）注意个人卫生和饮食卫生。养成良好的卫生和饮食习惯，注意饮食和饮水卫生，防止病从口入。

（3）加强养猪场饲养员和屠宰工人结肠小袋纤毛虫的检测。

（4）病猪及时治疗。

（沈玉娟　曹建平）

第二节　人芽囊原虫病

人芽囊原虫病是由人芽囊原虫（*blastocystis hominis*，*BH*）寄生在人肠道内所致的疾病，是人兽共患寄生原虫病之一。艾滋病患者容易感染人芽囊原虫。

一、病 原 学

人芽囊原虫形态结构复杂，目前认为有四种基本形态：空泡型、颗粒型、阿米巴型和包囊型。空泡型也称中央型，虫体呈圆形或卵圆形，大小差异较大，直径 2～200μm，平均 4～15μm。中央见透亮的大空泡，占 90%，内含细小颗粒或絮状物。细胞核呈月牙状或块状，位于虫体周缘，核数 1～4 个不等，直径 1μm。核膜内聚集块状异染色质，核周可见高尔基体。另外，细胞质中形态多样和数量不等的线粒体样细胞器及粗面内质网等细胞器。该型常见于新鲜粪便及体外培养。颗粒型呈空泡型，细胞质中充满颗粒状物质。该型在粪便中很少见。阿米巴型又称变形型。虫体形似溶组织内阿米巴滋养体，虫体 2.6～7.8μm，形态多变，可见伪足突起运动缓慢，胞质内含细菌及很多小颗粒状物质，无细胞膜。该型主要见于培养时间过长的培养基、抗生素处理的培养物中。偶见于水样便中。包囊型呈圆形或卵圆形，直径 3～5μm，有多层纤维层组成的囊壁，囊壁厚约 5～100nm。细胞质有 1～4 个核，含多个空泡和糖原及脂质沉着。包囊对环境的耐受力较强，25℃可存活 1 个月，4℃可存活 2 个月。该型可能是传播阶段。

另外，还有无空泡型和多空泡型。无空泡型没有中央空泡，细胞较小，直径约 5μm，无表被。多空泡型虫体直径为 5～8μm，含多个有内容物、大小不等的小泡，虫体表明有厚的表被。

人芽囊原虫生活史尚不完全清楚，其生活史为包囊-空泡型-阿米巴型-包囊。阿米巴型为致病期，包囊为感染期。生殖方式包括：①二分裂，为主要的增殖方式；②孢子生殖，空泡型中偶见；③内二芽殖，在阿米巴型中可见；④裂体增殖，在空泡型中可见。

二、流 行 病 学

人芽囊原虫呈世界性分布，热带、亚热带，发展中国家及卫生条件较差的地区感染率较高。发达国家的感染率较低，德国 HIV 感染者粪便人芽囊原虫阳性率为 26%，我国自 1990 年何建国首次报道后，感染率为 0.06%～32.6%。凡粪便中排出人芽囊原虫的病人、带虫者或保虫宿主都可成为传染源。人摄入被人芽囊原虫粪便污染的饮水、食物等而感染。人群普遍易感。常温下包囊在水中可存活 19 天，4℃存活 2 月，而在高温、消毒剂或暴露空气中易被杀死。

三、致病机制与临床表现

人芽囊原虫发病机制尚未明确，感染后是否发病与虫体数量和宿主的免疫力等有关。体外实验显示，盲肠和结肠黏膜脱落、肠壁绒毛水肿，无溃疡。肠上皮边缘可见虫体，但不侵入肠壁。体重减轻，并无严重症状。部分感染者血液中嗜酸性粒细胞增高，肠内大肠埃希菌过度增殖，假丝酵母菌增多，乳酸杆菌减少，进而可能引起肠道功能紊乱。

人芽囊原虫感染有症状型和非症状型。临床表现轻重不一，免疫功能正常者大多无症状或症状轻，病程 1～3 天，可自愈。重症感染表现为急性或慢性胃肠炎，以腹泻和间歇性腹痛为主，伴有恶心、呕吐、胀气、食欲减退，也有低烧、乏力等全身症状。腹泻症状与虫体数量有关，一般症状持续或反复出现，可持续数日至数月，甚至几年。慢性、迁延性病程多于急性病程。

四、诊断与鉴别诊断

从粪便中检获虫体可确诊，常用方法有生理盐水直接涂片和碘液染色法、三色染色法、固定染色法（如姬氏或瑞氏染色法）以及培养法。要注意与溶组织内阿米巴、哈门氏内阿米巴、微小内蜒阿米巴的包囊及隐孢子虫卵囊甚至真菌相鉴别。血清学诊断几乎无意义。

五、治疗与预防

大多数轻症患者可自愈。甲硝唑每次口服 200～400mg，每日 3 次，7～10 天为一疗程；口服效果不佳者，可采用甲硝唑灌肠。部分复发病例或甲硝唑治疗无效者，可用复方磺胺甲噁唑、巴龙霉素、硝唑尼特等治疗。另外，中药苦参百部汤、石榴根皮、胡黄连、黄连等也有效。

预防本病应加强卫生宣传教育，注意个人卫生和饮食卫生，养成良好的生活习惯，避免家庭聚集性暴发；加强粪便无害化处理，保护水源；对饮食行业人员及动物饲养员定期检查人芽囊原虫。

（沈玉娟　曹建平）

第三节　巴 贝 虫 病

巴贝虫病（babesiosis）是一种新的人兽共患病，是由一种寄生于哺乳动物和鸟类等脊椎动物红细胞内的蜱媒原生动物巴贝虫（*Babeia*）引起的。1957 年南斯拉夫报告第一例人巴贝虫病，此后美国、爱尔兰、苏格兰、南斯拉夫、前苏联及墨西哥等许多国家均有人巴贝虫病的报道。

一、病　原　学

巴贝虫属原生动物，其结构十分简单，为单细胞动物。与其他原生动物一样，巴贝虫属真核生物。其形态结构随巴贝虫发育阶段而异。寄生于哺乳动物红细胞内的巴贝虫呈梨形或圆形、梨籽形、杆形或阿米巴形等形状。巴贝科原虫可分为两类，即小型组长度不超过 2.5μm，如马巴贝虫和分歧巴贝虫；大型组长度超过 3μm，如双芽巴贝虫。感染人的巴贝虫目前报道的均为小型组。

巴贝虫需要通过两个宿主的转换才能完成其生活史，且只能由蜱传播，蜱是巴贝虫唯一的传播媒介。巴贝虫生活史包括哺乳动物体内的裂体生殖阶段及蜱体内的配子生殖和子孢子增殖阶段。首先，当蜱叮咬哺乳动物时，大多数巴贝虫的子孢子随着蜱的唾液接种到动物体内后，直接进入红细胞，以二分裂或出芽方式进行裂体生殖，产生裂殖子，当红细胞破裂后，虫体逸出再侵入新的红细胞，又重复裂体生殖，形成新的裂殖子。然后，当蜱叮咬感染巴贝虫的哺乳动物时，裂殖子随叮咬吸血进入蜱的肠管，此时大部分虫体死亡，部分虫体发育成为纺锤形的具有一个顶突和几根鞭毛样突起的虫体，称为配子。由两个这样形态相似而电子密度及大小不同的辐射体配对，2 个核结合在一起形成合子。球形的合子转变为长形能运动的动合子。然后，动合子侵入蜱的肠上皮、血淋巴细胞、马氏管、肌纤维等各个器官内反复进行孢子增殖，形成更多的动合子；动合子侵入蜱卵细胞后保持休眠状态，必须等子蜱发育成熟或采食时，才开始出现与成蜱体内相似的孢子增殖过程；在蜱叮咬吸血后 24 小时内，动合子进入蜱的唾液腺细胞转为多形态的孢子体，反复进行孢子增殖，形成成千上万个对哺乳动物宿主有感染性、形态不同于动合子的子孢子。

二、流 行 病 学

我国巴贝虫病的流行呈现地方性，点状分布。在内蒙古自治区和云南、台湾等省丘陵地带均发现巴贝虫病患者。自然界广泛分布着巴贝虫的中间宿主，家畜、野生动物及宠物都是其重要的保虫宿主。其传播媒介蜱广泛分布于我国新疆、内蒙古、甘肃等西部地区及南方各省。这些都是巴贝虫病流行与分布广泛的生物因素。自然因素对巴贝虫病的流行与分布具有重要影响，包括地理、气候、中间宿主及保虫宿主等。地理因素对人巴贝虫病的分布有明显的影响。

目前已确认人巴贝虫病的病原有 4 种，分别为田鼠巴贝虫、牛巴贝虫、分歧巴贝虫和马巴贝虫，带虫动物及蜱是人巴贝虫病感染的主要来源。

人巴贝虫病的传播途径主要有两种：经蜱叮咬传播和经输血传播。在已发现的人巴贝虫病例的流行病学调查中，病人与带虫牛或马、犬有密切接触史或患者有野外活动经历。在动物和人之间是否存在因除蜱之外的其他吸血昆虫如蚊、虻等的机械传播目前仍未可知。人巴贝虫病是否通过胎盘传播也还缺乏证据。

人群普遍对本虫易感。但各种免疫功能低下的人群，如摘除脾脏或脾脏功能有缺陷及患艾滋病者等更易感。

三、致 病 机 制

人巴贝虫病通过蜱在人与动物之间传播，其致病机制及症状都与疟原虫引起的疟疾相似，含有原虫的红细胞被蜱类摄入后在其内发育到有性阶段而形成合子，继而不断分裂增殖进入蜱涎腺细胞，腺型原虫随蜱吸血再感染给脊椎动物完成生活史。巴贝虫侵入宿主红细胞使红细胞发生溶解是其致病的主要原因。

四、临 床 表 现

潜伏期 1 ~9 周。发病初期症状轻重悬殊。根据病情轻重，可有轻型、中型、重型之分。慢性患者的原虫血症可持续数月以至数年。本病的临床特征以发热寒战、疲乏不适及全身肌肉关节痛为其特点，具体表现有轻有重，典型的症状是轻到重度的溶血性贫血。此外由于血细胞碎片阻塞血管及组织缺血造成的组织坏死等原因，患者还常有弥散性血管内凝血、肾衰竭等症状。人巴贝虫病的发热症状没有疟疾发病时所见的周期性，可以与之区别。相对而言，本病的重症表现多见于老年人及脾脏切除的患者。

五、辅助检查

1. 病原学诊断　本病的病原学诊断主要包括显微镜检查及动物接种两种。血液涂片镜检时，其虫体形态和大小与疟原虫相似，尤其是在红细胞内可发现有多个环形体，但巴贝虫感染的红细胞内没有从血红蛋白来的褐色颗粒，由此可区别鉴定。轻度原虫血症的患者涂片不易查获虫体，可取患者血液 1ml 接种于金黄地鼠腹腔，在 2～3 周内可产生原虫血症，1 个月后采血涂片可检获原虫。

2. 血清学诊断　血清学诊断可用间接荧光抗体试验、间接血凝、毛细管凝集试验或 ELISA 法。间接荧光抗体试验是诊断巴贝虫感染的重要方法，以从田鼠分离的已知巴贝虫作抗原，将待检血清作连续稀释，取各稀释度的血清进行检测，抗体滴度等于或大于 1∶64 有诊断意义，4 倍或以上滴度增高是最好的诊断标准。

3. 分子生物学诊断　PCR 试验可在数小时内快速扩增出巴贝虫特异的基因序列，本法的敏感性强，国外文献报道可达 30 虫体/ml，此外分子生物学的方法在巴贝虫虫种鉴定中的应用也日益广泛。

六、诊断与鉴别诊断

依据病史（是否到过流行区、被蜱叮咬或接触有蜱孳生的地方、近期有无输血或脾切史）结合临床表现及实验检查可作出明确诊断。

对重症患者，其临床表现酷似疟疾，故应注意鉴别。其他类型应注意与其他肝胆疾病或呼吸系统疾病相鉴别。

七、治疗与预防

本病的治疗以解热、镇痛为主，有明显溶血者应及时输血。用克林霉素肌内注射或与奎宁口服合用，能迅速退热，减少原虫血症，是近年来用于治疗微小巴贝虫所致人巴贝虫病的安全有效方法。

预防本病发生主要应避免媒介蜱类活动季节进入疫区，如常进入有感染危险地区，应使用含二乙基甲苯的驱除剂驱避蜱类；对家畜及宠物要定期灭蜱，包括其饲养环境；由于输血传播是本病特殊且重要的传播途径，对疫区的献血者应做认真的检查，还应警惕无症状带虫者作为献血员引起输血传播。

（沈玉娟　曹建平）

第十七章　常见原虫病的临床护理

原虫为单细胞真核动物，感染人体后可寄生在腔道、体液、内脏组织或细胞中，对人体的危害程度与虫种、寄生部位及寄主免疫状态等有关。其临床表现从无症状到威胁生命。由于缺乏有效的疫苗以及传播媒介控制的困难，许多原虫病仍是世界性的公共卫生问题。原虫病的临床护理是原虫病防治工作的重要组成部分，应用护理程序对原虫病患者实施全面、全程、人性化护理，并实施严格的消毒隔离制度和管理方法，积极开展健康教育，使患者掌握原虫病防治知识，促进原虫病患者全面康复。

第一节　疟疾的护理

一、护理评估

1. 病史　注意病人发病的地区、季节、接触史等流行病学特点。有无疟疾发作史，近期输血史，典型的临床表现如间歇性发作的寒战、高热、大汗等。重点观察发热时间、起病急缓、热型特点、持续时间、伴随症状及热退情况。发热是否伴有皮疹、黄疸、贫血、腹泻、食欲减退、恶心、呕吐、头痛、肌肉酸痛甚至谵妄、抽搐、昏迷、呼吸抑制等，不同的伴随症状有助于诊断和鉴别诊断。

2. 身体评估　进行全面的体格检查，评估病人的生命体征。重点检查病人的面容是否潮红，观察皮肤的颜色，其他重要脏器如心、肺、肾、中枢神经系统的检查是否异常，有无抽搐和惊厥，有无肝、脾、淋巴结肿大及贫血等。

3. 实验室及其他检查　血常规检查白细胞计数一般正常。外周血涂片及骨髓涂片找到病原体确诊的依据。血清免疫学检查主要用于本病的流行病学调查。

二、常见护理诊断/问题

1. 体温过高　与疟原虫感染、大量致热原释放入血有关。

2. 潜在并发症　黑尿热、急性肾小球肾炎、肾病综合征、急性肾衰竭、中毒性肝炎、惊厥、脑疝。

3. 活动无耐力　与红细胞大量破坏导致贫血有关。

三、护理措施

1. 隔离　病室应防蚊、灭蚊。

2. 病情观察

（1）观察生命体征，尤其注意热型、体温的升降方式，定时记录体温的变化。观察面色，注意有无贫血的征象。监测有无剧烈头痛、抽搐、昏迷等凶险发作征象。估计出汗量，收集尿液，计算补液量。

（2）对初次进入疟区受感染患病的人员、年龄较小的恶性疟病人应予以重点观察，防止惊厥、脑疝的发生。监测体温等生命体征。注意有无神志改变及其程度，有无瞳孔变化，有无头痛、呕吐和抽搐等颅内高压或脑膜刺激征的表现，注意有无发生呼吸抑制。若出现上述情况，应及时报告医生。

（3）若病人出现急起寒战、高热、头痛、呕吐、进行型贫血和黄疸、腰痛、尿量骤减、排酱油样尿等表现，提示黑尿热的发生。注意观察生命体征的变化，记录 24 小时出入量，监测血生化指标的变化，及时发现肾衰竭。监测血红细胞、血红蛋白，及时发现贫血。

3. 休息和饮食　发作期卧床休息。给予高热量的流质或半流质饮食。有呕吐、不能进食者，静脉补充液体。发作间歇期，给予高热量、高蛋白、高维生素、含丰富铁质食物，以补充消耗、纠正贫血。

4. 用药护理　遵医嘱使用抗疟药，观察药物疗效及不良反应。

（1）奎宁的主要不良反应为食欲减退、疲乏、耳鸣、头晕，对孕妇可致流产。口服氯喹可引起头晕、食欲减退、恶心、呕吐、腹泻、皮肤瘙痒等，指导病人饭后服用，减少对胃肠道刺激。由于氯喹和奎宁静注可引起血压下降及心脏传导阻滞，严重者可出现心脏骤停，故使用时应控制静滴速度，以 40～50 滴/分钟为宜，并密切监测血压、脉搏改变。如有严重反应者应立即停止滴注，禁忌静注。若进行肌肉内注射，则需将药液稀释 4 倍，混匀后行深部肌注。联合应用伯氨喹应注意有无头晕、恶心、呕吐、发绀等不良反应及有无急性血管内溶血表现。一旦出现严重毒性反应，应立即报告医生停药，嘱病人多饮水或静脉补液，促进药物排泄。

（2）使用蒿甲醚注射液时，注意监测患者网织红细胞，由于蒿甲醚剂量过大时，可出现网织红细胞一过性减少。随着剂量加大，网织红细胞下降的幅度亦加大，持续时间亦延长，故治疗期间应密切观察网织红细胞变化。用磷酸伯氨喹治疗的患者应于进餐时给药或加服抗酸药，以预防或减轻对胃的刺激。给药期间，应定期监测红细胞和血红蛋白。如发现红细胞计数及血红蛋白突然下降等现象，应及时停用本品，及时报告医师处理。

（3）应用甘露醇等脱水剂时需注意观察心功能情况，并注意补充电解质。

5. 降温措施　寒战期注意保暖，加盖棉被，给予热水袋、摄入热饮料。发热期由于高热可导致脑水肿，故应采取有效的降温措施，对体温 39℃以上者给予物理降温，如冰敷、温水或乙醇擦浴，持续高热物理降温效果不明显时应按医嘱给予药物降温。体温控制在 38℃以下。此时应密切观察降温情况，防止体温骤降引起虚脱。此外在退热过程中患者往往有大量出汗，应及时更换衣服及床单，保持皮肤清洁，同时注意补充水分，维持水、电解质平衡，加强口腔护理。

6. 心理护理　恶性疟疾发展迅速，病情险恶，同时患者，对疾病及预后没有信心，患者和家属均表现出不同程度的紧张和焦虑。在给予讲解疾病基础知识及预后的基础上，加强巡视，为其制定饮食和运动计划表，及时告知化验结果，随时与患者和家属沟通。

7. 安全护理　意识障碍者，应使其头偏向一侧，避免呕吐物吸入，造成吸入性肺炎。昏迷病人应注意有无尿潴留，及时给予排尿，以防病人躁动引起颅内压增高。烦躁不安者，应加床栏或约束四肢，防止坠床，必要时遵医嘱给予镇静剂。

8. 对症护理　包括①立即停用奎宁、伯氨喹等诱发溶血反应、导致黑尿热的药物；②减少不必要的搬动，避免诱发心衰；③吸氧；④遵医嘱应用氢化可的松、5%碳酸氢钠等药物，以减轻溶血和肾损害；⑤贫血严重者，可遵医嘱少量多次输新鲜全血。

9. 并发症护理

（1）中毒性肝炎：在发病后1～3周患者常有溶血性黄疸改变，ALT、AST轻度上升，肝脾肿大，部分患者甚至出现严重肝功能损害。应让患者注意卧床休息，减少活动量，给予高热量、清淡、易消化、富含维生素的食物，禁止饮酒及禁食刺激性食物，避免使用对肝脏有损害的药物，按医嘱给予护肝降酶药物治疗，注意黄疸、腹胀、尿少、水肿等表现，注意肝功能情况。

（2）急性肾衰竭：该症多发生于成人及重症者，可能与血液流变学的变化有关。患者红细胞变形能力降低，致使血液黏度增高，微循环血流淤滞。其次，由于疟原虫感染的非特异性反应，致使血容量降低，DIC、血管内溶血、儿茶酚胺效应和内毒素血症等，均可引起急性肾衰竭。本症多发生在发热后4～7天，主要表现为少尿或无尿，也有个别患者出现多尿和浮肿，化验血清尿素氮和肌酐增高，可并发低血糖、黄疸、高血压等。应注意密切观察患者生命体征的变化，包括神志、尿量、尿色、血压、脉搏及生化指标等，并准确记录24小时的出入量。

（3）溶血性贫血：疟原虫寄生在红细胞内大量增殖，破坏红细胞是引起贫血的直接原因。患者出现重度的溶血性贫血，在积极抗疟抗溶血治疗基础上，鼓励患者进食富含铁和维生素C的食物，给患者输注红细胞，同时监测血常规、网织红细胞。

四、健康指导

1. 疾病预防指导　预防疟疾应以防蚊、灭蚊为主。在疟区黄昏后应穿长袖衣服和长裤，在暴露的皮肤上涂驱蚊剂，可减少被疟蚊叮咬的机会；挂蚊帐睡觉，房间喷洒杀虫剂及用纱窗来阻隔蚊虫的叮咬。对疟疾高发区人群及流行区的外来人群，进行预防性服药以防止发生疟疾。疟疾病愈未满3年者，不可输血给其他人。疟疾疫苗预防，包括子孢子疫苗、裂殖子疫苗和配子疫苗，以及在此基础上提出的基因工程疫苗将会继续研究和发展，有可能研究出一种有实用价值的疫苗，它可能成为预防疟疾的有效手段之一。

2. 疾病相关知识指导　对病人进行疾病知识教育，如传染过程、主要症状、治疗方法、药物不良反应、复发原因等，指导病人坚持服药，以求彻底治愈。治疗后定期随访，有反复发作时，应速到医院复查。对1～2年内有疟疾发作史及血中查到疟原虫者，在流行季节前1

个月，给予抗复发治疗，常用乙胺嘧啶与伯氨喹联合治疗，以根治带虫者。以后每 3 个月随访 1 次，直至 2 年内无复发为止。

（费艳霞）

第二节　阿米巴病的护理

肠道阿米巴原虫，种类虽多，大多寄生于人体内作为共居生物而无致病能力，唯有溶组织内阿米巴寄生于人体后，在一定条件下，可引起疾病，被认为是有致病力的阿米巴。普通型起病一般缓慢，有腹部不适，大便稀薄，有时腹泻，每日数次，有时亦可便秘，腹泻时大便略有脓血痢疾样。如病变发展，痢疾样大便可增至每日 10～15 次或以上，伴有里急后重，腹痛加剧和腹胀。重者出现高热，寒战、谵妄，解果酱样黏液血便或血水样大便，有恶臭，易并发肠出血或穿孔、腹膜炎。肠道阿米巴还可通过血流引起继发病变，主要为肝脓肿，肺、脑等脏器亦可发生脓肿，出现相应症状。

（一）护理评估

1. 健康史

（1）一般资料：年龄、性别、婚姻、职业、文化程度、居住地、饮食习惯、体质指数、有无进食过可疑被污染食物、有无异食癖、食土癖等不良习惯。

（2）既往史：是否到过疫区；有无饮用生水史，食用的时间、量等；有无合并肠炎、肝炎等病史；有无寄生虫病病史，有无寄生虫病治疗史或过敏史；有无其他手术史及药物、食物过敏史。

2. 身体状况

（1）局部：有无食欲减退、恶心、呕吐、腹痛、腹泻，大便颜色和性质的改变；有无肝区疼痛、肝脏肿大；有无胸痛、咳嗽、咳痰，痰液颜色和性质。

（2）全身：生命体征、意识、营养状况、面色、皮肤温度、弹性及色泽等；有无头痛、头晕、颅内高压表现等。

3. 辅助检查　血常规、血生化与免疫学检测、心电图及影像学检查、粪便病原学检测、活体组织检查等结果。了解心、肺、肝、脾、肾等重要脏器功能状况，有无肝、肺、颅内或其他部位占位性病灶，粪便有无查到虫卵等。

4. 心理和社会支持状况。

（二）护理诊断

1. 焦虑、恐惧　与长期患病；反复发热、腹痛；担心手术的安全性、有效性及术后不适、担心预后有关。

2. 腹痛　与虫体在体内移行、寄居，致机械性损伤、组织炎性渗出及脓肿导致肝包膜张力增加有关有关。

3. 体温过高　与肝脏脓肿形成，大量坏死物质等致热原释放入血有关。

4. 营养失调　低于机体需要量：与虫体破坏肠绒毛，引起小肠消化不良和吸收障碍及食欲减退、营养摄入不足有关。

5. 潜在并发症　肠出血、肠穿孔、肠梗阻。

（三）护理措施

1. 饮食与休息　急性期应卧床休息，其他各型应多休息，注意腹部保暖，给予高热量、高蛋白、高维生素、少渣、低脂肪、易消化饮食，避免生冷、多纤维及刺激性食物，急性期应根据病情和医嘱，给予禁食、流质、半流质或软食。

2. 病情观察　急性重病人应严密观察腹痛的特点及生命体征的变化，以了解病情的进展情况，如腹痛的性质改变应注意是否合并大出血、肠梗阻、肠穿孔等并发症；观察有无肝区疼痛、肝脏肿大、无胸痛、咳嗽、咳痰等；观察腹泻情况，大便次数、颜色、性状，有无果酱样黏液血便；监测体温变化，加强对体温的动态观察，高热时行药物及物理降温，保持患者舒适；观察患者皮肤黏膜的色泽与弹性有无变化；观察有无口渴、疲乏无力等失水表现，判断失水的程度；准确记录24 小时出入水量，维持体液平衡。

3. 消毒隔离及皮肤护理　以消化道隔离至连续 3 次粪便检查未查出滋养体或包囊为止。条件允许时让患者住单人房间，无条件时，则采取严格的床边隔离。对患者的便器，排泄物，呕吐物，痰杯，痰液均进行消毒处理。便器、痰杯用 2.5% 次氯酸钠浸泡 24 小时，然后清水冲净待用；呕吐物及排泄物加漂白粉搅拌后倒入厕所；衣被阳光下曝晒。病人应穿透气、棉质衣服，以利于散热，及时协助擦汗、更换衣物，避免受凉。因病人大便次数多，应加强肛周皮肤护理，每次排便后清洗肛周，并涂以润滑剂，减少刺激。每天用温水或 1∶5000 高锰酸钾溶液坐浴，防止感染。伴明显里急后重者，嘱病人排便时不要过度用力，以免脱肛。发生脱肛时，可戴橡胶手套助其回纳。

4. 用药护理　抗阿米巴治疗选用硝基咪唑类对阿米巴滋养体有较强杀灭作用并辅以肠腔内抗阿米巴药，以达根治。向病人讲解药物的使用方法、疗程及不良反应，告知服药期偶有恶心、头昏、乏力、心悸、腹痛、腹泻、口中金属味等，应注意观察。偶可引起白细胞降低。重症病人不能口服者可给静脉滴注。服药期间宜禁酒。

5. 心理护理　主动关心病人，耐心讲解疾病知识、手术和各种治疗与护理的意义、方法、大致过程、配合与注意事项；针对疾病过程中出现的各种心理、生理、社会问题予以心理疏导和支持，尽可能减轻其不良心理反应，增强战胜疾病的信心，积极配合治疗护理。同时指导家属多陪伴、鼓励、照料病人；使其在情感、经济和精神上得到最大的支持和帮助。

6. 手术护理　脓肿形成需切开引流或手术切除。

（1）术前护理：①评估患者全身情况，完善相关检查，改善患者营养状况；②向病人及家属讲解与手术有关的知识，如麻醉方式、手术过程、放置引流的目的及注意事项；③术后不适和康复知识及技能的指导，如深呼吸、有效咳嗽、咳痰、体位改变、肢体活动、床上大小便等；④腹部/胸部/脑部外科常规术前准备。

（2）术后护理：①病情观察：术后严密观察生命体征、尿量、胸/腹/脑部症状、体征等。脑部手术应观察神志、瞳孔的变化及肢体活动情况等，发现异常及时报告医生妥善处理。保持引流管通畅，观察引流液的量、色泽、性状及速度的变化，及时发现内出血。②体位：术后麻醉未清醒前取平卧位，头偏向一侧，防止误吸，清醒稳定后腹部手术取半坐卧位，有利于引流和呼吸，同时，可降低腹部张力，减轻切口疼痛。胸部及脑部手术根据手术方式安置合适体位。③饮食：当患者意识恢复且无恶心现象，即可开始少量饮水，肠蠕动恢复后即可开始进食清淡流质、半流质饮食，患者进食后如无不适可改为普食，宜进食高蛋白、高热量、丰富维生素、易消化饮食，促进伤口愈合。④心理护理：因切口疼痛及放置引流管，以致病人产生强烈的恐惧感，应给予精神安慰；指导患者咳嗽、深呼吸时用手按压伤口；同时指导病人尽量放松、分散注意力等方法，如听音乐、相声或默默数数，以减轻病人对疼痛的感受性；⑤做好基础护理：卧床期间，保持床单位整洁、敷料清洁干燥，防止切口感染。并根据病情协助病人下床作适当活动，促进排痰，以利呼吸功能、胃肠功能的恢复。

（四）健康指导

1. 疾病预防指导　向患者阐述与疾病相关的知识，提高对溶组织内阿米巴所致疾病危害性的认识，并告知经口感染是主要途径，要养成良好的生活、饮食卫生习惯，改变陋习，提倡熟食，不饮生水，不吃不洁食物，蔬菜水果应彻底清洗，水果应削皮后食用，食前洗手。生、熟食要分开处理，用于加工熟食品的餐具也应分开存放，防止交叉污染。冰箱内应定时进行消毒处理，防止各种病原微生物繁殖。尽量避免在停滞的、不流动的河水或温泉中游泳、洗浴、嬉水，应避免鼻腔接触水。

2. 检查指导　该病检查包括病理组织活检、影像学检查、免疫学检查、术前实验室检查等，护士应熟悉这些检查项目的注意事项，及时告知患者，取得患者的配合，及时做好检查前的准备。粪检标本应新鲜，选取脓血部分，防止混入尿液、消毒液等，便盆应清洁，气温低时将便盆温热后立即送检，以免滋养体死亡，影响检出率。若服用油类、钡剂及铋剂者，应在停药3天后才留取粪便标本送检。

3. 出院指导　嘱患者注意饮食、饮水及个人卫生，禁烟、酒，少喝咖啡、浓茶，不喝生水、不吃不干净、不煮熟的食物。多吃营养丰富易消化的食物，增强体质。保证足够的休息，避免劳累和较重的体力活动。按医嘱使用抗阿米巴、护肝药物，定期来院复查。

（胡　艳）

第三节　其他原虫所致疾病的护理

一、弓形虫病护理

弓形虫病是由刚地弓形虫引起的人畜共患性疾病。本病为全身性疾病，呈世界性分布。在人体多为隐性感染，临床表现复杂，易造成误诊，主要侵犯眼、脑、心、肝、淋巴结等。孕妇感染后，病原体可通过胎盘感染胎儿，直接影响胎儿发育。致畸严重，已引起广泛重视。它是艾滋病（AIDS）患者重要机会感染之一。

（一）护理评估

1. 全面收集病史　应重视患者的生活史、饲养宠物史。主要传染源是猫和猪。

2. 身体评估　进行全面的体格检查，评估病人的生命体征。重点检查病人的淋巴结肿大、低热、疲倦、肌肉不适、头痛、皮肤出现斑疹或丘疹、侵犯其他的器官出现相应的症状（心肌炎、肺炎、脑炎等）。

3. 实验室及其他检查　了解X线检查，CT检查，B超检查，内窥镜检查，血液检查，体液和组织内寄生虫的检查、其他排泄分泌物的检查的结果。

（二）常见护理诊断/问题

1. 潜在并发症 妊娠或生产异常，表现为早产、流产或死产。

2. 胎儿发育异常 视网膜发育异常、脑积水或小头畸形，智力发育障碍。

3. 全身免疫反应 与虫体侵犯淋巴结有关。

（三）护理措施

1. 一般护理 注意卧床休息，观察生命体征变化。孕妇应监测有无早产、流产或死产的征象。

2. 监测 有无头痛、抽搐、昏迷的征象。

3. 用药护理 乙胺嘧啶长期较大量口服可致叶酸缺乏而影响消化道黏膜及骨髓等细胞的增殖功能，引起恶心、呕吐、腹痛及腹泻，较严重者出现巨幼细胞性贫血或白细胞减少。长期用药应定期检查血象，及早停药，可自行恢复。给予甲酰四氢叶酸钙可改善骨髓造血功能。本品可透过血胎屏障并可进入乳汁，引进胎儿畸形和干扰叶酸代谢，孕妇和哺乳妇女禁用。本品味带香甜，曾有儿童误作糖果大量服食（1 次顿服 50 ~ 100mg）引起急性中毒，表现为恶心、呕吐、胃部烧灼感、头晕，重者出现惊厥、昏迷甚至死亡。可按一般急性中毒常规处理，并用巴比妥类控制惊厥。

磺胺嘧啶轻者可出现恶心、呕吐及眩晕等副作用，但不影响用药，过敏性反应以药热、皮疹为多见，偶见剥脱性皮炎、光敏性皮炎、重症多形红斑等严重反应。长期大剂量服用可出现粒细胞减少、血小板减少、偶见再生障碍性贫血和肝损害。该品大剂量服药期间，在肾及尿道可能出现原药乙酰化物结晶而导致结晶尿、甚至血尿，因此服药期需多饮水，必要时同服碳酸氢钠以增加药物排泄，降低对肾脏的不良作用，治疗时应严密观察，当皮疹或其他反应早期征兆出现时即应立即停药。对磺胺类药物过敏者禁用。孕妇、哺乳期妇女禁用。小于 2 个月以下婴儿禁用。肝、肾功能不良者禁用。

治疗中须注意检查：

（1）全血象检查，对接受较长疗程的患者尤为重要。

（2）治疗中定期尿液检查（每 2 ~ 3 日查尿常规一次）以发现长疗程或高剂量治疗时可能发生的结晶尿。

（3）肝、肾功能检查。

4. 安全护理 发热、惊厥的患者卧床休息时应注意加床栏，防止坠床，必要时遵医嘱给予镇静剂。

（四）健康指导

1. 疾病预防指导 本病以预防为主，包括：①大力开展卫生宣传教育，增强对弓形虫一般危害及预防常识的了解。②对病猫进行治疗或改变养猫习惯，尽量减少与猫的接触。做好孕前、孕中检查。孕前及孕期最好不接触猫类动物。③加强对肉类及奶、蛋类食品的消毒、管理，改变对不良的进食习惯。操作过肉类的手、菜板、刀具等，以及接触过生肉的物品要用肥皂水和清水冲洗。④对育龄妇女及孕妇应加强普查监视，做到早发现、早治疗，以免产生严重后果。⑤寒冷（-13℃）和高温（67℃）均可杀死肉中的弓形虫。所有吃的肉类必须加温至 67℃以上，并且不要在烹饪和试味过程中尝试肉味。⑥家猫最好用干饲料和烧煮过的食物喂养，定期清扫猫窝，但孕妇不要参与清扫。防止被猫抓伤。蔬菜在食用前要彻底清洗,因为蔬菜可能被含弓形虫的卵囊的猫粪污染。

2. 疾病知识指导　提高医务人员和畜牧兽医人员对本病的认识,医务和兽医人员还要掌握本病的诊断和治疗方法。对人群和动物特别是家畜的感染情况及其有关因素进行调查,以便制定切实可行的防治措施。改善对家畜的饲养管理,加强水源的卫生控制,减少对环境的污染。

二、黑热病护理

(一) 护理评估

1. 全面收集病史　包括到流行区居住或逗留等流行病学史。传染源包括病人和狗。主要是通过白蛉作为传染媒介进行传播。不规则发热情况及伴随症状等。

2. 身体评估　进行全面的体格检查,评估病人的生命体征。重点检查患者皮肤颜色及出血点,结节、红斑、丘疹等皮损情况及部位。肝、脾、淋巴结肿大情况、贫血及营养状况等。

3. 实验室及其他检查　血象检查一般全血细胞减少,病原学检查(骨髓、淋巴结穿刺,进行涂片染色,在显微镜下检 LD 小体),其他检查。

(二) 护理诊断/问题

1. 体温　不规则发热。

2. 营养不良　表现为贫血、消瘦。

3. 潜在并发症　鼻出血、牙龈出血等出血倾向。

(三) 护理措施

1. 锑剂治疗的护理

(1) 治疗黑热病的首选药物是葡萄糖酸锑钠,为五价锑化合物,在肝脏内还原为三价锑,对杜氏利什曼原虫产生抑制作用,由网状内皮系统将其杀灭。具有疗效高、疗程短、复发率低的特点。

(2) 使用锑剂用药前要仔细检查药品,凡有沉淀变质或过期则不宜使用,因过期药由五价锑变三价锑,其毒性大增,抽取药液时严格执行无菌操作,掌握药物的剂量,确保用药效果,静脉滴注药物宜缓慢进行,并防止药液外渗,如已外漏宜用 0.25% 普鲁卡因进行局部封闭,也可用如意金黄散、茶水调成糊状局部外敷。

(3) 注意观察药物的作用及副作用,治疗过程中可出现发热咳嗽、恶心、腹泻、腹痛、鼻出血、脾区疼痛、腿痛等不良反应,应及时报告医生,及时处理。

(4) 在治疗期间患者应严格卧床休息,每 4 小时测量生命体征 1 次,并注意有无出血、发绀、休克、水肿等表现。定期随访血、尿常规,肝、肾功能,血钾,心电图等,如血尿素氮或血肌酐明显升高,则需减量。凡急性传染病,活动性肺结核,心,肝、肾损害较轻者慎用,在治疗总剂量不变的情况下,延长疗程。

(5) 预防感染,保持室内空气新鲜,严格遵循护理操作程序,规范操作。

2. 隔离　流行季节搞好住室卫生,保持通风透光和地面干燥,防止成蛉躲藏和幼蛉孳生,野外工作人员裸露部分涂擦驱避剂,夜间睡眠可用细纱蚊帐防止白蛉叮咬,做好个人防护。

3. 皮肤护理 保持皮肤清洁干燥，每日用温水轻擦皮肤，不用有刺激的肥皂与化妆品，穿着柔软、宽松的布质内衣裤，及时修剪指甲，避免搔抓使皮肤破损，已有破损应该保持局部清洁、干燥、预防感染。

4. 高热护理 高热时体能消耗较快，应注意卧床休息，补充体力，以减少能量的消耗，有利于机体的恢复，对长期持续高热者，应协助其改变体位，防止压疮。发热与杜氏利什曼原虫有关，也可能与继发感染有关，高热患者在退热过程中，往往大量出汗，护理人员应协助家属及时用干毛巾擦拭汗液，更换衣服及床单，防止着凉，有出血倾向（皮疹、皮下出血点及伴有皮肤性损害等）患者禁用酒精及温水擦浴，采取降温措施后 30 分钟测量体温，密切观察患者用药后的体温、血压变化，防止体温骤降引起虚脱，因患者体温波动大、体液丢失多，还要注意保暖和补充水电解质。冰块降温时要经常更换部位，防止冻伤。

5. 口腔护理 鼻和牙龈出血与脾功能亢进引起的血小板显著降低有关。患者由于血小板减少，极易牙龈出血，因此护理人员应指导患者刷牙时尽量使用柔软的牙刷刷牙，以防牙龈出血，发热时由于唾液分泌减少，口腔黏膜干燥，且抵抗力下降，有利于病菌生长、繁殖，易出现口腔感染。应在晨起餐后、睡前协助患者漱口，保持口腔清洁，也可饭后用小方巾沾上盐水抹拭口腔黏膜及牙龈，以防细菌滋生，口唇干燥可涂少量油脂。

6. 饮食护理 主要是营养和水分的补充。营养不良与长期的不规则发热导致消化功能受损、营养摄入不足、消耗过度有关，家人应对患者加强营养，早期给予高维生素、易消化、清淡的汤、粥类饮食，如挂面、蔬菜粥、牛奶、豆浆等，后期可给予高热量、高蛋白饮食，以增强抵抗力，高热会导致大量水分丢失，应鼓励患者多饮水，每日不少于 2000ml，以促进毒素排出，可选用糖盐水、各种水果汁如西瓜汁、梨汁等，忌酒、浓茶、咖啡。

7. 环境护理 病室内保持适当的温度、湿度，维持室温 22～24℃，环境保持安静使患者充分休息。

8. 心理护理 由于患者多数是边远山区的农民，缺乏相应的基础知识，极易产生焦虑和恐惧心理，因此在工作中护理人员利用各种机会，讲解黑热病的有关知识。同时，认真倾听患者诉说，鼓励患者配合治疗，给予情感支持帮助患者缓解疾病带来的压力，使之保持心情舒畅，促进疾病康复。此外，由于疗程长、病情重，患者家属的正常生活也往往受到一定影响，在护理时也需要给予患者家属必要的心理护理，为患者康复建立良好的社会支持系统。

9. 并发症的护理 粒细胞缺乏症、肺部感染、牙龈炎、坏死性口腔炎等是黑热病的主要并发症。对于粒细胞缺乏，给予升白细胞的药物，并减少锑剂的用量或延长用药间隔，白细胞多可回升，由于机体免疫力下降，患者容易出现各种感染，特别是肺部感染多见。对已出现肺部感染的患者，给予敏感的抗生素治疗并加强护理。

（四）健康教育

1. 彻底治疗传染源 本病的预防在于彻底治疗患者以消灭传染源，在流行区定期普查、治疗，此外还需普查并消灭病犬。

2. 切断传播途径 消灭寄存宿主——狗和中间宿主——白蛉。每年 5 月中旬用敌敌畏、马拉硫磷或敌百虫等对农村的住房、畜舍、厕所进行储留性喷洒。在山区、丘陵及荒漠地区对野栖型或偏野栖型白蛉、采取防蛉、驱蛉措施，以减少或避免白蛉的叮刺。

3. 保护易感人群 目前还没有有效的疫苗，可用细孔纱门纱窗、蚊帐、蚊香和各种杀虫剂来防蛉、驱蛉。

三、锥虫病护理

（一）护理评估

1. 全面收集病史，应重视患者的出生地、住址、职业和主诉，了解既往史。

2. 身体评估 进行全面的体格检查，评估病人的生命体征。重点检查病人有无眼周水肿、结膜炎、发热、肝脾肿大、全身淋巴结肿大、颜面部或全身水肿、皮疹、呕吐、腹泻及厌食等。

3. 实验室及其他检查 了解病原学检查、免疫学检查及其他检查结果。

（二）护理诊断

1. 皮肤关节病变 表现为皮疹，瘙痒、发热、头痛、关节痛。

2. 意识障碍 表现为表情淡漠、嗜睡、昏迷等。

3. 潜在并发症 脑膜脑炎、心肌炎、血栓栓塞。

（三）护理措施

1. 局部皮肤护理 保持局部皮肤清洁干燥，每天用温水清洗皮肤，禁用肥皂水和酒精擦洗。衣服保持清洁、平整、干燥、柔软，勤换洗。瘙痒明显者，可用炉甘石洗剂等涂患处。

2. 病情观察 重点观察并发症的发生，如恶性室性心律失常、完全性房室传导阻滞以及充血性心力衰竭等。本病血栓栓塞并发症的发生率很高，故应长期应用抗凝治疗，尤其适用于左心室功能障碍或有左心室室壁瘤者。对症支持疗法包括使用利尿剂，起搏器，抗心律失常药物和心脏移植，食道扩张术及胃肠道手术等。神经系统影响为弥漫性软脑膜炎，脑皮质充血和水肿，神经元变性，胶质细胞增生、木僵和典型的白天睡眠状态，病人表情淡漠，疲倦，行走曳足，眼睑下垂，白天易睡。严重者突然深度昏睡而倒下，甚至倒卧时仍保持坐立状态。

3. 药物护理 呋喃西林（硝基呋喃腙）制剂：长程给药有一定疗效。由于该药有胃肠道反应，因而使有的病人难以完成全疗程治疗，苯硝唑与呋喃西林（硝基呋喃腙）制剂均可引起白细胞减少和多发性神经炎，应予注意复查血象。

（四）健康教育

1. 疾病预防指导 主要措施消灭舌蝇，锥蝽。改变孳生环境，如清除灌木林，喷洒杀虫剂能有效消灭舌蝇。改善居住条件和房屋结构，不使锥蝽在室内孳生。滞留喷洒杀虫剂可杀灭室内锥蝽。在流行区加强对供血员和孕妇血液锥虫的检查与血清抗锥虫抗体检查，减少输血后美洲锥虫病和先天性美洲锥虫病的发生。预防性疫苗的研究虽然取得了一些进展，但尚未达到临床应用阶段。

2. 疾病知识指导 控制冈比亚锥虫病的基础，是普查并治疗大量的无症状感染者，特别是淋巴结肿大者，同时治疗患者及加强管理家畜。可采用"香味"诱扑机扑杀采采蝇，1 次可扑杀数千克，是减少采采蝇威胁的非常有效的方法；又因为采采蝇容易反复，故需 1 次/6 个月。因为冈比亚锥虫病的潜伏期长，而致不易及时看到其发病率减少的效果。近来在乌干达罗得西亚锥虫病的流行区有用采采蝇诱扑机，得到成功的经验。因为罗得西亚锥虫病潜伏期较短，致使能及时看到它被控制的效果。进入未经处理的采采蝇孳生地区时，应加强个人防护。包括穿长袖上衣和长腿裤,穿着明亮色彩的衣服,睡眠时用蚊帐,使用驱虫剂等,均可防御采采蝇的侵袭。

四、巴贝虫病护理

巴贝虫寄生于动物的红细胞内,引起巴贝虫病,是由蜱媒传播的人畜共患寄生虫病。

(一) 护理评估

1. 全面收集病史 应根据病史包括到流行区、蜱咬或接触有蜱孳生的地方、近期输血及脾切除史。

2. 身体评估 进行全面的体格检查,评估病人的生命体征。发热及伴随症状等。重点检查病人体温异常、疲惫、乏力或精神症状,血尿、黄疸及严重贫血,伴有肾衰竭、肺水肿或休克样征象。

3. 实验室及其他检查 了解病原学检查、免疫学检查及其他检查结果。

(二) 护理诊断/问题

1. 体温过高 与巴贝虫感染有关。

2. 活动无耐力 与红细胞大量破坏导致贫血有关。

3. 潜在并发症 肝、肾衰竭。

(三) 护理措施

1. 一般护理 有高热剧痛者予以物理降温、镇痛处理。有明显溶血者,可予输血。注意休息、给予高热量、高蛋白、高维生素、含丰富铁质食物,以补充消耗、纠正贫血。加强皮肤与口腔护理。

2. 病情观察 密切观察生命体征,病情危重者,应注意有无血尿、黄疸及严重贫血,是否伴有肾衰竭、肺水肿或休克样征象。

3. 药物护理 抗病原疗法克林霉素为首选药物,胃肠道反应是克林霉素最常见、发生率最高的反应,及时停药一般可自愈。宜空腹口服,因食物影响其吸收,并用一杯水送服。肝功能不全者慎用。哺乳妇女使用时应停止哺乳。

单用克林霉素肌内注射或与奎宁口服伍用,既能迅速退热,又能减少原虫血症,此乃近年来用于治疗微小巴贝虫所致人巴贝虫病的安全有效药物。硫酸奎宁与氯喹伍用,亦有疗效,但毒性较明显,包括听力障碍,低血压,胃肠不适。

(四) 健康指导

1. 疾病预防指导 人群普遍易感,从事畜牧业者为有职业倾向的感染对象。预防措施主要包括:防止被蜱叮咬,加强公共卫生设施,消灭蜱孳生环境,降低蜱的种群密度、灭蜱、灭老鼠,以及发展免疫预防,即疫苗的应用等。已经发展用于牛和其他动物的疫苗。避免与蜱接触。避免在媒介蜱类活动季节发展免疫预防,即疫苗的应用等。若进入疫区,应用驱避剂。对家畜要定期灭蜱,包括畜体和畜舍及其环境的灭蜱处理。加强畜间检疫,早期发现患畜,采取有效隔离措施,并给予积极治疗。消除家栖和周围的野生啮齿动物,并尽量避免与之接触。集体和个人均应采取防蜱措施,穿着防护衣袜,使用杀蜱和驱蜱剂,户外活动后彻底检查身体有无蜱附着,迅速排除依附于身体上的蜱。对疫区的献血者,应做认真的检查,任何有疑似病史及久住疫区者不宜献血。对接受输血者的血源，严格检查以保证不被感染。如有出现体温异常、疲惫、乏力或精神症状甚至黄疸、血尿者应及时就医。

2. 疾病知识指导　对病人进行疾病知识教育，如传染过程、主要症状、治疗方法、药物不良反应等。

五、肺孢子虫护理

（一）护理评估

1. 全面收集患者有关的病史，应重视患者的出生地、住址、职业和主诉，了解既往史。

2. 身体评估　进行全面的体格检查，评估病人的生命体征。重点检查病人的发热、干咳，呼吸困难、发绀等症状。

3. 必要时的器械检查　X 线检查、血清学检查、病原学检查。

（二）常用护理诊断/问题

1. 体温过高　与肺部感染有关。

2. 气体交换受损　与肺实质炎症，呼吸面积减少有关。

3. 呼吸困难　低氧血症和呼吸功能不全有关。

4. 潜在并发症　呼吸衰竭。

（三）护理措施

1. 一般护理　患者应卧床休息，进行营养状况评估，给予充足热量及营养素，加强口腔护理，纠正水电解质紊乱。对有低氧血症和呼吸功能不全者，氧气治疗和辅助通气治疗是重要措施。可使用无创呼吸机面罩给氧，氧流量调节在 4～6L/min，同时根据血气分析调整氧流量。低氧改善后给予持续低流量吸氧。

2. 呼吸道隔离　注意免疫抑制者患者的保护性隔离，防止交叉感染及并发症。

3. 正确采集痰标本　病原学检测可以帮助我们及早确诊 PCP，要求护士能够正确采集到痰标本。PCP 病人多干咳无痰，采集时用 100g/L 的 NaCl 溶液有氧雾化 5 分钟诱导病人咳痰。护士在采集标本时应注意自我防护。

4. 病情观察　PCP 病人往往都有发热、咳嗽、咳痰，伴呼吸急促、进行性呼吸困难、发绀，血氧饱和度下降；重度 PCP 会导致病人严重低氧和呼吸衰竭，是病人致死的主要原因。护理人员应严密观察病人的体温、血压、呼吸频率、节律、深浅及末梢循环的变化，监测血气分析情况。

5. 心理护理　PCP 已成为 AIDS 患者最常见的机会感染与致死的主要病因。病人具有恐惧、孤独、无助、对生活丧失信心的特点，因此，我们尽可能做到以平等、亲切的态度与他们沟通，所有护理人员都能做到重视而不歧视，隔离但不冷漠，使病人能够积极配合治疗护理工作，以使病情得到有效控制。

6. 用药护理

复方磺胺甲噁唑是首选的抗肺孢子虫病药。喷他脒主要用于复方磺胺甲噁唑治疗无效或对磺胺药过敏者。其他可选用阿扎伐醌（atovaquone）、氨苯砜（dapsone，DDS）、α-二氟甲基鸟氨酸（DFMO）、乙胺嘧啶加磺胺多辛、伯氨喹加克林霉素等药。严格按医嘱给药，密切观察副作用。副作用包括皮疹、转氨酶升高，中性粒细胞减少，血肌酐升高等。

（四）健康指导

1. 疾病预防指导　患者应予呼吸道隔离。改善病人的营养状态，减少非必要的免疫抑制化疗、放疗。对易感人群、高危人群，可采取药物预防。如复方磺胺甲噁唑，TMP 按每日 5mg/kg，SMZ 按每日 25mg/kg，分两次口服，每周 3 次，疗程 5～18 个月。也可用喷他脒气雾剂、胺苯砜等预防。目前尚无疫苗可用。

2. 疾病知识指导　PCP 是 AIDS 病人最常见的机会性感染和最严重的并发症，所以早期发现和正确的治疗与护理，对于控制病情、提高 AIDS 病人的生存时间具有很重要的意义。

（费艳霞）

第三篇

线　虫　病

第十八章 蛔 虫 病

蛔虫病(ascariasis)是由蛔虫寄生于人体所引起的一种慢性传染病。据史料记载,中国最早描述蛔虫病的专著是《诸病源候论》,又称《诸病源候总论》或《巢氏病源》,由巢元方等撰写于大业六年(610)。蛔虫病临床上常无明显症状,但部分患者有时可出现严重并发症,如胆道蛔虫病、肠梗阻等。

一、病 原 学

蛔虫是人体消化道寄生的最大线虫。成虫呈长圆柱状,头尾两端渐渐变细,形似蚯蚓,故学名称为似蚓蛔线虫(*Ascaris lumbricoides*)。雄虫尾端向腹面弯曲,其末端有一对镰刀状交合刺,体长 15 ~ 31cm,最宽处直径 2 ~ 4mm;雌虫尾端钝圆,体长 20 ~ 35cm(可达 49cm),最宽处直径 3 ~ 6mm。活虫体带粉红色,死虫体呈乳白色。性未发育成熟的童虫较细小。蛔虫童虫及成虫的主要结构特征为:体表两侧缘可见明显的侧线;头端口孔周围具三个呈品字形排列的唇瓣。蛔虫卵分受精卵和未受精卵。受精卵为短椭圆形,中等大小(平均为 60μm ×40μm),卵壳厚,外被凹凸不平的蛋白质膜,卵内含 1 个卵细胞,且与卵壳之间形成有新月形空隙;未受精卵呈长椭圆形,中等偏大(平均大小为 90μm×42μm),卵壳及蛋白质膜均较受精卵为薄,卵内充满大小不等的折光颗粒。有时可见无蛋白质膜蛔虫卵。

蛔虫的生活史中不需要中间宿主。其过程包括受精卵、感染期卵、幼虫、童虫和成虫 5 个不同形态的阶段。人体感染者粪便中排出的受精蛔虫卵在外界荫蔽、潮湿、氧气充足和 21 ~ 30℃条件下,约经 3 周发育为感染期卵(内含经 1 次蜕皮幼虫)。感染期卵被人吞入后大部分被胃酸杀死,仅少数进入小肠内孵出幼虫并钻入肠壁小静脉或淋巴管侵入肝,再经右心到肺,穿破毛细血管进入肺泡,经第 2 次和第 3 次蜕皮后的幼虫沿支气管、气管移行至咽,经人吞咽入消化道。幼虫在小肠内行第 4 次蜕皮后成为童虫,约经数周发育为成虫。成虫游离寄生于小肠,多见于空肠,以半消化物为食,雌、雄交配,雌虫产卵,卵随粪便排出体外,污染环境。自感染期卵进入人体到雌虫开始产卵约需 60 ~ 75 天,成虫寿命约 1 年。每条雌虫每日排卵约 24 万个。人体寄生虫数常为一至数十条,个别可达上千条。

蛔虫的幼虫和成虫均可引起人体致病,但其主要致病阶段是成虫。幼虫致病主要在感染移行过程可引起机械性组织损伤,但多为短期的一过性的病变,较常见的是幼虫在肺部可致肺毛细血管破裂出血产生蛔虫性肺炎、哮喘和嗜酸性粒细胞增多症。当发生严重感染时,幼虫还可侵入脑、肝、脾、肾、等器官引起异位寄生。成虫具有钻孔和螺旋式扭结的习性，在肠道寄生过程中，除了夺取人体营养和引起超敏反应之外，还可引发严重的并发症。例如较多见的胆道蛔虫病、蛔虫性肠梗阻，较少见的如蛔虫性胰腺炎、蛔虫性阑尾炎等。亦可通过病变部位侵入相邻器官引起相关疾病。如胸部蛔虫症、憩室蛔虫症、中耳蛔虫症、尿路蛔虫症，甚至还有罕见的转移性蛔虫症、蛔虫性胃肠漏等。

二、流 行 病 学

蛔虫呈世界性分布，全世界约有 1/4 的人口感染过蛔虫，我国 2004 年全国人口寄生虫病现状调查发现，蛔虫感染率约为 12.72%，推算蛔虫感染人数为 8593 万，尤其在温暖、潮湿和卫生条件差的地区，人群感染较为普遍。目前，我国多数地区农村人群的感染率仍高达 60% ~90%。

粪便内含有受精蛔虫卵的人是造成感染流行的传染源。在流行区，用人粪施肥或随地大便是蛔虫卵污染土壤和地面的主要方式。蛔虫卵在外界发育为感染期虫卵后，可以通过多种途径使人感染。人因接触外界污染的泥土，如农田、庭院地面等，经口吞入附在手指上的蛔虫卵而引发感染。食用带有蛔虫卵的甘薯、胡萝卜、腌菜等食物可发生大批人群感染。人对蛔虫普遍易感，在年龄分布上，儿童高于成人，尤以学龄期和学龄前期儿童感染率最高。随着年龄的增长，卫生习惯改变或(和)多次感染后产生的免疫力，是成人感染率降低的原因之一。男女性别间差别无显著。

蛔虫感染的流行特征具有地区性和季节性。地区性反映在蛔虫病发生率农村高于城市，这是与当地粪便污染地面和卫生水平低等因素有关，并与该地区经济条件、生产方式、生活水平以及文化水平和卫生习惯等社会因素有密切关系。季节性流行特征是指人群受蛔虫感染的季节与当地气候、生产和生活活动有关。例如在温带地区，冬季蛔虫卵停止发育，春季气温回升到 13℃以上，虫卵开始继续发育，秋季，随着气温下降，蛔虫卵发育期延长，乃至滞育。一般认为，感染期虫卵的出现率以 7、8 月为最高。

在农村人群中造成蛔虫感染率高的原因：一是生活史简单；二是蛔虫产卵量大；三是虫卵对外界抵抗力强；四是广泛使用未经处理的粪便施肥或儿童随地大便而引发感染期蛔虫卵被广泛污染；五是养成了不良饮食卫生习惯。

三、发病机制及病理改变

(一) 蛔虫幼虫的致病作用

幼虫移行可机械损伤肺微血管破裂而出血，并有嗜酸性粒细胞和中性粒细胞为主的细胞浸润性炎症发生，可引起慢性嗜酸细胞性肺炎又称吕弗勒氏综合征(Loffler Syndrome)，是肺嗜酸粒细胞浸润症(PIE)中的一种，临床上以肺部症状为主，可伴有全身表现，如发热、咳嗽、哮喘、血痰；血中嗜酸性粒细胞比例增高，胸部 X 线检查可见肺浸润性病变，病灶时有游走现象。重度感染时可出现肺水肿、肺出血等现象。多数感染者一般在 1 ~2 周内自愈。幼虫的代谢分泌物或幼虫死后的分解产物可引起炎症反应或Ⅰ型和Ⅱ型超敏反应，故可出现荨麻疹、皮肤瘙痒、血管神经性水肿、过敏性紫癜、紫癜性肾炎等；重度感染时，大量幼虫通过毛细血管，进入体循环，侵入淋巴结、甲状腺、胸腺、脾脏、脊髓等处，引起相应的异位病变；亦可达肾经尿道排出，或通过胎盘到达胎儿体内。

（二）蛔虫成虫的致病作用

一是消耗宿主营养。成虫寄生于人体小肠以未消化完全的乳糜液为营养，从而部分掠夺了人体摄入的营养物质。二是影响宿主对营养的吸收。成虫以游离方式寄生于肠道，可因虫体较多及活动频繁而机械性损伤宿主肠黏膜，甚至发生炎症，导致人体的消化和吸收功能障碍而影响对蛋白质、脂肪、糖类及维生素 A、B_2和 C 的吸收，进一步加重营养不良。严重感染者还可出现发育障碍。有时患者出现恶心、呕吐、脐周腹痛及腹泻的症状，则与肠黏膜受损和肠壁炎症影响到肠蠕动有关。三是超敏反应。蛔虫代谢分泌物是一类变应原，被人体吸收后引起 IgE 介导的超敏反应症状。如荨麻疹、皮肤瘙痒、视神经炎等表现，严重者可出现蛔虫中毒性脑病。四是并发症。蛔虫的螺旋式扭结习性或寄生数量较多时可对人体肠道引起机械性或痉挛性肠梗阻、肠扭转或肠套叠；蛔虫的乱窜钻孔习性，常因受到高热或驱虫不当的刺激后出现在肠内乱窜，钻入胆道引起最为常见的胆道蛔虫病，钻入阑尾引起阑尾性蛔虫病；胆道内的成虫进一步穿破肝内胆管，经肝静脉进入右心房，引起肺动脉栓塞；虫体误入鼻咽通过鼻泪管反流至结膜囊，导致泪管蛔虫病；进入气管造成呼吸道阻塞；通过自然开口或肠道瘘口进入膀胱、尿道引起急性尿潴留；或通过胎盘，到达胎儿体内。蛔虫可穿过肠壁进入腹腔等部位，其虫体的残骸、虫卵等可致蛔虫性肉芽肿。另有罕见报道蛔虫成虫进入食管引起食道梗阻、进入肝内胆管引起肝破裂。

四、诊断及治疗

对蛔虫感染者和蛔虫病的确诊依赖于从粪便中查见蛔虫卵或在粪便或呕吐物及手术中发现蛔虫虫体。粪检虫卵的方法主要为直接涂片法，一粪多检或多次粪检均可显著提高检出率。此外，用饱和盐水浮聚法和沉淀法的检测效果更好。

对蛔虫感染者和蛔虫病的治疗，无论病情轻重均应进行驱虫治疗。常用驱蛔虫药物有阿苯达唑（mebendazole）和甲苯达唑（albendazole），用药后可使虫卵转阴率达 90% 以上。广谱驱虫药伊维菌素（ivermectin）的治愈率接近 100%。

五、预 防

（一）控制传染源

驱除人体肠内蛔虫是控制传染源的重要措施。积极发现，治疗肠蛔虫感染者，查治易感者（如幼儿园，小学及农村居民），抽样调查发现感染者超过半数时可进行普治，在感染高峰后 2～3 个月（如冬季或秋季），可用肠虫清口服作集体驱虫，驱出的虫和粪便应及时处理，避免其污染环境。

（二）宣传卫生知识

教育人们养成良好的个人卫生习惯，饭前便后洗手，不饮生水，不食不清洁的瓜果，勤剪指甲，不随地大便等。对餐馆及饮食店等，应定期进行卫生标准化检查，禁止生水制作饮料等。

（三）管理粪便及环境

搞好环境卫生，实现粪便无害化处理，用无害化人粪做肥料，防止粪便污染环境是切断蛔虫病传播途径的重要措施。在用人粪做肥料的地区，可采用五格三池贮粪法，使粪便中虫卵大部分沉降在池底，由于粪水中游离氨、厌氧发酵及高温的作用可达到杀灭蛔虫卵的效果，同时还可增加肥效；此外，利用沼气池发酵，既可解决农户照明，煮饭，又有利粪便无害化处理，半年左右清除一次粪渣，此时，绝大部分虫卵已失去感染能力；采用泥封堆肥法，3 天后，粪堆内温度可上升至 52℃或更高，可杀死蛔虫卵。

第一节 胆道蛔虫病

胆道蛔虫病（biliary ascariasis）是常见的外科急腹症，是由于蛔虫经肠道进入胆道甚至肝内胆管而起一系列临床表现。以儿童、青少年多见，农村比城市多见。

一、发病机制与病理改变

胆道蛔虫病是因蛔虫钻入胆道时引起 Oddi 括约肌的强烈痉挛而出现典型的胆绞痛。随着蛔虫的进入，肠道细菌，主要是革兰阴性杆菌和厌氧菌被带入胆道可引起急性化脓性胆管炎，甚至感染向上蔓延导致毛细胆管性肝炎或肝脓肿。同时因蛔虫刺激 Oddi 括约肌痉挛，胆道开口阻塞，带菌胆汁逆流进入胰管，或者虫体直接阻塞胰管开口而诱发急性胰腺炎。当感染累及肝脏和肝内胆管，可侵蚀汇管区血管而导致胆道出血。由于蛔虫体光滑呈圆柱形，且不断蠕动，故胆管阻塞多不完全，发生阻塞性黄疸比较少见。但是蛔虫残骸和虫卵可以成为结石的核心，文献报道蛔虫残片或虫卵为结石核心者占胆结石的 36.5% ~65.5%，可见胆道蛔虫是肝胆管结石的重要成因之一。

进入胆道的蛔虫可进一步进入肝管及肝小管，使疾病不断进展和恶化，导致肝蛔虫病（ascariasis of liver）。其主要病理改变是蛔虫性肝脓肿和肝蛔虫性肉芽肿。蛔虫性肝脓肿是蛔虫上行穿破肝内胆管所致，可为单发或多发，脓肿内含有蛔虫残骸和虫卵是其特点。肝脓肿可向腹腔穿破致弥漫性腹膜炎，亦可向胸腔穿破致右侧脓胸。脓肿内坏死肝组织和虫卵尚可流入肝静脉引起肝静脉炎症及血栓形成，甚至经右心入肺，引起肺梗死及化脓症状。肝蛔虫性肉芽肿系雌蛔虫侵入肝内，大量产卵所致，早期为嗜酸性脓肿，以后形成肉芽肿。文献有肝蛔虫性肉芽肿引起胆道大出血的报道。此外，蛔虫嵌塞肝内胆管可导致相应区域的肝坏死以及后期的局限性肝纤维化病变。

二、临 床 表 现

（一）胆道蛔虫病

其特点是剧烈的腹痛与较轻的腹部体征不相称，所谓“症征不符”。常突发剑突下阵发性钻顶样剧烈绞痛，可伴有恶心、呕吐或吐出蛔虫。常放射至右肩胛或背部。疼痛可突然缓解,间歇期可全无症状。如合并胆道感染时,症状同急性胆管炎,疾病早期一般不伴发热和黄疸。

(二) 肝蛔虫病

往往出现在胆道蛔虫病急风暴雨般的症状之后,与前者相比肝蛔虫病的临床表现比较复杂而多样化,主要表现为肝脓肿及其并发症(如:胆道出血、腹膜炎、脓胸及肺部感染等)的症状与体征。肝蛔虫性肉芽肿可以并发胆道出血,而肝蛔虫引起慢性胆管炎和胆管周围炎时可出现肝区疼痛及黄疸,少数可引起蛔虫性肝硬化表现。

(三) 并发症

肝脏及胆道蛔虫症可以引发较多的严重的并发症。这些并发症可达10余种,其中肝脓肿为首位,其余尚有胆管和胆囊化脓性炎症、胆道出血、胆道穿孔、急性胰腺炎、中毒性休克、慢性胆囊炎、胆道结石、肝硬化等。

三、辅助检查

(一) 血常规

早期白细胞及中性粒细胞计数正常或轻度升高,当出现并发症时则显著增高,嗜酸性粒细胞常增高。呕吐物、十二指肠引流液、胆汁或粪便中蛔虫卵检查阳性有助于诊断。

(二) B超

简便、无创。可见胆管扩张,亦可发现胆总管内蛔虫声像。

(三) 十二指肠钡餐造影

疼痛症状初发,蛔虫尚未完全进入胆道时,可见十二指肠乳头处有条索状充盈缺损(蛔虫影)。

(四) 静脉胆道造影

可见胆管扩张,肝内、外胆管内有条索状充盈缺损。

(五) 内镜逆行胰胆管造影(ERCP)

近年来国内外较多应用,造影同时可引流胆汁查虫卵,一旦确诊则可同时做取虫、冲洗、注药、等治疗处理。

(六) MRCP

是近年来发展起来的一项重要的MRI技术,是利用重T_2加权成像技术直接显示胰胆管形态和结构的成像方法。MRCP检查中不但可了解患者整个肝内胆管、肝外胆管的形态、走行及梗阻和充盈缺损的状况,同时当肝内外胆管内出现异常索条状复影时,应考虑胆道蛔虫存在的可能。因此,MRI及MRCP对诊断本病有重要价值,并且无创、简便、快速无辐射。

(七) 经皮肝穿刺胆汁引流

可从引流胆汁中查找蛔虫卵。

四、诊断和鉴别诊断

根据胆道蛔虫症的好发年龄,易患人群及临床表现,结合影像学检查,不难作出正确诊断。但仍需和以下疾病作鉴别。

（一）急性胰腺炎

腹痛常为持续性剧痛，位于上腹或偏左，向腰背部放射，无钻顶感。发病后全身情况恶化较快，血清淀粉酶增高明显。但要注意胆道蛔虫病合并急性胰腺炎存在。

（二）急性胆囊炎、胆囊结石

起病相对缓慢，腹痛呈逐渐加剧，多为持续性，阵发性加重，位于右季肋区或剑突下，疼痛不及胆道蛔虫病时严重。呕吐相对较少发生。腹部查体时右上腹压痛明显，可有肌紧张和反跳痛。

（三）消化性溃疡穿孔

发病也急骤，但上腹剧痛可很快波及全腹，为持续性疼痛。查体腹肌紧张、压痛和反跳痛显著。X 线立位检查多见膈下游离气体。

（四）急性胃肠炎

可有阵发性腹部绞痛，并恶心、呕吐，有肠道蛔虫病时可吐出蛔虫。但其疼痛程度不及胆道蛔虫病时剧烈，位置也多在脐周或偏上，多有腹泻。腹部无压痛，腹肌无紧张，叩诊可有肠胀气鼓音，听诊肠鸣音亢进。

五、治　　疗

治疗原则为解痉止痛、利胆驱虫、防治感染。非手术疗法多可治愈，但对非手术治疗无效或有严重并发症的病人可考虑相应的手术治疗。

（一）非手术治疗

1. 解痉止痛　解除痉挛可应用抗胆碱能药物如阿托品肌内或皮下注射，单用解痉药物止痛效果欠佳时可加用镇痛药物，如盐酸哌替啶 50～75mg 肌注，必要时 4～6 小时重复应用。另外加用维生素 K 类、黄体酮等肌注或穴位注射亦有作用。针刺穴位常取足三里、阳陵泉，还可选加太冲、内关、胆囊穴等，用强刺激或泻法，在急性绞痛时常可取得较好止痛效果。

2. 利胆驱虫　原则是增加胆汁分泌量，使胆汁偏酸，麻痹和抑制虫体，使 Oddi 括约肌松弛。症状消退后，仍须坚持利胆排虫 1～2 周，直至粪便虫卵转阴。

（1）33% 硫酸镁溶液，10ml，3 次/d，口服。

（2）乌梅丸，9g，2 次/d。

（3）胆道驱蛔汤：乌梅 12g，川椒 9g，使君子肉 15g，苦楝皮 9g，木香 9g，枳壳 9g，延胡索 12g，大黄 9g（后下），每天 1 剂，分 2 次服。

（4）阿司匹林 0.5g，食醋 100ml～150ml，3 次/d，加温水服。

（5）驱虫治疗，应用最广的有甲苯达唑和阿苯达唑。前者 200mg/次，1～2 次/d，共 1～2 天；后者 400mg，顿服。此外，伊维菌素也是一种理想的驱虫药，每日口服 100μg/kg，连服 2 天。

3. 防治感染　胆道蛔虫病常合并细菌感染，应根据病情，在上述利胆同时短时间应用抗菌药物，并且注意抗厌氧菌药物治疗。

4. 营养支持、纠正水电解质代谢紊乱与酸碱平衡失调　对胆道感染者，全身中毒症状严重，或腹痛、呕吐频繁，或出现其他并发症者，应予以禁食、输液、补充维生素，维持酸碱平衡。必要时给予高热量液体、新鲜冰冻血浆等。

（二）手术治疗

1. 适应证

（1）胆道蛔虫病频繁发作的剧烈绞痛，经各种非手术治疗难以控制，有继发感染等并发症发生的危险。

（2）合并胆道结石，易发生梗阻性化脓性胆管炎者。

（3）影像学检查发现胆道多条蛔虫者。

（4）并发肝脓肿、严重胆道感染、胆道出血或胆道穿孔者。

（5）并发急性胰腺炎非手术治疗无效者。

（6）治疗后急性期症状缓解，但非手术治疗后4～6周检查仍有胆总管扩张或胆管内死虫残留者。

2. 手术方法

（1）胆道探查术　通过胆总管探查、取净肝内外胆管中蛔虫或结石、胆管引流，以减轻中毒症状。胆囊一般无需切除。对所出现的有关并发症均应作相应处理。术后置T管引流，拔管前行造影检查如有残留蛔虫再经T管窦道用胆道镜取出。

（2）内镜下取虫术　近年来内镜技术发展很快，内镜外科已成为一门新的专业，对胆道蛔虫病，如蛔虫位于胆总管，可经十二指肠镜行十二指肠乳头括约肌切开取虫，兼有检查目的，亦可局部冲洗和用药，较开腹手术简便、创伤小、并发症少。如蛔虫不完全进入胆总管或嵌顿在十二指肠乳头，可经十二指肠镜置入圈套器将蛔虫体套住后取出。

第二节　蛔虫性胰腺炎

蛔虫性胰腺炎（ascaris pancreatitis）临床上比较少见，由蛔虫进入乏特（vater）壶腹或胰管造成胆汁及胰液排出受阻而导致的一系列胰腺的化学性炎症，称蛔虫性胰腺炎。临床类型常见为急性水肿性胰腺炎，部分患者可发展为出血坏死性胰腺炎。

一、发病机制与病理改变

蛔虫进入胰胆管后使胰液和胆汁流出受阻，胰胆管内压力升高，胰液中各种消化酶被激活，发生胰腺的自身的消化连锁反应，其中起主要作用的为磷脂酶A2、弹性蛋白酶、激肽释放酶、脂肪酶或胰舒血管素和前羟肽酶。磷脂酶A2在少量胆汁参与下分解细胞膜的磷脂，产生溶血磷脂酰胆碱和溶血脑磷脂，它的细胞毒作用引起胰腺实质的凝固性坏死和脂肪组织坏死及溶血；弹性蛋白酶溶解血管弹力纤维引起出血和血栓形成；激肽释放酶可使血管舒张和通透性增加引起水肿和休克；脂肪酶参与胰腺及周围脂肪组织坏死和液化。消化酶和各种坏死组织液可通过血液和淋巴循环到达全身而引起多器官损害，成为胰腺炎的致死和各种并发症的原因。新近研究表明，在急性胰腺炎的病理过程中还有许多炎症介质参与，如一氧化氮、氧自由基、血小板活化因子、前列腺素、白三烯等可作用于胰腺炎的各病理环节，使胰腺的血液循环发生障碍，参与炎症的发生与发展。

二、临 床 表 现

（一）症状

1. 腹痛　几乎所有患者均有腹痛，部位多为上腹部，多向腰背部放射，伴有恶心呕吐，疼痛可表现为钻心样或绞痛，可持续数小时甚至数天，恶心呕吐及体位改变和一般胃肠解痉药物不能缓解腹痛症状，咳嗽、深呼吸可加重腹痛。

2. 恶心呕吐和腹胀　多在起病后出现，表现为呕吐胃内食物与胆汁，有时患者可呕吐蛔虫成虫体，患者多伴有腹胀症状，甚至可出现麻痹性肠梗阻。

3. 发热　患者多有中度以上发热，一般持续 3 ~ 5 天，如果患者体温持续 1 周以上或体温逐渐升高伴有白细胞升高时，要警惕继发感染如胰腺脓肿或胆道感染等。

4. 低血压或休克　主要见于出血坏死性胰腺炎，少数患者可突然发生，亦可在出现其他并发症后逐渐出现。主要为有效血容量不足、缓激肽致周围血管扩张、胰腺坏死释放心肌抑制因子、并发感染或消化道出血。

5. 水电解质及酸碱平衡紊乱　患者可由于频繁呕吐，出现代谢性碱中毒，常有程度不一的脱水，重症患者可出现明显脱水和代谢性酸中毒，并伴血钾、血钙、血镁降低。

6. 其他　急重症患者可并发急性呼吸衰竭或成人呼吸窘迫综合征，患者亦可出现其他器官衰竭如肾功能和心功能的衰竭以及弥散性血管内凝血等表现。有些患者出现胰性脑病，表现为精神异常和混乱，定向力缺乏，伴有幻想、幻觉和躁狂状态。

（二）体征

急性水肿型胰腺炎患者腹部体征较轻，常与患者主诉不符，乃由于胰腺为后腹膜器官所致，患者表现为上腹部压痛，无反跳痛与肌紧张，可伴有腹胀和肠鸣音较少。出血坏死型胰腺炎常出现急性腹膜炎体征，即腹肌紧张、腹部压痛和反跳痛，伴有麻痹性肠梗阻者肠鸣音弱或消失。部分患者出现腹水，多为血性腹水，腹部移动性浊音阳性。少数患者可见 Grey-Turner 征和 Cullen 征，乃由于胰酶、坏死组织及出血沿腹膜间隙与肌层渗入腹壁下，分别达两侧肋腹部和脐周皮肤颜色改变。并发胰腺脓肿或胰腺囊肿患者上腹部可扪及包块，患者早期黄疸为胰头炎性水肿、胆总管或壶腹部蛔虫阻塞所致，后期黄疸多为胰腺脓肿或囊肿压迫胆总管或肝细胞损害所致。严重胰腺坏死钙化后致低钙血症时临床可见手足抽搐。

三、辅助检查及诊断

根据患者典型的临床表现和实验室检查，加上 B 超、CT 及 MRCP 等影像学检查多可作出蛔虫性胰腺炎的诊断。

（一）实验室检查

1. 胰酶测定　血清、尿淀粉酶测定是最常用的诊断方法。血清淀粉酶在起病后 6 ~ 12 小时开始上升，24 小时达高峰，4 ~ 5 天后逐渐降至正常；尿淀粉酶在 24 小时才开始升高，48 小时达高峰，下降缓慢，1 ~ 2 周后恢复正常。值得注意的是，淀粉酶升高的程度和病变严重程度不成正相关。血清淀粉酶同工酶的测定提高了本病诊断的准确性。血清脂肪酶明显升高也是客观的诊断指标。

2. 其他检查　包括白细胞增高、高血糖、肝功能异常、低血钙、血气分析及 DIC 指标异常等。诊断性腹腔穿刺若抽出血性渗出液，所含淀粉酶值高对诊断很有帮助。

（二）影像学检查

1. 腹部 B 超　是首选的影像学诊断方法，可发现胰腺肿大和胰周液体积聚。胰腺水肿时显示为均匀低回声，出现粗大的强回声提示有出血、坏死的可能。蛔虫堵塞胰管时，胰管内可见实体性平行强光带，后方不伴有声影，实时动态观察多未见光带明显蠕动。

2. 胸、腹部平片　胸片可显示左肺下叶不张，左侧膈肌抬高，左侧胸腔积液等征象，腹部平片可见十二指肠环扩大、充气明显以及出现前哨肠袢和结肠中断征等。

3. CT 检查　由于不受肠腔内气体的影响，可清晰显示胰腺及其周围器官的病变，分辨水肿型和坏死型胰腺炎并对其严重程度及其预后进行判断。

4. 经内镜逆行胰胆管造影（MRCP）　蛔虫性胰腺炎往往由胆道蛔虫所导致，在 MRCP 检查中我们不但可了解患者整个肝内胆管、肝外胆管的形态、走行及梗阻和充盈缺损的状况，还可以了解胰管的情况。如在乏特壶腹或胰管内出现异常索条状复影时，应考虑蛔虫存在，并可在镜下取蛔。内镜检查过去一度列为急性胰腺炎的禁忌证，目前这一观点有所改变，内镜检查可以发现蛔虫体堵塞胰胆管并能给予取出，对老年患者特别是不能耐受手术治疗的患者尤其适用。

四、治　　疗

根据胰腺炎的分型、分期和病因选择合适的治疗方法。

（一）非手术治疗

适应于急性蛔虫性胰腺炎的全身反应期、水肿期及尚无感染的出血坏死性胰腺炎。包括禁食、胃肠减压；维持患者水电解质平衡，对于重症患者早期给予营养支持治疗；给予解痉止痛治疗，无麻痹性肠梗阻患者可给予阿托品等，对重症疼痛患者加用哌替啶；同时要减少胰腺的外分泌，临床上一般采用以下方法如 H_2 受体拮抗药或质子泵抑制药（减少胃酸分泌，同时预防应激性溃疡的发生）。文献有报道称，生长抑素如奥曲肽、思他宁等可抑制各种原因引起的胰液分泌，减少术后胰瘘等并发症，缩短住院时间。为预防和控制并发感染可给予抗生素治疗。禁食期间应给予静脉营养支持治疗，另外可给予中医中药治疗。

（二）内镜治疗

内镜取虫治疗已在国内外开展，Chinhn 等报告 33 例病人用内镜取虫治疗，24 例取得成功。但在合并结石、蛔虫移位胰管内和胰腺坏死时内镜取虫可能受限，可给予手术治疗。

（三）手术治疗

1. 适应证　下列情况下必须考虑手术治疗。

（1）诊断急性胰腺炎明确，经积极内科治疗病情仍进行性发展为急性弥漫性腹膜炎，感染中毒性休克。

（2）蛔虫阻塞胰胆管需解除梗阻且内镜取虫不成功。

（3）急性出血坏死性胰腺炎的诊断未明，且不能排除其他非手术不可的急腹症需剖腹探查时。

（4）并发胰腺脓肿和胰腺假性囊肿，时间长且有破裂和出血的危险或脓肿需引流时。

2. 手术方法

(1) 胆道探查引流术:取出蛔虫,胆道结石,或经胆道镜术中取出胰胆管结石,置胆道T管引流。

(2) 胰包膜切开及引流术:适用于胰腺肿胀明显者,可减轻胰腺的张力,有助于改善胰腺血运和减轻腹痛。切开后可用手指或止血钳包膜下钝性分离,以防损伤胰管,然后在小网膜囊放置通畅而充分的腹腔引流或双腔管引流,以减少腹内继发性损害,渗出及坏死,防止感染。

(3) 病灶清除术:将胰腺坏死组织清除,可防止严重感染及坏死病灶的发展,但勿伤及胰管,注意局部止血。以发病7~10天进行为宜。

(4) 胰腺切除术:包括部分或全胰切除。一般只切除坏死部分组织,以免胰腺坏死继续发展和感染,减少并发症的发生。在胰腺坏死75%时或十二指肠受到严重破坏这种特定的情况下,可作全胰切除(GDP),有成功的报告,但死亡率高,操作亦有一定困难,且终生需外源胰岛素维持。

(5) 持续腹腔灌洗术:可消除腹腔内对全身有影响的有毒物质,如渗出的各种酶,坏死组织、蛋白分解产物、细菌、毒素及渗出液等,有利于本病的预后。可经腹壁插入多孔硅塑料管,将含有肝素、抗生素的平衡盐液注入腹腔,每次1000~1500ml,约15~20分钟后注完,保留20~30分钟,然后放出灌洗液。依据渗出液的改变,每1~2小时重复一次,注意勿伤及肠管及注入量大时加重呼吸困难。

第三节 蛔虫性肠梗阻

蛔虫性肠梗阻(ascaris ileus)是因肠道蛔虫集结成团并引起局部肠管痉挛而导致的肠腔堵塞。驱虫治疗不当常为诱因。在我国,蛔虫性肠梗阻的发病率在20世纪70年代前占机械性肠梗阻的5.1%~17.7%,少数地区高达25%~45%。多见于儿童,3~10岁的小儿发病率占机械性肠梗阻的60%。农村发病率较城市高。随着预防卫生事业的发展,生活卫生习惯的改善,本病的发病率已下降至2.2%~4.8%,有报道1980年后下降到0.5%,但在农村、边远地区,其发病率仍较高。

一、发病机制与病理改变

一般情况下,寄生在肠道内的蛔虫是分散、与肠管纵轴平行的,一般不引起梗阻。但在蛔虫大量繁殖或在人体发生某些生理改变时,如体温升高、腹泻、肠功能紊乱、过敏性体质以及各种刺激引起的肠蠕动增强或服驱虫药剂量不足等,可诱发蛔虫骚动、聚集、扭结成团,引起肠腔堵塞。随着病情的发展,梗阻上段的肠腔内有气体和液体积聚导致肠腔扩张,梗阻起始阶段仅有肠腔的阻塞,没有血液循环的障碍,呈单纯性肠梗阻。如继续发展下去,肠壁发生血液循环障碍和坏死变为紫黑色,这时称为绞窄性肠梗阻。肠腔扩张或痉挛时,蛔虫受到刺激在肠管中骚动,如钻破肠壁的薄弱处则引起肠穿孔从而引起腹膜炎或腹腔脓肿。全身情况主要有脱水和水电解质的紊乱,毒素吸收和感染。造成机械性肠堵塞的蛔虫数量自几十条至几千条不等,有作者报道从一病人肠腔内取出蛔虫2097条。此外蛔虫的代谢产物刺激肠壁使其发生痉挛亦可促进梗阻的发生。引起痉挛性梗阻所需的蛔虫数量不多,有时仅1～2条,蛔虫团和肠痉挛还可引起肠套叠,有时我们称之为蛔虫性肠套叠。另外蛔虫能直接损伤宿主的肠黏膜,其代谢产物亦可刺激、损伤局部黏膜,引起肠管痉挛性收缩和平滑肌的局部缺血。由于肠黏膜损伤可致肠管破裂穿孔,亦称蛔虫性肠穿孔。

二、临床表现

蛔虫性肠梗阻早期多为不完全性。表现为阵发性腹痛、腹胀、恶心、呕吐,有时吐出或便出蛔虫等症状。腹痛多呈绞痛性质。查体时,腹肌紧张不明显,多数病人在脐周或右下腹摸到条索状或香肠样肿块,指压有高低不平感或有窜动感,肿块可有轻度移动,晚期可出现完全性梗阻。梗阻的部位多位于回肠末端。蛔虫堵塞时间过长,少数病人可发生肠壁缺血、坏死、穿孔等,以致大量蛔虫进入腹腔引起腹膜炎或腹腔脓肿等各种并发症。

三、诊 断

(一) 病史

患儿常有蛔虫感染史如肛门排虫史或驱虫史等。

(二) 临床表现

脐周阵发性腹痛和呕吐。查体腹胀不明显,也无明显肌紧张,但脐周或右下腹可扪及条索状的团块,包块可有变形、可以移动,表面有高低不平感或有窜动感;肠鸣音可正常或亢进。晚期可有完全性肠梗阻症状和体征。

(三) 实验室检查

1. 粪检虫卵 取5～10g粪便,通过直接涂片法、厚涂片法或饱和盐水浮聚法等可检出粪便中虫卵。若只有雄虫寄生,粪便中查不到虫卵。

2. 血象检查 周围血中的嗜酸性粒细胞增多。

(四) 辅助检查

1. 腹部X线腹平片影像 表现为:①梗阻多发生于小肠低位,且以不完全性梗阻为多;②立位腹平片有时在液平面上方可见波浪状或粗颗粒状不平整,密度不均匀影,呈典型“驼峰”征,此多为虫团所致;③大部分病人的腹片上可见各种虫体姿态,或成索条状排列,或蜷曲成团或见到大小相似粗颗粒状虫体断面影,形态不断变化。钡餐或钡灌肠可显示蛔虫的条状阴影。

2. CT检查 可见肠道内索条成团影,梗阻部位、程度、范围。增强扫描可以判断供血有无障碍。在蛔虫性肠梗阻的诊断中有较高的价值。

3. B超检查 肠管内可见蛔虫影像,单条蛔虫呈条带状强回声可见其在管腔中活动,多条蛔虫常聚合成团则可诊断蛔虫性肠梗阻。

四、治 疗

(一) 非手术治疗

蛔虫性肠梗阻大多数可经非手术治疗而治愈。

1. 一般治疗　禁食、持续胃肠减压、解痉止痛、纠正水电解质紊乱和酸碱失衡。

2. 口服酸性物　蛔虫具有喜碱厌酸，喜温恶寒，遇酸则静，遇辛则伏，遇苦则下等特性。故病情轻微全身状况尚好的病人，可服复方乙酰水杨酸（APC）、维生素 C，或口服食用醋 100g。亦可隔 4 ~6 小时重复口服。

3. 药物驱虫　目前多使用复方甲苯达唑（甲苯咪唑）、阿苯达唑等新药效果较满意，但有人主张在梗阻未缓解前应慎用驱虫剂，否则会加重梗阻或容易出现并发症的可能。

4. 中医中药　服用通里攻下的中药如姜蜜汤、乌梅汤等，亦可采用针灸，按摩等使蛔虫团块散开。

5. 口服油剂　口服豆油、花生油、花椒麻油等植物油。

6. 灌肠　用温盐水或大承气汤滴肛或灌肠，亦能取得一定的疗效。采用空气或氧气灌肠可改变蛔虫生活环境使蛔虫麻痹而排出体外。但肠溃疡、肠穿孔及老年体弱患者禁用。

7. 单纯肠蛔虫病的治疗　指肠蛔虫病患者在未出现并发症之前应给予药物驱蛔以防肠梗阻及其他并发症发生。

（二）手术治疗

若经非手术治疗后病情不见好转或反而加重或出现腹膜刺激征时，即应手术治疗。无肠管坏死穿孔时，手术时应先试用手法挤压，松散蛔虫团，并将其挤入大肠内，日后再行驱虫治疗。若失败，可将肠腔内蛔虫推挤在一起，再用纱布保护附近组织，后行肠管切开取虫，多者可达数百条之多。如为肠套叠，则要复位肠管。非手术方法有空气灌肠、钡剂灌肠、B 超下生理盐水加压灌肠，无效时也可采用术中手法复位，如复位不能，也可采用肠套叠鞘部切开复位。若有肠管坏死，则需行肠切除术。手术后仍应继续驱虫治疗。

第四节　蛔虫性阑尾炎

蛔虫性阑尾炎（ascaris appendicitis）是由蛔虫钻进阑尾腔内造成阑尾腔梗阻，继发感染引起的急性阑尾炎。是常见外科急腹症，多见于幼儿，在小儿阑尾炎病因中占重要地位。北方地区多见，此病是肠蛔虫病的并发症之一。

一、发病机制与病理改变

蛔虫通常寄生在人体回肠，如腹泻、驱虫、妊娠等使肠蠕动异常，肠道内环境发生改变，另外蛔虫又具有钻孔癖性，故可窜入盲肠钻进阑尾腔发生阑尾蛔虫病。蛔虫进入阑尾腔后可造成阑尾腔梗阻，蛔虫蠕动刺激阑尾壁肌肉痉挛，可引起急性阑尾炎。梗阻不解除，阑尾损伤，继发感染产生急性阑尾炎即炎症期。继之阑尾腔内压力增高，阑尾壁缺血、坏死、穿孔、蛔虫可钻入腹腔，引起急性弥漫性腹膜炎。

二、临 床 症 状

根据病史、临床表现、及辅助检查，大部分病人可以明确诊断。

（一）病史

患儿常有蛔虫感染史如肛门排虫史或驱虫史等。

（二）临床表现

阑尾蛔虫症与其他急腹症相比，具有较明显的腹痛特点，常表现为突发脐周绞痛，或突发右下腹剧痛，呈阵发性或突发转移性右下腹痛，其疼痛程度较一般阑尾炎剧烈，呈阵发性，有静休期及钻顶感。如阑尾穿孔，则引起腹膜炎的症状。触诊时有些患者可出现激惹性疼痛发作，合并不全性肠梗阻者，腹部可触及大小不等的条索状包块。另一特征是发病初期皮肤有感觉过敏。体查时，早期压痛不明显，与剧痛表现不相符合，虽压痛范围较弥散，但腹壁柔软。

（三）辅助检查

白细胞计数升高；B超可以排除输尿管结石及妇科疾患；X线透视对排除消化道溃疡穿孔有价值；钡灌肠可发现阑尾蛔虫征象；纤维结肠镜检查可确诊并可取虫。

三、诊 断

根据病史、临床表现、及辅助检查，大部分病人可以明确诊断。

四、治 疗

一经诊断，宜及早手术治疗，即行阑尾切除术。

第五节 其他蛔虫病

蛔虫受到刺激后，可窜入各种孔道而致病，亦可通过病变部位侵入相邻器官引起相关疾病。

一、胸部蛔虫症

多在病人呕吐时，蛔虫大量涌出，窜入上呼吸道。少量蛔虫可沿气管钻入肺组织，引起支气管炎、肺炎、肺不张、肺脓肿等；大量蛔虫钻入气管可造成呼吸道阻塞而窒息。另外，蛔虫性肝脓肿患者，脓肿及蛔虫可以突破膈肌入胸腔，引起急性脓胸；另有文献报道，蛔虫可引起渗出性胸膜炎，少量胸腔积液，或继发性脓胸。出现呼吸道阻塞而窒息时需紧急处理，脓腔多需引流或手术治疗。

二、憩室蛔虫症

蛔虫有时钻入小肠憩室和十二指肠憩室引起憩室炎，甚至穿孔。多数需外科治疗。

三、中耳蛔虫症

有时蛔虫从咽部经耳咽管钻入中耳道，引起相应临床症状。

四、尿路蛔虫症

蛔虫经膀胱直肠瘘进入膀胱、输尿管，或经肾盂结肠瘘进入泌尿系统，可从尿道排出蛔虫。经手术修补瘘口方可治愈。

五、转移性蛔虫症

蛔虫偶可进入血流引起转移性蛔虫病，若经血流至右心达肺动脉，可形成血栓引起肺动脉阻塞；蛔虫幼虫若经血循环进入脑组织可形成脑栓塞及脑局部病变。此外，蛔虫分泌的脂肪醛、抗凝素及溶血素等物质，吸收后作用于神经系统，引起的神经功能失调称为蛔虫中毒性脑病或蛔虫性脑病。可出现头痛、兴奋性增高、精神不振、失眠，还可有智力发育障碍等。严重时可出现癫痫、脑膜刺激征、昏迷及瞳孔散大等。以上通过驱虫治疗症状可迅速减轻。

六、蛔虫性胃肠漏

大多发生于胃肠手术后。如胃肠吻合术，胆肠吻合术及胰腺假性囊肿空肠 Roux-en-y 术后，蛔虫经肠道从吻合口钻出，引起吻合口漏，或胃切除术后十二指肠残端漏，肠腔液体外流，致腹膜炎、腹腔脓肿或肠瘘形成。这是术后十分严重的并发症。绝大多情况下均需手术治疗。唯一预防措施为术前常规驱蛔治疗。

（刘佳新 邓维成）

第十九章 鞭 虫 病

鞭虫病(trichuriasis)是一种由毛首鞭形线虫寄生于人体盲肠,阑尾及升结肠所引起的疾病。患者以儿童为主,严重感染可影响儿童的生长与发育。轻、中度感染者常无无明显症状,重度感染者可出现腹泻,便血,里急后重、直肠脱垂等症状。

一、病 原 学

鞭虫成虫形似马鞭,前3/5段细长,后2/5段粗短,活虫体呈淡灰色,雌虫体长35~50mm,尾部钝圆,雄虫30~45mm,尾部向腹面呈环状卷曲。鞭虫卵形状似纺锤形,大小约为(50~54)μm×(22~23)μm。棕黄色,卵壳厚,虫卵两端各有一透明塞状突起,称为透明栓或盖塞,内含未分裂细胞。

鞭虫成虫主要寄生于盲肠,重度感染时也可波及结肠、直肠、甚至回肠下段寄生。其寄生方式以细长的头段插入肠黏膜乃至肠黏膜下层,以组织液和血液为食。雌虫产卵每日每条约5000~10 000个。虫卵随宿主粪便排出体外,在温度和湿度适宜环境中约经3周可发育为含幼虫的感染性虫卵。人通过食入被该虫卵污染的食物和水而获得感染,感染性虫卵经人胃进入小肠后,幼虫自卵内逸出,侵入肠腺隐窝的肠黏膜摄食和发育10余天后重回到肠腔,向下移行至盲肠寄生、发育和交配产卵。自虫卵感染到成虫产卵约需时60天。成虫寿命一般为3~5年。

二、流 行 病 学

人体鞭虫感染与鞭虫病的流行分布均与蛔虫病的相似,是一种常见的土源性线虫病,多发生于热带、亚热带及温带的气候温湿农村地区,但其感染率及致病性要比蛔虫的明显为低。鞭虫病流行在我国普遍存在,但南方重于北方,农村多见城市,儿童多于成人。在儿童患者中,婴儿或6月龄的均可见,4~6岁年龄组为主要受感染对象。鞭虫感染来源主要为虫卵污染土源和地面、用人粪施肥种菜及苍蝇体表随带。人是鞭虫病流行传播的唯一宿主和传染源。人感染鞭虫是由于误食了被鞭虫感染性卵污染的泥土、食物和水而引起。

三、发 病 机 制

由于成虫前端侵入宿主肠黏膜和黏膜下层,甚至可达肌层,并分泌组织溶解液,从而使宿主肠组织受到虫体的机械性损伤及分泌物的刺激,导致肠壁黏膜组织充血、水肿或点状出血等慢性炎症表现,亦可见到上皮细胞变性,坏死。反复炎症发生出现组织细胞增生、肠壁增厚而形成肉芽肿病变。因此,轻度感染者可无明显症状。当严重感染时,患者可出现食欲减退、阵发性腹痛、慢性腹泻或便秘、大便隐血或带有少量鲜血等症状,有的患者甚至可出现头晕、嗜酸性粒细胞增多、消瘦、贫血、四肢水肿及发育迟缓等全身反应。极少数儿童重度感染者常伴有营养不良或出现直肠套叠及脱垂。虫体以血液和组织液为食,对血液的消耗,有学者用 51Cr 观察测得每条鞭虫使宿主每天失血约 0.005ml。所以一般患者不产生贫血症状。当重度感染时(即虫数超过 800 条)由鞭虫引起的慢性失血而导致缺铁性贫血的发生。据报道,个别严重感染者的虫荷数达 4000 余条。

四、临 床 表 现

鞭虫感染的症状多样,其临床表现的轻重与感染度、感染期限、年龄及营养状况有关。可表现为从轻度感染的无症状到重度感染的鞭虫性痢疾综合征,即长期腹泻黏液性血便、缺铁性贫血、消瘦(体重与身高比降低)及发育延迟(身高与年龄比降低),同时还伴有智力和推理能力的下降。有学者运用定量研究法分析了 13 篇来自美洲、非洲和亚洲的文章所报道的 697 例持续感染的鞭虫病人各种症状的出现率分别为:痢疾 81%、贫血(Hb<100g/L)81%、发育障碍(高度小于正常平均参考值以下的两个标准差)71%、直肠脱垂 34%、杵状指 10%。其中,最持续的症状是腹痛和结肠黏膜炎症。其临床表现主要为:

(一) 胃肠道症状

临床上主要表现为不同程度的右下腹痛、脐周痛和(或)伴有大便异常。由于虫体机械损伤肠壁组织及其分泌物的刺激作用,使肠壁局部组织出现炎症反应、充血、水肿、点状出血、小溃疡或形成肉芽肿。病人可出现食欲减退、恶心、呕吐、阵发性腹痛、慢性腹泻或便秘、大便隐血或带有少量鲜血,并且容易并发肠道细菌感染。

(二) 营养不良及贫血

成虫以吸食人的血液和组织液为营养,因此在严重感染者,肠壁寄生鞭虫数量较多,损伤也较严重,虫体不断吸食渗出的血液。病人因长期慢性腹泻可引起营养不良(低蛋白血症)、消瘦、乏力、缺铁性贫血。少数患儿出现贫血性心脏病、心脏扩大、四肢浮肿、甚至死亡。

(三) 神经系统

常头昏、头晕。极少数可有脑膜炎的症状。约有半数病人有食土癖。

(四) 其他

严重感染者,由于黏膜水肿,可致直肠套叠,解便时直肠脱垂并发大出血、甚至失血性休克而危及生命。部分患者可出现头晕、嗜酸性粒细胞增多、杵状指及发育迟缓等全身反应。

五、辅助检查

(一) 血常规检查

中、重度感染者可出现嗜酸性粒细胞增高及呈现出小细胞低色素性贫血的临床特征性表现。

(二) 病原学检查

1. 直接涂片法、沉淀法或饱和盐水漂浮法 粪检时可见到鞭虫卵是确诊本病的依据。

2. 改良加腾法(定量板-甘油玻璃纸厚涂片计数法) 粪检可用来确定感染程度。

3. 直肠镜检 对肛门脱垂患者,有时从脱垂出来的直肠上可查见到鞭虫成虫即可确诊。

4. 乙状结肠镜或纤维结肠镜 被认为是诊断鞭虫病的有效方法,能准确观察到黏膜损伤情况和成虫形态。在鞭虫吸附处,其镜下黏膜主要表现为:①镜下可观察到鞭虫体多位于回盲部,部分同时寄生于盲肠和升结肠,虫体 1 ~ 30 条不等,多为乳白色、呈蜷曲状,少数虫体有吸血现象,虫体固定呈暗红色,绝大多数头端埋入黏膜内,局部有充血、肿胀。②黏膜呈慢性炎症改变,炎症黏膜表现为点片状赤红、暗红充血、血管纹理模糊、黏膜水肿增厚、表皮剥脱、渗出、点状浅糜烂灶、溃疡,有的附有黏液;部分病例表现为结肠炎症与炎性息肉或其他大肠疾病(主要是大肠炎症性疾病)并存,这可能是造成误诊、漏诊的主要原因。③黏膜渗血,呈点状出血灶,少数新鲜渗血,不凝固。④部分病例鞭虫寄生处大肠黏膜色泽正常。

5. X 线钡剂灌肠检查 X 线钡剂灌肠可见结肠黏膜呈颗粒状,钡剂凝聚而呈雾片状;注入气体作双重对比检查则可见涂有钡剂的反光虫体外形,但阳性率不高。

六、诊 断

确诊依据是粪检查到虫卵,直肠镜检时或在脱垂的直肠上也可见到大量的鞭虫。临床上,多数鞭虫病患者为轻度感染,无特异性症状与体征,往往以右下腹痛、脐周痛和(或)伴有排便异常为主要表现者并不少见,此类情况通常多考虑慢性阑尾炎、肠结核、阿米巴肠病、Crohn 病和肠道肿瘤等,想到鞭虫病的诊断较少,容易被漏诊、误诊。临床上应注意与合并有蛔虫病、钩虫病等相鉴别。痢疾型鞭虫病患者应与阿米巴痢疾及细菌性痢疾、慢性结肠炎相鉴别;由鞭虫所致的肠壁组织增厚、肉芽肿形成应与肠道肿瘤相鉴别;严重鞭虫感染所致贫血应与血液系统疾病相鉴别。

七、治 疗

对轻,中度感染者无须处理,重度感染者应予高蛋白质易消化饮食,纠正贫血给予铁剂,合并阿米巴痢疾用甲硝唑抗阿米巴治疗,合并细菌性痢疾应用抗生素治疗。对引起肛门脱垂的患者,应依据具体情况及严重程度,采取相应方法治疗。无论感染轻重,均应进行驱虫治疗。

(一) 驱虫治疗

驱虫药物及方法如下。其中常用的药物主要为阿苯达唑、甲苯达唑和复方噻嘧啶。

1. 阿苯达唑(albendazole) 又称丙硫咪唑、丙硫苯咪唑、肠虫清、扑尔虫、抗蠕敏，该药为高效广谱驱虫药物，对寄生于人体的各类蠕虫均有显著疗效，以对线虫疗效最佳，对其成虫、虫卵和幼虫均有作用。杀虫机制主要为抑制虫体对葡萄糖的吸收，导致虫体因糖原耗竭而逐渐死亡。长期连续应用，易产生耐药虫株。成人每天 400mg，2 次/d，3 ~5 天为 1 疗程，重度感染者 5 ~7 天为 1 疗程，必要时可间隔数日重复疗程。12 岁以下儿童剂量减半或参考各产品用药说明。国外报告虫卵阴转率为 78%，国内报告为 69. 19% ~72. 22%。

本药口服后因吸收差，不良反应一般较轻。少数病例服药后可有头晕、头痛、恶心、呕吐、腹泻、口干、乏力、一过性转氨酶升高等现象，偶见个别病例服药后出现全身瘙痒和皮疹。具有严重肝、肾、心功能不良，化脓性皮炎、活动性溃疡病、神经系统疾病以及癫痫史、药物过敏史者慎用。孕妇、哺乳期妇女及 2 岁以下幼儿禁用。

2. 甲苯达唑(mebendazole) 又称甲苯咪唑，为一种广谱驱虫药，对各种肠道线虫病均有显著的驱虫作用。是目前世界公认治疗鞭虫病的首选药物。该药能直接抑制成虫对葡萄糖的摄入，使其无法生存，但不影响人体内血糖水平。该药不仅能杀灭成虫，而且对虫卵也有致死作用。服药后虫卵阴转率为 90% 左右，治愈率为 60% ~80%。

成人剂量 200mg/次，2 ~3 次/d，连服 3 天，儿童剂量酌减，4 岁以下儿童剂量减半。重度感染者可治疗 6 天或重复 1 疗程。病人耐受良好，仅轻微胃肠反应。

本药口服后仅 5% ~10% 自肠道吸收，其他均自肠道排泄，故不良反应很少。少数病人服药后有胃肠道症状，如恶心、呕吐、腹部不适、腹痛、腹泻等。还可发生头昏、乏力、皮疹等症状，但均较轻微短暂可自行恢复正常。为防止胎儿致畸，孕妇禁用，12 岁以下儿童慎用。肝肾功能不全者慎用。除习惯性便秘者外，一般不需服泻药。

3. 奥苯达唑(Oxibendazole) 又称丙氧咪唑，对蛔虫、钩虫和鞭虫均有明显作用。一般驱虫药物对鞭虫疗效较差，奥克太尔驱鞭虫时虫卵转阴率虽可达 70%，但对钩虫和蛔虫无效，而本品不仅对钩虫和蛔虫有效，驱鞭虫的疗效也可达 70% 左右。每日剂量 10mg/kg，空腹顿服，连用 3 天。

不良反应多为乏力、头昏、程度轻微，持续时间短暂，一般无须处理。不影响肝、肾功能及血常规，对心率亦无明显影响。

4. 氟苯达唑(Flubendazole) 为甲苯达唑的含氟衍生物，其作用及作用机制与甲苯达唑基本相同，优点是无致畸作用，缺点是对鞭虫病的疗效略差于甲苯达唑。本品能不可逆地抑制肠道蠕虫对葡萄糖的摄取，导致能量来源缺乏，以致不能生存和繁殖。本品和甲苯达唑一样，能使虫体细胞内微管变性，以致高尔基器内运输分泌颗粒堵塞和堆积，致使细胞变性和虫体死亡，对虫卵的发育有抑制作用。剂量 100mg/次，2 次/d，连服 2 ~4 天，治愈率为 86%。本品口服几乎不被胃肠道黏膜吸收、血浆中药物含量不到口服剂量的 0. 1%，3 天内原药的 80% 可由粪便排出。病人耐受性好，不良反应少，偶见胃肠道反应，一般不需特别治疗。肝肾功能不全者慎用。用药期间如出现严重的或持续的不良反应，应及时停药。妊娠及哺乳期妇女、2 岁以下儿童禁用。对氟苯达唑过敏者禁用。

5. 奥克太尔(Oxantel) 奥克太尔是噻嘧啶(Pyrantel)的间位氧酚(meta-oxyphenol)类似物，不溶于水，又称间酚嘧啶、酚嘧啶。一般采用其双羟萘酸盐，口服很少被吸收，故不引起全身反应，为一疗效较好的驱鞭虫新药。国内应用本品的不同剂量治疗鞭虫病患者 423 例，虫卵转阴率可达 70%。使用方法：总量 20mg/kg，平均分为 3 次顿服，每天 1 次，连续 3 天，空腹。奥克太尔对鞭虫治疗效果很好,但对其他肠道线虫则疗效欠佳。故目前将奥克太尔与噻嘧啶混合制成双色片,对肠道寄生的钩、蛔、鞭虫均有良好驱虫效果。服药后少数病人有轻度头昏、恶心、腹痛及腹部不适感,多在服药后 5 ~ 6 小时出现,短时间(2 ~ 3 小时后)内可自行消失。个别病人有较轻的心电图变化,亦可自行恢复。孕妇、心脏病患者忌用。

6. 复方噻嘧啶 每片含噻嘧啶和奥克太尔各 100mg,据报道用两药各 5mg/kg,每晚空腹顿服,送服 2 天,虫卵阴转率达 93.8%。并对蛔虫、钩虫、蛲虫均有良好效果。

7. 伊维菌素(Ivermectin) 又称麦克丁、依弗米丁,本品系阿维菌素的衍生物,属半合成广谱抗寄生虫药物,本品对各生命周期的部分线虫(但非所有线虫)均有作用。鞭虫感染 14 岁以上者单次口服 12mg(相当于 0.2mg/kg);14 岁以下者单次口服 6mg,服药后 12 小时即开始排虫,第二天排出最多。仅有少数病例出现不良反应,包括短暂腹痛、腹泻、恶心、厌食、乏力、发热、头晕、嗜睡、眩晕、皮肤瘙痒、皮疹、视觉异常、眼睑水肿、结膜炎、关节疼痛、ALT 和(或)AST 升高、白细胞减少、嗜酸性粒细胞增多及血红蛋白增多等。且症状轻微,未经处理可自行消失,不影响劳动和学习。

8. 中药治疗 槟榔煎剂,取槟榔 80 ~ 100g 加水 500ml,浸润 12 小时,再煎至 100 ~ 200ml。服药前一日晚先服硫酸镁 20 ~ 30g,次晨将槟榔煎剂分次服下,服药后 3 小时不泻者,再服硫酸镁 1 次。

(二) 纤维结肠镜治疗

感染严重时,使用药物治疗常不能完全治愈,可用内镜钳取法,在直视下用活检钳轻轻夹住虫体,从肠黏膜内拉出。

(三) 肛门脱垂的治疗

儿童直肠脱垂大多为部分黏膜型,在积极改善体质,治疗诱发因素后,多能自愈,故不必手术。如非手术治疗失败,可考虑硬化剂注射疗法,即用酚甘油注入直肠黏膜下起到固定松弛的黏膜下层组织的作用。只有极少数需作类似成人直肠脱垂的较大手术。直肠脱垂手术方法较多,大致可分下列几类。①脱垂肠管切除术;②脱垂黏膜切除或折叠术;③肛门环缩小术;④骨盆底修补或加强术;⑤直肠悬吊和固定术;⑥提高或封闭直肠膀胱或直肠子宫陷凹手术;⑦肠管或肠系膜缩短术;⑧修补会阴部滑动性疝。手术的途径有经腹部、经会阴部、经腹会阴及经骶部。以上这些手术各有其优缺点及复发率,应该根据病情决定手术方式,有时对同一患者用以上几种手术方法才能治愈。过去不少手术只注意修补盆底缺损,复发率较高。

八、预 防

(一) 消灭传染源

鞭虫病人和感染者是本病唯一的传染源,驱虫治疗尤其是开展集体驱虫,既保护健康又消除传染源。

(二) 改水改厕

保护水源,因地制宜,改善饮水卫生条件,确保生活用水的清洁卫生,加强对粪便的管理,是预防鞭虫感染的重要一环。

（三）进行健康教育，增强自我保健意识

通过对鞭虫病生活史和危害性的宣传教育，使群众养成良好的个人卫生习惯，勿随地大便，饭前便后洗手，不饮生水，生吃的蔬菜、瓜果要洗净、削皮。

（朱永辉　蒋立平）

第二十章 蛲虫病

蛲虫病(enterobiasis)是由蛲虫寄生于人体肠道而引起一种以肛门或会阴部皮肤瘙痒为主要临床表现的常见寄生虫病,多见于儿童感染,成人也可患病,易在家庭、托儿所或幼儿园及小学发生传播流行。

一、病原学

蛲虫成虫似线头状,呈乳白色,雌虫长约 8 ~13mm,宽约 0.3 ~0.5mm,中部大,尾端尖细,雄虫长约 2 ~5mm,宽 0.12 ~0.2mm,尾端向腹侧卷曲。虫卵呈长圆型,中等偏小,约(20 ~30)um×(50 ~60)um,两侧不对称,一侧稍偏,虫卵壳较厚,无色透明,卵内含蝌蚪期幼虫。蛲虫生活史简单。成虫一般寄生于盲肠、结肠及回肠下端,严重感染者可达胃和食道等处。蛲虫以头部附着在肠黏膜的方式寄生、吸食营养。雌雄虫交配后,雄虫多数随即死亡。成熟雌虫子宫内充满虫卵,并脱离寄生部位向肠腔下端移动,于夜间宿主熟睡时爬出肛门,当受到空气和温度降低的刺激后在宿主肛门或会阴部皮肤皱褶处产卵,产卵后的雌虫大多干枯死亡,少数存活雌虫亦可在进入宿主肛门出现逆行感染或钻入阴道、尿道、腹腔等处引起异位寄生和损害。虫卵自虫体排出后,约经 6 小时即可发育为具传染性的虫卵。虫卵在外界潮湿环境可存活 2 ~3 周以上。虫卵污染宿主手、衣被、物品和尘埃等物,可经受染者口腔吞入或吸入胃内。卵在胃和十二指肠内孵出幼虫,幼虫进一步发育并向下移行,经二次脱皮后在小肠下段和大肠内发育为成虫,自吞入虫卵至成虫排卵需经 2 ~6 周。雌虫寿命为 2 ~4 周,最长可达 101 天,由于常发生反复感染,故可使患者呈数年的持续感染状态。

二、流行病学

世界各地均有本病流行分布,包括在发达国家也很常见,但以居住拥挤,卫生条件差的地区流行最为多见。蛲虫病患者和带虫者为传染源。抓痒的手指和接触的衣物带有大量虫卵,以指甲内带虫卵最多,成为重要传染途径或感染来源。虫卵通过肛门→手→口的方式成为儿童自身感染的传播途径和方式,当虫卵污染衣物、食物和水或漂浮在尘埃中时也可传给他人受感染。有报道显示,虫卵在患者肛门周围皮肤皱褶内孵出幼虫,并可经肛门侵入直肠、结肠，甚至侵入女性阴道、尿道、腹腔而发生感染。

人是蛲虫的唯一自然宿主，各年龄人群都可发病，但以 3～7 岁幼儿的发病率为最高，小学生此病也较多见，在集体儿童机构传播较广。男女性别感染率无明显差别，成人大多因与儿童患者接触而被感染。

三、致病机制

蛲虫病患者是否出现症状则与感染程度、机体状态及侵犯部位相关。一般而言，蛲虫爬至肛门外产卵时，可刺激局部皮肤而出现肛门和阴部瘙痒，致使儿童患者烦躁不安，夜惊、失眠、夜间磨牙等神经精神症状，有时可因瘙痒抓破皮肤后引起继发感染的炎症表现。蛲虫在肠内寄生中尽管可引起肠壁细小溃疡，但不会损害肠壁组织，故患者常无外周血嗜酸性粒细胞计数增多现象。蛲虫性阑尾炎的发生是由于阑尾和盲肠直接相连，故蛲虫很容易钻入阑尾而引起炎症病变。

有的蛲虫病女性患者肛门处存活的少数雌虫亦可钻入阴道或尿道，进而可从子宫颈侵入子宫和输卵管，甚至进入腹腔，引起异位寄生，引发蛲虫性泌尿生殖系统和盆腔炎症，可表现有阴道炎、子宫颈炎、子宫内膜炎和输卵管脓肿，甚至并发输卵管穿孔。

此外，还有蛲虫感染引起蛲虫性哮喘和肺部损害的报道。

四、临床表现

夜间熟睡时肛门周围瘙痒，影响睡眠是蛲虫病的主要临床表现，患儿于夜间突然惊醒，躁动不安，睡眠不足，以致白天精神萎靡、食欲减退而导致逐渐消瘦，个别病人可出现恶心、呕吐腹痛不适等症。偶有蛲虫爬入女孩阴道和尿道，引起阴道炎和尿道炎，如蛲虫钻入阑尾则可引起阑尾炎而表现出相应的症状和体征。

五、诊　　断

凡有夜间睡眠不安、惊醒及肛周瘙痒者应考虑本病的可能，但确诊仍需找到成虫或虫卵。有部分患者同时合并泌尿生殖系统炎症表现，需取阴道分泌物或行阴道口检查，如查到虫卵或 B 超检查盆腔发现输卵管脓肿，应考虑蛲虫性泌尿生殖系统炎症。蛲虫性阑尾炎术前是难于诊断的，只有在行阑尾切除术后从病理检查时发现。

（一）检查虫体的方法

在儿童入睡后 2～3 小时，用较亮的灯光照明下，仔细观察肛门周围皮肤皱褶处，如找到细小的白色线头样成虫即可确诊。

（二）检查虫卵的方法

发现虫卵即可确诊。因雌虫一般不在肠内产卵，故粪便内虫卵发现率不高，约 5% 左右。用刮取、擦取或粘取肛周皱襞污物镜检的虫卵，一次检出虫卵为 50% 左右，三次检出率达 90% 以上。

1. 透明胶纸法 在清晨病人大便前用胶纸粘面粘贴肛周皮肤，然后将粘纸片铺于滴有生理盐水的玻片上置于低倍显微镜下观察。

2. 棉签拭子法 用无菌生理盐水打湿的洁净棉签在清晨病人大便前的肛周皮肤处反复擦拭，然后将擦拭的棉签置于含有无菌生理盐水的试管中充分洗拌，弃去棉签，进行离心，取沉淀物涂片镜检。

六、治 疗

（一）病原治疗

一旦诊断明确，即应驱虫治疗。如系阑尾切除术后病理检查发现有蛲虫，亦应驱虫治疗。

1. 恩波吡维铵（扑蛲灵） 此药通过干扰虫体呼吸酶系统及阻断其吸收葡萄糖导致能量供应障碍而起作用。每片 50mg，混悬剂每毫升 10mg。剂量按 5mg/kg，于睡前一次服用。最大量儿童不超过 0. 25g；成人不超过 0. 35g。片剂不宜咬碎服。本药副作用少，少有恶心、呕吐等胃肠道反应，偶有腹痛和感觉过敏，服药后 1 ~ 2 日内大便呈红色。孕妇或胃肠道有炎症者不宜服用。使用本药治疗 1 次后，治愈率达 95% 以上。

2. 甲苯达唑（甲苯咪唑） 此药杀虫机理是抑制成体摄入葡萄糖，并破坏虫体细胞，对成虫、幼虫和虫卵均起作用，剂量与年龄大小无关，成人和儿童均为 200mg，一次顿服，治愈率达 90% 以上。本药副作用轻，可有头痛、腹痛、腹泻。但孕妇、肝病病人和小于 2 岁的儿童不宜使用。

3. 双羟萘酸噻嘧啶片（抗虫灵） 日剂量为 5 ~ 10mg/kg，睡前一次顿服，连用一周，两周后可重复给药一次，本药不良反应轻，偶有恶心、腹痛、腹泻、皮疹等。婴儿、孕妇和肝病患者忌用。有心肺功能不全、发热、严重溃疡病患者慎用。

（二）外用药

睡前将肛门周围皮肤清洗干净，用噻嘧啶栓剂塞肛，或用噻嘧啶涂肤剂涂于肛周皮肤，连用 3 ~ 5 天。

七、预 防

加强个人卫生，培养良好的卫生习惯，养成勤洗手、勤洗澡、勤修剪指甲、勤换衣裤习惯。在家庭内或托儿机构应在同一时间内进行治疗。换洗的衣物应用热水浸泡清洗，放在阳光下晒干。用高温、5% 苯酚和 10% 甲酚皂溶液对衣物及环境处理均可将虫卵杀灭。

（孔国庆 孔艺）

第二十一章 钩 虫 病

钩虫病(hookworm disease)是由钩虫寄生于人体小肠所引起的疾病,临床上以缺铁性贫血、营养不良和胃肠功能紊乱为主要临床表现,重者可出现发育障碍和贫血性心脏病。寄生于人体的钩虫主要有十二指肠钩口线虫和美洲板口线虫,分别简称为十二指肠钩虫和美洲钩虫。偶可寄生人体的还有锡兰钩口线虫和犬钩口线虫。此外,巴西钩口线虫的幼虫可侵入人体引起幼虫移行症。

一、病 原 学

寄生于人体的两种主要钩虫(十二指肠钩虫和美洲钩虫)在形态、生活史及致病特性等方面基本相似,其主要差异见表21-1。钩虫成虫呈线状,活时呈淡红色,死后呈灰白色,长约1mm,雌雄异体,头部具口囊,尾部形态雌雄有别,雌虫尾端呈圆柱状,雄虫尾端具膨大的交合伞和1对交合刺。钩虫卵为长椭圆形,中等大小,壳薄,无色透明,卵内含2~4个细胞,与卵壳间有明显空隙。钩蚴分杆状蚴和丝状蚴,后者为侵入人体的感染阶段,无色透明,长约0.5~0.7mm,口腔封闭,在与咽管连接处的背面和腹面各有一对咽管矛。

钩虫生活史完成不需要中间宿主,但有人体外和人体内两个发育过程。①人体外发育过程:虫卵随宿主粪便排出体外后,在适宜的温度和湿度的泥土中,卵内细胞不断分裂发育,24小时内可以发育为幼虫,并很快自卵内逸出形成杆状蚴;杆状蚴经过2次蜕皮后发育成具有感染性的丝状蚴;丝状蚴对外界环境抵抗力强,在适宜环境中可存活4个月,但遇日光曝晒则易死亡。②人体内发育过程:具有感染性的丝状蚴一般存在于潮湿的泥土内或随雨水、露水爬到植物的茎叶上,聚集在农作物上的水滴中,当人皮肤接触到时,丝状蚴凭其活跃的穿刺能力,钻入人体皮肤,侵入人体皮肤时间大约需30分钟至1小时,进而经皮下毛细血管或淋巴管,随血流达到右心,然后进入肺毛细血管,再穿过肺毛细血管进入肺泡,随痰液经过支气管、气管到达咽喉部,再随痰液经过吞咽进入胃内,再进入小肠,以寄生于空肠上段和十二指肠为常见,在回肠上、中段也可见到;到达小肠的幼虫再经两次蜕皮后发育为成虫;雌虫交配后产卵。自丝状蚴钻入人体皮肤到在小肠内发育成熟产卵约需5~7周;成虫借口囊内钩齿(或板齿)咬附于宿主肠黏膜,以血液、组织液和肠黏膜为食。成虫在人体内一般可存活3年左右,个别报道美洲钩虫可活15年,十二指肠钩虫可活7年。

钩虫的致病性体现在幼虫侵入人体皮肤处可引起钩蚴性皮炎,俗称“粪毒”“粪疙瘩”或

“地痒疹”。成虫寄生均可引起患者慢性失血，表现为小细胞低色素性贫血(缺铁性贫血)；婴儿钩虫病的病情较重，以急性便血、腹泻、消化功能紊乱、贫血、生长发育迟缓的表现为主。

表 21-1 十二指肠钩虫和美洲钩虫的形态鉴别要点及致病性差异

	十二指肠钩虫	美洲钩虫
成虫体型	头端和后端向背面弯，体呈 C 形	头向背弯，后端向腹面弯，呈 S 形
成虫口囊	腹侧缘有两对钩齿	腹侧缘有一对板齿
雄虫交合伞	略呈圆形，其背辐肋远端分两支，每支再分三小支	略呈扁圆形，其背辐肋基部先分两支，每支远端再分两小支
成虫产卵量	较多(100 000～300 000 个)	较少(5000～10 000 个)
丝状蚴移行	在人体内有迁延移行现象	在人体内无迁延移行现象
致人体失血量	较多(0.14～0.26ml/(条虫·天))	较少(0.02～0.16ml/(条虫·天))

二、流行病学

本病流行甚广，几乎遍布全球，我国南方诸省多见，其中以四川、湖南、广东、广西、浙江的农村流行较为严重。北方地区流行以十二指肠钩虫感染为多，而南方则以美洲钩虫为主。本病的分布和流行程度与气候密切相关，气候温暖，雨量充沛均适合于钩虫在泥土中生长发育，因此人体出现感染的季节 4～9 月份，正是人们种植农作物的高峰。种植农作物的种类也与钩虫感染机会或程度有关，如红薯、玉米、蔬菜、棉花、桑、果和茶等低矮植物，加之土壤湿润，阴暗，最适宜钩虫幼虫发育。在一些矿区，因矿内常年温高，湿度大，如遇粪便污染，则极易造成流行，且无明显季节性感染差异。造成本病的流行的传染源是患钩虫病的人及带虫者，其传播途径是以皮肤接触含有钩虫丝状蚴的泥土(简称“疫土”)而发生感染，手指间和脚趾间皮肤是最常见入侵部位，少有生食含有被丝状蚴污染的蔬菜而感染。人对钩虫普遍易感，一般以青壮年多见，儿童较少，男性较多于女性，这与经常接触农作物或接触具有感染性土源或水滴的职业有关。此外，我国婴儿钩虫病报道并非少见，其感染方式或途径有：①母亲做农田活时，将婴儿放在含有钩蚴的泥土或草地上或将尿布晾在含有钩蚴的地面上而致感染；②在某些农村，将沙袋用作婴儿尿布或将婴儿睡在沙袋或麦杆上而受感染；③经胎盘感染或经母乳传播感染。

三、发病机制

钩虫侵入皮肤可引起钩蚴性皮炎。幼虫穿过肺毛细血管进入肺泡时可引起局部炎症和出血性病变。成虫咬附于小肠黏膜，损伤肠壁黏膜，出现细小溃疡，引起消化功能紊乱。钩虫病患者出现贫血的原因：虫体除了以吸血为营养外，还有边吸边排泄，并具不断更换咬附部位的特性；虫体还可不断分泌抗凝素，致使肠黏膜咬伤部位伤口不断渗血，从而使宿主血液不断的丢失，而出现慢性失血。长期慢性失血，可致贫血和营养吸收障碍，出现低蛋白血症,出现严重贫血者,可使心、肝、肾等脏器因缺血缺氧而发生脂肪变性及贫血性心脏病。有报道显示,个别长期贫血者转化为再生障碍性贫血。钩虫病患者可有异嗜癖或异嗜症(喜食生米、生果、茶叶、碎纸、泥土等)的表现,其原因可能与神经系统功能紊乱和铁质缺乏有关。

四、临床表现

(一) 钩蚴引起的症状

1. 钩蚴性皮炎表现　钩蚴侵入处皮肤,可有奇痒和烧灼感,继而出现小出血点、丘疹或小泡疹,俗称“粪毒”。皮炎多发生于指或趾间皮肤、足背和踝部皮肤,数日内可以消失。搔抓处因为皮肤破损可继发感染,局部淋巴结肿大。

2. 呼吸系统症状　受感染后 3 ~5 天,患者常有咽痒、声嘶和咳嗽;严重者可呈剧烈咳嗽或哮喘发作,痰中可出现血丝。胸部 X 线检查提示肺纹理增粗或肺门阴影,外周血出现嗜酸性粒细胞增多。

(二) 成虫引起的症状

粪便中找到钩虫卵而无明显症状者称钩虫感染或带虫者,既有临床症状并被粪检到钩虫卵者则称为钩虫病。

1. 消化系统症状　初期病人有食欲亢进,但反而易疲乏,部分病人有上腹部不适、隐痛等。后期常因贫血、胃酸降低而出现食欲减退、恶心、呕吐、腹痛腹泻或便秘。重度感染者,大便隐血试验阳性。部分病人出现异嗜症,如喜生食大米、生豆、生果、甚至泥土、碎纸等。

2. 血液、循环系统症状

(1) 贫血表现:多见于受感染后第 10 ~20 周。贫血症状轻重与感染程度和血红蛋白下降速度相关,重度贫血病人,皮肤黏膜苍白。

(2) 循环系统表现:贫血的轻重直接影响循环系统症状,特别是心脏功能。轻者表现为头昏乏力,活动后气促、心悸,重者可出现贫血性心脏病,出现心脏扩大,心率增快,平静时也出现气促等心力衰竭表现。

(3) 其他方面表现:贫血严重者可出现严重营养不良,全身水肿,儿童患者可出现生长发育障碍、智力减退、性发育不全、侏儒症等,成年人可出现不育,女性病人出现闭经、早产和死胎等。

五、辅助检查

(一) 血液检查

红细胞计数减少,血红蛋白降低,红细胞比容下降,出现小细胞低色素性贫血。嗜酸性粒细胞计数增多,后期贫血严重时可出现嗜酸性粒细胞减少,血浆清蛋白和血清铁含量降低。

(二) 粪便检查

从粪便中查见钩虫卵是确诊本病的依据。以饱和盐水浮聚法的检出率最高;直接涂片法虽简便快捷,但检出的阳性率较低;钩蚴培养法的检出率虽比前两种方法要高,并具有虫种鉴别意义,但所需时间较长(一般 3 天)。

六、诊断与鉴别诊断

在农村或矿区等钩虫病流行区域，有接触被污染钩蚴土壤，有田间劳作史或有生食污染有钩蚴的蔬菜瓜果史，病人有皮炎、咳嗽、哮喘发作者；有贫血、劳动力减退和食欲怪异者均应考虑有钩虫病可能，遇儿童营养不良或生长发育迟缓也应疑及本病，粪便中找到钩虫卵可以确诊。

钩虫病贫血系小细胞低色素性贫血，当病人贫血程度与感染程度（粪检虫卵计数）不相称时，应警惕合并存在其他血液系统疾病。

七、治　　疗

（一）一般治疗

贫血和低蛋白血症是本病的主要临床表现，因此，均应给予充足铁剂，同时补充高蛋白饮食，对改善贫血消除症状非常重要。

一般病例宜于驱虫治疗后补充铁剂，但重度感染伴严重贫血时宜先纠正贫血后再驱虫治疗，对合并有贫血性心脏病者输血有利于改善心功能。

（二）驱虫治疗

杀灭钩虫的药物种类很多，但常需多次治疗才能根治，两种钩虫对驱虫药的敏感性差异较大。

1. 阿苯达唑　本品适应于各种钩虫病治疗，成人常用剂量为400mg顿服，隔10天后再服一次。或每日200mg，连服3天。12岁以下儿童减半量。虫卵阴转率达90%以上。

2. 甲苯达唑　对虫卵发育也有抑制作用。驱钩虫成人常用剂量为每次100～200mg，每日一次，连服3～4日。儿童、老年人和体弱者剂量酌减。本品对十二指肠钩虫效果比美洲钩虫效果好，阴转率高，如与噻嘧啶合用能缩短疗程，提高疗效。本品副作用轻，极少病例用药后出现头昏、上腹部不适、恶心、腹痛和腹胀等，一般均能耐受。本药发挥作用较慢，能引起成虫游走，在治疗中需注意，严重心脏病、肝功能不全者慎用。

3. 双羟萘酸噻嘧啶　成人常用剂量为10mg/kg，临睡时顿服，连用2～3日，十二指肠钩虫阴转率达95%以上，美洲钩虫阴转率约为85%。本药副作用轻，常见的有恶心、呕吐、腹痛和腹泻。对消化性溃疡、肝炎、肺结核咯血病人应慎用。妊娠早期使用本品可至流产，应注意。

4. 氟苯达唑　按日剂量100mg，连服三天；奥苯达唑按日剂量10mg/kg，每天一次，连服2～3天，均有良好效果。

（三）钩蚴移行症的治疗效果

钩蚴进入皮肤后24小时，尚有大部分滞留于局部，故可采用物理化学等方法治疗钩蚴所致的皮炎，如左旋咪唑涂肤剂涂肤一日3次，重者连续涂药2天才能有效。皮肤透热治疗也有效，包括热浸法和热敷法，热浸时，用53℃，每间隔八秒浸2～3秒；热敷时，用多层毛巾浸53℃水持续热敷。

八、预 防

消除钩虫病应采取综合防治措施。

（一）做好粪便管理

这是消灭钩虫病的关键，目的在于杀灭粪便中的钩虫卵，可采用粪尿混合贮存、高温堆肥、三坑式沉淀密封粪池，也可用化学灭卵剂如生石灰、氨水、尿素、敌百虫、含氯石灰等。

（二）普查普治

对钩虫患者或钩虫感染者要进行积极治疗。

（三）做好个人防护

在易感季节进行田间劳作时穿防护衣和手套，尽量避开疫土，使用皮肤防护剂等。

（孔国庆 蒋文杰）

第二十二章　粪类圆线虫病

粪类圆线虫病(strongyloidiasis)是由一种既可营自由生活又可营寄生生活的粪类圆线虫(strongyloides stercoralis)寄生于人体小肠所引起的疾病。本病病原体主要广泛分布于热带、亚热带和温带经济不发达的国家和地区,在人体中呈散发感染。据WHO估计,全球感染粪类圆线虫的人数超过5千万。

粪类圆线虫最先由Normand(1876年)从越南的法国士兵粪便中检出(该士兵患有慢性腹泻)曾命名为Anguillula stercoralis。经过许多学者长时间的研究,已明确了粪类圆线虫的生态、形态及致病性。在人体免疫功能正常条件,被寄生的病原体主要存在于消化道而不表现出明显致病,故多数感染者呈慢性无症状状态;在人体免疫功能减退的条件下,可引发体内自身感染,即寄生于消化道的粪类圆线虫可损害肠道,并侵入人体肺、脑、等重要器官,形成播散性感染及弥漫性致病,重病患者常危及生命,因此,值得人们引起重视。

一、病　原　学

粪类圆线虫广泛自由生活于泥土中,但其生活史有两个不同的世代,即寄生世代和自生世代。①自生世代:雌虫长约1.0~1.7mm,宽0.05~0.075mm,雄虫短小,长约0.7mm,宽0.04~0.06mm。自生世代的雌、雄成虫在温暖、潮湿的土壤中交配产卵数小时内虫卵孵出杆状蚴,1~2天内经4次蜕变后发育为自主世代的成虫。环境适宜时自生世代的生活可继续多次;如环境不适,杆状蚴脱皮2次,发育为丝状蚴,此时具有传染性,可通过皮肤或黏膜侵入人体,开始寄生生活。②寄生世代:丝状蚴侵入人体后,进入皮下小血管,经血循环由右心至肺,穿破肺泡毛细血管而入肺泡。多数幼虫由下呼吸道上升,经咽进入消化道。定居十二指肠与空肠,发育成熟。寄生世代在人体内无寄生性雄虫,为孤雌生殖。雌虫体长2.2~2.4mm,宽0.03~0.05mm,口腔短,咽管细长(占体长1/3~2/5)尾端尖锐,生殖器官双管型,子宫前后排列,各含单排虫卵8~12个;虫卵壳薄而透明,形似钩虫卵,平均大小为55μm×32μm,部分卵内含1条胚蚴。雌虫多埋于肠黏膜内,并在其中产卵并在数小时后孵出杆状蚴,自肠黏膜逸出,随粪便排出体外。特殊情况下(当带虫者出现便秘或免疫力减低时)杆状蚴可在体内迅速发育为丝状蚴,钻入肠壁,侵入血液循环,引起内源性自身感染,或丝状蚴随粪便排出时自肛门皮肤再次侵入,进入血液循环,此为外源性自身感染。此类慢性自身持续感染状态者在免疫机能未受到明显损害的条件下可维持36年,且多数不表现出明显的症状,少数可有皮肤病损(荨麻疹)、肺部(哮喘或过敏性肺炎)及消化道(恶心呕吐,便秘或腹泻)症状,可经查痰液检获到丝状蚴或经查粪便检获到杆状蚴或丝状蚴,亦可查见成虫和虫卵。

二、流 行 病 学

本病的分布与钩虫病相似,但感染率较低。我国东起台湾,西至甘肃,南及海南,北至辽宁,均有本病的报道。感染率自 0.03% ~2.0%,亦有达 11% 者。由于本病不易在粪便中找到虫卵,主要是检出幼虫,故感染率受检查方法的影响。感染本虫的人和猫、狗等,均可作为本病的传染源。主要感染途径是经皮肤或黏膜,受感染者以青壮年农民为多,但患病的则多见于体质较差的儿童和老年人。人体感染主要与当地卫生状况较差,泥土中的丝状蚴被人体皮肤接触所致,也可通过饮用被丝状蚴污染的水而感染。

三、致 病 机 制

粪类圆线虫的致病性主要与其感染程度及人体健康状况(特别是机体免疫状态)有关。因此,该病原被认为是一种机会致病寄生虫。一般来说,在正常免疫状态下,人被本虫感染后可长期成为无症状的感染者,这种状态的致病阶段是成虫,其对肠黏膜具有机械性刺激作用毒性作用,可引起的炎性反应,轻者表现为以黏膜充血为主的卡他性肠炎,重者表现为水肿性和溃疡性肠炎。甚至肠壁糜烂、肠坏死。病变亦可累及胃和结肠。当出现自身感染,虫体较多时,病变就随之增加,可出现水肿及溃疡,溃疡边缘可有肉芽肿形成和纤维化。在人体免疫功能受到损害时,当患有慢性消耗性疾病(如糖尿病)、使用免疫抑制剂和长期使用激素者等,可出现严重的甚至是播散性超度感染,此时的致病不仅可累及胃和肠,而且可因幼虫侵入全身各器官,产生弥漫性类圆线虫病,导致多器官损伤,最常见累及的是肺、脑等器官。

四、临 床 表 现

粪类圆线虫感染者约有 2/3 的无症状,据报道有感染本虫 30 年而无症状者。本病有症状者的临床表现,轻重不一。

(一)幼虫移行症状

为最常见的早期表现,约 66% ~84% 患者在臀部肛门周围或其他感染部位出现斑丘疹或匐行疹,约 5% 患者有肺部浸润引起的咳嗽、哮喘、低热或过敏性肺炎。严重的呼吸道症状如呼吸困难、发绀、咯血和并发细菌性支气管肺炎等,仅见于极个别病人。

(二)消化道症状

中度和重度患者常有腹痛、腹泻、呕吐、厌食。腹痛部位不一,通常为上腹部烧灼感或绞痛,有时与溃疡病或急腹症相混淆。腹泻常为水泻或不成形稀便,可出现血性黏液性腹泻。有的发生麻痹性肠梗阻、腹胀及电解质紊乱、失水、循环衰竭等。

（三）其他脏器受损的表现

随着侵犯器官的不同而出现不同的症状，如脑膜炎、尿路感染等。有的病人由于虫体代谢产物或虫体的崩解而引起发热、全身不适、烦躁、抑郁、失眠等。有的并发细菌或真菌败血症。并发症常是死亡的原因，主要发生于重症患者，如休克，呼吸衰竭、支气管肺炎，败血症等。

五、辅助检查

（一）血常规检查

白细胞和嗜酸性粒细胞增高。急性感染时，白细胞（8～30）$\times 10^9$/L，嗜酸性粒细胞常在0.15～0.85之间。急性期过后恢复正常，严重感染者嗜酸性粒细胞可正常或减低，示预后不佳。如虫体侵入中枢神经系统，可有脑脊液中的蛋白、细胞增加。

（二）病原体检查

可经查痰液检获到丝状蚴或经查粪便检获到杆状蚴或丝状蚴，亦可查见成虫和虫卵。脑脊液或体腔液检查偶可找到幼虫。

1. 粪便检查　腹泻患者可能查到幼虫和已在其中发育的虫卵。但主要能查到的是幼虫。查粪便中幼虫的方法有：①直接涂片找幼虫；②醛醚离心法；③贝氏（Baermann）漏斗分离法；④琼脂板孵育法。贝氏（Baermann）漏斗分离法的操作方法：取圆形铜丝纱一片，四边折成篮子状，底部衬纱布二层，置于口径15cm的漏斗内，漏斗出口接一可控橡皮管。将病人的粪便适量置于上述纱布层上，加入适量40～46℃之水浸润粪便，幼虫即可移行至水中并集中于漏斗底部。数小时后可开管收液镜检（解剖镜或低倍镜）。琼脂板孵育法对粪便中幼虫检出率可达96.8%，并可在琼脂板上发现特有的幼虫行迹现象。也可采集十二指肠液镜检查幼虫。

2. 痰液检查　对有咳嗽、咳痰或哮喘的患者，应取痰液作直接涂片法镜检幼虫、亦可查见成虫和虫卵。痰检幼虫的阳性率高。

3. 脑脊液或体腔液检查　取脑脊液或体腔液离心、涂片镜检，偶尔找到幼虫。

4. 胃和十二指肠液引流检查　诊断价值大于粪检效果。

（三）免疫学检查

用成虫抗原皮内试验、IFA、ELISA及Western blot可辅助诊断。在作ELISA检查时，需对血清标本用盘尾丝虫提取物预孵育以减少交叉反应，同时用41kD类圆线虫丝状蚴蛋白组分作Western blot。该方法检出的敏感性和特异性较高，被认为是一种好的免疫诊断方法。

六、诊　　断

一般来说，对免疫功能减退者（如体质差的儿童和老年人或使用了免疫抑制剂的患者），当同时出现有消化道症状（如腹泻）和呼吸系统症状（如哮喘）的病例，应考虑患本病的可能，并作进一步检查。诊断依据主要为病史、临床表现和病原体的检出。

七、治　疗

（一）抗病原治疗

噻苯咪唑25mg/kg,1日2次,连服2～4天。以悬垂液效果较好,片剂宜嚼碎吞服,治愈率可达90%左右,但副作用较大,对肝肾功能不全者忌用。甲苯达唑(MBZ)每次100mg,每日2次,连服4天;丙噻咪唑5mg/kg顿服或阿苯达唑每日6mg/kg,连服3天(15天后重复1疗程)均有较好疗效。

（二）对症处理及支持疗法

出现粪类圆线虫播散性感染者常表现为消化系统和呼吸系统的重症患者,病情复杂。对其治疗,除用杀虫药物外,应加强对症处理和支持疗法。如水样腹泻可导致严重脱水和休克,应纠正失水和电解质失调,积极抗休克和补充营养治疗;又如肺部的损害常因合并感染而出现严重的呼吸困难,故应注意疏通气道和排痰处理、给氧、控制并发感染。

八、预后及预防

（一）预后

对病情较轻者,只要及时发现和积极治疗,其预后均为良好,但对病情严重者的治疗,往往在并发症发生之前因贻误了诊断和治疗,而造成治疗效果预后极差,故死亡率极高。

（二）预防

做好粪便无害化处理和个体皮肤防护可预防本病病原感染;早期发现,彻底治疗感染,可避免重复自身感染。对出现肺部和消化道症状者尽早排除或诊断本病病原感染,并积极治疗,可避免严重并发症的发生及死亡。

（夏超明）

第二十三章　丝　虫　病

丝虫病(filariasis)是由丝虫寄生于人体淋巴系统或皮下组织而引起的生物学源性寄生虫病。其感染流行均由节肢动物传播。寄生于人体的丝虫有8种:班氏吴策线虫(班氏丝虫)、马来布鲁线虫(马来丝虫)、帝汶布鲁线虫(帝汶丝虫)、旋盘尾线虫(盘尾丝虫)、罗阿罗阿线虫(罗阿丝虫)、链尾曼森线虫(链尾丝虫)、常现曼森线虫(常现丝虫)及奥氏曼森线虫(奥氏丝虫)。其中危害人体最大的和流行较广的是由班氏丝虫和马来丝虫引起的淋巴丝虫病(lymphatic filariasis)和由盘尾丝虫引起的河盲症(river blindness)以及罗阿丝虫所致皮下游走性肿胀和结膜肉芽肿。帝汶丝虫虽引起淋巴丝虫病,但流行局限于印度尼西亚少数岛屿。其他三种丝虫对人无明显致病性。

丝虫的主要生物学特征:成虫形如丝线,寄生于终宿主组织;雌虫卵胎生,产出的幼虫称微丝蚴(microfilaria),需在中间宿主(吸血节肢动物)体内发育成为感染性幼虫;人是丝虫的唯一终宿主,但需经中间宿主叮咬传播;丝虫在终宿主体内主要为成虫和微丝蚴两个阶段,成虫是主要致病阶段。不同阶段丝虫的成虫寄生部位、传播媒介、致病性、地理分布以及微丝蚴的形态特征有差异(见表23-1)。对丝虫病的确诊需从血液或皮下组织中查见到微丝蚴为依据。

表23-1　人体寄生丝虫的致病性、传播媒介、地理分布与微丝蚴形态特征

虫种	寄生部位	传播媒介	致病性	地理分布	微丝蚴形态特征
班氏丝虫 *Wuchereria bancrofti*	淋巴系统	蚊	淋巴结淋巴管炎、鞘膜积液、乳糜尿、象皮肿	世界性,北纬40度至南纬28度	具鞘膜、头间隙长宽相等,体核分布均匀、无尾核
马来丝虫 *Brugia malayi*	淋巴系统	蚊	淋巴结淋巴管炎、象皮肿	亚洲东部及东南部	具鞘膜、头间隙长:宽=2:1,体核不均,有尾核
帝汶丝虫 *Brugia timori*	淋巴系统	蚊	淋巴结淋巴管炎、象皮肿	帝汶岛和小巽他群岛	具鞘膜、头间隙长:宽=3:1,无尾核
盘尾丝虫 *Onchocerca volvulus*	皮下组织	蚋	皮下结节、失明	非洲、中美和南洲	无鞘膜、头间隙长宽相等,尾部无核处长10~15μm

续表

虫种	寄生部位	传播媒介	致病性	地理分布	微丝蚴形态特征
罗阿丝虫 *Loa loa*	皮下组织	斑虻	皮下肿块，也可有脏器损害	西非、中非	具鞘膜、头间隙长宽相等，核分布至尾尖部
链尾丝虫 *Dipetalonema streptocerca*	皮下组织	库蠓	常无致病性	西非、中非	无鞘膜、头间隙长、尾部弯曲、有尾核、体核较少
常现丝虫 *Dipetalonema streptocerca*	胸、腹腔	库蠓	无明显致病性	非洲、中美和南美洲	无鞘膜、头间隙长、宽约相等，体核分布至尾端、尾钝圆
奥氏丝虫 *Mansonella ozzardi*	腹腔	库蠓	无明显致病性、偶可致阴囊水肿	中美和南美洲	无鞘膜、头间隙长、体纤细、体核少、具尾核、尾端钝圆

第一节　淋巴丝虫病

淋巴丝虫病(lymphatic filariasis)是由蚊媒传播的班氏丝虫、马来丝虫和帝汶丝虫的成虫寄生于人体淋巴系统而引起的，以淋巴结炎、淋巴管炎和象皮肿为临床特征的重要寄生虫病，是属于世界第二位致残性疾病。曾在我国流行非常严重的班氏丝虫病(filariasis bancrofti;wucheriasis)、马来丝虫病(malayan filariasis)已于2006年在世界上最早达到国际消除标准。

我国早在公元前722年《诗经·小雅巧言篇》记载有“既微且尰”(类似丝虫病淋巴水肿/象皮肿)的描述。公元前481年《左传·成公六年传》记载有“沈溺重膇”(类似丝虫病淋巴水肿/象皮肿)的临床表现。公元610年隋代巢元方著《诸病源候论》也记载有与丝虫病十分相似的临床表现。其中描述的“扁病”、“足尰”、“膏淋”和“癞疝”的征候分别与丝虫病急性淋巴管(结)炎、下肢淋巴水肿/象皮肿、乳糜尿和鞘膜积液/阴囊象皮肿十分相似。印度于公元前6世纪也有类似丝虫性象皮肿的记载。希腊Hippocrates于公元前240年即观察到尿中脂肪。Demarquay(1863)在一古巴患者的鞘膜积液中发现一种幼虫，即现称的微丝蚴。Wucherer(1866)在巴西患者乳糜尿中也发现同样幼虫。Meadows(1871)最早在浙江省宁波市发现有象皮肿病例;Manson(1872)报告福建省厦门市有阴囊象皮肿病人。Bancroft(1876)在澳洲布里斯本发现成虫，Cobboid(1877)命名之为班氏丝虫(Fliaria bancrofti)。Pork(1900)在江苏省苏州发现象皮肿患者。Whyte(1909)在广东省潮州县进行丝虫病调查，发现人群微丝蚴检出率为8.1%。我国学者李宗恩于1925年首次证实江苏省北部有班氏丝虫病流行;冯兰洲(1933)、姚克方(1935)和胡梅基等(1937)发现浙江、福建等省地有马来丝虫病流行，证实了我国存在班氏和马来两种丝虫病，并提出中华按蚊是马来丝虫适宜的媒介、致倦库蚊和淡色库蚊是班氏丝虫的适宜媒介。

一、病 原 学

班氏丝虫和马来丝虫两种丝虫的成虫和微丝蚴基本形态结构相似。成虫:细长如丝线,乳白色,表面光滑,头端略膨大,口周有2圈乳突;雌雄异体,雄虫长约13.5~42mm,尾部略向腹面弯曲;雌虫长约40~105mm,尾部尖圆,生殖系统双管型,子宫膨大在卵巢端含大量虫卵,随子宫延伸,其后段可见含卷曲胚蚴的卵,最后发育成微丝蚴,卵壳伸长为鞘膜包于幼虫外,产出的幼虫成为微丝蚴。微丝蚴:无色透明,虫体细长,头钝尾尖,外被鞘膜,体内有核。班氏和马来两种微丝蚴的主要差异及鉴别要点见表23-2。

表23-2 班氏与马来微丝蚴的主要形态差异

	班氏微丝蚴	马来微丝蚴
长×宽(μm)	(244~296)×(5.3~7.0)	(177~230)×(5~6)
体态	柔和,弯曲较大	硬直,大弯上有小弯
头间隙	长度与宽度相等或仅为宽度一半	长度约为宽度的2倍
体核	圆形,较小,大小均匀,排列疏松,相互分离,清晰可数	卵圆形,排列紧密,常相互重叠,不易分清
尾部	后1/3较尖细,无尾核	有两个尾核,前后排列,尾核处较膨大

班氏和马来两种丝虫的生活史过程也基本相同,即幼虫需在蚊体(中间宿主)内发育和成虫需在人体(终宿主)内发育的两个过程。

(一) 在蚊体内发育

当蚊叮吸微丝蚴血症者的血液时,微丝蚴随血进入蚊胃,约经1~7小时脱去鞘膜,穿过胃壁,经4~17小时从血腔到达蚊胸肌。进入胸肌的幼虫伸直缩短变粗,形成腊肠蚴。经两次蜕皮后发育成第Ⅲ期幼虫(感染期幼虫)。此期幼虫活动力强,离开胸肌,进入血腔,大多数到达蚊喙部,当蚊再吸血时,即可侵入人体。微丝蚴在蚊体发育成为感染期幼虫所需的时间取决于温度和湿度。一般温度在20~30℃,相对湿度75%~90%最为适宜。在26~30℃,相对湿度80%~100%的条件下,班氏微丝蚴在蚊体内约需10~14天发育为感染期幼虫。

(二) 在人体发育和生殖

当阳性蚊吸血时,感染期幼虫自蚊喙逸出,经蚊吸血的皮肤伤口钻入人体。幼虫迅速侵入附近淋巴管,并移行至大淋巴管及淋巴结,经蜕皮两次发育为成虫。两种丝虫的寄生部位有所不同:班氏丝虫除寄生于浅表淋巴系统外,主要寄生于下肢、阴囊、精索、腹股沟、腹腔、肾盂等处的深部淋巴系统;马来丝虫则多寄生于上下肢浅表淋巴系统。成虫以相互缠绕方式寄生,以淋巴液为食,雌雄成虫交配后,雌虫产出微丝蚴。微丝蚴一般白天滞留于肺毛细血管中,夜间出现在外周血液中,这种微丝蚴在外周血液中呈现出夜多昼少的此现象被称之为夜现周期性,如班氏微丝蚴为晚上10时至次晨2时最多,马来微丝蚴为晚上8时至次晨4时,但可因改变睡眠时间而干扰夜现周期性。曾有报告显示,夜间上班白天睡觉的班氏微丝蚴血症者,8～20 小时的微丝蚴数占全日微丝蚴总数的 80%(145.4 条/177.8 条)以上。此外,不同虫种或不同地理株丝虫微丝蚴则有差异而分为不同型:

1. 夜现周期型　微丝蚴于夜间出现于周围血液。

2. 白昼亚周期型　微丝蚴在白昼和夜间都可出现于周围血液,而以白昼较多。

3. 夜现亚周期型　微丝蚴多数在夜间出现,但白昼也可查到,其数可达夜间的 20%。

4. 无周期型　人体淋巴结活体组织内成虫,最早于感染后 3 个月查到。在临床上也有 4 周至 3～4 个月即出现早期症状及在几个月的婴儿血中查到微丝蚴。两种丝虫成虫的寿命一般为 4～10 年,个别可长达 40 年。微丝蚴寿命约为 2～3 个月,最长可活 2 年。两种丝虫,尤其是班氏丝虫,还可异位寄生于眼前房、乳房、肺等处。

人是班氏丝虫的唯一终宿主,尚未发现保虫宿主,仅见 Cross 等用班氏丝虫人工接种台湾猴初步获得成功。马来丝虫除寄生于人体外,还可在多种脊椎动物体内发育成熟,在我国建立有马来丝虫病的实验动物模型,即用马来丝虫接种长爪沙鼠均可在第 60～90 天分别从腹腔和外周血中查见微丝蚴。

二、流 行 病 学

班氏丝虫病分布极广,主要流行于亚洲、非洲、大洋洲及南美洲的 70 余个国家和地区,马来丝虫病主要流行东南亚、东亚和南亚的 10 个国家。全世界受淋巴丝虫病威胁的人口达 7 亿,感染丝虫的患者约有 1.2 亿。

我国曾经是世界上丝虫病流行最严重的国家之一。流行于山东、河南、江苏、安徽、湖北、上海、浙江、江西、福建、广东、海南、广西、湖南、贵州、四川和重庆等 16 个省(自治区、直辖市)的 864 个县(市),受威胁人口达 3.3 亿。据防治前调查结果推算,我国有 3099.4 万丝虫患者,其中微丝蚴血症者 2559.4 万人(班氏微丝蚴血症者 1739.8 人万,马来微丝蚴血症者 819.6 万人),慢性丝虫病患者 540 万人(班氏丝虫病 456.4 万人,马来丝虫病 83.6 万人。经过 50 多年的防治,取得了巨大成就。至 2006 年我国大陆的丝虫病流行县、市、区全部达到了消灭丝虫病标准。

(一) 传染源

血中带有微丝蚴的患者及带虫者均为本病的传染源。但一般认为微丝蚴在血中的密度须达到 15 条/20μl 血以上时才能使蚊感染,多于 100 条/20μl 时,则可致蚊死亡,我国对丝虫病传播阈值研究结果表明,人群中残存微丝蚴血症者的微丝蚴密度低于 5 条/60μl 时传播可自行阻断。丝虫病传播阻断后,个别残存传染源的微丝蚴血症可持续 20 年以上。

(二) 传播媒介

蚊类是班氏和马来丝虫病的传播媒介。在我国可能传播丝虫病的蚊种虽有 10 多种,但班氏丝虫的主要传播媒介只有淡色库蚊和致倦库蚊,中华按蚊为次要媒介。淡色库蚊是我国北纬 32°以北地区班氏丝虫病的主要媒介蚊种,致倦库蚊是我国北纬 32°以南地区班氏丝虫病的主要媒介蚊种。在北纬 32°附近地带,这两种蚊虫共存。马来丝虫的主要媒介为中华按蚊及嗜人按蚊。嗜人按蚊因偏嗜人血,与人的关系更为密切,故对马来丝虫的易感性很高,所以在马来丝虫病的传播上比中华按蚊更为重要。在我国东南沿海地带及附近岛屿,东乡伊蚊(*Aedes togoi*)是上述两种丝虫病的传播媒介。

（三）易感人群

在丝虫病流行区，男女老少均有被感染的可能。由于男女服装、职业和生活习惯的差异，受蚊叮吸的机会不同，感染率也有不同。

（四）影响流行的因素

主要是温度、湿度、雨量及地理环境等因素对蚊虫的孳生、繁殖和吸血活动，以及丝虫幼虫在蚊体内发育的影响。微丝蚴在蚊体内发育的适宜温度为25～30℃，相对湿度为70%～90%；当气温高于35℃或低于10℃时幼丝虫在蚊体内即不能发育。雨量影响蚊的孳生场所及密度，间接影响了丝虫病的传播。

三、发病机制

本病基本病变主要是由成虫引起。活成虫可引起淋巴管扩张、肥厚、轻度炎性细胞浸润，一般不发生淋巴管完全阻塞。成虫死后可致淋巴管阻塞与曲张等病理改变。

微丝蚴的直径大致与红细胞相等，微丝蚴在毛细血管中可自由活动，即使微丝蚴数目很多，也不引起明显反应，但眼前房水中微丝蚴可引起病理改变，脾内微丝蚴可引起肉芽肿。本病发生发展取决于宿主机体反应、蚊虫叮咬的次数、感染期幼虫进入人体的数量、未成熟丝虫或成虫暂时或永久寄生的部位以及继发细菌感染等因素。

感染期幼虫进入人体后，即在组织中移行，很快可进入淋巴系统，部分幼虫在移行过程中可死亡，部分幼虫可发育为成虫。根据猫人工感染彭亨丝虫实验：在感染3天后，引起的病理改变较少；在8～12天幼虫第3次脱皮，与18～21天和27天雌、雄幼虫分别最后一次（第4次）脱皮时，可见急性炎性反应；在55天后可因排蚴和子宫排泄物而致同样炎性反应，出现淋巴管扩张，管壁和瓣膜肥厚。感染期幼虫在人体发育时，组织损害大致相同。

人感染丝虫后，由于感染期幼虫脱皮时分泌物、成虫代谢产物及雌虫子宫排泄物，均可激惹机体引起全身性变应性反应。临床表现为周期型淋巴管（结）炎。淋巴管腔扩张、积聚于成虫周围的嗜酸性粒细胞较多，有淋巴液纤维素及少量淋巴细胞凝聚而成的淋巴栓形成。管壁有大量嗜酸性粒细胞、淋巴细胞、间或有少数中性粒细胞浸润。管壁内膜细胞增生管壁明显水肿变厚。淋巴管周围有同样细胞浸润。淋巴结充血肿大，淋巴输入管及输出管含有大量嗜酸性粒细胞、淋巴细胞、巨噬细胞。淋巴滤泡扩大。切片中无论有无成虫，均可见同样改变。小淋巴管发炎可导致阻塞，而大淋巴管因管壁、管腔改变发生滞留。

丝虫成虫或未成熟虫体寄生于淋巴管，所在局部淋巴管包括淋巴结输入管，内皮细胞即产生反应性增生，而包绕、破坏、吸收虫体，被包绕的成虫死亡时，可引起强烈炎性反应。镜检可见虫体构造不清，大量嗜酸性细胞及部分淋巴细胞、浆细胞和巨噬细胞的浸润。急性炎症后，淋巴管（结）内即可出现增生性肉芽肿性反应，以变性成虫和嗜酸性粒细胞为中心，外围以纤维组织，其中可见上皮样细胞，尚有大量淋巴细胞及浆细胞积聚。在变性成虫为中心的类干酪样坏死物周围，上皮样细胞及巨噬细胞呈放射状排列，结构颇与结核结节相似，这些细胞逐渐消失而被纤维组织代替，最后形成纤维化结节。有时组织坏死及大量嗜酸细胞浸润形成嗜酸性脓肿。有的残余虫体沉积钙质而钙化。

由于淋巴管壁内皮细胞增生，内膜增厚和纤维化，管腔中形成息肉或纤维性栓子，成不均匀的突出，偶见不同程度的狭窄或阻塞。淋巴管周围组织炎症，也和淋巴管内部病变相适应。主要病变为上皮样细胞性淋巴管内膜炎和(或)外膜炎。最后淋巴管形成纤维索状物，成为闭塞性淋巴管内膜炎。

四、临床表现

丝虫病的临床表现复杂多样，其发病过程可分为4期，即微丝蚴血症前期、微丝蚴血症期、急性炎症期和慢性淋巴回流障碍期。这4个期在临床上可重叠或交织出现。班氏丝虫和马来丝虫均可引起肢体淋巴结/管炎、淋巴水肿/象皮肿，但班氏丝虫病的病变更突出地表现在泌尿生殖系统，如精索炎、精索淋巴管曲张、鞘膜积液、淋巴阴囊、阴囊象皮肿及乳糜尿等。

（一）微丝蚴血症前期

为感染期幼虫进入人体至丝虫成熟产生微丝蚴所需要的时间。王培义等(1981)3名志愿者自体感染马来丝虫感染期幼虫后，其中2名志愿者分别于41周和46周首次发现微丝蚴血症。刘景元(1989)自体感染马来幼丝虫后，141天首次检出微丝蚴。王冠群等(1988)先后人工感染8只恒河猴，感染后82～127天出现马来微丝蚴血症。在流行区内此期大多无明显的症状，或未被注意；但非流行区的人群进入流行区受感染后，则常出现由正在发育移行的未成熟丝虫所引起的过敏反应导致的淋巴管、淋巴结和精索等处的炎症，且伴有发热等全身症状，血内嗜酸性粒细胞增多。有时临床上表现为肺部嗜酸性粒细胞浸润综合征，可有畏寒、发热、肺部游走性浸润、胸闷、咳嗽、哮喘等症状，痰中可找到嗜酸性粒细胞和夏-雷晶体。

（二）微丝蚴血症期

微丝蚴血症前期后，血中开始出现微丝蚴，且数目逐渐增多至较平稳的水平，微丝蚴密度的高低与雌虫生育机能旺盛和机体免疫水平有关。此期可出现淋巴系统炎症和发热，但症状一般较轻微。血内嗜酸性粒细胞渐趋减少，直至恢复到正常范围。少数微丝蚴血症者兼有丝虫病症状、体征，但也有些微丝蚴血症者可终身不出现丝虫病的临床表现。

在流行区内，凡血内查到微丝蚴而无症状体征者，通称“微丝蚴血症者”，是班氏或马来丝虫病的主要传染源，在流行病学上具有重要意义。不同的流行区，个体间微丝蚴密度往往有显著差异。班氏丝虫病高度流行区内，曾发现高达1960条/60μl血，也有在60～120μl血中仅有1条微丝蚴者而在淋巴结内发现丝虫成虫。

（三）急性炎症期

微丝蚴血症者经过或长或短的时间，一般7～10年可出现淋巴系统炎症不定时的反复发作，临床症状渐趋严重。炎性症状的进一步发展可使淋巴回流发生障碍而出现各种淋巴系统阻塞性症状和体征。班氏丝虫和马来丝虫均可引起四肢的淋巴结炎、淋巴管炎、淋巴液肿和象皮肿，但班氏丝虫病的病变更突出地表现在泌尿生殖系统，如精索炎、精索淋巴管曲张、鞘膜积液、淋巴阴囊炎、阴囊象皮肿及乳糜尿等。

1. 淋巴结炎和淋巴管炎　为班氏和马来丝虫病最常见的症状。一般起初是症状较轻微，发作次数也较少，随着病变的发展则症状渐增剧且有反复发作的特点。因虫种及寄生部位不同，临床表现多有差异。班氏丝虫可寄生在浅部及深部淋巴管内，而马来丝虫则多寄生在浅表淋巴管。班氏丝虫寄生于泌尿生殖系淋巴管内者居多，马来丝虫寄生于四肢淋巴管内者较班氏丝虫为多。陆素筠(1956)报告在1230例马来丝虫病患者中,有淋巴管/淋巴结炎者867例,占70.5%。

淋巴结炎可单独发生,但常与淋巴管炎同时发生。一般淋巴结炎出现在前,淋巴管炎出现在后。淋巴结炎的常发部位为腹股沟、股部、腋窝等处。班氏丝虫病人腹腔、盆部内深部淋巴结也常肿大发炎。马来丝虫病人则常发生在腋窝和肘上等处。淋巴结炎可不伴有淋巴管炎,而淋巴管炎一般都伴有淋巴结炎。一般淋巴结炎出现在前,淋巴管炎继发于后。据临床观察和现场调查发现,淋巴结炎发作时局部淋巴结肿大、疼痛、并有压痛,持续3~5天或更多天数后,可自行消失;但有时可因继发感染而形成脓肿,常发生于腹股沟、腋窝、肘上等处深部肌层,有时在脓肿内可找到死亡的丝虫成虫残段。在单侧同一部位可反复发作,也可双侧轮流发作,呈不定时的周期性。夏、秋季发病次数较多。深部淋巴结炎常易被误诊,有时可与急性阑尾炎等急腹症相混淆。

淋巴管炎以下肢为多,常在一侧发生,也有在双侧同时或先后发生,在上肢少见。山东省寄生虫病防治研究所于1961年在苍山和邹城两地调查62个村38 141人中发现414例患下肢象皮肿的病人中有流火发作者374例(90.3%),其中在腿部肿胀前有流火发作者271例(72.5%),腿肿后流火发作者103例(27.5%)。冯兰洲(1962)总结了淋巴管炎的发病过程,发作时常先有腹股沟、股部淋巴结肿,局部有压痛,然后沿大腿内侧淋巴管有一条"红线"自上而下蔓延发展,即离心性淋巴管炎,波及皮内毛细淋巴管发炎时,局部皮肤则出现一片弥漫性红肿、光亮、有压痛及灼热感,状似丹毒,故称丹毒样皮炎,俗称"流火"。发生部位多见于小腿内侧或内踝上方,但也有时波及小腿下1/2皮肤者。这种炎症局部疼痛,并伴随全身症状。反复发作后就出现下肢淋巴水肿。初起炎症消退后,肿胀也随之消失,如长期反复发作,肿胀消失逐渐趋缓,腿围渐形增粗。有时在发炎的淋巴管内,可出现结节,初发时质地较软,尔后逐渐变硬。此种淋巴管内结节系由成虫在管内被纤维包围而形成,有时可引起淋巴管阻塞。反复发作后,大腿内侧淋巴管变粗,成为可以触及的一根索条,向下移行。下肢淋巴结、淋巴管炎发作时伴有发热等全身症状有不同程度的发热和头痛,病程一般3~5天,严重者体温升至39℃以上,头痛剧烈,病程长至1周,可自行消退。

2. 精索炎、附睾炎和睾丸炎　精索炎等是班氏丝虫病急性期的主要临床表现,系成虫寄生于精索、附睾或睾丸附近淋巴管内引起的炎症。急性发作期起病急骤,寒战、高热,单或双侧腹股沟或阴囊持续性疼痛、阵发性加重,并放射至附近器官和腹部,易被误诊为急腹症。急性发病时精索粗厚、附睾和睾丸肿大,精索、睾丸和附睾表面出现肿块。病程一般3~5天,随炎症消退,肿块变硬、缩小成黄豆或绿豆大的坚韧结节。结节数量一般为1至数个,最多可达7、8个,有的精索因此呈串珠样。结节内可找到成虫。精索炎等也可反复发作,原已形成的结节因此逐渐增大。

局部检查可触及附睾或肿大的睾丸,为间质炎性反应和淋巴回流障碍所致。更重要的体征是精索的结节性肿块。此种结节可一侧或双侧,一个或多个。急性发作期肿块较大且具有明显压痛。持续数日后,随着局部炎症的消退,肿块变小且较硬。精索肿块可随反复发作而逐渐增大。精索结节在丝虫病的诊断上具有重要意义。

丝虫性精索炎、附睾炎及睾丸炎的病变部位与阴囊内的淋巴分布有密切关系,故与其他病因如结核所引起的实质性病变不同。如仔细地检查可觉察肿块的确切部位不在输精管、附睾或睾丸内,而是粘着于这些器官的周围。

3. 丝虫热　主要症状为突然寒战发热，但局部体征不明显，偶可有腹部深压痛，可于2~3天内可自愈，常反复发作。但也有腹部发生绞痛者，可能为腹膜后淋巴结炎所致，临床上常与急性阑尾炎、肾盂肾炎、输尿管炎等相混淆。在发作时可伴有淋巴管炎和淋巴结炎，以及精索炎、附睾炎等症状。丝虫热在班氏丝虫病流行区较常见，是深部淋巴系统急性炎症的表现。

（四）慢性淋巴回流障碍期

1. 淋巴结肿大和淋巴管曲张　淋巴结肿大常见于腹股沟或股部淋巴结，单侧或两侧均可发生。初起多无感觉，当炎症反复发作引起淋巴结肿大，形成局部囊状肿块，触之多软而有弹性，穿刺抽取淋巴液，有时可查到微丝蚴。淋巴结和淋巴管曲张也可发生于深部，腹腔内淋巴结，如主动脉前及主动脉侧淋巴管发生曲张及其远端的淋巴管曲张，破裂可导致乳糜尿、鞘膜乳糜积液或淋巴尿等症状。

淋巴管曲张常见于精索、阴囊及大腿内侧，偶见于上肢，班氏丝虫病引的起精索淋巴管曲张者较多。淋巴管曲张是由于多次淋巴管炎及其周围炎所致，常相互粘连形成索条状，而静脉曲张则不粘连。柴亮等（1956）发现1例精索囊肿，内含乳糜性积液约10ml，检出大量微丝蚴。陈子达（1954）曾在一患者右前臂淋巴管切除物内检出马来丝虫雌雄成虫各5条。

2. 鞘膜积液（hydrocele testis）　为班氏丝虫病最常见的慢性体征。主诉患部坠胀沉重，外观阴囊肿大（个别大如儿头或排球），阴茎陷入阴囊内。积液可分为淋巴液性和乳糜液性两种，前者的阻塞部位在精索及睾丸淋巴管，称鞘膜淋巴积液；后者的阻塞部位在主动脉前淋巴结或肠干淋巴管，滞留在远端淋巴管的乳糜液经精索淋巴管逆流入睾丸鞘膜腔，称鞘膜乳糜积液。轻者常无明显症状，发展缓慢，无疼痛。积液较多时，阴囊体积增大，有下坠感，以致行动不便。鞘膜积液多数一侧，但在严重流行区内双侧者也不少见，但不对称。轻者常无显著症状，发展缓慢。积液较多时可有下坠感，以致行动不便。阴囊体积增大，皮肤紧张，表面光滑，皱褶消失，阴茎内缩。肿物卵圆形，囊样，无压痛，同侧睾丸不易触及。淋巴积液的抽出液呈草黄色，乳糜积液呈乳白色，有时积液中伴有血液，有时可查见微丝蚴。据600例鞘膜积液患者的资料分析，发生于单侧者占59.2%，发生于双侧者为39.5%，精索鞘膜积液者占1.3%。患者阴囊肿大呈卵圆形，皮肤紧张，表面光滑，皱褶消失，有囊样感，无压痛，张力不大时可有波动，肿物不能还纳，同侧睾丸不易触及，透光试验阳性，穿刺液中有时可发现微丝蚴。刘心机等（1983）观察202例鞘膜腔积液患者，其中59例（29.2%）双侧鞘膜腔有积液，182例（90.1%）积液在睾丸外周，20例（9.9%）在精索和睾丸下方的鞘膜腔内。检查其中58例，一般积液量在300ml以内，最多达700ml，多数积液属黄色透明的淋巴液，少数呈乳糜、血性或棕色。1976年曾在山东省邹县手术治疗1例巨大鞘膜积液患者，放出积液达4000ml之多。陈子达等（1953~1954）报告30例鞘膜腔积液患者中属淋巴积液与乳糜液者分别为23和7例。少数患者在积液内可查到微丝蚴。部分患者的外周血中可查到微丝蚴。柴亮等（1956）报告，在21例鞘膜积液中13例为淋巴液，8例为乳糜液。其中在8份积液中找到微丝蚴。

3. 乳糜尿（chyluria）　为班氏丝虫病常见的症状之一。乳糜尿病人仅在中国、印度和日本等几个亚洲国家多见。由于阻塞部位在主动脉前淋巴结或肠干淋巴管，从小肠淋巴管回流的乳糜液进入乳糜池或胸导管受阻，滞留在阻塞远端的淋巴管中，使之高度曲张且瓣膜失效。因这些淋巴管与主动脉侧淋巴结相通，所以滞留的乳糜液可经该处逆流至肾脏的三个淋巴丛,即肾内丛、肾包膜丛和肾周围丛。肾内丛淋巴管起始为盲端,分布于肾盏乳黏膜下。当肾内丛的淋巴管内压力增高至一定程度,淋巴管终于发生破裂而形成淋巴泌尿道瘘,乳糜液乃顺尿路排出,临床上即发生乳糜尿。有时因裂口周围炎症而致附近血管溃破而发生乳糜血尿。

乳糜尿呈乳白色,似牛奶或豆汁,有时混有血液,呈粉红色或暗红色。如尿内有凝块,可导致排尿困难。乳糜尿的特点是不定期间歇性的发作,部分患者可停止发作,但发作频繁的患者,由于丢失大量的脂肪和蛋白,出现消瘦、贫血、丧失劳动力,甚至因继发其他疾病而死亡。乳糜尿发作前,可出现尿浑浊、腰部、盆腔、腹股沟部酸痛等先兆症状,经过一段时间,出现乳糜尿或乳糜血尿。如尿内有凝块,可导致排尿困难。乳糜尿的发作诱因一般是劳累或较大量摄入脂肪。不定期间歇性发作是乳糜尿的一个重要特点,发作和间歇时间长短不一,两次发作之间可以相隔几天、几周、几个月,甚至几年,且多数乳糜尿的发作没有规律,少数病人可以持续不断。尿液的浑浊程度,常因运动、进食的脂肪量及每日早晚而异。一般早晨尿液较清,午后较浊。经卧床休息和禁食脂肪食物后症状可显著减轻或自然消失。反之,过劳及进食高脂饮食则易复发。陈敬亭(1988)分析山东省 333 例乳糜尿患者的发病规律发现,78.7% 患者呈不规律间歇发作,5.7% 是由一定规律的间歇发作,15.6% 持续 3 年以上均为间歇不到 1 个月即发作 1 次。单纯乳糜尿呈米汤样外观,也有不少因含有不同量的血而呈粉红色、淡血色或全血色。公茂庆等(1992)检测 93 例患者的乳糜尿,全部含有蛋白,其中 59.1% 的蛋白含量为 0.21 ~2.00g/L,最多达 6.25g/L。金锡御(1980)等先后报告了 8 例重症乳糜尿患者因排出大量含高蛋白(6.03 ~33g/d)的乳糜尿,引起休克,或并发其他严重疾病而死亡。上海市第一人民医院泌尿科(1976)和王化、陈翠仙(1983)分别观察证实大多数乳糜尿中含有淋巴细胞,有的竟占尿中细胞总数的 100%,而这些患者血中淋巴细胞均低于正常水平。山东省寄生虫病防治研究所(1983)报告,在 60 例乳糜尿患者中分别有 3 例(5%)和 36 例(60%)在乳糜尿和外周血中查到微丝蚴;刘约翰、丁训杰(1955)报告 29 例中分别有 4 例(13.8%)和 24 例(82.8%)在乳糜尿和外周血中查到微丝蚴。

乳糜经破裂的肠系膜淋巴管进入腹腔,可发生乳糜腹水;经破裂的中央乳糜管进入肠腔,可发生乳糜腹泻;由于胸导管末端堵塞和后纵隔淋巴管曲张破裂而进入胸腔可发生乳糜胸腔积液;由于胸导管末端阻塞和支气管纵隔干系的淋巴管曲张致肺内支气管树的黏膜中淋巴管网曲张破裂而进入支气管,且因裂口周围炎症溃破附近小血管,可发生乳糜血痰。这些临床表现极为罕见,但国内均曾有报告,从积液或血中查见微丝蚴而确诊。

班氏丝虫病流行区内还有些患者排出淋巴尿。这种尿无色、多泡、有腥味、不含脂肪,但含有蛋白和淋巴细胞。乳糜尿的临床症状可分为三个方面:

(1) 由于淋巴管曲张破裂而发生的症状:乳糜尿发作前可无明显症状,或有畏寒发热及腰部、盆腔及腹股沟等处酸痛。随之出现乳糜尿或乳糜血尿。发作时,有时可出现畏寒,发热,腰部疼痛,卧床休息或禁高脂肪饮食后,上述症状显著减轻或消失。尿液呈乳白色,有时混有血液,呈粉红色。

(2) 由于尿路堵塞而发生的症状:乳糜尿因脂肪及蛋白的含量较高,常结成小凝块状的乳糜胨,堵塞尿道,使排尿不畅、排尿困难或尿潴留。患者可感腰痛(多为隐痛)和排尿疼痛。有时出现排尿中断,并感尿道剧烈疼痛,至凝块排出后方可缓解。凝块的大小及颜色均不一致,有时极似黏膜或小块组织,呈乳白色或粉红褐色。

（3）由于脂肪及蛋白大量消耗而引起的症状：乳糜尿中脂肪、蛋白质及血红蛋白含量均较高，经久不愈的乳糜尿病人，由于脂肪、蛋白及血红蛋白的丧失加之忌食等，常导致营养不良、消瘦、贫血、神经衰弱和失眠等，最后可因电解质紊乱、极度衰弱而死亡。

乳糜尿静置后不久可分为三层。上层浮于液体之上；中层为乳白色或白色较清之液体，常混悬有小凝块；下层为沉淀物，含红白细胞。乳糜液内加入乙醚或二甲苯后脂肪被溶解，变为澄清。乳糜尿中有时可检出微丝蚴。此外，堵塞的部位如在主动脉侧淋巴结，则淤积的淋巴液可逆流至肾盂或输尿管而出现淋巴尿。淋巴尿外观无色、无脂肪，但含有蛋白和淋巴细胞，有腥味，多泡沫，放置后可凝结。

常见的几种乳糜尿有乳白色乳糜尿如新鲜乳汁；乳糜血尿呈粉红色（为即时乳糜血尿）或暗红色（多为陈旧性乳糜血尿）；淋巴尿一般呈淡黄色。

4. 淋巴液肿（lymphedema）　为淋巴系统阻塞后发生的皮下淋巴液的统称，常见的有阴囊淋巴肿和肢体淋巴肿。前者见于班氏丝虫病，后者班氏丝虫和马来丝虫病均可发生。

（1）阴囊淋巴液肿：阴囊增大，皮肤柔软湿润，呈浮肿样。阴囊壁上可出现淋巴管曲张，破裂后又淋巴液流出。漏出液中有时可查见微丝蚴。

（2）肢体淋巴液肿：常见于下肢，上肢较少见（下肢浅层淋巴结、淋巴管）。淋巴液肿轻者局限于踝关节附近，重者可波及足面及小腿，甚至大腿，但马来丝虫病一般仅限于膝以下。肿胀每于下午加重，晨起减轻。局部皮肤色泽正常，表面紧张光滑，按之有凹陷，有坚实感。下肢淋巴液肿常为下肢象皮肿的前期。因淋巴液长期潴留于组织内可刺激皮下纤维组织增生而形成象皮肿。

5. 象皮肿（elephantiasis）　发病部位因阻塞部位的不同而异，依次为肢体、阴囊、阴茎、阴唇、阴蒂和乳房等，以下肢和阴囊最为常见。除肢体外，其余部位的象皮肿均仅见于班氏丝虫病。山东省寄生虫病防治研究所（1983）报告 400 例象皮肿患者中这 4 个部位的象皮肿分别占 94.3%、5.3%、3%（12/400）和 0.8%（有些患者患有 2 个以上部位象皮肿）。

（1）象皮腿　可发生于单侧或双侧。下肢肿大、皮肤粗厚，皮下结缔组织增生使肿大部位坚实感加重，局部有沉重、胀痛和麻木感。初起时症状较轻，随着病变的发展则腿围进一步增大，皮肤干燥，汗毛脱落，肤色加深变暗。严重者可于踝前、足背及趾基部出现苔藓样变、棘刺和疣状增生等变化。患腿外观畸形，可出现大块肿团并形成深沟皱褶。此时如有损伤及继发感染，往往不易愈合而形成慢性溃疡。马来丝虫病下肢象皮肿多局限于小腿以下，班氏丝虫病则除小腿及足部外，尚可累及大腿，形成巨型象皮肿。上肢象皮肿发展也很缓慢，在流行区一般只见到上肢Ⅰ、Ⅱ期象皮肿。下肢象皮肿由于局部淋巴循环障碍，易招致继发细菌感染而引起丹毒和淋巴管炎。有不少象皮肿患者兼有足癣，从而更增加了继发细菌感染的机会。

（2）阴囊象皮肿　阴囊肿大，小者如拳头或铅球，大者如排球或篮球，甚至垂至膝下，最大者可达 30～40kg，一般在 5～10kg 之间，患者因阴囊过度增大而致行动不便。严重的阴囊象皮肿皮肤患部皮肤粗厚，有疣状赘生物，小白泡和溃疡，阴茎可内缩。有时由于阴囊过于肿大，阴茎包埋于肿大阴囊之中，阴茎头不能外翻，包皮垢不能清洗，刺激包皮和阴茎头而导致细菌感染，使急性炎症反复发作。有时阴茎头与包皮粘连，并可累及尿道外口，形成瘢痕狭窄，致排尿困难。阴囊象皮肿常与鞘膜积液及精索病变同时存在。阴茎象皮肿患者的阴茎呈屈曲畸形状，或异常增粗增长。郑友方等（1980）报告一例生殖器象皮肿患者的阴囊周径达100cm,阴茎周径40cm,长达60cm,站立时龟头距地面仅17cm,手术切除其病变部位,重达22kg。班氏丝虫病外生殖器象皮肿多见于男性,女性极少。

(3) 阴唇象皮肿　陈柏寒等(1982)报告江苏省沭阳县一女患者右侧大阴唇象皮肿大如篮球,站立时挂于两膝之间。严重的外生殖器象皮肿患者苦不堪言,丧失生活和工作能力,甚至出现精神症状。

(4) 乳房象皮肿　班氏丝虫病流行区乳房象皮肿,多见于女性。

(5) 淋巴阴囊(阴囊乳糜性淋巴水肿)　多见于班氏丝虫病,据对40例淋巴阴囊病例的临床分析:发病年龄最小者15岁,最大者58岁;病程最短者1月,最长者23年;单纯淋巴性占75%;乳糜性占20%;淋巴血混合性占5%;血检微丝蚴阳性者33例(82.5%)。阴囊呈浮肿样,皮肤柔软、湿润、呈橘皮状,可见有为数较多的透明或乳白色小水泡,摩擦后易破溃,淋巴液或乳糜液不断渗出,常持续数小时或数日,多在长时间站立、步行或劳动后加重,严重者阴囊部终日潮湿,流液不止,感染后可化脓,漏液中有时可找到微丝蚴。有的病人可同时伴有腹股沟和股部淋巴结曲张或乳糜尿。

(6) 乳房丝虫性结节　我国一些班氏丝虫病流行区和医院相继报告了数百例乳房丝虫性结节患者,表明乳房丝虫性结节已不是我国丝虫病罕见的临床表现。夏良才(1966)和徐州医学院病理教研组(1977)报告,乳房丝虫性结节患者多是16~70岁的农村妇女,以30~49岁居多。结节多为单侧单发,少数病例有2或3个结节,偶见双侧结节。结节生长缓慢,一般如蚕豆大。急性期皮肤微红,少数有橘皮样变。晚期病变较硬,结节的界限通常不很清楚,常与组织相粘连,极易误诊为其他疾病。衣清真(1977)发现一双侧乳房结节患者,经多家医院诊断为乳腺纤维腺瘤、乳腺小叶增生、乳腺癌等,行手术切除,病理检查发现丝虫虫体。陈约翰和谢群(1981)报告蚌埠医学院收治的131例患者中,半数以上曾被误诊为各种乳房肿瘤,但经病理学检查,发现126例的结节中有丝虫成虫,另5例也显示为丝虫性结节,因此在流行区对此类患者应特别考虑到患有该症的可能。王淑真(1985)报告厦门市第一医院收治的25例女性乳房丝虫性结节患者,结节多为单发性,仅2例为多发性。结节大多数位于浅表的淋巴组织内,生长缓慢,质地中等,境界不清,多数不活动。表浅者与皮肤粘连,表面的皮肤在早期有轻度红肿;1例皮肤有橘皮样病变,其皮肤及皮下组织显著增厚,似象皮肿。25例中因疼痛就诊者9例,因肿块就诊者16例;21例发现成虫,4例发现微丝蚴。

(五) 丝虫性嗜酸性粒细胞增多症(filarial hypereosinophilia)

多在20~30岁之间,男性较女性为多。嗜酸性粒细胞绝对值为2×10^9/L~4×10^9/L,甚至更高;相对值20%~80%,个别达到83%;极少能在血内查到微丝蚴。临床特点为畏寒、发热、长期阵发性咳嗽、哮喘或呼吸困难,尤以夜间为重;常伴有疲乏和低热,胂剂或乙胺嗪治疗效果良好。上述症状体征可持续数周至数月,并可出现荨麻疹、淋巴结肿大、脾大及血沉增快等。黎磊石等(1963)报告用胂剂或乙胺嗪治疗该症23例,其中1例血检查见微丝蚴,在治疗过程中有5例出现淋巴管结节,另4例出现寒战、发热和皮疹,均获得明显疗效,证实他们的临床表现与丝虫感染有关。

(六) 罕见的临床类型

1. 丝虫性心包炎　多见于班氏丝虫病流行区。阮集炯,李炳鑫,郭幼宝,王声均,杜心清等(1963~1985)报告,丝虫病伴乳糜性心包炎,丝虫性心包炎,丝虫病伴发血性心包炎,血性心包积液,原发性心包丝虫病等病例。临床表现主要有胸闷、心慌、气喘、咳嗽、呼吸困难、发绀、发热等,心前区多有持续性疼痛及不能平卧等。颈静脉怒张,体温增高达 38 ~39℃,体检时心前区隆起,有压痛、叩痛,心界向两侧扩大,两肺可闻干性啰音,心音遥远,心前区可听到心包摩擦音,心浊音区增大。X 线检查可见心脏向两侧扩大呈三角形烧瓶状,在心浊音处行心包穿刺,积液呈乳糜性或血性,抽出液中可查见微丝蚴。丝虫性心包炎在安徽、广东、广西、湖北等地均有发现,据虫种鉴定或病人所在地判定均为班氏丝虫病。

2. 眼部丝虫病　在班氏和马来丝虫病流行区有时可遇见发生视力障碍,但无眼痛或炎症的病人,一般多在前房内,可见有白色半透明丝线样可疑虫体,在房水中卷缠扭结,盘旋翻转,并可引起大量渗出物。虫体表面沾有渗出液时可显微黄色。前房穿刺时可在房水中发现微丝蚴。齐续哲(1956)报告,在眼部引起弥漫性脉络膜退行性变患者前房中发现活跃丝虫成虫。孙桂毓(1957)在眼前房水中查见 30 条微丝蚴,并在血中检出微丝蚴。王魁仲(1962)报告,在前房内发现马来微丝蚴。武汉医学院(1978)报告,一例 4 岁半儿童患右眼睫状体炎,手术中由前房取出 1 条完整的班氏丝虫成虫。余炜(1986)报告,一女性患者黄斑部有一圆形裂孔,周围视网膜局限性脱离,在裂孔外有半透明条状物,缠盘成团状,蠕动极活跃,眼底照相见两条丝虫位于裂孔内,一端连于裂孔边缘的视网膜,部分虫体伸展于视网膜前表面,血检查到微丝蚴。国外曾发现有马来丝虫寄生于眼睑。上述病例其临床表现多见原因不明的眼病,无痛性眼症患者,阵发性视力障碍,眼底病变及房水玻璃体混浊或虹膜睫状体炎,高度渗出性虹膜炎而不伴有相应严重刺激症状(如角膜周围充血,畏光、流泪,疼痛等),都应查询有无丝虫病及有关体征。并要对眼部进行反复多次的裂隙灯检查。

3. 脾脏及其他部位丝虫性肉芽肿　在我国丝虫病流行区中偶有发现。丝虫成虫或微丝蚴都可引起脾脏肉芽肿。常由于患其他疾病进行手术时,发现脾脏表面有多数硬结,可在病理切片中查见微丝蚴或成虫,而确诊为丝虫性肉芽肿。病理切片中可见微丝蚴或其残骸上皮细胞和淋巴细胞所包围,并有巨细胞和许多嗜酸粒细胞存在。这种病变在福建、浙江、安徽等省均有发现。徐千里(1976)报告一例胃癌合并幽门梗阻患者,行手术治疗,术中除见胃部肿块外,同时发现脾脏表面有多个米粒大至黄豆大硬结,病理检查为微丝蚴肉芽肿。该例患者在临床上无丝虫病病史、阳性体征及化验结果,而脾脏内却有微丝蚴肉芽肿形成,由此推想,脾脏的微丝蚴肉芽肿的实际存在要比查见的多。在临床上尚可见其他部位,如颈、胸肌等处,有 1 到几个大小不等的皮下肿块,经对这些肿块进行活体组织检查,而证实为丝虫性肉芽肿。

4. 骨髓内查见微丝蚴　国内外均有报道,多因贫血、骨髓瘤等病而作骨髓涂片时发现,证明微丝蚴能通过血管壁进入血管外组织间隙。

此外,腹部丝虫性肉芽肿、精索囊肿、肠腔和腹腔乳糜性或血性积液、乳糜血痰、乳糜腹泻、膝关节乳糜积液、丝虫性肝脓肿等。微丝蚴可在脑膜血管、脑脊髓处也有发现。但尚未见有任何病理反应。湖北曾在一例心包发生转移癌的患者的心包积液中找到马来微丝蚴,此微丝蚴系来自血循环。因此,不宜轻易地查见微丝蚴而认为现患疾患即系由丝虫所引起。

五、辅 助 检 查

(一) 病原学检查

1. 厚血膜法　于晚 9 时至翌晨 2 时,以酒精棉球消毒耳垂(或指端)待干,用三棱针快速深刺，取血3大滴(约60μL)，置于已编号的清洁载玻片上，涂成边缘整齐、厚薄均匀的椭圆形或长方形厚血膜(约长3cm、宽1.5cm)。次日，将经自然干燥的血片放入清水中溶血5～10分钟，至血膜呈乳白色，取出晾干，甲醇固定，吉氏染色。大规模普查可用硼砂亚甲蓝染色，鉴定虫种及保存宜用吉氏液或苏木素染色。

血片镜检：将染色的血片在低倍显微镜下顺序逐个视野检查微丝蚴并计数，根据微丝蚴的大小、体态、折光性、有无鞘膜、表皮是否光滑及内部结构等特征，予以识别。在高倍镜下观察微丝蚴的体核及头端空隙、神经环、排泄细胞、排泄孔、肛孔、尾核等结构。必要时需要用油镜作进一步鉴别。

2. 微丝蚴浓集法　取静脉血1ml，取血时间同上，置于盛有0.4ml 3.8%枸橼酸钠的离心管内，混匀后加蒸馏水8～10ml，反复摇匀，待红细胞溶解后经每分钟3000转离心3～5分钟，倾去上液，加0.05mol/L氢氧化钠8～10ml，按住管口，用力振荡数次，放置5～10分钟，使纤维蛋白凝块迅速溶解，再离心，吸除上清液，将沉渣涂片，待干、染色、镜检。

3. 淋巴液、鞘膜积液、乳糜尿内微丝蚴的检查

(1) 淋巴液、鞘膜积液(或其他抽出液)：直接涂片或用生理盐水稀释10倍离心后检查沉渣。液体蛋白含量高而呈胶状易凝者，加抗凝剂后检查。

(2) 乳糜尿(或乳糜积液)：取乳糜尿4ml于试管中，加乙醚2ml，混合振摇，使乳糜中脂肪充分溶解，弃去上层脂肪，加水稀释10倍后离心检查。

4. 活体组织检查

(1) 检查淋巴管、淋巴结内成虫：将手术取出的结节，用大头针固定于木板或软木板上，分离结节周围组织，仔细将病变的淋巴管壁切开，分离内容物，取出干酪样脓样物检查。如于结节出现2周以后切除、解剖，则管内脓样物可能已纤维化。脓样物内含大量巨噬细胞、单核细胞、嗜酸性粒细胞及夏科-莱登晶体。将干酪样物或纤维组织移至玻片上，加数滴生理盐水，然后用解剖针将外层组织分离，即可见被包围的成虫。时间较久者发生粘连，虫体成碎段，不易将虫体与组织分离，则可用一针将包围的组织固定，另一针将虫体沿其长轴向一端轻移，或将组织移至盛有生理盐水的培养皿中，使虫体半浮，较易分离。但如结节形成较久，则不易取得完整的成虫。成虫或虫段可保存于甘油酒精(70%酒精95ml或甘油5ml)中供鉴定。

(2) 病理组织学检查　切下可疑的淋巴结、淋巴管结节或其他组织，用10%中性甲醛固定1～2天，移至70%酒精中作病理切片。在切片中除可发现丝虫成虫外，尚可见到嗜酸性粒细胞、网状内皮细胞、淋巴细胞、浆细胞、成纤维细胞、异物巨细胞、肉芽肿、假结核、纤维组织增生、淋巴管周围炎、管腔内肉芽组织增生形成栓塞或息肉状阻塞管腔等病理变化。在切片中所见结构清楚的雌虫体内的微丝蚴体核清晰，所在淋巴管壁有少量浆细胞、淋巴细胞和嗜酸性粒细胞浸润，而无纤维素沉积或肉芽肿形成者，则成虫可能为活虫。如虫体周围有较多的嗜酸性粒细胞和散在的组织，虫体被炎细胞包绕形成肉芽肿，纤维化后形成纤维化结节，或结节内虫体已钙化，则均为死虫。如出现中性粒细胞浸润、渗出，内膜内皮细胞肿大、增生，则为继发性细菌感染。

(二) 免疫学诊断

1. 间接免疫荧光抗体试验(IFAT)　该法应用人工感染马来丝虫的爪沙鼠收集成虫或微丝蚴，制成丝虫成虫、微丝蚴片断或整体微丝蚴固相抗原，荧光抗体采用羊抗人IgG荧光

抗体结合物,具有高度敏感性和特异性。以成虫切片作抗原,其敏感性为92% ~98%,特异性为95%;以微丝蚴切片作抗原,敏感性达92% ~96%特异性为98%。本法可作为丝虫病辅助诊断和血清流行病学调查与现场监测。缺点仍是不能用于疗效考核,及区别患者属于既往感染或活动感染。

2. 酶联免疫吸附试验(ELISA) 该法应用冰冻干燥的丝虫成虫,或将活体马来丝虫成虫洗净后制成可溶性抗原,进行抗原包被,滴加稀释的受检测血清及适宜浓度的酶标记物,后终止酶反应,用酶标仪进行测定,读取光密度值作反应判断。ELISA测定抗体,与丝虫病患者的阳性符合率为85% ~100%,假阳性反应为1.5% ~8.2%。用微丝蚴或成虫ES抗原对微丝蚴血症者阳性符合率为93% ~95%,非流行区健康人及肠道线虫感染者均为阴性反应。本法检测人体丝虫病抗体,具有较高特异性和敏感性,适用于现场调查同样本法不能用于疗效考核及区别患者是否为活动性感染。

3. McAb-ELISA检测丝虫特异IgG4抗体试验 该法应用细胞融合技术建立抗人IgG4单克隆抗体(McAb)杂交瘤细胞株,产生McAb。以此为探针,利用ELISA方法检测血清中特异IgG4。敏感性为96.3%,特异性达100%。

4. 快速免疫色谱试验(ICT)检测班氏丝虫抗原 WHO推荐应用免疫色谱技术(immunochromatographic,ICT)测试卡检测班氏丝虫抗原。该卡利用快速免疫色谱技术,以特异性多克隆抗体(PCAb)和单克隆抗体(MCAb)定性检测血中的班氏丝虫抗原(不能用于检测马来丝虫抗原)。在阳性标本中,班氏丝虫抗原与胶体金标记的PCAb形成复合物,被薄膜上的MCAb捕获,形成一条粉红色线,据此作出判断。在阴性标本中,薄膜上的MCAb不会捕获任何PCAb,因此,不会形成粉红色线。该卡具有较高的敏感性和特异性,可作为班氏丝虫病辅助诊断的较好方法,也适用于远期防治效果的考核。为保证检测的质量,必须严格按操作规程进行,采血量要达到100μl,操作要迅速以防止凝血。尽管该卡具有众多优点,但因其价格较贵,不利于推广应用。

六、诊 断

临床诊断有赖于下列4个方面。

(一) 询问病史

首先询问过去和目前有无在丝虫病流行区的居住史,包括居住时间和季节,了解当地有关丝虫病流行情况,当地居民有无类似丝虫病的症状和体征,有无反复发作的淋巴管(结)炎史、毒样皮炎、泌尿生殖系统炎症和体征以及有无淋巴液肿/象皮肿病人等。此外,应询问一般病史,包括外伤、手术史和家族史等。

(二) 体征检查

内容包括发生部位的对称性和外形,患处皮肤的厚度、硬度、温度及知觉,以及有无干燥、变色、皱褶、红肿、溃疡、苔藓样变、疣状突起等。

1. 淋巴系统体征检查

淋巴结检查:检查淋巴结肿大时,要注意全身性或局部性,肿大淋巴结的部位、数目、形态、大小、软硬度及其与周围组织有无粘连;局部皮肤颜色的改变程度,有无波动、瘘管瘢痕等。在班氏丝虫病流行区,如腹股沟及腹部淋巴结肿大在2cm以上,可考虑为阳性体征。但应注意足趾间有无真菌感染，趾间、足部、小腿有无外伤、溃疡和化脓性病灶等，以除外细菌和真菌感染。腹股沟和腹部皮肤隆起，呈核桃大甚至拳头大，质软富弹性，向周围扩散，基底沿腹股沟呈长卵形，多为淋巴管曲张。

淋巴管检查：主要检查股内侧、上臂及精索淋巴结有无粗厚、曲张、结节，以及局部皮肤有无红、肿、痛等。如遇到淋巴管炎时，要注意足趾两侧边缘及足趾面、足趾间及手指有无表皮浸润、鳞屑、水泡等足癣症状，以及炎症或渗出糜烂、破溃创面等。还要注意红线蔓延方向、疼痛严重程度以及有无全身症状。

2. 生殖器体征检查　本病患者具有生殖系统体征者占1/2左右，包括精索粗厚、精索结节、精索淋巴管曲张、附睾肿大和(或)结节、睾丸肿大、鞘膜积液、阴囊象皮肿以及阴茎、包皮、阴唇、阴蒂象皮肿等。

3. 下肢淋巴液肿及下肢象皮肿检查　先检查发生部位、对称外形或畸形、表面皮肤厚薄、软硬、温度及知觉等，以及有无干燥、变色、皲裂、红肿、溃疡、苔藓样变、疣状突起、淋巴瘤、赘瘤样肿块等。淋巴液肿系坚实性水肿。班氏丝虫病患者下肢象皮肿不单侵犯小腿，也常累及大腿及臀部，注意臀部皮肤增厚的范围，表皮颜色，下垂肉屏及下肢关节变形等。淋巴水肿分期可按照WHO推荐的淋巴水肿分期方法，将肢体淋巴水肿分为Ⅶ期，各期特征如下：

Ⅰ期：肿胀经过夜间卧床休息后可消退，极少发生急性细菌感染或少有难闻的气味。

Ⅱ期：肿胀经过夜间卧床休息后不能消退，偶然有急性细菌感染、皮肤破损或有轻度臭味。

Ⅲ期：肿胀经过夜间卧床休息后不能消退，肿胀的皮肤上有一个或多个皮肤皱褶，偶然有急性细菌感染，常有皮肤破损和明显的臭味。

Ⅳ期：肿胀经过夜间卧床休息后不能消退，并伴有瘤状突出物。肿胀的皮肤上有凹凸不平的硬结或瘤状结节，部分病人偶然有急性细菌感染，常有皮肤破损和臭味。

Ⅴ期：肿胀经过夜间卧床休息后不能消退，并伴有皮肤深皱褶，偶然或经常发生急性细菌感染，大多数病人在脚趾或皮肤深皱褶间有皮肤破损和臭味，肿胀可扩展到膝以上。

Ⅵ期：肿胀经过夜间卧床休息后不能消退，并伴有苔藓样足。在足(特别是脚趾)有许多很小、集聚成片的长形或圆形结节，形成苔藓样表现，称为苔藓样足。有急性细菌感染，几乎所有的病人在脚趾间有皮肤破损和臭味，常伴有皮肤裂口。

Ⅶ期：肿胀经过夜间卧床休息后不能消退，并伴随病人生活自理障碍，经常有急性细菌感染。巨大的下肢或上肢皮肤深皱褶，在深皱褶内和脚趾间有持续的皮肤破损和明显臭味。大多数病人的肿胀可扩展到膝以上。此期的病人不能独立进行日常活动。

(三) 淋巴管造影和静脉造影

用以鉴别不同类型的淋巴水肿/象皮肿以及非淋巴水肿/象皮肿。

(四) 辅助检查

包括病原检查和免疫学检查。

七、鉴别诊断

丝虫病早期感染者可无症状，外周血中也不能查出微丝蚴。即使具有明显体征的患者，多数血内也不易找到微丝蚴。可根据病史、临床表现和利用各种辅助检查方法进行鉴别诊断。

1. 丝虫病急性期的淋巴管(结)炎应与细菌性淋巴管炎鉴别　丝虫性淋巴管(结)炎自上而下蔓延,淋巴管扩张呈囊肿状并有波动感,可试穿刺抽出内容物。细菌性淋巴管(结)炎是自下而上向局部淋巴结发展,一般可找到局部病灶,且中毒症状较重,局部疼痛和压痛也较显著,血液中性粒细胞明显增高。

2. 精索炎与附睾炎应与附睾结核鉴别　结核病史可供参考,附睾结核呈结节状肿大,质硬,轻压痛。必要时做活组织检查。精索淋巴管曲张与精索静脉曲张不易区分,后者管壁较厚,管形较清楚,必要时可从管内抽液检查,以资鉴别。

3. 腹股沟或股部淋巴结曲张应与斜疝鉴别　可根据淋巴管曲张,叩诊无空音,无肠鸣音亢进,大小随体位改变较少,咳嗽时冲动不存在,穿刺时可得淋巴液及在淋巴液内可找到微丝蚴等鉴别。

4. 乳糜尿应与结核、肿瘤、胸导管受压或损伤等所引起者加以鉴别。

5. 淋巴水肿和象皮肿应与其他淋巴管疾病相鉴别　如反复性细菌性淋巴管炎之后,或因局部损伤、肿瘤压迫而使淋巴回流受阻,手术切除淋巴组织后也可引起,此时应结合病史鉴别。此外,尚需与先天性或家族性象皮肿鉴别,在非丝虫病流行区,曾发现一家四代有14人呈现遗传性象皮肿者。此外,应与慢性复发性丹毒等鉴别。

6. 阴囊淋巴肿与早期阴囊象皮肿鉴别　应将其他病因所致的浮肿,如充血性心力衰竭、肾炎、肝硬化等予以排除。应与多发性神经纤维瘤鉴别。

八、治　　疗

(一) 病原治疗

1. 班氏丝虫病　一般用乙胺嗪(diethylcarbamazine),即枸橼酸乙胺嗪(海群生,hetrazan)总剂量4.2g,7天疗法(总量70~84mg/kg),即每次0.2g,每天3次,连服7天(儿童用量应递减,孕妇、哺乳期妇女及有严重疾患者应缓治或免予治疗,下同)为一疗程,需复治2~3个疗程,间隔半月以上。

2. 马来丝虫病　一般用乙胺嗪总量2g,4天或2天疗法(总量33~40mg/kg),即0.5g顿服,连续4天或0.5g,每天2次连续2天,复治2~3个疗程,间隔半月以上。对微丝蚴密度较高者,首次治疗宜用乙胺嗪1g,10天微量递增疗法(即第1~4天,每天12.5mg;第5~7天,每天25mg;第8~9天,每天50mg;第10天补足1.0g顿服)。

(二) 对症治疗

对急性淋巴结、淋巴管炎患者,首先是缓解疼痛,冷敷腿部或将腿部浸泡在冷水盆或冷水桶内。冷敷直到疼痛消除。严重者应卧床休息,将肢体抬高。发热病人必要时给予口服泼尼松、复方乙酰水杨酸(复方阿司匹林)。有细菌感染者加用抗菌药物。应用0.1%肾上腺素皮下注射可以减轻症状、缩短病程。

(三) 外科手术

可针对不同病变选择不同治疗方法。

1. 鞘膜积液　手术是治疗鞘膜积液最有效方法,治愈率达95.1%~100%。

2. 乳糜尿

（1）保守疗法：乳糜尿初发时应平卧休息加腹压带并抬高骨盆部，降低淋巴管压力，可能促使已经形成的通道闭合。患者需多喝开水或淡茶，控制脂肪及蛋白质的摄取量，适当减轻体力劳动。出现乳糜凝块、排尿困难和尿潴留者，应减少饮水量，用手按摩下腹部。如有乳糜血尿者可酌用止血药物。经长期休息或内科久治不愈仍排乳糜尿者可考虑1%～2%硝酸银肾盂灌注或手术治疗。

（2）肾盂灌注法：肾盂灌注是经膀胱镜进行双侧输尿管插管，插管后收集肾盂尿液检验确定患侧，以1%硝酸银或12.5%碘化钠等溶液加压注入患侧肾盂，在药物刺激下，肾盂、肾盏发生无菌性炎症，使肾盏的淋巴管封闭，从而达到治疗乳糜尿的目的。肾盂灌注有效的患者大多在1周内乳糜尿消失，尿蛋白转阴。在治疗中，部分患者出现腰痛、腹痛、发热等反应，一般在1周内消失。山东省寄生虫病防治研究所（1983）报道，以1%硝酸银逆行肾盂灌注每侧30ml治疗90例，每侧20ml治疗52例，每侧10～15ml治疗66例，1次灌注后乳糜尿消失者分别为82.2%、71.2%和67.3%，治后1年的复发率分别为17.9%、33.3%和28.0%。

（3）肾蒂淋巴管结扎术：肾蒂淋巴管结扎是切断淋巴道与泌尿道之间的通路，阻止腹膜后广泛曲张的淋巴管内的乳糜液向肾蒂及肾内淋巴管反流，清除肾盂和肾盏淋巴瘘，使逆流的淋巴液不再流入肾脏，从而达到治疗乳糜尿和淋巴尿的目的。何尚志等（1958）首先应用此手术治疗乳糜尿51例，42例（占81.8%）乳糜尿消失。彭轼平等（1980）以此手术治疗乳糜尿272例，随访119例，结果109例（占91.6%）乳糜尿消失。上海市第一人民医院（1976）以此手术治疗乳糜尿113例，随访70例，结果62例（占88.6%）乳糜尿消失。肾蒂淋巴管结扎术常因结扎不彻底而复发。在一侧结扎后，另一侧又可以出现乳糜尿，结扎只能阻止乳糜液流向肾脏，而不能解决积聚于曲张的腹膜后淋巴管的乳糜液出路，因此有复发可能。术后成败的关键取决于肾周围及肾蒂淋巴管是否完全结扎，新侧支循环建立之多寡、快慢，阻塞部位丝虫病变之发展及转归。术后乳糜尿消失率约占82%～83.4%。

1）手术适应证：本术仅适于长期严重的乳糜尿，且经保守治疗无效的患者。对于丝虫病急性感染期乳糜尿患者不可采用，因乳糜池或胸导管下段为丝虫病变引起急性阻塞，此时肠系膜淋巴管、肠干通向泌尿系统以外的有效侧支循环尚未建立，或为数有限，肠系膜淋巴管、肠干内的乳糜大量涌向肾盂淋巴瘘，故乳糜尿症状十分严重。如果仓促地过早为患者行本术，突然阻断此异常淋巴逆流的通路，往往事与愿违，易于导致乳糜尿复发而使手术失败。因断流后阻塞远段淋巴管的内压骤增，必然开拓新的出路，故虽阻断一侧肠系膜淋巴管或肠干通向尿路的逆流，反而促进对侧形成与此相同的异常淋巴通路，而产生继发性乳糜尿。因此，急性丝虫感染期乳糜尿，应先作一个时期的保守治疗，待阻塞处淋巴管侧支循环已充分建立，方可施行本术。本术较复杂，对患者的创伤较大，且疗效亦不如淋巴管静脉吻合术，因此，本术式不作为首选方案。一般在行精索或足背淋巴管静脉吻合术后疗效不满意再考虑。

2）术前准备：①卧床休息，摄食低脂、高蛋白质、高维生素饮食；②口服海群生、左旋咪唑等一疗程；③膀胱镜检查及逆行性肾盂造影术，必要时行淋巴造影术，以确定病变部位；④检查肝、肾及心、肺功能；⑤改善低蛋白血症及纠正贫血。

3）手术麻醉及切口：连续硬脊膜外麻醉后，经腰切口（S形切口），从第12肋与骶脊肌交叉点起，沿第12肋向前向下直达髂前上棘上方二横指处。

4）手术步骤：①切开皮肤、皮下组织、背阔肌与腹外斜肌。保护髂腹下神经及髂腹股沟神经，切开部分后下锯肌，于腹内斜肌上方作一小切口，直达腹膜外脂肪层，将腹膜尽量向前方推开。再将腹内斜肌连同腹横肌及其筋膜，一并剪开，并剪开部分腰背筋膜。为了使暴露良好，必要时可切除第12肋的外半部，即切开及剥离第12肋外1/2段的骨膜，切除其外半部（注意第12肋内1/3段深面往往有胸膜反折存在，故最多切除第12肋外2/3段，如胸膜损伤则应妥善缝合），然后剪开其肋骨床。②切开肾周筋膜与肾脂肪囊，全部剥离及尽量切除脂肪囊。③完全游离肾脏、肾蒂及肾门，结扎所有扩张的淋巴管，使肾蒂只有肾动、静脉及输尿管与肾连接，而肾血管及输尿管四周必须剥离至发亮的外膜为止，即所谓"骨骼化"，以保证所有淋巴管切断结扎。④按Deming氏法行肾固定术，将肾上极向内，下极向外置放，以0号铬制肠线贯穿肾筋膜及腹膜固定于腰方肌上，愈高愈佳。切勿将肠管或神经缝扎于内，又针脚在输尿管周围应相距一厘米，以防缝线钳制输尿管引起狭窄或阻塞，共缝合5～8针，使成一悬袋以拱托肾脏。再于此缝线上以褥式缝合腹膜外脂肪组织以资加固。⑤缝合肌层、皮下组织及皮肤，如系双侧乳糜尿患者可行分期手术，或一期行两侧手术，根据患者的全身状况决定。

（4）经腹膜外腔镜下肾蒂淋巴管结扎术：随着腹腔镜技术在泌尿外科应用，用腹腔镜治疗乳糜尿越来越广泛被采用。1955年Chiu实施了第一例腹腔镜肾蒂周围淋巴管结扎术，1998年Gomella报道了经腹膜外途径的腹腔镜下肾蒂淋巴管结扎术，术中可借助腹腔镜的放大作用，具有直视性好、解剖结构清晰、容易辨认肾蒂结构和淋巴管组织、漏扎机会少等优点。传统开放性肾蒂淋巴管结扎术需在腰部作一较大切口，手术视野小，在分离肾蒂血管过程中，反复牵拉肾脏，影响肾脏血供，损伤较大；由于视觉原因，容易遗漏细小淋巴管，导致术后复发。而在腔镜下手术目前已基本替代了开腹或腰部入路手术。

手术适应证、术前准备同前述肾蒂淋巴管结扎术，手术步骤如下：①患者采取静脉全麻，健侧卧位，腰部垫高，抬高腰桥。②在患侧腹膜后制备后腹腔空间，在腋中线髂前上棘上2cm，十二肋下腋后线，肋弓下腋前线，分别植入套管，接通气腹，气腹压力调至14mmHg，清理腹膜外脂肪。③将肾周脂肪囊从肾表面分离，遇有条索状组织用超声刀仔细凝扎，将肾周围包含淋巴管的组织与肾脏分离。④肾盂及输尿管上段周围淋巴管离断：游离肾盂及输尿管上段，将周围组织中扩张、迂曲的淋巴管结扎或凝扎，输尿管不可游离太多，并注意保护输尿管血供。⑤肾蒂血管周围淋巴管的离断：切开肾动脉鞘，沿管壁仔细分离肾动脉周围的组织，结扎或凝扎肾动脉周围的淋巴管，少数患者存在副肾动脉，术中需注意保护。分离肾静脉结扎周围淋巴管，使动脉、静脉、输尿管上段骨骼化。⑥肾固定术：用丝线将肾脏上极包膜与腰肌筋膜缝合固定，以防止肾脏下垂及肾蒂血管扭转，留置腹膜后引流管，分层缝合切口。术中需避免过多翻动肾脏，以减少术后血尿的出现。术中需仔细、可靠的结扎淋巴管，以避免术后淋巴瘘。

（5）淋巴管静脉吻合术：淋巴管静脉吻合术是利用淋巴管与静脉吻合减低淋巴管内的压力，淋巴液通过吻合处进入血循环，将腹腔后淋巴管内的淋巴液予排出，使肾盂肾盏内的淋巴瘘得以愈合，从而达到治疗目的。但肾盂肾盏内的淋巴瘘愈合需要一段时间，因此术后乳糜尿不一定即时消失，疗效需于术后半年至1年才能判定。我国曾采用淋巴管静脉吻合术治疗乳糜尿的报告较多，方法有腰干淋巴管精索内（卵巢）静脉吻合术或结合肾蒂淋巴管结扎术（郑康桥，1965；上海市第一人民医院，1976）、经腹股沟或下肢淋巴管静脉吻合术（宋增民等,1990)。随着显微外科技术的发展,也有应用显微外科作淋巴管静脉吻合术治疗乳糜尿的报道(赵伟鹏等,1982)。各报告对治疗乳糜尿都有一定的效果,但由于手术较复杂,且远期效果并不理想,难以推广应用。

3. 淋巴水肿和象皮肿

(1) 淋巴水肿:可采用体位引流和加压包扎方法治疗,抬高患肢、用弹力袜或弹力绷带加压包扎可促进淋巴液回流,减轻水肿。弹力绷带松紧应适宜。也可用间隙加压器多次和长时间使用,对改善水肿有一定疗效。国外目前采用淋巴加压器,一种更为先进有效的加压充气装置,充气装置分 9 ~ 12 块,每块可以单独充气加压,加压从肢体远端逐渐向近端进行,一个循环周期为 25 秒。这种淋巴加压器较其他简单加压装置的充气加压时间大大缩短(简单加压充气装置循环周期 100 秒左右),同时可产生较高压力达 15.6 ~ 20.8kPa(120 ~ 160mmHg),比外科手术和单纯弹力袜在消肿方面更为有效。但它的使用较复杂,也不能减少组织间隙中的蛋白成分,只适用于急性期及术前准备等短期治疗。此法简单有效,但作用不持久,患肢下垂水肿再度加重。

也可采用烘绑疗法,患肢用辐射热或微波透热。烘疗后用弹性绷带包扎,1 次/d。前者 1h/次,20 次为一个疗程,休息半个月,进行下一个疗程;后者 30min/次,15 次为一个疗程,休息 2 个月,进行下一个疗程。在烘疗和休息期间白天均需用弹性绷带持续包扎患肢,治疗 2 ~ 3 个疗程。兼有足癣的患者,用抗真菌治疗以控制感染。

(2) 象皮肿:巨大型和严重畸形下肢象皮肿,在保守疗法无效的情况下,采用外科手术的方法尚能获得较满意的疗效。张涤生曾采用切除病变组织及使用游离植皮的方法治疗下肢 33 例,术后经 3 ~ 30 个月随访观察,仅 6 例复发。苑正太等曾采用改良的病变组织切除及全厚皮肤移植的方法治疗下肢象皮肿 13 例,经 1 年 5 个月至 13 年随访观察 11 例,疗效均较稳定。随着显微外科技术发展,应用生理性淋巴引流法重建淋巴回流已越来越得到公认。目前应用较多的是淋巴管与静脉或淋巴管之间的显微吻合,其主要形式有:淋巴-静脉吻合术、静脉代淋巴管移植和自体淋巴移植术。近年来,国内外应用较多的是淋巴管静脉吻合术,并取得了一定的近期疗效。林伟龙等采用显微淋巴静脉吻合术治疗上、下肢淋巴水肿 38 例,术后 9 ~ 15 年随访观察 32 例,患肢周径缩小,皮肤柔软,其中 59.4% 的患者淋巴管(结)炎发作得到控制。由于淋巴静脉吻合术远期疗效欠佳,一些学者开始寻找其他方法取而代之。Campiai 曾采用静脉代淋巴管移植术治疗 32 例,显示术后疗效持久、稳定。国内外学者进行自体淋巴管移植的实验研究。张涤生为 40 例上、下肢淋巴水肿患者进行了此类手术,术后水肿消退率达 60%,同位素扫描显示长期通畅。但淋巴管移植的动物试验中,发现供淋巴管的一侧肢体术后有诱发淋巴水肿之虞,故在应用时必须慎重。

阴囊象皮肿、阴茎阴囊象皮肿也是慢性丝虫病最突出的临床表现,大多由班氏丝虫所引起。可采用外科整形术治疗。

4. 慢性丝虫病患者照料方法

(1) 淋巴水肿和患者的自我照料方法:世界卫生组织(WHO)推荐的淋巴水肿处理基本方法是清洗、防止和消除皮肤破损和感染、抬高患肢、锻炼和穿鞋。具体为:①清洗:用室温的清洁水和肥皂自上而下清洗患肢,清除污垢和细菌。在皱褶深处,要用纱布条,深入患处反复擦洗,每天清洗 1 次以上。洗后用水反复冲洗干净。通过清洗能除去大部分细菌,有助于防止皮肤感染,预防和减少急性炎症发作。但不宜用热水;要避免损伤皮肤;保持患肢干燥,清洗后一定要轻轻擦干、吸干或吹干。②皮肤破损的处理:可以使用高锰酸钾溶液(浓度为100mg/L)局部浸、敷,破损处涂抹抗细菌或真菌的药膏。③抬高患肢:抬高肢体可以减少液体在下肢的积聚,有利于淋巴液回流。坐姿时,将脚抬高至与臀部齐平,重症病人如果感到不舒服,可让病人抬高至感觉舒服的高度;睡姿时,在放脚一端的床垫下放置一枕头(或砖块),或垫高放脚一端的床头。④锻炼:适当的锻炼有助于患肢液体回流,减轻肿胀。要鼓励病人多锻炼,以不感到疲劳为宜。较严重的淋巴水肿病人锻炼较困难,应将锻炼方法教给病人家属,帮助病人锻炼。站立时做踮脚活动,坐或睡姿时做足部旋转活动或脚尖的伸屈活动,以及散步。⑤穿鞋:鞋可以保护脚免受损伤。应穿宽松的鞋,避免脚潮湿。⑥绷带绑扎:在有条件的情况下,可以使用弹性绷带。使用绷带绑扎可暂时性消除肿胀,但可引起局部皮肤发热、痒感或不舒适,且不利于锻炼。如使用绷带,应早起绑上,夜间松开,同时保持绷带清洁。

(2) 乳糜尿患者的自我照料方法:①长期坚持严格的低脂肪、适量高蛋白饮食,水果、蔬菜、瘦肉、蛋清和豆制品等是适宜食品,避免饮酒;②坚持每天大量饮水;③注意休息,避免劳累,发作期间应卧床休息;④不要负重和干重体力活;⑤避免剧烈运动;尽量避免爬楼梯或登高,难以避免时步伐要小,速度要慢。

(3) 淋巴管(结)炎急性发作的处理:出现急性淋巴管(结)炎发作的病人,应及时就医治疗,由医务人员进行对症处理。

第二节 盘尾丝虫病

盘尾丝虫病(onchocerciasis)是由盘尾丝虫寄生于眼部或皮下组织所致的地方性的寄生虫病。主要临床特征为眼部损害,可致失明,故称河盲症(river blindness),其传染媒介是经蚋科类昆虫。1893年Leuckart首先描述了盘尾丝虫。1915年Robles根据临床材料证实,此虫与非洲盲目症有关,且在危地马拉多见。1926年Blacklock证明蚋Simulium(blackfly)为盘尾丝虫的中间宿主,即本病的传染媒介。

我国没有盘尾丝虫病,但有输入性病例。随着我国大量劳务输出和旅游人员赴非洲等地,有可能感染此病,应引起重视。

一、病 原 学

盘尾丝虫成虫呈丝线状,乳白色,两端渐细而钝圆。雌虫长33.5~50mm,雄虫长19~42mm。微丝蚴活动性强,无鞘膜。角质层具明显横纹,其外有螺旋状增厚部分使横纹更为明显,这结构为盘尾属特有的特征。在电镜下显示雌虫角质层结构基本与线虫的相似。不同的是覆盖于角质层外面的膜向内及有许多突出的皱褶,由此增加了表面积。口周围有8个小的无蒂乳突,排成两圈,另有1对大而椭圆形的侧乳突。雄虫角质层横纹纤细,头端略尖,消化道直线形,生殖系统单管型,尾部向腹面弯曲。肛门周围乳突及尾乳突的数目、大小和位置各异,常可见肛前、肛后乳突各2对。2根交合刺不等长。雌虫横纹略厚,头部平圆,生殖系统双管型。阴门位于距虫体前端0.4~0.82mm处,在食道末端的稍后方。Neafie(1972)对组织切片中的成虫和微丝蚴的形态作了详细的描述。

盘尾丝虫微丝蚴无鞘膜。有大小两种:大者为(285 ~ 368)μm×(6 ~ 9)μm,小者为(150 ~287)μm×(5 ~7)μm。尾端尖细而无核,无核处长约 10 ~ 15μm,较其他无鞘微丝蚴的为长。在电镜下显示微丝蚴的角质层是由皮下细胞的表层原纤维成分分层形成,角质层无质膜。微丝蚴细胞成分的免疫原性决定簇被无细胞成分的角质层与外界隔离而隐蔽起来。这可能解释为什么盘尾丝虫患者真皮层内活微丝蚴的周围常无细胞反应。

盘尾丝虫感染期幼虫长 440 ~700μm(平均 630),宽 15 ~ 20μm(平均 18μm),食道与肠的比例为 2. 1∶1。肛门比例为 2. 1∶1。尾端有 1 个顶端突起。在中间宿主蚋体内,常有多种丝虫的幼虫寄生,因此鉴别本虫在蚋体内的感染期幼虫有其重要意义。

盘尾丝虫雌、雄成虫扭结一起寄生于人体皮下。雌虫受精后产出微丝蚴。成虫寿命 9 ~14 年,最长达 16 年。产微丝蚴时间约为 9 ~10 年,估计每条雌虫一生可产微丝蚴数百万条。微丝蚴生存期 6 ~30 个月。微丝蚴很少出现在终宿主血液中,而是主要存在于雌虫寄生部位附近结缔组织和皮肤淋巴管内,也可出现在眼组织或尿内,并无周期性。微丝蚴在人体各部皮肤里的分布不均匀,并因不同地域株而异:在西非成虫结节主要位于身体下部膝以下区,此处微丝蚴密度最高;在东非微丝蚴主要浓集在臀部和大腿上部周围;在危地马拉,微丝蚴在躯干周围密度最高。当本虫中间宿主吸血昆虫蚋类(称小黑蝇)叮吸人时,微丝蚴随组织液进入蚋的支囊,进而到达胸肌,在胸肌经 2 次蜕皮,约 6 ~7 天后发育成感染期幼虫,并移行至蚋的下唇。幼虫在蚋体内发育的最适宜温度为 24℃。当蚋再叮吸人时,感染期幼虫即自下唇逸出,进入人的皮肤而使人感染。人体获得感染后,其潜伏期从感染到可检获微丝蚴为 7 个月到 2 年,平均 12 ~ 15 个月。虫体寄生引起的结节可出现于 1 岁以下的婴儿。Thomas 等(1970)发现于感染后 40 天即可出现症状,70 天出现微丝蚴。

二、流 行 病 学

盘尾丝虫病流行于全球 34 个国家,其中非洲 26 个国家,中南美洲 6 个国家,西亚洲的南、北也门国家。受威胁人口 1. 23 亿人,1770 万人受到感染,600 万人皮肤损害,100 万人患有眼疾,其中 1/3 失明。

本病传染源是人,有人认为猩猩也可感染成为保虫宿主。自然感染曾见于蛛猴及大猩猩,尚未发现有家畜保虫宿主。传播媒介是蚋类,其种类因地而异,当地居民饮用、洗澡、捕食都与河水关系密切,因此有很多机会受到蚋的叮咬而遭感染。蚋的幼虫和蛹多附于急流淹没的岩石、树桩或植物上,故在非洲刚果河和赤道附近几条大河流域内常呈明显地方性病灶区。人在溪河附近居住,在河溪中取水沐浴、捕鱼,常可被蚋叮咬,助长本病传播,在雨季湿热的环境中尤为适宜。少数几种蚋亦喜在路旁沟渠中孳生。成虫多息于孳生地近旁的叶阴下或草丛中,旱季或日光下很少飞离溪流,阴雨潮湿时则可飞流活动,故雨季是传染季节。非洲雌蚋一般在户外叮咬人,白天吸血,大部为上午 6 时至下午 6 时,尤以下午为甚。而在危地马拉,它可在室内或夜间灯光下叮咬。多在结瘤附近皮肤吸取盘尾丝虫微丝蚴,即在蚋体内发育,约经 6 ~12 天可成丝状蚴,当蚋叮人时丝状蚴由吻喙逸出,侵入皮肤,在皮下组织内移行发育。人被感染 15 ~18 个月后,血中即可发现微丝蚴。非洲的蚋多叮人下身,而中美的蚋叮人体上半部,尤其肩、颈和头部。中间宿主蚋类在非洲为憎蚋(*Simulium damnosum*)及洁蚋(*S. neavi*);在南美则为 *S. ochraceum*、*S. callidum* 和 *S. metellicum*,均嗜吸人血。Rassi 等(1975)发现 *S. anazonicum* 亦可作本虫的保虫宿主。自然感染见于蛛猴及大猩猩。本虫对任何年龄和性别均可感染,患者从 3 岁以上至成年逐渐增多,30 岁为发病高峰。

三、发病机制

成虫寄生于人体皮下组织,引起局部细胞反应,并形成纤维结节。此种纤维结节又称盘尾瘤(onchocercoma),其内可找到活的或死的成虫,表明其皮肤结节型病变主要由成虫所致。一般在病理发展过程中,结节内多为活成虫,其中如有活雌虫,可查到微丝蚴,并伴有大量嗜酸细胞、淋巴细胞、浆细胞浸润,有时可发现上皮样细胞或巨细胞。如继发感染,则为大量中性粒细胞所代替。

盘尾丝虫微丝蚴可侵犯角膜。活的微丝蚴一般不致病,但是死亡后其周围形成小的浸润,浸润常从角膜下方开始,初起为点状角膜炎,此后逐渐呈绒毛状混浊。甚至有的极度浸润,最终形成角膜翳。前房微丝蚴死亡后引起慢性虹膜炎,最初瞳孔下方纹理消失,此后纹理模糊,瞳孔反应迟钝,虹膜萎缩,常发生虹膜晶体粘连,瞳孔变形,可被一块白色膜状物阻挡视线而失明。微丝蚴偶能穿入晶体引起白内障。说明主要致病阶段是死亡后的微丝蚴。

雌虫可长期产生微丝蚴,直到死亡。微丝蚴陆续侵入皮肤。结瘤皮肤含有活微丝蚴,早期病变在上皮下或真皮表层发现,晚期则在真皮深层。离结瘤较远的皮肤微丝蚴数量也较少。结瘤直径约在 0.5 ~5.0cm,西非所见的结瘤多在小腿和大腿;东非则多见于大腿或臀部,并可伸展至胸壁下部;在中、南美洲各地,则多见于肩、颈、颅枕部。结瘤在骨的突出部如椎骨棘突,髂骨嵴,枕外隆凸等部更为多见。微丝蚴由眼邻近皮肤侵入眼内,可在眼内外各部发现。结膜、角膜、眼前房等均常见有大量微丝蚴。活微丝蚴对角膜无明显损害,死微丝蚴在眼内组织中可引起局部反应,从而发生各种眼部疾患。其中主要表现为慢性结膜炎,并多见侵及角膜,伴有畏光怕光症状,角膜混浊、视力模糊,后者可发展为虹膜睫状体炎,甚至视网膜炎及脉络膜炎,视神经萎缩,或由于眼其他并发症而失明。

四、临床表现

(一) 眼部损害

主要表现为失明和视野缩小。非洲某些地区的患者眼部损害高达 30% ~50%。成人患“河盲症”者可达 5% ~20%。微丝蚴进入眼部,产生机械性损害。微丝蚴的分泌物或死后产生毒性刺激引起炎症,引起角膜损害,导致角膜混浊,亦可侵入眼球深部,引起虹膜、睫状体、视网膜及脉络膜炎症,或侵犯视神经,影响视力,严重者可致完全失明。各流行区眼症状发病率很不一致。在墨西哥、危地马拉一些地方盘尾丝虫感染者中 20% ~30% 发生眼损害,其中 5% ~10% 患者可致全盲;非洲苏丹草原地区眼病变更为严重,高达 85%,男性成年人致盲率为 25% ~50%,但在南部雨林地带,盘尾丝虫病人虽也很多,而眼损害及失明者少见。近年认为,盘尾丝虫可能有一些不同种株,故临床表现上也多不一致。眼损害一般较结节出现为晚,较严重的眼损害多见于中年或老年人。眼部损害的发展较慢,多数年龄超过 40 岁。头部或眼眶部附近有结节的患者,眼部多被累及。初期症状为眼部疼痛,慢性结膜炎,可出现结膜充血、肥厚、干燥、流泪、怕光等。微丝蚴侵及角膜时,可引起角膜周围充血。微丝蚴死后可致严重的慢性角膜炎,并可见血管翳新生,最终可发生一系列眼病变,如巩膜角膜炎、点状角膜炎、虹膜炎、脉络膜网膜炎、睫状体炎及继发性白内障或青光眼等,视神经病变,形成瘢痕而损伤视力,甚至导致失明。

（二）皮肤损害

人体各部皮下纤维性结节是本病特有的临床表现。成虫寄生于皮下组织中的淋巴结处,引起局部炎症反应,皮肤出现纤维性结节,结节直径为 2 ~ 25mm,或更大些,结节质硬,圆形或长形,不痛,边缘清楚,可分布于全身各部位,其内含两至数条成虫及许多微丝蚴。微丝蚴的毒性刺激作用可导致严重皮炎,多表现为皮疹,可发生于脸、颈、肩等部位,发病初期瘙痒剧烈,早期为间歇性,逐渐加重为持续性,奇痒难忍;皮肤萎缩,随着病程的延长,皮肤出现苔藓样变,色素异常,呈蜥蜴样外观并失去弹性;皮肤褪色,在胫骨部位出现皮肤褪色,其他部位较少见。晚期病人皮肤增厚,呈苔藓化,变色、裂口,无弹性,呈豹皮样,故又称豹皮症。皮肤损害包括结节、水肿性红斑、丘疹、苔藓化异位皮炎、色素沉着;皮下结节多见于胸、臂、膝、肘、头部,可多种皮损同时出现,一种皮损可演变成另一种的皮损。瘙痒是感染的一个首要症状。

（三）皮下结节

主要由成虫引起,通常在结节中可发现成虫。纤维性结节呈囊性,质地较硬,生长缓慢,固定、不痛不痒、无压痛。初发生时,于皮下可扪及一小结节,3 ~ 4 年可发展达到一定的大小(直径约 0.5 ~ 6.0cm),明显地高出皮肤,易于察觉。纤维性结节不与周围组织粘连,不化脓,可自由活动。根据叮咬次数及感染性幼虫侵入人体的数目不同,个体发生纤维性结节数目也不一致,有的只有一个或同时有大小不等的多个结节。西非患者可发生 1 ~ 20 个结节,在东非一些地区约为 30 或更多,甚至可达百个以上。中、南美洲通常只发生少数几个。有些地区的患者有大面积皮肤病变但结节数目极少或无。结节在人体分布上也不一致:非洲多见于下肢、膝关节周围、臀部、躯干、背部、肘部、肋间、腋窝等部。南美洲各流行区则多发生于肩部、头颈后部,结瘤内成虫有的可以钙化。西非南部林区常可见有巨型腹股沟悬囊体征,内盛有硬化腹股沟或股部淋巴结,外被以淋巴结水肿皮肤,外形特异,酷似悬吊样皮囊,该部皮肤可检出微丝蚴,并常伴有腹股沟疝。甚至象皮肿亦常可见到。

皮肤病变在结节出现前、后均可发生,但以结节发生后出现皮肤损害者较多。非洲患者多为不规则的大面积皮肤瘙痒或痒疹,尤以躯干、臀部及大腿部为多。皮肤变厚,有时呈水肿状,比周围皮肤色泽暗,局部瘙痒难忍,常致失眠,瘙痒后可致继发性感染。重症患者面部及耳部皮肤干燥、紧张、肥厚,并可发展为不规则肿胀、弹性消失,皮肤色泽减退和苔藓化。皮肤增厚显有较深皮皱,有时形似象皮(Rodger 1962),但较班氏和马来丝虫病所致象皮肿为轻。拉丁美洲患者皮肤改变略同,但发病部位及皮肤中微丝蚴的分布多在头、颈、上臂及躯干。颈、面、眼睑部常发生坚实性水肿,伴有淋巴细胞浸润。水肿部皮肤较硬、光泽、有时出现荨麻疹。

（四）淋巴结无痛性肿大

常见于腋下和胸部,坚实而不痛,内含微丝蚴。纤维化的淋巴结可导致腹股沟疝、阴囊鞘膜积液、外生殖器象皮肿。

（五）侏儒症

在乌干达发现由微丝蚴直接或间接损坏垂体所致的侏儒症。

（六）其他脏器

微丝蚴也可感染泌尿生殖道、肺以及肝、脾等器官。微丝蚴在周围血液中常引起嗜酸性粒细胞增多。

五、辅助检查

（一）皮肤检查

皮下结节查出微丝蚴可确诊。皮肤活检，微丝蚴检出率较高，方法简单易行。患者无结节时，可用皮肤表皮活检法检出微丝蚴。在皮下结节附近，以皮肤活检夹夹取适量皮肤，深浅以不出血为度。或用针尖插入皮肤，将皮肤挑起后用刀切取直径 2～3mm 的薄皮片。在玻片上加 1 滴生理盐水，然后将皮片置生理盐水中用针尖将其撕开，静置 15～30 分钟后，加盖玻片压平后在显微镜下检查微丝蚴。切皮片时，越薄越好，以不出血为准。尚可将切下薄皮片浸于 37℃盐水中 15 分钟，离心沉淀后，用吸管吸出底层沉渣镜检。也有人用薄膜过滤法检查盘尾微丝蚴。

（二）眼部检查

用裂隙灯直接观察眼前房中的微丝蚴，角膜往往发现血管翳或表面点状混浊等。可采用结膜活检，局部麻醉后在球结膜用眼科小剪取一小片活检，常可查到微丝蚴。结膜活检法比皮肤活检法检出率为高。可用裂隙灯检查。

（三）划痕法检查

也可采用。用刀片刮破表皮数道，待流出血液或淋巴液时涂片、染色、镜检。但不及皮肤活检法为优。穿刺皮下结瘤，在抽出液内找出微丝蚴（死的或活的）即可确诊。但如刺伤成虫可引起强烈变应性反应。如结瘤内只有雄虫或死雌虫，微丝蚴则不能查到。

（四）血、尿、痰检查

有时可检出盘尾微丝蚴，尤以服乙胺嗪后易于检出。血中嗜酸性粒细胞增多，平均约 35%，但不能作为诊断依据。

（五）免疫诊断

用放射免疫和酶联免疫吸附试验测定特异性抗体对诊断有一定的帮助。也有人试用魏氏丝虫成虫切片进行间接荧光抗体试验诊断本病，阳性率较高。

六、诊 断

本病可以根据流行病学史、临床症状、辅助检查进行确诊。本病多发于非洲、南美；如到过该地，出现角膜炎、不对称性瘙痒、急性皮疹和肢体肿胀时应考虑盘尾丝虫病。在角膜及房水中发现微丝蚴有确诊作用，在皮肤标本中发现微丝蚴也可获得确定诊断。免疫学检查具有一定的辅助诊断意义。

七、治　　疗

(一) 病原治疗

1. 伊维菌素　具杀微丝蚴而不杀死成虫的作用,是一种治疗盘尾丝虫病安全有效的首选药物,其轻微副作用主要为瘙痒、皮疹和骨骼肌疼痛。5岁以下、孕妇、哺乳期以内(3个月)妇女、体重低于15kg以及其他严重疾病或急性期患者禁用。剂量为:150μg/kg,单剂口服,需重复治疗,每年1~2次。

2. 苏拉明　有杀微丝蚴和成虫的作用,但毒性大,除少数病例外,不能作为常规用。初次剂量为0.5g,以后剂量可用1.0g,以10ml蒸馏水溶化后,每周静脉注射1次,6次为1疗程。注射后可出现头痛、发热、肌肉和关节疼痛、腹部疼痛、恶心等不良反应。痒疹和自觉的眼部反应均属于变应性反应,可用抗组织胺药物或可的松控制。如出现严重的不良反应及水肿,或服药期间常规尿检中发现有蛋白或管型等,应立即停药。肾脏病患者禁忌使用。用药需住院观察治疗。

3. 乙胺嗪　作为伊维菌素的替代药物。对微丝蚴效果好,对成虫无效。首日口服剂量为25mg,每隔2天增加25mg,共11天;以后每日服用200mg至21天,总疗程为3周。同时配合倍他米松口服:1~10天每日1mg,分2次服用;11~15天每日0.5mg,分2次服用。该药有致盲毒副作用,不能作为常规应用,需住院观察治疗。有些患者服乙胺嗪后,可引起严重的皮肤刺激症状及水肿、发热、头痛、无力等,尤以出现眼部急性炎症,如眼部灼热感、红肿等,加重眼部损害,并可损及视力。重症患者服用本品,即使口服较小剂量(100mg),亦可在1~12小时内发生严重不良反应,如发热、呼吸促迫、心动过速、血压降低等。此外尚有死亡病例的报告。故在乙胺嗪治疗时,应慎重使用。乙胺嗪与苏拉明合并疗法,两药剂量可酌予稍减。

4. 强力霉素　可杀死微丝蚴体内的共生菌。

(二) 手术治疗

简单外科手术切除结节,不但对现有眼部损害有良好作用,还可减少和防止将来发生皮肤病变及其他眼并发症。全部切除结节存在一定困难,但应尽量将较大的结节予以切除。切除结节后,并不能立即使血中微丝蚴全部消灭,因在人体其他组织中,还有成虫存在的可能。

八、预　　后

无眼病变的一般患者,预后较好。如眼损害及有较多并发症时,可影响视力,并可失明。

第三节　罗阿丝虫病

罗阿丝虫病(loaiasis)是罗阿丝虫寄生于人体皮下组织所致的一种寄生虫病,亦称游走性肿胀和结膜肉芽肿块或卡拉巴肿块(Calabar swelling)。本病流行局限在非洲西部。表现为暂时性皮下肿胀和眼部损害为特征,故又称非洲眼虫病(Eye-worm disease of Africa)或称眼丝虫病。由斑虻属类吸血昆虫作为传播媒介。本病在非洲发现很早,1589 年,Pigafetta 即曾记述在刚果河流域曾见过此种丝虫。1770 年 Mongin 在患者眼内摘出罗阿丝虫。1777 年 Guyot 在安哥拉首先描述此虫,1891 年 Manson 在人体血液检查出罗阿微丝蚴,后在 1895 年指出斑虻为其中间宿主。1904 年 Looss 对罗阿丝虫的形态和生活史进行了细致的观察。

我国虽无该病流行,但从非洲回国的援外人员中有本病发生。如浙江在援助赤道几内亚的回国 182 人员中检查,其中末梢血内 13 人找到罗阿丝虫微丝蚴,平均微丝蚴密度 265.4 条/60μl 血,最高达 1632 条/60μl 血,并在 3 名患者皮下发现罗阿丝虫。广州和上海在援外人员中也发现本病患者 15 例,在非洲留学的学生中也发现了感染罗阿丝虫的病例。随着市场经济发展,我国赴非洲劳务输出和旅游人员剧增,对此病应引起重视。

一、病 原 学

罗阿丝虫成虫呈白色扭曲索状,头端略细,口周围具 1 对侧乳突和 2 对亚中线乳突,均小而无蒂;雄虫大小为(30 ~34)mm×(0.35 ~0.43)mm,尾端向腹面弯曲具狭长尾翼,2 根大小和形状各异的交合刺。雌虫大小为(50 ~ 70)mm×0.5mm;阴门开口于颈部,距前端约 2.5mm。罗阿丝虫微丝蚴具有鞘,为(250 ~300)μm×(6 ~8.5)μm,其尾部逐渐尖细,尾核排列成行,沿至尾端。电镜显示:微丝蚴头隙里有 1 对头感器,每个头感器的基部有 9 根纤毛,1 个头感器开口于微丝蚴前端,仅 1 根纤毛伸至开口处,另一个头感器在到达顶端前,倾斜而开口于头端的小钩下,有 3 根纤毛伸到开口处;微丝蚴尾部还有一对尾感器,每个具有 1 根纤毛。罗阿丝虫感染期幼虫在斑虻体内的大小为 2mm×(26 ~32)nm,尾端有 1 个显著的背端乳突和 1 对腹侧乳突,均圆形、柔质、具狭腔,顶端有小孔。另有 1 对较长而圆筒形的亚端乳突。

罗阿丝虫成虫寄生于人体皮下组织,可在皮下及深部结缔组织自由移动,亦可到达眼部,偶可侵入内脏。雌虫在移行过程中间歇性地产出微丝蚴(Fain 等,1974)。微丝蚴达到血液后,可被中间宿主斑虻(Chrysops)在白天吸血时吸入,微丝蚴在斑虻的中肠脱鞘,进入斑虻体内,在胸肌内约需 10 天发育成为感染期幼虫,移行至斑虻口器,在该处可维持感染能力 1 周,当斑虻再吸人血时感染期幼虫进入人体在皮下组织约经 1 年发育为成虫,亦有感染后经 9 年和 16 年潜伏期才出现临床症状的报道。成虫寿命长达 15 年以上。常寄生于人体背部、胸部、腋下、腹股沟、阴茎、头皮及眼部等处的皮下组织,可周期性地在眼结膜下爬动。雌虫在移行过程中间歇性地产出微丝蚴,并呈昼现周期性的出现在外周血液中,亦可出现于尿、痰甚至脑脊液中。雌雄成虫均能在人体结缔组织中查见,亦可出现在淋巴结内。

多种灵长类可作为本虫实验感染的终宿主。猴类自然感染的罗阿丝虫成虫比寄生人体者大。

二、流行病学

本病主要流行于西非、中非多雨森林及其边缘地带,北纬 10°与南纬 5°之间,自几内亚湾至中非大湖狭长地区,均有本病分布。在这些地区里分布很不规则,有明显地方疫源性。重度感染地区以喀麦隆、尼日利亚、扎伊尔、安哥拉、刚果、赞比亚、乌干达、苏丹等国较为多见。发病率约占总人口的3% ~35%。在非洲西部,赤道几内亚共和国估计有200万~300万患者,故非洲被称为"眼虫"。

血液中查见罗阿丝虫微丝蚴的人是本病的传染源。成虫在人体存活时间长,故微丝蚴可长期在血中查出。本病的传播媒介是斑虻属昆虫,主要为分斑虻和静斑虻,俗称马蝇或红蝇。有人报告非洲曼蚊也可能为重要传播媒介。雌斑虻在白天叮人吸血,故主要由雌斑虻传播本病。斑虻喜在上覆稠密林荫的缓流溪水或滞静池塘中孳生,尤以水底多沙、水面覆盖泥浆及腐殖植物等的坑塘中,更为适宜。雌斑虻多在树荫下叮咬人,不但在裸露皮肤上叮咬,它还可透过较松的编织衣服咬人。斑虻系日间吸血,在夜间或直接日光下不叮人,故人被感染多在白天。成年人感染较儿童为多。在高度流行区内,整个成年人中可能都被感染过。由于职业的不同,显示男性感染高于女性。人对罗阿丝虫普遍易感,但流行区的居民存在不同程度的获得性免疫力。

三、发 病 机 制

罗阿丝虫成虫寄居于皮下组织,常在皮下浅层组织间活动,或在人体其他各部如背部、腋窝、腹股沟、阴茎、头皮、眼睑、眼前房及球结膜等处前后游走移行,因此可发生一系列症状。在皮下组织内移行时,最快可达1.0cm/min。在移行过程中,可引起皮下组织炎症和暂时性肿胀,但也可不引起明显的组织反应。肿胀部主要为组织水肿,有时可发现成虫,成虫很少被包绕。肿胀持续较久时,结缔组织及血管周围组织可见有淋巴细胞浸润。暂时性肿胀的发生,可认为由于成虫移行释放代谢产物而引起局部过敏反应所致。局部外伤时尤为显著。外周血液可见有嗜酸性粒细胞增多,高达50% ~70%,但在各个不同时期的病程中,可能有很大的差别。成虫常移行于眼睑或结膜下,但不侵入眼球。在腹股沟疝及腹部手术中,在精索附近组织或肌肉筋膜中常可发现成虫。在精索附近成虫可能引起淋巴管炎和鞘膜积液。成虫还可见于肾脏、膀胱、心脏、脾脏等脏器中。成虫具有向热性,在气候炎热或局部热敷、烘烤时,出现于皮下或结膜下则更为频繁。成虫死亡可引起强烈的反应,导致局部纤维化或脓肿形成。血液中的微丝蚴一般不产生明显临床症状,在脾脏中可引起肉芽肿。在本病过程中尚可见有肾小球损害。死亡微丝蚴可使毛细血管阻塞而导致脑膜脑炎,脑脊液中有时可找到微丝蚴。患者发病呈慢性过程,虽然成虫长期寄生于体内,但微丝蚴血症可逐渐轻微或渐不明显。

四、临 床 表 现

罗阿丝虫的主要致病阶段是成虫。多数罗阿丝虫病病人除血中嗜酸性粒细胞增高外,并无其他临床症状。其致病作用是由成虫移行于皮下结缔组织在短暂停留处组织受到虫体代谢产物刺激而引起局部产生剧烈炎症反应。常出现的主要临床症状为反复发作的皮肤肿胀,称为"卡拉巴肿"(Calabar swelling),并表现为肿块剧痛伴有瘙痒感。肿块多见于腕部和踝部,初时呈红色,直径2~3cm,渐扩大至10~20cm,持续数日至数周,虫体离去肿块消失。成虫亦可侵入其他脏器,当侵犯眼球前房时,常从结膜下移行,引起严重的结膜炎。侵犯心脏时可引起心包炎、心肌炎、心内膜炎。此外,尚可引起脑病,末梢神经炎和关节炎等。也曾在尿、痰以及脑脊液中发现微丝蚴。

（一）暂时性肿胀或爬行肿（卡拉巴肿）

暂时性肿胀或爬行肿是罗阿丝虫病主要临床表现。全身各部均可发生，多见于人体常易受外伤的暴露部位，如前臂、手部、下肢等处。早于感染后3个月即可发现，但多数在1年后，或需更长时间才开始出现，并可间歇发生，间歇期长短不定。每次出现数目常为1个，但也可在2～3个部位同时发生。此种肿胀可突然发病，或在发病前1～2个小时感到局部强烈疼痛和瘙痒，之后在1小时内即可出现肿胀，迅速扩散，可达鸡蛋样或鹅蛋样大小，长径可达5～10cm。肿胀持续数小时或3～5天，始渐消退，但也有时可持续一至数星期者。局部较硬者有弹性，压迫无指压痕迹。有时红肿类似丹毒，可在原发部位，也可迁延至其他部位。在疏松皮下组织如眼睑、结膜、乳房、舌系带、阴茎包皮或阴囊等部，成虫活动最为常见，故上述部位皮下或黏膜下常能见到或扪到成虫，并可迅速移动，潜游窜入深部组织中。大关节如膝、踝、腕等发生肿胀较为严重，局部有紧张和疼痛感。有些地区，部分患者可发生暂时弥漫性浮肿，累及肢体一部分或全部，可持续数日，半月或更长时间，尤以手部、腕部、前臂等处较为多见，此种浮肿多系自发，也可与暂时性肿胀同时出现。

（二）眼部症状

眼睑部皮肤可见短暂性或转移性肿胀，有时可在附近皮下组织中扪触到游动性索条样虫体，并不常伴有全身反应。当成虫通过球结膜时，常在眼球的下半部出现，局部可引起充血、水肿、畏光、流泪、疼痛等不同程度的结膜炎症状。眼部刺激症状很重，有瘙痒感和异物感。持续数日，可完全自行消退。此时如用冷敷，可迫使成虫迅速离开局部，转移至其他部位，症状即可减轻。成虫可由一眼沿鼻根皮下移行至另一眼，有时移行很快，约15～20秒或5～10分钟即可通过球结膜，有时移行也很缓慢，约2～3小时方能越过。

（三）皮肤症状

大部分病人具有不同程度皮炎症状，有瘙痒感和蚁走感。严重瘙痒症的患者，可因搔破皮肤引起继发感染。患有全身剧烈瘙痒者，可引起失眠或神经障碍及精神失常。下肢、臀部皮肤可发生疥疮样皮肤损害，局部皮肤粗糙且有丘疹。有不少病人可觉到成虫在皮下爬行感。成虫移行时，全身可发生荨麻疹或局部皮肤浮肿。有时在触诊中可扪到蠕动的索条样虫体。服用乙胺嗪后，成虫可迅速游移于皮下，甚至暂不移动，如及时摘出，成虫尚不至死亡。

五、辅助检查

（一）病原检查

1. 日间采用厚血片或浓集法可检出罗阿微丝蚴，感染较轻或早期患者血中微丝蚴条数很少，普通血检法不易检出，甚至用浓集法也很难找到。一天内每小时的微丝蚴数目波动也很大。
2. 从暂时性肿胀的皮下抽出液检查微丝蚴。
3. 从患者活检的眼部或皮下包块组织中可查见成虫。

（二）血常规检查

白细胞计数，特别要注意嗜酸性粒细胞有无增多（30%～70%）。假如患者已发现暂时性肿胀，但在血液中查不到微丝蚴，而嗜酸性粒细胞有明显增多时，即可依定此项确定诊断。

（三）免疫检查

间接荧光抗体试验法具辅助诊断意义。

六、诊　　断

凡有在流行区生活居住史或最近到过非洲或南美罗阿丝虫病疫区、皮肤游走性肿块伴有皮肤瘙痒等症状、嗜酸性粒细胞增多者应怀疑本病。有暂时性肿胀，扪触到皮下成虫，一般成虫在皮下出现比血中微丝蚴要早数月或一年以上，或检查成虫死亡后形成的小结节要考虑此病。在血中发现微丝蚴，或眼结膜下、皮肤肿块活检组织中找到成虫，在球结膜下或在眼睑附近皮下组织出现成虫即可确诊。

七、治　　疗

（一）病原治疗

乙胺嗪对微丝蚴有效，但对成虫作用不明显。虽有人认为成虫对乙胺嗪有抗药性，但乙胺嗪治疗本病仍具有较高的应用价值。剂量：成人 2mg/kg，1 天 3 次，连服 10 天或 14 天，也可用较小剂量，0.7mg/kg，3 次/d，连服 10 天。疗程完毕后，间隔 1 至 2 周后可再用 2mg/kg 体重的剂量重复治疗 1～2 个疗程。也可采用小剂量开始，而后增量的方法，如第 1d 可给 0.1g，1 天 3 次，第 2～6 天增量为 0.2g，1 天 3 次。服药同时可并用小剂量抗组织胺药物。儿童按体重给药。治疗后数日内血液微丝蚴可消失。治疗时可发生较显著的变应性反应，常有头痛、恶心、关节酸痛，甚或可出现暂时性肿胀、皮肤瘙痒、浮肿、荨麻疹等。可用抗组织胺药物或氢化可的松等，以减轻不良反应，必要时应立即停药。1977 年国内曾试用乙胺嗪大剂量疗法：6g，10 天疗法，即使疗效较好，但有少数病例可发生肝脏肿大及肝区疼痛。有的接受大剂量治疗 2 个疗程后，仍可出现少数微丝蚴，成虫似未能全部杀死。国外采用乙胺嗪用量可达到 450mg 总量，7 天为一疗程，首次 15mg，日 3 次，每 8 小时增加 1 倍剂量。为避免药物引起的严重并发症发生，可每天服用地塞米松 15mg。伊维菌素和甲苯达唑均可清除血中微丝蚴。

外周血液中微丝蚴密度高的情况下使用乙胺嗪杀死大量微丝蚴，可能阻塞大脑毛细血管，可出现脑膜脑炎综合征，严重者可引起死亡。

（二）外科手术

手术摘出成虫，此法简易可行，效果确实可靠。成虫移行通过球结膜或穿过鼻梁时是施行手术的良好时机。在手术中撕裂成虫或不完全摘出，均可导致强烈的局部反应，如局部皮下浮肿，极度疼痛，并有时可引起严重的继发性感染。

第四节　欧氏丝虫病

欧氏丝虫病（filariasis ozzardi）系由欧氏丝虫成虫寄生于人体腔内、脏器脂肪和肠系膜所致的寄生虫病。雌虫长 65～81mm，宽 0.21～0.25mm，雄虫尚无描述。微丝蚴呈非周期性或呈隐形周期性地出现于周围血液中,(185～200)μm×5μm,无鞘膜,尾端尖细,无尾核。中间宿主为库蠓或蚋。本病流行于南美洲,成虫不产生重要病变,微丝蚴亦不致病。鞘膜积液和淋巴结肿大偶见于本病。诊断有赖于周围血液中找到微丝蚴。乙胺嗪每次 6mg/kg 剂量,每日 3 次,疗程 10 天,对消除微丝蚴和控制症状有效;伊维菌素对微丝蚴有效。预防原则同其他丝虫病。

第五节 常现丝虫病

常现丝虫病(dipetalonemiasis perstans)系由常现丝虫成虫寄生于腹腔、胸腔、心包、肠系膜或腹膜后组织引起的疾病。成虫呈乳白色线状,雌雄虫长分别为 70～80mm 和 45mm,宽分别为 0.12mm 和 0.06mm。微丝蚴长宽为 200μm×4.5μm,非周期性的进入周围血液。本病通过库蠓叮咬传播,流行于南美和非洲,某些地区感染率在 90% 以上。常现丝虫致病力不强,患者可患有头晕、肢体痛、周期性瘙痒、胸腹痛、肝脾大、发热、荨麻疹、下肢和阴囊浮肿、嗜酸性粒细胞增多等临床表现。个别病人可出现严重或致死性心包炎。诊断依靠血液内找到微丝蚴,后者无鞘膜,尾直,尾核伸至尾端,常呈双行。乙胺嗪和伊维菌素对常现丝虫成虫和微丝蚴作用不够满意,一般采用甲苯达唑或甲苯达唑和左旋咪唑联合疗法,两者每日剂量分别为 200～400mg 和 200～300mg,分次服用,疗程 10～14 天。预防措施与其他丝虫病相似。

第六节 链尾丝虫病

链尾丝虫病(dipetalonemiasis streptocerca)系由链尾丝虫成虫和微丝蚴寄生于躯干皮肤所致的疾病,流行于西非和刚果盆地,借库蠓传播。链尾微丝蚴在皮肤中数量远较盘尾微丝蚴为少,其活动缓慢,无鞘,长宽为(180～240)μm×3μm,尾端钝圆卷曲如伞柄,尾核 9～12 个,排成一纵列,伸至尾端。临床表现为与盘尾丝虫相似的瘙痒性皮疹,诊断依赖皮肤活检寻找成虫和微丝蚴。链尾丝虫成虫和微丝蚴对乙胺嗪甚敏感,每日 200mg,疗程 2～3 周即可获得治疗效果。

(段绩辉 吴学杰 邓维成)

第二十四章 旋 毛 虫 病

旋毛虫病(trichinellosis)是由旋毛形线虫(简称旋毛虫)引起的一种食源性人兽共患寄生虫病。人体感染主要因生食或半生食含有旋毛虫幼虫囊包的猪肉或其他动物肉类所致。Peacock(1828)在常规尸检时,首次在人肌肉内发现该虫。1835 年,Owen 描述了该虫的形态,并命名为旋毛虫(*Trichina spiralis*)。1895 年,Railliet 将旋毛虫的属名从 *Trichina* 改为 *Trichinella*。目前在全世界 198 个国家(或地区)中 66 个有旋毛虫病分布。据国际旋毛虫病委员会(International Commission on Trichinellosis,ICT)报告,2004 ~ 2005 年全世界发生了 147 次人体旋毛虫病暴发,发病 5690 例,死亡 5 例;另据 Murrell 等根据世界上 44 个国家的 261 篇文献报道,1986 ~ 2009 年报告 65 818 例病人,死亡 42 例。

Manson 于 1881 年首次在厦门猪肉中发现此虫,西藏地区于 1964 年首次报告我国人体病例。至 2009 年底,我国 12 个省市区已发生 571 次本病暴发,发病 25 227 例,死亡 251 人,而 3500 多例散发病人则见于 17 个省市区;动物旋毛虫病分布于我国除海南省以外的所有省市区。近年来在我国周边国家如韩国、泰国、老挝、越南等国也已发生了多次人体旋毛虫病暴发。本病在临床上主要表现为胃肠道症状、发热、眼睑水肿、皮疹、肌肉疼痛等,重症患者可因并发症而死亡。

一、病 原 学

近年来,根据生物学、遗传学、生物化学和分子生物学的研究,已将旋毛虫属分为 9 个种:旋毛虫(T1)、乡土旋毛虫(T2)、布氏旋毛虫(T3)、伪旋毛虫(T4)、穆氏旋毛虫米氏旋毛虫(T5)、纳氏旋毛虫(T7)、巴布亚旋毛虫(T10)、津巴布韦旋毛虫(T11)及巴塔哥尼亚旋毛虫(T12),以及 3 个分类地位尚未确定的基因型。上述 9 种旋毛虫的形态、生活史及致病机制相似,但伪旋毛虫、巴布亚旋毛虫及津巴布韦旋毛虫的幼虫在肌肉内不形成囊包。以前认为我国只有 1 种旋毛虫,即 T1。La Rosa 等(1992)对我国 5 个猪源旋毛虫分离株进行等位基因酶分析后发现均为 T1(T spiralis)。随后国内外学者通过多种生物学与分子生物学方法研究发现,目前我国大陆至少存在有 2 种旋毛虫,即猪体内的 T1 及哈尔滨和长春犬体内的 T2。2008 年 7 月在台湾省发生了一起因食生龟肉而引起的旋毛虫病暴发,8 人发病,病原体可能是 T10 或 T11。旋毛虫(T1)分布广泛,是引起人体旋毛虫病的主要病原体,多数死亡病例由其所致。

旋毛虫成虫体形微小线状，乳白色，表皮光滑，两性成虫的生殖器官均为单管型；雄虫大小为(1.0～1.8)mm×(0.03～0.05)mm，末端有2片叶状交配附器，无交合刺；雌虫为(2.5～3.5)mm×0.05mm，子宫较长，中段含虫卵，后段和近阴道处则充满幼虫，幼虫自阴门产出，阴门位于虫体前1/5处。刚产出的幼虫称为新生幼虫(newborn larvae)，大小约为124μm×6μm。在横纹肌内发育成熟的幼虫称为肌肉期幼虫(muscle larvae)，简称肌幼虫，也称感染期幼虫或成囊期幼虫，大小为1.0mm×0.03mm。成熟幼虫卷曲于横纹肌内梭形囊包中。囊包大小为(0.25～0.5)mm×(0.21～0.42)mm，其长轴与横纹肌纤维平行。一个囊包内通常含有1～2条幼虫。囊包壁由成肌细胞退变以及结缔组织增生形成。幼虫的咽管结构与成虫相似。

旋毛虫成虫寄生于宿主小肠，主要在十二指肠和空肠上段肠壁，幼虫则寄生于同一宿主的横纹肌细胞内，因此，被旋毛虫寄生的宿主既是终宿主，也是中间宿主。旋毛虫在完成生活史不需要在外界发育，但必须转换宿主才能继续下一代生活史。人、猪、犬、猫、鼠、野猪、熊等多种野生动物和马等食草动物均可作为该虫的宿主。

宿主因食入含活幼虫囊包的肉类及肉制品而感染。囊包在消化酶的作用下，幼虫自囊包内逸出，并钻入十二指肠及空肠上段的肠黏膜中发育，24小时后返回肠腔；在感染30～40小时内，经4次蜕皮发育为成虫。少数虫体可侵入腹腔或肠系膜淋巴结处寄生。雌雄虫交配，多数雄虫交配后死亡。雌虫以前端钻入肠黏膜内继续发育，约在感染后5天开始产幼虫。每条雌虫一生可产幼虫1500～2000条，产幼虫期可持续4～16周或更长。雌虫寿命一般为1～2个月，少数达3～4个月。

产于肠黏膜内的新生幼虫，侵入局部淋巴管或小静脉，随淋巴和血循环到达全身各处，但只有到达横纹肌内的虫体才能进一步发育。因幼虫的机械性刺激及其代谢产物的化学性刺激，使肌细胞受损，出现炎症细胞浸润，纤维组织增生。受累的肌细胞出现结构和功能的明显改变，转变为营养细胞(保育细胞)，为幼虫提供营养物质并保护幼虫免遭宿主免疫攻击。营养细胞被一层源于宿主的胶原覆盖，胶原囊周围由毛细血管网包裹，至此形成了营养细胞-感染性第1期幼虫复合体，即旋毛虫幼虫囊包。感染后26天，幼虫周围形成囊包。幼虫最后定居于横纹肌，以膈肌、咀嚼肌、舌肌、肋间肌、肱二头肌和腓肠肌等多见，可能是因为这些肌肉活动频繁，血液供应丰富，侵入的幼虫数量较多，以及肌糖原含量较低，有利于囊包形成之故。成熟囊包具有感染性，被新宿主吞食后，又可重复其生活史。囊包幼虫若无机会进入新宿主，多在感染半年后囊包两端开始钙化，幼虫则逐渐丧失感染能力并随之死亡，最后整个囊包钙化，但有时钙化囊包内幼虫可继续存活数年。在人体内幼虫最长可存活31年，在其他哺乳动物体内幼虫则可生存到动物死亡。

二、流 行 病 学

旋毛虫病呈世界性分布，曾在欧洲及北美国家严重流行，通过严格的猪肉检疫发病率已明显下降。目前，旋毛虫病在俄罗斯及东欧国家、墨西哥、智利、阿根廷及泰国等国仍严重流行，法国、意大利、美国和加拿大发生了多起因食用马、熊、海象、美洲狮肉引起本病暴发，现已将其列入再度肆虐的疾病(re-emerging disease)。我国云南、西藏、四川、广西、湖北、河南、山西、北京、辽宁、吉林、黑龙江等地先后发生数百起旋毛虫病暴发，估计目前我国感染人数约 4000 万。

本病为动物源性疾病,已知猪、野猪、犬、鼠等 150 多种动物自然感染旋毛虫,这些动物互相残杀吞食或摄食尸肉而互相传播。猪的感染主要是由于吞食含有旋毛虫幼虫的肉屑(泔水或垃圾)、鼠类或污染的食料。马、牛、羊等食草动物的感染是因食入掺入含旋毛虫的肉屑、泔水或被腐烂动物尸体污染的青草所致。我国除海南外,其他省、区、市均有动物感染旋毛虫的报道,以西南、中原及东北地区猪的旋毛虫感染率较高,河南个别乡镇猪的感染率曾达 50.4%。人体感染主要是因生食或半生食含幼虫囊包的猪肉及肉制品引起,猪是人体旋毛虫病的主要传染源。近年来随着居民饮食习惯的改变,已发生多起因食羊肉、马肉、犬肉及野猪肉等引起的本病暴发,在北美和欧洲野生动物肉类和马肉已成为当地的主要传染源。

旋毛虫病的流行具有地方性、群体性、食源性等特点。1964~2009 年,我国 12 个省(区、市)发生 577 起本病暴发,发病 25 125 例,死亡 251 人,而 3500 多例散发病例则见于 17 个省(区、市)。西南地区(云南、西藏、广西、四川)、中原地区(湖北、河南)和东北三省为主要流行区。云南少数民族地区有吃生皮、生肉或剁生的习惯。据 2001~2004 年全国人体重要寄生虫病调查,10 个省(区、市)的人群旋毛虫血清抗体阳性率为 3.31%,云南最高(8.26%)。北方地区居民多吃"涮猪肉"、"涮羊肉"、爆炒猪肉片或未煮熟的肉馅饺子所致;散发病例多因家庭生熟刀砧不分、尝饺子馅等所致。

三、致 病 机 制

旋毛虫的主要致病阶段为幼虫,致病作用与很多因素有关,如食入囊包的数量、幼虫的发育阶段及其活力、幼虫侵犯的部位及宿主种类及功能状态等,尤以前二个因素更为重要。旋毛虫引起临床表现的最低感染剂量约为 70~150 条幼虫。旋毛虫的致病过程可分为连续的 3 个时期。

(一) 侵入期(invasion or penetration stage)

指脱囊幼虫与雌成虫侵入肠黏膜的过程(约 1 周)。由于脱囊幼虫和雌成虫侵入肠黏膜,尤其是雌成虫以肠绒毛为食,加之虫体的排泄-分泌(excretory-secretory,ES)产物及产出大量幼虫的刺激,引起十二指肠和空肠广泛炎症。病变局部充血、水肿、灶性出血,甚至出现表浅溃疡,但病变一般比较轻微。

(二) 幼虫移行期(larval migration stage)

指新生幼虫随淋巴、血液循环到达宿主各器官及侵入骨骼肌内发育为幼虫囊包的过程(约 2~3 周)。雌虫产出的新生幼虫从肠黏膜侵入血循环中移行,并穿破各脏器的毛细血管,其毒性代谢产物引起全身中毒症状及过敏反应,从而导致全身性血管炎和肌炎。幼虫侵入肌肉时,使肌纤维遭到严重破坏,表现为肌纤维肿胀、排列紊乱、横纹消失、呈网状结构,间质有轻度水肿和不同程度的炎性细胞浸润,包括嗜酸粒性细胞、中性粒细胞、淋巴细胞及巨噬细胞。幼虫侵入其他脏器时导致小动脉和毛细血管损伤,亦可引起急性炎症与间质水肿,如心肌炎、肺炎、脑炎等。心肌中偶可查到幼虫,但从未见其形成囊包。心肌可有不同程度的损害,主要是心肌、心内膜的充血、水肿,间质性炎症甚至心肌坏死,可伴有嗜酸性粒细胞和单核细胞的浸润及肉芽肿形成。心包腔可有较多的积液。心肌炎并发心力衰竭是本病患者死亡的主要原因。在重度感染者,幼虫可侵入中枢神经系统引起非化脓性脑膜脑炎和颅内压增高,大脑皮层下可见肉芽肿样结节,脑脊液中偶可查到幼虫。幼虫移行损害肺毛细血管时可导致灶性出血或广泛性肺出血、肺水肿、支气管肺炎、胸膜炎甚至胸腔积液。旋毛虫实验感染动物结果表明,膈肌是感染幼虫最重的肌肉,尸检发现每克膈肌含幼虫达 2095 条。肝、脾、肾等脏器有时可出现病变,出现肝脾肿大等。

幼虫最后定居于横纹肌,被侵犯的肌肉以膈肌、咀嚼肌、舌肌、肋间肌、肱二头肌和腓肠肌等为多见,这可能是因为这些肌肉活动频繁,血液供应丰富,侵入的幼虫数量较多以及肌糖原含量较低,有利于囊包的形成之故。横纹肌的主要病理变化依次有:①肌纤维变性和肌浆溶解;②幼虫逐渐死亡后引起肉芽肿反应;③囊包形成;④囊包从两端开始钙化,继而波及整个囊包。

(三) 成囊期(encapsulation stage)

指受损肌细胞修复过程(约 4 ~ 16 周),当肠道内的成虫停止产幼虫且肌肉内的幼虫发育为幼虫囊包后开始进入成囊期。随着虫龄的增长,虫体卷曲,幼虫定居的肌细胞逐渐膨大呈梭形,形成一梭形肌腔包围虫体。外周的炎性细胞浸润逐渐减退,肌膜周围直接相连的纤维结缔组织增生,最后在囊包外表形成一层很薄的囊壁外层。

四、临 床 表 现

旋毛虫病的潜伏期一般为 5 ~ 15 天,平均 10 天左右,但也有短为数小时,长达 46 天者。美国 CDC 报告的具有明确进食含有旋毛虫肉类日期与首发症状的 24 例患者,其平均潜伏期是 13 天(1 ~ 50 天)。一般是潜伏期越短,病情越重。本病的临床表现多种多样,轻者可无明显症状,症状不典型者常可导致误诊,重者可在发病后 3 ~ 7 周内死亡。临床表现可与致病过程相应地分为 3 期。

(一) 肠道期

由于虫体侵犯肠黏膜而引起肠道炎症反应。发病第 1 周内患者可出现恶心、呕吐、腹痛、腹泻或便秘等症状。呕吐可在摄食后 2 小时内突然出现并可持续 4 ~ 5 周。腹泻和腹痛是本期最常见的症状,严重患者腹泻每天可达 10 ~ 15 次,腹泻便中常含有黏液但无脓血。除严重感染者外,本期症状一般较轻微,常被患者忽视。患者在此期还可同时伴有乏力、畏寒及低热等全身症状。患者在此期的死亡罕见,极个别患者死于此期是因广泛性肠炎和严重腹泻所致。

(二) 急性期

也称为肌肉期或肠外期。急性期的典型表现为持续性高热、眼睑或(和)面部水肿、过敏性皮疹及全身性肌肉酸痛等。患者一般在发病后第 2 周出现持续性高热、体温常在 38 ~ 40℃之间,热型以弛张热为主,也可呈稽留热、不规则热或低热,一般持续 2 ~ 4 周,重者可达 6 周,以后热度逐渐下降。在发热的同时多数患者出现眼睑、眼眶周围及面部水肿,重者可伴有下肢甚至全身水肿。据对 2160 例旋毛虫患者的分析,眼眶周围水肿的发生率为 17% ~ 100%,平均为 50%。眼眶周围及面部水肿常在感染后 1 周内出现并可持续 1 周,消失后罕见复发。因面部水肿患者原有面部特征不易被识别,国外常称此期患者为“大头病”(big head)。眼眶周围水肿的发生机制可能是超敏反应,实验表明在伴有眼眶周围水肿的旋毛虫患者特异性 IgE 的阳性率为 87%，而无水肿的患者 IgE 的阳性率只有 62.5%。水肿是对称性的，常在治疗后 5~7 天内消失。部分患者可出现眼球结膜水肿、出血。约有 18% 的患者出现指、趾甲下线状或半月形出血。这种出血常见于感染后 1 周，以后陆续增多，可发生于 1 个、数个或全部甲下。出血线初为红色，后变成褐色，随甲的增长向甲的远端移行，最后全部离开甲床而脱落。结膜和甲下出血是旋毛虫性血管炎所致。全身性肌痛是本病最为突出的症状，肌肉肿胀，有硬结感，压痛与触痛明显，常影响颈肌、躯干肌和上下肢肌肉，尤以腓肠肌、肱二头肌及肱三头肌为甚，患者常呈强迫屈曲状而不敢活动，几乎呈瘫痪状态。部分患者可伴有咀嚼吞咽和说话困难，呼吸和动眼时均感疼痛，患者感觉极度乏力。肌痛常在运动时出现，多数严重患者在休息时亦有肌痛。水肿可遍及多个器官，如肺水肿、胸腔和心包腔积液等，可出现心力衰竭和颅内压增高，甚至有心肌炎，肝、肾功能损害及视网膜出血的表现。少数患者则以呼吸道症状为主。据对法国发生的因食马肉引起的 1600 多例旋毛虫患者的临床观察，主要症状的发生率如下：腹泻为 41% ~50%，腹痛为 82% ~93%，发热为 81% ~90%，面部水肿为 58% ~84%，皮疹为 11% ~44%。另据 1986~2009 年世界上 44 个报告的 65 818 例患者中有完整记载的 5377 例患者，其主要临床表现为肌痛、腹泻、发热、面部水肿及头痛。

（三）恢复期

此期患者的急性炎症消退，全身症状和体征逐渐减轻，实验室检查结果逐渐转为正常，但肌痛可维持数月之久。若不进行病原治疗，虽然幼虫可存活数 30 年，但多数患者已无症状。恢复期常在感染后第 6~8 周开始。重症者可呈恶病质，虚脱，或因并发心肌炎、肺炎或脑炎等而死亡。

上述临床表现为旋毛虫病典型的病程经过，常见于有食生肉习惯的西藏、云南等地以及严重感染者，而我国北方地区多数患者的症状一般较轻或不典型。据对河南省 467 例旋毛虫病患者的临床分析，除几起因食生猪肉和“涮猪肉”引起的暴发病例及少数因食生猪肉饺子馅引起的严重感染者具有上述典型临床表现以外，多数患者主要表现为长期不明原因发热及四肢和腰背部肌肉酸痛，部分患者伴有早期眼睑或（和）面部水肿，绝大多数患者无胃肠道症状，皮疹亦少见。还有部分患者肌肉疼痛也不明显，仅表现为四肢关节疼痛、颈和腰背部疼痛或仅有四肢酸困乏力。少数患者表现为皮下肿块和眼眶蜂窝组织炎。儿童患者的临床表现更不典型，潜伏期长，病情较轻，主要表现为长期发热和嗜酸性粒细胞（Eos）增多；有些患儿可无肌痛，仅在体检时有肌肉触压痛，可能与儿童神经系统发育不健全或语言表达能力差有关。虽然肌炎在旋毛虫病比较常见，但有少数患者表现为皮肌炎或多发性肌炎，且类风湿因子滴度增高。

此外，旋毛虫还可引起子宫内膜炎及并发回盲部肠梗阻等。孕妇患旋毛虫病后可引起流产或早产，在实验感染大鼠与小鼠旋毛虫幼虫还可通过胎盘进入胎鼠体内，提示了先天性旋毛虫病的存在。

五、辅助检查

（一）实验室检查

在感染后第 2~5 周白细胞水平增长迅速，急性期患者白细胞总数多在 $(15\sim30)\times10^9/L$

之间。绝大多数患者的嗜酸性粒细胞明显升高，占 10% ~40% 甚至高达 90%，绝对计数 600 ~3000/μL，最高可达 19 000/μL；嗜酸性粒细胞增多出现较早，常在全身临床症状和体征出现之前已出现，嗜酸性粒细胞水平与肌痛的严重程度有关，在有神经系统并发症的患者明显升高。有时患者被误诊为特发性嗜酸性粒细胞增多综合征。但在发病早期（第 1 周），重症患者及应用激素治疗后的患者，嗜酸性粒细胞可不增多，但应用抗旋毛虫药物治疗后嗜酸性粒细胞可明显升高。对有中枢神经系统症状的本病患者检查脑脊液标本时，也可发现嗜酸性粒细胞增多，偶可发现旋毛虫幼虫。此外，本病患者血清中肌组织特异的酶，如肌酸磷酸激酶、磷酸果糖醛缩酶、乳酸脱氢酶等，活性明显增高。

（二）动物肉类检查

如保留有患者食用的同批动物肉类或患者吃剩的生肉，取小块肌肉压片镜检或用消化法检查，若发现旋毛虫幼虫可作为诊断的有力佐证。用新鲜肉压片镜检时，可清晰看见囊包或幼虫；若放置过久肌肉发生自溶，幼虫轮廓变得模糊不清。此时如用亚甲蓝溶液（0.5ml 饱和亚甲蓝酒精溶液及 10ml 蒸馏水）或姬氏（Giemsa）染液染色，则可看清囊包与幼虫。此外，还可将余肉进行动物接种检查。

（三）病原学检查

从患者肌肉活检组织中查出旋毛虫幼虫是最可靠的诊断方法。一般于发病后 10 天，从患者腓肠肌、肱二头肌或三角肌摘取 0.2 ~0.5g 肌肉组织，剪成小米粒大小，置于载玻片上，加一滴 50% 甘油溶液，用解剖针将肌肉撕碎，另覆盖 1 张载玻片，用手指轻压后低倍镜检查，发现旋毛虫幼虫即可确诊。若经此法观察到典型的幼虫囊包，一般不需再作肌肉组织切片检查。为提高检出率，可采用人工消化法，先将肌肉消化，然后直接取沉渣检查，或用贝氏法分离幼虫，活虫不被消化，能活动，死虫则被消化。消化法可精确计数每克肌肉的幼虫数，并可获得幼虫通过分子生物学方法鉴定虫种。虽然肌肉检查发现幼虫囊包为确诊本病的方法，但在早期和轻度感染者往往不易检获幼虫，即使在晚期患者，因受摘取肌肉组织的范围及数量所限，肌肉活检的阳性率仅为 50% 左右。对肌肉活检标本进行病理学检查时，可发现旋毛虫幼虫的断面、胶原囊的存在、炎性细胞的浸润和肌细胞的嗜碱性转变。即使在病理切片上未发现旋毛虫幼虫，肌细胞的嗜碱性转变也是诊断旋毛虫感染的一条重要标准。

对于有中枢神经系统症状的患者，在其脑脊液标本内偶可检获旋毛虫幼虫。抽取急性期患者静脉血 2 ~3ml，溶血后离心沉淀，镜检沉渣亦偶可发现旋毛虫幼虫，但此法检出率极低。

（四）血清学检查

1. 检测抗体　一般认为人体感染旋毛虫后首先出现 IgE 抗体，IgE 在旋毛虫病的急性期明显升高，但由于 IgE 在血清中的半衰期相对较短，故临床上很少将检测 IgE 用于旋毛虫病的诊断。对旋毛虫新生幼虫特异性 IgA 的研究表明，感染旋毛虫后 3 周 80% 以上的病例特异性 IgA 阳性，提示用新生幼虫抗原检测特异性 IgA 可对旋毛虫感染进行早期诊断。由于 IgG 在血清中含量高，持续时间长，较易检测，且结合物来源方便，价格便宜，即使是在轻度或无症状的感染者，特异性 IgG 也可在感染后持续存在多年。故对可疑旋毛虫病患者进行血清学检查时，一般首选检测特异性 IgG。其中 IgG_1 是针对肌幼虫表皮抗原和 ES 抗原表位的，主要见于旋毛虫病的早期；IgG_2 和 IgG_3 与旋毛虫病的严重程度有关，而当旋毛虫病处于恢复期时则 IgG_4 水平增加。有些患者发病后第 1 周血清学检测可能为阴性，数日后应作第 2 次检测。

用于检测抗旋毛虫抗体的血清学方法主要有酶联免疫吸附试验（ELISA）、间接荧光抗体试验（IFAT）、免疫印迹试验（Western blot）、斑点免疫金渗滤试验、胶体金免疫层析试验、免疫酶染色试验、间接血凝试验、乳胶凝集试验等。为提高诊断旋毛虫病的敏感性和特异性，建议同时应用2种血清学方法。如ELISA可用于检测抗肌幼虫排泄-分泌（excretory-secretory，ES）抗原的相应抗体，而IFAT可用于检测抗肌幼虫表面抗原的相应抗体。在现有的血清学方法中，以ELISA的敏感性最高，且具有简便经济，特异性、敏感性和稳定性好以及检测结果可靠等优点，已经成为人体旋毛虫病最常用的检测方法，也是国际旋毛虫病委员会（International Commission on Trichinellosis，ICT）专家组推荐应用的方法。在ELISA所使用的各种抗原中，特异性和敏感性均较满意者是体外培养获得的肌幼虫ES抗原和人工合成的泰威糖抗原。当ELISA结果阳性时，可再进行Western blot检测，以进一步证实ELISA阳性标本或排除ELISA的假阳性结果，应同时设立阳性和阴性血清对照。在ELISA中应用种特异性的抗IgG耦联试剂，其特异性优于葡萄球菌A蛋白（SPA）耦联试剂，因此，诊断人体旋毛虫病时最好使用酶标记的抗人IgG。

2. 检测循环抗原（CAg） 由于检出CAg即可证明病人体内有活虫存在，故可区别既往感染和现在感染，尤其适用于早期诊断和疗效考核。Liu等（2013）应用抗旋毛虫肌幼虫ES抗原的IgY作为包被抗体，以抗ES抗原的小鼠单抗IgG或IgM作为检测抗体，建立了检测旋毛虫CAg的双抗体夹心ELISA方法，检测旋毛虫CAg的敏感性为1ng/ml，应用该方法对300条旋毛虫感染小鼠的血清CAg进行检测，感染后4天可检出CAg，感染后10天CAg阳性率达100%，该方法有望用于旋毛虫病的早期诊断和疗效考核。

（五）分子生物学检查

Robert等（1996）应用PCR在旋毛虫患者血液中扩增出幼虫DNA。Li等（2010）发现PCR检测感染小鼠血液中旋毛虫DNA的敏感性与感染程度和检测时间有关。20条幼虫感染小鼠，感染后5～6天PCR阳性率均为7.69%；100条幼虫感染小鼠，感染后5～12天可检出旋毛虫DNA，其中感染后5～7天的阳性率较高，分别为30.77%、38.46%及30.77%；300条幼虫感染小鼠，感染后5～15天可检出旋毛虫DNA，感染后7天的阳性率为61.54%，感染后6天与8～10天的阳性率均为53.85%。PCR阳性率随感染剂量的增加而升高。由于旋毛虫幼虫在血循环中存在时间较短，故检测旋毛虫DNA仅对免疫功能低下者在感染早期抗体检测阴性时有一定应用价值。

六、诊　　断

旋毛虫病因无特异性症状和体征，临床诊断较困难，故流行病学资料非常重要。患者常有生食或半生食肉类的病史，在本病暴发时同批患者常能追溯其聚餐史。当同一个家庭或社区有2个以上成员出现发热、眼睑或面部水肿及肌痛时，应考虑本病。

（一）感染史

有生食或半生食动物肉类（猪肉、野猪肉、狗肉、羊肉等）史、肉制品史或食入混有生肉屑的食物史。

（二）临床表现

发热、眼睑或面部水肿、肌肉疼痛、皮疹、眼结膜下出血、指或趾甲下线状或半月形出血、腹痛、腹泻、乏力等。重度感染者可出现心肌炎、心包积液、脑炎及支气管肺炎等并发症。

（三）实验室检查

1. 动物肉类检查　在患者吃剩的生肉或食用的同批动物肉类中发现旋毛虫幼虫是对此病患者诊断的间接证据。

2. 血常规检查　外周血嗜酸性粒细胞百分比和（或）绝对值增高。外周血中嗜酸性粒细胞增多是诊断旋毛虫病的重要线索，感染后第 2 周嗜酸性粒细胞开始增多，3 ~ 4 周时达高峰，占白细胞总数的 10% ~ 40%，甚至高达 90%。

3. 血清学检查　检测血清特异性抗体是目前诊断本病的主要辅助手段，用 IFAT 及 ELISA 法的阳性检出率均可达 90% 以上。蛋白质印迹技术（Western blot）是国际旋毛虫病委员会推荐的血清学方法，当待检血清中检出针对旋毛虫肌幼虫 ES 抗原中 40kDa ~ 70kDa 蛋白组分的特异性抗体时，可确诊为旋毛虫感染。

4. 病原学检查　肌肉活检发现幼虫或囊包是确诊旋毛虫病的主要方法。有中枢神经系统症状的患者脑脊液中偶可发现旋毛虫幼虫。

七、鉴别诊断

旋毛虫病应与急性华支睾吸虫病、急性并殖吸虫病、急性日本血吸虫病、细菌性食物中毒、急性出血性坏死性肠炎、流行性感冒、急性肾小球肾炎、结节性多动脉炎、变应性血管炎、风湿热、钩端螺旋体病、流行性斑疹伤寒、地方性斑疹伤寒、皮肌炎及多发性肌炎、嗜酸性粒细胞增多性肌痛综合征、嗜酸性粒细胞白血病等相鉴别。

八、治　　疗

（一）病原治疗

阿苯达唑（albendazole）是目前治疗旋毛虫病的首选药物，此药不仅有驱除肠内早期脱囊幼虫和成虫以及抑制雌虫产幼虫的作用，而且还能杀死移行期幼虫和肌肉中幼虫，其疗效明显优于甲苯达唑与噻苯咪唑。剂量为每日 20 ~ 30mg/kg，2 次/d 口服，连服 5 ~ 7 天为一疗程。多数患者于治疗开始后 2 天开始退热，3 ~ 5 天内恢复正常，浮肿消退，肌痛明显减轻并逐渐消失，具有明显的退热、镇痛及抗炎作用。本药的副作用少而轻，可有短暂的头晕、恶心、食欲下降及脱发等，少数病人于服药后第 2 ~ 3 天可出现皮疹或热度反而升高，为虫体死亡后引起的异体蛋白反应所致，一般不需停药。应强调指出，阿苯哒唑杀灭肠内脱囊幼虫、成虫及移行期幼虫的作用优于成囊期幼虫，因此，在本病暴发流行时应强调早期诊断和及时治疗，并对可疑病人进行预防性治疗。对于幼虫成囊后才就诊的患者应给予 2 个以上疗程。

因阿苯达唑可能具有致畸性，在孕妇和 2 岁以下儿童禁用。噻嘧啶（pyrantel）因在胃肠道内吸收较差而被推荐用于治疗孕妇和 2 岁以下的儿童旋毛虫病患者，但其疗效目前尚不确定。有症状的孕妇患者应住院治疗，噻嘧啶每公斤体重 10mg，疗程 1 ~ 3 天；重度感染的孕妇应在医生监护下应用阿苯达唑。

（二）对症处理

多数患者仅给予病原治疗即可。急性期患者应卧床休息，重症者适当给予镇痛剂，并注意纠正水与电解质紊乱。虽然糖皮质激素有非特异性消炎、退热与抗过敏作用，对重症患者具有降低高热、减轻肌痛的效果，但对旋毛虫病患者是否应用激素多年来一直有争论。建议激素仅用于重症患者，且必须与阿苯达唑联合应用而不能单独应用，因激素可延长旋毛虫感染的肠道期，通过延迟肠道排虫反应而增加患者的肌肉虫荷。一般可选用氢化可的松100mg 静脉滴注或泼尼松 10mg，每日 3 次口服，疗程不宜长，一般用药 3～10 天。

九、预　　防

（一）加强健康教育

生食或半生食猪肉或其他动物肉类及肉制品，是人体感染旋毛虫的主要方式，进行卫生宣传和健康教育普及预防旋毛虫病的知识是预防人体旋毛虫病的关键措施。应加大卫生宣传和健康教育的力度，改变不良的饮食习惯和烹饪方法，尤其是在我国西南部的少数民族地区，彻底改变当地居民生食或半生食猪肉的习惯，不生食或半生食猪肉及其他动物肉类和肉制品（如酸猪肉等），所有肉类及肉制品均应充分做熟后（肉块中心温度达到 77℃）进食；生、熟食品刀砧分开，防止生肉屑污染餐具；熏烤、烙制及曝晒等常不能杀死囊包内的幼虫；常用的调味品（醋与酱油等）亦不易杀死旋毛虫，在有食用腌熏肉习惯的地区，应使用经检疫后证实无旋毛虫感染的肉类进行腌熏加工。用微波炉在 77℃ 或 82℃ 制猪肉块时并不能完全杀死肉块中的旋毛虫。冷冻法仅适用于猪肉的处理，猪肉应切成小于 15cm 厚的肉块，并在-15℃至少冷冻 3 周。如果肉块厚度为 69cm，则肉块需在-15℃至少冷冻 4 周。

（二）加强肉类检疫

认真执行对生猪的“定点屠宰，集中检疫”方针。在广大农村和山区，加大猪肉检疫的力度，尤其是要对居民家庭屠宰的猪肉也应进行强制性检疫。对个人携带或邮寄入境的肉类及肉制品也应加强旋毛虫的检疫，确保肉类食品安全。羊等食草动物、犬等杂食动物及野猪等野生动物的肉类及肉制品也应列入常规检验旋毛虫的范围。建立肉类食品安全网络和质量保证体系，当发生旋毛虫病暴发时能够及时进行物证溯源与快速筛查。感染旋毛虫的肉类要坚决销毁。肉类检疫的具体方法应使用 ICT、国际兽医局（Office International des Epizooties，OIE）推荐的人工消化法。对轻度感染的肉样进行检疫时，应用改良消化法可提高检出率。

（三）改善养猪方法

根据目前我国养猪业的现状（农户分散饲养），为了预防猪的旋毛虫感染，还应向广大养猪户进行宣传教育，普及预防旋毛虫病的知识，猪不要任意放养，应当圈养，管好粪便，保持猪舍清洁卫生。所有饲料喂猪前必须煮沸 30 分钟，以确保杀死食料中的所有旋毛虫幼虫。此外，还应坚决取缔垃圾养猪场。

（四）消除保虫宿主

结合卫生运动与新农村建设，消灭鼠类及野犬等保虫宿主以减少传染源。

（王中全　崔晶）

第二十五章　广州管圆线虫病

广州管圆线虫病(anglostrongyliasis cantonensis)是广州管圆线虫幼虫侵入人体而引起的疾病。其临床主要表现为嗜酸性粒细胞增多性脑膜炎或脑膜脑炎。该病在亚洲及太平洋岛屿上有广泛流行,且流行面逐年扩大,病例数累计已在3000人以上。本病原是1933年我国著名学者陈心陶在广州家鼠肺中首先发现的,曾定名广州肺线虫,后来(1946年)被命名为广州管圆线虫。我国台湾省最早发现本病病例,是主要流行地区之一,1984年我国大陆发现并确诊了首例本病,继后不仅陆续有多个省市报道病例,而且还发生过多起因食用生螺肉而引起的暴发疫情。

一、病　原　学

广州管圆线虫成虫是在终宿主(鼠)肺动脉内的阶段。体形呈线状,头端钝圆,透过体表可清楚见到充满血液的肠管缠绕呈螺旋状花纹;雄虫长11~26mm,宽0.21~0.53mm,尾部交合伞对称;雌虫长17~45mm,宽0.3~0.66mm,尾端呈斜锥形。广州管圆线虫第三期幼虫是侵入人体的感染和致病阶段。外形呈细杆状,大小约为500mm×0.025mm,无色透明,体表具有两层鞘,头端稍圆,尾顶端尖细。

广州管圆线虫的生活史完成需经历终宿主(鼠)和中间宿主(螺类)两种宿主。成虫寄生于多种鼠类的肺动脉内,雌虫产出的虫卵随血流进入肺毛细血管,孵出第一期幼虫穿破血管进入肺泡、沿支气管、气管上行至咽部,转入消化道,随粪排出鼠体外。第一期幼虫被吞入或主动侵入中间宿主(螺类及蛞蝓)体内后,先后蜕皮两次成为第二期及第三期幼虫(后者具感染性)。鼠类因吞食含有第三期幼虫的中间宿主、转续宿主及被幼虫污染的食物而被感染。人体感染也是因吞食含有第三期幼虫的中间宿主、转续宿主及被幼虫污染的食物和水而引起。人是该虫的非正常宿主,因此幼虫侵入人体后的虫体基本上停留在第四期幼虫或成虫早期(性未成熟)阶段。仅个别报告在病人肺内发现成虫。侵犯部位主要在中枢神经系统。

二、流 行 病 学

在自然条件下,广州圆线虫流行传播的传染源主要是啮齿类动物尤其是家鼠。其体内虫体感染率在台湾为8%～71%，在广州10.7%。自发现广州管圆线虫的10年后，于1944年首次在我国台湾省发现1例人体感染病例。20世纪60年代出现嗜酸性粒细胞增多性脑膜炎的病例增多，而引起人们对广州管圆线虫病的重视，从此，在东南亚、印度支那、日本、澳大利亚、夏威夷、等热带和亚热带地区相继有病例及流行的报告。本病主要流行于台湾省，1984年在广东省发现第1个病例，继后在香港、浙江、天津、黑龙江、辽宁等地陆续有病例报道。2006年北京出现160人同时感染的群体事件。造成这些人体感染的原因：一是通过生食和半生食含有广州圆线虫幼虫的中间宿主（如褐云玛瑙螺、福寿螺、中国圆田螺、蛞蝓等）或转续宿主（如黑眶蟾蜍、蜗牛、金线蛙、虎皮蛙以及鱼、虾、蟹、巨蜥、海蛇等）而引起；二是通过生吃或生饮被广州圆线虫幼虫污染的食物（如蔬菜、瓜果）和水也可引发。据我国的调查结果显示：褐云玛瑙螺体内含有广州圆线虫幼虫自然感染阳性率在26%～61%范围；蛞蝓体内含有广州圆线虫幼虫自然感染阳性率为49.2%；转续宿主如鱼类、蛙类、蟹类和淡水虾的体内也均吞有本虫的第三期幼虫；我国大陆首例患者的感染方式主要是因频繁采拾褐云玛瑙螺并搅碎以之喂鸭而感染（手及食物受到污染）；北京出现160人群体感染的原因是食用了凉拌福寿螺肉。近20年来，我国出现本病病例增多和波及北方及城市的原因与人们的饮食习惯改变，追求生鲜食品，南北饮食谱交融和一些螺类宿主被南调北运有密切关系。人类各年龄组对本虫均可感染，但以青少年者为多，其原因可能与人们对中间宿主及转续宿主的接触机会和方式有关。

三、致病机制

人体感染广州管圆线虫后，其幼虫侵犯中枢神经系统，出现以嗜酸性粒细胞增多性的脑膜脑炎或脑膜炎为特征的症候。对中枢神经系统病理改变的大体标本观察显示：在脑和脊髓表面未见显著病变，在某些病例可见充血、颅底部软脑膜增厚，大的出血灶极少见；幼虫常可在脑和脊髓的表面见到，但多数需借助显微镜（脑及盐水浸洗）在脑的切面可见到虫体断面（直径为30～90μm，可达300μm），有的病例可从脑组织中检出数百条。1976年台湾学者在一病死者脑组织中发现650条童虫，主要存在于脑膜、脑血管及血管周围间隙（含死虫或活虫）。对中枢神经系统病理改变的病理切片观察显示：在活虫周围的炎性细胞反应少见，但在死虫周围则很明显，其成分为单核细胞、淋巴细胞、巨噬细胞、嗜伊红细胞。也有的病灶区多核细胞占优势，有的病灶区见到夏科-莱登结晶，炎症反应不仅见于虫体周围，也见于脑膜及实质内血管；一个典型的特征性病变是脑实质内的微型空洞与虫移行隧道，伴有脑组织的破坏、细胞浸润和小的出血。小的隧道（<150μm）可无出血；蜘蛛膜下腔血管扩张，虫体或附近的神经细胞显示染色体溶解、细胞浆和轴索肿胀。病变除了大脑和脑膜外，病变还涉及小脑、脑干和脊髓。此病的另一特征是在脑脊液中可查见大量嗜酸性粒细胞。由于病理损害广泛及炎症反应明显，故患者可表现为急性剧烈头痛或脑膜脑炎的症状。

肺是第二个受侵的部位，台湾在1名5岁病死者肺内发现一条成虫（1968年），泰国在1名34岁重症死者的肺动脉内发现2条退行变性成虫。肺出血及终末性支气管肺炎也有所见。尽管有些病例在眼内（前房或后房内）发现虫体，但尚缺少这方面的病理学报告。

四、临 床 表 现

本病潜伏期，最短3天，最长36天，平均16天。本期一般无自觉症状，但少数病人在感染初期有某些表现。如有的病人在进食螺肉后几小时发生呕吐，个别病例有腹痛和腹泻，这种早期症状既可能是生食物引起的反应，也可能是幼虫侵犯肠胃的表现。个别病例在进食螺肉后立即出现皮肤斑丘疹或荨麻疹并持续数天，不能排除对食物本身过敏的可能。这些病例在上述初期症状消退后，才有一段长的无症状期。

本病多数起病突然，头痛是96%病人的突出主诉，80%的病人有轻度或中度发热。头痛部位在前额和两颞，亦常波及全头部，呈搏动性或牵拉性，有的病例头痛可持续1月。83%左右的病例发生呕吐、嗜睡或昏睡，约10%的进入昏迷。40%的病人颈项强直，28%的感觉异常。13%的肌肉抽搐。少数表现兴奋、惊厥、四肢瘫痪。10%的病例出现复视、斜视、视力减退或失明。消化系统症状较普遍，约2/3有食欲减退或畏食、便秘。99%的有腹痛，少数出现腹泻。此外，62%的病例有咳嗽、流涕、流涎。

五、辅 助 检 查

（一）血常规检查

约56%的病例有外周血白细胞增加，73%的病人有嗜酸性粒细胞增加（>0.10）。

（二）脑脊液检查

脑脊液检查是对本病诊断的主要检查指标。

1. 常规检查　54%病人压力增加（>1.96kPa），不少人超过4.9kPa；绝大多数病例的脑脊液混浊如洗米水，其中白细胞数增加（0.19～4.35）$\times10^9$/L，20%的病例超过2×10^9/L。90%病例脑脊液中嗜酸性粒细胞增加（0.15～0.98）。约2/3病例蛋白增加，超过0.5g/L，糖和氯化物极少变化。

2. 病原体检查　可在患者的脑脊液中发现广州管圆线虫的第四幼虫或性未成熟的早期成虫，检出率为10%～44%。台湾报告的259例中有25例脑脊液中找到本病病原体（幼虫）。我国大陆首例的脑脊液中亦找到1条幼虫。

（三）免疫学检测方法

通常采用成虫抗原检测血清或脑脊液中抗体，包括绵羊血球凝集试验、琼脂扩散、对流电泳、免疫黏附、酶联免疫及SPA-ELISA等。还有用抗体检测成虫外分泌物（excretory-secretory，ES）抗原（尤其脑脊液中的ES抗原）。这些方法均有一定价值，但尚需进一步解决的问题是有待于排除与其他蠕虫间存在的交叉反应、以提高其试验的特异性。

六、诊断与鉴别诊断

凡出现嗜酸性粒细胞增多性脑膜炎的患者，伴有下列表现之一者，均应疑为本病，疑及本病时，应进行有关的化验检查，包括脑脊液中找病原体。

1. 急起剧烈头痛，伴低热或无热。

2. 出现脑膜炎或脑膜脑炎症状与体征(特别伴有低热者)。

3. 颅神经受累,表现面瘫、外展神经瘫,伴剧烈头痛。

4. 眼部症状出现视力减退、复视,伴有或不伴有头痛。

5. 意识改变,伴剧烈头痛。

6. 病前1个月内接触过(或生食、半生食)广州管圆线虫的中间宿主或转续宿主。在我国主要是褐云玛瑙螺等螺类。

需注意与脑型血吸虫病、脑囊虫病、丝虫病、肺吸虫病、包虫病、旋毛虫病以及各种脑膜炎症相鉴别。

七、治　　疗

本病起病较急,病程常为4~6周,目前对其治疗尚无肯定的特效疗法。

(一) 对症处理及支持治疗

患者应卧床休息,给予清淡、易消化、高维生素饮食,并多饮水。按病情需要适当给予输液,以补充电解质和葡萄糖。及时准确地监测记录体温变化。在病原治疗的同时应给予肾上腺皮质激素用以减少颅高压症或虫体崩解所引起的免疫和炎症反应。地塞米松10mg/d,用3~5天后改为5mg/d,并依据情况逐渐减量至停用,总疗程为8~20天。病情轻者可用适量作口服。出现颅内高压症患者,如烦躁不安、剧烈头痛、喷射性呕吐、血压升高、心率变慢、双侧瞳孔不等大时,应及时静脉注射或快速静脉滴注20%甘露醇液1~2g/kg体重用以降低颅内压、防止脑疝的发生。发热明显的患者可给予物理降温或药物降温。头痛严重者可酌情给予镇静剂,止痛剂用于中度和重度病人,效果不理想腰穿放脑脊液(10ml/次),有显著减痛作用,有的病人需数天重复1次;每日30~60mg泼尼松龙结合止痛剂有一定疗效,可酌情给予神经营养药物。间断、低流量吸氧。对合并细菌、真菌感染者,相应给予抗生素及抗真菌治疗。眼部受损的患者应先进行眼部治疗再进行病原治疗,视力障碍的恢复常需数周,伴颅神经受累者,恢复得更慢些。

(二) 病原治疗

阿苯达唑对本病有良好疗效。成人每天400mg,顿服,连服3天。儿童患者酌情减少剂量。由于杀死虫体后会带来更明显的炎症反应而使病情加重,因此在使用杀虫药时应联合皮质类固醇,可以预防和明显减少由药物引起的不良反应。也可试用广谱抗寄生虫药物伊维菌素。

(三) 并发症与合并症治疗

本病可出现急性炎症性脱髓鞘性多发性神经病、脑神经损害、肢体瘫痪、脑积水等并发症,亦可合并细菌、真菌感染。一旦出现应作相应处理。

八、预后与预防

本病大多预后良好,病死率低。台湾统计的259例中死亡8例,死亡多发生于2~4周。预防措施:

1. 应加强卫生宣传,普及本病有关知识。
2. 提倡灭鼠。
3. 避免徒手捉螺等软体动物,不吃未经煮熟的螺、蟹、鱼、虾等食物。
4. 教育居民勿用蟾蜍、青蛙等生肉作患处贴敷治疗。

(夏超明 孙渊)

第二十六章 棘颚口线虫病

棘颚口线虫病(gnathostomiasis)是棘颚口线虫幼虫侵入人体引起以幼虫移行症为主要表现的疾病。本病病原体涉及棘颚口线虫和刚棘颚口线虫两种,前者是属于犬、猫的寄生虫;也寄生于虎、狮、豹等野生动物,后者主要寄生于猪的胃壁。二者人都可被偶然感染。

一、病 原 学

棘颚口线虫成虫寄生于终宿主胃壁的瘤块中。虫卵从瘤块中破溃而出,随宿主粪便排出体外,在27～31℃水中经1周发育,卵内孵出的第一期幼虫进入第一中间宿主(剑水蚤),在其体腔内经7～10天发育为第二期幼虫。此期幼虫长0.5mm,头部呈球形,上有4圈小钩。含第二期幼虫的剑水蚤被第二中间宿主淡水鱼类吞食后,幼虫经肠壁至肌肉,约一个月后形成第三期幼虫,外有囊壁包裹。含幼虫的鱼被终宿主犬、猫吞食后,第三期幼虫在胃中脱囊,幼虫穿过肠壁,经肝移行至肌肉或组织中,最后到达胃壁发育为成虫。感染后3个月,在宿主粪便中可出现虫卵。在动物胃壁的瘤块中可有一个或数个虫体。

人为本虫的非适宜宿主,常因通过生食或半生食含第三期幼虫的淡水鱼类或转续宿主(如蛙、蛇、龟、蟹、鸡、猪、鸭等)肉食而被感染。侵入人体组织的虫体基本停留在第三期幼虫或性未成熟早期成虫阶段。幼虫在人体内可存活数年,甚至10余年。

棘颚口线虫第三期幼虫形态:虫体盘曲似“6”字形,长约4mm;头呈球形,其上具有4环数量较多的小钩;全身被有200多列以上的单齿皮棘,体前皮棘较长而密,往体后渐变短而稀;在体前部1/4处可见体内有4个管状颈囊,均开口于头球内的气室中,内含浆液。

二、流 行 病 学

本病为动物源性疾病,主要流行于东南亚地区和国家,如印度、菲律宾、马来西亚、斯里兰卡、印度尼西亚、老挝、柬埔寨、越南、缅甸、日本和中国等。此外,南美洲的某些国家,如墨西哥、厄瓜多尔等亦有病例报道。幼虫寄生于鱼、泥鳅、黄鳝体内,人因生食鱼片、泥鳅而感染。1984年有学者对天津、北京、南京的泥鳅11批共110kg进行了检查,共检获棘颚口线虫第三期幼虫1076条,且幼虫长度不足13mm。一条中型泥鳅体内幼虫数可达70余条。喜欢吃生或未煮熟鱼、虾、肉类习惯地区的居民发病率较高。20世纪60年代后,在东南亚尤其在泰国棘颚口线虫病流行十分普遍;80 年代以来日本也发生了不少由刚棘颚口线虫感染病例。据报告中国江苏洪泽湖区淡水鱼中感染严重,迄今,中国已报道 35 例,提示有增多趋势。

三、致 病 机 制

棘颚口线虫第三期幼虫侵入人体后的主要致病作用是幼虫在人体组织内移行,引起皮肤幼虫移行症和内脏幼虫移行症,加上虫体的毒素(如类乙酰胆碱、含透明质酸酶扩散因子和蛋白水解酶等)的刺激,可引起广泛性的炎症病变和中毒或过敏反应。幼虫移行于皮肤,使患者可表现有皮肤匐行疹、线形状皮炎或间歇出现的皮下游走性包块。幼虫侵入内脏(如肝、肺、脑、消化和泌尿系统),可随寄生部位不同而出现相应的临床表现:如移行于消化道组织内的可引起消化道出血;进入脊髓和脑部的可引起嗜酸性粒细胞增多性脑脊髓炎,其后果可致死亡。人被感染的幼虫数可为 1 条至多条,受损部位的病理变化为寄生虫性肉芽肿,由嗜酸性粒细胞、成纤维细胞、组织细胞与巨噬细胞组成。

四、临 床 表 现

临床表现因累及的器官不同而异。曾有报道在尿及痰中发现活虫,亦有进入脊髓和脑而引起嗜酸性粒细胞性脑脊髓炎的报告。依据棘颚口线虫幼虫在人体内移行的部位差异可分为皮肤颚口线虫病和内脏颚口线虫病两种临床类型。

(一) 皮肤颚口线虫病

大多在感染后 3 ~4 周幼虫在皮下组织中移行,产生症状与体征。最常见的体征是局部皮肤出现移行性肿块,可呈间歇性出现。每次出现可持续 1 ~2 周。局部皮肤呈非凹陷性水肿,伴疼痛、瘙痒或红斑。移行的部位可有色素沉着。随着病程延长,发作次数可减少,症状亦减轻,发作时间缩短。棘颚口线虫病有时表现为匐行疹、皮肤结节或脓肿。幼虫偶可自行钻出皮肤。常见部位常在胸腹部及背部躯干的皮肤。

(二) 内脏颚口线虫病

1. 肝脏病变　幼虫移行至肝脏可引起右上腹隐痛或胀痛,肝大。常伴食欲减退、恶心、疲乏等症状。

2. 中枢神经系统病变　以神经根-脊髓炎、脑膜脑炎和蛛网膜下腔出血较为多见。若幼虫移行至脊髓腔,则可刺激神经根,引起剧烈疼痛伴烧灼感。数日后出现肢体瘫痪或轻瘫。瘫痪以截瘫为主,伴尿潴留。若幼虫钻入头颅内,可引起脑膜、脑组织病变,出现剧烈头痛、喷射性呕吐、意识障碍、脑神经瘫痪或肢体瘫痪。幼虫钻入蛛网膜下腔易造成出血,患者表现为突然剧烈头痛,呕吐,脑膜刺激征。脑脊液呈血性而含有较多嗜酸性粒细胞。棘颚口线虫病病变常较广州管圆线虫病重,病死率亦较高,后遗症亦较常见。

3. 肺部病变　常于皮肤颚口线虫病持续数月或数年后发生,出现咳嗽、胸痛、气促与咯血,可致胸腔积液或积血。偶尔虫体可随痰被咳出。

4. 眼部病变　可引起外眼病变与眼内病变。前者表现为眼眶周围炎,出现眼痛、流泪、怕光、眼球周围红肿等。后者则表现为虹膜炎、前房或玻璃体积血、视网膜剥离等,严重者可致失明。用眼裂隙灯检查可在结膜下、前房或玻璃体中发现棘颚口线虫幼虫。

5. 胃肠病变 幼虫寄生于肠壁中,形成肠壁肿块,可致不完全性肠梗阻,出现腹痛、腹胀、腹泻、便血、呕吐等症状,偶可在腹部扪及包块。

6. 泌尿道病变 较少见,幼虫偶可穿过膀胱组织,随尿液排出。此时可出现血尿,排尿异物感。

五、辅 助 检 查

(一) 血常规检查

外周血白细胞总数轻度增多,嗜酸性粒细胞比例常明显升高。

(二) 病原体及病理学检查

对病变部位皮肤作皮下肿块组织活检进行病理学检查时可发现:病理改变表现为嗜酸性肉芽肿反应;多数活检标本中可发现棘颚口线虫幼虫,这是明确诊断的依据。对眼部的损害,可用眼裂隙灯检查,有时可在结膜下、前房或玻璃体中发现棘颚口线虫幼虫。肺部有病变的病例,取痰液检查,亦可查见虫体。

(三) 免疫学检查

以棘颚口线虫第三期幼虫作为抗原,用 ELISA 等免疫学方法检测患者血清中特异性抗体有助于棘颚口线虫病诊断。然而,免疫学研究已发现棘颚口线虫幼虫与广州管圆线虫幼虫有部分交叉免疫原性。

(四) 其他部位的相应检查

如对疑似胃棘颚口线虫病患者,应考虑作胃镜检查,活检病变组织做病理和病原体检查。

六、诊断与鉴别诊断

(一) 诊断

自可疑病变组织中检取虫体是最可靠的诊断方法。临床表现皮肤颚口线虫病患者可出现游走性皮下肿块,伴发热、荨麻疹、瘙痒等。内脏棘颚口线虫病患者则出现肺、眼、脑、肝等器官病变的相应临床症状与体征。患者可同时存在皮肤颚口线虫病与内脏颚口线虫病。流行病学资料病前患者有进食生的或未煮熟的淡水鱼、龟、蛙、鸡等肉类史,具有重要参考价值。无明显体表损害的可疑患者,可用皮内试验及血清学试验作辅助诊断。

(二) 鉴别诊断

1. 广州管圆线虫病 发病前有进食未煮熟的淡水螺史,较常引起中枢神经系统病变,常以持续性头痛、全身酸痛、食欲下降、恶心、呕吐、精神异常为主要临床表现,头痛剧烈而脑膜刺激征则常较轻。部分患者可出现发热、皮疹、局部皮肤痛觉过敏、胸痛,以及表情淡漠、肢体瘫痪、病理反射、视力减退、脑神经损害征、嗜睡与昏迷等脑膜脑炎表现。眼底检查可出现视盘水肿、视网膜静脉扩张。多无皮下游走性肿块。外周白细胞增多,嗜酸性粒细胞比例升高。血清中抗广州管圆线虫蚴 IgG 及 IgM 抗体阳性。

2. 猪囊尾蚴病 发病前有进食生蔬菜史,较常引起中枢神经系统病变,常以持续性头痛、癫痫、精神异常为主要临床表现。患者可同时出现多发性皮下结节。头颅影像学检查可见脑组织中有囊性占位性病变。皮下结节活检可发现猪囊尾蚴。外周白细胞增多,嗜酸性粒细胞比例升高。血清中抗猪囊尾蚴 IgG 及 IgM 抗体阳性。

3. 曼氏裂头蚴病 发病前患者有进食未煮熟的淡水虾、蟹、鱼肉史,较常出现发热、皮疹,多有皮下游走性肿块。皮下结节活检可发现曼氏裂头蚴。外周白细胞增多,嗜酸性粒细胞比例升高。血清中抗曼氏裂头蚴 IgG 及 IgM 抗体阳性。

4. 斯氏狸殖吸虫病 发病前患者有进食未煮熟的淡水虾、蟹、鱼肉史,较常出现发热、皮疹、咳嗽、胸痛、吐血丝痰,少有皮下游走性肿块。胸部 X 线检查可发现肺部有片状或条索状病变。外周白细胞增多,嗜酸性粒细胞比例升高。血清中抗斯氏狸殖吸虫蚴 IgG 及 IgM 抗体阳性。

5. 犬弓首线虫病 发病前患者常有与狗密切接触史,较常出现发热、皮疹、胃纳减退、疲乏、右上腹隐痛等,少有皮下游走性肿块。发热多为 37.5 ~ 39℃常呈间歇热型。超声诊断仪检查可发现肝内有片状或条索状实质性病变。数日后肝内病变的部位可发生移动。外周血白细胞增多,嗜酸性粒细胞比例明显升高。血清中抗犬弓首线虫蚴 IgG 及 IgM 抗体阳性。

此外,对胃棘颚口线虫病,应注意与胃癌相鉴别,作纤维胃镜观察时极为相似,但经活组织病理检查可鉴别诊断之。

七、治疗与预防

(一) 支持及对症治疗

对严重病例,如脑颚口线虫病患者,当发生颅内压升高时,应及时应用 20% 甘露醇注射液快速静脉滴注,必要时加用呋塞米、肾上腺皮质激素,以降低颅内压、防止脑疝的发生。

(二) 病原治疗

用阿苯达唑治疗有良好效果。成人剂量为 400mg/次,每日 2 次,口服,疗程 3 周。于疗程的第 2 周,棘颚口线虫蚴受药物刺激而兴奋、挣扎,有时可钻出皮肤,但亦有加重病情的可能性。一般治疗一个疗程即可治愈。个别病例可能需用两个疗程。治愈后血液嗜酸性粒细胞数逐渐恢复正常。甲苯达唑、乙胺嗪、左旋咪唑和噻苯达唑对棘颚口线虫病的疗效都较差。伊维菌素是一种广谱抗寄生虫药物,对蛔虫、鞭虫、钩虫、班氏丝虫、马来丝虫、盘尾丝虫等线虫类寄生虫的杀灭作用较强,已有报告说明对棘颚口线虫病亦有很好疗效。成人剂量为每次 200 ~ 250μg/kg,1 次/2 周,连服 3 ~ 5 次。不良反应较轻,少数病人可出现头晕、腹痛、胃纳减退、疲乏等。婴幼儿及孕妇不宜服用。眼颚口线虫病以手术摘除棘颚口线虫蚴治疗为主。药物治疗可加重病情,甚至可导致失明。然而,由于眼颚口线虫病患者的其他组织常同时存在棘颚口线虫蚴,因此于手术摘除眼内棘颚口线虫蚴后仍宜应用一疗程药物治疗。

(三) 预防感染

主要是加强饮食卫生宣传,不食生的和半生熟的鱼、肉类。

(夏超明)

第二十七章　其他线虫病

第一节　东方毛圆线虫病

毛圆线虫病(trichostrongyliasis)是由一类毛圆线虫寄生于人体消化道而引起的疾病。毛圆线虫种类多,广泛寄生于绵羊、骆驼、马和牛等动物体内,对畜牧业危害大,能寄生于人体的有15种。国内见于东方毛圆线虫、蛇形毛圆线虫、艾克西毛圆线虫及枪形毛圆线虫。其中以前者感染为主,引起东方毛圆线虫病(trichostrongyliasis orientalis)。

一、病　原　学

毛圆线虫的生活史与钩虫的相似。以东方毛圆线虫为例,成虫寄生于家畜及人的胃和小肠内,成熟成虫交配后,雌虫产卵于肠腔,随粪便排出体外,在适宜的条件下孵育出幼虫,经蜕皮2次发育为具感染性的丝状蚴,人因食入了含丝状蚴污染的蔬菜或生饮入含丝状蚴的水经口感染,亦可经皮肤和黏膜感染。进入人体小肠内再经两次蜕皮后,虫体头端插入肠黏膜,附着于肠壁发育为成虫。从感染到雌虫产卵,经口感染约需16~36天,经皮肤感染约需26~36天。

东方毛圆线虫成虫纤细如汗毛,头端无头棘,缺口囊及口齿,食管圆柱状,近头端有排泄孔,末端有肛门。雌雄异体,雄虫尾端有交合伞。交合刺2根,引带相连。雌虫有阴门、阴道及排卵管,子宫内有虫卵。东方毛圆线虫虫卵与钩虫卵相似,但较大,长椭圆形,卵壳很薄,无色透明,内多含分裂的胚细胞。

二、流 行 病 学

毛圆线虫分布于世界各地,主要在农村与牧区流行。在我国北京、武汉、大同及台湾均有分布,四川有本病流行,主要为东方毛圆线虫。涪江下游的感染率为25%~50%,混有蛇形毛圆线虫感染。不少病人有钩虫与东方毛圆线虫混合感染。感染本虫的人和家畜均为传染源。主要传播途径是经被污染的食物及水。人群有普遍易感性,农民是主要感染对象。我国人群感染率约为0.025%。

三、致病及临床表现

东方毛圆线虫在人体寄生所引起的致病主要表现为吸取营养、代谢产物毒害和轻度机械性损伤。其病变一般为卡他性肠炎。所致临床表现与感染度以及人体的免疫状态有关。轻度被感染者可无症状,当寄生虫数多达数百条时,病人可出现疲乏无力、头昏、头痛、食欲减退、腹部不适和腹痛、腹泻。血象中嗜酸性粒细胞增加,可达50%,并有贫血倾向。

四、辅 助 检 查

(一) 粪便检查

涂片镜检,可采取沉淀、饱和盐水漂浮法以提高检出率。亦可用培养法以培养出幼虫。最好是漂浮和培养法结合以提高检出率。虫卵需与钩虫卵鉴别,本虫卵大于钩虫卵,长径超过2倍横径,两侧弧线不对称,含卵细胞较够虫卵多(12~20个)。

(二) 十二指肠引流

从引流液中查找虫卵的阳性率较高。

五、诊 断

诊断东方毛圆线虫病,主要靠从病人粪便中检出本虫虫卵。

六、治疗与预防

(一) 治疗方法

基本与钩虫病相同。麝香草酚、四氯乙烯、四咪唑、噻苯咪唑等均有疗效。广谱驱虫药双萘羟酸噻咪唑效果最佳,虫卵阴转率88.4%。剂量10~20mg/kg顿服或连服2日。副作用有头晕、头痛、倦怠或腹痛、腹泻,一般均轻微短暂,无需卧床。对有贫血的病人,应给予铁剂治疗。本病预后良好。

(二) 预防措施

主要是改善卫生条件,做好人、畜粪便无害化处理,积极治疗病人。对带虫的家畜亦应予以治疗。

第二节 美丽筒线虫病

美丽筒线虫病(gongylonemiasis pulchrum)是由美丽筒线虫成虫寄生于人体食管或口腔黏膜下所引起的疾病。筒线虫(gongylonema)有30余种,均为鸟类及哺乳动物消化道的寄生虫。迄今仅知其中的美丽筒线虫能寄生于人体。有学者认为有一种寄生于鼠体的癌筒线虫是美丽筒线虫的同种异名。

一、病 原 学

美丽筒线虫寄生的终末宿主有黄牛、水牛、山羊、绵羊、马、驴、螺、骆驼、猪、猴、熊、鼠和刺猬等动物。人是偶然的终宿主。成虫常寄生于终宿主的食管或口腔黏膜下,雌虫产出虫卵随宿主粪便排出体外,被中间宿主(金龟子、甲虫、螳螂、蝗虫、蜖蝈、豆虫、天牛等)吞食后,在食管内孵出第一期幼虫,该期幼虫穿过宿主消化道进入体腔。经两次蜕皮(感染后第17~18天及第27~30天)发育成囊状感染性幼虫(可在甲虫体内过冬)。当中间宿主跌落水中死亡后,感染性蚴可自裂解的宿主中逸出而污染水和食物,随终末宿主食入进入胃及十二指肠,亦可因中间宿主直接被吞食而感染。感染性幼虫从囊内逸出,钻入胃或肠的黏膜,并向食管、口腔黏膜下组织移行,逐渐发育为成虫而完成其生活周期。实验证明(羊、兔),幼虫在入侵后第11~12天及第32~36天分别进行第3和第4次蜕皮,第50~56天发育成熟。成虫在人体存活多为1年半,个别可达5~10年。人体食入蜚蠊和粪甲虫是感染本虫的主要来源和方式。

美丽筒线虫成虫形态:虫体细长,呈乳白色,体表有明显而纤细的横纹及纵行排列、大小不等、形状各异和数目不同的花缘状表皮突,背、覆面各4行;咽为细管形,食管前端为肌质,后端为腺质;雄虫长21.5~62mm,宽0.1~0.36mm,尾部有明显的尾翼,左右交合刺一对,左细长,右粗短;雌虫长70~150mm,宽0.2~0.53mm,尾端钝锥状,子宫粗大,双管型,充满于虫体的大部分,内含大量虫卵。虫卵形态:椭圆形,大小为(50~70)μm×(25~42)μm;卵壳厚而透明,从虫体产出时,已含有发育的幼虫。

二、流 行 病 学

动物美丽筒线虫感染呈世界性分布。人类美丽筒线虫病为散发。最早的病例是1850年Leidy在美国费城报道的。已知意大利、美国、新西兰、保加利亚、斯里兰卡、摩洛哥、奥地利、土耳其、匈牙利、德国等,均有本病发生。我国自1955年冯兰洲、苏寿诋等分别报告本病以来已有60余病例,分别见于湘、鄂、豫、冀、鲁、晋、辽、粤、陕、苏、黑、蒙和甘等省(自治区)。本病的传染源主要是牛、羊、猪等家畜,有报道陕西马、螺、驴的平均感染率为18.33%。其传播途径主要是误食本虫的中间宿主或饮用被本虫感染期蚴污染的水,如山西有的儿童好烧食屎甲虫而感染此病。该病病原对人体感染无性别间和年龄间的关系,据报道最小年龄6岁,最长者62岁。其发病主要与饮食、卫生习惯有关。

三、致 病 机 制

美丽筒线虫在人体组织内移行和寄生部位主要为上、下唇,舌下,舌根,舌韧带,齿龈,软硬腭,颊,颌角,扁桃体,咽喉及食管等黏膜及黏膜下层。亦有报道在鼻涕内找到成虫,在食管活组织及吐出的血中找到虫卵者。寄生部位的组织病理学观察可见鳞状上皮增生,淋巴细胞及浆细胞浸润,虫体周围黏膜水肿,有水疱和出血表现。寄生于食管者,局部黏膜可出现浅表溃疡及出血。

四、临 床 表 现

本病症状主要由虫体在人体内移行引起，通常有局部发痒，异物钻动感，肿胀，咽疼和唾液增多，食欲减退，食量减少和乏力等。重者有局部明显的异物移动感觉，有的出现舌颊或下唇麻木、僵硬、活动不灵、说话受阻、声音发哑，或恶心、头晕。有的病人伴有精神神经症状，过敏、失眠、头痛、厌食等。所有这些表现，在虫体一旦被取出后，症状即减轻和消失。寄生部位的黏膜可见小白疱及乳白色的线性弯曲隆起，有的形成水疱、血疱及溃疡。穿破后可拽出虫体。若在食管黏膜形成溃疡及出血，则可有吐血。

五、辅 助 检 查

（一）病原体检查

用针挑破疑似有虫体移行处的黏膜，查找虫体并作鉴定。

（二）外周血液

嗜酸性粒细胞可明显增高，但除去虫体后即降低。

六、诊　　断

患者出现口腔和食道部位有虫体样蠕动感的症状者应考虑本病，结合有生吃蝗虫、蟑螂或甲虫史者可做初步诊断，从病灶部位找到虫体并作出鉴定则是确诊本病的依据。

七、治疗与预防

（一）手术治疗

用手术方法取出虫体，症状可立即消失。也可在虫体寄生部位涂以奴夫卡因溶液，使虫体从黏膜内逸出。

（二）药物治疗

治疗效果最佳的药物是左旋咪唑，其次是甲苯咪唑和伊维菌素。

（三）预防措施

主要为讲究个人饮食卫生，不食用蜚蠊、屎甲虫及其他有关昆虫、不饮生水以防感染。

第三节　异尖线虫病

异尖线虫病（anisakiasis）是由异尖线虫的幼虫寄生于人体胃肠壁上而引起一种以急腹症为主要表现的疾病。该病在日本流行最为严重。

一、病　原　学

异尖线虫以成虫寄生于海洋哺乳动物如鲸、海豚、海豹的胃部，幼虫寄生于某些海栖鱼类。可寄生于人体引起异尖线虫病(anisakiasis)的虫种涉及5个属:异尖线虫属、海豹线虫属、钻线虫属、对盲囊线虫属和鲔蛔线虫属。我国报道的主要是异尖线虫属和鲔蛔线虫属的虫种。其中以简单异尖线虫对人体感染最为常见。人体感染来源主要是食入了含活异尖线虫幼虫的海鱼如大马哈鱼、鳕鱼、大比目鱼、鲱鱼、鲭鱼等和海产软体动物如乌贼等而引起。虫体主要寄生于胃肠壁,患者发病急骤,酷似外科急腹症,常致临床误诊。在人体寄生的虫体均为第三期幼虫,虫体为白色微透明,体长约13.5～30mm,头端较尾端尖细,中肠部体宽为430～550μm,无侧翼,体部肌肉较厚,肠管发达较肥厚,肠壁由柱状上皮构成,肠管断面可见内腔有一对呈两侧对称的"Y"字形样的结构。人不是异尖线虫的适宜宿主,但幼虫可寄生于人体消化道各部位,亦可引起内脏幼虫移行症。

二、流行病学

日本、荷兰、英国、法国、德国以及太平洋地区等20多个国家有本病病例报告。仅日本就报告了3万多病例。这些国家的居民主要是喜吃腌海鱼,或喜吃生拌海鱼片、鱼肝、鱼子或用乌贼佐酒而被获得感染,故使本病已成为一种海洋自然疫源性疾病。在我国尽管迄今尚未见有病例报告,但在国内市售海鱼中,发现鲐鱼、小黄鱼、带鱼等小型鱼体肌肉或器官组织内的异尖线虫幼虫感染率相当高;从东海和黄海获得的30种鱼和两种软体动物发现带幼虫率为84%。此外,近年来被国内广为接受的三文鱼也可被异尖线虫感染,可见我国人群有感染异尖线虫病的潜在危险性。

三、致病机制

异尖线虫幼虫侵入人体后主要寄生于胃和肠壁组织,侵犯胃肠黏膜。引起的组织病变:用纤维胃镜观察呈胃黏膜水肿、出血、糜烂、溃疡,晚期患者可见胃肠壁上有肿瘤样物;显微病理观察均以黏膜下层为中心的伴有大量嗜酸性粒细胞浸润的脓肿或瘤样肿物为特征,肿物内可见虫体断片、角皮或肠管等。除在胃肠外,虫体还可在食道、腹腔、泌尿系统、皮下组织等处形成肿物。虫体的代谢产物是一种强烈的过敏原,常可引起严重的超敏反应。在反复感染的病例中还可出现3型超敏反应。

四、临床表现

人体感染本虫后,轻者仅有胃肠不适。重者起病急促,酷似外科急腹症,即在进食后数小时后出现症状,多数患者外周血中嗜酸性粒细胞增高。慢性病例呈顽固性腹部疼痛,伴恶心呕吐,可持续数周或更长。依据寄生部位可将其分为以下5种临床类型。其中最常见的是胃和肠异尖线虫病。

(一) 胃异尖线虫病

急性症状常发生于食入受感染的鱼后4～6小时,表现上腹部突发剧痛伴恶心、呕吐、腹泻等症状。

（二）肠异尖线虫病

急性症状常发生食入受感染的鱼后 1～5 天，表现出下腹部剧痛，伴恶心呕吐和腹胀。

（三）食道异尖线虫病

食道在吞咽时可表现为疼痛或不适。

（四）消化道外异尖线虫病

也称异位异尖线虫。可出现相应部位的症状和体征。

（五）异尖线虫过敏症

常以荨麻疹表现为主，亦可见肺水肿和多发性关节炎。

五、辅助检查

（一）血常规检查

急性期可表现为外周血中嗜酸性粒细胞增高。

（二）隐血试验

取胃液和粪便做检测，常呈隐血试验阳性。

（三）纤维镜检查

用于胃或食道异尖线虫病的检查，可观察到寄生的虫体和寄生部位的病变（黏膜水肿、出血、溃疡）。

（四）钡餐检查

对肠异尖线虫病检查可观察到患病部位呈锯齿状或短棒状阴影，滞留的钡剂呈颗粒状阴影。对胃异尖线虫病患者检查可出现胃壁皱褶肿胀。

（五）免疫学诊断

对慢性患者，可用体外培养的幼虫分泌物做抗原检测血清中抗体，具有重要辅助诊断价值。

六、诊　　断

患者有生食海鱼的病史及典型的临床症状是重要的临床诊断依据。确诊本病主要依据从胃内检获幼虫。虫体多在胃大弯侧发现。用体外培养的幼虫分泌-排泄物作抗原检测患者血清中特异性抗体是本病的重要辅助诊断方法。

七、治　　疗

胃肠道异尖线虫病目前尚无特效治疗药物，对确诊病例，应尽早取出虫体。如胃、肠和食道异尖线虫病，则可用纤维镜将虫体取出。对难以寻找到虫体的病例和其他部位损害有高度疑似本病的病例，可采用阿苯达唑抗病原体治疗，并辅以抗感染和抗过敏治疗。

八、预　　防

预防本病，关键在于讲究食品卫生，不生吃或半生熟的海鱼和淡水鱼肉类。管理部门需加强海产品的管理和检疫。

第四节 兽比翼线虫病

兽比翼线虫病(mammomonogamosis)或比翼线虫病(syngamiasis)。是由兽比翼线虫寄生于人体咽喉、气管、支气管等部位而引起的疾病。比翼科线虫主要寄生于野生哺乳动物、家畜、家禽和鸟类,其中喉兽比翼线虫和港归兽比翼线虫偶可在人体寄生。

一、病 原 学

喉兽比翼线虫雌虫活时鲜血红色,体长8.7~23.5mm;前端具发达的口囊,口囊壁具粗厚角质环,底部有8个小齿,呈辐射状排列,食管前端紧接口囊后部,向后逐渐膨大,呈棒球棍状;尾部圆锥形,末端尖细。雄虫活时呈鲜橙红色,长3.0~6.3mm,交合伞半圆形,交合刺1根。雄虫一旦与雌虫交配,雌雄虫不再分离而呈典型的"Y"形。与喉兽比翼线虫相比,港归兽比翼线虫成虫前端具唇瓣6片,雄虫具交合伞外边缘带,缺交合刺。两种比翼线虫卵均与钩虫卵相似,呈椭圆形、无色透明,大小为(75~80)μm×(45~60)μm,内含分裂的胚细胞数或幼胚。

喉兽比翼线虫的生活史不详,据同类寄生虫(气管比翼线虫)的生物学资料分析,其终宿主为牛、羊、鹿等食草动物,成虫寄居其喉头,卵随口腔分泌物和粪排出,在外界发育至感染阶段(含第3期幼虫的虫卵),污染食物或水源,被人误食即可感染。幼虫在小肠内逸出,穿过肠壁,经血流到达肺,穿过肺泡上行至呼吸道,定居于咽喉、气管、支气管等部位发育为成虫。自感染至发育成熟约需70天左右。龟和鳖可能是其转续宿主或中间宿主,当人生食或半生食了龟、鳖的肝、胆、血时,亦可被感染。

二、流 行 病 学

全世界报道的比翼线虫病超过100例,大多来自南美及加勒比海地区。我国从1975年起,迄今已报道了13例,其中12例为喉兽比翼线虫病,1例为港归兽比翼线虫病。人感染主要是通过生食或半生食了龟、鳖的肝、胆、血的方式而引起。

三、致病机制与临床表现

常见的临床表现有发热、咳嗽、哮喘及咯血,伴外周血嗜酸性粒细胞增多。早期X线胸片显示,在感染早期,肺部可出现短时间的浸润性炎症,随后可发展为气管炎样的表现。

四、诊 断

查获成虫或虫卵是确诊兽比翼线虫病的依据。通过纤维支气管镜从气管或支气管壁上可见附有活动的血红色虫体(成虫)或囊包块,从支气管镜检查后的冲洗液、痰液中发现成虫及虫卵。

五、治疗与预防

1. 治疗 可用阿苯达唑、甲苯达唑、伊维菌素等抗线虫药物。
2. 预防 主要措施为注意饮食、饮水卫生,不吃生的蔬菜及动物制品。

第五节 麦地那龙线虫病

麦地那龙线虫病(dracunculosis;guinea worm disease)是麦地那龙线虫寄生于人体引起以慢性皮肤溃疡为特征的疾病。该病广泛流行于印度次大陆、西亚、非洲的农村地区。

一、病 原 学

麦地那龙线虫成熟雌虫寄生于人体手、腿及背部的皮下组织,虫端头向外顶着皮肤,由于虫体的压力与所分泌的毒素作用,使局部皮肤产生丘疹,继而变成水泡破溃。破溃部位接触池塘或水井的水时,虫体前段自溃疡处伸出。由于内部压力大及衰老,虫前部体壁破裂,子宫从裂口脱垂而出,向水中排除大量的第一期蚴。人离开水面时,雌虫缩回,再遇水时,又重复排出幼虫的过程,如此反复直至亿万幼虫排尽。雌虫死亡并被组织吸收为止。幼虫在水中可存活 7 天,若在此期间被剑水蚤吞食后,幼虫在 1 小时内穿过剑水蚤肠壁而到达血腔,经过 12 ~ 14 天蜕皮 2 次,发育为第三期具感染性的幼虫。含感染性幼虫的剑水蚤随饮水被人误食后,幼虫到达十二指肠,钻过肠壁到达肠系膜,然后经胸腹肌肉到达腹股沟及腋窝,最后移行至四肢远端。在此移行过程中行第 3 次蜕皮后发育为成虫,行交配后。雄虫死亡,雌虫继续发育,幼虫在子宫内发育成熟。人体在感染后直到皮肤出现水疱约需 10 ~ 14 个月。剑水蚤还可侵入阴道,被阴道分泌物破坏后释放出感染性幼虫,幼虫钻入附近组织而使人感染。

麦地那龙线虫成虫:呈长圆筒形,前段钝圆,尾端向腹部弯曲,体表有光滑角质层;口三角形,口囊短小,后接食管,食管前端为纤维的肌质,后端为长大的腺质部分;雄虫长 12 ~ 40mm,宽 0.4mm;雌虫特别长,60 ~ 120mm,宽约 0.9 ~ 2mm。第一期幼虫系胎生,第二期幼虫在剑水蚤内由第一期幼虫蜕变而成,第三期幼虫由第二期幼虫蜕皮而成,为感染性幼虫,体长 240 ~ 608μm,宽 12 ~ 23μm,尾端双或三分叉。

二、流 行 病 学

本病在印度、巴基斯坦、西亚、非洲等地流行,印度居民感染率高达 90% 以上。据世界卫生组织估计(1976),全世界每年约 1000 万病人。1994 年向 WHO 通报的病例数为 164 973 例(较 1993 年减少了 28%),流行的村落为 9985 个。1995 年我国也有首例报道。本病患者是主要传染源,通过皮肤溃疡处与水接触而将幼虫释于水中。犬、马、牛、狼、豹、貂、猴、狒狒、狐、浣熊、水貂、猫等动物亦可感染本病而成为终宿主,但作为传染源的意义较小。其传播途径主要是经口饮水含有本虫感染性蚴的剑水蚤而感染,亦可因剑水蚤侵入阴道而感染。人对本虫有抗体应答,但并无保护性免疫力,可以重复感染,多数患者每年只感染一次。感染与水源卫生及饮食习惯有密切关系。发病以 14 ~40 岁男性为多。

三、致病机制

幼虫穿过十二指肠壁时无明显损伤,故无症状。成熟雌虫移行至皮肤时,由于释放大量代谢产物,引起强烈宿主反应,故患者有头晕、恶心、腹泻、皮疹和局部水肿等表现。在幼虫从雌虫子宫逸出虫体外时,局部形成丘疹、水疱(可大至数厘米)。通常水疱内含黄色浆液,其中大量巨噬细胞、淋巴细胞、嗜酸性及中性粒细胞。白细胞常见附着于幼虫上。变态反应使患者感觉瘙痒和剧烈灼痛。水疱破例后,可有并发感染,如急性脓肿、蜂窝织炎、关节炎、淋巴结炎,甚至破伤风感染。若无继发细菌感染,水疱破例幼虫外逸后,周围形成肉芽组织,局部修复很快,只留下雌虫出入小通道。不能到达皮肤的虫体常自死亡,被宿主吸收或钙化,不引起显著反应。不能暴露到人体外的雌虫虫体,在退化过程中常释放出大量抗原物质,导致无菌脓肿(含白细胞及幼虫),诱发关节炎等。若虫体侵犯中枢神经系统,可产生瘫痪等局部定位症状。成虫亦可侵犯心脏、泌尿生殖系统而产生相应的病变。虫体寄生期间,宿主血液中嗜酸性粒细胞增多。

四、临床表现

本病潜伏期为 8 ~12 个月。

(一) 局部表现

常见小腿以下(包括踝部及足)的皮肤损害,约 85% ~95% ,也可发生在上肢、背部或其他部位。雌虫定居处肿胀、灼痛厉害,瘙痒,出现丘疹,继而形成水疱(无菌性脓肿),伴局部的关节炎症。溃破后可形成继发性化脓病灶。患者常数月不能工作,甚至不能行走,半数病人跛行,严重影响农活(发病季节正是种植和收割忙碌之时)。

(二) 全身症状

为变态反应,患者可有发热、头晕、晕厥、恶心、呕吐、喘息、呼吸困难、皮肤红斑及荨麻疹等。若继发细菌感染,则症状相应加重和复杂。

(三) 成虫侵入其他器官

出现相应的症状,如心包炎、瘫痪(成虫所致椎管脓肿或硬膜外脓肿)、眼部损害等。如无继发性细菌感染,在病程 4 ~6 周时溃疡即可愈合。

五、辅助检查

(一) 检查雌虫

常可见其从病变部伸出。

(二) 免疫诊断

Fast-ELISA 用于麦地那龙线虫病诊断的同时以 Western blot 确定麦地那龙线虫的抗原

特异性,可用以区别盘尾丝虫等蠕虫感染,对长达 8～12 个月的潜伏期感染者有较好的诊断价值。

(三) 血常规

嗜酸性粒细胞增多。

(四) 其他检查

影像检查可对成虫侵入其他器官引起的脓肿病变有一定的辅助诊断意义;活检其脓肿组织作病理血检查可见组织中有死虫钙化的虫体。

六、诊 断

在流行地区,根据本病临床表现,可作初步诊断。若局部检出幼虫和看到雌虫虫体则可确诊。本虫抗原皮内试验及血清免疫学检查有辅助诊断意义。诊断时要注意与孟氏裂头蚴病鉴别。

七、治 疗

(一) 雌虫摘除

自古以来,在本病流行区的居民都习用这一行之有效的方法,即将暴露的虫头端缠绕于一根小棒上,慢慢捲绕其虫体,每次约可捲出 5cm 长,每天重复一次,约三周可将全虫捲出。切忌捲动太快! 以免虫体断碎,引起严重组织反应。

(二) 化学疗法

甲硝唑(Metronidazole)每日 1.2g,分 3 次服,10～20 天为一疗程。硝咪唑(Niridazole)每日 25～30mg/kg,分 2 次服,7～10 天为 1 疗程。在这些药物使用后,局部症状减轻,虫体自行排出或易于捲出。

(三) 手术治疗

若整个虫体已在皮肤内或在深部肿胀内而不能到达皮肤时可用外科手术出。

(四) 对症治疗

阿司匹林可使疼痛缓解。异丙嗪 25mg,每日 3 次,或扑尔敏 4mg,每日 3 次,可对抗过敏症状。亦可用可的松类软膏涂患处。重症者应卧床休息。

(五) 预防破伤风

常用破伤风抗毒素(TAT)1500U 肌注,以防发生。

(六) 抗菌治疗

用适当的抗菌药物用以治疗并发细菌感染。

八、预 防

改善农村饮水卫生,禁饮生水,逐步推广中心供水系统。严禁患者污染水体。采取化学方法(DDT、双硫磷等)及生物方法(水体中饲养柳条鱼等嗜食剑水蚤鱼类)以杀灭中间宿主。

第六节　结膜吸吮线虫病

结膜吸吮线虫病(thelaziasis)是由结膜吸吮线虫寄生于人体眼结膜囊内而引起的疾病。因本病多流行于亚洲地区,故又称“东方眼虫病”。该病原的主要寄生动物是犬、猫等动物,人是偶然被寄生的宿主。

一、病　原　学

成虫主要寄生于犬、猫等动物的眼结膜囊及泪管内,偶尔寄生于人、兔等动物的眼部。雌虫直接产幼虫于结膜囊内,当中间宿主冈田绕眼果蝇舐吸终宿主眼部分泌物时而被吸入蝇体内,经2次蜕皮发育为感染期幼虫,进入蝇的头部口器。当蝇再次舐吸人或其他动物眼部时,感染期幼虫自蝇口器逸出并侵入宿主眼部,经15～20天发育为成虫。成虫寿命可达2年以上。

结膜吸吮线虫成虫细长,圆柱形,乳白色半透明,体表具有明显的环纹,侧面观其上下排列呈锯齿状。雌虫大小为(7.9～20.0)mm×(0.3～0.7)mm。近阴门端子宫内的虫卵逐渐变为内含盘曲的幼虫,雌虫直接产出幼虫。雄虫大小为(7.7～17.0)mm×(0.2～0.7)mm,尾端向腹面卷曲,伸出长短交合刺2根。初产幼虫大小为(350～414)μm×(13～19)μm,外被鞘膜,盘曲状,尾部连一大的鞘膜囊。在眼分泌物中发现初产幼虫是病原学诊断的依据。

二、流　行　病　学

本病在印度、缅甸、菲律宾、泰国、日本、朝鲜及俄罗斯的远东地区均有报告。我国的病例报告始于1917年,为世界最早发现。我国各地均有人体感染的病例报道,其中以江苏、湖北、安徽、河南、山东等地的病例较多,累计报告病例近400例,实际感染人数可能更多。已证实冈田绕眼果蝇是我国结膜吸吮线虫的中间宿主和传播媒介。感染季节以夏秋季为主,与蝇类的季节消长相吻合。感染者最小3个月,最大者88岁,但以婴幼儿为主。本病在农村多于城市。传染源主要为家犬,其次是猫、兔等动物。家犬的普遍存在,媒介中间宿主果蝇的广泛分布,再加上幼童不洁的眼部卫生,是造成结膜吸吮线虫病流行的主要因素。

三、致　病　机　制

成虫寄生于人眼结膜囊内,以上结膜囊外眦侧为多见,也可见于眼前房、泪小管、泪腺及眼睑、结膜下等处。多侵犯一侧眼,少数病例可双眼感染。寄居人眼虫数1条至数条不等,最多可达20余条,曾在一只家犬双眼检获虫体200余条。由于虫体表面锐利环纹的摩擦、头端口囊吸附作用等的机械性损伤,加上虫体分泌物、排泄物的刺激及继发细菌感染等,可引起眼结膜炎症及肉芽肿形成。

四、临床表现

轻者无明显症状或有眼部异物感、痒感、刺痛、流泪、畏光、分泌物增多、疼痛等,一般无视力障碍。婴幼儿惧怕睁眼,有手抓眼的动作。家长可发现患儿眼球有白色细小的虫体爬行。重感染者可发生结膜充血,形成小溃疡面,角膜混浊、眼睑外翻等。如寄生在眼前房,可有丝状阴影移动感、睫状体充血、房水混浊、眼压升高、瞳孔扩大、视力下降等。如泪小管受损,可出现泪点外翻。

五、辅助检查

1. 内分泌物中的病原体检查　取眼内眦处分泌物,加 1 滴生理盐水压片镜检,可查见卷曲的初产蚴。

2. 用翻眼皮方法暴露上、下眼结膜囊腔,可肉眼见到成虫,用镊子或棉签挑取之置于盛有生理盐水的平皿中可见虫体蠕动,在镜下观察可鉴定之。

3. 疑似虫体钻入结膜下或泪管的,可用纱布热敷或用 1% ~2% 可卡因或丁卡因溶液滴眼,虫体受刺激,可从眼角爬出,用镊子取出虫体作鉴定。

六、诊　　断

依据病史,眼部不适症长达 40 天以上者,应疑似本病。确诊本病需从眼部取出虫体,并用显微镜检查依据形态特征作出鉴定。

七、治疗与预防

治疗方法主要是取虫,合并炎症者可适当滴用抗生素眼药水抗感染。搞好环境卫生,加强犬、猫等动物卫生管理,注意个人卫生,特别注意眼部清洁是预防感染的主要措施。

第七节　肝毛细线虫病

肝毛细线虫病(hepatic capillariasis)由肝毛细线虫寄生于人体肝组织所引起的疾病。肝毛细线虫是属于鼠类和多种哺乳动物的寄生虫,人偶可被感染。

一、病　原　学

肝毛细线虫卵在土壤中进行发育,宿主吞食被含有幼虫的虫卵所污染的食物或饮水而感染,虫卵在盲肠部孵化出幼虫并钻入肠壁,经肠系膜静脉、门静脉,到达肝脏。从感染到肝约需52小时。

肝毛细线虫成虫较鞭虫纤细，雌虫长53～78mm，尾端呈钝锥形，雄虫长为24～37mm，尾端有1突出的交合刺被鞘膜所包裹；食管占体长的1/2（雄虫）或1/3（雌虫）。该虫虫卵形态与鞭虫卵相似，但较大，卵壳厚，分两层，其间有放射状纹。外层有明显的凹窝，两端各有透明塞状物，不凸出于膜外。

二、流行病学

人感染是由于食入感染期卵污染的食物或水而引起。迄今全世界确诊为肝毛细线虫病的患者共25例。我国发现的第一例人体感染，由徐秉锟（1979）在广东从1位人体肝组织病例切片取得虫体。尽管报道的病例不多，但多可引起死亡，故应予以注意。

另外还发现肝毛细线虫假性感染病例15例，分布于海南10例、广东3例、四川1例和台湾1例，这种假性感染是因为食入含肝毛细线虫卵的鼠肝或兔肝，虫卵仅通过人体消化道随粪排出，虽可在人粪中查见，但人并未获得感染，即所谓假性感染（spurious infection），而真性感染（genuine infection）在人粪中无此虫卵排出。

三、致病机制

成虫寄生于肝脏，产卵于肝实质中，虫卵沉积导致肉芽肿反应和脓肿样病变，肉眼可见肝表面有许多点状珍珠样白色颗粒，或灰色小结节，其大小为0.1～0.2cm。脓肿中心由成虫、虫卵和坏死组织组成，虫体可完整或崩解，虫体和虫卵周围有嗜酸性粒细胞、浆细胞和巨噬细胞浸润。

四、临床表现

患者可表现有发热、肝脾大、嗜酸性粒细胞显著增多、白细胞增多及高丙种球蛋白血症，低血红蛋白性贫血颇为常见，严重者可表现为嗜睡、脱水，甚至死亡。

五、诊　断

本病病原诊断较困难。肝组织活检病原体是最可靠的诊断方法。肝病患者伴有嗜酸性粒细胞显著增多者，可考虑用免疫学方法作进一步检查。

六、治　疗

（一）抗病原治疗

首选阿苯达唑，每次400mg，1日2次；3～12岁小儿减半。甲苯达唑每次200mg，1日2次。连服3天。

（二）对症治疗

第八节　肾膨结线虫病

肾膨结线虫病(dioctophymiasis renale)是由肾膨结线虫寄生于人体肾、腹腔等部位而引起的一种动物源性疾病。肾膨结线虫是一种大型线虫，俗称巨肾虫(The giant kidney worm)。本虫在世界各地分布广泛，寄生于犬、水貂、狼、褐家鼠等20多种动物的肾及腹腔内，人体偶可被感染。

一、病　原　学

动物可因吃入含有肾膨结线虫第2期幼虫的寡毛类环节动物而获得感染。人被感染一般是由于生食或半生食含该虫第三期幼虫的蛙或鱼类而引起，亦可因吞食了生水中的或水生植物上的寡毛类环节动物而获得感染。幼虫进入人体消化道后，穿过肠壁随血流移行至肾盂发育为成虫，并产卵。

肾膨结线虫成虫形态：呈圆柱形，活时呈血红色，体表具横纹；虫体两侧各有一行乳突；雄虫长14～45cm，宽0.4～0.6cm，尾端有钟形无肋的交合伞，以及交合刺一根；雌虫长20～100cm，宽0.5～1.2cm。

寄生在人体的成虫发育较差，其大小，雄虫为(9.8～10.3)cm×(0.12～0.18)cm，雌虫为(16～22)cm×(0.21～0.28)cm。虫卵呈椭圆形，棕黄色，大小为(60～80)μm×(39～46)μm，卵壳厚，表面有许多明显的小凹陷。

二、流 行 特 征

人体肾膨结线虫病病例在国外已报道17例，我国共报道14例。最早由张森康(1981)报道了宜昌人体感染的4例。Sun(1986)在国外报道1例亦为中国人，其他6例分布在湖北、广东、江苏、河南、四川、宁夏。11例患者尿中排出虫体，少者为1条，多者达11条，排出的虫体活、死和残缺不全者均有，在一例肾的病例切片中发现虫体和虫卵。

三、致 病 机 制

肾膨结线虫通常寄生于人体肾脏，导致肾显著增大，约70%的感染者在肾盂背部有骨质板形成，骨质板边缘有透明软骨样物，大多数肾小球和肾盂黏膜乳头变性。肾盂腔中有大量的红细胞、白细胞或脓液。病变后期，感染肾萎缩，未感染肾因代偿而肥大。由于虫卵表面的黏稠物易凝成块，加上虫体死亡后的表皮残存，可能构成形成结石的核心。虫体亦可在膀胱、卵巢、子宫、肝、腹腔等部位寄生，引起相应的病变和症状。

四、临 床 表 现

患者临床表现主要有腰痛、肾绞痛、反复血尿、尿频，可并发肾盂肾炎、肾结石、肾功能障碍等。亦可见尿中排出活的或死的、甚至残缺不全的虫体。当虫自尿道逸出时可引起尿路阻塞、亦有急性尿中毒症状。除肾外，本虫也可寄生于腹腔，偶可寄生于肝、卵巢、子宫、乳腺和膀胱。

五、辅助检查

(一) 病原检查

从尿液中查见到虫体或虫卵是确诊本病的依据。对泌尿系统以外的虫体寄生所引起的病变，可经影像定位后，行穿刺或微创手术活检组织作病理学检查，有时可发现虫体组织。

(二) 影像检查

如尿道造影、B 超或 CT 检查，有助于对本病的诊断。

六、诊　断

临床上，若遇有生食或半生食鱼或蛙史，并具有上述临床症状者应考虑本病的可能；对无症状仅出现有蛋白尿、血尿、脓尿而用通常方法治疗无效者也应疑为本病。从尿液中发现虫体或查见虫卵是确诊本病的依据。但若虫体寄生于泌尿系统以外的部位，或只有雄虫感染的病例则无法查出虫卵。

七、治疗与预防

(一) 抗病原治疗

可用阿苯达唑和噻嘧啶，但需反复多个疗程。

(二) 手术治疗

对虫体寄生在肾盂者，行肾盂切开取虫为最可靠的治疗办法。

(三) 预防感染

勿食生的或未煮熟的鱼、蛙、生水和生菜以预防本病。

（夏超明　孙渊）

第九节　铁线虫病

铁线虫，又名发形虫(hair worms)、发形蛇(hair snake)或马鬃虫(horsehair worms)，种类多，分类较复杂，主要根据雄虫尾部形态结构结合角皮层的特征进行鉴别分类。属线形纲。与医学有关的虫中属铁线虫目(*Gordioidea*)、*chordodidae* 科的 *Chordodes*、*paragordius* 及 *Parachordodes* 属和铁线虫科(*Gordiidae*)的 *Gordiu* 属等。*Cordiidae* 科虫体表面粗糙，有明显斑点(areoles)，*Gordiidae* 科虫体表面无斑点或斑点不明显，铁线虫的分类较复杂，主要根据雄虫尾部的形态结构，结合角皮层的特征进行鉴别分类。成虫常生活于淡水或潮湿的土壤中，幼虫寄生于昆虫体内，偶尔感染人体。目前全世界已有 50 余例报告；我国有 22 例报告，分别发现于山东、湖北、陕西、河南、云南、四川、广东、广西、新疆、福建等地。

一、病　原　学

铁线虫成虫细长，圆线形，似铁丝，长 10 ~ 100cm，宽 0.3 ~ 3mm，颜色变化很大，可呈黄灰、棕褐色或黑褐色。雌雄异体，雄虫比雌虫小。虫体前端钝圆，口位于头部顶端或前端腹面。雄虫尾部末端分两叶，雌虫尾部末端完整或分三叶。体壁较厚并极为粗糙，最外为角皮层，因种类不同表面可有花纹和小突起，其上可有毛或孔，角皮层下为表皮。表皮之内为肌层、大量腺体及神经。成虫消化系统退化，雌虫卵巢及雄虫睾丸数目较多。雌雄虫皆具泄殖腔，开口于尾部顶端或后端腹面或分叶尾的前腹面。雄虫无交合刺。

铁线虫成虫在水中营自由生活，雌雄交配后，雄虫死亡。雌虫当体内虫卵成熟后，在水边产出大量虫卵，一次可产卵 150 万 ~ 600 万个，虫体产卵后死亡。虫卵粘连呈绳索状，可长达 15 ~ 20cm。卵在水中发育时间与水温有关，一般在水温 13℃ 约需 35 天发育成熟，10℃ 时则需 74 天。孵出的幼虫很小，约 0.25mm，幼虫被水生昆虫吞食或钻入体壁进入血腔，逐渐长大。幼虫只能在适宜的中间宿主如蚱蜢、蟋蟀和甲虫等昆虫体内才能生长。铁线虫的生活史中可能有一个或两个中间宿主。

虫体生活于沼泽、池塘、溪流、沟渠等水中，偶可感染人体。感染途径可能是因接触水或饮用生水时感染性幼虫（稚虫）进入人体。大多数虫体随粪便排出体外，也有经尿道排出的。偶可从眼眶肿物或耳道检出此虫，寄生于膀胱内的虫体至少可存活 3 ~ 4 年。

二、流 行 病 学

铁线虫呈世界性分布。主要见于温带和热带地区，但在北极圈亦有发现。Ali-khan（1977）列举了发现于欧洲、南美、北美、非洲、马来西亚、日本、美国、坦桑尼亚、斯里兰卡、印度和加拿大等地报告共 35 例，包括 20 个不同的虫种。我国已报告 22 例，其中山东报告 3 例，湖北 3 例，广东 1 例，陕西 1 例，河南 4 例，新疆 4 例，四川 2 例，云南 2 例，广西 1 例，福建 1 例。在有据可查的 57 例患者中，大部分患者虫体寄生于消化道，从粪便中检出，亦有从呕吐物中检出者。其次寄生于泌尿道，从尿液中检获。寄生于眼眶或外耳道者较罕见。世界各地因生产和生活接触沼泽、池塘、沟渠和小溪流水及岸边潮湿土壤的人群甚多，因此，实际病例数可能较已报告的例数为多。

三、致病机制与临床表现

铁线虫寄生于患者的消化道一般无明显的症状，偶有慢性消化不良、腹痛及腹泻等症状。侵入消化道途径，可能是虫体随饮水或吞食含有稚虫的宿主如昆虫、鱼类、螺蛳而感染人体。寄生于泌尿道的患者，以女性为多，均有泌尿道刺激症状，如下腹部疼痛、尿频、尿急、尿痛、血尿、放射性腰痛以及阴道炎等。上述症状的出现，可能系虫体在膀胱及尿道内移行的机械刺激所引起，一旦虫体随尿排出后，症状亦随之逐渐消失。Burger（1972）曾报道 1 例 23 岁妇女患泌尿道疾病 3 年，结果从泌尿道排出虫体后症状即随之消失。铁线虫侵入泌尿道的途径可能是当人在池塘等水体中游泳时接近成熟期的稚虫或成虫自尿道逆行侵入而感染。此外,Sayad(1936)报告虫体寄生于眼眶下形成肿块并引起红肿疼痛,其侵入途径可能是稚虫经口侵入颊部移行至眼眶下;Faust(1970)报告虫体寄生于外耳道处时因虫体移行可引起极度瘙痒。

四、诊 断

铁线虫病是属于一种罕见寄生虫病,其所见病例均为女性多于男性。确诊该病主要依据从尿中或粪便中检获到虫体。但由于虫体寄生于消化道患者一般无明显症状,在粪便内查不到本虫虫卵;寄生于泌尿道的患者也只是非特异性的膀胱刺激症状,膀胱镜检可见膀胱三角区呈慢性炎症,尿常规检查多有轻度异常,尿中可含少量蛋白及红、白细胞,但查不到本虫虫卵。因此,患者在排虫以前,医生很难考虑到本虫的寄生。

五、治疗与预防

铁线虫感染的防治,首先不饮不洁之水,避免生食可能作为铁线虫中间宿主昆虫和非适宜宿主的昆虫、鱼和螺蛳类。下水时应注意穿紧身裤头,避免该虫由尿道口侵入人体。感染后应口服驱虫药如阿苯达唑可促其排出。虫体寄生于组织内者应进行手术将虫体取出。

（夏超明 孙渊）

第十节 艾氏小杆线虫病

艾氏小杆线虫病(rhabditelliasis axei)是由艾氏小杆线虫侵入人体消化系统和泌尿系统而引起的疾病。艾氏小杆线虫属营自生生活虫体,常出现于污水及腐败植物中,偶可侵入人体寄生。我国1950年首次由冯兰洲报道,至1996年为止已发现144例,其中从粪便中发现虫体者125例,从尿检出虫体者19例。

该虫成虫纤细,圆柱状,体表光滑,前端有6片等大口唇片,食管呈杆棒状,前后各有个咽管球,尾尖细长如针状。雄虫长约1.2mm,雌虫长约1.5mm。虫卵与钩虫卵相似,但较小。雌、雄艾氏小杆线虫交配后产卵,卵孵化出杆状蚴。杆状蚴能摄食,常生活于腐败的有机物或污水中,经蜕皮发育为成虫。本病在我国湖北、湖南、贵州、云南等16个省、市、自治区有发现,在日本、墨西哥、以色列等地有报道。

人体感染途径可能是幼虫经口进入消化道或经泌尿系统上行感染,在污水中游泳、捕捞水产品而接触污水或误饮污水均为幼虫侵入人体的途径。本虫侵入消化系统常引起腹痛、腹泻与便秘交替出现的症状;侵入泌尿系统可引起发热、腰痛、血尿、尿频、尿急或尿痛等症状,当肾实质受累时亦可出现乳糜尿、蛋白尿或脓尿。

诊断本病依据从患者尿液沉淀物或粪便中发现虫体或虫卵。成虫与粪类圆线虫极易混淆,可用小试管培养法镜检成虫。抗虫治疗可用阿苯达唑(400mg/d,连服3天)、甲苯达唑(200mg/d,分两次服,连服3天)或左旋咪唑(150mg/d,连服5天)均可治愈。注意个人卫生,避免饮用污水或接触污水及腐败植物是预防艾氏小杆线虫病的关键。

（王奉林 邓维成）

第十一节 结节线虫病

结节线虫病(oesophagostomiasis)是由圆线目结节科结节线虫属的虫体寄生在人体肠道引起的一种罕见寄生虫病。

结节线虫属又称食管口线虫属,有 8 种,能寄生人体的虫种有双叉结节线虫、猴结节线虫、猩猩结节线虫等。此三种线虫的成虫和虫卵均与钩虫的相像。成虫前端膨大处有头囊和头沟,口孔内侧和外侧有放射状的口齿,体表有环状横纹。

人感染本虫是因接触被本虫感染期幼虫污染的食物或水源时经口途径而引起。丝状蚴侵入小肠或大肠黏膜下层,蜕皮后经 2 ~ 3 周发育成熟并开始产卵。本虫的致病阶段包括幼虫期和成虫期,脱皮的幼虫钻入肠壁,引起肠黏膜的损伤和溃疡形成。虫体侵入网膜可在肠壁、大网膜或腹壁形成结节性肿块。结节中可出现坏死和脓液,周围有嗜酸性粒细胞、巨噬细胞等浸润,外周被成纤维细胞包绕。幼虫可穿破结节进入肠腔,有些幼虫在结节中死亡,最后钙化。由于大量结节的形成,肠壁增厚、变硬,影响肠蠕动,肠壁消化吸收功能障碍。本虫寄生人体后可出现腹泻,粪便带有黏液、脓血,发热,体重减轻,体质衰弱等表现。腹部可扪及肿块。血中嗜酸性粒细胞增多。

诊断本病主要依赖于活检肠黏膜处结节作组织病理学检查时发现病变及未成熟的虫体而确诊。本病抗虫治疗首选阿苯达唑,也可应用噻嘧啶(成人 400mg 或儿童 200mg,一次口服)。外科治疗主要用于切除结节,如形成脓肿,需切开排脓,并给予抗虫和抗生素治疗。

(周爱贤)

第十二节 泡翼线虫病

泡翼线虫病 physalopteriasis 是由泡翼线虫寄生于人体胃肠道所致的一种罕见寄生虫病。泡翼线虫又称为胃线虫,是属于一种犬、猫的常见寄生虫,人偶可被感染。

该虫体粗,肌肉发达。雄虫长 13 ~ 45mm,雌虫长 15 ~ 60mm。虫卵大小为(42 ~ 60)μm×(29 ~ 42)μm。该虫的终宿主有犬、猫、猪、猴、狒狒和其他食肉类动物,中间宿主是蟑螂、蟋蟀、甲虫等节肢动物。此病原体在全世界均有分布。

人感染本病主要是通过吞食含有该线虫幼虫的食物而引起。虫体以发达的唇吸附于胃或十二指肠的黏膜上寄生。其致病作用主要引起胃炎、胃出血和十二指肠炎为主。诊断主要根据临床症状和检查粪便中特征性虫卵即可确诊。治疗可选用双羟奈酸噻嘧啶驱虫,也可选用阿苯达唑治疗。

(宗俏 江远东)

第十三节 肠毛细线虫病

肠毛细线虫病(intestinal capillariasis)又称菲律宾毛细线虫病,是由菲律宾毛细线虫寄生于人体小肠所致疾病,临床上以慢性腹泻及吸收不良综合征为主要表现。本病的首例患者发现于菲律宾。泰国、日本、伊朗、印度、埃及和我国台湾均有病例报告。肠毛细线虫成虫细小。雄虫长2.3～3.2mm，宽30μm，雌虫长2.5～4.3mm，宽45μm成熟子宫内含虫卵和幼虫，虫卵36～45μm。虫卵在水中经5～10天发育为感染性幼虫。

人体可因生食或半生食含有本虫幼虫的淡水鱼，或误食或误饮被本病患者粪便污染的食物或饮料而被感染。成虫寄生在人体小肠，主要在空肠，虫体前端插入肠黏膜内。寄生部位可引起炎症病变，其病变组织内可见大量成虫及幼虫。患者在感染初期可无明显症状，随着自身感染而虫体数量的大量增多，可出现腹痛、肠鸣和间歇性腹泻，数周后腹泻次数明显增多，每天达8～10次，为大量水样便，且为持续性。患者尚有体重减轻、无力、食欲减退、恶心、呕吐、水肿，继之出现恶病质。患者肌力下降、可有心律失常及水电解质紊乱。实验室检查血清钾、钠、钙和血浆蛋白量降低，IgE水平上升，IgG、IgM和IgA水平下降。患者如不能及时得到治疗，则常在数月后死于电解质紊乱或继发感染的败血症。

诊断有赖于在粪便中找到虫卵或幼虫，或在小肠黏膜活检时查找虫体，由于虫卵不易鉴别，有时也采用驱虫治疗后在粪便中查找虫体方法来确诊。抗虫治疗可用甲苯达唑200mg，每日2次，疗程20天，对复发病人则需30天，但少数患者仍可复发；阿苯达唑可杀死肠内虫体及体内幼虫，是目前治疗本病的首选药物，剂量及服用方法同甲苯达唑，疗程10天，少于10天者常易复发，一般治疗后4天，患者粪便中即找不到虫卵及幼虫，但在此时停药，则极易复发；噻苯哒唑也有较好疗效。有报道，用泼尼松、双碘硝酚和酒石酸噻嘧啶可治愈。重症患者除用驱虫药外，必须给予支持疗法，如补充水和电解质、对症支持治疗等。

（周爱贤）

第二十八章　常见线虫病的护理

线虫病是由线形动物门线虫纲动物寄生畜禽体内引起的一类蠕虫病。线虫种类繁多，感染途径多，几乎所有的组织和器官都能被寄生，其中与医学有关的某些线虫纲动物可通过寄生人体夺取机体营养、机械性作用以及代谢产物损害神经或血管等引起疾病。本章将重点介绍部分常见的寄生于消化道线虫所致疾病和寄生于血管和组织内线虫所致疾病的临床护理。

第一节　寄生于消化道的线虫所致疾病护理

一、蛔虫病的护理

（一）护理评估

1. 健康史

（1）一般资料：年龄、性别、职业、文化程度、婚姻、居住地、生活环境、体质指数、饮食习惯、个人卫生习惯、居住地蛔虫病流行情况。

（2）既往史　有无饮用生水和生食蔬菜、瓜果等习惯，食用的时间、量等；近期有无排虫或吐虫史，有无合并消化道系统疾病及有无寄生虫病病史，有无寄生虫病治疗史或过敏史。

2. 身体状况

（1）局部：有无腹痛、腹泻、便秘，有无腹部压痛、腹肌紧张、腹部包块。

（2）全身：观察面色、营养状况等，有无磨牙、惊厥、易惊、异食癖、癫痫、不安、发热、肺部干啰音、荨麻疹，有无食欲不佳、营养不良。

3. 辅助检查　常用直接涂片法从粪便中查虫卵或者虫体；血中嗜酸性粒细胞检测及寄生虫感染免疫检查。

4. 心理和社会支持状况　评估患者对疾病治疗、康复知识的了解和掌握程度，疾病的预后所产生的恐惧、焦虑程度和心理承受能力、家庭的经济承受能力、家属的支持程度等。

（二）护理诊断

1. 腹痛　与蛔虫成虫寄生于小肠内引起肠黏膜机械性损伤、肠痉挛有关。

2. 营养失调　与蛔虫寄生导致肠黏膜损伤所致消化和吸收障碍有关。

3. 潜在并发症　胆道蛔虫病与成虫移位性损害有关，肠梗阻与大量虫体相互缠结成团有关。

4. 知识缺乏　与缺乏个人卫生、饮食卫生和环境卫生知识有关。

（三）护理措施

1. 饮食护理

（1）对营养较差的儿童应给营养丰富、易消化的食物。

（2）驱虫期间不宜进食过多的油腻食物，避免甜、冷、生、辣食物，以免激惹蛔虫引起并发症。

（3）并发胆道蛔虫病者给予低脂、易消化的流质或半流质饮食。

（4）有肠梗阻或严重呕吐者给予禁食。

2. 病情观察　急性期病人应密切观察神志、面色、体温、呼吸情况，了解有无气喘、腹痛、腹泻、呕吐、便秘、腹肌紧张、腹部包块；大便颜色和性质、腹痛的部位性质及伴随症状、诱发及缓解原因。有无荨麻疹、结膜炎以及惊厥、夜惊、磨牙异食症等神经精神症状。

3. 腹痛的护理

（1）腹痛时酌情卧床休息，安慰病人，消除紧张不安情绪。

（2）可用热水袋或热毛巾放在脐部热敷，或用手轻揉腹部，以减轻腹痛。

（3）如上述措施无效，可按医嘱适当使用解痉止痛药。

（4）如发现病人腹痛不止，或小儿突然哭闹不休、烦躁、辗转不安，或伴有黄疸、高热不退等并发症表现，应及时报告医生。

4. 用药护理

（1）驱虫药物应于空腹或睡前一次顿服，并观察药物副作用，如有恶心、呕吐、头昏或腹痛，可给予对症处理。

（2）服药后1～3天内观察大便排虫数，了解驱虫效果，并复查大便，如仍有蛔虫卵，间隔2周再服驱虫药1次。

（3）不可多次连续驱虫和任意加大药物剂量，以免引起毒副作用。

5. 心理护理　蛔虫病病人通常因为剧烈的腹痛对疾病的预后缺乏认识而感到恐惧，因此要关注他们的心理状态，及时给予疾病宣教，疏导其不良情绪，使其保持心情愉快，配合治疗和护理。

6. 健康教育　加强卫生宣传教育，指导患者掌握疾病防治知识，注意个人卫生，培养患者良好饮食习惯和餐前便后洗手的卫生习惯。每年秋、冬季对幼儿园幼儿、中小学生进行普查、普治1～2次。由于蛔虫病的感染率极高，应隔3～6个月再服药。改善环境卫生，尤其是对人类粪便进行无害化处理并提供污水处理的卫生设施，才是长期预防蛔虫病的最有效措施。

二、钩虫病的护理

（一）护理评估

1. 健康史

（1）一般资料：年龄、性别、职业、文化程度、婚姻、居住地、生活环境、体质指数、饮食习惯、个人卫生习惯。

(2) 既往史:有无在田间劳作,皮肤直接接触土壤情况;有无食用牛、羊猪的生肉,食用生菜、饮用生水;有无寄生虫病治疗史或过敏史。

2. 身体状况

(1) 局部:有无咽痒、声嘶和咳嗽等表现;有无腹痛、腹泻;有无皮肤烧灼、奇痒、出血性的小斑点和丘疹、水泡。

(2) 全身:观察面色及有无头晕、耳鸣、心悸、气促等贫血症状;有无食欲减退、腹泻、乏力、消瘦、全身或下肢水肿等。

3. 辅助检查 血常规、骨髓象、粪便检查。

4. 心理和社会支持状况 评估患者对疾病治疗、康复知识的了解和掌握程度,疾病的预后所产生的恐惧、焦虑程度和心理承受能力、家庭的经济承受能力、家属的支持程度等。

(二) 护理诊断

1. 活动无耐力 与钩虫病导致贫血、食欲减退、营养吸收障碍有关。

2. 营养失调 与长期慢性失血、胃肠功能紊乱有关。

3. 皮肤完整性受损 与钩虫引起局部损伤有关。

4. 潜在并发症 心力衰竭、儿童生长发育障碍、肺炎。

(三) 护理措施

1. 休息与活动 贫血程度较重者,应卧床休息。严重贫血病人易继发感染,故应加强生活护理。

2. 饮食护理 增加营养,纠正贫血,以增强机体抵抗能力。应给予高蛋白、高热量、高维生素、含铁丰富的食物。驱虫期间宜给予半流质饮食,忌食油腻及粗纤维食物。

3. 病情观察

(1) 观察局部皮疹情况,应嘱皮肤瘙痒者避免搔抓皮肤,以免继发感染。

(2) 观察有无呼吸系统症状。

(3) 注意病人食欲和进食情况,有无消化不良、腹泻、消化道出血。

(4) 观察贫血所致的症状体征及治疗效果,儿童有无生长发育迟缓和智力发育障碍。严重贫血者应注意心功能,有无并发心力衰竭。

4. 用药护理 苯咪唑类药物作用较缓慢,一般于治疗后 3 ~4 天才排出钩虫,但其杀虫效果好,不良反应轻微且短暂,仅少数病人出现头晕、恶心、腹痛等。噻嘧啶驱虫作用较苯咪唑类药物快,但疗效略差,不良反应与苯咪唑类相似。对于严重贫血病人应先纠正贫血,再驱虫治疗,以免加重不适。

5. 心理护理 由于本病能引起人体长期慢性失血,明显影响劳动力,患者可能出现焦虑、烦躁的心理。因此要向患者说明引起疾病的相关知识,经正规系统的治疗是完全可以治愈的,增强患者治疗的信心。应关心体贴、悉心护理患者,消除患者的恐惧、烦躁等心理。树立战胜疾病的信心,保持稳定的情绪、乐观心理接受治疗。

6. 健康教育

(1) 对病人的指导:向病人及家属解释钩虫病的临床经过、治疗方法,指导病人配合驱虫治疗。嘱咐病人于驱虫治疗后 1 个月内复查粪便,如仍有钩虫卵,应重复驱虫 1 次。说明服用铁剂的方法和注意事项,贫血纠正后仍需坚持服药一段时间,以彻底治疗贫血。

（2）预防疾病教育：应向疫区群众解释钩虫病的感染过程，推广粪便无害化处理，加强个人防护，避免赤足下田劳动，应穿胶鞋或局部涂擦防护药物。不吃可能受污染的生蔬菜。有赤足劳动局部出现症状者，定期检查，以便及早发现，及时治疗。

三、鞭虫病的护理

（一）护理评估

1. 健康史

（1）一般资料：年龄、性别、职业、文化程度、婚姻、居住地、生活环境、饮食习惯、个人卫生习惯。

（2）既往史：询问起病的经过，发病前有无饮用生水和生食蔬菜、瓜果等；有无消化道系统疾病及血液系统疾病病史。了解其伴随症状及有无并发症的发生；既往检查、诊断、治疗经过和效果，是否遵从医嘱治疗等。

2. 身体状况

（1）局部：有无右下腹痛、腹泻、脓血便、里急后重、脱肛等。

（2）全身：有无恶心、呕吐、低热、贫血、头昏、头晕等。

3. 辅助检查　中重度感染时根据上述临床症状，结合病原学诊断方法，如常用的直接涂片法、改良加藤法、饱和盐水浮聚法等，粪便检查出虫卵即可确诊。因鞭虫虫卵较小，容易漏检，如一次检查阴性，应反复检查，以提高检出率。

4. 心理和社会支持状况　评估患者对疾病治疗、康复知识的了解和掌握程度，疾病的预后所产生的恐惧、焦虑程度和心理承受能力、家庭的经济承受能力、家属的支持程度等。

（二）护理诊断

1. 疼痛　与鞭虫感染引起的炎症反应有关。

2. 营养失调　与疼痛所致摄入量减少及消化吸收障碍有关。

3. 知识缺乏　缺乏预防及治疗鞭虫病的相关知识。

4. 潜在并发症　消化道出血、阑尾炎、肠梗阻、腹膜炎、肠套叠等。

（三）护理措施

参见本章第一节蛔虫病护理措施。

（四）健康教育

1. 把好食品采购关。应选择新鲜食物，病死的家禽、家畜、不新鲜的水产品不要购买。即使对于盐腌过的食品，也不能掉以轻心。

2. 烹调时，炊具要注意消毒，生熟食品用的炊具要分开。下厨者也要注意个人卫生，要勤剪指甲勤换衣服。同时，餐具应该严格消毒。

3. 凉拌菜宜少吃，吃时应洗净，并用冷开水冲洗。瓜果宜洗净去皮再吃。

4. 夏季饭菜应现做现吃，如有剩余，第二天应煮透再吃。但即使煮透，有些细菌的毒素仍不能被破坏，如葡萄球菌肠毒素在煮沸后30分钟仍保存其致病性。

5. 保持室内清洁。苍蝇、蟑螂等可传播肠道传染病。因此，消灭苍蝇与蟑螂也是预防夏季肠道传染病的重要措施之一。

6. 充足的睡眠和丰富的营养有助于增强体力，也有助于预防夏季肠道传染病。此外，夏季也要积极锻炼多饮水，良好的体能状态可以增强人体免疫力。

四、蛲虫病的护理

（一）护理评估

1. 健康史

（1）一般资料：年龄、性别、职业、文化程度、婚姻、居住地、生活环境、饮食习惯、个人卫生习惯。

（2）既往史：询问起病的经过，是否有肛门湿疹、滴虫性阴道炎、淋菌性阴道炎等相关病史；了解其伴随症状及有无并发症的发生；既往检查、诊断、治疗经过和效果，是否遵从医嘱治疗等。

2. 身体状况

肛周瘙痒最常见，尤以夜间为重。如蛲虫侵入女性外阴部，可引起外阴炎、阴道炎、子宫内膜炎等相关症状。侵入盆腔、腹腔可引起腹痛、腹膜炎等。重度感染时可致胃肠功能紊乱，出现呕吐、腹泻、发热、腹痛等。

3. 辅助检查　因为蛲虫不在肠道内产卵，故粪便检查难有所获。根据蛲虫在肛周产卵的特性，可用透明胶纸法或棉签拭子法于清晨排便或洗澡前在肛周收集虫卵。透明胶纸法的效果较好，1 次检出率为 50% 左右，3 次检出率达 90%，5 次检出率达 99%。雌虫常于夜间爬出肛门产卵，若在肛周发现白色线头样小虫，可用镊子夹入盛有 70% 乙醇的小瓶内送检，根据蛲虫的形态可判断。

4. 心理和社会支持状况　评估患者对疾病治疗、康复知识的了解和掌握程度，疾病的预后所产生的恐惧、焦虑程度和心理承受能力、家庭的经济承受能力、家属的支持程度等。

（二）护理诊断

1. 局部皮肤受损　与蛲虫刺激肛门周围和会阴部皮肤致剧烈瘙痒、搔抓有关。

2. 焦虑　与皮肤剧烈瘙痒影响病人日常生活、睡眠有关。

3. 有感染的危险　与用力搔抓导致皮肤破损有关。

4. 腹痛　与蛲虫异位寄生于阑尾腔引起阑尾炎有关。

5. 知识缺乏　与缺乏个人卫生、饮食卫生和环境卫生知识有关。

（三）护理措施

1. 饮食护理　增加营养，增强机体抵抗能力。应给予高蛋白、高热量、高维生素、食物。驱虫期间宜给予半流质饮食，忌食油腻及粗纤维食物。

2. 病情观察　蛲虫病最常见的表现是肛周瘙痒，尤以夜间为重。重度感染时可导致胃肠功能紊乱，出现呕吐、腹泻、发热、腹痛等。如蛲虫性阑尾炎，患者可出现阵发性右下腹痛，可伴有恶心、呕吐、发热；如出现泌尿生殖系炎症，可引起外阴炎、阴道炎、子宫内膜炎甚至腹膜炎。

3. 心理护理　由于本病可引起肛周瘙痒及可能出现生殖系统的炎症，患者可能出现焦虑、羞愧、烦躁的心理。因此要向患者说明本病是蛲虫引起的病变，经正规系统的治疗是完全可以治愈的，增强患者治疗的信心。关心体贴、悉心护理患者，消除患者的羞愧、孤单、烦躁等心理。树立战胜疾病的信心，保持稳定的情绪、乐观心理接收治疗。

4. 健康教育

（1）普查普治：可以有效地控制该病的传播。

（2）切断传播途径：对患者所在地应搞好环境卫生，对衣服、被褥、玩具、座椅等进行消毒。内衣、被单、床单、尤其是洗涤内裤前要先用开水烫煮，以杀死虫卵。

（3）注意个人卫生：饭前便后洗手，勤剪指甲。注意饮食卫生，生吃瓜果蔬菜要洗净。

（4）儿童防护：要矫正吸吮手指的习惯，睡觉时不要穿开裆裤，以防虫卵通过污染的手指再经手-口途径感染。

五、粪类圆线虫病的护理

（一）护理评估

1. 健康史

（1）一般资料：年龄、性别、职业、文化程度、婚姻、居住地、生活环境、个人卫生习惯，有无饲养家畜等。

（2）既往史：询问起病的经过，是否有荨麻疹、肺炎、哮喘、卡他性肠炎等相关病史；了解其伴随症状及有无并发症的发生；既往检查、诊断、治疗经过和效果，是否遵从医嘱治疗等。

2. 身体状况

（1）局部：有无皮肤局部小出血点、丘疹、移行性线状或带状荨麻疹。

（2）全身：有无发热、剧烈咳嗽、咳痰、咯血、气急、呼吸困难、哮喘；有无腹痛、腹泻、呕吐、厌食。

3. 辅助检查　从新鲜粪便中或痰液中找到粪类圆线虫的幼虫是确诊的可靠依据；对病原检查阴性者，可采用免疫学方法检测病人血清特异性抗体；急性期外周血白细胞增多。

4. 心理和社会支持状况　评估患者对疾病治疗、康复知识的了解和掌握程度，疾病的预后所产生的恐惧、焦虑程度和心理承受能力、家属的支持程度等。

（二）护理诊断

1. 有皮肤完整性受损的危险　与粪类圆线虫引起的皮肤损害有关；

2. 有感染的危险　与机体免疫力下降有关。

3. 潜在并发症　重症肺炎、脑膜炎、脑脓肿。

（三）护理措施

1. 饮食护理　增加营养，增强机体抵抗能力。应给予高蛋白、高热量、高维生素、食物。驱虫期间宜给予半流质饮食，忌食油腻及粗纤维食物。

2. 病情观察

（1）观察皮肤情况，应嘱皮肤瘙痒者避免搔抓皮肤，以免继发感染。

（2）观察有无肺部病变及症状。

（3）注意病人食欲和进食情况，有无恶心、呕吐、腹痛、腹泻、消化道出血。

3. 保护患者皮肤

（1）观察患者出疹情况：注意出疹的进展和消退情况，皮疹消退后有无脱屑、脱皮、结痂、色素沉着等变化。

（2）环境和休息：病人应卧床休息，保持环境安静整洁，每天通风，避免强光刺激及对流风直吹。

（3）局部皮肤护理：保持局部皮肤清洁，每天用温水清洁皮肤，禁用肥皂水和酒精擦洗。衣被保持清洁、平整、干燥、柔软，勤换洗。翻身时动作轻柔，避免拖拉扯拽等动作。病人的指甲剪短，避免抓破皮肤。

4. 避免感染　加强锻炼，保证休息和充足的睡眠，增强机体的抵抗力。调节饮食，注意口腔和皮肤的清洁。

5. 心理护理　由于本病所引起的剧烈瘙痒，患者可能出现焦虑、烦躁的心理。因此要向患者说明引起本病的原因，增强患者治疗的信心。消除患者的羞愧、孤单、烦躁等心理。树立战胜疾病的信心，保持稳定的情绪、乐观心理接受治疗。

6. 健康教育　应向疫区群众解释粪类圆线虫病的感染过程，推广粪便无害化处理，加强个人防护，避免赤足下田劳动，应穿胶鞋或局部涂擦防护药物。有赤足劳动局部出现症状者，定期检查，以便及早发现，及时治疗。

六、旋毛形线虫病的护理

（一）护理评估

1. 健康史

（1）一般资料：年龄、性别、职业、文化程度、婚姻、居住地、生活环境、饮食习惯、个人卫生习惯。

（2）既往史：询问起病的经过，是否有急性胃肠道症状；是否有持续性高热、眼睑或和面部水肿、过敏性皮疹及全身性肌肉酸痛等症状；既往检查、诊断、治疗经过和效果，是否遵从医嘱治疗等。

2. 身体状况

（1）局部：有无恶心、呕吐、腹痛、腹泻及眼睑水肿、腓肠肌、肱二头肌、肱三头肌疼痛等。

（2）全身：有无发热、皮疹、乏力、厌食、肺出血、肺炎、支气管炎、心肌炎、脑炎等。

3. 辅助检查　实验室常规检查及患者肌肉活检查，若获幼虫囊包即可确诊；免疫学检查，对早期或轻度感染者，检测患者血清中的特异性抗体或循环抗原，可作为诊断此病的重要辅助手段。

4. 心理和社会支持状况　评估患者对疾病治疗、康复知识的了解和掌握程度，疾病的预后所产生的恐惧、焦虑程度和心理承受能力、家庭的经济承受能力、家属的支持程度等。

（二）护理诊断

1. 营养失调　与虫体侵犯肠黏膜致呕吐、腹泻有关。

2. 肌肉疼痛　与幼虫侵入骨骼肌，引起肌纤维变形、肌细胞坏死、炎细胞浸润有关。

3. 活动无耐力　与旋毛形线虫病导致厌食、乏力、营养吸收障碍有关。

4. 焦虑　与肌肉疼痛影响病人日常生活、睡眠有关。

5. 知识缺乏　与缺乏个人卫生、饮食卫生有关。

（三）护理措施

1. 饮食与活动　一般急性期卧床休息，高蛋白营养饮食，补液，注意水、电解质平衡。

2. 病情观察　观察患者有无恶心、呕吐、食欲减退、腹泻、粪便的次数及性质、便秘、腹痛的部位及性质；是否伴有乏力、畏寒、发热等。有无胸痛、胸闷、咳嗽等呼吸道症状及皮疹；肌肉疼痛的部位及时间；有无面部浮肿、视物不清、视网膜出血等。

3. 心理护理　由于本病可引起肌肉疼痛及疾病恢复的时间较长，患者可能出现焦虑、烦躁的心理。因此要向患者说明引起本病的原因，向患者说明本病是旋毛形线虫引起的病变，增强患者治疗的信心。关心体贴、悉心护理患者，消除患者的孤单、烦躁等心理。树立战胜疾病的信心，保持稳定的情绪、乐观心理接受治疗。

4. 健康教育

（1）加强卫生宣教：不吃生的或未煮熟的猪肉及其他哺乳类动物肉或肉制品是最简单而有效的预防措施。

（2）控制和管理传染源：改善养猪方法，提倡圈养，病猪隔离治疗，饲料煮熟；灭鼠，防止鼠粪污染猪圈。

（3）加强肉类检验，未经检验不准出售。库存猪肉经低温冷冻处理，在-15℃冷藏20天，或-20℃冷藏24小时，可杀死幼虫。

（刘科丰）

第二节　寄生于血管和组织内线虫所致疾病护理

一、丝　虫　病

（一）护理评估

1. 健康史

（1）一般资料：患者年龄、性别、职业、是否生活在丝虫病流行区、居住时间及季节等。

（2）既往史：询问起病的经过，如发病前有无被媒介蚊虫多次叮咬史，发病过程，水肿出现的时间、缓急、部位（开始部位及蔓延情况），全身性或局限性，是否对称性，是否凹陷，与药物、饮食、月经、妊娠、体位变化及活动的关系，有无心、肝、肾、内分泌及过敏性疾病病史及其相关症状。

2. 身体评估

（1）局部：患者四肢局部皮肤有无紧张，是否肿胀，按之是否凹陷，有无坚实感；有无象皮肿发生，皮肤是否粗厚、干燥、汗毛脱落情况以及肤色有无加深变暗等；男性患者有无主诉阴囊坠胀沉重，外观阴囊是否肿大，皮肤紧张，皱褶消失，肿物有无压痛；女性乳房有无疼痛、触痛、局部温热感；患者有无淋巴管炎、淋巴结炎、及丹毒样皮炎等表现。

（2）全身：生命体征、意识、面色、皮肤温度、弹性及色泽，尿液变化等，有无畏寒、发热、头痛、咳嗽、哮喘、食欲减退、昏睡等全身症状。

3. 辅助检查　夜间采血，进行血常规及免疫学检测，了解血液、尿液、淋巴液、鞘膜积液、活体组织取样、病理切片有无查到微丝蚴或虫体。

4. 心理和社会支持状况　评估患者对疾病的认识程度，焦虑程度和心理承受能力，患者或家属对疾病治疗支持配合程度。

（二）护理诊断

1. 体温过高　与虫体及其代谢产物引起的机体免疫反应有关。

2. 活动无耐力　与发热有关。

3. 焦虑与自卑　与身体形象改变、担心预后有关。

4. 皮肤完整性受损　与肢体肿胀抵抗力降低、侵入性创伤有关。

5. 知识缺乏　与缺乏疾病相关知识有关。

（三）护理措施

1. 饮食与休息　急性期嘱患者卧床休息，给予高维生素易消化饮食。乳糜尿患者饮食宜清淡，忌辛辣刺激性、油腻食物，大量饮水。

2. 病情观察　急性重病人应密切观察生命体征变化。注意观察体温变化、热型及有无伴随症状、神志、精神状况；观察患者有无咳嗽、哮喘发生；尿液的颜色和量。乳糜尿见于班氏丝虫病患者，呈不定期间歇性的发作，发作前可出现乳糜尿、腰部、盆腔、腹股沟部酸痛等先兆症状。乳糜尿呈乳白色，似牛奶或豆汁，有时混有血液，呈粉红色或暗红色，如尿内有凝块，可导致排尿困难；班氏丝虫病流行区内还有些患者排出淋巴尿，这种尿无色、多泡、有腥味、放置后可凝结，尿中不含脂肪，但含有蛋白和淋巴细胞。

3. 用药护理　告知患者用药方法，嘱患者坚持按疗程服用抗丝虫药，常用药物有海群生（又名乙胺嗪）。对班氏及马来丝虫均有杀灭作用。观察有无头痛、乏力、恶心、呕吐等药物不良反应。并严密观察有无因口服抗丝虫药后大量微丝蚴释放异性蛋白引起的过敏反应，一旦发生，可用复方阿司匹林或肾上腺皮质激素治疗。

4. 基础护理　患者出现畏寒时适当加盖棉被保暖；高热时给予物理降温，冰块置于大血管处，同时遵医嘱给予药物降温并观察效果；痰液黏稠不易咳出时，协助其翻身、拍背、定时雾化吸入，促使痰液排出；对出现恶心、呕吐症状者，记录呕吐次数、量、形状，及时清理污物；加强口腔护理、皮肤护理，保持床单位清洁平整，预防压疮发生。

5. 肢体护理　晚期丝虫病患者出现淋巴水肿或下肢象皮肿应注意：

（1）抬高患肢：可减少液体在下肢的积聚，利于淋巴液回流。坐姿时，将患肢抬高与臀部齐平的高度；睡眠时将腿部抬高与胸部齐平。

（2）卫生清洁：每日用室温水和中性肥皂对患肢自上而下进行 1～2 次清洗，不宜用热水，再用毛巾轻轻吸干，保持皮肤干燥。

（3）皮肤破损的处理：勤剪指甲，避免用力挠抓皮肤，仔细检查趾缝、皮肤皱褶处有无侵入性伤口，若真菌引起的感染可涂抹达克宁软膏；细菌引起的感染可涂抹红霉素软膏，不能在破损的皮肤上涂抹草灰或草药等不洁物。

（4）穿宽松透气的布鞋：防止脚趾受压或潮湿。

（5）适度锻炼：有助于患者液体回流，减轻肿胀，以不感到疲劳为宜，具体方法有：站立时做踮脚活动，每次 5～15 次；坐或睡时做足部旋转活动或脚尖的伸屈活动，每次 5～15 次；短距离行走散步；淋巴水肿患者不要长时间站立，不宜做劳动强度大的工作，在急性感染期宜休息，不宜锻炼。

6. 心理护理　患者因反复发作的淋巴系统急性炎症、乳糜尿以及肢体、外生殖器等进行性发展的象皮肿、阴囊鞘膜积液等丝虫病症状、体征，给患者生理、心理带来了极大的痛苦。护士应以热情、耐心的态度关心和尊重患者，给予关怀照料。倾听患者主诉，表达同情及理解，消除其焦虑自卑心理，同时向患者讲解治疗的意义及预后，使患者树立战胜疾病的信心。

（四）健康教育

1. 普查普治　及早发现患者和带虫者，及时治愈，杜绝传染源。

2. 防蚊灭蚊　加强蚊媒监测，发现感染蚊，及时清除，防止传播。

3. 保护易感人群　在流行区采用海群生食盐疗法，将海群生以0.3%～0.4%的比例加入食盐中食用，连用半年，可降低人群中微丝蚴阳性率。

4. 饮食治疗　乳糜尿患者需长期严格坚持低脂、适量高蛋白饮食。饮食清淡，多食水果、蔬菜、瘦肉、蛋清等食物，避免饮酒，坚持每天大量饮水。

5. 注意休息，避免劳累　不要负重和重体力活动，尽量避免爬楼梯或登高，难以避免时步伐要小，速度要慢。

6. 及时就医治疗　在全身症状或腿部疼痛24小时不能缓解或局部皮肤裂开或有脓液溢出及患者不熟悉的体征和症状时，应及时就医治疗。

二、广州管圆线虫病

（一）护理评估

1. 健康史

（1）一般资料：患者年龄、性别、职业、居住地、饮食习惯等。

（2）既往史：询问起病的经过，如发病前有无食用螺肉、生鱼片史。发病过程及主要症状，了解头痛的部位、性质和程度，询问头痛发病的急缓，是持续性还是发作性，起始与持续时间，发作频率等；是否伴有恶心、呕吐，呕吐物的性质、颜色、量；面部及肢体感觉情况，肢体活动度等。

2. 身体评估

（1）局部：评估患者面部或肢体皮肤感觉是否迟钝或痛觉过敏；眼球活动度；有无听力障碍；颈部有无抵抗感；肢体活动度，有无活动受限或肢体瘫痪。

（2）全身：评估患者的生命体征、精神、意识、瞳孔等情况。体温是否正常；有无颅内高压的表现；表情是否淡漠；意识是否清楚；检查是否合作；观察两侧瞳孔的大小是否相等，对光反射的灵敏度；有无头痛、恶心、呕吐、咳嗽、昏睡甚至昏迷等全身症状。

3. 辅助检查　进行血常规、免疫学、头颅CT或MRI、胸部CT、脑电图检查，了解血和脑脊液抗广州管圆线虫抗体检测结果，有无查到虫体。

4. 心理和社会支持状况　评估患者对疾病的性质、过程、防治及预后的认识程度；疾病对其日常生活、学习及工作有何影响；患者有无焦虑、恐惧、自卑等心理反应及其程度；患者或家属对疾病治疗支持配合程度。

（二）护理诊断

1. 疼痛　头痛与虫体进入中枢神经系统致脑水肿、颅内高压、脑组织受损有关。

2. 生活自理缺陷　与意识障碍、肢体活动障碍、视觉或感觉障碍等有关。

3. 潜在并发症　颅内压增高。

4. 知识缺乏 与缺乏疾病相关知识有关。

(三) 护理措施

1. 饮食与休息 嘱患者卧床休息,给予清淡、易消化、高维生素饮食,补充水分。按病情需要适当给予输液,以补充电解质和葡萄糖。

2. 病情观察

(1) 密切观察患者生命体征及意识、瞳孔等变化,及时准确的监测体温变化,并做好记录,及早发现颅内高压症,如患者出现烦躁不安、剧烈头痛、喷射性呕吐、血压升高、心率变慢、视力减退、两侧瞳孔不等大时,应立即进行脱水治疗,防止脑疝的发生。

(2) 观察有无全身性游走性蚁走感、游走性针刺样、烧灼样肌肉疼痛、触摸时疼痛加剧等肢体感知觉障碍。

3. 头痛的护理

(1) 避免诱因:保持病室环境安静、舒适、光线柔和,限制探视;告知患者可能诱发或加重头痛的因素,如情绪紧张,用力性动作等。

(2) 指导减轻头痛的方法:指导患者缓慢深呼吸,听轻音乐,引导式想象等,以达到精神放松,减轻疼痛。

(3) 药物止痛:头痛剧烈不能缓解时,遵医嘱使用止痛药物,告知止痛药物的作用与不良反应,避免出现药物依耐性或成瘾性。

4. 做好腰椎穿刺护理 为患者演示腰椎穿刺时的正确卧姿及相关注意事项,穿刺后密切观察患者意识、瞳孔及生命体征变化及头痛情况。

5. 基础护理 保持床单位整洁、干燥,定期给予翻身、拍背,按摩骨突受压处,预防压疮;使用床栏,防止坠床发生;做好眼部胀痛、复视或视力模糊、有爬虫感等眼部症状护理;对感觉过敏的患者尽量避免不必要的刺激;患者出现高热时给予物理或药物降温,并观察效果;对出现恶心、呕吐症状者,记录呕吐次数、量、性状,及时清理污物,加强口腔护理。

6. 用药护理 遵医嘱使用阿苯达唑等杀虫药物。注意观察药物疗效及不良反应。阿苯达唑不良反应轻微,主要有头痛、低热,部分患者可有视力障碍、癫痫等,多见于服药后的2~7天,持续2~3天。配合使用肾上腺皮质激素或脱水药物治疗时,注意观察药物相关反应及治疗效果。

7. 心理护理 患者因反复发作的头痛可能出现焦虑、紧张心理,要理解、同情患者的痛苦,耐心解释、适当诱导,解除其思想顾虑,同时向患者讲解治疗的意义及预后,安排患者与其一起住院的朋友在同一病房,组织他们集体听健康知识讲座,帮助患者疏导情绪,积极配合治疗。

(四) 健康教育

1. 疾病相关知识宣教 向患者讲解本病的原因、临床表现、治疗方法、护理以及预后的相关知识。加强卫生宣传教育,不吃生的或者半生的螺类及转宿主蛙类、鱼、河虾、螃蟹等,不吃未洗净的生菜,不喝生水,提高群众的自我保护意识,防止病从口入。加工淡水螺时做好防护工作,防止幼虫通过皮肤侵入机体或污染厨具、食物。

2. 控制传染源 本病的终宿主主要为齿类动物尤其是鼠类,一旦发现有通过鼠类传播的情况,做好灭鼠工作,防止继续传播。

三、其他类线虫病所致疾病的护理

结膜吸吮线虫病是指寄生于犬、猫等动物眼结膜内的结膜吸吮线虫经由蝇类传播，结膜吸吮线虫寄生于人眼结膜所致的动物源性寄生虫病。以婴幼儿为多见。该病多流行于亚洲地区，故又称东方眼虫病。地那龙线虫病，又称几内亚龙线虫病，是由麦地那龙线虫寄生人体引起的寄生虫病。人类是麦地那龙线虫唯一的宿主，饮用被污染的水是感染的途径。人类对这种寄生虫病没有保护性免疫，容易重复感染。主要发生在缺少安全水源的贫困地区。肝毛细线虫是一种鼠类和多种哺乳动物的寄生虫，偶尔感染人。成虫寄生于肝，引起肝毛细线虫病。人感染是由于食入感染期卵污染的食物或水而引起。肾膨结线虫是一种大型寄生线虫，俗称巨肾虫。本虫在世界各地分布广泛，寄生于犬、水貂、狼、褐家鼠等20多种动物的肾脏及腹腔内，偶可感染人体，引起肾膨结线虫病。以上疾病的护理有如下共同点。

（一）饮食与休息

注意休息，促进身体恢复，给予高热量、富含维生素易消化饮食。

（二）病情观察

密切观察生命体征变化，及时发现并发症的症状和体征，配合医生积极处理。

（三）疾病知识宣教

由于本类疾病发生较少见，患者及家属对于疾病相关知识欠缺，应及时向患者及家属讲解本类疾病产生的原因、临床表现、治疗方法、护理及预后，使其消除顾虑，积极配合治疗，促进恢复。

（四）保护易感人群

注意个人眼部卫生，特别是幼儿，应保持眼部清洁，采取防蝇、灭蝇措施，妥善处置病猫、病狗可预防结膜吸吮线虫病的发生。改善供水条件、不饮用生水以及杀灭剑水蚤等有助于预防麦地那龙线虫病的发生。勿食生或未煮熟的鱼、蛙、生水和生菜可以预防肾膨结线虫病。

（李育英）

第四篇

绦　虫　病

第二十九章　包虫病(概述)

包虫病(hydatidosis)又名棘球蚴病(echinococcosis),是由棘球绦虫的幼虫寄生于人兽体内引起的一种古老的人畜共患性寄生虫病。我国有细粒棘球绦虫(*Echinococcus granulosus*)幼虫引起的囊型包虫病(cystic echinococcosis, CE)和多房棘球绦虫(*Echinococcus multilocularis*)幼虫引起的泡型包虫病(alveolar echinococcosis, AE)。其中以囊型包虫病为主。

公元前460~379年的中医《灵枢经》中就描述有腹部囊型肿块的病症。希波克拉底(公元前460~377年)也曾在《誓言》中描述过人类和家畜,如牛、羊和猪的肺中发现有充满液体的肿瘤,这是人类早期对包虫病的认识。1675年Johan Valentin Wille的专题论文中已详细记载有家畜肝脏及肺脏表面葡萄串样病变,即囊型包虫病(CE)。

包虫病的外科治疗已有一百多年的历史。1871年Lindeman报道第一例手术治疗肝CE。随着肝胆外科技术和对包虫病认识的提高,1965年法国学者提出完整包虫外囊的"根治性手术"的概念。1985年Deter报告经皮肝穿刺治疗复发包虫囊肿成功。1994年谭家忠首次报道通过腹腔镜摘除包虫内囊方法治疗肝CE。1983年Belli报告42例肝CE囊肿外囊切除。近年来,彭心宇等提出进一步改进手术方法,即紧贴包虫外囊壁完整剥除外囊,称之为肝CE外囊完整剥除术。在此基础上,作者于2002年提出了更安全、简便、易推广的外囊次切除术。中国首次肝泡型棘球蚴病诊断和外科治疗是1965年由新疆姚秉礼报告。

通过18、19世纪基础与临床医学的奠基,20世纪以来近代外科发展迅猛,包虫病的基础研究、诊断及外科治疗学亦随着医学发展得到了巨大的进步。手术方法不断地改进和创新,已迈入了拓展根治,减少并发症,减轻病人痛苦的治疗学可持续发展。通过强化外科根治性手术理念和方法可以直接阻断棘球蚴在体内的寄生和存活,达到治愈病人的目的。随着新的理论不断实践和高新技术陆续应从而对包虫病诊治有了更新的认识,因而,对传统的诊治理念和方法应该做科学的传承和必需的改进。

一、病　原　学

棘球绦虫的生活阶段有虫卵、棘球蚴和成虫3个期。完成生活史必须依赖两种哺乳动物宿主,即主要在狗→羊或狗→牛之间的相互传播来完成。人只是在这一循环过程中偶然被感染、寄生和致病的阶段是棘球蚴。我国流行严重的是细粒棘球绦虫(Eg)和多房棘球绦虫(Em)。

（一）细粒棘球绦虫

成虫眼观呈乳白色，长度为2～11mm，多为5mm以下。镜下可见虫体由4～6个节片组成，最前端为头节，其后为颈节，后接链体，根据生殖器官发育程度链体又分为幼节、成节和孕节。头颈部呈梨形，有顶突和4个圆形或椭圆形吸盘，顶突上有大小相间的呈放射状排列的两圈小钩共28～48个。幼节仅见生殖基。成节内有雌雄生殖器官各一套，生殖孔开口于节片一侧的中部或偏后，睾丸45～65个，分布于生殖孔水平线的前后方。孕节长度占虫体全长的1/2，几乎被充满虫卵的子宫所占据，子宫向两侧伸出不规则的分支，子宫有侧囊是细粒棘球绦虫的特征，子宫内含虫卵200～800个。幼虫即棘球蚴，也称续绦期，呈圆形或不规则的囊状体。大小因寄生时间、部位和宿主的不同而异，由不足1cm到数十厘米不等。棘球蚴为单房囊，由囊壁和内含物组成。囊壁乳白色，分两层，外为角皮层，厚约1～4mm，似粉皮，较脆易破。内为生发层，半透明。两层合称棘球蚴的内囊，其外有宿主组织形成的纤维包膜，称棘球蚴外囊。内容物包括囊液及子囊、孙囊和原头蚴组成的棘球砂。

（二）多房棘球绦虫

成虫基本与细粒棘球绦虫相似，长度为1.2～3.7mm，是带科绦虫中最小的一种。虫体有2～6个节片，最前端只末端依次为头节，颈节、幼节、成节和孕节。头颈部呈梨形，有顶突和4个吸盘，顶突上有两圈小钩共23～36个。生殖孔不规则交替开口于节片一侧的中部偏前，睾丸16～36个，孕节子宫囊状，内含虫卵200个左右。虫卵的形态和大小与细粒棘球绦虫难以区别。幼虫称为泡球蚴，由无数被黄色或白色形状不规则的囊泡聚集而成。在适宜中间宿主如小型哺乳动物体内囊泡呈圆形或椭圆形，囊泡大小基本相同，直径0.1～0.7cm，囊泡内含透明囊液和原头蚴，有的含胶状物而无原头蚴，囊泡外壁角皮层较薄且常不完整。在不适宜中间宿主（如人）体内常为囊泡群或团块物，含少量胶质物，少或无原头蚴，质地较硬，表面凸凹不平，无纤维组织被膜，与周围组织界线不清。泡球蚴主要是外生性出芽增殖，不断以浸润方式侵犯周围组织，少数也可向内芽生形成隔膜而分离出新囊泡。1～2年即可全部占据所寄生的器官，还可以向器官表面蔓延至体腔内，犹如恶性肿瘤，因此，又称为“虫癌”。囊泡的外生性子囊可经血液及淋巴迁移到其他部位发育为新的泡球蚴。

包虫成虫在终末宿主（如犬、狐、狼等动物）消化道寄生，产卵。细粒棘球绦虫的虫卵经由中间宿主（如绵羊、牛、猪、马、骆驼等有蹄动物）吞入后发育成棘球蚴，多房棘球绦虫的虫卵被啮齿目和兔形目动物吞入后发育成棘球蚴（也称泡球蚴），棘球蚴在肝、肺和其他脏器中发育。人偶然受感染后导致棘球蚴在肝、肺等器官形成占位性病灶。棘球蚴被终宿主吞食后在小肠内发育为成虫。

人感染包虫病的主要途径是经消化道传染，即“病从口入”。当人误食入污染棘球绦虫虫卵的饮食，或餐具、手指粘有虫卵，随饮食被吞下后，虫卵在十二指肠内孵化为六钩蚴，并被胆汁胰液激活，卵膜被融化，六钩蚴脱壳而出，而借小钩吸附于小肠黏膜上，然后钻入肠黏膜的毛细血管，经肠系膜上静脉潜入门静脉系统，如同静脉栓子随血流而迁徙，首先流入肝脏。门静脉的解剖特点是两端皆为毛细血管末梢，肝窦如同“滤池”，成为六钩蚴的第一道“筛子”，故而使六钩蚴容易滞留在肝脏内，发育长成包虫。因此，包虫在肝脏发病率最高，占70%～80%。若六钩蚴通过肝脏，随肝静脉、下腔静脉回流入右心，亦可经小肠淋巴管经胸导管而进入颈内静脉到达右心，则顺肺动脉迁移到肺脏寄生，故肺脏的发病率仅次于肝脏，占14%～18%，而肝与肺多发占肝包虫的5%，肝与肺以外的其他脏器多发占3%左右。由于肺毛细血管是肺动、静脉的直接通道,而肝脏毛细血管呈网状组织,六钩蚴通过肝脏远较通过肺脏为难,故仅有少量六钩蚴能通过肝窦这个"滤池",到达"下一站"肺脏寄生。而六钩蚴较容易通过肺脏的毛细血管,如果六钩蚴又通过肺脏,这个第二道"筛子",则随肺静脉回流入左心,进入体循环动脉系统而迁移到全身各部位脏器、组织均可寄生罹病。各脏器的感染率,与脏器的血流量及六钩蚴随血循环经过的先后次序有直接关系。各脏器的发病率从高到低依次为肝、肺、腹腔、盆腔、脾、肾、脑、骨、肌肉、皮下、眼眶、纵隔、乳腺、腮腺、甲状腺、胸腺、精索、心肌、心包等。

二、流 行 病 学

目前,世界上报道的棘球绦虫有10余种,其中致病的有4种。①细粒棘球绦虫(*Eg*);②多房棘球绦虫(*Em*);③少节棘球绦虫(*E. oligarthrus*,*Eo*);④福氏棘球绦虫(*E. vogeli*,*Ev*)。该病呈全球性分布,多流行于亚洲、非洲、中欧、南美、澳洲、中东、美国阿拉斯加以及日本北海道地区等,感染人类致病主要是*E. g*和*E. m*两种。除青藏高原、四川甘孜阿坝地区之外,西部七省临床所见多为由*Eg*感染所致肝CE,约占到95%,远高于以*Em*感染所致肝AE。*Eg*分布广,危害大,又将其分为二株:一是北极株,主要分布在北极区,以在狼和鹿类野生动物中循环为特点;二是欧洲株,呈世界性分布,以在狗和家畜中循环为特点。我国属于欧洲株的影响范围。根据中国疾病控制中心在乌鲁木齐和敦煌召开的全国包虫病防治工作会议不完全统计,仅在医院的病历记录中就大约有100万包虫病患者,据此估计约有2000万人群受到影响。由于该病的流行,每年至少造成了价值8亿人民币的经济损失。迄今为止,中国21个省、自治区(约占中国国土的87%)相继都有囊型包虫病病例的报道。人类感染细粒棘球绦虫这一公共危害已成为中国西部地区主要的社会健康卫生问题。截至2012年12月,新疆包虫病临床研究所对新疆医科大学第一附属医院9351例,其中6954例(74.36%)病灶位于肝脏,1721例(18.40%)在肺部,252例(2.69%)在脑,其余424例(4.53%)在于其他部位包括盆腹腔、肾脏、骨、脾脏、胰腺、及心脏等器官。同期住院经确诊并治疗的肝AE患者近363例,约占总住院包虫病例的3.88%。

犬、狼、狐、狮、豹等动物是囊型包虫病的主要传染源,而多房棘球蚴病的传染源是犬、狐、狼等动物。人感染本病原的途径和方式是通过食人虫卵而引起。不同种族和性别的人群对棘球蚴均易感。从事牧业生产、狩猎和皮毛加工的人群为其高危人群。

三、病理形态及致病性

因两种棘球绦虫的成虫终末宿主长期受不同自然地理和生态环境的影响,生物进化各有区别,所致此两种病的病理生理与形态也迥然不同。

(一)囊型包虫的病理形态及致病性

包虫囊肿病理形态结构可分为内囊和外囊。内囊为包虫的本体,由两层构成,内层为生发层;外层是多层角质层。外囊是在内囊周围形成的一层纤维包膜,病程久时外囊肥厚可达1~2cm,常有钙化形成。囊内容物有囊液、育囊、原头节、生发囊和子囊。囊内的生发囊可形成多个子囊,病程长的子囊内又可产生孙囊。囊液无色透明,囊壁破裂可使囊内容物外溢导致过敏反应甚至过敏性休克,亦可在腹腔内播散种植生成新的包虫囊。

1. 包虫内囊(endocyst) 是寄生虫的本体,即棘球蚴,临床通称为内囊,内囊是一种呈乳白色、半透明、表面平滑有光泽的球形包囊,内囊壁厚度与包虫病的病程成正比,一般有1~3mm,包虫囊壁分两层,外层是不含细胞的角质层(laminated layer),厚约1~2.5mm左右,内层是生发层(胚层 Germinal Layer),厚约20~80μm,为胚蚴增殖的基地,在生发层的内面长出很多细小颗粒状的育囊(原头蚴)及雏囊(子囊)故得名为细粒棘球蚴。角质层由生发层细胞的分泌物所形成,有保护生发层及渗透作用,吸收营养物质,供给包虫生存及排出代谢废物。该层具有弹性,当破裂后,内囊向外翻卷,使生发层上的雏囊及育囊脱落播出。内囊无血管结构,与宿主外囊无组织结构联系,内囊柔软脆弱,甚易破裂,破裂后囊球塌陷卷曲收缩,外观近似凉粉皮样。若将完整的内囊球置于盘中,即变成扁球状,稍加震动或在倾倒移动时,易自行爆裂。

2. 囊液(hydatid fluid) 为包虫囊内充满水样囊液,是宿主血液的派生物质,含蛋白质、碳水化合物、无机盐、包虫代谢产物及宿主体液成分组成的混合物。囊液是无色无味的液体,澄清如水,不凝结,具有保护与滋养子囊及原头蚴的功用。比重1.008~1.015,pH 7.6~7.8(正常人体液pH 7.35~7.45),钾、钠、氯、钙、氧化物和二氧化碳含量近似宿主血液中的浓度。囊液的压力约为300~500mmH_2O,远高于人体组织的张力,含有毒白蛋白(toxalbumin),具有抗原性,人体组织渐吸收少许囊液,使机体致敏产生抗体,而对包虫囊液反应性增强,因此当包虫破裂时,囊液溢入浆膜腔,与机体中的抗体结合后,迅速释放大量组织胺等血管活性物质,引发过敏反应,轻者可反复出现皮肤潮红,水肿、荨麻疹,重者可立即产生胸闷气促,面色苍白,出冷汗,血压下降等过敏性休克症状。

3. 育囊(brood capsule)与原头蚴(节)(protoscolex) 包虫囊的内面生发层还向囊腔内长出极小的囊泡,渐发育成育囊,育囊内包含原头蚴,能产生原头蚴的育囊称为能育囊,不能产生原头蚴的称为不育囊。育囊由母囊上脱落,漂游于囊液中,肉眼可见极小的白色颗粒,若将囊液静置后育囊及原头蚴即下沉,肉眼观察可见呈白色细小沙粒状,故称为囊砂(Hydatid sands)。显微镜下可见育囊是一个很薄的包膜,可透见其中包裹20~40个原头蚴。原头蚴具有双向发育能力,即在中间宿主体内播散可生长成为无性繁殖的继发性包虫,若被终末宿主吞食,则发育成为棘球绦虫,自体受精有性繁殖。因此原头蚴是包虫繁衍的“种子”,但人体的原头蚴并不参与寄生虫的生活循环链。原头蚴的抵抗力很低,离体后在室温下能生存4天。但并不是每个包虫囊液内都含有原头蚴,正如无子囊一样,对无原头蚴的包虫称为不育包虫或无原头蚴包虫,是由于寄生条件不利(如宿主免疫力较强)控制了包虫发育而成无原头蚴的包虫,即不具有流行病学传染的意义。

4. 子囊(daughter cyst) 包虫的生发层有旺盛的繁殖能力,而在包虫囊的内面,向囊腔内生出许多小的芽胞(spore),逐渐增长形成空的雏囊,脱落而游离于囊液中,故称为子囊。有少数外生性子囊,即由生发层向内囊外衍生,而居于母囊之外。临床偶见在一个外囊内,有一个大的母囊之外,另有1~3个较小的囊泡,即为外生性子囊,与母囊共居于一个外囊内。

5. 孙囊(granddaughter cyst) 病程甚久的包虫,子囊内可再生孙囊,而透过子囊壁可见绿豆大的孙囊。孙囊性状一如子囊。孙囊是在一个包虫囊内的众多子囊中,仅有少数几个子囊内有孙囊,即母、子、孙囊同居于一个包虫外囊内,有孙囊者约占0.2%,尚未发现孙囊内又生子囊者,即仅有三世同囊,而未见四代同室者。

6. 外囊(ectocyst)　随着胞蚴长成包虫的过程中,由于人体的免疫功能及脏器的屏障作用,在包虫周围的局部组织首先发生异物反应,炎细胞浸润,嗜酸性粒细胞、浆细胞及多核巨细胞浸润渗出,由新生的成纤维细胞形成无细胞核的纤维结缔组织包膜,包裹在包虫的周围,即称为外囊。在突出于脏器表面的外囊呈乳白色、平整光滑、不透明,外囊的厚度与硬度,视病程长短及寄生脏器的不同而差别很大,肝、腹腔、脾、肾的包虫,增长缓慢,病程较久,故其外囊壁较厚,平均0.2~0.5cm,触之硬韧牢固;肺包虫的病程较短,其外囊壁甚薄,平均0.01~0.05cm;脑包虫的外囊薄如纸。突出于脏器表面的外囊较厚,而深居在脏器组织内部的外囊较薄,合并感染后外囊炎症浸润增厚可达0.5cm。骨包虫则无外囊,因长期占位压迫骨松质使骨皮质变形呈蜂窝状扩大的骨壳。包虫囊肿的外囊并非虫体本身组织,而是人体脏器组织所形成的屏壁。因此,肝包虫的外囊壁包含肝组织及肝小管,肺包虫的外囊壁包含肺组织及小气管,这是产生胆瘘或支气管瘘并发症的解剖原因。

包虫增长缓慢,将脏器组织向周围挤压推移,呈占位性扩张,其增长速度报道差异较大,一般每年增长直径0~4cm,临床曾遇2岁患儿的肝包虫直径有6cm,也常见成人已有数年包块病史的腹腔包虫,仅有拳头大,可见包虫的增长速度是不一致的,决定包虫增长的速度有3个主要条件:一是寄生脏器的血运贫和富,即包虫本体获得营程度。二是脏器组织的疏松或致密,即包虫扩展的阻力大小有直接关系。寄生脏器血循环旺盛,营养充足,组织结构疏松,阻力较小,则包虫增长速度快,否则反之。临床发现肺、脑、腹腔包虫增长较快,尤其肺的组织松软,血运旺盛又有胸腔的负压作用,故肺包虫生长速度较快,肝、脾及肾实质脏器内的包虫增长速度较慢;而骨及肌肉内的包虫,由于组织结构致密,阻力甚大,扩展受限,则增长更缓慢;小儿机体含纤维结缔组织较成人为少,而含水分较多,组织结构松软,故寄生在小儿体内的包虫比在成人增长为快。三是包虫的活力。在病程早期活力旺盛,增长较快,病程久的包虫,体积增大,所需营养倍增,而脏器提供的营养相对不足,以及活力减弱,必然增长缓慢,而病程更久,包虫衰老退行性变则不再增长,甚至变性坏死,反而收缩变小;外囊钙化呈蛋壳状,不仅阻碍吸收营养及排泄代谢物质而变性坏死,自然无增长可能。

总之包虫的增长速度与寄生脏器,患者年龄及病程长短等因素有关。因此,包虫增长病程分为早期为生长旺盛期、中期为生长缓慢期和晚期为生长停滞期。

病程久的包虫,生长力减低,逐渐衰老而停止增长,曾报道病史最长的是一位肾包虫患者,自述其母亲发现她腰部包块,已有40年,因无任何不适而未就医,近因突然发生肾绞痛,始来就医,手术所见:左肾包虫,外囊壁甚厚而硬韧,内囊破裂,部分子囊仍有光泽,囊液仍澄清如水。另一例是腹腔包虫,自述腹内无痛性包块已有22年,近10年来未见增大,手术所见外囊完全钙化,子囊及内囊无坏死,钙化的包虫不能再增大,但仍能维持其存活。

包虫囊肿可因外力作用,或胸腔、腹腔的猛烈震动,使包虫突然变形,而致内囊与外囊分离,影响供给营养和排出代谢物质,或由于子囊繁衍过多,占满母囊,而使囊液减少,不足以保护和营养子囊的需要,其结果皆导致内囊及子囊营养缺乏,生机衰退而渐变性坏死,变为无光泽,半透明状,更脆弱极易破裂囊壁,囊液蛋白变性而成半透明黏液,常引起继发感染成脓性,若未感染,久之囊液被吸收渐少,包虫囊收缩,内囊,子囊退化溶解而呈干酪样的实质包囊,或纤维素沉积而机化,类似结核瘤或纤维瘤样的实质性肿块。包虫发生各种并发症的概率约30%，常见的有合并感染、并发破裂，可互为因果，先后发生，同时并存，则其转归各具相应后果。

囊性包虫病根据寄生部位、大小及并发症，有肝棘球蚴病、肺棘球蚴病、脑棘球蚴病、肾棘球蚴病等，其诊断与治疗将在各节中详述。

（二）泡型包虫的病理形态及致病性

多房棘球绦虫的幼虫期，可寄生于啮齿类包括麝鼠、田鼠、旅鼠、大沙鼠和小白鼠，人作为非正常中间宿主偶可感染。幼虫寄生人体引起泡型包虫病。在我国西部地区，该病危害着许多患者的健康，甚至生命。在新疆、青海、四川、甘肃、内蒙古、西藏等省区均有高发病例报告。

肝脏是泡球蚴感染的主要寄生器官，其病理解剖特点为无数直径0.1～1.0cm小囊泡，而其角质发育不完整，生发层不断产生更多的小囊，向四周肝组织浸润发展，而小囊泡液不断外溢引起肝和邻近组织免疫应答反应。大体观一般呈单个巨块型，为淡黄色或白色的囊泡状团块，有时为结节型，或两者兼有。质较硬，由无数小囊泡集合而成海绵状，与周围组织分界不清。多房棘球蚴每个囊的大小基本相同，囊壁外面的角皮层很薄，囊体与周围组织间没有纤维膜形成的明显界限，小囊内含透明囊液和原头节，囊泡内容物为豆腐渣样蚴体碎屑和小泡。镜下，在肝组织中散在大小不等的泡状蚴小囊泡，一般仅见角皮层，偶尔有单细胞性生发层。囊泡周围有嗜酸性粒细胞浸润，伴有结核样肉芽组织形成及纤维组织增生。最后可导致肝硬化、黄疸、门静脉高压和肝功能衰竭及恶病质。陈旧病灶的中央因营养不佳常发生变性、坏死，或溶解呈胶冻状液体。如继发感染，可酷似脓肿。多房棘球蚴以出芽的方式或以浸润式增殖，不断产生新囊泡，长入组织，类似肿瘤，大多为外生性，并可侵入血管或淋巴管，转移到肺、脑、脾、肾、肾上腺及心脏等处，因此肉眼上易误诊为肝癌。它呈葡萄状的囊泡群还可向器官表面蔓延至体腔内，酷似恶性肿瘤生物学特征，故有“虫癌”之称。

病变在发展过程中，位于肝脏顶部的病灶可以向上突破膈肌累及右下胸腔或肺实质，而肝脏下缘的病灶可以直接累及右肾上腺等邻近结构，或造成腹腔内的泡球蚴种植性转移；位于肝门或者累及到肝门的病灶可以压迫、包绕和侵蚀肝门区的血管和胆管，从而引起门脉高压症和胆道扩张；而一旦病灶侵破血管，包虫组织进入血管内，就可随着血液循环到达肺、脑等远隔部位而形成转移灶。

在人体内病程自然发展和转归，借助影像学和生物学特征可描述泡球蚴感染人体后首先在肝脏中着床，逐渐发育生长，病灶钙化和液化坏死腔等形成这种系列形态和病理组织学质变的交织盘错过程。基于肝泡型包虫病的基本病理组织学和生物学病程发展演变过程可归纳总结为3期：

1. 病灶浸润期　泡球蚴原头节与生发层的成分可通过门静脉血流经由肝门成为第一站，在肝脏着床，在肝脏组织内繁衍，并向外呈浸润性生长，即为大小不一的小圈状低密度区，周边正常同正常肝组织界限模糊。

2. 病灶钙化期　泡球蚴在浸润生长过程中发生钙盐沉积，早期呈现点状钙化颗粒，随着病程发展钙化颗粒融合成等状或不规则片状钙化灶。此时继续向外繁衍浸润层向外芽生增殖又形成相对低密度“浸润带”，与钙化灶退行性改变并钙盐沉淀相映呈现“钙化带”。这两期病理持续发育发展，相间演变构成多层状表象。

3. 病灶液化空洞期　泡球蚴在上述两期增殖外扩发展过程中逐渐形成巨块实变病灶，而内部浸润肝缩小，血管闭塞，导致病灶中心部位缺血坏死，加之对肝内小胆管侵蚀形成灶内胆漏，则液化成胆汁样胶冻物，多在病灶中心形成不规则坏死液化空腔。

肝泡状棘球蚴病具有恶性肿瘤样的生长特点，不仅可以直接侵犯邻近的组织结构，还可以经淋巴道和血管转移到腹膜后和远隔器官如脑、肺等部位。发生肝外转移灶最多的部位是脑，其次为肺和腹膜后，心脏等部位罕见。一旦泡状棘球蚴病发生肝外转移，则表明其预后不良，治疗不能单靠手术。根据 Reittner 等统计，此类患者如不治疗 5 年存活率仅为 56%，而经化学药物治疗后存活率可以达到 96%。因此，了解泡状棘球蚴病肝外转移灶的特点，尽量作出正确诊断，将有助于临床选择合适的治疗方案。

包虫病的基础研究、诊断及外科治疗学亦随着医学发展得到了巨大进步。手术方法不断改进和创新，已迈入了拓宽根治，减少并发症，减轻病人的痛苦的治疗学可持续发展。通过强化外科根治性手术理念和方法可以直接阻断棘球蚴在体内的寄生和存活，达到治愈病人的目的。随着新的理论的不断实践和高新技术的陆续应用于包虫病诊治，使我们对包虫病有了更新的认识，许多新的科学问题摆在了我们的面前，因而，对传统的诊断治疗理念和方法应该科学地传承和改进。

四、包虫病的药物治疗

手术仍然是肝包虫病主要的治疗方法，药物治疗包虫病作为一种辅助方法已愈来愈受到人们的重视。对于一些手术的复发复杂、多发包虫的患者，单纯手术方法难以达到根治的目的，而且治疗的效果并不令人满意。药物治疗对上述复发、多发、晚期及手术不能切除的包虫病有重要意义。发现高效、低毒的抗包虫病药物一直是从事包虫病研究者追求的目标。阿苯达唑 1978 年始用于人的肠道寄生虫疾病，1981 年首次用于包虫病的治疗，现已成为较为公认的人体抗包虫病的有效药物之一。目前在尚未有新一代抗包虫病药物问世以前，用制剂技术改变药物在体内生物利用度提高临床疗效，是一种更为实际可行有效的途径。乳剂已作为新药剂型用于临床，脂质体及前体制剂作为药物载体的应用研究，时间虽然相对较短，但已表现出其显著靶向作用(肝脏、肺脏、脾脏)的优越性，为包虫病的化疗提供了新的治疗途径和应用前景。此外通过药物剂型的改变，可研制局部注射剂型或者组织缺损填充剂型期望达到临床多途径给药，临床需求，从而达到提高抗包虫病药物治疗的目的，为包虫病综合治疗的研究开辟了新的途径。经过近 20 年的积极探索和万余例的包虫病药物治疗经验积累，包虫病的药物治疗已经成为主要的甚至是不可缺少的治疗手段。根据 2001 年 WHO 指定包虫病专家组关于《包虫病诊断和治疗纲要》技术文件推荐药物治疗的适应证和治疗方法，以及国内包虫病药物治疗经验，新疆医科大学制定了《包虫病药物治疗规范》，供包虫病治疗同行在临床工作中参考。

(一) 药物剂型

阿苯达唑脂质体(医生指导下作为医院制剂使用)、阿苯达唑片剂、阿苯达唑乳剂。

(二) 药物治疗剂量

阿苯达唑为每日 10～15mg/kg，早晚餐后 2 次服用。阿苯达唑脂质体药物含量 10mg/ml，剂量为每日 10mg/kg，即每日 1ml/kg，每日 2 次。

（三）药物疗程

术前预防用药：服用3～7天。术后预防用药如下方法。

1. 囊型包虫病 ①根治性切除者（包括外囊完整剥除和肝叶切除）定期随访，（3～6个月）复查B超或CT，随访时间2年以上；②囊摘除者术后预防性用药时间根据其囊肿分型不同而不同，囊肿实变型和钙化型定期随访，无需口服抗包虫药，而单囊型、多子囊型和内囊塌陷型服用3～12个月；③患者有严重心肺功能不全，不能耐受麻醉和手术者，原发或复发病灶小于5cm者建议长期口服药物治疗，随访期间定期复查B超或CT，以判定疗效和用药时间。

2. 泡型包虫病 ①根治性切除或肝移植者需服用至少1年以上的抗包虫药物，用药疗程应根据复查B超，CT或影像变化而定；②姑息性手术者或不能耐受麻醉和手术者则需长期服用抗包虫片剂、乳剂或其他剂型。

（四）包虫病药物疗效判定

1. 治愈 临床症状和体征消失，且B超检查具有以下特征之一。①囊型包虫病：包囊消失；囊壁完全钙化；囊内容物实变。②泡型包虫病：病灶消失；病灶完全钙化。

2. 有效 ①囊型包虫病：临床症状和体征改善，且B超检查具有以下特征之一者：囊直径缩小2cm以上；内囊分离征象；囊内容物中回声增强，光点增强增多；②泡型包虫病：临床症状和体征改善或B超检查具有以下特征之一者：病灶缩小；病灶未增大，回声增强。

3. 无效 临床症状和体征无缓解，且B超检查显示病灶无任何变化或进行性增大。

（五）泡型包虫病注意事项

1. 如出现过敏或副作用者短期停用或者改用药物剂型或者其他药物种类。

2. 随访期间定期复查血常规、肝肾功，如出现肝肾功损坏，需停药，经治疗恢复后，可继续服用。

3. 有妊娠计划的夫妇应在医生指导下使用，孕妇忌用。

五、包虫病的预防

在流行区应采取以预防为主的综合性防治措施，主要包括以下几个方面：

（一）加强卫生宣传教育

普及防治包虫病的知识，养成良好的个人卫生习惯和饮食习惯；在生产和生活中加强个人防护，杜绝虫卵感染，提高防病意识。

（二）做好卫生检疫工作

严格、合理处理病畜及其内脏，不用其喂犬，严禁乱抛，提倡深埋或焚烧。对多房包虫病防治应消灭野生啮齿动物鼠类，这是减少传染源的根本措施。

（三）定期为家犬、牧犬驱虫

吡喹酮对细粒棘球绦虫成虫有良好的驱虫作用，一些国家和地区，应该用该药对家犬、牧犬驱虫，已取得较好的控制棘球蚴病效果。近年来开展的吡喹酮长效缓释棒埋置犬体皮下控制细胞棘球绦虫感染的研究，取得了较好的效果。

我国卫生部1992年颁布了全国包虫病防治规划，在流行区推行以健康教育、查治患者、培训专业技术人员、建立防治机构、定期开展防治检测、开展防治科学研究、加强屠宰卫生管理和家犬登记管理以及定期药物驱虫、捕杀野犬为主的综合防治措施。经过十余年实施，部分地区已经取得了一定的效果。

（四）普查普治

对流行区人群进行普查，及早发现患者，早期治疗。

（吐尔干艾力·阿吉　温浩）

第三十章　囊型包虫病（细粒棘球蚴病）

第一节　肝囊型包虫病

肝囊型包虫病(heptic cystic echinococcosis)是由细粒棘球绦虫六钩蚴滞留在肝脏并发育长成包虫囊肿所致。包虫在肝脏发病率最高,占70% ~80%。

一、临 床 表 现

青壮年为好发年龄,早期可无明显症状,临床往往是产生并发症才表现出相应症状和体征。而且是2种或2种以上并发症同时或相继发生,引起相应症状,增加手术治疗困难,甚至危及病人生命。

(一) 压迫并发症

包虫囊在肝内压迫生长,可使周围管腔移位,受压变形。临床表现往往与囊肿寄生部位,数量和大小有密切关系。肝顶部包虫长期压迫,可使膈肌抬高,并产生粘连影响呼吸;肝左叶包虫囊较大时可造成胃和腹部受挤压,胀满不适,影响食欲;包虫囊肿长期挤压周围肝组织,致肝内胆管萎缩变薄,逐渐形成囊周围局灶性肝硬化。

(二) 破裂并发症

各种外力震动、撞击或贯通伤均可造成包虫囊破裂。由于囊内压力(60 ~80cm H_2O)比腹腔、胸腔、胆道、肠道及门静脉压力高,加之囊肿具有压迫侵蚀的特点,故容易向体腔及周围脏器穿破。现将常见包囊破裂4种情况分述如下。

1. 包虫囊肿破入腹腔　最为常见,多数病人会因此产生过敏反应,部分有严重的过敏性休克表现。病人多会出现突然的上腹部疼痛,开始时很剧烈,迅速遍及全腹,类似胃、十二指肠穿孔的表现,但数分钟后腹痛缓解甚至消失。体检时病人仅上腹部压痛明显,其他部位无压痛,亦无明显肌紧张。这是因为包虫囊液对腹膜的刺激性远比消化液要小。但如果是合并感染或胆瘘的囊肿破裂,则腹膜刺激征比较明显,故囊肿破入腹腔后腹膜炎可能有3种情况。①胆汁性腹膜炎;②化脓性腹膜炎;③单纯囊液性腹膜炎。

2. 包虫囊肿破入胆道　据统计,约有5% ~10%的肝包虫囊肿合并胆管内穿破。穿破的病例中约80%的病例包虫囊破入肝内胆管,囊肿破入肝外胆道及胆囊仅占11% ~16%左右,在胆管内穿破病例中,有30%合并胆总管梗阻现象。囊液涌入胆道后会突发胆绞痛,当小的子囊或碎片漏入胆道则不仅加重胆绞痛,而且会出现梗阻性黄疸。梗阻的程度与进入胆道的包虫碎片、小子囊的量以及能否排入肠道有关。包虫囊肿破入胆道引起梗阻往往合并胆道感染,造成急性梗阻性化脓性胆管炎,采用非手术治疗病死率极高。

3. 包虫囊肿破入胸内　肝顶部的包虫囊肿多是在继发感染后向胸内穿破。有炎症病变的囊壁刺激膈胸膜可使胸膜腔内有少量的积液和粘连,长时间的炎症刺激可以使肝顶、膈肌、膈胸膜及肺之间形成紧密的粘连。炎症的逐渐浸润穿破以及肝包虫囊肿感染后较高的压力可使囊肿破入胸内。根据包虫囊肿穿破的方式不同可以分为以下几种形式:①肝-膈-胸膜腔瘘;②肝-膈-支气管瘘及肺脓肿;③胸腔继发播散种植。

4. 包虫囊肿破入血管　其并发症很少见,一般以穿破至下腔静脉的可能性最大,可导致包虫囊腔内出血或内容物进入循环系统,造成肺动脉栓塞,病人表现出呼吸及循环系统功能障碍的表现。除上述部位,肝包虫囊肿还可以向心包、肠道、肾盂输尿管内穿破,甚至可以穿破皮肤溃出体表。据统计包虫囊破裂或包虫破入临近脏器占14.62%。

(三) 感染并发症

包虫继发感染并不少见,发病率占20%左右。胆瘘是引发感染的主要原因,其他原因还有内、外囊分离造成营养不良、包虫衰老退化、子囊繁衍过多营养不足、血行感染、邻近炎症浸润及破裂后继发感染等。合并感染后部分病人的症状及体征酷似肝脓肿,但症状稍轻。病人会出现畏寒、发热、白细胞总数增多等内毒素血症症状。同时可有慢性消耗,感染性贫血。局部体征明显,表现为肝大,肝区持续钝痛及叩痛。肝顶部包虫合并感染后炎症累及膈肌及胸膜会产生粘连、炎症浸润及右下胸膜渗液。还有部分病人包虫囊内已感染积脓,但全身炎症反应较轻或仅有低热、轻微疼痛、体征也不明显,可能与外囊壁隔绝了炎症的浸润及内毒素的吸收有关。

(四) 过敏并发症

包虫囊液中的蛋白质具有抗原性,其中的毒白蛋白是囊肿破裂后引发过敏性休克的重要成分。包虫过敏是由属于IgE介导的Ⅰ型超敏反应。过敏反应较轻的病人只表现出皮肤红斑、瘙痒、荨麻疹、恶心、胸闷等现象。严重的则会发生过敏性休克。过敏性休克常为包虫破裂的严重后果,也是包虫破裂早期病人死亡的主要原因。手术中囊液外溢,错误穿刺包虫囊肿致囊液漏入肝组织,以及皮内过敏试验均能造成严重过敏反应。肝包虫破入腹腔后过敏反应较严重,破入肺内、胆道及肠道后过敏反应均较轻。当包虫合并感染,囊液呈脓性后再发生破裂者,发生过敏反应者罕见。

(五) 继发性门静脉高压

肝包虫致门脉高压主要是囊肿压迫肝门部所致,病人可出现腹壁静脉曲张、脾大、腹水、食道下段静脉曲张等一系列症状,但病人肝功能尚可正常,这是与肝硬化门脉高压的主要区别点。肝包虫囊肿位于第二肝门周围压迫下腔静脉造成Budd-Chiari综合征以及囊肿压迫肠道造成不全梗阻的临床表现。

二、辅助检查

1. B超　为首选方法。可显示囊肿部位、大小和形态结构。典型的包虫可显示“双层壁”囊肿结构;囊壁粗糙肥厚或周边“弧形钙化”影,呈强回声;内囊壁塌陷呈“水上浮莲征”,多子囊呈“蜂窝征”等。世界卫生组织包虫病专家组根据囊型包虫病在影像学特点经过包虫病国际大会第十七届、十八届和十九届会议专题讨论,2000 年在原 Gharbi(1981 年)分型基础上,将囊型包虫病在 B 超影像中分为五型,即单囊型(CE Ⅰ型),多子囊型(CEⅡ型),内囊破裂型(CEⅢ型),实变型(CEⅣ型)和钙化性(CEⅤ型)。此外,鉴于临床更关注对包虫囊肿大小和其主要并发症的要求,新疆包虫病临床研究所在 2002 年又提出与并发症相关的临床分型方法供临床诊疗实践和同行专家商讨(表 30-1)。其主要特点是:①保留内囊塌陷型(T2)渐变为多子囊型(T3)是包虫囊肿发生发展的主要形式,并且从病理和生物学特性方面也认可少部分多子囊型囊肿可直接形成并逐步演变为内囊塌陷型。②用平均囊直径(D)表示包虫大小并增加 C 表示伴有并发症(Complication),从而使对包虫囊肿分型与临床表现有更多的临床信息表达,满足临床诊断治疗的需要。

表 30-1 肝囊型包虫病的分型比较

类型与生物学特征	$GharbiT_{Ⅰ-Ⅵ}$ (1981)	WHO/IWGE CE_{1-5}(1995~2001)	$XHCRIT_{0-5}$Dn1,n2…$C_{o\sim f\sim r\sim i\sim b}$ (2001~2002)
性质待鉴别	—	CL(囊型病灶)	T_0DnC_0
有包虫活力	Ⅰ	CE_1(单囊型)	T_1DnC_0
有包虫活力	Ⅱ	CE_2(多子囊型)	T_2DnC_0
变性尚有活力	Ⅲ	CE_3(内囊塌陷型)	T_3DnC_0
无包虫活力	Ⅳ	CE_4(实变型)	T_4DnC_0
无包虫活力	Ⅴ	CE_5(钙化型)	T_5DnC_0

注:TD,Type 0~5,类型;Mean Diameter,平均直径(最大囊直径+最小囊直径)/2;Gharbi(南美包虫病专家);Co 无并发症,Cf 伴发烧,Cr 伴破裂,Ci 伴黄疸,Cb 伴胆瘘。

(1) 单发型:包虫囊内充满水样囊液,呈现圆形或卵圆形的液性暗区。包虫囊壁与肝组织密度差别较大,呈现界限分明的囊壁。本病特异性影像为内、外囊壁间有潜在的间隙界面,可见“双壁征”。B 超检测包虫囊后壁呈明显增强效应,用探头震动囊肿时,在暗区内可见浮动小光点,称为“囊沙”影像特征。

(2) 子囊型:在母囊暗区内可呈现多个较小的球形暗影及光环,形成“囊中囊”特征性影像。B 超或 CT 显示呈花瓣形分隔的“车轮征”或者“蜂房征”。

(3) 破裂型:内囊破裂:肝包虫破裂后,囊液进入内、外囊壁间,出现“套囊征”;若部分囊壁由外囊壁脱落,则显示“天幕征”,继之囊壁塌瘪,收缩内陷,卷曲皱折,漂游于囊液中,出现“飘带征”。

(4) 实变型:包虫逐渐退化衰亡,囊液吸收,囊壁折叠收缩,继之坏死溶解呈干酪样变,B 超检查显示密度强弱相间的“脑回征”。

(5) 钙化型:包虫病程长,其外囊肥厚粗糙并有钙盐沉着,甚至完全钙化。B 超显示包虫囊密度增高而不均匀,囊壁呈絮状肥厚,并伴宽大声影及侧壁声影。

2. 计算机断层扫描(CT)和核磁共振成像(MRI) 在包虫病的定位、分型及与周围脏器和大血管相互关系的诊断具有特殊价值。近年发展的多层血管 CT 重建技术,磁共振水成像技术、血管造影技术应用于包虫病诊断中，相比具有多角度、多参数、高清晰度等优点，显示解剖结构更为精确，病灶位置及与胆管和血管的关系可多方位和立体的显示，能够准确评价血管和胆道并发症，对手术及治疗方案选择，手术方式的设计，预想手术进程和减少术后并发症等有重要的指导意义。将磁共振的扩散成像技术应用于包虫病的研究，扩散加权图像及表观扩散系数值的定量分析对于两种包虫病的分子影像分型；胆道系统的显像，包虫与大血管关系，以及与肝癌、肝脓肿等的鉴别诊断具有较大应用价值。

3. 免疫学检查　是包虫病诊断和鉴别的重要方法。常用的检测方法有酶联免疫吸附试验（ELISA），间接血凝法（IHA），免疫胶体金渗滤法（DIGFA）等。此外，夹心 ELISA 法检测循环抗原，补体结合试验等检测包虫特异性抗原或补体方法，虽然诊断敏感性较低，但其特异性和免疫随访仍具有临床应用价值。传统包虫皮内试验（Casoni 试验）易出现假阳性（约 18% ~67%）或假阴性及可引起过敏反应等缺点，应在临床上终止使用。

包虫病的免疫诊断方法研究由来已久，尚没有找到一种敏感性和特异性均很理想的免疫诊断方法。目前对包虫病的免疫学研究中存在着以下问题：①由于抗原的特异性不高，与囊虫病交叉反应严重，造成包虫病分型诊断、鉴别诊断效果不甚理想；②由于抗体在病人的体内滞留时间长且个体化影响存在，仅仅检测血清抗体难以区分感染阶段与特征，以及包虫病疗效的随访评价。针对抗体的缺陷，我们尝试应用 cDNA 文库和建立人噬菌体抗体库（CE 感染者的脾细胞和外周血淋巴细胞）研制优质诊断性抗原和人源抗棘球蚴单链可变区抗体，拟用于未来包虫病的诊断、随访和疗效评价应具有良好的应用前景。我们采用噬菌体展示技术及分子生物学方法，不用免疫动物，绕开了杂交瘤并具有周期短，可大量制备且简单易行，有利于包虫病快速诊断试剂盒的技术转型和批量生产。此外抗体为人源性，即可安全进入人体内，避免了鼠源性单克隆抗体的免疫原性，为今后基因疫苗治疗包虫病奠定基础。利用抗原抗体反应的特异性，用人源单克隆抗体标记的造影剂、药物、生物毒素进行包虫病影像学检查精确定位、包虫病药物靶向治疗即包虫病“生物导弹”化疗奠定了基础。

三、诊　断

1. 可有流行病学史或过敏反应史。

2. 具有包虫压迫，破裂或感染的相应临床表现。

3. 体格检查典型的包虫囊肿可触及右上腹包块。触之表面光滑，压之有弹性，叩之有包虫震颤，可随呼吸上下移动。

4. 影像学检查及免疫学检查。

5. 术中找到病原体。

四、鉴别诊断

（一）先天性肝囊肿

无流行病学史，B 超显示囊壁较薄且光滑，囊液均匀，无“双层壁”影像学特征，多呈阴性反应。

(二) 细菌性肝脓肿

有感染发病史,无“双层壁”的特征性影像。脓肿壁薄但全身中毒症状较重,则是细菌性肝脓肿的主要临床和影像学特点,亦可借助包虫免疫试验加以鉴别。

(三) 肝右叶包虫囊肿

需注意与右侧肾盂积水,胆囊积液相鉴别。

(四) 肝泡型包虫病

两种类型包虫病从致病原、临床表现、影像学特征、免疫学检查、治疗原则乃至预后都不尽相同,其主要鉴别要点(表 30-2)。

表 30-2 肝囊型和泡型包虫病的鉴别要点

	肝囊型包虫病	肝泡型包虫病
致病源	细粒棘球绦虫的虫卵	多房棘球绦虫的虫卵
终末宿主	犬为主	狐、狼为主
中间宿主	羊、马、牛及人	噬齿类动物及人
感染器官	肝 70%,肺 20%,其他器官 10%	肝脏 100%,肝周围可浸润和转移至肺、脑
临床表现	包虫压迫征候群,包虫囊破裂可导致过敏、播散种植和感染并发症	侵犯胆道导致梗阻性黄疸、门脉高压症候群
影像学特征	可呈“双层壁”、“蜂窝征”、“水上浮莲征”及弧状钙化影	病灶中心坏死液化腔,不规则点、片状钙化,病灶周边贫血区
免疫学诊断	较敏感,对耐热 B 抗原免疫反应具有相对特异性	敏感,对 Em2 或 Em18 抗原免疫反应最为特异
治疗原则	手术摘除包虫,避免囊液外溢;药物是治疗及手术前后应用的重要手段	以病灶肝切除为主,长期药物治疗为辅,可肝移植
预后判断	较好,多数可经手术或药物治愈	较差,早期根治性切除病灶可治愈,中晚期难度增大

五、治 疗

手术摘除包虫是主要的治疗方法,药物治疗是手术前后重要的辅助治疗手段(具体见本章)。常用的手术方法有:肝包虫内囊摘除术;肝包虫囊肿外囊完整剥除术;肝包虫囊肿外囊次全切除术;肝部分切除术;经皮肝穿刺引流囊液;腹腔镜包虫摘除术。

手术中常规使用抗过敏药物(例如:氢化可的松或地塞米松),并做好抢救过敏休克的准备。

(一) 肝囊型包虫内囊摘除术

肝囊型包虫内囊摘除术是治疗肝囊型包虫最常用的传统的手术方法,具有手术创伤小、操作简便等优点。但却存在着术后复发或播散种植、胆瘘及残腔感染等难治性并发症(10.8% ~65.8%)。其主要原因是手术中囊肿破裂或穿刺时囊液外溢,头节或子囊播散种植腹腔,子囊黏附在残腔内壁亦可能造成腹腔内继发性包虫囊或原位复发。而且一旦合并胆漏,更易继发残腔感染。手术中预防囊液外溢、原头节播散、胆瘘口和残腔处理是关键。

1. 适应证　①肝脏各种类型的囊性包虫病;②手术后复发的囊性包虫病;③已破裂或感染的囊性包虫病;④钙化型包虫囊肿。

2. 手术步骤

(1) 麻醉:硬膜外或全身麻醉;

(2) 体位:仰卧位;

(3) 切口:根据肝包虫囊肿部位可取正中切口、右腹直切口、右肋缘下斜切口;

(4) 显露:进腹腔后经探查确定包虫部位和数量后,充分显露病灶在直视下完成手术,必要时可适当游离肝脏;

(5) 保护:用大纱布垫隔离囊肿与腹腔及用纱布条保护穿刺周围肝脏,以防手术过程中可能造成的囊液和原头节外溢;

(6) 穿刺吸引:负压吸引条件下,在囊肿距肝脏最浅表部位穿刺,即可见清亮或黄色液体,迅速吸出包虫囊液,用 Alice 钳在穿刺部位提起外囊壁;

(7) 囊肿处理:在两钳中间切开外囊壁,插入套管吸引头吸尽囊液,可见塌陷的内囊或子囊,注满 10% ~20% 高渗盐水,浸泡 10 分钟后可用卵圆钳夹纱布块仔细擦拭外囊壁,以杀灭其皱襞间残存的原头节,吸出包虫残腔内的液体,夹出内囊及子囊,再用高渗盐水纱块反复擦拭囊壁;

(8) 残腔处理:可适度剪去外囊壁以缩小残腔,对较小无胆瘘的残腔可开放或外囊残腔缝合闭锁后,不置管引流处理;对较大或有胆汁漏的囊壁应缝闭瘘口并放置橡皮管外引流,通过纱布仔细擦拭囊壁或经胆囊管注射亚甲蓝能够明确胆漏部位和瘘口大小;对严重感染,应放置引流管。各种内引流或大网膜填塞等消除残腔方式经长期临床实践表明效果不理想,并可能会引发相应并发症,目前已废止采用。

3. 注意事项

(1) 切口部位和长度要以充分显露囊肿为原则。

(2) 手术中抗过敏药物预防性使用氢化可的松(100mg),准备抢救过敏性休克,甚至心跳呼吸骤停的严重事件。

(3) 预防囊液外溢和原头节播散措施。一是用浸有高渗盐水纱布包绕囊肿,做仔细的手术野保护;二是在负压吸引下行囊肿穿刺,钳夹提起囊壁后再切开外囊,并用套管吸引器头迅速吸尽残腔囊液。

(4) 局部应用杀虫剂选择杀灭原头节,可用 15% ~20% 的高渗盐水或 75% ~95% 乙醇溶液。(过氧化氢或 4% ~10% 甲醛溶液因杀原头节作用不完全或局部刺激较大导致硬化性胆管炎而废止采用)。囊腔内注入局部杀虫剂必须保留 10 分钟,方能达到有效杀死原头节目的。

(5) 手术中吸出黄色液体时应检查外囊壁瘘口胆管,可用纱布仔细擦拭或经胆囊管注射亚甲蓝,确认胆漏部位和瘘口大小,实施缝合并置管引流;若合并严重感染者可置"双管对口引流"以缩短外引流时间;术后一周,若无胆汁样液,可尽早拔管以免逆行感染;严重感染的残腔,术中反复清洗并置外引流管则需延长引流时间,拔管指证应该是引流物尚清亮而且引流量每天应少于 10ml。

4. 建议手术前3天和手术后一个月服用阿苯达唑每日10～20mg/kg抗包虫药物利于预防包虫术后复发。

（二）肝包虫囊肿外囊完整剥除术

随着肝胆外科技术和对包虫病认识的提高，1965年法国学者提出完整切除包虫外囊的"根治性手术"的概念。后来，前苏联Napalkoff提出外囊切除并列入手术规范（即Napalkoff procedure）；近来中国新疆彭心宇、温浩等进一步提出改进即紧贴包虫外囊壁完整剥除外囊或者减压剥除外囊，称之为肝CE外囊完整剥除术，可彻底解决术后复发和胆瘘合并感染两大难题。肝CE的外囊并不属于包囊本身，而由中间宿主的纤维组织所形成。因此肝包虫外囊完整剥除可称为肝CE的"根治术"，是根治性治疗肝包虫的合理新术式。

1. 适应证　本术式适合于：①无心、肺、肾等脏器严重疾患或全身严重疾患，能耐受麻醉和手术者；②原发性包虫囊肿部分突出肝表面者；③手术或穿刺治疗后，复发包虫病，并周围组织粘连可分离者；④囊肿外囊膜与肝门重要血管及胆道有分离间隙；⑤除钙化型以外其他各型包虫囊肿。

理论上囊肿大小、形态、数目不应作为手术选择的适应证，但包虫囊肿巨大使手术操作空间窄小，不能充分显露手术视野，增加手术难度；多发囊肿及不规则囊肿手术也有一定的难度；而对深在肝实质内，体积较小的包虫，由于包虫囊肿边界在术中难以探清，若要切除，就必须切开肝实质探查，故不宜采用此术式。

2. 手术步骤

（1）切口：根据术前影像学检查（CT、B超或MRI）准确定位、定数、定量（大小）、定与大血管关系并定手术切口，一般选"人"字形或右侧肋缘下斜切口，主要目的是既需离切除的囊肿部位最近，又应得到最佳手术视野。

（2）游离：首先探查包虫囊肿的位置，与周围重要管道系统的关系，囊肿外膜粘连程度，确认可否完整地剥切；确定可施行完整剥切后，分离粘连带，游离韧带，充分显露病变部位。

（3）剥除：在肝包虫外囊与肝实质交界处切开肝被膜，找出外囊与外膜之间的潜在间隙，逐渐将肝包虫外囊完整剥除。在剥离过程中仔细辨认肝包虫外囊与外膜以及被外囊压迫的肝内各管道，将外膜及各管道完整保留在肝实质一侧，避免损伤。

（4）创面止血：剥离完成后用电凝将渗血点凝固止血，不必缝合创面。

（5）引流：创面附近置管外引流。

3. 注意事项　①术前应常规行B超、CT或MRI检查，确认包虫的位置与重要血管和胆道的关系；②充分暴露包虫囊肿部位，便于手术操作，要求动作轻柔；③外囊剥离过程中，恰当地把握解剖层次是技术的关键，既要尽可能保持外膜的完整性以减少术中出血，又要避免切破包虫外囊。一旦发现外囊有小的破口，可在负压吸引下先行缝合，如破口较大且有内囊破裂囊液外溢时，应改行内囊摘除后再行外囊剥除；④靠近肝门剥离外囊壁时，应注意避免损伤主要胆管或血管，粘连较紧时不要强行分离，若解剖关系不清时应改行内囊摘除，再行外囊剥除；⑤检查剥离面，有无胆漏，如见胆漏给予结扎修补。

4. 手术要点

（1）在肝包虫外囊与肝实质交界处切开肝被膜，找出外囊与肝实质之间的"潜在间隙"。

(2) 逐渐将肝包虫外囊从肝组织完整剥离,并把肝组织的膜性结构及各管道完整地保留在肝实质一侧。

(3) 肝创面不必缝合,可酌情局部置管外引流。该手术剥离外囊时具有一定难度,并受包虫囊肿的部位,大小和术后粘连的限制。

(三) 肝囊型包虫肝部分切除术

肝囊型包虫术后并发症高的主要原因是外囊残腔存在。早在1965年法国已开展肝切除的方法治疗肝包虫,从而达到根治肝囊型包虫目的。尤其近年来肝切除技术的进步该术式已成为根治肝囊型包虫的主要方法之一。

1. 适应证　对下列情况者,行肝叶或部分切除可取得较好的效果:①包虫囊肿局限在肝脏边缘或局限在肝左或右叶单侧;②囊肿壁厚(>0.3cm)而且囊肿内呈混浊影像;③手术复发的厚壁包虫囊肿合并囊内感染或血性肉芽肿;④外囊残腔内胆漏长期带管或反复清创不愈者。

2. 手术步骤　肝部分切除手术操作规范根据包虫囊肿部位和大小可行肝段、肝叶、半肝或扩大半肝切除以及不规则肝叶段切除术,其基本手术操作方法、原则和步骤与肝良性占位性病变相同,同时应注意避免包虫囊肿破裂,具体步骤见肝癌的肝切除步骤。

肝囊性包虫病的肝部分切除术与肝良性占位病变技术操作基本相同。鉴于包虫囊肿的特殊性,整个手术过程必须轻柔,避免过度挤压而导致包虫囊破裂所造成的严重后果。

(四) 肝囊型包虫外囊次全切除术

内囊摘除加外囊次全切除术针对原位复发性包虫与周围粘连紧密,难以剥离者,尤其包虫囊肿紧贴肝门主要血管胆管,而分离困难者,仍可取得较理想效果。其手术要点为:先常规行肝包内囊摘除术,然后于肝包虫外囊剥除并对于贴近重要血管及肝门重要结构的外囊壁则予以"邮票"式片切保留。内囊摘除加外囊次全切除术是在内囊摘除术的基础上最大限度地切除了外囊壁使大部分包虫术后残腔变成"壁",从而大大降低了术后因存在残腔带来的感染或胆瘘并发症,内囊摘除加外囊内外囊次全切除术对于紧贴肝门或周围解剖层次不清的外囊壁予以保留,降低了手术风险,又缩短了手术时间。

新疆医科大学第一附属医院对1356例肝CE患者上述4种手术方式进行了临床观察,见(表30-3),根据随访疗效提出:①肝包虫外囊完整剥除术治疗可根除因内囊摘除术所致包虫复发和胆瘘等并发症,与肝切除相比具有创伤较小、并发症少的特点,故可认为是肝CE的首选术式;②对于邻近大血管、重要脏器组织或周围解剖层次不清的肝包虫,外囊次全切除术可在有效消灭残腔的同时,减少了手术难度及外囊剥除术所致手术风险。

(五) 经皮肝穿刺引流囊液和腹腔镜摘除

经皮肝穿刺引流囊液和腹腔镜摘除包虫囊方法是近年来发展起来的治疗肝包虫病的方法,具有创伤轻、手术时间短、简单等优点。对具有手术适应证的包虫病患者不失为一种好方法。术前先采用B超等手段在体表做投影标记定位和定量,以便选择腹腔镜或穿刺针最佳进路部位,但在手术过程中要注意吸净外漏的包虫囊液,预防过敏、感染及种植性复发,因此必须强调适应证的选择。

表 30-3 4种术式对1356例肝CE患者的治疗临床观察

手术术式	内囊摘除术组	外囊完整剥除术组	外囊次全切除术	肝切除术组
手术例数 n	355	418	541	42
术后住院天数	6.82±1.5	7.65±1.3	7.22±1.6	8.83±2.1
胆漏(%)	102(28.7%)	23(5.5%)	61(11.3%)	3(7.1%)
积液(%)	19(5.4%)	17(4.1%)	22(4.1%)	2(4.8%)
感染(%)	12(3.4%)	3(0.7%)	3(0.6%)	0(0%)
腹腔播散	0(0%)	0(0%)	0(0%)	0(0%)
术后肝功不全	21(5.9%)	50(12.0%)	43(7.9%)	22(54.8%)
原位复发(%)	2(0.6%)	0(0%)	0(0%)	0(0%)
出血量(ml)	53±12.3	110±28.1	103±19.5	232±22.2
带管时间(d)	22±2.7	5.4±1.4	7.1±0.9	6.2±0.8
窦道形成(%)	8(2.3%)	1(0.3%)	0(0%)	0(0%)
耗时(h)	1.9±0.4	2.5±0.8	2.4±0.3	3.5±0.9
死亡(%)	0(0%)	1(0.2%)	0(0%)	0(0%)

第二节 肺包虫病

肺包虫囊肿病(pulmonary cystic echinococcosis),又叫肺棘球蚴病,是细粒棘球绦虫的幼虫侵入人体肺组织所致的疾病,在肺部形成棘球蚴囊肿,并可造成各种并发症。

人误食细粒棘球绦虫虫卵后,卵内六钩蚴在十二指肠内孵出,借小钩附着并穿破肠黏膜,钻进毛细血管,潜入门静脉,顺血流首先到达肝脏,肝脏的血窦如同“筛子”,将六钩蚴滞留寄生。若六钩蚴通过肝脏的血窦,随肝静脉、下腔静脉回流入右心,则经肺动脉游弋到肺寄生,肺成为六钩蚴的第二道“筛子”,因此在肺发病率仅低于肝脏,近年来各地报道肺包虫的发病率较早年为高,而肝与肺多发包虫病为多脏器多发率之首。由于肺的毛细血管是肺动脉与肺静脉之间的直接通道,而肝脏的毛细血管呈网状血管窦,故六钩蚴通过肝脏较通过肺为难,因此包虫在肝脏发病率最高,其次是肺。

六钩蚴随血流转移至肺,并易于滞留在毛细血管端,故肺包虫多寄生在肺的周边或叶间裂表面,由于肺组织的阻力周边低于中心以及胸腔负压的作用,促使包虫向肺表面突出增长,故临床所见,周边型较多,大多数可在肺表面或肺裂间看到白色的囊壁,未完全突出肺表面的包虫,由于肺组织被包虫排挤可见肺表面有凹陷改变。肺包虫的生长速度较肝包虫为快,因肺组织松软阻力较小,血循环旺盛,营养充足,又处于负压的胸腔内,有利于包虫扩展的空间。尤其是儿童患肺包虫病后囊肿往往较大,平均每年直径增大2~6cm。囊肿最小者2cm,最大者18cm。

肺CE囊肿单发者多见,多发者和多子囊者仅占10%~15%,远低于肝包虫病。有无子囊与包虫大小无直接关系,而与病程长短呈正相关,病程长者子囊逐渐增多,囊液减少。肺包虫囊肿右肺比左肺多见,下叶比上叶多见。

肺 CE 囊肿逐渐长大可压迫肺组织造成支气管狭窄、炎症、肺萎陷、移位及肺部感染;也可破入支气管、胸膜腔,造成各种并发症。

一、临床表现

(一)症状与体征

肺感染六钩蚴后,由于生长缓慢,包虫囊肿较小,无并发症时,可多年无明显的自觉症状,常在体格检查胸透时被发现。肺包虫囊肿逐渐增长后,突出于肺表面可与胸壁产生纤维性粘连,而出现胸部隐痛和刺痛,包虫囊肿增大挤压肺组织,小支气管被推压扭曲移位,出现刺激性咳嗽,巨大肺包虫囊肿可占据大部胸腔,压迫肺不张,出现胸闷气促,呼吸困难,儿童巨大肺包虫囊肿,可将患侧胸廓膨胀隆起,肋间隙增宽,呼吸音减弱或消失,叩诊呈浊音,巨大囊肿可压迫纵隔,使气管、心脏移位。

(二)肺包虫囊肿并发破裂

肺 CE 囊肿并发破裂,约占 15% ~20% ,尤其儿童居多,因小儿肺 CE 生长较快,肺内部的包虫内囊薄易并发破裂。

1. 肺包虫破入支气管　肺 CE 外囊较肝包虫的外囊为薄,仅在突出于肺表面部分略厚,而位居肺组织深部的内囊薄如纸,柔软脆弱,甚易破裂,并且其外囊为肺组织反应渗出形成的纤维组织囊壁,因此在囊壁内包埋有小的支气管,由于长期受压,小支气管末梢萎缩而在外囊内面形成残端,仅有纤维薄膜覆盖,并借内囊膨胀扶持堵塞小气管的残端,保持闭合状态,由于肺不停的呼吸运动,尤当咳嗽,打喷嚏,或外伤挤压,使包虫囊肿突然受压变形,轻者使内囊与外囊分离,小支气管残端处的纤维膜失去内囊的支持而裂开,空气串入内外囊壁之间,则供给内囊的营养被隔离,而渐趋坏死,若包虫受挤压较重,可致内囊向支气管残端(即薄弱的膜状组织)裂开。而形成肺包虫囊肿-支气管瘘,其后果:①肺 CE 囊液涌进支气管,引起急剧的呛咳,咯出大量水样囊液,间断咳出子囊及内囊碎片(白色粉皮样物),咯出的痰液中可查到原头蚴或头节而证实诊断,此种破入气管仅为外囊壁上支气管残端的膜状纤维组织裂开,因此一般无咯血,小儿往往发生吸入性肺炎,全肺满布啰音;若破入较大的支气管,囊液、子囊及内囊碎片突然涌入支气管,堵塞呼吸道,呼吸困难缺氧,甚至引起吸入性窒息。有些病人可出现皮疹、发热、恶心、呕吐、腹痛、支气管痉挛和休克等过敏反应,严重者可死亡。②较小的包虫囊肿破入支气管后,将包虫囊内容物完全咯出,外囊空腔塌陷,未继发感染,可自行闭合而自愈。作者曾遇到 4 例 3 ~6cm 大小的肺包虫囊肿破入支气管,囊液及内囊碎片完全咯出,而呈薄壁空洞,形如含气囊肿,空腔未感染而自愈。③较大的包虫囊肿破入支气管,包虫囊皮较厚难以完全咯出,囊腔积液,几乎都继发感染,而成肺脓肿支气管瘘,长期咳脓痰,经久不愈。

2. 肺包虫破入胸腔　但当胸、腹部受震动或挤压时肺 CE 可破入胸腔而产生胸腔积液,且胸液量急剧增加,可出现发烧、皮疹、胸痛、呼吸困难及过敏反应;由于胸膜腔吸收较快,可发生过敏性休克,肺包虫囊肿破裂无论是在肺内破裂或破入胸腔,皆伴有支气管瘘,则前者在包虫囊内形成气液平,后者在胸腔内形成大气液平,并继发感染,形成肺脓肿或脓气胸,破入胸腔后，可因原头蚴种植而继发成多发胸膜包虫病。

3. 肺包虫合并感染　合并感染的发生率约占 10% ~15%。感染与破裂互为因果同时并存，由于破裂继发感染，少数病例在感染前并无破裂症状的病史，则属原发感染。感染后必形成支气管-包虫囊瘘，无论有无支气管瘘，皆表现为肺脓肿症状，胸痛，发烧，消瘦，咳嗽吐脓痰，经久不愈，伴有支气管瘘者，咳脓痰带有子囊或内囊碎片，感染不严重时无明显咯血，每当气管瘘引流通畅，咯出大量脓痰后，病人体温随即下降，症状减轻。

二、辅助检查

（一）免疫试验

基本与肝包虫病相同。

（二）超声检查

对突出于肺表面并与胸膜粘连的肺包虫，在肋间探测到。避开空气及骨骼的阻挡，声波透过无气组织的透声窗可显示包虫囊肿的大小、形态、部位、内部与边缘的状态。典型的超声图像显示；球形或卵圆形含水样囊肿的透声暗区、边界光滑整齐清晰的前后壁，后壁回声有增强效应。对包虫囊肿内含有子囊者，可显示出球形暗区内有多个小光环。包虫并发感染后，包虫囊壁由外囊脱落塌陷，部分子囊坏死，囊液混浊，声波增强，呈不均质絮状光团。超声诊断对于空腔脏器、骨组织等处于劣势，故对肺包虫、骨包虫、脑包虫检查受到限制，有骨反射伪影，仅靠横断面成像有缺点。

（三）X 线检查

X 线检查是诊断肺包虫和骨包虫的首选主要方法，因为肺、骨组织与包虫囊肿密度有明显的差别，可显示各类影像的所在部位、个数、大小、性状及并发症。

1. 单纯性肺包虫囊肿　完整的包虫囊肿的典型征象是：边缘整齐，界限清晰，密度均匀，圆形、卵圆形或边缘有切迹分叶状，单发或多发的孤立实影，在中央区较周围密度为高，但由于外囊壁纤维组织致密故显示边缘致密，清晰锐利。

2. 肺多发性包虫囊肿　在肺内有两个以上的典型包虫囊肿影像占 10% ~15%，多发性肺包虫囊肿可有十余个甚至数十个。肺与肝多发包虫约占肺包虫囊肿的 20%。

3. 纵隔或胸膜包虫囊肿　呈半球形阴影向胸腔内膨出，切线位观察呈扁球形紧贴在胸壁或纵隔上，转动体位不能与胸壁或纵隔分开，似胸膜包裹性积液，但边缘锐利无炎症反应，并多与胸壁或纵隔成钝角。

4. 肺包虫囊肿合并感染　约占肺包虫囊肿 10% ~15%，包虫合并感染即失去单纯性包虫的典型影像，而显示边缘毛糙，界限模糊，密度增高，肺纹增粗，并有向肺门引流的索条状阴影等肺脓肿征象。感染严重的包虫，其周围炎症反应明显，显示不整齐的大片状模糊阴影，但较一般肺脓肿为局限。

5. 肺包虫囊肿并发破入支气管　约占肺包虫囊肿的 15% ~20%，肺包虫囊肿的外囊既薄又软，甚易破裂。可表现为：

（1）若外囊仅有细小的裂口，内囊未破，可有少量气体窜入内外囊壁之间，在包虫囊的上部出现狭长的新月形气带，呈现“镰刀征（新月征）”，是罕见的典型征象。

（2）若内囊也有小的裂口咯出少量囊液则内囊内出现气液平，则显示双弧影呈现“镰刀征(双月征)”。此新月形和双弧影仅是包虫囊肿在破裂形成支气管瘘过程中一过性暂短的偶然现象,随后内囊即破裂而塌陷,则此征即消失。

(3) 当包虫破入3~4级支气管,或外囊破口较大,则内囊不能保持完整,而在外囊破口处胀破,囊液涌入支气管内引起急剧的呛咳,咯出部分囊液,空气窜入外囊内,则内囊塌陷并漂浮于囊液面上,显示“水上浮莲征”。

(4) 较小的包虫破入支气管后可将囊液及内囊完全咯出,则表现为薄壁空洞,呈现囊状透亮区,类似肺大疱,张力性空疱,可自行治愈。较大的包虫破入支气管后,其内囊难以完全咯出,则外囊空腔内遗留的内囊碎片,必致坏死继发感染,显示肺脓肿征象,咳脓痰,经久不愈。

6. 肺包虫囊肿破入胸腔 均形成急性胸腔积液,患肺被压缩,若胸膜粘连,则形成局限性胸腔积液,常伴有支气管瘘,而继发感染成为脓气胸。

7. 肺包虫囊肿须与下列球形病灶鉴别

(1) 肺结核瘤:好发部位在上叶后段,球形病灶多在3cm以下,边缘不光滑,密度较高,有钙化灶,呈点片状不均匀,可有卫星灶,观察期间不增长,参考结核好发部位,及临床症状,可鉴别之。

(2) 肺结核空洞:结核空洞的壁较厚,内含干酪物质的液平较小而不平坦,周围有浸润而边界毛糙,有肺门引流阴影,以及痰菌阳性等。

(3) 肺癌:边缘模糊有毛刺,或有凹脐现象,转移癌似棉花球样,常为多发,增长较快,有索条状伪足伸向肺门,分层片可见不规则分叶阴影,密度不均匀,有偏心性透光区。肺包虫囊肿误诊为肺癌的原因是:包虫破入支气管后由大缩小,由球形变为不规则形,边缘变为不整齐,外囊壁皱缩变肥厚及慢性炎症反应而显示密度增高,边缘模糊及有伪足向肺门分布,囊液咯出未继发感染,内囊收缩折叠而显示分叶状,密度不均匀,气液平缩小而偏移,故平片与分层片类似肺癌。

(4) 肺部炎性假瘤:手术所见炎性假瘤无外囊,与肺组织容易分离而可完整摘除。主要鉴别点是肺包虫囊肿密度均匀一致的阴影内可寻见肺纹理,而炎性假瘤则密度较高并略呈点片状不均匀,不能透见肺纹理,边缘不如包虫的界限光滑锐利。

(5) 肺囊肿:与包虫囊肿的X线所见相似,先天性肺囊肿,自幼经常发生上呼吸道感染,压迫支气管引起肺不张,肺囊肿破入支气管也形成气液平,但绝无“水上浮莲征”,可用血清免疫诊断等鉴别之。

(6) 胸腔积液:巨大肺包虫囊肿可占据一侧大部肺野,其上界可高达第二前肋,而易误为胸腔积液,甚至施行胸穿后,拍片复查出现“水上浮莲征”,使明确诊断。其鉴别点:巨大肺包虫囊肿密度虽高,但在肺边缘及肋膈角处,仍可见到肺组织,透光区及密度减弱区,而胸腔积液则为上下均匀一致的阴影。

(7) 肺泡型包虫:常由肝转移而来,可在肺内多发,较包虫囊肿密度高,不均匀,有钙化点,分叶状的球形实影,或出现不规则的透光区。

(四) CT检查

不同部位的包虫所致病变各有其特征。

1. 肺囊型包虫病 一般表现:单发或者多发液性低密度病灶,CT值接近水密度,圆形或者类圆形,少数有大分叶;囊壁薄,部分囊壁有钙化。增强扫描时囊型包虫不强化。含子囊型较少,子囊密度低于母囊液而显示其特征性。如果子囊较小沿着母囊边缘分布使整个病灶呈现玫瑰花瓣征;多个较大子囊充满母囊时使整个病灶呈“桑葚状”或“蜂窝状”。

多层螺旋 CT 扫描同时获得清楚的冠状位和矢状位图像,能显著提高诊断准确性。

2. 肺泡型包虫病 多继发于肝脏泡型包虫病的血行转移,个别情况下可以由肝脏病灶的直接蔓延而发生。CT 表现:两肺内多发的病灶,肺野外带居多。小结节状或小斑片状软组织密度影,境界略模糊。病灶内部常合并钙化及液化、空洞。由肝脏顶部向上穿透膈肌引起的病灶表现为肺炎样模糊影,同时可以伴随有胸腔积液。

3. 胸膜包虫病 可原发于胸膜腔,也可以继发于肝顶包虫或者肺包虫囊肿破入胸腔,因原头蚴种植于胸膜腔内形成胸膜包虫病。较大的囊型包虫破裂可以形成大量的胸腔积液,如果伴有支气管-胸膜瘘则出现液气胸,合并感染形成脓胸。

CT 表现:可见胸腔积液或者脓胸掩盖下的囊腔,含有子囊的囊型包虫或者囊壁有钙化者容易诊断;叶间裂的包虫,横断面类似于肺囊型包虫,冠状面或矢状面重建图像显示梭形,长轴为叶间裂,提示本病。如果肺内或者肝脏顶部发现有囊型包虫则更易诊断。

4. 纵隔包虫病 纵隔包虫病少见,常位于右心膈角,其他部位为纵隔内任何间隙,但左肋膈角、肺门、主动脉弓以上的纵隔较少见。CT 表现:纵隔内囊性肿物,圆形或者卵圆形,有完整的囊壁,有时伴有囊壁的钙化。若囊内出现子囊影或囊膜剥离征,则更容易诊断囊型包虫。增强扫描囊肿不强化,区别于纵隔的动脉瘤和假性动脉瘤。

(五) MRI 检查

MRI 具有多方位、多参数等优势,比超声、CT 解剖结构精细,对重叠的多发性包虫,无症状的包虫,用其他方法不易分辨的较小的包虫囊肿,以及确定包虫的部位与脏器的关系、大小、有无子囊以及囊性或泡型包虫,本法均可得出明确的诊断。

1. 肺囊型包虫病的 MRI 表现 ①单发包虫:在 T_1WI 上为低信号,在 T_2WI 上为高信号;内部信号均匀,包膜在 T_2WI 上为低信号,是其特征性表现,增强扫描无强化。②含子囊的包虫:母囊内可见多个大小不等的子囊,形似玫瑰花瓣状;子囊多时形似桑葚。子囊的信号低于母囊,呈“囊中囊”征。③合并破裂感染的病灶:信号不均匀,囊壁不均匀增厚。压迫、破入支气管的病灶在 MRI 的冠状位和矢状位显示佳。

2. 肺泡型包虫病的 MRI 表现 原发性肺泡型包虫病罕见,常继发于肝泡型包虫病。在 T_1WI 上和 T_2WI 均为等信号病灶,内部信号欠均,其内可见液化坏死。

3. 纵隔囊型包虫病的 MRI 表现 纵隔囊型包虫病较为少见。纵隔内类圆形囊性病灶,在 T_1WI 为低信号,在 T_2WI 上为高信号,边缘光滑锐利。MRI 能评估包虫囊的形态、大小、位置及类型,并显示包虫境界及与纵隔内大血管、器官等比邻结构的关系。合并感染者可有信号、形态的变异。增强扫描囊壁无强化可与动脉瘤、假性动脉瘤鉴别,需与纵隔内胸腺囊肿、畸胎瘤等加以鉴别。

三、诊 断

诊断依据有如下:

(一) 接触史

曾在牧区生活,或家中喂养犬、羊,有密切的接触史,食用被棘球绦虫虫卵污染的饮食而感染,或在非流行地区,有间接的接触史。

(二) 免疫试验

同肝包虫病。

(三) 影像学检查

包括 CT、MRI 检查等。

四、治　　疗

目前,外科手术仍是治疗胸部包虫病的唯一有效方法。药物治疗效果不满意,因肺包虫囊肿合并破裂与感染率较高,故宜在确诊后早期手术。手术治疗的主要目的:摘除病变部位包虫内囊,同时最大限度保存有功能肺的组织,但复杂包虫囊肿的外科治疗和术式选择,要根据病人的具体情况而定。

(一) 术前准备

术前应避免剧烈咳嗽,以免囊肿突然破裂。尤其是对完整肺包虫囊肿,术前肺功能的检查尽可能避免。对于囊肿合并化脓感染的患者,术前应给予抗生素及支持治疗,必要时行体位引流。术前准备也应包括全身其他脏器的检查,了解有无合并肝脏包虫及其他脏器的包虫囊肿。

(二) 麻醉方法

全麻或气管双腔插管全麻。

(三) 切口选择

根据包虫所在部位及大小,取后外侧或前外侧肋间切口,并选定肋间及切口长度。

巨大包虫囊肿,仅需稍撑开肋间切口,以防牵拉过大,导致包虫囊肿发生破裂。当显露部分包虫后,用纱布巾保护手术野,穿刺吸出囊液,囊内压力降低,待外囊内囊塌陷后,提起外囊剪开外囊摘除内囊,其后撑开肋间切口处理残腔。作者曾报道一组病灶大于 10cm 的肺包虫患者,占同期肺包虫病的 2.6%(30/1169)。对包虫巨大者(16 例)均采用切开肋间后,显露部分包虫外囊,穿刺内囊摘除术,术中未发生包虫破裂,效果满意。

(四) 手术方法

需根据包虫部位、大小及并发症等具体情况选择手术方法,常用手术方法有以下几种。

1. 内囊穿刺摘除术　此法操作简单,适用于各类肺包虫囊肿,尤其多用于巨大肺包虫囊肿、肺深部囊肿及已破裂感染的包虫囊肿内囊穿刺摘除,多数包虫囊皆有一部分突出于肺表面,即呈白色的纤维外囊,表面无肺组织覆盖,在包虫囊的周围用纱布巾严密保护,使包虫与胸腔隔开,以防囊液流入胸腔或污染手术野,造成播散移植。用包虫穿刺针刺入囊腔,迅速吸出囊液,内外囊之间是一潜在的间隙,并无粘连,或仅有少许纤维膜状附着,当吸出囊液后,内囊即与外囊分离而塌陷。在穿刺过程中,须采用预防包虫囊液外溢的措施,即用纱布巾围绕在穿刺点周围,保护手术野,当穿刺针刺入包虫内吸出囊液时,由于囊内压力较高囊液易由穿刺针眼喷出,须用另一吸引器头对准针孔及时将喷出的囊液吸除。待外囊塌陷后,提起外囊,剪开外囊,用卵圆钳或无齿镊取尽内囊。内囊易破碎,必须细心清除,用 3% 过氧化氢和高渗盐水擦洗囊腔。

2. 内囊完整摘除术　本法是切开外囊将内囊完整摘除。首先由 Barrett 于 1949 年应用,国内我科钱中希教授于1961年首先采用,因无囊液外溢,为理想的手术方法,但由于内囊壁如凉粉皮样脆弱极易撕裂,稍有不慎囊球破裂囊液四溅,反而不如内囊穿刺可控制囊液污染。本法仅适合于包虫囊肿无破裂感染、表浅且包虫外囊部分突出肺表面,直径在3~15cm的单纯性或单发的包虫囊肿。囊肿直径<2.5cm者,完整摘除术时因囊壁薄易破裂;囊肿直径太大不易捧出切口,也易导致内囊破裂。术中要求麻醉平稳,严防病人咳嗽。

操作要点:在切开包虫囊肿外囊壁前,用多块多层纱垫保护好包虫囊肿周围的肺组织、胸膜腔和切口,以防内囊不慎破裂污染胸腔,造成术后种植复发。显露肺表面,在肺下方填纱布巾,将病肺抬起,充分显露包虫,在白色的外囊纤维壁上,要求术者持手术刀与包虫囊肿成15~30度夹角,小心切开包虫囊肿外囊壁,用刀尖斜向外囊壁,缓慢轻稳,反复的划割,不能一刀切开外囊壁全层。当划开少许外囊壁后,内囊露出后,用蚊式钳夹着外囊切口边缘,向外牵拉,可逐渐撕开或剪开外囊。由于包虫囊张力较大,而由外囊切口处向外膨胀,可见白色的内囊向外膨出,须防止内囊突然疝出造成破裂,另在划割外囊时刀尖稍微透过外囊,即可将内囊刺破,这是内囊完整摘除失败的主要原因。当外囊划开时,内囊即由开口处膨出而甚易自发胀破,须及时用手指堵压在外囊切口处,并用手指轻轻压住内囊,阻止内囊过快膨出。轻轻分开内外囊间隙,用钝头剪刀探入内外囊壁间,挑起外囊壁剪开外囊,边剪边保护内囊防止自行突破,待剪开外囊长达全囊直径的1/3时,或做十字形剪开,再用蚊式钳夹住外囊切口向外牵开。当外囊打开与内囊直径相仿时,内囊即缓缓向外突出,请麻醉医师轻轻鼓肺,并借助于肺膨胀的挤压力而将包虫囊完整的由肺内缓慢的娩出。术者用双手直接将内囊球完整地捧出外囊腔,以防囊球变形拉长而爆破,并以盛满生理盐水的碗接纳包虫囊肿,以防包虫震动变形而自破。总之每个操作步骤都必须轻柔准确,缓慢平稳,严防急于求成而刺破或挤破包虫囊肿。此法是理想的手术方法,但对外科医生手术技巧要求很高,手术需细心谨慎,因内囊壁既薄又脆,一旦破裂反而造成囊液四溅和原头蚴播散移植,因此需严密保护手术野。作者报道一组292例肺包虫病内囊完整摘除术中不慎造成包虫囊肿内囊破裂13例,术后复发4例(1.37%),292例无手术死亡。作者认为内囊完整摘除术是肺包虫病最理想的术式。

3. 包虫囊肿全切除术

(1) 楔形切除:仅适用于靠近肺边缘,较小的包虫囊肿,将其连同周围部分肺组织一并作楔形切除,同样做到了包虫囊肿完整摘除,也是理想的手术方法,故临床适应全囊肿切除的病例很少。一般多采用内囊摘除法,以保留有功能的肺组织。即使巨大肺包虫伴肺段不张在内囊摘除术后,由麻醉师做气管内吹气加压,受压萎陷的肺不张组织,仍能恢复再张。

(2) 冷冻摘除术:肺包虫囊肿液氮冷冻摘除术,冷冻治疗肺包虫囊肿可将包虫囊肿整块摘除,因囊液结冰可预防术中囊液外漏而发生的各种并发症。避免肺叶切除,保留健肺,保存肺功能。吴明拜报道冷冻治疗肺包虫囊肿4例病人,随访4~5年无复发。冷冻摘除术治疗肺包虫囊肿的适应证是:①病人全身情况尚好,心、肺、肝、肾功能可耐受手术者;②单纯性肺包虫囊肿,直径在6cm之内,囊肿部分突出于肺表面者;③双侧多发、无破裂感染者。

4. 肺叶切除术　适用于肺包虫囊肿破裂伴有严重感染者;包虫破裂感染后伴有咯血、咳脓痰考虑有支气管扩张者;巨大包虫累及肺门部占据整个肺叶或一个叶肺内有数十个小包虫囊肿同时存在者;行内囊摘除术后,余肺仍不能复张者;泡型肺包虫囊肿病以及合并其他肺部疾病者。

5. 胸腔镜手术　仅适用于靠近肺边缘,较小的包虫囊肿,将其连同周围部分肺组织一并作楔形切除,经操作孔,将切除囊肿放入标本袋内,经前切口取出。较大的或巨大的不宜行包虫囊肿胸腔镜手术,因包虫囊肿张力较大,无法彻底解决好包虫内囊穿刺时,穿刺针孔囊液外漏的问题,以免包虫囊液流入胸腔而导致过敏性休克及复发。

6. 肺包虫囊肿外囊残腔的处理　包虫囊肿摘除后,外囊壁上的小支气管盲端失去内囊的衬托而裂开,形成支气管瘘。

(1) 肺蝶形手术:清除外囊破碎感染的囊皮、脓性分泌物与坏死组织,修剪切除外囊腔周边无功能的组织,然后用3%过氧化氢反复冲洗残腔及胸腔,再用甲硝唑及生理盐水冲洗。反复冲洗残腔后,用小圆针4号细线或可吸收缝线缝合支气管瘘,大的支气管瘘应做2~3层重叠包埋缝合。缝合支气管瘘时,要缝在正常肺组织上。如进针过浅,缝在较脆弱水肿肺组织上,术后随肺膨胀或咳嗽时,线结脱落而发生支气管瘘。如果囊腔较大,应行多层重叠包埋缝合,这样一方面可以缩小死腔,防止术后引流不畅而感染,另一方面多层缝合,使大多数位于残腔底部的支气管瘘口得以严密缝合,防止术后漏气。修补支气管瘘的过程中,用生理盐水注满残腔,肺内加压,支气管瘘口均可产生气泡,这样很容易发现支气管瘘口。这一试验可重复进行,直至严密缝合残腔内所有支气管瘘口。外囊腔周边修剪后,行"8"间断全周缝合,防止出血及漏气。使整个外囊形成一个浅碟状面,即所谓蝶形手术。

本手术采用前外侧切口,对肺功能干扰较小,发生吸入性肺炎的机会较少;能最大限度地保留肺组织;有助于支气管瘘的修复;引流通畅,减少胸腔积液与感染;手术操作简单。

(2) 清洗消毒残腔:采用内囊穿刺摘除术时,囊液已污染外囊残腔,而需清洗消毒,以防止术中囊液外漏污染外囊残腔所致的术后复发,但禁用甲醛处理囊壁,否则甲醛漏入气管,必致强烈的刺激损伤,造成严重的化学性支气管肺炎,气管分泌物增多,刺激性咳嗽,气管肿胀,排痰困难,呼吸道不畅,甚至发生堵塞而窒息。一般多采用过氧化氢擦洗或20%高渗盐水擦拭残腔杀灭原头蚴,再以生理盐水处理,在盐水擦拭残腔过程中,要防止溢入气管内引起呼吸道不畅,麻醉师要及时吸除溢入气管内的液体,以保持呼吸道通畅。

(3) 闭合残腔:内囊摘除后外囊残腔压力突然消失,外囊壁上出现支气管瘘,对较大的漏气先以纱布填塞,以防漏气多引起缺氧,或血性液体溢入气管,造成呼吸道阻塞,请麻醉师给单肺通气(夹闭患侧支气管),操作比较安全,小儿对缺氧耐受力较低,尤需及时处理支气管瘘防止缺氧,需及时缝合支气管瘘,缝针勿过深,勿刺破血管,以防大出血,支气管瘘缝闭后,外囊腔内注入少量水,请麻醉师作气管内吹气检查无漏气后,在外囊腔内,由深而浅沿支气管树做壁对壁平行拉拢缝合,以避免使支气管扭曲。对较大的残腔,尤其合并感染后,外囊壁炎症浸润肥厚,不宜过力拉拢缝合,以防撕破肺组织,可剪除突出于肺表面的外囊,内翻缝合闭锁外囊切口,以缩小或消灭残腔,减少积液,预防感染。对大部分突出肺表面的包虫,切除外露的外囊壁后,肺表面遗留的外囊残腔已较浅而宽,如同盘状,若残腔盘口朝下,则不需缝闭外囊,可敞开外囊残腔,待肺膨胀后,残腔渐变平与肺或胸壁产生粘连,而残腔消失。

7. 肺包虫囊肿破入胸腔　可出现发烧、皮疹、胸痛、呼吸困难及过敏反应;由于胸膜腔吸收较快,可发生过敏性休克,肺包虫囊肿破裂无论是在肺内破裂或破入胸腔,皆伴有支气管瘘,则前者在包虫囊内形成气液平,后者在胸腔内形成大气液平,并继发感染,形成肺脓肿或脓气胸,一经确诊,须及时手术,病情严重者在抗过敏的同时做胸腔闭式引流术,一般情况较好者,应急诊手术,清除胸腔内积存的包虫囊液,子囊及内囊,冲洗胸腔后,常规处理包虫残腔支气管瘘。若不及时手术,破入胸腔后,可因原头蚴种植而继发成多发胸膜包虫病,另支气管瘘,易感染形成脓气胸。病程较长者因感染已变成脓气胸,则按脓气胸处理。

8. 合并肺不张　巨大的包虫长期压迫肺可造成周边肺不张,甚至肺实变,在摘除包虫缝闭残腔后,由麻醉师做气管内加压吹气,绝大多数均可复张,应尽量保留有功能的肺组织,若肺已纤维化不能复张,则应切除不张的肺组织,以免不张的肺继发感染。

9. 其他

(1) 双侧肺包虫囊肿:应先做病变较重的一侧,待恢复后再做另一侧,也可采用一期手术,先做较大的一侧,然后翻身做另侧。对双侧皆感染者,先处理感染重的一侧,再处理对侧,一期手术对患者呼吸影响不大,可避免术后因咳嗽困难,排痰不利,致使未摘除的包虫发生破裂或感染。

(2) 右肺合并肝顶包虫:可采用同期手术,先做肺包虫囊肿摘除,然后再切开膈肌清除肝包虫。对肝包虫穿破膈肌破入右肺,形成胆道-支气管瘘,咳大量胆汁者,采用经胸分开并切除膈肌与肺之间的窦道,缝合支气管瘘,若同时合并反复咯血者,可做肺叶切除,然后切开膈肌穿孔部分,处理肝包虫。

(3) 多发性肺包虫囊肿:以穿刺内囊摘除为宜,这样可以最大限度的保留有功能的肺组织,曾遇双侧肺多发包虫 40 余个,分布两肺各叶,均采取内囊摘除,外囊闭锁,术后恢复良好。

10. 术后并发症　除一般开胸术后常见的并发症如胸内出血,肺不张,胸腔感染,肺炎等,还须注意:术后外囊残腔积液,一般在 1~3 周内自行吸收愈合。预防术后外囊残腔支气管瘘,术中须仔细缝闭支气管瘘,尤其对已合并感染的支气管瘘,炎症浸润,水肿肥厚,缝合瘘口时有张力而不易愈合,可缝合肺组织拉拢贴盖在瘘口上,促其愈合。若外囊残腔积液继发感染,则按肺脓肿治疗。若术后形成支气管-胸膜瘘,胸腔积液,需及时引流,控制感染,促使肺膨胀,避免形成脓胸,术后采用负压闭式流,有助于肺膨胀,但对已有支气管-胸膜瘘时,负压吸引反而使瘘口通畅影响闭合,因此不宜采用负压吸引。

第三节　脑包虫病

脑包虫病又称脑棘球蚴病(echinococcosis of brain)。六钩蚴通过肝、肺两道"关卡"后,再经颈内动脉迁移到达颅内,所以包虫在脑的发病率较低,约占 1%,单发多于多发,多见于大脑中动脉供血区,大脑右半球多于左半球,其中尤以顶叶,额叶为常见的寄生部位,而小脑、颅底等部位则少见,偶有经颈外动脉进入颅骨内板侵及硬膜外或眼眶。从颅脑大小及供血在全身所占比例来看,儿童相对比成人为大,因此儿童脑包虫发病率要比成人高数倍,通常男性比女性多,藏人和(1982 年)报道脑包虫病例,儿童占 80%,脑包虫病常与肝、肺包虫同时多发。本病为自然疫源性疾病,主要流行于畜牧区,因此在包虫流行区对颅内压增高的病例应警惕本病。

一、临床表现

因脑组织柔软,阻力小,血供旺盛,故脑包虫增长速度较快,六钩蚴在一年中病灶即可增长到数十到数百立方毫米,出现症状较早,包虫在脑组织内呈占位性扩张膨大,推移挤压脑组织,并无炎症直接浸润损伤,较小的包虫无明显的症状。儿童患者颅缝可代偿增宽,尤其在非功能区的包虫,早期症状不明显,因此脑包虫的症状取决于包虫大小及寄生部位在功能区或非功能区而有轻重缓急之分。随着包虫逐渐增大,患者出现压迫与刺激的临床症状,其主要表现可归纳为三方面:

(一) 颅内压增高

包虫是占位性病变,可引起头痛、恶心、呕吐、视乳头水肿、视力减退,一旦出现颅内压增高,则病情迅速发展加重,所以脑包虫患者就诊时,主诉病程皆较短。如伴有脑液循环通路的压迫阻塞。此时则颅内压增高加快,易形成脑疝。

(二) 癫痫发作

包虫压迫和刺激大脑皮质致痫灶形成所致。

(三) 定位症状

包虫压迫脑皮质功能区,定位症状出现早晚及出现与否与寄生部位直接相关。一旦出现颅内压增高,则病情迅速发展加重,所以脑包虫患者就诊时,主诉病程皆较短。

脑包虫合并破裂,多发生严重的过敏性休克可导致死亡。

颅内压增高在儿童可使颅围增大,儿童大脑半球巨大包虫,可使患侧头颅增大而不对称。眼底镜检查可见视乳头水肿,晚期出现神经乳头萎缩,颅神经麻痹。压迫脑皮质不同功能区域,表现出各种相应的定位体征,可有对侧锥体束征阳性,偏侧感觉障碍或肢体无力,中枢性面瘫、单瘫、偏瘫及颅神经麻痹等。

脑包虫与脑肿瘤等颅内占位性病变的临床症状和体征相似,故单凭症状与体征往往不易鉴别,但脑包虫生长速度较快,症状进行性加重,故在本病流行地区,凡有颅内压增高,特别是病程进展较快者,均需考虑到本病的可能性,并作下述有关检查,以便尽快明确诊断。

二、辅助检查

(一) 实验室检查

血象嗜酸性粒细胞计数增高;血清学检查中的免疫电泳、酶联免疫吸附实验亦可通过检测患者血清中的特异性抗体帮助诊断,但本病与血吸虫病、囊虫病之间存在着交叉反应,且免疫学检查易受各种因素的干扰,故而限制在临床上的诊断价值。

(二) 脑血管造影

脑包虫囊肿多见于大脑中动脉供应区,尤以顶叶多,其次为额叶、颞叶、枕叶及小脑少见。造成脑血管成球形环抱状移位。表现为:

1. 囊肿部位无血管区。
2. 囊肿周围血管弧形受压移位,环绕无血管区呈“手抱球”征象。
3. 病变周围血管拉直变细,管径较一致,似“蜘蛛爪”征象。
4. 无病理血管及病理血供征象。
5. 大脑前动脉偏移,大脑镰征颅内压增高征象。

(三) CT 检查

脑内圆形或类圆形囊肿,边界锐利,(偶尔有不完整的薄壳样钙化),无囊周水肿,有占位征象,囊内容物似水样密度或稍高于脑脊液密度,子囊密度低于母囊,可辨认子囊,临近部位出现多个囊,考虑包囊破裂。

(四) 磁共振成像检查(MRI)

形态同 CT,囊内液体信号同脑脊液,T_1 为低信号,子囊信号更低,可见囊壁影,在 T_2 为高信号,具特征性。T_2 像母囊呈高信号,子囊与母囊信号不同,囊壁为环线状黑影,生长不同阶段或感染破裂母囊与子囊信号均可增加,囊壁可显示不清,易误诊。位于脑皮层的囊肿推移脑沟回形成“弹簧样”压缩占位效应,对后颅窝的病灶及脑脊液通路压迫阻塞可清晰显示,可伴不同程度的脑积水征象。MRI 可表现脑包虫病的特征较 CT 更为敏感可靠。泡型包虫在 MRI 上表现为菜花状强化,MRI-T_2 加权像上的高信号为特征性表现,强化 MRI 扫描具有异性并可提示是否伴发炎症反应,头节在 T_1 为高信号,具特征性。

三、诊 断

临床表现、接触史及相关检查如脑血管造影、CT 检查、磁共振成像检查(MRI)等可以诊断。

四、鉴别诊断

(一) 颅内肿瘤

脑包虫病所致的颅内压增高和定位症状与颅内肿瘤相似,对来自流行区的患者,特别应注意有否肝脏或肺脏包虫。可做包虫免疫学检查,CT 及 MRI 的应用鉴别不难。

(二) 颅内脓肿

在脓肿形成期以后,主要特征是颅内压增高和定位性体征,伴有头痛,发热,颈强直,白细胞总数增高等急性颅内感染病史。而包虫患者血象以嗜酸性粒细胞增高为主。前者包虫免疫实验为阴性。CT 球形增强及 MRI 可见环形强化。

(三) 原发性癫痫

好发于青少年,反复发作全身性抽搐,多不能发现器质性病因。颅内压正常,神经系统检查无异常体征,颅骨平片无异常发现,CT 及 MRI 无占位性病变。

(四) 囊虫病

一般具有共同的临床症状如颅内压增高,癫痫发作和定位性体征等。但囊虫病常并发皮下结节,切取标本进行切片镜检可明确诊断。遇有少数患者寻找不到皮下结节,可取粪便检查到节片虫卵,亦可作为诊断的佐证。脑 CT 及 MRI 检查可鉴别。

(五) 脑、肺吸虫病

大都伴有肺及其他部位的病变。通常腹部症状出现最早,肺部症状次之。而肺部的症状持续时间较长。从铁锈色痰中可找到虫卵和夏克-莱登结晶,结合肺部 X 线片,块状典型肺吸虫改变,CT 及 MRI 检查,不难鉴别。

(六) 脑血吸虫病

晚期患者表现为血吸虫性肉芽肿,及其反应性广泛脑水肿。颅内压明显增高,常伴有偏瘫,偏身感觉障碍。失语等定位体征,有类似脑包虫病体征。患者来自血吸虫流行区,有涉水历史,肝及肠道受累较显著。粪便沉淀和孵化可查到虫卵和毛蚴。乙状结肠镜检查可见结肠黏膜浅表溃疡、息肉、疤痕等病变。取活组织,查到虫卵阳性率极高。CT 及 MRI 检查,可鉴别。

五、手术治疗

确诊后应及时手术治疗,以防并发破裂,引起过敏性休克。

(一) 内囊完整摘除术

脑包虫的外囊是由脑组织胶质增生形成的半透明薄膜,甚薄如软纸,远较肝包虫外囊为薄,近似肺包虫的外囊,与包虫囊壁仅有纤维性轻微黏着,无血管相连,甚易剥离,故采用漂浮完整内囊摘除术,包虫较容易娩出。本法无囊液外溢,可避免过敏反应,防止复发,为理想的手术方法。但包虫内囊既薄又脆弱,充满囊液张大较大,手术中稍有不慎,由于挤压震动包虫囊,或局部受压变形,均易破裂,反而造成囊液四溅,导致过敏反应机会。因此做内囊完整摘除的手术操作,须轻柔灵巧,稳准细致。在显微镜下,从分离硬膜粘连到脑表面增生粘连的蛛网膜等操作均应格外精细轻柔,步步保护。若包虫囊肿已突出于脑皮质表面,则在包虫囊周边的蛛网膜上做环行切口,并在环行切口外周的脑皮层做放射状切口,用钝器缓慢轻柔地牵开脑组织,脑皮质较大的出血用双极电凝,较小的出血用明胶海绵压迫止血,若包虫未突出于脑皮质,须仔细触摸,包虫所在部位有硬韧感,脑皮质表面脑回变平,颜色灰暗与硬脑膜常有纤维状粘连,较大的包虫尚可扣出震动感,仔细观察均可识别。深部的包虫在脑表面无明显改变时,须参考术前定位诊断,凡可疑本病时切勿用脑针穿刺。尽量避开重要神经功能区,显微镜下切开脑皮质,见到白色包虫囊后须轻巧仔细的逐渐向周边剥离脑组织达包虫直径的 1/3 以上,包虫囊即自行向外膨出,可在包虫与脑组织之间注入盐水冲开包虫与脑组织的粘连,并借助盐水的漂浮力量或用压板轻巧的分离包虫,以及包虫自身的膨胀力而向外突出,还可在内外囊之间注入生理盐水使囊肿缓缓地由脑组织内向切口外膨出,以盛满盐水的大碗承接包虫,以防包虫滚落自爆。

(二) 内囊穿刺摘除术

严密保护手术野,用粗穿刺针,接吸引器管或大注射器刺入包虫囊内,迅速吸出囊液后,剪开脑组织及外囊,摘除已塌陷的包虫。因囊液张力较大,在穿刺过程中,囊液不仅由穿刺孔外溢,而且由于包虫刺破塌陷,囊液污染脑组织,易发生过敏反应,因此操作应迅速敏捷,减少囊液外溢的机会,迅速摘除包虫,吸净囊液,用20% NaCl 液或过氧化氢冲洗囊腔杀灭原头蚴,以防复发,再以生理盐水洗净,囊腔逐渐缩小。

摘除包虫后,脑内遗留相应的空腔,小的空腔不予处理自行缩小而消失,较大的空腔或感染发生后可置入硅胶管引流,预防积液,控制继发感染,缝合硬脑膜,颅骨片复位结束手术。残腔较大者引流管外口放置高度勿低于颅内压正常值,以免过度引流致使脑组织过度塌陷撕裂桥静脉形成硬膜下血肿。已有或发生感染者,行细菌培养药敏试验,抗感染治疗。

(三) 并发症、后遗症及预防

脑包虫可并发囊内感染,术后残腔感染,形成脑脓肿。外伤或术中引起脑包囊虫破裂,导致过敏性休克甚至死亡以及多发性种植;棘球蚴可引起脑梗死;后遗症可有单瘫、偏瘫、失语，视野缺失、失明，癫痫等；预后取决于包囊虫囊肿的多少、部位、大小及术前术中是否破裂，如手术能摘除完全且无破坏及感染，则预后良好。

第四节 肾包虫病

包虫在肾脏的发病率较低，约占1%，其原因是细粒棘球绦虫卵经消化道感染到人体后，在十二指肠内孵化为六钩蚴，穿入小肠黏膜内的毛细血管，顺血行迁移，需通过肝脏、肺脏两个大“滤池”“过筛”后，始回到左心，再进入体循环，随动脉血流输送到全身各部，其中运送到肾脏内停留的机会更少，故肾脏包虫的发病率甚低，但在泌尿系统的包虫病中，肾包虫占首位。在肾内多为单发，肾与其他脏器多发亦较少见，最大的肾包虫囊液及子囊共2000ml，有子囊的占半数。

一、临床表现

肾包虫囊肿因生长缓慢，外周又有致密的纤维结缔组织（外囊）包裹，可潜伏多年无任何症状，常被偶然发现。随着包虫生长，体积逐渐增大时可出现一系列临床症状，最常见的症状是腰部胀痛（63%），腰部包块（26%），棘球囊尿（11.4%），血尿（31.4%），发热。常见的并发症是感染、脓肿、出血、坏死及尿路梗阻。棘球囊尿是其唯一特异性临床表现，据报道约5%～25%患者当包虫囊破入集合系统时，可出现棘球囊尿，即尿中可出现典型的葡萄皮样物质，常常伴随有肾绞痛。

肾包虫最严重的并发症是感染和包虫破裂。有时包虫向外生长一旦破裂将播散至腹膜后腔、腹腔及周围脏器，可引起严重的过敏反应、过敏性休克甚至死亡。当包虫自发性或外伤性破入集合系统时尿中可排出子囊，包虫碎片堵塞输尿管可引起肾积水。

二、辅助检查

（一）免疫试验

基本与肝包虫病相同。

（二）影像学检查

肾包虫病在腹部平片（KUB）上可见肾脏及突出的包虫囊肿的弧形影，或者肾包虫囊壁周钙化曲线影，大约20%～30%可见钙化。如果包虫没有和集合系相通，静脉尿路造影（IVU）可显示占位性包块导致受压变形的肾盏，部分病例由于肾实质长期受压而萎缩变薄，肾功能减退，显影不佳。超声和CT在术前诊断上更具敏感性和特异性。超声、CT发现子囊是肾包虫病的特异性表现。超声具有无创、费用低的优点常作为首选检查。CT能更易发现钙化的囊壁和子囊，比超声更敏感、准确。CT不光能诊断，同时可详细描述残留的肾实质，包虫囊是否和泌尿系相通及肾外病变，在复杂的囊肿及和肾细胞癌的鉴别上并能提供更多的信息。MRI也是一种重要的诊断方法，但与CT相比并无优势。

三、诊　　断

临床表现及接触史结合免疫学检查和影像学检查一般可以诊断。

四、鉴 别 诊 断

(一) 巨大肾盂积水与肾包虫的鉴别

前者张力小可扣出波动感而绝无震颤征。巨大肾盂积水合并感染后,肿块的张力增大,触之较硬,疼痛敏感,而与肾包虫合并感染相似,但前者的全身炎症反应及局部体征都比包虫为明显,并且肿块迅速增大而与包虫不同。

(二) 多囊肾与肾多发性包虫的鉴别

前者触诊表面凸凹不平,压之较包虫为软,无“包虫囊震颤征”。

(三) 肾包虫与肾癌的鉴别

后者触诊硬度如石,而无弹性感,B 超探查或 CT 检查为实质性肿块以及参考流行地区接触史及血清免疫试验等鉴别之。

(四) 肾包虫同时有肝、脾或腹腔多发包虫

占据左上或右上腹部,可遮盖在肾区之前,影响对肾包虫的触诊,而易被遗漏。常在做腹腔手术时发现肾包虫。

五、肾包虫病的外科治疗

外科手术治疗是肾包虫主要治疗方法。完整将包虫切除是治疗的目标。活动性的肾包虫必须手术治疗,因为不断生长的包虫不可避免地会损害肾脏。理想的手术入路依赖术前明确的诊断和病变范围。如果术前诊断为单纯肾包虫,应选后腹膜入路,可更好避免腹腔播散。如肾包虫合并其他腹腔脏器包虫,应选经腹腔途径,肾包虫合并肺包虫可采用胸腹联合入路。多发包虫依赖患者的一般状况,需多科协同,有时分期行手术治疗。当占位术前性质不明,可选经腰部肾脏部分切除。术中如囊液外溢可引起过敏反应甚至死亡,应重视手术并发症。

(一) 内囊摘除术

肾包虫完整内囊摘除术是理想治疗方式,沿内囊与外囊之间可将内囊钝性分离开,将内囊完整无污染移出。因包虫囊内高压易破,一旦内囊破裂可引起囊液外溢,包虫头节或生发层微小片段可在腹腔、腹膜后播散,形成新的包虫。故在手术完整移除包虫时必须格外小心。内囊穿刺术摘除术方法简单、创伤小,约占包虫手术病例的 70% 以上。术中如有囊液外溢,术后应给予阿苯达唑口服治疗。

(二) 外囊完整摘除术

如包虫外囊壁厚并钙化,可行完整外囊摘除术。肾包虫外囊完整摘除术是将包虫外囊与肾实质仔细分离,将包虫囊无污染完整切除。此法可避免因穿刺造成的包虫囊液外溢或包虫破裂导致的过敏反应和包虫播散,同时降低内囊摘除后残腔感染的发生。

手术通常取侧卧位,腰或肋间切口。首先在腹膜后腰大肌旁找到输尿管,沿输尿管向上游离出肾动脉和肾静脉。预留置肾蒂阻断钳暂不夹闭。在肾周放置冰屑,将肾脏温度降低。静脉滴注肌苷 2g,夹闭预留置的血管阻断钳将肾血流阻断。术中应间断置入冰屑,保持肾脏处于低温状态。距包虫囊壁 0.5cm 将包虫囊肿完整切除;用 4-0 可吸收缝线仔细闭合肾盂或肾盏残端;结扎肾脏切面较大血管;然后连同肾包膜连续贯穿缝合断端肾实质。然后开放肾血流,检查无活动性出血后,留置引流管关闭切口。

既往限制肾部分切除术广泛开展的主要问题是术中出血、肾实质缝合止血困难和常温下长时间阻断肾血流而导致肾热缺血再灌注损失引起肾功能不可逆的损害。现采用肾蒂血流阻断技术可明显减少术中出血,为准确切除包虫囊肿、缝扎止血、缝闭修复损伤的集合系统和肾实质提供清晰的手术视野。应用低温冷却措施可以将肾脏表面及中心温度降低,使肾实质细胞需氧量减少,在肾血流完全阻断的情况下,可使肾组织和肾功能受到很好的保护,有效防止热缺血对肾功能不可逆的损害。集合系统的良好缝闭可大大降低术后漏尿的可能。

（三）根治性肾切除术

根治性肾切除术常在术前诊断不明确,肾被严重破坏,肾包虫囊明确与泌尿系相通时使用。

（四）肾包虫病的腹腔镜手术治疗

自 20 世纪 80 年代以来,由于高分辨内窥镜显像系统和腹腔镜手术器械的开发,腹腔镜外科技术日趋成熟和飞速发展,腹腔镜开始用于肾包虫病的治疗,具有创伤小、痛苦少、恢复快的优点。

腹腔镜手术分为经腹膜腔手术和经腹膜外两种路径。经腹膜腔路径腹腔镜手术虽然具有操作空间大,有明确的解剖标志等优点,但该入路需将侧腹膜及后腹膜充分游离,对腹腔干扰大,术中易损伤腹腔脏器,术后容易出现肠麻痹、肠梗阻、腹膜炎等并发症,目前已较少使用。经腹膜外路径腹腔镜手术能直接进入手术视野,分离组织少,对腹腔脏器干扰小,引流物能局限在后腹膜腔,从而可以避免腹腔污染和包虫的腹腔播散的优点。

手术取健侧卧位,全麻。于腋后线肋缘下切开皮肤约 2cm,用血管钳钝性分开腰背筋膜,分离、扩张腹膜后间隙,建立后腹腔。再分别于腋中线髂前上棘上方 2cm、腋前线肋缘下穿刺,置入套管。经腋中线髂前上棘切口放入腹腔镜。充分游离肾脏表面,将包虫囊壁完全显露。在包虫囊壁周围用 10% 碘附纱布充填,防止包虫囊液外溢污染术野。用穿刺针穿入囊壁将包虫囊内容物完全抽出,然后向包虫囊内注射高渗盐溶液,留置 10 分钟后吸出。切开包虫外囊壁,将包虫内囊完整剥离出,放入标本袋内取出。仔细检查肾脏包虫囊肿残腔有无包虫组织残留,并用高渗盐水反复冲洗。留置引流管后关闭切口。

（五）肾包虫囊肿穿刺治疗

既往包虫囊肿穿刺一直是禁忌,因为若囊液外溢可引发严重的过敏反应或局部播散。近来由于药物治疗可有效地预防因穿刺引起的严重不良反应,现重新用于包虫病的治疗。肾包虫囊肿穿刺加药物预防治疗甚至可作为首选治疗方法,因为其创伤最小,同时最大程度保留肾实质和减少手术相关并发症。

穿刺前 3 天口服阿苯达唑 3 ~5 天,穿刺前后禁食水 4 小时并肌注苯巴比妥 0.1g,建立静脉通道滴入地塞米松 5mg。取侧卧或俯卧位,在 B 超引导下将穿刺针进入肾脏包虫囊内,严格遵守穿刺针在囊内只进不退的原则直至最大限度吸出囊液,注入20%高渗盐水(量一般为吸出囊液的50%~75%左右),停留至少15分钟后,再吸出注入液。穿刺后继续口服阿苯达唑1~3个月。

第五节 骨包虫病

骨、脊柱包虫病同样包括细粒棘球蚴病又叫囊型包虫病(CE)和多房棘球蚴病又叫泡型包虫病(AE)。过去认为泡型包虫病不侵犯骨。目前,已经不断有泡型包虫病多脏器侵犯(包括骨)的个案报道。骨、脊柱囊型包虫病,该病约占所有包虫病的0.5%~4%,其中以脊柱囊型包虫病最多,占60%以上。骨囊型包虫病好发于血流丰富的松质骨内,发病部位依次为脊柱、骨盆、长骨干骺端、颅骨、肋骨,而侵犯脊柱的囊型包虫病危害性最大。新疆医科大学第一附属医院自1957年10月至2006年6月收治各部位囊型包虫病5721例,其中骨、脊柱囊型包虫病37例,脊柱包虫25例。

一、致病机制

骨囊型包虫病的生长方式与软组织脏器的包虫迥然不同,因骨的组织致密坚硬,骨小梁间隙狭小,限制包虫向周围均匀扩张增长,而不可能像在肝、肺等软组织内的包虫扩张长成一个较大的球形包囊。囊型包虫总是沿着低阻力方向生长,向阻力较小的骨髓腔内伸延增长,或者是沿着骨小梁生长。当幼虫扩大时,海绵状的松质骨扩大、骨质被吸收,通过局部骨质侵蚀最终达到囊肿的扩大和延伸,包虫的这种生长方式决定了其囊性病变和膨胀性生长的影像特点。

囊型包虫所寄生的骨床,不能渗出纤维素形成纤维组织包膜,而是与骨床直接相邻,故骨包虫无纤维组织外囊,这是骨囊型包虫病与其他部位包虫不同的特点。囊型包虫的囊壁分为内、外两层,内囊为虫体本身,由角质层和生发层组成。生发层分泌清亮囊液,同时不断生长出含头节的生发囊和子囊,具有生殖能力。子囊的存在使包虫具有多房性的特点,子囊的生长缓慢,所以骨破坏呈膨胀性、蜂房样或皂泡样改变且边缘光滑,硬化。骨包虫虽然受到骨质的约束,但由于长期压迫使骨皮质萎缩变薄,骨皮质外形向外膨出变形,使长管状骨增粗,扁平骨增厚,表面呈泡状凸起不平的增粗畸形。

囊型包虫沿骨髓腔或在骨松质内繁衍,逐渐蔓延侵犯到全骨,并向骨皮质突破,到晚期形成骨片坏死分离,并发病理性骨折。蔓延到关节面,可发生病理性脱臼,并能通过关节而侵犯对侧的骨骼。包虫若穿破骨皮质可向软组织伸展,继续生长而成肌肉内的包虫囊肿。

二、临床表现

早期常无明显的自觉不适。骨包虫生长极缓慢,病史甚久,往往在儿童期受染,而数年无症状,到成年始发病,产生无痛性包块或仅有局部酸胀痛,常被误诊为软组织慢性疼痛疾病,甚至局部发生包块数年而无疼痛者。无痛性慢性骨隆起是本病的早期表现。晚期合并病理性骨折或骨髓炎,才出现明显的疼痛,功能障碍。脊柱囊型包虫导致椎体、附件破坏,出现腰痛、腰部不适症状。病理骨折压迫可脊髓、神经,脊柱后凸畸形、活动受限。囊型包虫直接压迫脊髓、神经时,出现受压脊髓、神经的感觉、运动障碍或大小便、性功能障碍。

骨包虫长期压迫骨皮质向外膨大隆起,增粗变形,凹凸不齐,患肢增粗,或局部隆起,触诊为骨性包块,若已穿通骨皮质向软组织内继续增长,则在局部可触到囊性包块。若穿破皮肤,则流出内囊球及其碎片,继发感染形成骨髓炎及复杂的窦道,经久不愈,最终形成坏死骨片或病理性骨折。

囊型脊柱包虫不仅破坏骨质,而且压迫脊髓或神经根,引起感觉、运动及大小便、性功能障碍,甚至截瘫。病理骨折后可致后凸畸形。

三、辅助检查

(一)免疫学检查

基本与肝包虫病相同。

(二)X 线检查

X 线表现主要为囊性或不规则的骨质破坏,局部骨密度降低,少数患者可见囊壁的弧线状钙化影,部分表现为多囊性骨质破坏,其内可见骨嵴,所以易被误诊断为骨囊肿和骨巨细胞瘤。脊柱表现为不规则的椎体骨质破坏,部分病例可见椎间隙狭窄,椎体呈不规则骨质破坏,外形变扁、增宽或被压缩呈楔形,病变侵入椎弓根和椎板致椎弓根结构不清等,所以很难与脊柱结核、肿瘤等疾患相鉴别,尤其是当包虫首先累及椎旁和椎管内软组织时,X 线检查几乎无诊断价值。

(三)CT 检查

CT 的典型表现为:①多个大小不等的囊状膨胀性低密度骨缺损,呈圆形或椭圆形占位;②病灶边缘清晰锐利,有双层或弧形钙化影;③骨皮质膨隆、变薄、断裂或缺损,椎体及椎弓被破坏呈膨胀性和多房性改变,有时 CT 影像可看到破裂的折叠内囊。当病变首先累及软组织时,尤其是椎管内包虫,CT 诊断较为困难。CT 三维重建可显示骶骨被破坏,但也无特异性表现。

(四)MRI 检查

MRI 在所有的影像检查中对诊断脊柱包虫最有意义。典型病例影像学表现呈圆形或椭圆形占位,多房性是本病的特征之一,T1WI 母囊信号高于子囊是其另一特征,若以肌肉信号为参照 T1 加权像母囊信号接近肌肉,子囊信号接近水,充满于母囊内或排列在母囊周边,子囊与母囊间形成假间隔,使整个病灶呈玫瑰花或车轮状。

四、诊 断

根据临床表现、接触史、免疫试验结合和影像学检查可以诊断。

五、治　疗

(一) 手术治疗

早在1964年,Alldred和Nisbet就提倡对长骨包虫进行广泛手术切除,但对脊柱相对保守。

1. 四肢骨干包虫病的手术治疗　对四肢长骨骨干部位包虫患者应行广泛切除,也就是界限外切除,包括病灶外2~3cm正常组织。

(1) 适应证:病人一般情况能够耐受手术、麻醉;无手术禁忌证。

(2) 手术要点:按照四肢各部位入路要求,保护神经血管。如果骨干包虫合并有皮之外软组织侵犯时,手术中注意纱布保护周围正常组织,切勿切入软组织病灶,以防包虫囊液污染。手术切除时,如同恶性肿瘤的切除方法,切除病灶外的1~2cm正常软组织。达到骨病灶外2~3cm正常骨组织时,线锯或摆锯分别断开远近段,使病灶完整切除。创面彻底止血,生理盐水、过氧化氢反复冲洗吸净后重建。放置引流,逐层缝合。

对于切除后的骨缺损,可根据病人的情况选择自体髂骨、自体腓骨、异体骨或者骨水泥重建。对于骨缺损较大者,可采取带血管蒂的腓骨移植植骨。内固定材料可选择钢板、髓内钉等坚强固定,或(和)外固定。

(3) 术后处理:①术后检测生命体征至平稳;②保持引流管通畅,记录引流量。24小时引流少于50ml时,可拔出引流;③术后应用抗生素;④根据重建稳定性、植骨愈合情况,决定肢体功能锻炼或负重情况;⑤预防深静脉血栓,可预防性使用抗凝药物,检测凝血功能。

2. 四肢临近关节的骨包虫病的手术治疗(以股骨下端骨包虫病为例)。

(1) 适应证:病人一般情况能够耐受手术、麻醉;无手术禁忌证。

(2) 术前准备:除常规检查准备外,全面严格查体,必要时结合影像学,以除外多发隐匿病灶;精确测量病灶的大小、范围,必要时参照对侧正常肢体,定做肿瘤假体或选择准备合适的固定材料;可选用止血带,但无需输血。

(3) 麻醉:全身麻醉或硬膜外麻醉。

(4) 手术入路:大腿外侧切口向下弧形延伸绕髌骨外缘止于胫骨结节或大腿内侧,沿缝匠肌走行方向,至髌骨上缘5cm时向下弧形延伸绕髌骨内缘止于胫骨结节内侧。

(5) 以内侧切口为例:切开皮肤、皮下组织,在股内侧肌后缘分开。如有软组织包块,在正常肌肉及腱性组织内游离肿物,将部分股中间肌保留在肿瘤表面。沿髌骨及髌韧带内缘切开关节囊及滑膜,将髌骨翻向外侧,可见关节腔内黄色清亮液体流出。游离股骨后方血管神经束,探查确认血管神经束未受侵犯。在胫骨平台上缘切断交叉韧带、内、外侧副韧带,后脱位膝关节。检查股骨髁、前后交叉韧带、内外侧半月软骨及髌骨关节面、胫骨关节面有无侵蚀征象。在正常腱性部分切断收肌止点,将部分股内侧肌保留在股骨及病灶表面。可切开后关节囊,探查腘神经血管。在正常肌肉组织内切断腘肌及内、外侧腓肠肌在股骨的起点,可将部分肌肉保留在病灶表面。应用定做肿瘤型人工膝关节行膝关节重建。锯掉胫骨平台软骨及薄层软骨下松质骨(共10mm厚)。在胫骨截骨面正对骨髓腔的部位,锉出恰当的孔槽,扩髓至13mm。将假体胫骨组件试模击入骨髓腔,插入胫骨组件,检查假体位置满意。拔出试模,清理骨髓腔,安装Φ14mm骨水泥栓子。应用骨水泥固定胫骨组件,检查胫骨组件位置满意。将残留股骨髓腔锉至 14mm 直径后，清理干净骨髓腔并安置骨水泥栓子（Φ16mm）。向股骨髓腔内插入假体股骨组件柄，检查假体柄与残留股骨骨髓腔匹配满意，应用骨水泥固定股骨组件，复位膝关节假体，检查膝关节力线好，活动度良好，松紧适度。松止血带，确切止血。大量生理盐水、过氧化氢反复冲洗伤口。假体周围留置伤口负压引流管。密闭缝合肌肉及深筋膜。间断缝合皮下组织及皮肤。

（6）术后处理：包括①术后检测生命体征至平稳。②保持引流管通畅，记录引流量。24 小时引流少于 50ml 时，可拔出引流。③术后应用抗生素。④术后早期拄拐下地。⑤预防深静脉血栓，可预防性使用抗凝药物，检测凝血功能。

3. 脊柱包虫病的手术治疗　脊柱包虫病，往往无法达到界限外切除，单纯手术治疗，复发率很高。手术目的：①切除病灶，解除包虫病灶对脊髓和神经的压迫；②缓解病人神经压迫症状、重建脊柱稳定，提高生活质量；③术后配合药物治疗，防止复发。手术方法：依照部位不同而不同。

（1）上颈椎：包虫位于环椎后弓、枢椎椎板及附件，寰枢椎不稳定者，可经后路行枕颈融合、椎弓根或侧块融合。如侵犯枢椎椎体、齿状突、环椎前弓、侧块，可联合口腔入路清除病灶。

（2）下颈椎：单纯椎体包虫，可采用颈丛麻醉或气管内全身麻醉。仰卧体位，肩部下小垫，头后仰。颈部左、右侧入路均可。锁骨上 2～3 横指横切口或斜切口。切开皮肤、皮下组织、颈阔肌，于血管鞘与脏器鞘间隙达椎体前方。保护好周围组织，清除病灶，尽可能包括 3～5mm 正常骨质。根据情况显露后纵韧带及硬膜囊，反复冲洗、止血。可选用自体髂骨、异体骨植骨、钛笼、骨水泥、钢板等重建稳定。如包虫侵犯附件，可后路清除病灶、椎板减压后，侧块或椎弓根重建稳定。

（3）颈胸段：适应 C_3～$T_{1\text{-}3}$ 椎体包虫。可前方入路，经胸骨柄入路，取左侧胸锁乳突肌内侧斜向内下至胸骨柄切迹中点，纵行向胸骨角下方。用胸骨电锯沿中线劈开胸骨柄至胸骨角下。线锯从第二肋间隙横穿胸骨后方，横断已经锯开的两半侧胸骨，用胸骨撑开器撑开。将气管、食管推向右侧，左侧颈总动脉、左侧头臂静脉向右侧牵拉保护。注意保护喉返神经、迷走神经、左膈神经、胸导管。此入路可显露 C_3～$T_{1\text{-}4}$ 椎体。最好切除病灶的上下椎间盘，两侧尽可能包括 3mm 左右正常骨质。根据情况显露后纵韧带及硬膜囊，反复冲洗、止血。可选用自体髂骨、异体骨植骨、钛笼、骨水泥、钢板等重建稳定。

（4）胸椎：对于胸椎附件包虫，可行后路的病灶清除，椎弓根内固定。胸 2 以下椎体包虫，也可行后路一期全椎体切除后，钛笼植骨或骨水泥重建、椎弓根内固定。胸 3～4 椎体包虫，可采用侧方入路，绕肩胛骨下胸腔入路。胸 5～10 椎体包虫，可采用胸腔入路。胸 11～12 椎体包虫，可经胸腹联合切口腹膜外入路；也可前后联合入路或侧前方入路。

（5）腰段：腰 1～2 椎体包虫，可经胸腹联合切口腹膜外入路；也可前后联合入路或侧前方入路。单纯腰椎椎体包虫，可行倒"八"字切口腹膜外显露椎体侧前方，显露病灶，清除后钛笼植骨或骨水泥重建，前路钢板固定。如有神经症状，一定要前路椎管加压。尽可能切除病灶上下椎间盘。需行前后路手术时，如病人情况准许，尽可能一期完成，后路椎弓根钉固定。

（6）骶骨：骶骨血运丰富，是骨包虫好发部位。可按照骶骨肿瘤的方法对骶骨包虫进行切除重建，需要有骶骨肿瘤切除经验的熟练骨科医师完成。因出血量大，术前需要充分备血、血浆(20U 红细胞、800~1000ml 血浆);或术前 DSA 栓塞或放置球囊以便术中止血;或术中准备腹主动脉临时阻断或髂内动脉结扎。如前后联合入路,则采取侧卧,漂浮体位,或仰卧位后再俯卧位;如后路,则俯卧位。对于骶骨包虫,多采用后方入路。如包虫位于骶 3 以下,对骶髂稳定不受影响,可只后路、且不做内固定。术后注意引流量。病人不要仰卧位,以免骶骨皮瓣受压,影响愈合或缺血坏死。

(二) 药物治疗

主要是苯并咪唑(包括甲苯咪唑和阿苯达唑)。温浩回顾了 27 种刊物 666 例囊虫病人使用苯并咪唑治疗结果,其中 25%~30% 治愈,40%~50% 好转,25%~30% 无效。阿苯达唑是治疗包虫病的首选药物之一。

(三) 放射治疗

新疆医科大学第一附属医院制备了鼠的囊性包虫病动物模型,并进行了^{60}钴照射治疗,效果良好。临床工作尚在试验阶段。

第六节　腹、盆腔包虫病

腹、盆腔包虫病包括肠管、肠系膜、腹膜、大网膜及盆腔脏器、膀胱、子宫、附件等部位的包虫,因包虫皆与周围组织粘连,往往难以明确原发部位,并在诊断与治疗方法皆相近似,故一并讨论之。腹腔原发性包虫是指由六钩蚴直接发育而长成的包虫,继发性包虫是由原发包虫破裂,原头蚴播散移植,或包虫外囊破裂将完整的包虫、脱出或包虫破裂子囊游离于腹腔被网膜、系膜、肠管等浆膜包裹形成新外囊继续生长而成的包虫。

腹盆腔包虫发病率占 6%~10%,多发性多于单发性,腹腔与其他脏器如肝、肺、膈肌、脾、肾、输尿管等同时多发,约占腹盆腔包虫病的 15%。

腹盆腔多发包虫病中有的呈弥散性数以百计的包虫,小者如米粒状,大者似拳头,散在于网膜、腹膜、系膜及肠管上,尤如腹腔结核的结节,广泛粘连,其中多有肝包虫破裂或肝包虫手术史。但临床发现肝包虫手术时虽有囊液外溢,仅有极少数病例发生继发性包虫病,显然与囊液中有无原头蚴有关。

一、临床表现

(一) 症状

腹腔包虫的病程一般均较久,早期仅产生粘连,无中毒症状;包虫逐渐增大,产生压迫症状,自觉腹胀,坠痛,饭后饱满,食欲减退,消瘦体弱,多发性包虫占据腹腔大部,可使腹壁膨胀,压迫症状相继出现,压迫肠道产生慢性机械性不全肠梗阻,压迫膈肌抬高,活动受限,呼吸急促,甚至不能平卧,压迫下腔静脉出现下肢浮肿。盆腔包虫压迫直肠或膀胱,出现排便或排尿症状。女性生殖器包虫侵犯压迫子宫、输卵管,引起下腹坠胀,月经失调。妊娠后,包虫受挤压易合并破裂或感染。

1. 腹腔包虫合并肠梗阻　包虫在腹腔内寄生发育过程中,寄生脏器组织纤维增生包围包虫形成外囊,其周围浆膜组织反应渗出纤维素,形成膜状及索条状粘连,使腹腔脏器与肠管广泛粘连,易致机械性不全肠梗阻,屡次犯病并逐次加重。

2. 腹腔包虫合并感染　发生率低于肝包虫，约占腹腔包虫的10%，其中主要见于病史久的多发性包虫。感染原因：包虫衰老，活力退化；子囊过多，营养不足，变性坏死，邻近脏器炎症浸润等。

腹腔包虫的外囊较肺包虫的外囊为厚，具有屏障作用，可将炎症局限于包囊内，故全身炎症反应较轻，仅有隐痛，长期低烧，饮食不振，体质消耗，贫血瘦弱，局部触诊除具有包虫的典型征象外，尚有触痛及叩击痛，但罕见有腹膜炎者，甚至手术发现囊液已呈脓性，而无明显的疼痛症状和腹膜炎体征。

3. 腹腔包虫合并破裂　发生率低于肺包虫约占腹腔包虫5%，破裂原因主要是外力挤压。由于腹腔包虫的外囊壁较肺包虫为厚韧，一般震动不易破裂，当腹部挫伤或包虫感染，囊壁炎症浸润，可发生坏死穿孔，而破入腹腔或肠道内。

（1）腹腔包虫破入腹腔：由于腹部外伤所致，均引起急剧的全腹膜炎及过敏性休克，经抗休克及手术摘除包虫，清洗腹腔而治愈。曾遇儿童患腹内可移动性包块二年，无何不适而未就医，在学校玩压板时，木板挫伤腹部，当即全腹剧痛，卧地不起，不敢转动，急送来院，入院检查：患儿意识模糊，面色苍白，口唇发绀，呼吸急促，四肢发凉，出冷汗，脉细速，血压测不出，全腹压痛反跳痛。诊断为急性全腹膜炎，休克。即予抗休克及急诊手术。探查腹腔所见：为大网膜包虫，外囊裂开，包虫破裂，囊液溢入腹腔，内囊皮及少许囊液仍留在外囊腔内，遂将内囊摘除，吸净囊液，反复冲洗腹腔，休克恢复，治愈出院，但六年后腹腔又摘除13个包虫。由于包虫并发细菌感染，囊壁坏死穿孔破入腹腔，形成肠袢间脓肿，手术清除包虫及脓腔引流而治愈。

（2）腹腔包虫破入肠管：肠管包虫或与肠壁粘连的包虫，久经压迫，或并发感染，外囊壁受炎症浸润，发生坏死穿孔，包虫即破入肠腔内，囊液涌进肠管，可引起肠蠕动增强而阵发腹痛，有腹泻，可排出子囊或内囊碎片；如包虫与肠管的引流通畅，内囊完全排入肠腔，外囊受腹腔内脏器的压迫，残腔缩小，而有闭合的可能，即自家内引流而自愈。但一般均继发感染，外囊残腔内遗留的内囊成为异物，坏死化脓经久不愈。须手术切除残存的包虫及肠瘘。曾遇1例下腹部包块已两年，入院检查触到儿头大的包虫已固定于盆腔，伴有疼痛及排便困难，在灌肠通便时，突发腹痛，遂如厕蹲便，随粪便排出大量脓性水样稀便及多数子囊，回病床后再触诊检查发现包块明显缩小，患者有里急后重感，并继续便出子囊，结肠镜检查发现在乙状结肠与直肠交界部的前壁有一穿孔，遂将穿孔扩大，取出内囊，置入多孔塑胶管引流而治愈。

（3）盆腔包虫破入阴道：曾遇巨大包虫被盆壁固定不能移动，入院准备手术。在如厕时突然由阴道流出水样液体及子囊，当日如厕4次包块消失，未行手术而自愈。另一例已形成包虫囊阴道瘘，外囊残腔感染，由阴道分泌脓液及间断排出“凉粉皮”样碎片，经久不愈，遂经腹腔切除包虫的外囊而治愈。

（二）体征

腹腔包虫的主要诊断方法是触诊，典型的体征是无痛性可移动的球形或马铃薯样的包块，大小不等，单发或多发，边缘整齐，界限清楚，表面光滑，触之硬韧，压之有弹性，扣之有“包虫囊震颤征”，巨大的包虫此征尤为明显，腹部隆凸呈妊娠状腹型，若为多发同样特征的包块，则易与其他肿瘤鉴别。弥漫性多发包虫，使腹腔增大外观可呈蛙腹或尖腹，触到多数囊性包块，妇女患者随着妊娠时期而将包虫推移到上腹侧方，甚至挤破，发生过敏性休克，盆腔包虫逐渐增大而与盆壁粘着固定,变为不能推动,须与卵巢囊肿鉴别,后者张力较弱,叩之有波动感而绝无震颤征,卵巢囊肿扭转后,局部体征类似包虫,但发病较急,持续性疼痛及急性绞窄症状而与包虫不同。

二、辅助检查

(一) 超声波检查

B 型超声检查须避开含气的肠管,可探及包虫显示边界整齐、密度均匀、无回声的液性暗区,有子囊则在暗区内出现多个小光环。

(二) X 线检查

在无并发症前多无直接 X 线征象,而常有间接征象,即邻近胃肠道受压移位变形。腹腔多发包虫或巨大包虫,可压迫双侧膈肌升高,活动受限。病史久的包虫可发生外囊钙化。

(三) CT 检查

腹、盆腔内囊型包虫病灶单发或者多发,分布于腹盆腔脏器间隙中或者位于盆壁附近间隙中,均推压邻近的脏器,均不同程度的合并着腹腔内脏器的囊型包虫灶。依据腹腔、盆腔内病灶的形态表现,将其分为四类:

1. 单纯性　囊型包虫表现为腹腔或者盆腔内单发或多发的圆形或类圆形囊性低密度灶,囊液的 CT 值为 18 ~29HU,无强化。囊壁内缘光滑,壁厚薄不甚均匀,厚度约 1 ~4mm。

2. 多子囊型　囊型包虫在囊性肿物内还可见更低密度大小不一的子囊。子囊在母囊内或偏一侧,或散在于母囊液内,或占据母囊内所有的空间,使少量的母囊液限制于囊中央或分散于子囊之间,整个病灶中似有厚隔分开,形状如同玫瑰花状或桑葚状。

3. 囊肿钙化　囊型包虫的钙化表现为囊壁的弧线形钙化。

4. 并发破裂或感染型　囊肿发生破裂后,部分剥离的内囊膜与外囊之间有一间隙形成"双壁征",完全剥离的内囊膜发生折叠、卷曲并悬浮于囊液中似"水蛇征"或"飘带征";继发感染者可见囊液密度增高,囊壁及其内容物明显强化。

三、诊　断

主要根据接触史如生活在牧区,有与犬、羊直接的接触史,或城镇居民有间接的接触史、结合临床症状和体征及免疫学检查、影像学检查诊断。

四、手术治疗

腹腔包虫的手术治疗原则是:与大网膜、肠系膜粘连的包虫,分离后做全囊摘除,若包虫与周围组织粘着不易剥离者,可连同周围组织一并切除,效果可靠。若包虫与脏器粘连广泛不能剥离切除者,仍采用内囊摘除术。

手术方法与肝包虫内囊摘除方法相同,须注意严防囊液外溢,因腹腔脏器的浆膜面积广大,吸收力强,囊液漏入腹腔可迅速引起过敏反应,及原头蚴散落于肠袢深处,不易清除而造成移植多发腹腔包虫病。

腹腔多发包虫可多达数十个包虫，散在于腹腔各部，手术采取一个切口不能显露全部包虫时，须分区分期手术，第一次手术应先切除有并发症或较大的包虫，同时对全腹部的包虫有计划地划分分区手术的范围，第一次手术切口要达到显露这一区域的所有包虫，第二次手术切口完成另一区域的包虫摘除的目的。摘除多发包虫，往往因个数较多，施行全囊摘除的手术时间往往较长，对患者创伤甚大，可导致创伤性休克，或施行内囊摘除时，即使囊液无外溢，但每个包虫外囊残腔都有囊液残留吸收，可致过敏反应，故术中须严密观察全身情况，预防过敏性休克及创伤性休克。

曾遇腹腔播散继发性多发包虫，虽采取分期手术而仍未能完全摘除，由于肠管广泛粘连，渐形成肠梗阻，合并感染穿孔，腹腔脓肿，肠瘘等严重后果，虽经多次手术摘除包虫及引流脓腔，终因长期感染慢性消耗衰竭而死亡。

第七节 脾脏包虫病

脾包虫病多由血行感染所致的原发性包虫，发病率约占1.6%，且多为单发，脾脏与肝脏皆为实质性脏器，除大小有别之外，其主要区别为肝脏是由门静脉系直接输入感染，而脾脏则是经体循环中动脉感染所致，故肝脏的包虫发病率远高于脾脏。而因肝包虫破裂或手术治疗时，囊液污染腹腔而继发脾脏包虫占脾包虫病60%。2002～2012年十年新疆医科大学第一附属医院手术治疗的近1400例囊型包虫中共有37例脾脏包虫，其中3例为原发脾包虫病，8例原发肝脏及脾脏包虫，3例原发腹腔及脾脏包虫，其余23例继发脾脏包虫，有包虫破裂或肝包虫手术史。

一、临床表现

（一）临床症状

早期多无自觉症状，待包虫囊肿长大，可出现左上腹部坠胀不适；压迫至胃底及大弯侧，可出现进食后胀满呃逆，食欲减退等消化道症状。近十年37例脾脏包虫病例中18例无特殊症状，体检发现病灶而就诊，13例上腹部隐痛不适，6例因上腹部包块就诊入院。脾脏内没有外界相通的管道，故脾包虫合并感染较肝和肺包虫囊肿少见，若感染后产生全身炎症反应，如发热，食欲减退，体弱消瘦。脾包虫囊肿破入腹腔，则引起过敏反应，全腹膜炎及原头蚴种植。但破入胸腔者罕见。

（二）局部体征

包虫可寄生在脾脏任何部位，其囊肿包虫逐渐增大而向脾脏表面突出，巨大脾包虫囊肿向腹腔突出，而罕见向上增长顶压膈肌者。无并发症的脾包虫患者，易触及脾脏肿大及局部突出的包块。巨大脾包虫长期压迫脾实质导致萎缩成薄片。脾包虫典型体征为左上腹无痛性半球形包块，边缘整齐，界限清楚，表面圆滑，触之硬韧，压之有弹性，可叩出“包虫囊肿震颤征”。巨大的脾包虫可行腰腹双合触诊，体征更为明显。脾包虫囊肿合并感染，可出现疼痛感并有压痛。与肝包虫感染不同点之一脾包虫常伴有局限性腹膜炎，由于脾包虫囊肿常凸出于脾外，其炎症常浸润至邻近组织，刺激腹膜。居脾上部的包虫合并感染后，则引起左胸膜炎性渗出，产生胸痛和呼吸受限，但罕见脾包虫穿通膈肌破入左胸者。

二、辅助检查

(一) 血象改变

包虫过敏试验以及包虫有关免疫试验多与肝包虫相同。

(二) 超声波探查

可探出典型脾脏液性暗区,但须注意左肾以与左肾盂积水鉴别。

(三) CT 和 MRI 检查

脾脏包虫与肝包虫相似,皆为实性脏器内的囊性占位性病灶,CT 和 MRI 征象与肝包虫类似。

三、诊　断

根据临床症状、体征以及相关辅助检查可以诊断。

四、鉴别诊断

(一) 左肾盂积水

左侧巨大肾盂积水,可占据左腰部及左上腹,包块的局部体征与脾包虫近似,其鉴别点:巨大肾盂积水与脾包虫皆可突出于左上腹部,但脾包虫使腰三角膨隆胀满,腰腹双合诊虽皆呈囊性感,但肾盂积水较软而无硬韧弹性感,叩之仅有波动而绝无震颤征,超声波探测无正常的肾盂,必要时做肾盂造影可与左肾盂积水鉴别诊断。

(二) 肝左叶包虫

脾脏或肝左叶包虫皆伸向左上腹而不易区别来自何方,但脾包虫在左上腹的包块伸延到左腰部,触诊左腰部膨胀,叩左腰部可试出"包虫震颤征",X 线显示脾脏阴影扩大,钡餐显示胃大弯受压。

(三) 疟疾、黑热病、门静脉高压症以及肾肿瘤

除各病特有的诊断依据外,超声波显示实质波型可鉴别之。

五、手术治疗

目前,外科手术仍是治疗脾包虫病的唯一有效方法。药物治疗效果不满意,故宜在确诊后早期手术。手术治疗的主要目的是摘除病变部位包虫病灶,同时最大限度保存有脾脏组织,但复杂包虫囊肿的外科治疗和术式选择,要根据病人的具体情况而定。

(一) 术前准备

脾脏包虫术前常规应包括全身其他脏器的检查,尤其了解有无合并肝脏包虫及盆腹腔包虫囊肿,做好术前评估。

(二) 切口选择

根据包虫所在部位及大小,常规取左侧肋缘下切口,但对合并肝脏包虫及盆腹腔包虫囊肿病人,根据病灶位置可以取上腹部"人"字切口或腹部正中直切口。

(三) 手术方法

需根据包虫部位、大小及并发症等具体情况选择手术方法,常用手术方法有以下几种。

1. 脾切除　适应于:①病灶较多或较大占据整个脾脏组织;②病灶压迫脾门出现脾脏组织萎缩或梗死;③脾脏部分切除或外囊剥除过程出现难以控制的出血。脾切除优点是效果可靠可以达到根治目的,但本病损失脾脏功能,可能出现暴发性细菌感染等并发症,不适于免疫功能低下患者,尤其是5岁以下儿童。

2. 包虫外囊剥除　可以做到病灶根治的同时最大限度地保留脾脏的目的,适应于:①病灶位于脾脏上或下级;②包虫外囊与脾脏组织间有潜在间隙,不适于单囊型和钙化型包虫。术中注意脾脏及病灶的充分游离,不能过度挤压以免病灶破裂。

3. 脾部分切除　适应于多个病灶位于脾脏上或下级。不适于包虫外囊剥除的单囊型和钙化型包虫囊肿。手术过程中可以通过脾蒂控制出血。

4. 包虫穿刺内囊摘除　适应于各类包虫囊肿,尤其是周围粘连广泛,勉强剥离脾脏可导致大出血者,宜采用内囊穿刺摘除,方法步骤同肝包虫的手术操作原则。

第八节　心脏包虫病

心脏包虫较为罕见,仅占0.1%。狗是主要的传染源,粪-口传播是主要的传播途径。人误吸入棘球蚴绦虫虫卵,在胆汁和酶的作用下孵出六钩蚴,穿进肠黏膜潜入血循环,虽然多数经肝脏、肺脏"滤过",但仍有少数六钩蚴进入体循环,其中极少数进入冠状动脉,停留在心肌或心包,寄生、发育、生长。

一、临床表现

心脏包虫囊肿生长缓慢,如无并发症,可多年无症状。囊肿逐渐长大后,可产生胸闷、心悸、心律不齐等症状。若包虫位于心室间隔,可发生传导阻滞。包虫囊肿在心肌呈占位性增长,多单发于左心室。由于心肌纤维致密,生长极为缓慢,周围阻力较肝脏或肺脏大,包虫囊肿渐大后逐渐向心腔或心外膜膨出,临床上多无症状,呈隐性经过。心包包虫常生长较大,多位于右侧心膈角,有较多临床症状及体征,如心悸、胸痛、心浊音界扩大,可伴有肝脏肿大及双下肢水肿等。若同时合并肝脏、肺包虫,心包包虫可能为继发播散引发。

二、辅助检查

(一) 血清免疫检查

可参照肝脏包虫疾病免疫学检查。

(二) 心脏超声心动图及胸部CT

能够快速准确地显示囊肿特征及其与心脏的关系,有定性、定量、定位的意义,具有诊断价值。心脏超声检查多显示心脏局限性隆起,心包、心肌或心腔内囊性肿物,边界清楚,囊壁呈双层结构,囊肿不随心肌舒缩而运动,而随心脏搏动被推移。胸部CT多显示圆形、类圆形囊性低密度影,囊壁光滑,可能钙化。

三、诊　断

心脏包虫无特征性临床表现,诊断需结合患者是否曾居住包虫流行病地区;是否有接触牧犬史;是否有肝脏或肺包虫病史;相关检查结果是否有心脏包虫病的特征性表现,并排除其他占位性疾病来共同确定。血清免疫检查。

四、治　疗

心脏包虫病一旦诊断应及早手术,因囊肿破裂后,囊液外溢可引起过敏反应、广泛种植播散、继发感染等严重并发症。

根据包虫在心脏的位置,采用相应的切口径路及手术方法。常用切口径路包括:胸骨正中切口、左前外侧第四肋间切口、右前外侧第四肋间切口。手术方法有包虫囊肿完整摘除术和内囊穿刺摘除术。手术需在全身麻醉下进行。

(一) 心包包虫病

可采取连同部分心包做全包虫切除。

1. 麻醉　全身麻醉。
2. 体位　左前45°斜卧位或仰卧位。
3. 切口　左前外侧第四肋间的切口或胸部正中切口。
4. 显露　切开心包、显露心脏后,可见包虫囊肿所在心包部位异常隆起。
5. 保护　沿隆起心包包虫囊肿周围置10%高渗盐水纱垫,以防止手术过程中可能造成的囊液外溢。
6. 穿刺吸引　于隆起心包最高处切开心外膜,显露白色包虫外囊壁,延长切口至隆起两端,用带吸引装置的粗针穿刺内囊,抽尽囊液。
7. 囊肿处理　用Alice钳在穿刺部位提起外囊壁,在两钳间切开囊壁,可见塌陷的内囊与子囊,用卵圆钳去除内囊或子囊,再沿基地将外囊壁切除干净。残腔用10%高渗盐水纱布浸泡5～10分钟,止血后将残腔缝合,心包腔内包虫,完整清除包虫囊肿后应仔细检查心包腔,勿遗留小的子囊,并用20% NaCl反复冲洗,以防复发。

(二) 心腔内包虫病

必须在体外循环下实施手术,根据包虫囊肿位置不同,采用囊肿完整摘除术或内囊穿刺摘除术。

1. 麻醉　全身麻醉。
2. 体位　仰卧位。
3. 切口　胸部正中切口。
4. 建立体外循环　中低体温下建立体外循环,常规作升主动脉插管、上下腔静脉插管,应注意动作轻柔、套管和插管时避免挤压心脏,预防囊肿脱落或破裂引起栓塞。
5. 手术路径　心脏切口选择依据囊肿所在心腔位置决定,目前对心腔内包虫囊肿多采用右心房外侧壁纵行切口,对右心室包虫囊肿,通过三尖瓣切除囊肿;对左房室囊肿可通过房间隔卵圆窝进入左心房切除左心房囊肿，并通过二尖瓣切除左心室囊肿。

6. 保护　沿包虫外囊周围置10%高渗盐水纱垫，以防止手术过程中可能造成的囊液外溢。

7. 穿刺吸引　于白色包虫外囊壁，延长切口至隆起两端，用带吸引装置的粗针穿刺内囊，抽尽囊液。用Alice钳在穿刺部位提起外囊壁，在两钳间切开囊壁，可见塌陷的内囊与子囊，用卵圆钳去除内囊或子囊，再沿基地将外囊壁切除干净。

8. 切除范围　如囊肿未侵及瓣膜者，可完整切除外囊，可切除囊肿肌周围约0.5cm正常心内膜组织，应防止损伤传导束；如囊肿侵及瓣膜者，范围小者可行瓣膜修复，无法修复时则同时行瓣膜置换术；对左室壁囊肿者，切除时应尽量避免切破左室壁。

（三）心肌包虫病

在心脏包虫较为多见，多单发于左心室，由于心肌纤维致密，心脏不停地搏动，包虫囊肿完全摘除十分困难，多采用内囊穿刺摘除。具体方法与步骤如下：

1. 麻醉　全身麻醉。

2. 体位　左前45°斜卧位。

3. 切口　左前外侧第四肋间的切口。

4. 显露　切开心包、显露心脏后，可见包虫囊肿所在心肌部位异常隆起，隆起心肌与正常心肌无明显差别。

5. 保护　沿隆起心肌周围置10%高渗盐水纱垫，以防止手术过程中可能造成的囊液外溢。

6. 穿刺吸引　于隆起心肌最高处切开心外膜，切口方向应与附近冠状动脉走行平行。显露白色包虫外囊壁，延长切口至隆起两端，用带吸引装置的粗针穿刺内囊，抽尽囊液。

7. 囊肿处理　用Alice钳在穿刺部位提起外囊壁，在两钳间切开囊壁，可见塌陷的内囊与子囊，用卵圆钳去除内囊或子囊，再沿基地将外囊壁切除干净。残腔用10%高渗盐水纱布浸泡5～10分钟，止血后将残腔缝合，缝合时应避免损伤冠状动脉。

心脏包虫病术后复发以心肌包虫多见，可能与采用手术方式有关，更完整、有效的手术方式有待进一步探讨、发展。术前3天和术后1个月服用阿苯达唑、甲苯达唑等抗包虫药物有利于预防术后包虫复发。

第三十一章　泡型包虫病（多房棘球蚴病）

泡型包虫病(alveolar echinococcosis)的感染途径虽然与囊型包虫病基本相同,但两类包虫病致病虫的种株、生活史和临床表现却迥然不同。狐、狼是其主要终末宿主,噬齿类动物和人是其中间宿主。泡球蚴病的原发病灶100%的在肝脏。AE临床上较为罕见,该病原致病不同于肝CE而呈浸润性生长,慢性损害肝组织,晚期似肝癌一样转移或侵害周围脏器,临床有"寄生虫性肝癌"之称。起病隐匿,病程较长,早期症状并不典型,当病变导致压迫和浸润较明显时,则已经进入中、晚期,故其预后较差。其病原学、流行病学、病理形态及致病性见本篇第28章。

第一节　肝泡型包虫病

肝泡型包虫病(heptic alveolar echinococcosis)是由多房棘球绦虫六钩蚴滞留在肝脏后发育为泡球蚴所致的一种严重的寄生虫病。

一、临床表现

肝泡型包虫病的主要的症状和体征:腹部疼痛、肝区包块、黄疸伴高热、临近器官组织转移及肺、脑远处转移等。50%～80%的肝AE患者出现过腹胀不适,甚至疼痛;50%的患者肝脏肿大或肝区有明显肿块;超过50%的患者有不同程度的胆汁淤积性黄疸,有时伴有腹痛、寒战高热等症状。约30%的肝AE患者体内的病灶中,发现含有寄生虫的肝脏组织碎片及胆汁,或脓液的坏死腔。肝AE的主要并发症是胆汁感染引起的败血病或因胆道系统阻塞、感染而致的中毒性休克。根据新疆医科大学第一附属医院的近250例AE资料中,17例伴有门脉高压症,其中1例死于曲张的食管胃底静脉破裂后的大出血及肝功能衰竭。此外肝AE病灶转移也是一个常见的并发症,大约10%～12%的AE患者可发生病灶转移,多见于肝脏临近组织浸润,亦可见肺和脑转移,罕见骨转移。在肝AE患者体内还可发现一些寄生虫形成的血栓,也是造成AE患者死亡的部分原因。经归纳上述肝AE的病例主要表现和严重影响如下:阻塞性黄疸、胆汁感染、恶病质、中毒性休克、消化道出血、肝功衰竭继而死亡。

肝 AE 感染早期的患者常无不适，泡球蚴在肝脏潜伏寄生，缓慢增长，肝脏代偿增大可无明显症状；中期可触及坚硬如橡皮、无疼痛的肿块，表面平滑或有结节，边界清晰，易误诊为肝癌，甚至手术探查仍可被误认为肝癌；病灶增大侵蚀肝管时则可出现梗阻性黄疸；若液化空腔继发感染可形成肝脓肿；晚期巨块病灶侵蚀大部肝脏，合并门静脉高压症，肝功能失代偿，最终可因肝功衰竭、胆系感染以及肺、脑转移而致死亡。

建立一种大多数包虫病学者、专家达成共识的包虫病标准化分型，对于肝泡型包虫病的诊断、社区普查及确定合理的治疗方案（手术、药物、穿刺介入）和疗效评价都是极其重要和必不可少的。在德国乌尔姆大学 Kern 教授作为 WHO/IWGE 协作组负责人对肝泡型包虫病分型拟出 PNM 分型（表 31-1），这是目前世界卫生组织包虫病专家组（WHO/IWGE）共识的标准化分型。温浩教授根据临床工作者需求并结合临床经验提出 PIVM 分型（表 31-1）将寄生虫性病灶范围、直接浸润和远处转移方向得到较全面体现，试图将有关病灶侵犯 8 个肝段更为准确地表达，对黄疸、血管侵犯和转移方式和定位都有更为明确的表述，亦有利于医生拟定治疗方案。

表 31-1　肝泡型包虫 PNM 和 PIVM 分型

	WHO/TWGE	XJHCRT
	PNM 分型 $P_{0\text{-}4}N_{0\text{-}1}M_{0\text{-}1}$	PIVM 分型 $P_{\text{I-VIII}}I_{0\text{-}2}V_{0\text{-}1}M_{0\text{-}2}$
病灶	P_0肝脏无可见病灶 P_1周围病灶，无血管和胆道累及 P_2中央病灶，局限在半肝内，有血管和胆道累及 P_3中央病灶侵及左右肝脏，并有肝门部血管和胆道累及 P_4肝脏病灶伴有肝血管和胆道树的扩张	P_0肝脏无可见病灶 $P_{\text{I、II}\cdots\text{VIII}}$标出病灶所累及的肝段
侵犯胆道		I_0无胆道累及 I_1有胆道累及，无临床黄疸 I_2有胆道累及并伴临床黄疸
邻近器官	N_0有邻近器官，组织累及 N_1有邻近器官，组织累及	
血管		V_0无血管累及 V_1有血管累及，无门脉高压症 V_2有血管累及并伴门脉高压症
转移病灶	M_0无远处转移 M_1单个病灶远处转移	M_0无转移 M_1临近器官、组织直接种植 M_2膈上远处病灶转移

注：肝血管包括下腔静脉（VIVC）和（或）门静脉（VIP）和（或）肝静脉（VIV）和（或）肝动脉（VIA）。世界卫生组织包虫病专家组（WHO/IWGE）、新疆医科大学一附院和自治区包虫病临床研究所（XJHCRI）。

二、辅 助 检 查

(一) 典型影像学特征

肝 AE 超声表现为病灶呈实质性强回声,外形极不规则并与周围肝实质界限不清。病灶内部回声不均匀,有多数点状、小结节状及小环状钙化,后方伴有明显的声衰减及声影,病灶中心部位可因液化坏死而出现不规则无回声区,透声差,内壁极度毛糙,周边为实性部分,伴有点状强回声散在分布。病变易向肝门区汇聚,压迫、侵犯胆道系统,54% 病例合并有肝内小胆管扩张。病灶内部未显示任何形式的血流信号,即“乏血供”征象。CT 图像为不均质的实质性肿块,增强后因为周围肝脏实质的明显强化而显示境界更清楚;病灶内部见小囊泡和钙化,以及中心可见液化坏死,共同构成“地图征”样外观;病灶临近的肝质边缘收缩凹陷以及健叶或段的代偿扩大有别于其他肿瘤。MR 显示为不规则实性病灶,浸润性生长,边缘欠清;病灶在 T1WI、T2WI 上均以低信号为主,尤其是在 T2WI 上的低信号为其特征性表现;灶内可发生液化坏死,表现为“溶岩征”;水成像技术可清楚显示小泡征,并在显示病灶与胆道的关系具有独特优势。

(二) 免疫学检查

是包虫病诊断和鉴别的重要方法。常用的检测方法有酶联免疫吸附试验(ELISA),间接血凝法(IHA),点免疫胶体金渗滤法(DIGFA)等,上述血清免疫实验阳性率均可达到 80% 以上。而针对泡型包虫病诊断抗原,例如 Em2 抗原、Em18 抗原试纸条带等诊断技术,明显提高了泡型包虫患者的诊断敏感性和特异性,目前可达到 90% 以上,并且可用于临床手术和药物治疗后的免疫随访观察重要指标之一。

三、诊　　断

1. 可有流行病学史或过敏反应史。
2. 具有占位病灶所至压迫,胆道梗阻或感染的相应临床表现。
3. 典型影像学特征。

四、鉴 别 诊 断

肝泡型包虫病:主要为上腹部隐痛,有时伴有腹绞痛和寒战高热等感染症状;肝大或在肝区有明显肿块,肝脏质地坚硬有时可触及硬结节;有不同程度的胆汁淤积性黄疸,门静脉高压。主要的并发症是因胆道系统阻塞、感染而致的败血症或中毒性休克,肝功能损害,直至全身衰竭而死亡。肝泡型包虫病具有“类肝癌”样浸润性生长的特点,可发生转移并出现转移病灶所在脏器的症状。

(一) 肝癌

肝占位病变发展速度快,病程相对短。典型的肝癌病灶周边部多为“富血供区”,而肝 AE 病灶周边部多为“贫血供区”,而且病灶生长相对缓慢,病程较长。借助甲胎蛋白(AFP)和包虫病免疫检测可有效地鉴别两种肝占位性病变。

（二）肝血管瘤

CT 增强扫描即刻呈强化效应为其特征性鉴别。

（三）先天性肝囊肿

包括先天性肝囊肿和肝囊型包虫病，若肝泡型包虫病伴巨大液化坏死腔，亦可误诊为肝囊肿，甚至肝囊型包虫病。肝 AE 在影像学除了显示液化腔隙外，其周边形态不规则室腔壁高回声或“地图征”可以鉴别先天性肝囊肿。囊壁较薄，周边正常肝组织影像，可借助包虫病免疫试验加以区别；肝囊型包虫病可经特异性 Em2 或 Em18 诊断抗原和“双层壁”影像特征加以鉴别。

（四）细菌性肝脓肿

无肝棘球蚴特异性影像，其脓肿壁相对较薄且全身中毒症状较重，结合免疫反应程度和包虫免疫试验可做出鉴别诊断。

五、治　　疗

肝 AE 治疗有根治性切除、姑息性手术、肝移植、药物治疗等。首选方法是根治性肝切除，Partenskey 等报道切除率 50%，Kasai Y 等人报道日本北海道地区的切除率 55% 以上，而我国的根治性切除率在 28% ~30% 左右，主要因为本病早期症状轻微，就诊偏晚，病灶侵犯肝门重要管道及肝后下腔静脉，被认为“失去根治手术时机”。随着对肝静脉系统重建方式的深入研究及无血切肝术的日趋成熟，可使部分晚期肝 AE 病人创造根治性切除的希望。姚秉礼 1965 年在国内第一次肝 AE 病人诊断治疗报告以后的 20 多年中，共收治了 97 例肝 AE 病人，其中仅 11% 的肝 AE 病人达到根治性肝切除目的，而 90 年代中期开始在新的影像技术，并结合诸如肝门血流阻断和常温下全肝血流阻断、门静脉切除或肝后下腔静脉切除及修补等技术，实施了扩大半肝切除及高位胆肠吻合成功治疗了部分被认为“晚期不可根治手术的”超过半肝巨大及侵犯肝门 AE 患者，从而有效提高了手术切除率和治愈率，原先 11% 提高到目前 65.5%，随访 10 年存活率 100%，令人鼓舞。但仍有约 40% AE 病人因出现严重并发症及侵犯主要肝内脉管常规手术无法切除和重建，肝移植被认为终末期肝脏疾病的一种治疗方法也成为晚期肝包虫的最终的有效治疗手段。法国 Gillet 和 Mantian 等人首先提出晚期 AE 实施行肝移植术，并于 20 世纪 80 年代中期法国贝藏松医院首例实施，2000 年 12 月新疆医科大学第一附属医院在国内首次报到肝移植治疗肝泡型包虫病手术获得成功，随后四川华西医院，成都军医总院相继报道，临床实践认为肝移植可以作为终末期肝 AE 伴严重并发症的最终治疗选择。

（一）根治性肝切除术

是治疗肝 AE 的首选术式，适用于病灶局限于半肝或几个肝段内，无明显的膈肌或邻近器官侵犯，并且全身情况可以耐受肝切除手术。若肝泡型包虫病患者无明显肝硬化且一般情况良好，亦可考虑“扩大半肝切除+胆道血管重建+胆肠吻合”以达到根治性外科治疗目的。

根治性肝切除术是目前治疗肝 AE 的首选方法，切除范围要求超过病灶边缘 1cm 以上的正常肝组织，以消除病灶活跃增生区域。其主要适应证有：

1. 病灶局限于半肝或几个肝段内者。

2. 巨大病灶局限于半肝或同侧三叶范围内,对侧肝有足够的代偿增大者。

3. 无明显的膈肌或邻近器官侵犯。

4. 无远处转移者。基本手术操作方法和具体步骤同肝癌肝切除(从略)。根治性肝切除术基本手术操作方法和具体步骤同肝癌、肝囊肿的肝切除术,但需避免过度牵拉造成巨块肝 AE 病灶中心部坏死膜破裂外溢,造成局部感染。详细手术步骤参见《囊性包虫病肝部分切除步骤》。

(二) 病灶姑息性肝叶或肝段切除术

患者由于肝脏本身或全身病因或合并有梗阻性黄疸和(或)感染不能耐受手术创伤,并且肝 AE 病灶过大或累及主要血管和胆道而无法施根治性肝切除手术者。

姑息性手术对晚期肝 AE 患者主要以减少或预防 AE 的黄疸,坏死液化感染等严重并发症对机体和肝脏的损害,主要以提高生活质量,延长生命或为肝移植争取时间为目的的一种手术方法。

姑息性肝切除术基本方法与实施步骤。因局限于肝 AE 病灶内,故手术切除范围要求尽量减少遗留病变肝脏,切除病灶组织切缘多无出血,切至坏死空腔内可溢出含胆汁样黏稠物。因 AE 内片切下尽可能多的肝病灶,故一般切缘无出血,其基本手术操作方法较规则,肝切除相对根治性术式更为简单。值得注意的是病灶姑息性切除术切至坏死液化腔时,应该用纱垫严密保护病灶周围,以防止液化坏死液溢出污染肝脏和邻近器官。病灶姑息性肝切除术虽然手术创伤小但存在遗留活性病灶和胆汁漏长期带管的弊端,并且给以后肝移植带来诸多的困难。此外,手术后需长期口服抗包虫药(阿苯达唑或甲苯咪唑)。

(三) 单纯外引流术

患者由于肝脏本身病因难以耐受肝脏手术,而且 AE 病灶过大不可能切除并伴有严重胆道系统感染和(或)梗阻性黄疸,而且需在短期内缓解者。

常规麻醉尽可能小切口开腹,充分保护已感染的肝 AE 病灶和手术野,根据手术探查所见可采用胆总管切开探查左右胆管;若不能缓解梗阻,必要时采用“打隧道”方式贯通高位梗阻部,可暂时缓解肝内胆汁梗阻淤积。此外经皮肝穿胆道引流(PTCD)亦是暂时缓解危重状态下胆道梗阻的有效治疗方法之一。

(四) 肝移植术

晚期肝泡型包虫病病灶局限于肝内,合并严重并发症者如慢性布-加氏综合征、慢性胆汁淤积性肝硬化、梗阻性黄疸及胆管炎或呈终末期肝功衰竭,而且不能实施 AE 病灶肝切除者。

肝移植术作为晚期肝 AE 唯一根治性的治疗手段,根据病人条件不同主要有原位肝移植、活体肝移植、自体肝移植等。

1. 手术适应证及手术时机的选择　肝 AE 肝移植适应证和手术时机的选择,国内外尚有争议。Bresson-Hadni S 认为,对于无法手术治疗的晚期肝 AE 患者均应列入肝移植等待名单,而对于合并有顽固性胆道感染、肝脓肿、败血症或继发于胆汁性肝硬化的门脉高压症和肝功能严重不全者,则应积极手术。Koch S 发现在 45 例肝 AE 接受肝移植患者中,术后发生脑转移 3 例均死亡,而 7 例肺转移者中,5 例死亡,但其死亡原因均与肺转移无直接关系。因此,他认为术前有脑转移者应列为手术禁忌证。而肺转移者则可不列为禁忌证。我们认为,对于晚期肝 AE 患者,若无任何临床症状则暂不考虑肝移植。这是由于肝 AE 生长相对缓慢,此类患者若坚持长期服用阿苯达唑等抗包虫药物可有效抑制蚴虫生长,在相当长时间内得以维持现状。一旦患者出现危及生命的严重并发症(如肝功能不全或衰竭)再考虑移植也不晚。脑肺转移者我们认为经严格抗包虫药物治疗使病灶稳定后,仍适合肝移植治疗,尤其是自体肝移植,术后无需免疫抑制剂避免了病灶的继续快速增长。

2. 术前准备、预防术后复发、转移　术前明确 AE 肝脏内病变范围,可以为手术操作提供重要的参考资料。术前最好能有三位动态增强 CT 和磁共振及血管胆道重建成像(3D-CTA,3D-CTC,3D-MRA,3D-MRCP)及其冠状,矢状位断层图像,立体 AE 与血管和胆道关系图像,便于分析指导手术,并可用来手术方式的设计、手术难度分析和预想手术进程。如果肝脏紧压第二肝门,显露十分困难可考虑胸腹联合切,险要部位能最大限度地敞开和显露;CT 及 MR 三维成像技术不仅能测量出肝脏解剖学体积,还能测出实质性肝脏切除比例(DHRR)及剩余肝体积(ERCV)评估手术安全性。

明确肝 AE 肝脏外病变由于治愈性肝移植和姑息性肝移植在肝 AE 复发和预后等方面相距甚远,因而术前准确掌握肝外脏器,尤其是肺、脑等重要器官有无 AE 病变,对于指导术后抗 AE 治疗和估计预后情况有重要价值。Suter 等报道 11 例肝外无 AE 病变临床治愈肝移植病例目前尚无复发报告。Koch S 认为,复发和转移是影响移植术后远期疗效的关键因素之一。植前对肝外转移病灶的准确评估非常重要。这不仅是指对腹腔病灶的详细检查和评估,还应包括胸腔和颅脑的全面评估,而这一点在早期开展肝移植时重视不够。根据欧洲 47 例肝 AE 接受肝移植的临床资料分析,术前作肺和脑 CT(或 MRI)检查的仅为 20 例(42%)和 12 例(25%)。新疆医科大学附一医院实施 8 例患者均在术前作肝、肺、脑 CT 检查,发现 1 例有肺脑转移,但长期抗包虫药治疗已钙化稳定,方有行肝移植的条件。其次,移植术前和移植术后系统性抗包虫药物治疗非常重要和必要。我们的观察表明,若在肝叶切除前应用阿苯达唑片剂每日 15 ~ 20mg/kg,不仅能明显改善术前病情,还能有效减少体内虫体负荷,减少术后复发,受者 5 年存活率可达 96%。此外,1991 年 Liance M 即发现,免疫抑制剂 CsA 可通过抑制蚴虫抗体的表达,从而促进和加速泡状棘球蚴病浸润和转移。因此,肝 AE 移植术后免疫抑制剂的使用应在不导致排斥反应的前提下服用最小剂量为原则。

3. 手术操作的复杂性　与其他疾病的肝移植手术相比,肝 AE 的肝移植手术难度更高,这主要是因为肝 AE 病灶质地极为致密和坚硬,且常侵及周围组织(如膈肌、右心耳、右肾上腺、胃和胰腺等),以及肝后段、第二肝门及下腔静脉管壁等,况且这些患者往往移植前已有一次或多次针对肝泡球蚴病的姑息性手术史,常病灶与周围粘连成一体而缺乏明显层次。因此,肝 AE 的肝移植术中难点在于病灶的清除。肝 AE 患者的病肝切除手术往往历时长、创伤大、出血多,一部分患者则因肝周或肝外泡状棘球蚴病病灶广泛难以彻底清除而被视为“姑息性肝移植”,Bresson-Hadni S 认为残留的 HAE 病灶仍可通过术后抗包虫药物化疗而获得满意的结果,因此少量肝 AE 残留或可接受,这一点不同于肝癌肝移植。Koch 等综合报告了来自欧洲 16 个肝移植中心的 45 例肝泡蚴病肝移植的资料,这组 45 例病人中,有 33 例(占 73%)在肝移植前就因肝泡球蚴病而接受过多种不同的腹部手术。而且许多病人接受过多次手术,最多者有 7 次手术史,平均每个病人肝移植前有过 2.3 次与该疾病相关的手术。总的手术时间平均 572 分钟(240 ~ 1200 分钟),病肝切除时间平均 188 分钟(13 ~ 420 分钟),平均输血量 22U(2 ~ 88U)。22 例为了尽可能切除病变组织需行“扩大肝切除”。1 例切除了部分心包,其中 6 例通过心包控制肝上腔静脉来达到完全切除病变组织,另外,还有的附加做了肾上腺切除（2 例）、胰十二指肠切除（1 例）、右肾切除（1 例）。有 1 例病人在切除病肝手术期间死亡。有 3 例供肝上的下腔静脉需与受者的右心房口吻合以完成重建，12 例因泡球蚴病变侵犯，受者的肝固有动脉或肝总动脉需被切除或不能用于血管重建，供肝的动脉需与受者的腹腔动脉干吻合（5 例）或通过用一段供者血管与受者肾下的腹主动脉吻合（7 例）。胆管重建方式为：27 例胆管与空肠吻合，17 例胆管与胆管端端吻合。44 例完成肝移植的受者中，有 15 例/次出现了较严重的内科或外科的并发症，包括肝周拥塞（perihepatic clotting），肝动脉血栓形成，肝动脉折叠扭曲、膈肌破裂和术后肝内感染。其中有 4 例病人因原发性移植肝无功能（2 例）、慢性排斥反应和慢性排斥反应伴胆管炎（各 1 例）而行肝脏再移植手术；1 例由于腔静脉和门静脉血栓形成造成急性布加氏征而行了第 3 次急诊肝移植手术，患者死于术中。以上资料表明，肝泡球蚴病受者的病肝切除与其他疾病相比，可能手术时间更长，出血量更大，切除的病灶及邻近组织范围更多，且血管和胆道重建的方式更复杂。总体来说，肝 AE 肝移植相比肝硬化肝移植会更加困难，技术要求更高，风险也更大。

而关于受累肝后下腔静脉的处理，可采用经典原位肝移植术式，若第二肝门及肝后下腔静脉受累，则术中需游离下腔静脉至右心耳下缘，才可能彻底清除病变和利于供患者下腔静脉的端端吻合；若采用活体或背驮式肝移植，则情况更为复杂。为保证患者下腔静脉的重建和背驮式肝移植流出道吻合，术前需充分评估肝后下腔静脉受累程度和范围，并备异体或人工血管，术中在切除受累肝后下腔静脉的同时应尽可能保留正常管壁，视具体情况行下腔静脉的修补或重建术。在肝移植临床实践中我们采用自体和同种异体髂静脉作为补片成功地重建了肝后下腔静脉的缺损。而土耳其 G. Moray 则采用人造血管修补 2 例患者受累的肝后下腔静脉的活体肝移植也获得了成功，但远期血栓形成甚至完全闭塞可能是一个值得关注的并发症。

4. 手术步骤　以原位肝移植为例介绍。

（1）供肝切除与灌注：供肝均来自意外事故、交通事故或者其他外伤，确认为脑死亡并经家属同意的健康遇难者。取腹部大十切口以便腹部肝、肾、胰等器官联合切取，纵切口上端达剑突，下端抵耻骨联合上缘；再依次分离并悬吊相应插管灌注动静脉（腹主动脉、肠系膜上静脉、下腔静脉）。

供肝灌注分别为：①肠系膜上静脉先用室温生理盐水 1000ml 中速灌注，断肝血流时用 4℃的 UM 液 2000ml 快速灌注，然后 1000～2000ml 的 UM 液门静脉慢速维持并行肝修整；②腹主动脉多器官灌注在腹腔动脉上水平阻断后，先用 4℃的 UM 液 2000ml 快速灌注，然后约 2000ml UM 液中速灌注直至下腔静脉流出清亮的液体为止；③在行门静脉系和腹主动脉灌注时必须及时开放肝下下腔静脉出口，防止肝细胞肿胀以减少原发性无功能肝的发生；④修剪肝脏各管道结构，仔细修补，并注水检查有无漏水，若行“背驮式”肝移植则用水平吻合器分别关闭肝上、肝下下腔静脉端口，以便行供肝腔静脉与受体腔静脉侧侧吻合术。

（2）受体全肝切取手术技术要点：仰卧位，全身麻醉，碘剂消毒后在左腋窝和左腹股沟三角区保留静脉转流区域，以备肝移植手术中出现复杂情况时静脉转流之用。患者均用采“三点星状”切口。

病变肝脏的全肝切除术主要包括病肝的完全游离，肝门部血管和胆管的分离悬吊。肝脏的下腔静脉充分游离，其程度取决于病灶范围和供肝-受体下腔静脉吻合方式。若 AE 病灶未侵犯肝脏面尤其是下腔静脉，则首选"背驮式"肝移植方式，即供肝-受体下腔静脉侧侧吻合，该术式可保留受体完整的下腔静脉。若 AE 病灶已侵犯肝门及下腔静脉而难以分离，在肝动脉解剖分离出肝左右分支并在其分叉部 1cm 处离断，以便修剪成椭圆喇叭口状利于肝动脉端端吻合。解剖门静脉后在胰头部夹闭并在其左右分支前切断。部分 AE 患者因病灶直接侵犯而必须做部分膈肌切除加。完全解剖出肝门结构和充分游离肝脏后，依据 AE 病灶是否侵犯下腔静脉而做切除或保留下腔静脉的全肝摘除，并对肝脏和下腔静脉床、右肾上腺和膈肌等部位彻底止血，多采用缝合或氩气刀止血以及纤维蛋白胶等方法。选择供肝-受体下腔静脉端端吻合术需体外静脉转流辅助。

全肝切除时，由于阻断下腔静脉和门静脉血流导致心输出量和动脉血压下降以及体循环阻力增加。这种因血流动力学异常和腔静脉血和门静脉系血容量的部分淤积所致代谢性酸中毒，可以在非全身肝素化状态下采用非搏动性离心泵静脉-静脉转流方法给予纠正和改善。转流通过在左侧大隐静脉或股静脉插管收集下腔静脉血和门静脉插管收集内脏血共同接入转流离心泵，回心静脉血则经左侧腋静脉插管连通泵得以实现。采用限制性使用静脉转流方法进行肝移植手术，即：仅对特殊状态肝泡型包虫病例（如对阻断肝门和下腔静脉耐受很差，肝泡型包虫病病灶周围侵犯或多次肝切除和胆道重建术所致全肝切除分离极为困难者）采用静脉转流术，其余者尤其是无手术史直接行肝移植患者仍首选"背驮式"移植方法为宜。

（3）供肝植入的血管重建：吻合袖口的质量是吻合成功的关键。肝上下腔静脉需修剪成约 3～4cm，并用两条线侧壁悬吊，可充分显露吻合手术野和避免吻合静脉扭转。肝上下腔静脉吻合口部位完全不漏液乃是至关重要的，否则在其静脉重建后再加针修补漏孔是困难的。肝下腔静脉端端吻合由于部位低而且长度充分，使得手术操作相对容易，应在该吻合口右前壁保留约 1cm 长孔隙以便血液再通时放出静脉内陈旧血或血凝块等。若泡型包虫病灶未侵犯下腔静脉则争取做保留下腔静脉全肝切除，施行"背驮式"肝移植。

1）门静脉重建主要取决于受体静脉的可通透能力，应该在最小张力和不扭曲状态下做端端两侧半环绕连续缝合。这里需强调"增长因素环"技术在门静脉吻合中的应用。鉴于肝脏血流再通常引起门静脉缝合环部位狭窄，故采用在门静脉缝合打第二个结时留出约 0.5cm 的环袢空间，这样可达到：预防门静脉血流再通时的环形狭窄；减少门静脉血栓形成的发生。此外在下腔和门静脉端端吻合时，采用"袖口翻转"血管吻合技术也可减少血管壁血栓形成这一严重肝移植术后并发症的发生。

2）肝动脉重建由于解剖变界和血管口径较小而带来手术方式的不定型和吻合困难以及术后并发症频率较高。完整解剖出肝动脉所属分支，合理设计重建方式，尽力修剪出较大肝动脉吻合端口是显微重建手术成功的主要环节。对于约 70% 属常见肝动脉分支 AE 患者，解剖分离出肝固有动脉及左右动脉分支并在其两端 1cm 处分别切断，然后修剪成椭圆形喇叭口以对应由供肝动脉连带腹主动脉壁所修成的喇叭口进行端端吻合。在本系列供肝切取中，解剖变异较大者 2 例无肝固有动脉结构，其肝左动脉经肝总动脉和腹腔动脉，其肝右动脉与肠系膜上动脉汇合,然后腹腔和肠系膜上动脉两分支分别在腹主动脉开口。取供肝时在腹主动脉壁切取包括上述两分支开口部,修剪成"8"字形进行折叠后端端吻合使得肝左右动脉分支经部分腹主动脉壁联系沟通。而与原肝右动脉汇合的肠系膜上动脉经此重建成形,变成相当于肝固有动脉作用,再同受体肝动脉进行吻合可获得较好的手术效果。

3）泡型包虫病患者的肝移植胆道重建手术,尤其肝泡型包虫病灶侵犯胆道和曾经行肝叶切除及胆道重建手术患者,显得更为复杂和困难。胆总管端端吻合或胆总管空肠端侧吻合是胆道重建的主要术式。若吻合口径不一,对口径较小的胆总管做中线纵行切开或斜切以扩大其吻合口径。若需胆道外引流,可通过胆总管端端吻合口下方外侧 T 形管引出或胆总管空肠端侧吻合经胆囊管口细管引出;也可采用胆总管空肠端侧吻合经空肠壁穿出引流。此外,采用单层间断吻合或半环连续吻合取决于吻口径和吻合部周围组织关系。

5. 免疫抑制治疗　使用"三联法"免疫抑制剂治疗(环孢霉素 A,硫唑嘌呤和泼尼松龙),环孢霉素 A 剂量依据全血中药物浓度而调节。同其他肝移植明显差别点在于肝 AE 终末期往往合并严重的肝脏感染,故免疫抑制的使用与抗感染的平衡有一定难度。此外,长期服用抗包虫病药物(阿苯达唑,甲苯咪唑)是必需的,根据 WHO 包虫病诊断治疗指导细则推荐至少服药 1 年以上。

(五) 自体肝移植术

体外肝切除自体余肝再移植术是对患者因外科常规技术不能切除的病变部分进行切除,将剩余肝脏进行"修整"之后,再植入原来肝部位。该术式于 1990 年由 Pichlmayr 等首先报道,利用了肝移植手术中的低温灌注和静脉转流术,克服了肝缺血损伤和病变特殊部位的限制,兼有现代肝切除和肝移植两大技术特征,被认为是突破中央型肝病灶侵犯肝静脉和下腔静脉常规手术无法根治这一禁忌的重大革新性创举。肝移植手术是治疗终末期肝病的有效手段,但目前遇到的最大困难就是供肝来源紧缺和移植后排斥反应所至肝衰无功能。而自体肝移植手术,既无须立即寻找肝源,亦不需免疫抑制剂治疗,为临床缓解供肝短缺提供了有效的途径,此外,也解决了同种异体肝脏移植衍生出的一些难以解决的问题,例如"一次移植,终生服药",患者终生要靠药物控制排斥反应;不仅肝移植的成本高昂,药物维持的费用亦很高;有些患者接受移植后,排斥反应严重,甚至危及生命等。

肝 AE 病理特点是慢性浸润性生长过程,如前所述健侧肝脏往往代偿性增大,而多有足够重量体积的健康肝修整后再移植可能。我们基于在 2005 年 9 月首例自体肝移植治疗高位胆管癌成功的临床实践经验,于 2010 年 8 月 22 日针对一例终末期肝 AE 患者,其右病肝达 4. 3kg,健侧左肝则代偿曾生至 1. 1kg,成功实施了离体肝切除加自体肝移植,术后恢复良好。初步的临床实践说明自体肝移植是最为适合于终末期肝 AE 的治疗,从根本上改变了传统肝脏外科的手术指征,扩大了肝移植手术适应证,为肝 AE 的根治性手术切除开辟了新的前景。至今我们实施的 11 例自体肝移植治疗肝 AE 患者恢复良好、生活质量明显优于需要免疫抑制剂的其他肝 AE 肝移植患者。

该术式技术难点不同于常规肝移植,其无肝期时间较长,国外施行自体肝移植时可惯用体外转流,而我们的初步实践,体现出临床用人造血管临时门腔静脉架桥,重建下腔静脉通道以保证患者血流动力学稳定,有效减少门静脉瘀血导致肠道代谢产物堆积对机体的损害,维持血液生化与水电解质平衡，改善凝血功能，促进体温调节，也可为术者提供足够的时间和清晰的术野，但移植远期疗效仍有待于病例更长期随访证实。需要强调，临床上采用这种术式应严格掌握手术适应证，包括：侵犯第二和（或）第三肝门的尾状叶巨大肝肿瘤；肝门Klatskin瘤；累及肝后腔静脉的良性肿瘤，如血运丰富的血管瘤、肝AE等；累及肝静脉汇合部和下腔静脉的复杂肝外伤。需要注意：当患者有明显肝硬化、肝脏明显淤胆或肿瘤肝外远处转移以及合并有严重的全身重要脏器病变时，不适宜采用自体肝移植。此外，该手术操作复杂，技术难度极大，需要扎实的肝移植技术和体外转流技术的基础，同时应备有适合的同种异体供肝。一旦自体肝脏不适宜再移植，应立即转行同种异体移植术。

第二节 其他泡型包虫病

泡状棘球蚴肝外转移可发生在脑、肺、心脏、肾、腹膜后而引起相应的病理生理改变，出现不同的临床症状，分别简述如下。

一、脑泡型包虫病

病灶单发、多发，多位于幕上脑皮层区或皮层下区实质内。平扫呈密度稍高的实性结节或肿块灶，密度不均匀，钙化不明显。注射对比剂后均有增强，但形态有所不同：或增强后有些病灶呈结节状强化，有些病灶的中央有较大的增强核心，而边缘也同时呈环形增强，两者间由不甚规则的低密度带相隔，整个病灶类似“靶征”样外观；或表现为病灶内部呈多发“蜂窝状”低密度区并伴边缘强化的境界不规整的结节或斑块灶。上述所有病灶的周围均可见程度不一的灶周水肿，并伴有邻近脑室系统的受压移位。

二、肺泡型包虫病

均可见两肺内多发大小不一的结节灶，肺野外带居多。病灶边缘呈分叶状或有小结节状的隆起，内部密度不均匀，并可见病灶内的“小空泡征”或偏心性空洞。

三、心脏泡型包虫病

病灶多位于左心室后下部，呈不规则的混杂密度实性肿块，其边缘部分有较多的丛状、斑块状和小圈状钙化，并可见夹杂在其中的多个“小囊泡”征象。

四、肾上腺泡型包虫病

呈稍低密度肿块，内部有大小不一的更低密度的液化坏死区，由稍高密度区环绕或分隔，实质部分可见钙化，或表现为不均质的“地图样”低密度肿块。

五、腹膜后泡型包虫病

腹膜后区实性肿块,与周围脏器粘连并包绕下腔静脉和腹主动脉。病灶内密度不均匀,有大量斑块状和颗粒状钙化及更低密度的液化坏死区。

（吐尔干艾力·阿吉　温浩）

第三十二章　猪带绦虫病和猪囊尾蚴病

第一节　猪带绦虫病

猪带绦虫病(taeniasis suis)是一种由猪带绦虫成虫(Taenia solium)寄生于人体小肠引起以消化功能紊乱,甚至出现肠梗阻、肠穿孔、急性腹膜炎为突出表现的肠道绦虫病(taeniasis)。早在公元217年我国医书就有"长一寸而色白、形小扁","寸白虫","连绵成串如带状,长丈余"以及"炙食肉类而传染"的记载,这说明该病在我国流传历史久长。

一、病　原　学

猪带绦虫成虫呈带状,乳白色,背腹扁平,体分节,长约2~4m,前端较细,向后逐渐变宽。虫体由头节,颈部及链体三部分组成。头节圆球形,直径0.6~1mm,有4个吸盘,顶端有顶突,其上有两圈25~50个小钩。颈部纤细不分节,长约5~10mm,直径约为头部一半。颈部有生发细胞,链体由此向后长出。链体由700~1000个节片组成,节片薄,略透明,每一节的一侧都有一隆起的生殖孔,左右不规则交替排列。根据节片内生殖器官的发育程度,可将节片由前向后依次分为幼、成节及孕节。幼节靠近颈部,宽大于长,其内生殖器官尚未分化,内部结构不清晰。成节(成熟节片),略呈方形,其内有雌雄生殖器官一套。孕节长度大于宽度,其子宫较为发达,沿中间子宫主干向两侧伸出7~13个树枝状侧支。一个孕节内含虫卵3~5万个。

猪带绦虫虫卵为类球形,卵壳薄,自孕节散出后多已脱落。粪检是所见到的为胚膜包裹的卵,直径为31~43um,棕黄色,外层较厚的且具放射状条纹的为胚膜,内含六钩蚴,直径为14~20um,具3对小钩。

人是猪带绦虫的唯一终宿主,猪和野猪是猪带绦虫的主要中间宿主。其成虫寄生于小肠内,借头节上的吸盘和小沟附着在肠黏膜上。虫体后端的孕节单个或5~6节连在一起脱落到肠腔,脱落的孕节因自身活动或排便时受压而破裂,使虫卵散出,孕节和虫卵随粪便排出。猪食入含虫卵或孕节而感染,虫卵在小肠内经消化,作用24~72小时后胚膜破裂,六钩蚴逸出,借小沟和胚膜分泌物作用,钻入肠壁,再经血液或淋巴散布到猪体内各处,如肌肉、心、脑处。虫体逐渐长大,中间细胞溶解形成空腔,并充满液体,约60天后,头节上出现小沟和吸盘,约经10周发育为成熟囊尾蚴。囊尾蚴在猪体内可存活3~5年,个别达15~17年。

囊尾蚴主要寄生在肌肉组织内，还可寄生于眼、脑、胸膜等处。有囊尾蚴寄生的猪肉俗称“米猪肉”或“豆猪肉”。人因误食生的或未煮熟的有囊尾蚴的猪肉而感染，经小肠消化，囊尾蚴翻出头节并吸附在肠壁上，经过 2～3 月后发育为成虫，并随粪便开始排出孕节和虫卵。成虫寿命可长达 25 年。当人误食孕节或虫卵后，也可在人体内发育为囊尾蚴，从而导致囊尾蚴病。

二、流行病学

猪带绦虫病广泛分布于世界各地，其中东欧、亚洲、非洲、南美洲都有流行。在我国分布也很普遍，全国大多省市都可见散发病例，其中以东北、华北、西北和西南的某些地区为高发区。一般农村病例多于城市。猪带绦虫病主要是因为人生食或半生食含囊尾蚴的猪肉而引起的，因此其流行主要与猪的饲养方式和居民生活习惯有关。云南和贵州少数民族地区有吃生猪肉的习惯，如将猪毛烧掉后，将肉切成片蘸调料吃，因而感染率高。我国多数地区居民多因食用未充分煮熟的大肉块或带肉馅食品蒸煮时间不够或炒肉片加温不均，致使肉内的囊尾蚴不能全部被杀死而感染。

三、致病机制

活囊尾蚴被人吞食后，在小肠内经消化液消化，囊尾蚴翻出头节吸附在肠壁上，自颈部长出节片，逐渐发育为成虫，并凭借头节上的吸盘和小沟吸附在肠壁上。末端的孕节单个或多个连在一起脱落入肠腔随粪便排出，肠内成虫寄生数量一般为 1～2 条，也有多条寄生的情况。成虫的致病作用表现为 6 个方面：一是通过体表吸收夺取宿主营养，造成患者出现消化和营养不良、贫血及消瘦等症状；二是吸附在肠壁上的头节（吸盘和小钩的作用）可致机械性刺激，引起局部的肠黏膜损伤及炎症；三是虫体体壁微毛与人体肠黏膜上微绒毛可形成相互嵌顿而固着，当虫体和人体肠蠕动时，会发生相互摩擦而致肠黏膜损伤，从而影响消化与吸收功能；四是虫体脱落的孕节可刺激回盲瓣，导致膜损伤及炎症发生，当受到回盲瓣阻挡时，可引起回盲部剧痛，孕节进入阑尾可引起阑尾炎；五是虫体毒素和代谢分泌物的吸收，可使患者出现腹部不适，腹痛、腹泻等症状；六是当多条绦虫同时寄生或虫体过大时可引起肠梗阻，甚至出现肠穿孔和急性腹膜炎。此外，有文献报道：猪带绦虫亦可钻入患者胆总管，引起炎症并致胆结石的产生；猪带绦虫也偶可侵入肠外组织发生异位寄生的现象，如在大腿皮下、甲状腺组织等部位发现有该绦虫寄生的罕见病例。

肠道内有猪带绦虫成虫寄生的人，常可并发猪囊尾蚴病。其原因是虫体孕节中虫卵可在人体发生自身体内和体外感染。其发生机制详见本章第二节。

四、临床表现

患者一般无显著症状，粪便中排出节片是多数患者的主诉和求医原因。有的患者有腹部不适、腹痛、食欲亢进、饥饿、消化不良、腹泻、乏力、头痛、头晕等症状，少数严重者可有消瘦、乏力、贫血等表现，偶有磨牙、失眠等神经系统症状。猪带绦虫引发的并发症可见于：幼虫所致猪囊尾蚴病；成虫可致阑尾炎、胆囊炎、不全性肠梗阻、肠穿孔、急性腹膜炎等。此外，异位寄生不同部位可引起相应症状。

并发有猪囊尾蚴病的患者，因猪囊尾蚴侵袭部位不同，例如皮下肌肉、脑、眼等处，可表现出不同类型的临床症状，具体见本章第二节。

五、辅助检查

（一）病原学检查

采用直接涂片法和饱和盐水浮聚法，从粪便中检查虫卵。但前者检出率不高，需经连续数天检查可提高检出率。根据虫卵形态，无法分辨出虫种，如能查见孕节则可根据子宫分支数来确定虫种。还可通过试验性驱虫来确定有无感染。

（二）免疫学检查

有 IHA 和 ELISA 检测抗体的方法。对后法一般用绦虫成虫体壁或其分泌、排泄产物制备的多克隆抗体建立双夹心 ELISA 用于检查血液或粪便中绦虫抗原，具有很高的特异性。

（三）分子生物学检查

可以根据猪带绦虫特异性、保守的基因序列来设计 PCR 引物，用 PCR 扩增方法来检测有无特异性 DNA 扩增产物，如针对核糖体 ITS 基因、线粒体细胞色素 C 氧化酶基因进行特异性 PCR 检测，可以作为鉴别诊断其他带绦虫的方法。还可根据其特异性序列设计 DNA 探针法来检测。

（四）影像检查

对绦虫所致并发症诊断，需依赖于影像（如腹部 B 超等）检查结果判断。

六、诊断与鉴别诊断

（一）诊断

猪带绦虫病是吃未煮熟的“米猪肉”感染的，故应询问患者民族、宗教信仰，特别是有无生食或半生食猪肉和有无节片排出史。

（二）鉴别诊断

1. 牛带绦虫病 具有生食和半生食牛肉的感染史；自然排出的孕节片较长，检查可见子宫分支多（15 支以上/侧）；完整虫体排出检查发现，头节无小钩、虫体较肥胖；不会合并有囊尾蚴病。

2. 亚洲带绦虫病 具有生食和半生食猪肝或大网膜史；头节无小钩；一般不引发并发症，也不会合并有囊尾蚴病。

3. 其他绦虫病及其他原因所致肠梗阻、肠穿孔、急性腹膜炎、阑尾炎、胆囊炎的鉴别，多数情况下需要在手术中或术后做检查才能确认。

七、治　疗

（一）驱虫治疗

1. 槟榔和南瓜子合剂　成人空腹服已研成粉末的 50～100g 南瓜子仁，2 小时后服用槟榔煎剂（干槟榔 60～80g 加水 500ml 煎至 150～200ml 滤液），半小时后服用 50% 硫酸镁溶液（对儿童患者驱虫，为了便于口服，可用甘露醇来替代硫酸镁）60ml，嘱患者大量饮水，有便意时，尽量控制，待无法忍耐时再用力排便。南瓜子和槟榔具有麻痹虫体的作用，使虫体不能吸附在肠壁上而排出。为了有利于虫体排出并获得完整虫体，当患者感到有虫体排出时，应将臀部坐入备有温水浴的便盆中，使从肛门排出的虫体直接浸泡于温水中缓慢排出。虫体排出后一定检查虫体有无头节，若未能检出头节，应加强随访，3～4 月未发现虫卵则可视为治愈。

2. 吡喹酮　吡喹酮为广谱杀虫药，杀虫效果好，疗程短。对无合并囊虫病的患者，可用 5～10mg/kg，一次疗法。

3. 甲苯达唑　也为广谱驱肠虫药物，通过抑制虫体能量代谢杀死虫体。剂量为 300mg，2 次/日，3 日一疗程。孕妇不宜使用。

4. 巴龙霉素　每片 0.25g，每日 30～35mg/kg，分 4 次服，连服 4 天。

以上药物驱虫，除了槟榔-南瓜子仁合剂之外，其他化学药物的驱虫作用均可使虫体破碎，疗效较好。由于猪带绦虫孕节片在肠道内破碎之后，易使虫卵内的六钩蚴孵出造成自身感染，并发囊虫病，因此，这些化学药物（特别是吡喹酮）不宜单独用于猪带绦虫病患者的驱虫治疗。须在服药后 40 分钟至 1 小时加服 250～500ml 甘露醇导泻才能驱除完整虫体。

驱虫治疗的其他注意事项：驱虫前先服氯丙嗪等止吐剂，预防呕吐反应，以免虫卵反流入胃导致自身感染，可致囊虫病。按每公斤体重 10～20mg，一次顿服即可。除了用槟榔和南瓜子驱虫可在粪便中获得完整虫体外，其他化学药物驱虫在粪便中不可检获虫体。治疗后 3～4 个月未见排出虫卵或节片，可视为治愈，否则应复治。

（二）外科治疗

对出现肠穿孔、急性腹膜炎、阑尾炎、胆囊炎的患者，需要外科治疗。如手术修补肠穿孔，切除阑尾或胆囊。术后作病理学或寄生虫学检查以发现虫卵或绦虫节片做出确诊，并需驱虫治疗。患者出现肠梗阻症状时，如判断为不全性则应给予保守治疗的同时作驱虫治疗，很少一部分患者当出现完全性梗阻时需要手术切开肠壁取出引起梗阻的多条绦虫或大量节片。

八、预　防

在猪带绦虫高发地区应加强对群众的筛查工作；加强对厕所、猪圈的管理，注意个人卫生，控制人畜互相感染；加强肉类检查，严禁携带囊尾蚴的猪肉流入市场。对受染的屠体可采用冻冰或煮熟的方法有效地杀死囊尾蚴，-10℃，3～10 天可杀死囊尾蚴。

第二节 猪囊尾蚴病

猪囊尾蚴病(cysticercosis cellulosae)俗称猪囊虫病,是一种严重的由猪带绦虫的猪囊尾蚴(Cysticercus celluloase)寄生于人体组织内引起以皮下包块或结节和脑部占位性病变为主要表现的组织内寄生虫病。其脑囊虫病有时可危及生命。

一、病 原 学

猪囊尾蚴呈卵圆形半透明囊,大小约(8～10)mm×5mm,囊内充满透明囊液。囊壁分两层,外为皮层,内为间质层,间质层内面有一米粒大小突起白点,是凹入囊内的头节,其形态与成虫头节相似,有吸盘,顶突和小沟,吸盘数常为4个,小沟数目同成虫。

在猪带绦虫生活史中,成虫寄生于人体小肠,囊尾蚴寄生于猪体组织内。但是,当人感染了猪带绦虫虫卵后也可引发猪囊虫病。其感染方式有3种。①自体内感染:患者本身感染有猪带绦虫成虫,当患者恶心呕吐时可将成虫孕节返送到胃中释放虫卵引起感染;②自体外感染:猪带绦虫患者本身误食自己排出带绦虫虫卵而感染;③异体感染:误饮误食了被虫卵污染的食物和水而感染。一般而言,自体感染较为常见而严重,异体感染则较为普遍。

二、流行病学

猪囊虫病在世界各地都有发生和流行,是我国北方主要人兽共患寄生虫病,以东北、内蒙古、华北、河南、山东、广西等地较为严重。任何性别、年龄都可患本病,以青壮年感染为更多。男性感染率高于女性,农村感染率高于城市。

三、致病机制

猪囊虫对人体的危害远大于猪带绦虫成虫所致消化道疾病。人通过自体体内和体外或异体的方式感染猪带绦虫卵后,卵在胃和小肠中与消化液作用,卵内六钩蚴脱囊而出,穿过肠壁血管,随血液散布全身,经过9～10周发育为囊尾蚴。囊尾蚴可寄生于人体各部位,其危害程度因寄生部位和数量而异。寄生的猪囊尾蚴数目可由1个至成千个不等;寄生部位很广,主要寄生部位为皮下组织、肌肉、脑、眼,其次为心、肝、肺、口腔、腹膜、上唇、乳房、子宫、神经鞘、骨,等等。寄生的部位不同,囊尾蚴形状大小也不同,在结缔组织和脑室中呈圆形,大小5～8mm;在肌肉中略长;脑底部长2.5mm,可具葡萄样突起,称为葡萄状囊尾蚴(cysticercus racemosus)。囊尾蚴在人体组织内可存活3～10年,甚至更长。

猪囊虫在人体组织内寄生,其致病作用:一是引起占位性病变,尤其在脑、眼等重要器官组织中寄生,其虫体发育往往较大,加上所致炎症反应,故可导致周围组织受压而引起相应症状和体征;二是感染数量较多者,可引起多部位或多器官寄生,出现广泛性炎症损害;三是囊尾蚴内的囊液也是一种抗原性较强的过敏原,故可刺激机体出现不同程度的过敏症状,尤其对重感染者作杀虫治疗时,可因虫囊破裂释放出囊液而导致病情加重的表现。

四、临床表现

囊尾蚴可在人体不同部位寄生，引起全身不同症状。根据囊尾蚴寄生部位的不同可将囊尾蚴病临床表现分为以下几类。

（一）脑囊尾蚴病（cysticercosis of brain）

对人体危害最大，根据囊尾蚴在脑中寄生部位、感染程度、寄生时间和数量、虫体存活等情况的不同，以及宿主反应性差异，所致临床症状极为复杂，有的可无症状，但有的可猝死。通常病程缓慢，潜伏期1个月到1年居多，最长者可达30年。囊尾蚴病寄生于脑部的主要表现为癫痫发作、颅内压增高和精神症状3大方面，其中癫痫发作最为常见。其他可出现头晕、呕吐、神志不清、视力模糊等症状。依据主要的临床症状可将脑囊尾蚴分为以下几种类型。

1. 癫痫型　最为常见（约占78%的脑囊虫病患者有1次以上癫痫发作史）。其原因是囊尾蚴常寄生于大脑皮层表面近运动中枢区。多数患者的癫痫发作是唯一的首发症状。一般发作频率较低，多为3个多月发作1次，部分患者若干年才发作一次。发作类型有大、中、小及混合表现，但多以大发作为最常见。发作后可有一过性瘫痪、失语及发作性幻视等。约1/10患者癫痫发作有自行缓解的现象。

2. 高颅压型　寄生于脑实质、蛛网膜下隙及脑室的囊尾蚴均可引起颅内压增高，其原因是囊尾蚴增加了脑体积，阻断脑脊液循环；引起蛛网膜粘连，妨碍脑脊液循环；引起脑膜脑炎增加了脑脊液的分泌量；炎症及超敏反应出现脑水肿。多种因素而致颅内高压出现，故患者有头痛、呕吐、视力障碍等临床症状。

3. 脑炎脑膜型　约有10%的患者以急性和亚急性脑膜脑炎的临床表现为主，并长期持续或反复发作。其原因是囊尾蚴寄生于软脑膜，病变以颅底及颅后凹部为多见，患者有头痛、恶心、颈强直、共济失调等症状，起病时有发热症状，多在38℃左右持续3～5天，但多数患者常不明显，脑神经损伤轻微。脑脊液中细胞数10～100/mm^3，均以淋巴细胞为主的白细胞增多表现，蛋白量增高；糖定量大多正常。

4. 精神障碍型　囊尾蚴寄生于中枢神经系统可导致精神障碍。常见的精神症状有神经衰弱、抑郁、精神分裂、言语障碍和痴呆等。

5. 脑室型　囊尾蚴在脑室孔附近寄生时可引起脑脊液循环障碍、颅内压增高等。四脑室或侧脑室带蒂的囊尾蚴可致脑室活瓣性阻塞，四脑室有囊尾蚴寄生时，四脑室扩大呈球形，患者可出现Brun征，即反复出现突发性体位性剧烈头痛、呕吐、甚至发生脑疝。

囊尾蚴还可寄生于脊髓，不同的脊髓部位引起相应的症状，如瘫痪、感觉障碍、大小便潴留等。

6. 混合型　寄生于多个部位，引起上述多种症状。不同型患者的临床表现和程度不同，治疗原则和预后也不一样。脑囊虫病合并脑炎可使病变加重而死亡。

（二）皮下及肌肉囊尾蚴病

部分囊尾蚴病患者有皮下囊尾蚴结节，结节呈圆形或椭圆形、硬度似软骨、无压痛、可在皮下移动，约黄豆粒（0.5～1.5cm）大小，数目由1个至数千个不等，以头部、躯干部较多，四肢较少。结节常分批出现，也可渐渐消失。时间久者结节变小变硬。患者常无明显感觉，少数可有局部轻微的麻痛感。寄生数量多时，可引起假肌性肥大症，表现为四肢肌肉肥大、肌肉酸痛、无力、发胀等。

（三）眼囊尾蚴病（ocular cysticercosis）

囊尾蚴可寄生在眼的任何部位，但大部分在眼球深处的玻璃体（51.6%）和视网膜下（37.1%），多为单眼感染，症状轻者表现为视力障碍，常可见眼内虫体蠕动，重者可致失明。在眼部症状发生之前，约有11%患者有发热史，29%的患者发生头痛。眼囊尾蚴寿命约为1～2年，虫体死亡后其虫体崩解物可引起强烈刺激，造成眼内组织变化，导致玻璃体混浊、视网膜脱离、脉络膜炎、视神经萎缩，并发白内障，继发青光眼等，病情发展最终可使眼球萎缩而失明。

1. 玻璃体囊虫 囊尾蚴寄生于玻璃体的患者可自觉眼前有黑影飘动，眼底镜或裂隙灯检查可发现有游动的球形或椭圆形灰白色半透明囊虫，边缘常有金黄色反光。仔细观察囊虫或可见自发性蠕动，有时可见三角形头节伸出并有摆动。

2. 视网膜下囊虫 在视网膜下可见球形或椭球黄白色囊泡状隆起，边界清楚并有金黄色反光，其周围可有视网膜水肿或小片出血。仔细观察可见囊虫蠕动并向视网膜下移位。患者可出现局限性视网膜脱落，严重者可有大面积脱离，引起视力减退乃至失明。

（四）其他部位囊尾蚴病

囊尾蚴还可寄生在人体其他部位，如心肌等脏器或组织，可出现相应的症状，但少见。

五、辅助检查

（一）病原学诊断

手术摘除可疑皮下结节或脑部病变组织行病理检查时，可见黄豆粒大小，卵圆形白色透明囊，囊内有一米粒大小白点，囊内充满液体，即为囊尾蚴。囊尾蚴在肌肉内呈椭圆形，在脑实质中多呈圆形在颅底或脑室中囊尾蚴多较大，约5mm×8mm，囊尾蚴可呈分支或葡萄样排列。囊尾蚴在病理切片中的形态，可因断面部位不同而有差异。一般来说，囊尾蚴的囊壁分三层，最外层是皮层为嗜酸性玻璃状薄膜、表面有纤毛；中间为细胞核层；内层为实质层，由纤维网组成。对于眼囊虫病，辅助诊断方法主要根据裂隙灯显微镜及检眼镜眼底检查，依据囊尾蚴特殊形态及蠕动现象即可确诊，但在玻璃体混浊及有严重炎症反应时，常不可观察到蠕动，特别是虫体死亡难以确定者可通过询问病史及CT、MRI、B超、免疫学检查和血象检查辅助诊断。

（二）免疫学诊断

囊尾蚴病的免疫学检查包括抗体、抗原、循环抗原检测。抗体检测临床上主要是检测IgG。IgG在患者治疗一段时间后变化不明显，故IgG检测仅能反映受检者是否感染或感染过囊尾蚴，而不能确定是否是现症患者。检测特异性IgE、IgG4和IgE抗体在囊尾蚴病的病因学中起一定作用。现在常用的皮内实验即为检测IgE的方法；IgG4与囊尾蚴感染程度密切相关，感染越重，IgG4越高，随着病情减轻，IgG4逐渐降低。现用于抗体检测的抗原多用粗制抗原，如囊尾蚴囊液抗原、头节抗原、全囊抗原等，特异性不强，外国有学者用分离纯化的猪囊虫糖蛋白为检测抗原的Western bolt和EITB法，具有很高的特异性（接近100%）和敏感性，缺点是宿主抗体在虫体清除后还会在体内持续存在一段时间，无法检测虫体数量多少和存活情况。循环抗原检测可区分是否为现症患者,可确定囊尾蚴的死活,故可作为疗效考核。用于囊尾蚴抗原检测的抗体有多克隆抗体和单克隆抗体,其中单克隆抗体优于多克隆抗体,选择特异性高的单克隆抗体,有助于提高抗原检测的特异性,用合成的 8ku 抗原和重组的 rGP50 作为诊断抗原的 FAST-ELISA 检测猪囊虫感染猪的血清,抗体水平和囊虫感染之间具有相关性。

目前临床上和流行病学调查用的最广的免疫学检测方法为间接血凝试验(IHA)和酶联免疫吸附试验(ELISA),其中 ELISA 的敏感性和特异性好于 IHA,但二者都可能出现假阳性和假阴性的情况,故阴性结果也不能排除囊尾蚴病。目前已有学者根据对六钩蚴 TSOL18 重组抗原蛋白设计出快速诊断 ELISA 诊断试剂条。其他还有单克隆抗体检测循环抗原和斑点印迹(dot blot)检测、单克隆抗体-酶联免疫吸附试验(McAb-ELISA)、斑点金免疫渗滤法(DIGFA)等方法。

对脑囊虫病的免疫学诊断,均以采用脑脊液的做抗体检查的结果较为可靠。

(三)分子生物学诊断

可通过囊尾蚴的特异性保守 DNA 序列,如针对核糖体额 ITS 基因、线粒体细胞色素 C 氧化酶基因部分特异性序列,设计 PCR 引物,检测扩增后的 DNA 产物序列,可以对退化的病理切片或者不完全活检组织进行 PCR 检测,此方法敏感性和特异性均较高。还可设计特异性的 DNA 探针检测囊尾蚴病。

(四)影像学诊断

1. X 线检查　囊尾蚴死亡后的钙化灶可在 X 线下显影,其病史多在 10 年以上者;X 线平片检查常可发现头部及肢体软组织内的椭圆形钙化阴影;脑室造影可协助脑室内囊尾蚴病的诊断。

2. 脑颅 CT　可见有单发或多发性脑囊虫影像。脑囊尾蚴病的影像特征为直径<1cm 的低密度区,注射增强剂后,其周围可见环形增强带,亦可见脑室扩大、钙化灶等。根据囊尾蚴的寄生部位可分为:脑实质型、脑膜型、脑室型和混合型。CT 对于脑中囊尾蚴的位置、数目及继发的炎症反应、纤维化、肉芽增生、钙化及演变和疗效评价有重要意义。

3. 脑颅 MRI　MRI 与 CT 一样可清楚显示单发或多发小圆形囊变或(和)胶样囊泡病灶或结节肉芽肿伴周围水肿的脑内囊尾蚴影像,但有更高的软组织分辨率,显示病变部位、大小、范围、数目要优于 CT。不同部位囊尾蚴 MRI 表现同 CT 一样可分为脑实质型、脑模型、脑室型和混合型四型。根据 MRI 影像特征,可将脑囊尾蚴病分为 4 期即活虫期、退变死亡期、死亡钙化期、混合期。

六、诊　断

当在皮下触摸到弹性硬的黄豆粒大小的圆形或椭圆形可疑结节时应考虑囊尾蚴病。若有原因不明的癫痫发作,又有在流行区生食或半生食猪肉史,尤其是猪带绦虫史或查有皮下结节者,应考虑脑囊尾蚴病。

七、鉴别诊断

由于囊尾蚴侵入神经组织部位、数目不同,使脑囊尾蚴病的临床症状复杂多样,又因囊尾蚴感染时间、发育阶段、死亡时间的不同,加大了诊断难度,脑囊尾蚴病的鉴别诊断更加重要。

(一) 原发性和其他病原所致癫痫

原发性癫痫(又称真性癫痫、特发性癫痫、功能性癫痫、隐源性癫痫等),多见于儿童及青少年,一般在30岁前发病;其他病原所致癫痫,在寄生虫中主要为脑肺吸虫病、脑囊虫病、脑血吸虫病、溶组织内阿米巴脑病、脑型疟(极少见)、多房包虫病、短膜壳绦虫病、脑弓形虫病等。

(二) 结核性脑膜炎

伴随有低热、盗汗、食欲减退、全身倦怠无力、精神萎靡不振等结核样中毒症状。

(三) 病毒性脑膜炎

是儿童较常发的中枢神经系统感染性疾病;急性起病,病程相对较短,一般为数日至2周;病毒学检查脑脊液病毒分离可找到相关病毒。

(四) 脑肿瘤

原发性颅内肿瘤可发生于脑组织、脑膜、颅神经、垂体、血管残余胚胎组织等,继发性肿瘤是由身体其他部位的恶性肿瘤转移而来的转移瘤。鉴别要点依赖于病史、免疫学和影像学检查结果。

此外,皮肤肌肉型囊尾蚴病,不仅要与曼氏裂头蚴和肺吸虫寄生所致皮下包块相鉴别,而且还应与多发性神经纤维瘤及脂肪瘤鉴别。

八、治 疗

(一) 抗病原治疗

1. 吡喹酮 是一种广谱驱虫药,对人体囊尾蚴病有良好疗效。吡喹酮能增加细胞膜对钙离子的通透性导致虫体挛缩和麻痹。血中游离的吡喹酮可通过血脑屏障,脑脊液中浓度是血浓度的1/5~1/7,可达到有效杀虫浓度。常用剂量为每日180mg/kg分3次口服,7~10天一疗程,约60%~70%脑实质囊虫病灶消失,必要时可增加疗程。人体对吡喹酮有良好的耐受性。服药后有的病人会出现头晕、头痛、乏力、出汗、肌肉颤动、肢端麻木等副作用。与阿苯达唑相比副作用发生率较高且严重。服药时间以饭时或饭后半小时为宜,以减少消化道反应。神经系统囊虫病人产生的反应是由囊尾蚴破坏后释放的抗原引起的炎症反应和病灶周围水肿引起。吡喹酮适合单纯皮下肌肉型囊尾蚴患者,虫体多于治疗4周内死亡,疗效快,准确。但皮下囊尾蚴病有潜在的脑囊尾蚴病发生的可能,故多用阿苯达唑,但孕妇和哺乳期妇女不宜使用。

2. 阿苯达唑 也是一种广谱驱虫药,能有效治疗神经系统囊尾蚴病且不良反应轻微,为治疗脑囊尾蚴病首选药物。治疗常用剂量每日15~20mg/kg,每天2次,10天一疗程,一疗程即可达到良好效果。阿苯达唑对眼囊尾蚴病也有效果。阿苯达唑的副作用主要有头痛、呕吐、低热、视力障碍、癫痫等。个别病人反应较重，如原有癫痫症状更为严重、脑水肿加重、脑梗死、过敏性休克甚至死亡。主要原因为虫体死后产生急性炎性水肿，引起颅内高压及过敏反应。激素治疗可减轻副作用。

在临床治疗中，常将以上两种药物联合使用。先给阿苯达唑每日 20mg/kg，连服 10 天，继后再给吡喹酮每日 20mg/kg，连服 6 天，根据病情 1～3 个月后进行下一个疗程治疗。有研究报道：阿奇霉素联合吡喹酮治疗脑囊虫病疗效好，不良反应少，其方法是吡喹酮每日 30mg/kg，连服 10 天，联合阿奇霉素每日 10mg/kg，连服 7 天。

（二）对症治疗

1. 由于囊虫患者治疗时常因宿主免疫反应导致一些并发症，皮内固酮是抗炎治疗的有效药物，适用于抗囊虫治疗时虫体坏死所引起的炎症性反应。这时首先要控制好脑水肿，可大剂量短疗程静滴地塞米松（30mg/d），也可加免疫抑制剂。当脑炎和增高的颅内压减缓后才可进行抗囊虫治疗。用吡喹酮治疗 2～3 天后若出现反应，可使用地塞米松 10～20mg/d 通常 2～3 天可控制这些反应。

2. 颅内高压患者，宜先静滴 20% 甘露醇 250ml，内加地塞米松 5～10mg，连续 3 天后开始病原治疗。治疗过程中也可常规应用地塞米松和甘露醇，防止不良反应的发生。若有囊虫性脑水肿、室间孔、脑底池等脑脊液循环堵塞症状，可根据颅内压增高程度行一侧或双侧颞肌下减压手术，待颅内压正常后再抗囊虫治疗。

3. 对有癫痫发作患者，除依据病人病史外，还可作脑电图检查，如发现棘波、尖波等痫性异常即可确诊。对癫痫频发者选用地西泮、异戊巴比妥钠及苯妥英钠等传统药物仍是主要手段。对顽固性癫痫患者可采用一些新药如氨己烯酸、拉莫三嗪等或者配合传统药物使用提高疗效。发生过敏性休克，可用 0.1% 肾上腺素 1mg，（小儿斟酌），皮下注射。同时用氢化可的松 200～300mg 加入葡萄糖中静脉滴注。

（三）脑和皮下肌肉型囊虫病的内科治疗的效果评价

一般依据实用囊虫病学制定的疗效标准：

1. 治愈　疗程结束后复查头颅 CT 或 MRI 示病灶全部吸收，神经系统症状消失，无癫痫发作和颅内高压症状，皮下结节全部消失。

2. 显著好转　癫痫发作频率减少 75% 以上，程度减轻，其他神经系统症状显著好转，头颅 CT 或 MRI 显示囊虫病灶大部分吸收或仅留高密度影，皮下肌肉内囊虫结节消失 90% 以上。

3. 好转　癫痫发作频率减少 50%～75% 程度减轻，其他神经系统症状有所好转，头颅 CT 或 MRI 原囊虫病灶减少或部分转为高密度影，皮下肌肉内囊虫结节消失 50% 以上。

4. 无效　癫痫发作频率减少 50% 以下或加重，其他神经系统症状无好转，头颅 CT 或 MRI 检查病灶无变化，皮下肌肉内囊虫结节消失在 50% 以下，患者失去工作能力。

（四）外科治疗

对于皮肤浅层的囊尾蚴可通过手术摘除，但在特殊部位或较深处的囊尾蚴不宜施行手术，仅能做杀虫和对症治疗。眼囊尾蚴病必须先进行手术治疗，取出虫体再进行抗病原治疗，不可直接进行药物杀虫，因为死后虫体引起炎症反应会加大患者痛苦，加重视力障碍，甚至失明，最后不得不摘除整个眼球。对脑囊尾蚴患者，如有颅内高压，可通过外科施行临时性脑室引流减压技术来减低颅内压后再进行药物抗病原治疗；如有脑室孔堵塞，可通过开颅检查、病灶清除，视交叉池或第四脑室囊尾蚴摘除手术，如堵塞不畅，可以考虑脑脊液分流术。

九、预　　防

预防猪囊虫病的主要措施为控制传染源，防止虫卵污染食物、水源。对患者和病畜进行治疗。改善生活方式，在农村不要用粪施肥，人畜粪便统一入沼气池。加强市场对猪肉的检测，严禁病猪肉流入市场。加大对群众的健康教育知识宣传，提高他们的自我保护能力。

（曾庆仁　余权）

第三十三章　牛带绦虫病

牛带绦虫病(taeniasis saginata)是由牛带绦虫(*Taenia saginata*)寄生于人体肠道而引起的一种人畜共患病。此病患者常可从肛门见到有白色的节片排出,故在我国古籍中对此病描述有白虫或寸白虫之称。牛带绦虫又称肥胖带绦虫、无钩绦虫。

一、病　原　学

牛带绦虫成虫呈带状,肥厚,乳白色,长约4～8m,可长达25m。前端较细,向后渐扁阔,整个虫体接片较厚,不透明。头节近似方形,直径约为1.5～2mm,4个环状吸盘位于头节的四角,顶端无顶突和小钩。颈部细长,直径约为头节一半,长度为头节数倍。链体由1000～2000个节片组成,靠近链体前段幼节细小,外形短而宽;中段成节较大,近方形;末端孕节最大,形状窄而长。成节的每一节均具雌、雄生殖器官各一套,卵巢分左右两叶,子宫前端有小分支,300～400个圆形睾丸散布在节片两侧,输精管由节片中部向一侧横走,经阴茎囊开口于生殖腔。孕节内仅可见充满卵的子宫,子宫向两侧发出分支,每侧约15～30支,分支排列整齐,支端多分叉。

牛带绦虫虫卵与猪带绦虫虫卵非常相似,在光镜下难以区分。虫卵卵壳薄且脆弱,光镜下脱掉卵壳的虫卵呈球形或类球形,直径31～43um,外层较厚的为胚膜,呈棕黄色,具放射状条纹。胚膜内含球形六钩蚴,直径约14～20um,可见3对矛状小钩。

牛带绦虫幼虫称为牛囊尾蚴(cysticercus bovis),为半透明、卵圆形的囊状体,约黄豆大小,囊内充满透明液体,囊壁由外到内分为角皮层和间质层,间质层内有一向囊内增厚形成的米粒大小白点,为向内翻转收缩的头节,其形态近似成虫头节,具4个吸盘,无顶突和小钩。

人是牛带绦虫的唯一终宿主,中间宿主除牛外,还有羊、长颈鹿、美洲驼、羚羊等。成虫寄生于人的小肠上段,头节借吸盘吸附在十二指肠和空肠曲下40～50cm处。孕节多逐节脱落链体,随粪便排出,通常每天排出6～12节,最多达40节,每一孕节含虫卵8万～10万个,从链体脱落下的孕节仍具有活动能力,有的可自动从肛门逸出。当孕节在地面蠕动时可将虫卵排出或因孕节破裂使虫卵散播,污染水草、土壤。当中间宿主牛吞食了虫卵或孕节后,虫卵进入小肠上段,经消化液的作用,卵内六钩蚴逸出,然后钻入肠壁,随血液循环到全身各处。尤其是到运动较多的股、肩、心、舌等皮下肌肉内,经60～70天发育为牛囊尾蚴,其寿命可达3年。人若食入生的或未煮熟的含活囊尾蚴的牛肉,牛囊尾蚴则进入小肠,在胆汁作用下头节翻出,吸附于肠壁,经8~10周发育为成虫。成虫寿命可达20~30年,甚至更长。牛带绦虫虫卵对人无感染性。

二、流行病学

牛带绦虫呈世界性分布,但感染率不高,主要流行于非洲,南美洲和亚洲国家。我国二十多个省、市、自治区都有散在分布的牛带绦虫病病患者,但在一些少数民族地区存在地方性流行,如新疆、内蒙古、西藏、云南的少数民族地区、广西的苗族地区、贵州的苗族、侗族地区,以及台湾的雅美族地区,感染率高的可达70%以上,患者多为青壮年,男性多于女性。造成牛带绦虫地方性流行的主要因素是患者和带虫者粪便污染牧草和水源以及居民食用牛肉的方法不当。在上述流行区牛的放牧很普遍,而当地牧民在牧场及野外排便,致使虫卵污染水源和牧场,虫卵可存活8周之久,因此牛常因吃到被虫卵或孕节污染的牧草而感染。广西和贵州的苗族地区习惯人畜共居一楼,上层住人,下层即为牛圈,人粪便直接从楼上排入牛圈内,使牛受感染概率增加。有些地区少数民族有吃生肉的习惯如苗族、侗族人吃红肉、腌肉的习惯、这些都容易造成人群的感染。非流行区多因吃未煮熟的牛肉而感染。

三、致病机制

牛带绦虫病是由于人生食或半生食含有牛囊尾蚴的牛肉而感染。成虫寄生于人小肠,大多为一条,重感染者可达10余条或更多。成虫致病作用主要体现在:通过体表吸收宿主肠内大量营养,加之虫体体壁微毛与人体肠黏膜上微绒毛形成相互嵌顿而固着,当人体肠蠕动时,会发生相互摩擦而致肠黏膜损伤,从而影响患者消化与吸收功能,产生消化和营养不良等消化道症状,长期寄生可使患者出现内源性维生素缺乏症及贫血等表现;由于牛带绦虫孕节活动力较强,可主动从患者肛门逸出,可引起肛门及会阴部的瘙痒感;大量虫体寄生时,亦可致肠腔狭窄引起阑尾炎、肠梗阻等并发症;当孕节片移入其他部位(如子宫腔、耳咽管等部位)时可引发异位损害。

人对牛带绦虫虫卵具有天然免疫力,故牛囊尾蚴一般不寄生于人体,世界上感染牛囊尾蚴的病例报道极少。

四、临床表现

牛带绦虫病患者一般无明显症状,常因白色节片排出或从肛门逸出时才来医院就诊。感染较重者可出现腹部不适、饥饿、消化不良、腹泻或体重减轻甚至消化道出血等症状,偶有患者出现阑尾炎、肠腔阻塞等并发症,异位寄生则会在寄生部位出现相应的临床症状。

五、辅助检查

（一）病原学检查

询问病史是诊断牛带绦虫病最简单的方法。因脱落的孕节不断随粪便排出或自动从肛门逸出，因此，多数患者可自己发现节片并因此而求医。在粪便中查到虫卵或节片是确诊的依据。常用的粪便检查方法有直接涂片法、沉淀法、浮聚法等。因虫卵不直接排入肠腔，粪便检出率较低。当节片通过肛门时，由于节片活动增强而破裂，使虫卵黏附于肛门周围的虫卵较多，因此可用肛门拭子法、透明胶纸法来检查虫卵，且比粪便直接涂片法的检出率高。由于牛带绦虫卵和其他带绦虫卵相似，不能确认虫种，故在驱虫后应采用粪便淘洗法寻找虫体头节或孕节，用以鉴别虫种。

（二）免疫学和分子生物学检查

免疫学检查法很少用于诊断牛带绦虫病。

近年来，用多重 PCR、PCR、PCR-RFLP、扩增核糖体等技术已用于牛带绦虫与其他绦虫或者不同亚种的鉴别诊断，检测样本为虫体或粪便中提取的 DNA。

六、诊断与鉴别诊断

依据患者有生食或半生食牛肉的感染史和从肛门排出节片史，可作出初步诊断，对孕节片做出鉴定或用肛门拭子法查见虫卵是其确诊依据。

对牛带绦虫病的鉴别诊断主要是猪带绦虫病、亚洲带绦虫病及其他绦虫病。鉴别要点，除感染史外，主要依据头节、成节和孕节的形态结构判别。如获孕节，可将其夹在两载玻片中，观察子宫分支数来确定虫种。牛带绦虫孕节子宫分支较整齐，每侧 15～30 支。猪带绦虫孕节子宫分支不整齐，每侧有 7～13 支。

七、治　　疗

槟榔-南瓜子合剂治疗，疗效高，副作用小，并可获得完整虫体和考核疗效。用法及用量同猪带绦虫驱虫。吡喹酮、阿苯达唑、甲苯咪唑等驱虫药也有效，但不可获得完整虫体。

八、预　　防

注意牧场的清洁，管理好人的粪便，勿使之污染牧场和水源。加强肉类检测，禁止含牛囊尾蚴的牛肉流入市场。加强健康卫生教育，注意饮食卫生，改变不卫生饮食习惯，不吃生的和不熟的牛肉，烹炒牛肉时肉块不宜过大，肉内囊尾蚴加热到 60～70℃时即可杀死，牛肉储存在−12～−13℃环境中经 12 小时，其中的囊尾蚴也可被杀死。

（蒋立平　曾庆仁）

第三十四章　亚洲带绦虫病

亚洲带绦虫病(taeniasis asiatica)是由亚洲带绦虫(*Taenia asiatica*)或称亚洲牛带或无钩绦虫(*Taenia saginata asiatica*)成虫寄生于人体小肠所引起的一种人畜共患寄生虫病。其病原为东南亚发现的一种绦虫,其成虫似牛带绦虫、幼虫似猪带绦虫的带绦虫。

一、病　原　学

成虫形态与牛带绦虫相似,长带状,乳白色,长约4～8m。头略呈方形,有4个吸盘,有顶突无小钩,颈部较细。链体由幼节、成节和孕节组成,节片数约数百个到数千个不等。成节内可见数百个圆形睾丸和分叶的卵巢。孕节大小平均长度为1.9cm(1.7～2.3cm)和宽度为0.7cm(0.6～0.8cm)。孕节片子宫呈树枝状分支,每侧约分14～30支不等,其内充满虫卵。虫卵呈卵圆形,棕褐色虫卵大小长约为21～45μm,宽为16～34μm,卵内含六钩蚴。

囊尾蚴呈小点状囊性体,乳白色,半透明,头节内凹,平均长1531μm,宽1383μm,原头节直径566μm,顶突93μm,吸盘4个,直径203μm。寄生猪体肝脏的囊尾蚴形态与猪囊尾蚴不易鉴别。囊尾蚴大小随感染时间延长而逐渐增大,而且其大小与感染度有关,感染虫体多时则囊尾蚴较小。头节顶突上有两圈小钩,外圈较小且较多,内圈小钩较大,其平均数量和平均长度约为10～50个不等。

亚洲带绦虫的中绦期幼虫主要寄生于中间宿主(主要是家猪,其次是野猪、犊牛、山羊、猴、松鼠等动物)的肝实质及内脏内(该幼虫具有亲内脏性,不像牛带绦虫具有亲肌肉性)。虫体发育快,在感染后16天形成囊尾蚴,29天发育至感染性囊尾蚴,其生存期短(71～97天),约在30天后开始分解、钙化。人为其终宿主(成虫寄生于小肠),但是否为唯一的终宿主,目前还尚无定论。

二、流 行 病 学

人体首例亚洲带绦虫病由Qi于1915年报道,其病例发生于台中的2名日本患者。1982～1992年间范秉真教授等的调查显示亚洲带绦虫病在台湾不同地区的土著族居民有很高的感染率(7%～37%)。到目前为止,已知该病的流行分布主要在东亚和东南亚一些国家和地区,包括菲律宾、印尼、韩国、泰国、缅甸、新加坡、马来西亚、越南以及中国台湾、广西、云南、贵州均有流行，湖南局部地方有病例发生或局部流行。

（一）人体感染亚洲带绦虫病发生的特点

依据中国台湾、广西、云南和贵州等省区人体亚洲带绦虫病的发生与流行情况分析，在男女性别方面，男性稍高于女性；在年龄分布上，感染亚洲带绦虫的最小记录为1岁，但一般成年人较多，在41～54岁年龄组达高峰（28%）；在病例分布方面，呈现出亚洲带绦虫感染具有家庭聚集性。Fan等（1990）报道受检查的4640个家庭中，有1～6个成员受感染的家庭共占26%（1207家），此外，布依族人的感染率明显高于其他民族；在感染虫数方面，亚洲带绦虫病患者出现多条感染较常见，Fan等（1990）对407个受感染者的驱虫治疗，驱出虫体748条，平均每人感染1.83条，1/3的受感染者为多条感染，最多一名患者感染24条。

（二）亚洲带绦虫在人体感染流行的因素

人是亚洲带绦虫的终宿主，感染亚洲带绦虫的人是亚洲带绦虫病流行的传染源，但是否为唯一传染源，尚无定论。亚洲带绦虫病感染者排出节片的持续时间较长，6～10年者占23%，11～30年者占23%，在30年以上者占3%，因此传染性较强。该病的流行与当地传染源和适宜的中间宿主（猪、牛、羊等），以及与居民多有嗜食生猪肝及内脏的习俗有关。据Fan（1999）报道，9%的土著族居民因生食猪肝（刚取出的热肝脏）而感染，73%的生食大肠、心脏而感染，当地居民自认为生食肝脏（片食）有营养，孕妇更喜欢吃，有些地方儿童用生猪肝治疗贫血和其他疾病，而导致儿童感染。

三、致病机制

亚洲带绦虫成虫寄生在人体小肠内，致病作用与牛带绦虫和猪带绦虫相似，其致病机制为掠夺营养、机械性损伤、虫体的分泌物和排泄物的毒性损害三个方面。

四、临床症状

亚洲带绦虫病的绝大多数患者主要症状是从肛门处有虫体的孕节片自动逸出的表现。部分患者可无其他症状，但多数患者（约占76%）可表现有消化道及神经系统方面的症状。据Fan等（1992）对1258例亚洲带绦虫病感染者的调查分析，各种症状的发生率见下表34-1。

（一）肛门内自主排出节片

孕节片自动从人体肛门逸出的这一症状很少被患者所忽视，往往也是患者就诊的主诉。多数患者自诉节片经过直肠时约需5～10分钟，此时有明显的虫体移行感，继之节片穿过肛门有虫体蠕动感或肛门瘙痒表现，有时虫体可从会阴部及大腿部滑落。据Fan等报道人体感染后排出节片：最早时间为感染后第4个月；持续时间1年者为10%，1～3年者为24%，4～5年者为17%，6～10年者约为23%，11～20年者占16%，21～30年者占71%，30年以上者占3%；排节片的数量大约平均每人每天排出2.5片。

（二）肛周瘙痒

发生频率高，一般在节片排出时发生，但部分病人发展成持续性的，原因可能是虫体的排泄物或分泌物刺激神经末梢所致。

表 34-1 亚洲带绦虫病患者的临床症状(1258 例)

临床表现	病例数	%	临床表现	病例数	%
排节片史	1200	95.4	乏力	53	4.2
肛周瘙痒	963	76.7	无食欲	52	4.0
恶心	584	46.4	饥饿时无食欲	14	<1.0
呕吐	50	4.0	肌痛	13	<1.0
腹痛	564	45.2	胃不适	9	<1.0
食欲增强	374	30.1	胃痛	8	<1.0
腹泻	222	17.6	头晕	523	41.6
虚弱	210	17.1	头痛	321	26.1
饥饿感	200	15.9	嗜睡	4	<1.0
饥饿痛	1	<1.0	抽搐	2	<1.0
便秘	135	11.0	兴奋	2	<1.0
体重减轻	71	71.0	皮肤瘙痒	1	<1.0
腹部不适	66	5.5	呼吸紊乱	1	<1.0

(三) 消化道症状

主要为恶心和饥饿感,但少有呕吐的表现。原因既可能是十二指肠或空肠扩张痉挛所致,也可能是胃酸分泌物减少所引起。此外,多数患者还有食欲亢进或食欲减退或交替出现等表现。

(四) 腹痛

疼痛通常位于上腹中部或脐周区,有时也可为钝痛、隐痛或绞痛。其原因可能为虫体蠕动刺激肠壁扩张或痉挛所致,属内脏痛,特点是进食后迅速缓解。

(五) 头晕头痛及体重减轻

头晕头痛是由虫体分泌代谢产物刺激所致,体重减轻与患者食欲减退有关。

亚洲带绦虫病患者很少发生肠梗阻、肠穿孔等并发症。也未见其幼虫(囊尾蚴)在人体寄生引起囊尾蚴病的报道。

五、辅助检查

(一) 血常规检查

感染后一个月,外周血嗜酸性粒细胞呈中等程度升高,其变化与临床表现平行,4 个月达高峰,以后逐渐下降,治疗后可骤降至正常水平。

(二) 免疫学检查

用 ELISA 法检查患者血清中特异性抗体滴度,在感染后半年达到高峰,驱虫后(阿的平)3 个月抗体滴度逐渐降低。

（三）血清生化检查

在持续腹痛发作期间，血脂代谢异常，表现为血甘油三酯增高和血脂增高，驱虫治疗后1周，血脂蛋白恢复正常。

（四）病原检查

对患者排出的孕节片进行鉴定，或从患者粪便中查见亚洲带绦虫卵，则是确诊本病的依据。

六、诊断与鉴别诊断

（一）诊断

根据患者来自或曾去过亚洲带绦虫病流行区，有生食猪肝或其他动物内脏的感染史。并伴有肛周皮肤瘙痒症状，间常有恶心和饥饿感或迁移性上腹痛等消化道症状。病原检查如对患者排出的孕节片进行鉴定，或从患者粪便中查见亚洲带绦虫卵，则是确诊本病的依据。

（二）鉴别诊断

由于临床症状和病原学形态均与牛带绦虫的非常相似，故在临床诊断中需注意与牛带绦虫病相鉴别。其鉴定依据是：亚洲带绦虫的孕节子宫分枝的侧支多；自然排出的节片标本，孕节后端常有突出物；亚洲带绦虫头节具有顶突和发育不良的小钩。此外，患者的流行病学资料或感染史及某些临床表现与牛带绦虫病的也有不同。如亚洲绦虫病患者的流行区居民有生食猪肝或内脏的习惯；患者的排节片频率和肛周瘙痒发生率较高。

七、治　　疗

目前，用于抗亚洲带绦虫的药物有吡喹酮、槟榔-南瓜仁合剂、氯硝柳胺、阿苯达唑、甲苯达唑、阿的平等。其中以吡喹酮最为安全有效，治愈率可达100%，且服药简便；其次是槟榔-南瓜仁合剂和阿的平。使用方法：吡喹酮150mg，晨空腹顿服，但在驱虫治疗中，可有不同程度的头痛、呕吐、发热、头晕和皮疹等不良反应发生。槟榔-南瓜仁合剂的用药剂量和方法及注意事项同牛带绦虫病，治愈率达97%，但可出现头晕、耳鸣、恶心和呕吐或轻度腹痛，偶可发生昏迷等副作用。阿的平0.8～1.29g，分两次晨间空腹服用，同时服用碳酸氢钠，5小时后服用硫酸镁30g作导泻。

八、预　　防

彻底查治患者，消除传染源；加强卫生宣传教育，不生食家畜和野生动物内脏以防感染；加强家畜内脏检疫，杜绝病畜内脏流入市场；做好家畜圈养，管理人粪，防止人的粪便污染家畜饲料；加强家畜接种疫苗，预防猪、牛、羊受感染。

（吴翔　曾庆仁）

第三十五章　曼氏迭宫绦虫病和曼氏裂头蚴病

曼氏迭宫绦虫病是由曼氏迭宫绦虫(*Spirometra mansoni*)或孟氏裂头绦虫的成虫寄生于人体消化道而引起的疾病。曼氏裂头蚴病(sparganosis mansoni)是由曼氏迭宫绦虫的中绦期幼虫(裂头蚴)寄生于人体组织器官内而引起的疾病。前者不多见,但后者不仅常见而且危害大,可致脑、眼、皮下肌肉等类型的裂头蚴病。

一、病 原 学

曼氏迭宫绦虫成虫呈长带状,白色,大小约为(60~100)cm×(0.5~0.6)cm。头节细小,呈指状,可在其背及腹面各见一条纵行吸槽,颈节细长。链体约有1000个节片,且节片宽大于长,但其节片长度离头节愈远则愈大,至末端长宽度近乎相等。成节与孕节的结构基本相似,均具有一套成熟的雌、雄生殖器官。

曼氏迭宫绦虫虫卵呈橄榄形,两端略尖,约(52~76)μm×(31~44)μm大小,呈浅灰褐色,卵壳略薄,有卵盖,内含一个卵细胞和多个卵黄细胞。

曼氏裂头蚴呈长带形,白色,约300mm×0.7mm大小,体前端略膨大,其形状和纵行吸槽与成虫头节的相似,体不分节,但具有不规则横皱褶,后端多呈钝圆形,活时伸缩能力很强,是对人感染致病的主要阶段。

曼氏迭宫绦虫是一种动物源性寄生虫,流行和分布非常广泛。其终宿主除了猫和犬之外,还有虎、豹、狐等食肉动物。第一中间宿主为生活于淡水的剑水蚤,第二中间宿主有蛙类和蛇类,鸟类和牲猪常为其转续宿主。人既可以作为第二中间宿主,也可以作为终宿主。其生活史阶段包括虫卵、钩球蚴、原尾蚴、裂头蚴、成虫。成虫寄生于终宿主的小肠内,虫卵随粪便排出体外,在水中适宜的温度下,经2~5周的发育,孵出钩球蚴。钩球蚴被第一中间宿主剑水蚤吞食后在其血腔内发育为原尾蚴。第二中间宿主蝌蚪吞食感染性剑水蚤后,原尾蚴随着宿主的生长在其体内发育为裂头蚴,多寄生于蛙的肌肉内,人亦有机会误食剑水蚤后成为第二中间宿主。蛇、鸟类和猪等非正常宿主误食感染后的青蛙,因裂头蚴无法在其肠壁内逐渐发育为成虫,继而移行至其腹腔、肌肉或皮下等处继续生存,使其成为转续宿主。终宿主若吞食受感染的第二中间宿主或转续宿主,裂头蚴便可在肠内发育成熟,约经3周后,虫卵可出现在终宿主的粪便中。

二、流行病学

人体曼氏迭宫绦虫成虫寄生于人体消化道的病例并不多见，国外仅见于日本、俄罗斯等少数国家有报道，我国已报道19例，分布在上海、广东、台湾、四川和福建等省市。患者年龄最小3岁，最大58岁。

人体曼氏裂头蚴病多见于东亚和东南亚各国，欧洲、美洲、非洲和澳洲也有报道。在我国已报道有数千例，且实际上病例数则远远高于这个数。已报道的病例分布于26个省（市、自治州）。患者年龄为0～80岁，以10～30岁居多，男女比例为2∶1，各民族患者均有报道。

人体感染曼氏裂头蚴的方式和途径主要是两方面：一是局部外敷贴或加工接触含曼氏裂头蚴的生蛙肉使其虫体经皮肤伤口或黏膜侵入；二是吞食了含有曼氏裂头蚴的蛙肉、蛇胆、鸡肉、猪肉或生饮了有原尾蚴寄生于剑水蚤的水体（井水、湖水、塘水）。有报道认为从剑水蚤中游离出来的原尾蚴可直接经皮肤或眼结膜侵入人体。此外，陈静卿等（1981）报告一例新生儿裂头蚴病例，提示原尾蚴可自母体移行进入胎盘并传给胎儿。

三、致病机制

曼氏裂头蚴被人吞食后，偶可在人体肠道发育为成虫。其致病作用，可因虫体的机械和化学刺激而引起中、上腹不适、微痛、恶心呕吐等轻微的消化道症状。

曼氏裂头蚴经口、皮肤或黏膜伤口均可侵入人体组织内寄生。入侵的虫体虽可生长发育，但仍维持在幼虫阶段并向各组织移行，可引起脑、眼、内脏、皮下等部位的曼氏裂头蚴病。因此，曼氏裂头蚴的致病性远大于成虫，其严重程度因裂头蚴移行和寄居部位不同而异。裂头蚴可在人体任何一个组织部位寄生，常见于皮下、黏膜下或浅表肌肉、深部组织器官中。被侵袭部位常可见弥漫性瘀血斑点或嗜酸性肉芽肿性囊肿形成。可使局部肿胀，脓肿形成，囊性包块直径1～6cm不等，囊腔中裂头蚴通常为1～2条，有时可见多条到10余条。其所致的基本病理改变为其虫体的分泌物与排泄物或虫体死亡后裂解产物所引起的嗜酸性肉芽肿及刺激周围血管极度扩张充血。其所致的肉芽肿外被有囊膜，囊膜外层为纤维组织，内层为肉芽组织、嗜酸性粒细胞、上皮样细胞及异物样细胞；内有囊腔，其内为裂头蚴虫体。囊腔除虫体外，尚有白色豆腐渣样渗出物，可见有夏科-莱登结晶。除以上基本病理改变外，脑裂头蚴病中因其排泄的产物中含有大量的毒素及虫体的蠕动均可直接刺激脑组织引起炎性反应及胶质增生，并可导致脑细胞异常放电，致使癫痫发作。此外，裂头蚴经口进入机体后，经胆道或门静脉入肝脏后死亡，导致继发性细菌感染，进而诱发多发性肝脓肿。此外，我国于1983年在广东发现了1例"增殖型"裂头蚴病（proliferative type sparganosis）。据研究，这可能是由于曼氏裂头蚴患者免疫功能受抑制或并发病毒感染后，导致裂头蚴分化不完全引起。虫体较小而不规则，最大不超过2mm×0.1mm，可广泛侵犯肺、胸腔、腹腔或淋巴结等组织进行肉芽增值，除见于人体外，也见于我国台湾及美国的犬和猫。

增殖裂头蚴病，自1905年Ijima首先报道日本1例；迄今已确诊10例，分别发现于日本、美国、委内瑞拉等国家。Moulinien等（1982）报道，其病原增殖裂头蚴（Sparganum peoliferum)为一种少见的增殖幼虫,仅发现于人,也可能在狒狒、绿猴体内。虫体呈多态性,具不规则的芽和分支,约10mm×1mm,最长者24mm,可不断移行到宿主的各组织内,进行芽生增殖。如被犬、猫等宿主食人,不会发育成熟(Buergelt 等,1984),该虫的生活史及生物学特性尚不明确。

四、临 床 表 现

(一) 曼氏迭宫绦虫病

一般无明显症状,部分患者可有上腹不适、恶心呕吐等症状,经驱虫后即消失。

(二) 曼氏裂头蚴病

潜伏期长短与感染方式有关。裂头蚴直接经伤口侵入局部者,一般为6~12天,个别可长达2~3年;而经食入感染者的潜伏期少数为数月,多数为1年到数年。依据国内836例曼氏裂头蚴病例报道的临床资料分析,发现曼氏裂头蚴的常见寄生部位有躯干部位皮下、眼、口腔颌面部、中枢神经系统等处。其临床症状及体征均因寄生部位而不同,可归纳为以下5种临床类型。

1. 皮下裂头蚴病 最常见,占35.53%。常累及躯干表浅部位,如腰背部、颈部、胸壁、腹壁、乳房、腹股沟、外生殖器(包括阴茎、阴囊、睾丸、大阴唇)、肛周以及四肢皮下,表现为游走性皮下结节,可呈圆形、柱形或不规则条索状,大小不一,直径0.5~5cm,局部可有瘙痒、有虫爬感等,若有炎症时可出现间歇性或持续性疼痛或触痛,或有荨麻疹。临床上易误诊为肿瘤。

2. 眼裂头蚴病 常见,占34.09%。多累及单侧眼睑或眼球,表现为眼睑红肿、结膜充血、畏光、流泪、微疼、奇痒或有虫爬感等;有时患者伴有恶心、呕吐及发热等症状。在红肿的眼睑和结膜下,可有移动性、硬度不等的肿块或条索状物,直径约1cm。偶尔破溃,裂头蚴自动逸出而自愈。若裂头蚴侵入眼球内,可发生眼球凸出,眼球运动障碍,严重者出现角膜溃疡,甚至并发白内障而失明。眼裂头蚴病在临床上常误诊为睑腺炎、急性葡萄膜炎、眼眶蜂窝织炎、肿瘤等,往往在手术后才被确诊。

3. 口腔颌面部裂头蚴病 较常见,占16.39%。以颊部、口腔为多见,也发生于颌下、唇、舌、颜面或咀嚼肌等部位。患者常有在口腔黏膜或颊部皮下出现硬结或条索状肿物,直径0.5~3cm,患处红肿、发痒或有虫爬感,并多有小白虫(裂头蚴)逸出史。多数病例的肿块具有迁移性。少数病人因肿块出现时间短、发展快、边界不清、疼痛而被误诊为恶性肿瘤,从而导致不必要的手术。

4. 中枢神经系统裂头蚴病 较少见,占12.44%。可发生于脑、脊髓或椎管内,脑裂头蚴病以侵犯额叶、顶叶较多见,也有侵犯颞叶、外囊、内囊、小脑和基底神经节者。临床症状取决于对脑组织的受累部位,以癫痫发作为最多见,其次是颅内高压症状,并伴有阵发性头痛史,严重时昏迷或伴喷射状呕吐、视力模糊、间歇性口角抽搐、肢体麻木、抽搐,甚至瘫痪等,少有发热史。临床表现无特异性,极易误诊。

5. 内脏裂头蚴病 罕见,占1.56%。临床表现因裂头蚴的移行与寄生部位不同而出现相应的临床症状和体征。裂头蚴经消化道可侵入腹膜、侵犯腹腔内脏、肠系膜、阑尾,进而可穿过膈肌侵入胸腔并累及胸膜,出现胸腔积液;甚至还可侵入椎管、脊髓、尿道、膀胱和肾周等组织。

五、辅 助 检 查

（一）病原学检查

找到病原体是临床确诊的依据，但被裂头蚴寄生的组织一般会形成嗜酸性肉芽肿囊包，其内既有可能是活虫体、也可能是死亡或变性虫体，有时可能活检不到虫体而仅有其所致病变组织。有的患者可因感染度低或寄生部位发生在深部脏器组织，使之不易发现病原而出现漏检，尤其是中枢神经系统裂头蚴病，获取病理组织的风险大，故病原学诊断存在着较大的局限性。因此，仍需结合其他（如免疫学和影像学）方法来做出诊断。

1. 病理学巨检标本中检获的虫体形态特征　呈白色带状，活虫蜷曲成团，能蠕动；头部较膨大，但其前端中央呈唇状凹陷，颈部细小，体部较宽扁，不分节，但体表具明显横皱褶，尾部末端钝圆；将虫体置光学镜下观察可见其实质组织内有大量石灰小体（圆形或不规则形的透明盘状体）。

2. 病理切片中的虫体组织学特征　光镜下观察到的典型裂头蚴，其头端横断面中央可见向内凹陷，此凹陷系头部的纵行吸槽；虫体中部的横断切面，大小因虫而异，其内部无器官腔道和体腔，体壁皱褶呈嗜伊红染色，可见微毛；实质组织呈网状结构，其内有散在分布的圆形或不规则形的石灰小体及散在的单个纵向肌纤维分布。光镜下见到的蜕变钙化裂头蚴虫体切片组织，体壁薄而不连续，实质组织疏松，其内的石灰小体及纵向肌纤维变得稀少或无。虫体周围组织常有嗜酸性肉芽肿或脓肿形成，内有大量坏死组织，可见窦道（或虫窦）痕迹；囊肿周围组织中可见有大量炎性细胞和较多嗜酸性粒细胞浸润，虫窦或坏死组织中可见夏科-莱登结晶。由于组织来源不同，其病理学改变亦有差异。

（1）皮下裂头蚴病病理特点为裂头蚴寄生的周围组织，病变范围较广，可侵袭表皮、皮下或浅表的肌层；虫体周围均无包膜，有出血点或出血区，病灶为炎性肉芽肿，其中心为嗜酸性坏死组织所形成的腔穴和不规则的隧道，其间有中性粒细胞、嗜酸性粒细胞、淋巴细胞、单核细胞和浆细胞浸润。

（2）脑裂头蚴病病理特点为脑内新旧不一的多发性脓肿；脓肿中较少出现多核巨细胞和类上皮细胞。

（二）影像学检查

在确定病变部位和鉴别诊断方面发挥了重要的作用。

1. CT 扫描　CT 检查有以下三联征表现者应考虑脑裂头蚴病。①白质区不规则的低密度占位灶，伴有临近脑室略微扩张，反映白质退行性病变；②细小针尖样钙化灶，这与虫体死亡后变性有钙盐沉积及裂头蚴体内散在分布圆形、椭圆形石灰小体有关，病灶周围可见轻中度水肿；③病灶结节状或不规则增强，提示活动的感染肉芽肿。寄生于神经系统的寄生虫，除曼氏裂头蚴外常见的还有猪囊尾蚴，两者都存在石灰小体，CT 扫描均可见钙化灶。石灰小体是分布在绦虫实质组织中的钙镁碳酸盐微粒，外面被以包膜，且活虫与虫体死亡的病灶中均有发现，仅从影像学特征性钙化点上两者较难鉴别。脑曼氏裂头蚴病的病灶常为单个，而脑囊虫病的病灶一般为多发，流行病学资料对两者的鉴别诊断具有重要的价值。

2. MRI 检查　脑裂头蚴病 MRI 影像学表现的特点为：①病灶主要位于幕上脑实质，以额叶及顶叶最为多见,位置较表浅,主要累及白质区,其次为白质与灰质交界区,大部分为单发病灶,多发病灶一般呈不对称性分布;②T1WⅠ为低信号,T2WⅠ为高信号,冠状和矢状位增强图像呈更清楚的梭状或柱状隧道样病变—"隧道征";③增强 MRI 扫描上病灶区通常显示有环状、串珠样或扭曲的条索样增强;④慢性裂头蚴病主要表现为肉芽肿形成,并有大量嗜酸性粒细胞浸润,环形强化提示小脓肿形成,直径一般小于 2cm,且无增大趋势;⑤强化灶位置及形态有所改变,数目可有增多,提示活虫体的存在;⑥占位效应较一般的肿瘤病变轻,甚至产生"负效应"。

3. 超声检查 超声检查发现特征性的匍行低回声结构有助于皮下和骨骼肌裂头蚴的诊断。

(三) 免疫学检查

曼氏裂头蚴感染者通常起病隐匿,局部形成的嗜酸性肉芽肿性囊肿或脓肿与肿瘤相似,常被误诊、漏诊。血清免疫学检测方法不仅创伤小,并且敏感性高、特异性强、简便快速经济,尤其对轻度感染、早期感染、隐性感染、异位寄生和深部组织寄生的病例具有非常重要的辅助诊断价值。目前较常见的方法有:

1. 酶联免疫吸附试验(ELISA) 最常用,查血清、脑脊液中裂头蚴抗体是否呈阳性。其中,Nishiyama T 等建立的化学荧光 ELISA 具有高度的特异性和敏感性(分别为 100% 和 97.6%),简便、快速、经济且较普通 ELISA 优越之处是与血吸虫、蛔虫、短膜壳绦虫、肥胖绦虫、阔节裂头绦虫均无交叉反应,仅与囊虫病检查有较低的阳性反应,是一种较好的术前辅助诊断手段。

2. 金标免疫渗滤法(DIGFA) 检测曼氏裂头蚴可溶性抗原特异性和敏感性均为 100%,与 ELISA 相比,其操作更为简便、快速,更适合临床检测及流行病学调查。

(四) 分子生物学检查

主要适用于活检标本中不典型或虫体残缺及临床病理切片中高度怀疑而又不能确诊的病例,即采用此病理组织标本进行鉴定。鉴定方法常采用针对曼氏裂头蚴线粒体 COX 亚基因 1 的部分基因序列(如 F650/R800)设计引物,对标本中提取的 DNA 经 PCR 扩增出 1 条 151bp 的特异性目的(电泳)条带。该法经临床石蜡切片标本检测验证:对 $4.87mm^2 \times 10\mu m$(厚)组织量即可扩增出明显的目的条带,而对其他寄生虫和宿主组织均不能扩增出条带,从而表明了该法是一种快速简便、敏感性高和特异性好的适用于临床鉴别诊断曼氏裂头蚴感染的分子诊断方法。

六、诊 断

(一) 曼氏迭宫绦虫病的诊断

1. 询问病史 曼氏迭宫绦虫感染是由于吃了生的或未熟的感染后的第二中间宿主或转续宿主所致,因此询问病史对诊断有一定的帮助。

2. 病原检查 粪检虫卵或节片,查获曼氏迭宫绦虫虫卵或节片可确诊。

(二) 曼氏裂头蚴病的诊断

1. 询问病史 询问患者是否有青蛙肉敷贴伤口或生食或半生食蛙、蛇、鸟、猪肉史,湖塘游泳及和饮生水史,对诊断具有重要参考意义。

2. 临床表现　由于曼氏裂头蚴可在人体内移行,导致寄生和致病部位多变,临床表现缺乏特异性表现,极易漏诊或误诊,故需采取综合诊断方法。

3. 辅助检查　确诊的依据是对虫体作出鉴定。随着对裂头蚴生物学的不断认识,以及对影像学检查和免疫学检测的诊断技术发展及普及,使曼氏裂头蚴病的临床诊断水平有了极大提高。

七、鉴别诊断

1. 曼氏迭宫绦虫病需与其他肠道绦虫病(带绦虫或阔节裂头绦虫所致)相鉴别。鉴别确诊的依据是病原体形态。曼氏裂头蚴病作为组织内寄生虫,则主要需与猪囊虫病和肺吸虫病相鉴别。鉴别要点:一是感染史或流行病学史明显不同;二是病变和影像表现各有其特点;三是免疫学检测具有重要鉴别意义;四是鉴定依据为病原体形态,在未查见病原体之前,需运用流行病学方法详细询问病史,结合相关临床表现及辅助检查对疾病进行判断。

2. 皮下、口腔颌面部裂头蚴病需与炎性肿块或恶性肿瘤相鉴别;眼裂头蚴病需与睑腺炎、急性葡萄膜炎、眼眶蜂窝织炎、眼睑疖肿、睑板腺囊肿和眼眶假瘤相鉴别;脑裂头蚴病需与其他寄生虫肉芽肿(血吸虫脑病、弓形体脑病、脑囊虫病)、脑肿瘤(胶质瘤、转移瘤等)、炎症性病变、结核性肉芽肿及其他恶性占位性肿瘤相鉴别。

八、治　　疗

(一) 曼氏迭宫绦虫病

主要采用抗虫治疗。抗曼氏迭宫绦虫成虫的药物,可用南瓜子50g,槟榔30g合并驱虫治疗,或硫氯酚3g顿服,或选用其他驱绦虫药如阿苯达唑、甲苯达唑等。

(二) 曼氏裂头蚴病

1. 抗病原治疗　对不宜用手术治疗的(如多部位寄生者)或手术后考虑其他部位可能有寄生的患者,可用吡喹酮每日20～30mg/kg,分3次服)和阿苯达唑每日20mg/kg,分2次服,5天为一疗程,联合治疗1～4个疗程。用此方法对皮下包块型和致病较轻的脑型曼氏裂头蚴病治疗均可获得较好效果。

2. 外科治疗　对眼、脑、内脏及口颊部等部位寄生的曼氏裂头蚴在多数情况下需要做外科治疗。对单个或数个皮下包块为便于诊断,一般采用外科手术摘除并活检,如为曼氏裂头蚴,同时也达到局部治疗的目的。

(1) 外科手术摘除:曼氏裂头蚴病的治疗关键是取出活体裂头蚴及病变组织,因此手术常为首选方法。因脑裂头蚴病的高危性及特殊性,手术时,务必完整地将整个肉芽肿及寄生虫切除,特别是将头节取出,方可根治。以下为脑裂头蚴病的手术治疗方法:

1) 立体定位定向颅骨钻孔抽吸手术:是目前治疗脑裂头蚴病的首选方法,疗效较好,可替代常规的开颅手术。即在CT引导下立体定向颅骨钻孔抽吸取虫或活检。既可进行活检诊断,又可同时吸取活虫体,尤其对脑深部病变和重要功能区病变,视为临床之最合理的选择。手术应注意以下几点:①以CT或MRI最高强化点为靶点,多点多向穿刺抽吸,可提高准确率及获得率;②一般脑内同一病灶只有一条寄生;③大多可完整抽吸出1条整虫,因为活虫固有的逃避机制使其与周围组织并不粘连;④如取出多(条)段虫体,必须检查其头节是否完整,否则严密随访;⑤多病灶可多靶点穿刺。

2）开颅手术:若出现脑占位病变则行开颅手术,该术可完整切除虫体及周围变形脑组织,治疗彻底,但手术创伤较大,如病变深或位于功能区应慎重。

对曼氏裂头蚴病治疗的关键是消除病原(经手术取出病原及切除病状组织),因此,术中应特别注意的是必须将虫体全部取出,以防复发,特别是裂头蚴头部,否则就不能达到根治的目的。

(2）局部封闭治疗:局部注射40%酒精普鲁卡因2~4ml或含5~10mg的糜蛋白酶液5~10ml隔10天注射1次,一般注射2~3次,即可局部杀虫。再加用吡喹酮10~25mg/kg,每日3次,两天疗法,必要时可于2~4周后重复治疗。用以防治可能游走于患者体内的虫体。

(三）增殖型裂头蚴病

该病虽罕见,但治疗困难,多采用姑息疗法。

九、预　　防

主要通过卫生宣传教育来预防。不用生青蛙外敷伤口;不吃生的或未煮熟的蛙肉、蛇肉、蛇胆及其他动物肉类,不饮生水。此外,对鸡、鸭、猪等动物肉食可通过对其检验检疫消除感染源。

十、预　　后

曼氏迭宫绦虫成虫感染,行驱虫治疗后,预后良好。曼氏裂头蚴病的预后与裂头蚴感染的部位、数量及时间均有密切关系,一般裂头蚴病经治疗(主要以手术为主,药物为辅)后预后较好,但少数中枢神经系统裂头蚴病患者因并发其他症状则预后较差。

(刘秋利　曾庆仁)

第三十六章 阔节裂头绦虫病

阔节裂头绦虫病(diphyllobothriasis latum)是由阔节裂头绦虫(*Diphyllobothrium latum*)或阔节双槽头绦虫或鱼阔节绦虫的成虫寄生于人体小肠内而引起一系列临床表现的动物源性寄生虫病。除了导致恶性贫血之外,还可扭结成团引起肠梗阻,致肠穿孔,亦可导致胆管阻塞。

一、病 原 学

阔节裂头绦虫成虫的虫体较大,长带形,最长可达10m,最宽处约20mm。头节细长,似汤匙,大小为(2~3)mm×(0.7~1.0)mm,于背、腹侧各可见一条窄而深的内凹吸槽。颈节细且长。链体约有3000~4000个节片。成节与孕节的结构基本相似,均具有一套成熟的雌、雄生殖器官,子宫管在体节的中间,盘曲呈玫瑰花状。孕节内虫卵每3~30天从子宫孔周期性释放出,进而随宿主粪便排出体外。虫卵呈类卵圆形,较大,(55~76)μm×(41~56)μm,呈灰黄色,卵壳较厚,一端有较明显的卵盖,另一端有一突起的小棘;卵内含1个卵细胞和多个卵黄细胞,随宿主粪便排出时,卵内已发育为初期的胚胎。

阔节裂头绦虫的生活史完成需经历3类不同的宿主:第一中间宿主为生活于淡水的剑水蚤;第二中间宿主为鱼类;犬科等食肉动物为其主要终宿主。成虫寄生于终宿主的小肠内,虫卵随粪便排出体外,在水中适宜的温度下,经1~2周的发育,孵出钩球蚴。钩球蚴被第一中间宿主剑水蚤吞食后在其血腔内发育为原尾蚴。第二中间宿主鱼吞食感染性剑水蚤后,原尾蚴随着宿主的生长在其体内发育为裂头蚴,多寄生于鱼的内脏和肌肉内。终宿主误食含有该绦虫裂头蚴的鱼后即可获得感染,其裂头蚴在宿主小肠内寄生,约经5~6周发育为成虫。成虫在终宿主体内可存活5~13年。

二、流 行 病 学

阔节裂头绦虫是一种动物源性寄生虫,其分布主要在亚寒带和温带地区,特别是欧洲、美洲和亚洲。其流行的因素主要是含虫卵的粪便污染河湖等水源。

人是阔节裂头绦虫偶然寄生的终宿主,裂头蚴主要寄生于各种鱼类组织内,人体组织也可被偶然寄生,引起裂头蚴病。迄今为止,人体阔节裂头绦虫病病例在我国已报道10余例。

其感染途径和方式主要是食入生的或未熟的感染有裂头蚴的鱼类肉食。由于世界各地饮食方式或习惯不同,故具体感染的方式也有差异。

三、致 病 机 制

阔节裂头绦虫成虫寄生于人体小肠,一般不引起特殊的病理损害,故多数感染者不表现出明显症状和体征。在少数感染者中出现严重致病的原因有 3 种:一是感染虫体的数量较多,加上虫体较大,虫体可出现扭结成团,导致肠阻塞或肠穿孔,当节片进入胆管亦可引起胆道阻塞;二是虫体代谢产物被宿主吸收后,可引起轻度的疲倦、乏力、四肢麻木,饥饿感、嗜食盐以及腹泻或便秘的表现;三是虫体消耗宿主营养,特别是大量维生素 B_{12} 的摄取,使宿主体内维生素 B_{12} 缺乏,加上代谢产物作用于宿主机体而导致造血功能障碍,故可表现为绦虫性恶性贫血(以巨幼细胞性贫血为主)。有报道显示,阔节裂头绦虫成虫也可出现异位寄生于肺部和腹膜外的现象。

四、临 床 表 现

成虫寄生于人体小肠所致疾病表现,多数无明显症状,有的可有腹痛或腹泻、饥饿感、嗜盐症、疲倦、乏力等轻微症状,但在少数患者中可引发恶性贫血以及肠道、胆道、胆囊阻塞或肠穿孔、甚至肠-膀胱瘘等并发症,成虫异位寄生于肺部或腹膜外可致炎症反应,也可引起相应部位的症状和体征。裂头蚴寄生于组织器官内的临床表现依寄生部位不同而出现相应表现。

五、辅 助 检 查

(一) 血常规检查

部分患者呈现恶性贫血的表现。

(二) 病原体检查

从粪便中查虫卵或节片,以及从异位寄生部位活检到虫体是确诊本病的依据。

(三) 影像检查

有助于对肠道、胆道或胆囊阻塞及肠梗阻的并发症诊断。

六、诊　　断

根据病史,如误食了生的或未熟的鱼,结合临床表现,有助于对本病的诊断。从患者粪便中检见阔节裂头绦虫的虫卵或节片是确诊本病的依据。

七、鉴 别 诊 断

进行病原检查时应注意与肺吸虫病及其他绦虫病的鉴别;还需与其他可导致恶性贫血

及神经功能紊乱的疾病相鉴别。阔节裂头蚴病应与曼氏裂头蚴病相鉴别。

八、治　　疗

(一) 抗病原治疗

驱虫药物和方法与其他绦虫病相同。常用的药物有:氯硝柳胺(灭绦灵)2g 顿服;吡喹酮 5~10mg/kg,顿服。南瓜子加槟榔煎剂联合甘露醇口服导泻亦有较好的驱虫效果。

(二) 对症治疗

对于并发恶性贫血的病人,除驱虫根治外,还应联用维生素 B_{12} 和硫酸亚铁进行治疗。

九、预　　防

预防的关键在于把好人"口关",不吃生鱼或未煮熟的鱼。在流行区,应通过加强卫生宣传教育,改变不良习俗和饮食习惯。

(曾庆仁　刘秋利)

第三十七章　膜壳绦虫病

膜壳绦虫病(hymenolepiasis)由隶属于膜壳科的膜壳绦虫寄生人体而引起。膜壳绦虫主要寄生于动物体内,有部分虫种也可寄生于人体,因而,人体膜壳绦虫病均为人兽共患寄生虫病。迄今,世界范围内已发现4种膜壳绦虫可寄生人体,除剑带绦虫属的矛形剑带绦虫仅在德国发现1例人体寄生病例外,其余3种在我国均有流行,包括隶属于膜壳绦虫属的微小膜壳绦虫(短膜壳绦虫)和缩小膜壳绦虫(长膜壳绦虫)以及假裸头绦虫属的克氏假裸头绦虫。

第一节　微小膜壳绦虫病

微小膜壳绦虫病(hymenolepiasis nana)又称短膜壳绦虫病,由微小膜壳绦虫寄生人体而引起。该虫主要寄生于鼠类,也偶可寄生于人体,最早由Dujardin(1845)在啮齿动物肠内检获,人体感染则由Bilharz(1851)在埃及解剖一具因罹患脑膜炎而死亡的男童尸体时在其肠道内首次发现。Grassi(1887)和Rovelli(1892)以虫卵直接感染鼠类后获得了不同发育期虫体,证明微小膜壳绦虫的发育可无需中间宿主。其后,Bacigalupo(1928,1931,1932)在阿根廷进行了一系列的昆虫感染试验,最终证实本虫亦可通过昆虫(如鼠蚤、面粉甲虫等)作为中间宿主传播。国内首例人体微小膜壳绦虫病由Faust(1921)于湖北发现。

一、病　原　学

成虫为小型绦虫,乳白色,虫体纤细,大小为(5～80)mm×(0.5～1)mm,平均体长20mm,极少超过40mm,约有100～200个节片,可见达2250个节片者。虫体长度与寄生数量呈负相关,即寄生虫数越多,虫体长度越短,寄生虫数较少时,则长度较长,如仅有1～5条寄生时,其节片数目可多至1000个,长度达120mm。头节细小呈球形,周围有4个吸盘,中央有一个具伸缩功能的顶突,其上有20～30个小钩,单圈排列,每个小钩长0.016～0.018mm。颈部细长,具生发功能。链体中所有节片均宽大于长,且宽度由前向后逐渐增大。幼节细小,成节逐节递增,至孕节最大,孕节长约0.15～0.3mm,宽约0.8～1.0mm。生殖孔均位于节片的同一侧。成节中有3个横列成一直线的椭圆形睾丸,1个靠近生殖孔侧,另2个位于生殖孔对侧。具阴茎袋,贮精囊较发达,在阴茎囊内外分别具内贮精囊和外贮精囊。卵巢分叶状，位于节片中央，卵巢后方的腹面有球形卵黄腺，孕节子宫内充满虫卵占据整个节片，呈袋状。虫卵呈圆形或椭圆形，大小为（48～60）μm×（36～48）μm，无色透明，外有很薄的卵壳，内有一层胚膜，胚膜较厚，两端稍隆起，并由该处各发出4～8根丝状物，亦称极丝，弯曲地延伸在卵壳和胚膜之间，胚膜内含有一个六钩蚴。似囊尾蚴甚小，呈梨形，包裹在肠绒毛内。头向内陷入，可见吸盘及小钩。

微小膜壳绦虫在完成生活史的过程中，既可以不经过中间宿主，也可以经过中间宿主，通过直接感染和间接感染2种不同的方式来完成生活史。

1. 直接感染　成虫寄生在鼠类或人的小肠内，脱落的孕节可完整随粪便排出，亦可在宿主肠内自行破裂，最终，孕节、虫卵与粪便混合排至外界。虫卵排出时即已具有感染性，被另一宿主误食后，虫卵经小肠内消化液刺激，其内六钩蚴孵出，侵入小肠绒毛，此时六钩消失，在肠绒毛中约经3～4天发育为似囊尾蚴。约在感染后6～7天，似囊尾蚴自肠绒毛破出而返回肠腔，移行至小肠下段，以其头节上的小钩和吸盘固着于肠壁上，逐渐发育为成虫，成虫寿命仅数周。自食入感染性虫卵到发育为成虫并排孕节或卵，在人体约需2～4周，在家鼠体内约为11～16天。若虫卵在宿主肠道内停留时间过长，亦可直接孵出，孵出的六钩蚴钻入肠绒毛，经似囊尾蚴阶段发育为成虫，即在同一宿主肠道内完成其整个生活史，称自体感染（autoinfection），并且可在该宿主肠道内不断繁殖，造成自体内重复感染。国内曾报道1例患者经连续3次驱虫共排出成虫37 982条，这与严重的自体内重复感染不无关系。

2. 间接感染　微小膜壳绦虫也可间接通过中间宿主传播。关于中间宿主的种类，已被证明为多种蚤类的幼虫（如印鼠客蚤、犬栉首蚤、猫蚤和致痒蚤等），以及多种面粉甲虫和赤拟谷盗等。当中间宿主吞食虫卵后，虫卵可在昆虫体内孵出六钩蚴，六钩蚴在其血腔内发育为似囊尾蚴。似囊尾蚴在中间宿主体内的发育与外界温度有关。温度保持在30℃情况下，自虫卵感染至似囊尾蚴发育成熟需时8天，如温度变动在22～26℃之间，则延长至14天。鼠类或人由于误食含有似囊尾蚴的中间宿主而感染。

二、流 行 病 学

微小膜壳绦虫呈世界性分布，在温带和热带地区较多见。美洲、大洋洲、非洲、欧洲、亚洲以及太平洋各岛屿都有报道，国内分布也很广泛。流行病学调查发现，各年龄组人群均易感染微小膜壳绦虫，但10岁以下儿童感染率较高。据第1次（1988～1992）和第2次（2001～2004）全国重要人体寄生虫病调查的结果，共有19个省（市、区）发现微小膜壳绦虫的人体感染，包括第1次调查发现的北京、天津、陕西、山西、山东、河南、江苏、湖北、辽宁、吉林、青海、广东、新疆、西藏及台湾等17省（市、区），以及第2次调查时新增的安徽和海南。以上各地感染率一般低于1%，但部分地区感染率较高，如新疆的乌鲁木齐、伊宁和喀什三市，感染率曾分别高达8.78%、11.38%和6.14%。

由于微小膜壳绦虫卵从孕节排出后便具有感染力，生活史中又存在不需中间宿主的直接感染方式，可因虫卵污染食物或手指而直接经口感染人。因此，该虫的流行主要与个人卫生习惯有关，尤其是儿童，不良卫生意识是导致其感染率高于其他年龄组人群的主要原因。虫卵对干燥抵抗力较弱，在外环境中不久即丧失感染性，但在粪尿中却能存活较长时间。所以，虫卵主要通过直接接触粪便或通过厕所、便盆的污染再经手到口而进入人体，特别在儿童聚集的场所更易互相传播。除此之外，偶然误食了含有似囊尾蚴的昆虫也是流行的原因之一。因而注意个人卫生和环境卫生是防止感染微小膜壳绦虫的重要措施。但是，微小膜壳绦虫病的患者常有自身重复感染的现象，虫卵在宿主消化道内未被排出，即可孵出六钩蚴，使原宿主遭到自身感染。

鼠体的微小膜壳绦虫与人体的微小膜壳绦虫在形态上极为相似，以往学者认为二者是不同的亚种或不同的生理系。我国曾研究证实，人体微小膜壳绦虫经过多代的小鼠感染，可以逐渐变为容易感染小鼠的微小膜壳绦虫。这种现象说明，在改变宿主的情况下，人类和鼠类的微小膜壳绦虫可以改变其原生理型，故应认为是同种。因此，鼠类感染可为人体感染微小膜壳绦虫病起到一定的储存和传播病原的作用，鼠类在本病的流行上对人类来说起着保虫宿主的作用，在流行病学上具有重要意义。

三、致 病 机 制

微小膜壳绦虫的致病作用，主要是由于它头节上的小钩、吸盘、体表的微毛对宿主肠壁的机械性损伤，以及虫体的毒性分泌物所致的肠黏膜炎症。严重感染时，在虫体附着部位的肠黏膜发生充血、出血、水肿，甚至坏死，局部可形成溃疡灶。Timofeeva（1969）解剖一段有微小膜壳绦虫寄生的人空肠，在成虫附着部位发现肠黏膜发生坏死，有的形成溃疡并深及肌层，伴有淋巴细胞和中性粒细胞浸润，同时还发现微小膜壳绦虫卵能引起肠黏膜上皮细胞溶解。实验研究发现，小白鼠感染微小膜壳绦虫后，微小膜壳绦虫的幼虫可对各种肠壁组织、特别是肠绒毛和基质均引起严重损害。六钩蚴孵出后迅速进入肠绒毛，约96小时后发育为成熟的似囊尾蚴，引起肠壁破坏，包括肠绒毛、黏膜下层和黏膜肌层的破裂或破碎，肠绒毛出现水肿、出血、毛细血管充血、淋巴管扩张，并有炎性细胞浸润。除小肠黏膜出现坏死和淋巴细胞浸润外，感染第7天发现，肝小叶下静脉的外膜有许多淋巴细胞和少数中性粒细胞浸润，脾脏中也发现不规则的多核巨细胞。感染13天以后，肝、脾内的巨噬细胞显著增加，淋巴细胞亦急剧增生，据推测，这些现象可能与成虫的毒性分泌物有关。此外，感染微小膜壳绦虫尚可显著降低血清铁和钴的含量。

四、临 床 表 现

人体感染微小膜壳绦虫的数量少时，一般无明显症状；感染严重者，尤其是儿童，可出现胃肠道和神经症状，如恶心、呕吐、食欲减退、腹痛、腹泻以及头痛、头晕、烦躁和失眠，甚至惊厥等；少数患者还可出现皮肤瘙痒和荨麻疹等过敏症状；可导致儿童营养不良及发育障碍，但也有个别患者感染很重却无任何临床表现。患者可出现外周血中嗜酸性粒细胞增多，血粘度增加，同时也产生特异的IgM和IgG等。除寄生于肠道外，微小膜壳绦虫偶可异位寄生于肠外组织，如曾有在乳房肿块中检获成虫以及成虫寄生于阴道的报道，亦曾发现似囊尾蚴异位寄生于肝、胰、腹膜、肠系膜淋巴结等部位。近年来的研究发现，宿主的免疫状态对该虫的感染和发育过程有较大影响。如长期大量使用激素造成免疫抑制后，可引起似囊尾蚴的异常增生和播散，流行病学调查也证实，多数重度感染者都曾有过使用免疫抑制剂史，因而，该虫也属于一种机会性致病寄生虫病，在临床进行免疫抑制治疗前应先检查并驱除该虫。

五、辅 助 检 查

（一）病原学检查

可粪检查找虫卵或孕节。目前常用的虫卵检查方法有改良加藤厚涂片法、浮聚浓集法和水洗沉淀法等。

（二）血常规检查

红细胞、血红蛋白减少，嗜酸性粒细胞可增高达5%～20%。

六、诊　　断

根据临床表现和辅助检查结果可确立诊断。从患者粪便中查到虫卵或检出孕节为确诊本病最重要的依据。

七、治　　疗

（一）病原治疗

1. 吡喹酮和苯并咪唑类药物（如阿苯达唑等）是现代常用治疗药物。有试验研究发现，苯并咪唑类对膜壳绦虫病有驱虫作用，但疗效不如吡喹酮。阿苯达唑、氟苯达唑、甲苯达唑均可损伤微小膜壳绦虫虫体，但作用较弱而缓慢，相比之下，吡喹酮的损伤作用较强而迅速。如刘玉辉等（1999）观察105例微小膜壳绦虫感染者的疗效发现，使用阿苯达唑（200mg/d，连服2天）治疗的20例感染者，1周虫卵阴转率为40%，1个月虫卵阴转率为35%，而使用吡喹酮治疗的19例感染者，其虫卵阴转率达到了100%，明显优于阿苯达唑。董强等（2003）观察了阿苯达唑集体驱虫防治微小膜壳绦虫病的效果，认为使用阿苯达唑200mg/d，连服3天，可连续杀灭成虫和虫卵，避免或减少自体内重复感染，阻止似囊尾蚴形成，远期疗效显著。

吡喹酮因高效低毒，对成虫和肠绒毛内的似囊尾蚴均有效，常作为首选药物使用，推荐剂量为15～25mg/kg，顿服，治愈率可达90%以上。成人亦可用阿苯达唑400mg/d，连服3天，儿童酌减。临床治疗时，根据六钩蚴在肠绒毛内发育以及似囊尾蚴自肠绒毛内逸出的时间和规律，宜采用间歇的重复驱虫或长程疗法以获彻底疗效。

2. 槟榔南瓜子合剂、灭绦灵（氯硝柳胺）、硫氯酚　能有效驱除微小膜壳绦虫。此类药物对成虫具有肯定的疗效，但由于存在自体内重复感染现象，很难杀灭肠绒毛内的似囊尾蚴，难以根除，因而存在不足。

（二）对症支持治疗

根据临床表现，采用相应的治疗措施。

八、预　　防

加强卫生宣传教育，特别对儿童严格卫生制度十分重要。注意个人卫生和环境卫生，饭前便后洗手,保持食具、食物和饮用水的清洁;增加营养,食物中增加蛋白质和维生素 A、维生素 D、维生素 B_{12}等,提高机体抵抗力,是预防本病的重要措施。彻底治愈患者,可以有效地控制传染源,是根除本病的关键。此外,鼠类是该虫的主要保虫宿主,故灭鼠具有阻断传播的积极意义。

(姜鹏 崔晶)

第二节 缩小膜壳绦虫病

缩小膜壳绦虫病(hymenolepiasis diminuta)是由缩小膜壳绦虫(长膜壳绦虫)寄生于人或鼠类的小肠所引起的一种人兽共患寄生虫病。该虫由 Olfters(1766)从巴西的家鼠体内首次检获,是鼠类常见的寄生虫。Grassi 和 Rovelli(1892)首先证明多种直翅目甲虫是其中间宿主。此后,Nicoll 和 Minchin(1911)在英国、Nickerson(1911)在美洲、Johnston(1913)在澳洲、Joyeux(1920)在法国以及本乡玄一(1925)在日本等地都证实各种鼠蚤、米虫等昆虫亦可作为中间宿主。该虫偶然寄生于人体,人体感染首先由 Rudolphi(1805)报告,后来 Palmer(1824)又在美国马萨诸塞州发现了一名 19 个月龄的儿童感染病例。Blanchard(1891)在考证本虫时正式将其定名为 *Hymenolepis diminuta*。Faust(1929)在中华医学杂志上报道北京协和医院 1927～1928 年寄生虫病实验诊断结果时,首次报道了我国人体缩小膜壳绦虫病的病例,此后各地陆续有病例报道。本虫在我国曾一度被认为是一种罕见寄生虫,但通过全国性的寄生虫调查,发现其分布范围甚广,至今,报道病例已逾 200 例。

一、病 原 学

成虫与微小膜壳绦虫基本相同,但虫体较大,为(200～600)mm×(3.5～4.0)mm,约 800～1000 个节片,全部节片的宽度均大于长度。头节呈球形,直径 0.2～0.6mm,顶突凹入,不易伸缩,无小钩,其周有 4 个细小圆形吸盘。成熟节片有球形睾丸 3 个,卵巢分左右两叶,边缘不规则,位于近节片中央。卵黄腺位于卵巢后方的中央。孕节内的子宫呈袋状,充满虫卵。虫卵呈圆形或稍呈椭圆形,黄褐色,大小为(60～79)μm×(72～86)μm,卵壳稍厚,卵壳内侧附有一层半透明的内膜。在卵壳内膜与胚膜之间充满无色透明的胶质体。胚膜两极稍肥厚,但不明显,无极丝。内含一个六钩蚴。似囊尾蚴呈蝌蚪状,分体部和尾部,体部膨大,大小为(399～478)μm×(235～357)μm,中央有内缩的头节和 2 个对称的黑色斑点,尾部前宽后窄,长度为 399～525μm,末端钝圆。头节翻出时,可见未发育成熟的顶突和吸盘,其形态与成虫相似。

缩小膜壳绦虫为鼠类常见肠道寄生虫,偶尔寄生于人体。其生活史与微小膜壳绦虫基本相似,但发育必须经过中间宿主。已经证明,有 20 多种节肢动物可以作为该虫的中间宿主,除蚤类和多种甲虫外,尚有蟑螂、倍足类和鳞翅目昆虫等。其中具带病蚤、印鼠客蚤、面粉甲虫、大黄粉虫和谷蛾为常见的中间宿主。

成虫寄生在终宿主小肠中,脱落的孕节或虫卵随终宿主粪便排出体外,虫卵被中间宿主吞食后,在其消化道内孵出六钩蚴,约经 1 天,六钩蚴穿过肠壁进入血腔,7～10 天后发育为似囊尾蚴。鼠类或人吞食了含有似囊尾蚴的中间宿主可导致感染,从似囊尾蚴感染至发育为成虫并排卵，约需 12 ~ 13 天。

二、流 行 病 学

各年龄组人群均可感染缩小膜壳绦虫病，但多发于青少年儿童。国外由 Rudolphi 于 1805 年首次报道人体感染，至今已报道 500 余例，病例散布于美洲、欧洲、亚洲、大洋洲和非洲等地。国内自 1929 年以来，人体病例报道日渐增多，至今已达 200 余例，这些病例多为散发，分布在江苏、湖北、广西、云南、浙江、湖南、台湾、广东、四川、上海、山东、安徽、北京、福建、江西、河南、新疆、西藏、宁夏、辽宁、河北、贵州、陕西和海南等 26 个省（市、区），其中报道的病例数以江苏最多，其次为湖北、广西等。据 1988 ~ 1992 年第一次全国人体寄生虫学分布调查结果，共查到感染者 180 例，全国平均感染率为 0. 012%，经加权处理，感染率为 0. 013（±0. 001）%，估计全国感染人数 15 万，西藏 0. 116% 最高；其次海南 0. 088%。台湾省 1977 ~ 1990 年全省小学生调查 21 个县、市，除台北市和南投县未查外，其他 19 县、市都有感染者，感染率为 0. 13% ~ 3. 23%。

缩小膜壳绦虫主要寄生于鼠类，包括各种家鼠、田鼠等。缩小膜壳绦虫病的流行与其具有广泛的中间宿主有重要关系，其最适宜的中间宿主，如鳞翅目蛾类和面粉甲虫等昆虫都是常见的粮仓害虫，它们经常生活在粮食中，人们在日常生活中接触它们的机会较多，故容易误食这些混在粮食中且含有似囊尾蚴的昆虫而受到感染。

三、致 病 机 制

缩小膜壳绦虫致病机制及病理改变与微小膜壳绦虫基本相同。

四、临 床 表 现

缩小膜壳绦虫寄生于人体尚未见发生过体内重复感染现象，因此对人的危害也显著比微小膜壳绦虫的轻，通常大多感染者无明显临床症状，或仅有轻微症状，主要为神经系统和胃肠道症状，如头痛、失眠、磨牙、食欲减退、恶心、腹胀和腹痛等。严重感染者可出现眩晕、贫血及消瘦等。

Edelman（1965）曾报告纽约市一儿童，由于缩小膜壳绦虫的寄生而引起顽固性结肠炎，经常发作，每天大便 4 ~ 6 次，有时大便带血。毛协仁（1995）对临床症状较完整的 145 例确诊患者的资料分析如下：其中无明显自觉症状者 51 例，具有神经系统、消化系统及其他不同症状者 94 例。消化系统的症状有上腹痛、脐周围痛或左下腹痛 63 例，多为隐痛、阵痛，剧痛者较少。腹部不适 3 例，腹泻或大便呈稀糊状者 61 例，便次增多 5 例，消化不良 4 例，便秘 6 例，大便带血带黏液 2 例，腹胀、恶心、呕吐各 4 例，食欲不振 29 例，肠鸣 3 例，嗳气 2 例，面黄、营养不良 13 例。神经系统症状者头昏或头晕 14 例，头痛 6 例，失眠 4 例，烦躁不安 3 例，懒动或疲倦乏力 12 例，精神不振、夜间磨牙、夜惊各 3 例，腰痛、肋间痛、语言少、表情呆、嗜睡、记忆力差、多梦、心慌、气促、盗汗各 1 例。其他症状如口腔溃疡、口周湿疹、角膜炎、牙龈易出血、颈淋巴结肿大、腹股沟淋巴结肿大各 1 例，肛门痒 3 例，皮肤有出血点 2 例（其中 1

例面部及四肢出血点特别多),有嗜食泥土史者1例。曹永凤(2000)对分布于全国19个省(市、区)的184例经粪便检查确诊为缩小膜壳绦虫病的病例也进行了综合分析,184例中有临床症状者139例,其中症状明显者90例,症状轻微者49例,主要表现为消化道系统、神经系统及全身症状。以上毛协仁(1995)和曹永凤(2000)两篇文献中所描述病例中虽有交叉和重复,但均说明了缩小膜壳绦虫病以消化道和神经系统症状为主要临床表现的特点。

五、辅助检查与诊断

辅助检查同微小膜壳绦虫病。

人体被该虫感染后,在发病初期是很易被误诊,明确诊断仅靠从粪便中检查到病原体。

六、治疗与预防

驱虫治疗方法与微小膜壳绦虫病基本相同。曹永凤(2000)在分析我国184例确诊缩小膜壳绦虫病病例时发现,用吡喹酮治疗35例,治愈率为100%,无明显的不良反应;用槟榔及硫酸镁,南瓜子仁、槟榔及硫酸镁两法治疗的48例同样取得了满意的疗效;阿苯达唑、甲苯达唑、奥苯达唑等苯并咪唑类药物也有一定疗效。

(一) 吡喹酮

为首选治疗药物。推荐剂量为15~25mg/kg,顿服,治愈率可达90%以上。

(二) 苯并咪唑类(如阿苯达唑等)

对缩小膜壳绦虫病具有驱虫作用,但疗效明显不如吡喹酮。

(三) 槟榔、南瓜子合剂

驱虫效果显著。驱虫的前一天晚上禁食或仅进少许流食,次晨先服南瓜子仁粉(南瓜子仁60~80g,炒熟后去皮研成粉末),2小时后服槟榔煎剂(槟榔60~80g,置于非金属容器中,由500ml水煎煮浓缩至100~200ml),半小时后再服50%硫酸镁40~60ml导泻。

预防本虫感染,应注意个人卫生和饮食卫生。积极消灭仓库害虫等中间宿主和作为保虫宿主的鼠类,杜绝传染源,是预防本病的有效措施。

(姜鹏　崔晶)

第三节　克氏假裸头绦虫病

克氏假裸头绦虫病(pseudanoplocephaliasis crawford)由克氏假裸头绦虫寄生在人体肠道所致的一种寄生虫病。人因误食含有该绦虫幼虫的赤拟谷盗等昆虫而感染。该虫成虫寄生于家猪、野猪及家鼠小肠内,偶可感染人体。克氏假裸头绦虫最初由Baylis(1927)在斯里兰卡的野猪小肠中发现并定种。我国在新中国成立前即已在陕西和上海的家猪中发现该虫(安耕九,1956)。杨平等(1957)在甘肃猪肠中发现的绦虫,订名为盛氏许壳绦虫之后,又相继报道了陕西许壳绦虫、日本伪裸头绦虫。国内人体首批病例是由薛季德等(1980)在陕西省发现的10例感染者,当时定名为盛氏许壳绦虫。李贵等(1982)首次阐明了该虫的生活史,并指出盛氏许壳绦虫、陕西许壳绦虫、日本假裸头绦虫和盛氏假裸头绦虫等均为克氏假裸头绦虫的同物异名,现已得到公认。目前,我国已报道人体感染病例近30例。

一、病 原 学

成虫外形与缩小膜壳绦虫很相似,但体型更长大,为(97～167)cm×(0.31～1.01)cm,约有2000多个节片,为膜壳科绦虫的大型虫种。头节近圆形(0.55mm×0.52mm),具有4个近似圆形的吸盘和1个不发达的顶突,无小钩;全部节片均宽大于长;生殖孔开口在虫体同侧中部,偶见开口于对侧者。卵巢呈菜花状形,居节片中央,其后方的卵黄腺呈不规则团块状。成节内睾丸24～43个,呈卵圆形或球形,不规则地分布在节片的两侧。孕节大小为0.90mm×6.40mm,睾丸消失,孕节中呈袋形的子宫内充满虫卵,占据整个节片。虫卵呈球形,棕黄色,与缩小膜壳绦虫卵较相似,直径为84～108μm。卵外层为无色透明的卵膜,薄而易破,故粪便中虫卵不易见到卵膜。卵壳较厚而脆,易破裂,呈棕黄色或黄褐色,表面密布均匀的砂粒状突起,故外周呈波状花纹。卵壳内层为含卵黄颗粒的外胚膜和无色透明的内胚膜,胚膜与卵壳内充满胶质体;胚膜内含1个六钩蚴,与胚膜之间有明显的空隙。似囊尾蚴体长1.23～1.42mm,囊体长0.49～0.38mm,尾长0.56～0.74mm。

克氏假裸头绦虫成虫主要寄生在猪、野猪和褐家鼠等终宿主的小肠内,偶可寄生于人体。脱落的孕节或虫卵随粪便排出后,被中间宿主褐蜉金龟、赤拟谷盗、黑粉虫、黄粉虫、脊胸露尾甲等昆虫或储粮害虫吞食,之后在中间宿主体内发育为似囊尾蚴。研究发现,似囊尾蚴在中间宿主体内的发育过程和外界温度、湿度密切相关,当温度为25～26℃、相对湿度约为60%时,发育较为迅速,其他条件下则发育较慢。从虫卵发育为似囊尾蚴的时间一般约需1～1.5个月。当终宿主食入带有似囊尾蚴的中间宿主后,似囊尾蚴在终宿主体小肠内经25～30天发育为成虫,虫卵成熟,孕节开始脱落。人体感染是因为偶然误食含有似囊尾蚴的赤拟谷盗、褐蜉金龟等中间宿主所致。

二、流 行 病 学

克氏假裸头绦虫分布在日本、印度、斯里兰卡和中国等。我国上海、陕西、福建、云南、甘肃、山东、广东、河南、贵州、辽宁、四川、江苏等十多省、市的猪和野猪间均有该虫流行;猪是该虫的重要宿主,褐家鼠是居民区内的优势鼠种,在传播和扩散病原方面起着重要作用。

已经证实,含有虫卵的猪粪污染环境,可使中间宿主感染。中间宿主赤拟谷盗等孳生于米、麦、面粉、麦麸、稻糠、玉米粉、混合饲料和酒曲堆积处,以及猪的饲料槽周围。尤其是在阴暗潮湿、发霉的饲料堆放处,更适宜其孳生。在粮食的加工和运输过程中,可导致病原扩散;病原亦可通过猪的集市贸易等途径散播。人体感染是因为误食了含似囊尾蚴的粮仓害虫赤拟谷盗及褐蜉金龟等节肢动物而引起的。

以食粪甲虫褐蜉金龟为例,它孳生于猪舍的粪堆和泥土中,并在此越冬,可有机会吃到猪粪中的虫卵,为该虫的自然宿主。实验表明,猪喜食褐蜉金龟,为克氏假裸头绦虫完成生活史提供了必要环节。我国已报道的病例均居住于猪克氏假裸头绦虫病的流行区。乡村农户的猪圈常建在宅旁或院内,农民多有在黄昏之后吃晚饭的习惯。由于褐蜉金龟具有趋光性,黄昏之后受灯光的引诱,常飞到庭院或室内、厨房,有时可落入灯下的饭菜中。由于这种昆虫颜色较暗,飞行无声,不易引起人的注意,所以误食落入饭菜中的感染有克氏假裸头绦虫似囊尾蚴的褐蜉金龟,这是人体感染该虫的重要方式之一。

三、致病机制

关于人克氏假裸头绦虫病的病理学研究较少。通过对严重感染或长时间感染的病猪小肠进行剖检和病理学观察,肠黏膜呈卡他性炎症、水肿,在虫体固着部位可见黏膜表面和绒毛固有膜充血,局部可见出血点,甚至坏死形成溃疡,炎症部位有少量淋巴细胞、浆细胞和大量嗜酸性粒细胞浸润。黏膜上皮细胞变性、坏死及脱落。集合淋巴小结增大。黏膜下层可见轻度水肿。以头节附着部位肠黏膜的损伤较为严重。

四、临床表现

目前,国内人体病例已报道至少 26 例,寄生虫数 1 ~ 12 条不等。一般轻度感染者无自觉症状。感染虫数较多时可有胃肠道和神经系统症状,如恶心、呕吐、食欲减退、乏力、消瘦、腹痛、腹泻、失眠和烦躁不安等。腹痛多为阵发性隐痛,以脐周围较明显。腹泻一般每日 3 ~ 4 次,大便中可见黏液和泡沫,偶可见虫体节片。

五、辅助检查

(一) 粪便检查

查找虫卵或孕节。由于虫卵与缩小膜壳绦虫相近,应注意鉴别,本虫虫卵的最大特点是卵壳表面布满大小均匀的球状突起,卵壳外缘呈波纹状花纹。患者粪便中偶可见虫体节片,应注意与猪带绦虫、牛带绦虫及缩小膜壳绦虫相区别。尤其是与缩小膜壳绦虫的链体和虫卵形态相似,应注意区分,克氏假裸头绦虫的虫卵和虫体的体积均较缩小膜壳绦虫大、成节中睾丸数较多为重要的甄别依据。

(二) 血常规检查

可见嗜酸性粒细胞升高。

六、诊 断

根据临床表现和辅助检查结果可确定诊断。

七、治 疗

对人克氏假裸头绦虫病的治疗,以巴龙霉素(10^5 u/d,1 日 3 次,连用 7 天)和吡喹酮(15mg/kg,加酚酞 0.2g,顿服)疗效较好,其他驱绦虫药物的疗效均不够理想。

八、预 防

预防本病应加强卫生宣传教育，注意个人卫生和饮食卫生，特别保持餐具的清洁。另外，应注意猪的饲料处理，猪粪应及时清除并经无害化处理后才用作肥料。可结合粮食和饲料保管工作杀灭仓库中的害虫、灭鼠。

（宗道明 段娟）

第三十八章　其他绦虫病

第一节　水泡状绦虫病

水泡状绦虫病，又称细颈囊尾蚴病（cysticercosis tenuicollis），是由水泡带绦虫（*Taenia. hydatigera*）的细颈囊尾蚴（*Cysticercus tenuicollis*）寄生于人体胃壁、大网膜、肠系膜等处而引起的疾病。该绦虫是一种动物源性寄生虫，其成虫主要寄生于犬、猫、狼、狐狸等食肉动物，其细颈囊尾蚴常寄生于猪、羊、黄、狗等多种家畜及猴的肝、肺、胃肠及腹腔内网膜及肠系膜等处。在人体感染病例非常少见。在人体内寄生的病例最早由 Hansman（1921）报道。在中国大陆人体感染的报道病例仅有胃细颈囊尾蚴病 1 例（安徽 1991）和腹腔细颈囊尾蚴病 2 例（上海 2007 和贵阳 1980）。

一、病　原　学

水泡带绦虫成虫是一种较大型的虫体，体长为 75～500cm，白色或微带黄色。链体有 250～300 个节片，头节稍宽于颈部，顶突上有 30～40 个小钩排成两圈（大钩 170～220μm，小钩 110～160μm）。

细颈囊尾蚴呈囊泡状，囊壁乳白色，泡内充满透明液体故俗称之为水铃铛。囊泡大小为黄豆大或鸡蛋大。肉眼可见囊壁上有一个不透明的乳白色结节为内陷的头节和颈部。若结节外翻，则可见一个细长的颈部及游离的头节。但在组织内寄生时，由于囊泡外包裹有一层由宿主组织反应形成的厚膜，故在外观上易与棘球蚴相混淆。

水泡带绦虫成虫寄生在食肉动物小肠内，孕节随宿主粪便排出，虫卵可散发污染牧草、饲料和饮水。虫卵近似椭圆形，大小为 38～39μm，内含六钩蚴。当中间宿主（家畜、野生动物或人）误食了含有该虫卵的水和草后可被感染。虫卵在中间宿主消化道逸出六钩蚴，侵入血管，随血到肝表面和腹腔内，甚至到达脑部寄生与发育。

二、致 病 机 制

家畜或人经食入含有水泡状绦虫虫卵后，在其消化道逸出六钩蚴，经血而侵入宿主肝被膜、腹腔、网膜等处寄生，大约经 2～3 个月生长发育为成熟的细颈囊尾蚴。该幼虫的致病程度取决于感染数量和寄生部位及宿主年龄，其病程一般缓慢。在猪体内寄生所致损害的致病机制主要体现出：一是寄生部位形成囊性包块，并与周围组织出现广泛粘连，造成机械性压迫脏器，当在肝脏中移行的幼虫数量较多时，可破坏肝实质及微血管致出血性肝炎，当幼虫移行至腹腔或胸腔可引起腹膜炎和胸膜炎；二是产生毒素，引发消化道及全身的症状，腹泻、腹痛、精神不振、食欲下降等表现；三是掠夺营养，影响生长发育，出现消瘦和发育不良等表现，其中对仔猪及羔羊的危害可出现突发死亡。

在人体感染病例中，仅见细颈囊尾蚴寄生于胃壁和腹腔网膜处，致胃壁和腹腔网膜肉芽肿囊变的报道。虫体寄生于胃壁黏膜下层的，向胃腔内缓慢长出囊状物包块，影响消化与吸收功能，可出现脱落而被呕吐出。寄生于腹腔的可与周围组织器官发生炎性粘连，形成囊肿样包块。在肿块形成前及早期，多无明显症状，随着肿块增大，则会引发占位性病变和消化道症状。

三、临床表现

依据我国人体报道的3个细颈囊尾蚴病病例，仅呈现出如下两种临床类型：

（一）腹腔细颈囊尾蚴病

虫体分别寄生于大网膜和右下腹网膜的两个病例。

病例1：患儿，女，3岁，腹部隆起20余天，查体在脐下可触及10cm×6cm肿块；临床疑诊大网膜囊肿行剖腹探查术中见到大网膜与下腹前壁粘连，大网膜下一囊性肿块，表面粗糙，如细鹅卵石样，壁厚。囊肿与下腹壁和膀胱粘连，完整剥离切除囊肿；送病理标本作巨检为棕色、扁圆形囊性组织，包膜完整，大小为9cm×7.5cm×2.5cm，部分粘连，囊内充满淡黄色液体约30ml，囊壁厚0.3cm，内壁光滑，内有灰白色膜样组织6cm×3cm×0.1cm，上有一黄色斑点；HE镜检囊壁是肉芽肿病变，有坏死病灶，黄色斑点和膜状物镜检似虫体样组织，内有碳质样颗粒，但未见头节，病理诊断为腹腔细颈囊尾蚴感染致肉芽肿囊变；血清学检测囊虫抗体阳性。

病例2：患者，女，48岁，常感右肋下及右下腹隐痛牵扯同侧腰部及大腿内侧，伴头昏，食欲差、乏力。无恶心、呕吐、腹泻等症状两年余，半月前发觉右下腹部有一肿块且有压痛，在当地医院诊断为“慢性阑尾炎”；体检腹平软，肝脾未扪及，右下腹可叩及一个约5cm×6cm包块，活动，中等硬度，压痛，叩浊，听无音响；胸部摄片见右横膈局部粘连，向上隆起，平第11肋；超声波检查示右侧卵巢部位可探及液性（囊性）包块为2cm×3cm×5cm大小，呈囊性反射波。妇科检查，外阴经产型，阴道（-），宫颈、宫体已萎缩，右弯，窿处可叩及8cm×10cm×12cm大小之肿物，表面高低不平，囊性感，活动，有轻压痛。既往史无特殊，但患者居住地区卫生习惯较差，饲养猪、犬较多，屠宰猪时常发现其内脏中有水泡状组织，而这种内脏常作狗的饲料。当地水源不洁，且有饮生水的习惯。综上病史及检查，考虑作右侧卵巢囊肿而行卵巢囊肿切除术。剖腹后探查子宫及双侧附件均无异常，但见右下网膜有一囊性肿块包裹，经逐步分离网膜后，呈现出一个黄白色囊性肿物，表面高低不平。完整切除标本送病理检查发现：巨检标本呈囊性包块组织，大小为12cm×10cm×8cm，表面高低不平；囊壁由脂肪和纤维组织组成，内壁光滑，囊内见一个鸡蛋大小的囊泡状物，白色半透明，囊壁薄，内含无色透明液体，从囊泡一端伸出一绦虫状头节，将头节拉出后可见一较长的细颈；头节经苯酚透明后作镜检发现头节顶突缩入，可模糊见到两排小钩和两个吸盘。囊肿壁切片呈现慢性炎症纤维囊变。依据此结果，病理诊断为右下腹网膜间细颈囊尾蚴病。

（二）胃细颈囊尾蚴病

患儿，男，4 岁，于 2 个月前出现消瘦、食欲差、恶心、呕吐和便血（黑色便）等症状，在当地乡卫生院曾按肝炎治疗，未见症状好转而到安徽省五河县医院就诊。体格检查：消瘦，营养状况较差。肝脏在肋下可触及，脾未及，下腹略膨隆，胃部扪及一质软包块，触压有轻度疼痛，并出现恶心症状。实验室检查：外周血红细胞 38×10^{12}/L，血红蛋白 95g/L，白细胞分类嗜酸性粒细胞占 12%；肝功能无异常；大便黑色，隐血试验（+），钩虫卵（-），蛔虫卵（+）；钡餐 X 线片可见胃大弯近胃底处有一个 5cm×4cm×3.5cm 大小包块，有蒂与胃壁相连。初步诊断胃内肿块而考虑手术治疗。入院后一周患儿出现一次吐出，呕出一个类似软壳鸡蛋样的囊状物，囊一侧伸出一虫体。经鉴定：呈囊状，乳白色，囊壁光滑微透明，囊内充满液体；一侧伸出的细长头颈部大小为 1.2cm×0.4cm；囊体大小为 4.5cm×4.0cm×0.7cm；头部经 30% 甘油透明后压片，显示为圆叶目绦虫头节特征，即近似球形，后连颈部，头节有 4 个吸盘，其前方有顶突，顶突上布有大、小头钩相间排列成 2 圈，头钩数为 36 个，大钩长约为 170μm 小钩为 110μm。均呈弓形弯曲，尖端锐利向根部渐粗，有的根部急剧变宽，约为中部宽的 2 倍，钩体光滑，无结节倒钩，此与其他绦虫不同，具有鉴定特征。

四、辅助检查

（一）血常规检查

白细胞总数和嗜酸性粒细胞有增高。

（二）影像检查

对胃细颈囊尾蚴病诊断行钡餐 X 线检查可显示包块；行 B 超、腹部平片检查有助于对腹腔细颈囊尾蚴病的诊断。

（三）病原学检查

对呕吐物或手术切除组织进行虫体鉴定，具确诊意义。

五、诊断与鉴别诊断

由于人体细颈囊尾蚴病在临床很少见，故对其诊断均缺乏临床经验和术前检测手段。依据已报道病例和对家畜细颈囊尾蚴病的诊断有赖于以下 3 方面：一是询问感染史和流行病学史有一定参考价值，一般而言患者居住地卫生习惯较差，特别是水源不洁，且有饮生水习惯，并且当地屠宰的家畜内脏中可见有水泡状组织（家畜细颈囊尾蚴病多发地区）；二是患者就诊时，一般可发现腹腔或消化器官有肿物；三是多数需要经手术探查，切除肿块后对所获囊状样标本作出病原鉴定。

在诊断中应注意与腹腔、消化及生殖器官等部位的肿瘤（如下腹部的卵巢囊肿）、其他寄生虫病（如腹腔的猪巨吻棘头虫病和包虫病；引起胃肠出血的钩虫病）等相鉴别。

六、治疗与预防

除了消化道内肿物可通过呕吐排出之外,其他部位的均需手术治疗。对不能承受手术疑似患者,可采用吡喹酮和阿苯达唑对其抗病原治疗。其中阿苯达唑是目前治疗猪细颈囊尾蚴病较理想的药物。

在家畜细颈囊尾蚴感染率较高的地区,应加强对青少年的卫生宣传教育,不生食和生饮不清洁食物和水是预防本病发生的关键。

（曾庆仁）

第二节　犬复孔绦虫病

复孔绦虫病(*dipylidiasis*)是由犬复孔绦虫(*Dipylidium caninum*)寄生于人体小肠引起腹痛、腹泻、烦躁不安、肛门瘙痒等症状为主要表现的疾病。犬复孔绦虫主要寄生于犬、猫、狼、狐的小肠中,是犬和猫的常见寄生虫,人体偶可被感染。人体感染病例见于欧洲、澳大利亚、阿根廷、美国、津巴布韦、日本等国家。我国报道20余例,其中广东5例,北京、辽宁、广西、四川、山西、山东、湖南、福建、台湾、河北均有病例报告。

一、病　原　学

犬复孔绦虫属于扁形动物门、绦虫纲、圆叶目、囊宫科、复孔属。成虫呈乳白色,体长10～70cm,有170～240个节片。头节呈菱形,有4个吸盘和1个可伸缩的棒状顶突,顶突上有1～7圈小钩。小钩似玫瑰刺。颈节细而短,成节和孕节均长大于宽,新排出的节片外形似黄瓜籽,固定后的或干的节片像稻米。成节节片最大宽度为3.2mm,在节片两侧有2个生殖孔开口,睾丸数100～200个,椭圆形。子宫呈网状,卵巢呈分叶状,位于排泄管内侧,卵黄腺分叶而致密,位于卵巢之后。卵巢和卵黄腺之间有卵膜,上方有从卵巢发出的输卵管,下接卵黄管,无受精管。阴道呈细管状,位于阴茎囊下方。孕节内的睾丸和卵巢均退化,子宫随虫卵的不断增加而分化为许多储卵囊,大小(50～60)μm×170μm,每个储卵囊内有2～40个虫卵,外被一层薄膜。在对孕节进行组织病例检查中发现,孕节体壁厚25～50μm,由被膜、被膜细胞、肌纤维和石灰质小体组成,石灰质小体呈圆形到卵圆形,直径10～15μm。虫卵呈圆球形,直径30～40μm,卵壳透明,内层为透明的外胚膜,卵壳与外胚膜之间有卵黄细胞。内胚膜很薄,卵内含1个六钩蚴,小钩长12～15μm。

成虫寄生于犬、猫的小肠内,其孕节单独或数节相连地从链体脱落,常自动从宿主肛门逸出或随宿主粪便排出体外,并沿地面蠕动。孕节节片破裂后虫卵散出,如被中间宿主蚤类的幼虫食入,则在其肠内孵出六钩蚴,然后钻过肠壁,进入血腔内发育。约在感染后30天,当蚤幼虫经蛹羽化为成虫时发育成似囊尾蚴。随着成蚤到终宿主犬、猫体表活动,该处31～35℃温度有利于似囊尾蚴进一步成熟。一个蚤体内的似囊尾蚴可多达56个,受染的蚤活动迟缓,当终宿主犬、猫舔毛时将其食入而感染。似囊尾蚴进入终宿主小肠后以头节附着在肠黏膜上,经3～4周发育为成虫。人体感染常因与猫、犬接触时误食病蚤引起。犬栉首蚤、猫栉首蚤和致痒蚤是重要的中间宿主，其次为犬啮虱。

二、流 行 病 学

犬复孔绦虫广泛分布于全世界各地。犬和猫的感染率很高，狐、豺和狼等野生动物也有感染。人体复孔绦虫病比较少见，全世界至今报道仅200例左右，见于欧洲、澳大利亚、阿根廷、美国、津巴布韦、日本等国家。除澳大利亚和俄罗斯各有一例为成年患者外，报道的患者多为婴幼儿，并有一家人同时受感染的报道。我国目前有20余例报告，散在北京、辽宁、山西、山东、河南、河北、四川、湖南、福建、广东、广西等地，除2例为成人外，其余均为9个月至2岁的婴幼儿。

人体感染犬复孔绦虫的病例报告虽不多，但见于各大洲。如欧洲的奥地利、俄罗斯、意大利、波兰、西班牙和英国；亚洲的中国、日本、印度、斯里兰卡和菲律宾；美洲的美国、智利、墨西哥、阿根廷以及非洲的津巴布韦以及大洋洲的澳大利亚等。美国的文献记载比较系统，Stiles在1903年首次报道美国第一例人体感染犬复孔绦虫病例。Gleason等统计1962年前有32例，Jones(1979)统计在1973年到1977年这5年中美国疾病预防控制中心发现43例。Molina等(2003)检索美国医学文献数据库，从1982年到2002年4月有6例报告，该作者于2003年报道1例。Kappus等(1994)检查216 275份粪便发现11例。Samkari等(2008)报道1例幼儿患者。Taylor等(2011)报道1例4个月的婴儿病例。据此不完全统计，仅美国至少已报道95例。

我国报道人体犬复孔绦虫感染病例截止2013年资料仅有25例，分布在北京、辽宁、广西、四川、山西、山东、广东、湖南、福建、台湾、河北、河南和安徽等13个省(市)。这些患者的年龄，除5例为成年之外，其余均为儿童。据统计，30%的患者是半岁以下的婴幼儿，85%的患者小于8岁。李林等(2010)报道的安徽省患者为国内年龄最小的犬复孔绦虫感染者，仅33天。Blanchard(1907)报道国外最小患者年龄仅5周。儿童尤其是婴幼儿较成年人容易感染犬复孔绦虫的原因似与儿童密切接触家中的猫和狗有关，多数患者家中饲养有猫或狗，儿童与猫狗等宠物经常玩耍，接触宠物毛发，再吸吮手指可将感染似囊尾蚴的蚤或虱吞食而感染。而猫狗等也可通过舔舐毛发后再舔舐儿童脸、玩具或餐具等而增加儿童吞食感染似囊尾蚴的蚤或虱的机会。

调查发现，动物宿主如猫、狗等感染率很高，但相比之下，人体感染病例却较少见，原因可能有以下几方面：

1. 各地豢养猫、狗作为宠物的情况比较普遍，但其卫生条件一般较差，特别是流浪猫和流浪狗，容易是蚤和虱等犬复孔绦虫的中间宿主孳生繁殖，而猫、狗等在梳理毛发的过程中经常舔舐毛发，可通过舔舐毛发而吞食感染有似囊尾蚴的蚤或虱而感染，因此猫、狗等动物宿主感染率较高。

2. 人主要是因误食感染似囊尾蚴的蚤或虱这个途径而感染，儿童因与猫狗等宠物接触密切而容易感染犬复孔绦虫。成年人因个人卫生习惯和与猫狗没有密切接触而较少得到感染。

3. 学者推测人体感染犬复孔绦虫后可能会产生抗体，形成抵抗力而导致成年人较少感染。

4. 由于感染犬复孔绦虫后症状轻微，不被人们重视，或就诊时因医务人员对该病缺乏足够的认识而未能确诊和报告，导致误诊或漏诊，推测人体实际感染情况应大于目前报道的病例数。

三、临床表现

犬复孔绦虫在人体肠道内发育为成虫，借助虫体的顶突和小钩钻入肠黏膜而寄生在肠道。由于顶突和小钩的机械损伤，可导致局部炎症和出血。患者可表现为消化道症状，如腹痛、腹泻、消化不良、食欲减退等。本病常见于儿童尤其是婴幼儿，可表现为哭闹、夜惊、烦躁不安等。临床表现程度常与肠道内寄生的虫体数目有关，一般人体甚少超过一条以上的虫体，因此患者可无明显症状。但也有体内寄生数条虫体但症状不明显的，Wong 等（1955）报道 1 例 13 个月的女婴患者，经驱虫治疗至少排出 9 条虫体，但没有任何症状，仅在大便中发现持续排出活动的白色虫体，几乎每次排便均含有虫体，持续 2 周后而就诊。因孕节可随患者粪便排出或从患者肛门逸出，常在患者粪便中、肛门周围、尿布上等见到白色黄瓜籽样或米粒样活动性节片而成为患者就诊的主诉。

Narasimham 等（2013）报道 1 例印度 4 岁儿童患者，诉肛门瘙痒和大便中有米粒样虫体 6 个月，反复出现腹痛，就诊前 2 天出现腹泻，没有恶心、呕吐、食欲减退和发热等症状。Szwaja 等（2011）报道波兰 2 岁儿童患者，表现为腹痛、睡眠差、食欲减退、活动过度、偶尔排黏液稀便。在内裤和大便中发现活动的虫体，洗澡时在水中也能发现活动虫体。Tsumura 等（2007）报道 1 名 17 个月的日本女婴患者，表现有腹痛、腹泻、夜间烦躁不安等症状，其母亲在患者粪便中发现有小白色的虫体。王新采（2008）报道 9 月龄患者，最初表现为食欲减退，家长给其喂服肥儿片，后出现轻微的腹泻，粪便中发现多个约半厘米长的白色虫体，虫体能运动。此后陆续排虫月余，患儿家长尚能在其肛门周围发现虫体。赵玉良等（2008）报道河南 8 个月患儿，就诊前 1 个月大便中发现有米粒样白色小虫，每天早上和晚上有虫自患儿肛门中逸出，至就诊时已排 200 多个。患儿系人工喂养，7 个月时开始添加鸡蛋及稀粥，未吃过肉及肉汤，未下地活动。家中养有狗、猪、鸡。自排虫以来，吃奶略有减少，大便稍稀，无发热、呕吐、吐虫及其他伴随症状。

四、辅助检查

（一）虫体节片直检

犬复孔绦虫的孕节可从连体上脱落，随粪便排出体外或主动逸出肛门或服药后驱出虫体。粪便中的节片可直接取出用清水洗净。服药后驱出虫体可采用淘虫检查法：取患者服药 24 ~ 72 小时的全部粪便，加水搅拌，经 40 目筛或纱布过滤弃去粪渣，用水反复冲洗后，转入盛有清水的大玻璃器皿中，器皿下衬以黑纸，检出混杂在粪渣中的虫体，从末端剪取一个节片后置于两载玻片之间，轻轻压平，在光学显微镜下观察依据虫体结构作出鉴定。

（二）虫体节片染色

用皮试注射器，从节片一侧生殖孔插入子宫，徐徐注入墨水汁或卡红染液，用手指轻压使染液分布于侧支中。拔出针尖后，洗去表面黏附的染液，子宫分支显现黑色或红色，便于观察鉴别。

（三）储卵囊和卵检查

将孕节置于盛有生理盐水的器皿中，呈透明白点样的储卵囊可逐渐从孕节中游离出，用细管将其吸出，滴于玻片上加盖玻片，在光镜下观察，依据其形态特征作出鉴定。

五、诊 断

根据病史、临床症状及辅助检查，诊断不难。误诊的主要功能原因临床症状不严重而忽视了寄生虫方面的相关检查。在患者的粪便中找到虫体节片，依据成节结构、孕节片中储卵囊及虫卵的典型结构特征可作出明确诊断。

由于绝大多数患者为儿童或婴幼儿，对症状的诉说往往不完全，而且患者的消化道症状往往不明显或不典型，容易被忽视。粪便中的虫体有时被误认为黄瓜籽、米粒或蝇蛆等而没有受到关注，漏诊的病例应该不在少数。由于病原学为诊断依据，在诊断时要建议患者家长将在粪便中、肛周、内裤或其他地方发现的可疑虫体送检。在送检前最好将标本保存在70%乙醇或10%中性甲醛溶液中。需要注意的是虫卵迅速分解，仅偶尔能够在新鲜粪便中发现虫卵。笔者曾解剖1只猫，在其肠道内检获5条犬复孔绦虫成虫，其孕节内满布储卵囊，将孕节置于生理盐水中或使用载玻片挤压孕节可将储卵囊和卵游离出来，但解剖前多次对其进行粪便检查未发现虫卵。因此仅凭粪检没有发现虫卵不能排除感染，需要多次进行粪检，最可靠的方法是对患者排出的节片进行检查。

六、鉴 别 诊 断

（一）蛲虫病

犬复孔绦虫常见于儿童患者，由于虫体节片具有活动性，可从患儿肛门逸出，家长可在患儿肛周或内裤发现活动性的白色虫体，加之患儿可表现有肛周瘙痒，有时被误诊为蛲虫感染。Taylor等（2011）报告1例4个月男婴，曾两次被误诊为蛲虫感染。Samkari等（2008）也报道1例幼儿病例，因在肛周发现白色虫体而误诊为蛲虫感染。蛲虫感染是儿童常见的寄生虫病，雌虫在夜间从患儿肛门爬出，在肛门周围及会阴部产卵，常引起肛周皮肤瘙痒，患儿常伴有烦躁不安、失眠、食欲减退、腹痛、夜惊等表现，肛周有时可见白色成虫。两者临床表现有交叉，有时不易鉴别。通过病原学检查容易进行鉴别，犬复孔绦虫节片和蛲虫成虫有明显的区别，而两者虫卵也有明显的形态学差异。蛲虫成虫呈线头样，体表角皮具有横纹，前端有头翼、咽管末端膨大呈球形，尾部长而尖细。而犬复孔绦虫节片两侧有2个生殖孔开口，成节有2套生殖系统，孕节具有典型的储卵囊结构可鉴别。蛲虫卵无色透明，两侧不对称，一侧扁平，一侧稍凸，卵壳较厚，内含一蝌蚪期胚胎。而犬复孔绦虫卵呈圆球形，内层为透明的外胚膜，内胚膜很薄，中心有1个六钩蚴。

（二）带绦虫病

带绦虫成虫寄生人体肠道，可表现为腹痛、腹泻、消化不良、体重减轻等非特异性消化道症状。孕节呈单节或数节相连地从链体脱落，随粪便排出体外。脱落的孕节也具有一定的活动力，可因受挤压破裂而使虫卵散出。患者可因在大便中发现白色虫体而就医。鉴别点是带绦虫节片较大，成节近方形，只有1个生殖孔；孕节为长方形，子宫内充满虫卵，没有储卵囊。带绦虫卵胚膜较厚，具有放射状的条纹。两者节片和虫卵形态学的差异较明显，容易区别。

（三）瑞列绦虫感染

多见于7岁以下儿童，因误食含有瑞列绦虫似囊尾蚴的蚂蚁（西里伯瑞列绦虫）或蜚蠊（德墨拉瑞列绦虫）而感染。临床可表现为食欲减退、消瘦、腹痛、腹泻、肛门周围瘙痒等症状，大便中常发现有活动的白色虫体。可通过节片的形状、生殖孔数目和位置、卵的形态进行鉴别。瑞列绦虫节片呈方形或宽大于长的长方形，一个生殖孔位于节片一侧，虫卵呈橄榄形；而犬复孔绦虫节片明显长大于宽，具有两个生殖孔，虫卵呈圆球形。

（四）伯特绦虫感染

也常见于儿童，因误食含有似囊尾蚴的螨类而感染。可表现为消化道不适症状，间断腹泻、腹痛、恶心、呕吐、食欲减退和体重减轻，无发热症状。部分患者可无不适，因粪便中发现活动的白色虫体节片而就诊。可以根据节片明显宽大于长、虫卵具有梨形器等特征而进行鉴别。

七、治　　疗

可采用药物治疗，使用吡喹酮、氯硝柳胺和甲苯达唑均有效。

（一）吡喹酮（praziquantel，PQT）

按5～20mg/kg，晨起空腹一次顿服，2小时后服50%硫酸镁60ml导泻。多数患者使用后未再出现粪便中排节片的情况。Tsumura等（2007）对1例17个月的女婴患者使用吡喹酮治疗后排出4条成虫而治愈。王新采等（2008）对河南8个月患者治疗24小时后排出5条带头节成虫，2条不带头节虫体及许多孕节，近期随访，患儿不再排虫，已治愈。刘影等（2000）按照吡喹酮20mg/kg剂量对1例9个月婴儿患者治疗，服药2小时随粪便排出3条虫体和若干节片，随访2月未再出现排虫现象。

（二）氯硝柳胺（灭绦灵，niclosamide）

成人2～3g，14岁以下儿童1.5～2g，空腹间隔1小时2次服用。服药时必须将药片嚼碎后用水送下，2小时后服硫酸镁导泻。美国疾病预防控制中心在1973～1977年的5年间对43例患有犬复孔绦虫病的患者使用氯硝柳胺治疗，对其中13例患者分别在服药1周后和3个月后复检粪便，均为阴性。认为其有效、无毒副作用。

（三）甲苯达唑（Mebendazole）

成人0.6g/d，分3次服用，连服3天。可驱出完整虫体，多数可找到头节。是一种疗效高、副作用少的驱虫药。陈秀春等（2006）对1.5岁幼儿患者使用安乐士（甲苯哒唑）每次1片，一天两次，服用3天，随后可见粪便排出白色虫体，褐色虫体断离的节片，治后2月后随访，未再发现排虫现象。

（四）中药槟榔、南瓜子煎剂

具有显著的驱绦虫作用，也可用于犬复孔绦虫的驱虫。早晨空腹口服去皮南瓜子粉50～90g（如带皮南瓜子需80～100g），2小时后服槟榔煎剂150～200ml（槟榔80～100g，水500ml，煎至150～200ml）。再过半小时服50%的硫酸镁60ml导泻。南瓜子、槟榔及硫酸镁的剂量，儿童及体弱者酌减。

（五）其他

阿的平（Quinacrine）、噻嘧啶（Pyrantel）、阿苯达唑（albendazole）等对其杀虫也有效果。

八、预　防

犬复孔绦虫是少见的人体寄生虫病，但随着生活水平的提高，人们豢养猫、狗等宠物越来越多，儿童由于与猫、狗玩耍、一起睡觉等感染病例也时有报道，因此应加强对儿童的健康教育。预防的关键是对家中饲养的猫、狗进行定期驱除体内外的寄生虫、蚤和虱等，做好家庭及环境卫生。避免儿童接触流浪猫和流浪狗，如果收留流浪猫或流浪狗，必须先对其进行清洗和驱虫，以防人体受感染。

（一）预防和驱除猫、狗体外寄生的蚤和虱

蚤和虱是猫、狗常见的体外寄生虫，还可寄生于多种哺乳动物和鸟类。在豢养猫、狗等宠物时，应当注意其卫生，定期对猫、狗进行蚤、虱等体外寄生虫的清除。

Fourie 等（2012）研究发现含有10%吡虫啉（10% imidacloprid）和4.5%的氟氯苯菊酯（4.5% flumethrin）的药物缓释项圈对猫感染犬复孔绦虫具有保护作用。不仅能够有效保护猫不受蚤的感染，而且能够预防犬复孔绦虫感染。

氟虫腈（Fipronil）是较好的杀虫剂和杀螨虫产品，对蚤和蜱有迅速杀死作用，且持续时间可长达1月，可用于保护宠物免除蚤和蜱的叮咬。

（二）驱除猫、狗体内寄生的犬复孔绦虫

猫、狗是犬复孔绦虫的主要终宿主，多数患者家庭或周围饲养有猫或狗，而且在饲养的猫狗体内检获犬复孔绦虫。治疗可用氯硝柳胺（灭绦灵）7日疗法，也可用吡喹酮20mg/kg，1次口服，驱虫效果均较好。Peña 等（2013）研究发现苏云金杆菌对犬复孔绦虫虫卵具有直接影响，认为苏云金杆菌对犬复孔绦虫具有潜在的生物控制效果。Morsy 等（2000）发现伊维菌素对狗体内的犬复孔绦虫有效。

（张红卫　崔晶）

第三节　瑞列绦虫病

瑞列属绦虫是哺乳动物和鸟类的常见寄生虫，呈世界性分布。目前已经发现的该属绦虫有37种。其中西里伯瑞列绦虫（*Raillietina celebensis*）和德墨拉瑞列绦虫（*Raillietina demerariensis*）偶可感染人，寄生在人体小肠引起瑞列绦虫病（raillietiniasis）。

一、病 原 学

瑞列绦虫属于扁形动物门、圆叶目、代凡科、瑞列属，其共同特征是：成虫头节钝圆，4 个吸盘，顶突上有 2 排小钩，呈斧锤形。成节生殖孔开口在节片一侧，孕节内充满圆形或卵圆形卵囊。根据睾丸数量、大小和顶突小钩数目、阴茎囊长度、卵囊数目和每个卵囊内卵的数量进行虫种鉴别（见表 38-1）。有学者认为以前报道的可感染人体的加里森瑞列绦虫、美丽瑞列绦虫、亚洲瑞列绦虫、马达加斯加瑞列绦虫和佘氏瑞列绦虫均为西里伯瑞列绦虫的同种异名。我国发现的虫种为西里伯瑞列绦虫。

表 38-1 西里伯瑞列绦虫与德墨拉瑞列绦虫鉴别点

内 容	西里伯瑞列绦虫	德墨拉瑞列绦虫
睾丸数量	48～67	44～73
睾丸大小		(60～90)μm×(40～60)μm
顶突小钩数目	72	162～184
阴茎囊长度	(94～132)μm	(160～210)μm
卵囊数目	300～400	234～331
每个卵囊内卵的数量	1～4	2～12

成虫呈带状，体长 320～660mm，虫体最大宽度 2.8～3.0mm，链体节片 582～806 个，除完全发育的孕节外所有节片宽大于长。头节略呈圆形，有 4 个吸盘，顶突上有 2 排小钩，小钩数量 162～184 个，呈斧锤形。吸盘上有 8～10 排小钩，每排 13～15 个。成节中睾丸呈卵形或稍不规则卵形，数目为 44～73 个。阴茎囊呈南瓜形。输精管在阴茎囊内屈曲蟠卷，然后进入阴茎。卵巢位于节片中央，呈椭圆形，有 10～15 个分瓣，呈菊花状排列。卵黄腺位于卵巢后方。阴道卷曲，在阴茎囊后开口于泄殖腔，远侧部稍膨大。近端孕节末端呈方形或桶形，西里伯瑞列绦虫每个孕节的储卵囊含 1～4 个虫卵。德墨拉瑞列绦虫储卵囊内含约 2～12 个卵。

虫卵呈椭圆形，大小(22～24)μm×(32～36)μm，具有内外两层薄壳，内有 1 个圆形的六钩蚴。卵内两旁空隙中常可见有若干水滴样液体。似囊尾蚴由一层厚为 25μm 的囊包裹，大小为 0.292mm×0.215mm。有头节、吻突和吸盘。头节内有排泄管和网状细管以及 40 余个石灰质颗粒。吻突钩分两排，长短相间。吸盘呈圆形。

瑞列属绦虫生活史一般需要 2 个宿主。西里伯瑞列绦虫的终宿主是鼠，中间宿主是心结蚁属（又称脑踝蚁属）蚂蚁；德墨拉瑞列绦虫的终宿主是鼠、猴，中间宿主是蜚蠊；人偶尔因误食中间宿主而成为其终宿主。卵被中间宿主吞食后在消化道内孵化出六钩蚴，六钩蚴迁移到中间宿主的体腔或组织内进一步发育为似囊尾蚴，当啮齿类动物、猴或人等终宿主食入含有似囊尾蚴的中间宿主，似囊尾蚴在消化道内发育为成虫，借助头节的吸盘和小钩固定在肠壁，储卵囊、卵可随着孕节的脱落而排出终宿主。

二、流 行 病 学

西里伯瑞列绦虫广泛分布于热带和亚热带，如东南亚的越南、缅甸、泰国以及日本、马达加斯加和澳大利亚等国家。黑家鼠、褐家鼠及小板齿鼠等是主要终宿主，Tung 等（2009）在鼩鼱体内也发现有西里伯瑞列绦虫。德墨拉瑞列绦虫主要分布在南美洲的古巴、圭亚那、委内瑞拉和厄瓜多尔等国家和地区。啮齿类动物、猴是其终宿主。我国已报道70余例人体感染病例，分布于台湾、福建、广东、海南、广西例、浙江、湖南、江西等省市。人体被感染主要为误食了含该虫似囊尾蚴的蚂蚁而感染。儿童在地面玩耍增加了误食蚂蚁的机会，因而该病患者多为儿童。

三、临 床 表 现

患者常无明显症状。除个别为成人外，患者多为1～7岁的幼儿，最小的1例患者不足4个月。可有夜间磨牙、流涎、食欲减退、消瘦、腹痛、腹泻、肛门周围瘙痒等症状，或有贫血、烦躁不安、失眠、淡漠、夜间磨牙，并伴有白细胞和嗜酸性粒细胞增多等表现。大便中反复出现乳白色米粒大小能伸缩蠕动的虫体或节片，也常为患者就诊的主诉。米粒大小节片呈椭圆或方形，通常在患者每次排便时可见4～8个节片，多时有20多片，曾见过一长约7cm链状节片，节片可蠕动。

四、辅 助 检 查

（一）虫卵检查

可用直接涂片或厚涂片透明法（改良加藤法）、沉淀法、浮聚法等检查患者粪便。

（二）孕节片检查

患者粪便中排出的孕节片，可用水冲洗干净，将一节节片夹在两张载玻片中，轻压后放在光镜下观察。节片具有明显宽大于长、储卵囊等特征。如患者带来的节片标本已经干燥，可用生理盐水浸泡至软后再用载玻片夹住后观察。如果孕节片不透明，可用甘油或乳酸酚透明剂浸泡，也可用注射器将墨汁自生殖孔或节片前端注入子宫后观察。

（三）头节检查

常用于判定药物疗效。须在患者服药后，留取24小时全部粪便，将虫体自粪便中挑出，以水冲洗干净，找出虫体的头节，并自虫体剪取下来，置于两张载玻片中，轻压置显微镜下观察，顶突小钩数目有助于虫种鉴别。

五、诊　　断

根据临床表现及排节史，结合辅助检查结果可以确诊。瑞列绦虫病患者的主诉几乎都均有粪便排出节片史，因此对此类患者通过详细询问如有常在因粪便中或在患者内裤或被褥上出现发现有活动的乳白色米粒大小的孕节片因考虑此病，并通过收集排出的节片作进一步鉴定来确诊。

六、治　　疗

病原治疗

药物有吡喹酮、氯硝柳胺和中药。

1. 吡喹酮(praziquantel,PQT)　效果较好。按每日 10～15mg/kg 晨起空腹顿服,2 小时后服 50% 硫酸镁 60ml 导泻。多数患者使用后未再出现粪便中排节片的情况。杨益超等(2006)治疗 13 个月婴儿患者,给予吡喹酮 120mg(15mg/kg)顿服,收集服药后第 1 次全部大便,用水筛洗后检获多节链状节片。云肖等(1997)给予 3 岁患儿口服吡喹酮 200mg,早餐后顿服。服药当天淘洗患儿大便,检出绦虫 1 条,虫体长 28cm,细条状。治疗过程无副作用,经 2 年随访患儿症状消失、未发现排虫。

2. 氯硝柳胺(灭绦灵,niclosamide)　治疗有效。成人 2g～3g,14 岁以下儿童 1.5g～2g,空腹间隔 1 小时 2 次服用。服药时必须将药片嚼碎后用水送下,2 小时后服硫酸镁导泻。

3. 南瓜子、槟榔　驱绦虫作用明显。早晨空腹口服去皮南瓜子粉 50～90g(如带皮南瓜子需 80～100g),2 小时后服槟榔煎剂 150～200ml(槟榔 80～100g,水 500ml,煎至 150～200ml)。再过半小时服 50% 的硫酸镁 60ml 导泻。南瓜子、槟榔及硫酸镁的剂量,儿童及体弱者酌减。为便于儿童口服,也可用甘露醇代替硫酸镁导泻,效果很好,一般在 3 小时内有完整虫体排出。

七、预　　防

瑞列绦虫的中间宿主心结蚁属蚂蚁常在厨房或居室内营巢,与家鼠接触机会也较多。如室内放置的蛋糕、饼干、剩饭、剩菜等食品密封不当,很容易招来蚂蚁。小孩常将爬上蚂蚁的食品吃进,故以婴幼儿和学龄前儿童感染该虫最为常见。而幼儿又常在室内地面玩耍,容易误食蚂蚁而受感染。家长和幼儿园教师,平时应注意食品保管,防止老鼠和蚁爬。厨房、饭厅、卫生间一旦发现蚂蚁,应找出蚁巢彻底消灭。

本病预防的重点是对婴幼儿和学龄前儿童的卫生宣传教育,应教育儿童不要在室内地面上玩耍,养成勤洗手,特别是饭前便后洗手的良好卫生习惯。

(张红卫)

第四节　线中殖孔绦虫病

线中殖孔绦虫(*Mesocestoides lineatus*)成虫主要寄生于食肉动物肠道内,偶可寄生于人体,引起线中殖孔绦虫病(mesocestoidiasis)。至今发现人体感染病例有 20 多例,分布在日本、韩国、美国、格林兰等国家和地区。

一、病 原 学

线中殖孔绦虫属于扁形动物门、绦虫纲、圆叶目、中殖孔科、中殖孔属，有27个种，其中可寄生人体的有2种，分别是线中殖孔绦虫和狐中殖孔绦虫(Mesocestoides variabilis)。两种绦虫形态学差别不大，有学者认为两者是同物异名。一般将引起北美人体感染病例者定为狐中殖孔绦虫，引起其他地区人体感染病例者定为线中殖孔绦虫。成虫体长30～250cm，链体可有节片达400个以上，分头节、颈节、成节和孕节。头节较大，顶端平而稍微凹陷，有4个长圆形的吸盘，无吸盘椭圆形，无顶突和小钩。颈节短而细，与头节相连而界限不明显。成节近方形，每节有雌雄生殖器官各一套，睾丸较大，呈卵圆形，18～80个/节片，排列于排泄管两侧。子宫为长形盲管，位于节片中央。卵巢和卵黄腺均分为两叶，位于节片后部。孕节片长大于宽，略呈桶状，生殖器官退化，只留1个子宫残端和1个卵圆形的有子宫残端和副子宫器(是本虫的特征性结构)，大小298.7μm×(275.7～287.2)μm，内含成熟卵。卵呈无色透明，椭圆形、卵壳较薄，大小为(32.7～29.8)μm×(25.2～21.4)μm，内含1个六钩蚴。四盘蚴虫体细长，伸缩性强，呈白色，不透明，具有不规则皱纹，头节比体部粗大，顶端有一裂隙，具4个长圆形吸盘，有狭长的开口。

线中殖孔绦虫生活史尚不完全清楚，认为有2个中间宿主，其中第一中间宿主至今尚不明确，但认为可能为甲螨和蚂蚁等节肢动物；第二中间宿主为小型哺乳类、鸟类、爬行类和两栖类动物，如蛙、蛇、鸟等。终宿主为狗、狼、狐狸、猫、浣熊等食肉类动物。人偶尔感染而成为终宿主。

虫卵被第一中间宿主甲螨或蚂蚁吞食后发育成似囊尾蚴，被第二中间宿主吞食后发育成具有感染性的四盘蚴，四盘蚴寄生在第二中间宿主的组织或体腔内。寄生在组织内的虫体被组织包绕固定，寄生在体腔内的可游走于体腔内。终宿主食入感染性的四盘蚴而感染，在小肠内寄生，发育为成虫，孕节脱落后随宿主粪便排出体外。

二、流 行 病 学

全球共报道20多例人体感染病例，其中14例在日本，2例在韩国，7例在美国，1例在前卢旺达-乌隆迪，1例在格林兰。中国发现4例，3例在吉林，1例在黑龙江。

在意大利、伊朗、斯洛伐克、墨西哥、美国、拉脱维亚、哈萨克斯坦、格林兰、德国、丹麦、阿沙尼亚等国家和地区均有动物感染报道，其中狐的感染率从9.7%～45.4%不等，狼的感染率5.9%～12.2%，狗的感染率1.0%～81.82%，猫的感染率1.7%～13.46%，伊朗金豺感染率70%。

在狗、狼、狐狸、猫、浣熊等食肉类动物体内发现成虫，为终宿主。在小型哺乳类、鸟类、爬行类和两栖类动物，如蛙、蛇、鸟、鼠等体内发现四盘蚴，为第二中间宿主。甲螨和蚂蚁等节肢动物可能为第一中间宿主。人被感染是由于生食或半生食寄生有线中殖孔绦虫四盘蚴的第二中间宿主的肉、血、胆或其他脏器所致。

三、临 床 表 现

患者可表现为非特异性胃肠道症状，如消化不良，轻微腹胀、腹痛，腹泻或间断出现便秘，营养不良，消瘦，饥饿感、食欲减退和贫血等症状。少数患者可有发热、寒战。体检患者可有轻微脾脏肿大，多数患者血中嗜酸性粒细胞增高。部分患者无明显的临床症状，因粪便中排出米粒大小的“白点”状孕节而就诊。

国内金立群等(1991)报道1例人体感染病例。患者，女，43岁，胃肠症状半年余。经常腹痛、腹泻、伴有饥饿感、消瘦，4个月前大便中发现有活动的米粒大小的“白点”。患者发病1年前吃过用电炉烘烤的麻雀，其中有的未熟，共6～7只，多年前吃过青蛙。血液检查白细胞计数7.2×10^9/L，嗜酸性粒细胞6.6×10^4/L。经驱虫后，获得一完整虫体而确诊。

四、辅 助 检 查

1. 病原学检查　粪检查找虫体是最重要的诊断依据。由于孕节片较小，须经过筛法收集。先将含有何从提粪便放在较大的烧杯中，加水稀释，用玻璃棒搅碎，倾倒在细铜筛中，在自来水管下慢慢冲洗，见冲下的水清净后，将剩下的沉渣倒在含有少量水的培养皿中，在培养皿下放一张黑纸以利于观察，在解剖镜下检查挑取虫体。取出的虫体可用生理盐水洗净后固定保存。也可采用自然沉淀法，取粪便加生理盐10倍稀释，用玻璃棒轻轻搅匀后，倾倒在锥形量杯中沉淀，过半小时后轻轻倒掉上清液，再加生理盐水搅匀沉淀，如此反复清洗自然沉淀3～5次至上清液清亮，将沉渣在解剖镜下观察虫体。

2. 外周血象　可见嗜酸性粒细胞明显升高。

五、诊　　断

由于线中殖孔绦虫人体感染病倒很少且感染后症状较轻，故未引起足够关注，估计漏诊病例很多。根据有生食或半生食蛇、鸟、鸡、蛙等第二中间宿主的肉、血、胆或其他脏器等病史，粪便中发现有孕节可进行诊断。根据孕节中生殖孔位于正中和特征性结构(副子宫器)可确诊。

六、治　　疗

用吡喹酮、氯硝柳胺和巴龙霉素对本病原治疗均有疗效。

(一) 吡喹酮(praziquantel，PQT)

按每日5～10mg/kg，晨起空腹顿服，2小时后服50%硫酸镁60ml导泻。多数患者使用后未再出现粪便中排节片的情况。Fuentes等(2003)对1名19个月的婴儿使用吡喹酮10mg/kg，单剂量治疗后患者粪便中没有发现节片。González等(1996)报道2例患者使用常用的抗绦虫药无效，使用吡喹酮治愈。

（二）氯硝柳胺（灭绦灵，niclosamide）

成人2～3g，14岁以下儿童1.5～2g，空腹间隔1小时2次服用。服药时必须将药片嚼碎后用水送下，2小时后服硫酸镁导泻。

（三）巴龙霉素（paromomycin）

按70mg～80mg/kg，分2次晨起空腹口服，间隔1小时。服药后2小时服硫酸镁导泻。Ohtomo等（1983）和Hutchison等（1980）分别使用巴龙霉素治疗35岁和17个月的患者后，粪便中没有发现节片。

（四）中药槟榔、南瓜子煎剂

具有显著的驱绦虫作用，对线中殖孔绦虫也有很好的驱虫效果。早晨空腹口服去皮南瓜子粉50～90g（如带皮南瓜子需80g～100g），2小时后服槟榔煎剂150～200ml（槟榔80g～100g，水500ml，煎至150～200ml）。再过半小时服50%的硫酸镁60ml导泻。南瓜子、槟榔及硫酸镁的剂量，儿童及体弱者酌减。金立群等（1991）使用槟榔、南瓜子煎剂治疗患者驱出完整的虫体。

七、预 防

多数患者有生食或半生食蛇、鸟、鸡、蛙等第二中间宿主的肉、血、胆或其他脏器等病史，因此预防的关键是改变不良饮食习惯，不生食或半生食动物肉类、血液或内脏，不生喝蛇血、生吞蛇胆等。

（张红卫）

第五节 伯特绦虫病

司氏伯特绦虫（*Bertiella studeri*）是猴和其他灵长类动物常见的寄生虫，在全球广泛分布。人偶有感染而患伯特绦虫病（bertielliasis），病例分布在毛里求斯、菲律宾、东非、印度、印度尼西亚、赤道几内亚、越南、新加坡、美国、前苏联等国家，2006年安徽省报道我国首例人体感染病例。

一、病 原 学

司氏伯特绦虫属于扁形动物门、绦虫纲、圆叶目、裸头科、伯特属。伯特属绦虫种类繁多，寄生于多种动物，已知在人体寄生的有司氏伯特绦虫和细尖伯特绦虫。有学者认为早期发现的人体感染病例中虫体形态描述有较多差异，认为是“司氏伯特绦虫复合种”（Bertiella studeri species complex）。也有学者认为两者是同种异名，所有的人体感染病例均为司氏伯特绦虫。

成虫虫体中等或大型，大小为长（150～450）mm×（6～15）mm，个别的可达700mm，分节明显。头节稍扁，呈近四角形，宽0.48～0.62mm，顶突端有退化的顶突。4个圆形吸盘呈杯口状，明显向外突出。成节片呈现典型的节片宽远大于长的特点，每节有雌雄生殖器官各一套。每节睾丸约250个，主要分布在节片前缘与子宫之间，卵巢呈扇形，成熟卵巢中央致密区向外发出许多棒状分叶。孕节长，子宫内充满虫卵。虫卵呈不规则卵圆形，大小为(45～46)μm×(49～50)μm，卵壳薄而透明。内有薄而透明的外胚膜、梨形器和1个六钩蚴。

司氏伯特绦虫生活史尚不明确，根据其形态特征和同类型绦虫的生活史推断其需要中间宿主和终宿主2个发育阶段。司氏伯特绦虫卵内的六钩蚴在中间宿主螨体内发育成具有感染性的似囊尾蚴，终宿主食入含有似囊尾蚴的螨类而感染。似囊尾蚴在终宿主肠道中发育到成虫阶段，依靠头节的4个吸盘固定虫体在肠道，可在肠道寄生数年，其孕节从链体脱落，随粪便排出体外。在肠道内或体外孕节破裂，孕节中的虫卵散出并随粪便污染地面，虫卵被中间宿主螨食入而进入其体内。

二、流行病学

全球分布，司氏伯特绦虫主要感染猴和其他灵长类动物，如黑猩猩、猿猴、长尾猴、猕猴、食蟹猴、青猴、狒狒等。目前已经报道的人体感染病例有50多例，分布在毛里求斯、菲律宾、东非、印度、印度尼西亚、赤道几内亚、越南、新加坡、美国、前苏联等国家。需要注意的是有3例为输入性病例，Achir等(2008)报道1例从也门回到阿尔及利亚的学生患者，Al-Mathal等(2010)报道1例从沙特阿拉伯回到埃及的工人患者，Galan-Puchades等(1997)报道1例从肯尼亚回国的西班牙孕妇患者。我国仅有1例人体病例报道，是2006年安徽省报道我国首例人体感染病例。

司氏伯特绦虫中间宿主是螨类，终宿主是灵长类动物。人可因误食含有似囊尾蚴的螨类而感染。

三、临床表现

无特异性临床表现。患者多为儿童，可表现为消化道不适症状，间断腹泻、腹痛、恶心、呕吐、食欲减退和体重减轻，无发热症状。部分患者可无不适，因粪便中发现活动的白色虫体节片而就诊。Malik等(2013)报道1例4岁儿童患者，表现为腹痛，间断在大便中发现白色活动性虫体。Furtado等(2012)确诊1例4岁女孩，出现夜间腹痛、体重减轻、腹胀和大便中有白色虫体。该患者及其家庭经常到一个豢养有卷尾猴的农场参观。Xuan等(2003)描述1例越南4岁患者，表现为食欲减退、体重减轻和间断腹泻，大便中发现虫体。有的患者仅在大便中发现白色活动的虫体而就医。如泰国报道1例26岁女性患者，表现为间歇性腹泻，大便中发现白色虫体。

我国安徽省宿州报道的我国首例人体病例为3岁半儿童，其父母曾在动物园收养猴，患者2岁时经常在动物园边的地上玩儿，并经常喂食并与收养的猴玩。患者出现经常性腹痛6个月，发现粪便中排出活的寄生虫3个月，每2～3天排出虫体节片，无发热。在当地医院就诊，按照猪肉绦虫给予吡喹酮治疗，效果差。最后在患者粪便中收集到133个节片，为数节至10余节甚至数十节相连，呈典型的宽远大于长的特点，在活体时由于虫体遇冷收缩可在一端呈双角状；固定标本每节片平均长0.1cm。虫卵呈圆形或椭圆形，平均直径45.31μm，具有典型的梨形器和小钩。根据节片和卵的形态特征而被诊断为司氏伯特绦虫病。

四、辅 助 检 查

（一）虫卵检查或虫体检查

患者粪便中可发现活动的白色虫体节片，节片具有明显宽大于长等特征。粪便检查可发现虫卵，根据薄而透明的卵壳、梨形器和六钩蚴等是司氏伯特绦虫卵特征而明确诊断。可感染人体的有司氏伯特绦虫和细尖伯特绦虫 2 种。两者的主要区别点为：①东半球灵长类寄生的为司氏伯特绦虫，西半球的是细尖伯特绦虫；②司氏伯特绦虫虫体较长，而细尖伯特绦虫虫体较短；③司氏伯特绦虫睾丸数目多，每个节片有 250 个，而细尖伯特绦虫只有约 140 个；④司氏伯特绦虫卵较大（45 ~ 46）μm×（49 ~ 50）μm，而细尖伯特绦虫卵较小，直径为 36μm。

（二）分子生物学鉴定

随着分子生物学研究进展，针对 18s 核糖体 DNA 序列的 PCR 检测和序列测定能够对其分类进行分子鉴定。Furtado 等（2012）等采用针对 18s 核糖体 DNA 序列的引物对来自巴西的患者检获的司氏伯特绦虫虫体样本进行 PCR 扩增和测序，与 Genbank 上的 *Bertiella studeri* 序列进行比对，发现两者之间有 84% 的序列相同。认为该技术可用于司氏伯特绦虫种类鉴定及系统进化分析。

五、诊　　断

根据患者临床症状，对症治疗无效者可进行大便病原学检查，如发现有致病虫卵或孕节，即可确诊。

六、治　　疗

由于病例数较少，目前尚无明确的治疗方法。

（一）吡喹酮

在赤道几内亚的 1 例病例报道中使用吡喹酮（praziquantel）40mg/kg，单次剂量。20 天后再用相同剂量治疗 1 次，患者症状消失，节片排出停止。也有使用氯硝柳胺（niclosamide）1g，单次剂量有效。常用的肠道驱虫药如阿苯达唑对司氏伯特绦虫无效。Furtado 等（2012）报道 1 例患者使用阿苯达唑 5 天，仍然排虫，使用吡喹酮（10mg/kg）1 次后排出 7 个节片和 1 个较长的链体。Xuan 等（2003）对 1 例 4 岁儿童使用氯硝柳胺 1g，然后给阿苯达唑 400mg/d，连续 3 天，治疗后 3 个月大便中仍然能够发现虫体，又给予第二个疗程治疗，治疗后 1 个月仍然发现虫体。

（二）中药槟榔、南瓜子煎剂

具有显著的驱绦虫作用，也可用于司氏伯特绦虫的驱虫。早晨空腹口服去皮南瓜子粉 50 ~ 90g（如带皮南瓜子需 80 ~ 100g），2 小时后服槟榔煎剂 150 ~ 200ml（槟榔 80 ~ 100g，水 500ml，煎至 150 ~ 200ml）。再过半小时服 50% 的硫酸镁 60ml 导泻。儿童及体弱者南瓜子、槟榔及硫酸镁的剂量酌减。

七、预　　防

司氏伯特绦虫主要感染灵长类动物，人偶尔因误食含似囊尾蚴的螨类而感染，其中间宿主螨在土壤中分布广泛。对儿童进行健康教育，避免与灵长类动物密切接触，也避免在灵长类动物活动区域的地面玩耍。

（张红卫　段娟）

第三十九章　常见绦虫病的临床护理

由绦虫引起的绦虫病是人体常见的寄生虫病，也是我国古医籍中最早记载的人体寄生虫病之一。寄生人体的绦虫有30余种，分属于多节绦虫亚纲的圆叶目（*Cyclophllydea*）和假叶目（*Pseudophyl-lidea*）。绦虫病的临床护理主要是通过对病人的健康史、身体状况、心理和社会支持状况以及内外科治疗后的系统评估，给予正确的护理诊断和实施相应的护理措施，帮助病人尽快恢复健康，同时给予系统的健康教育与指导，提高病人自我健康促进能力。

第一节　包虫病的护理

包虫病是流行于农畜牧区常见的人畜共患寄生虫病，对人民群众的健康危害极大，在我国流行区域主要集于西北地区，随着人民生活水平的提高及国家对该疾病防治工作的重视，特别是2007年国家将包虫病列为免费救治重大传染病以来，更多的患者得到了及时有效的手术治疗，明显提高了这一群体的生活质量。由于包虫发病部位、病程、分类及手术方式不同，护理观察与措施的实施也同样存在差异，因此，如何在落实常规护理的基础上，体现专科护理特点，让不同民族患者感受到优质的护理服务，是提高护理综合水平的关键。

一、手术前患者的护理

由于患者多来自牧区及半农牧区，多数患者并不了解发病原因，尤其是生活在偏远地区的少数民族患者，因此，在配合医生完善术前准备工作的基础上，术前护理重点包括以下主要内容。

1. 及时准确做好患者的入院护理评估　责任护士首先要了解患者的职业、生活环境、民族、饮食习惯、主要症状、对疾病的认识及心理状况等，及时掌握入院后辅助检查结果，并与主管医生有效沟通，制定有针对性的护理计划并实施。

2. 尽快使患者适应病房环境　尤其是来自农牧区的患者，由于生活习惯与病区环境的变化，患者往往难以适应，加之少数民族患者语言障碍更加剧了患者的心理负担，极不利于患者应对手术。因此，护士应多与患者沟通，了解其生活与心理需求，必要时让同民族护理人员予以相关内容的健康宣教，达到预期效果。

3. 为使患者能更好地配合手术，护士在术前一定要告知不同类型病人手术的基本方法、历时、手术室条件、麻醉方式等，以减轻患者心理负担。

（1）肝泡状包虫病：一定要在评估疾病浸润性生长对肝功损害程度的基础上给予正确的饮食指导，若出现黄疸需注意皮肤护理，剪短指甲，防止皮肤抓伤，可采用炉甘石洗剂及温水擦浴、穿棉质衣裤等皮肤护理，确保手术的顺利进行。

（2）巨大肝囊性包虫病：应告诉患者尽量减少外出，避免剧烈活动，如：搬运重物、挤乘公交车、用力排便、剧烈咳嗽等，对小儿患者尤其需强调不要打闹、踢球、跑步等，以免包囊破裂囊液溢出引起过敏性休克的发生。

（3）肝右叶顶部包虫：由于膨胀性生长包块可压迫膈肌包囊破裂破入肺毛细支气管，胆汁刺激引起持续咳嗽，咳出胆汁样液，内含包虫囊皮，患者不能平卧，夜不能寐，给患者带来巨大痛苦。对这类患者，护理人员除密切观察病情变化之外，应持续保持患者半卧位，对咳出胆汁的量、色、性状及时记录，每次咳胆汁后为患者提供凉开水漱口，每日口腔护理 3 ~4 次，注意口腔黏膜是否存在溃烂，一旦发生及时告知医生处理，尽量减轻患者的痛苦，配合医生尽早手术。

（4）肺脏包虫病：肺脏包虫病的发病率仅低于肝脏，约占 15% ~20%。尤其是儿童患肺包虫病后囊肿往往较大，生长较快，居肺内部的包虫外囊甚薄易并发破裂，破裂率较肝包虫为多，因此，术前要避免剧烈咳嗽、负重或剧烈运动。

（5）脑包虫病：患者一旦诊断明确，护士必须密切关注患者肢体活动及神志变化情况，嘱患者不要离开病区，防止颅内压升高，如便秘、剧烈咳嗽等导致脑疝发生。

（6）骨包虫病：我院 2000 ~2012 年共收治 41 例，以脊柱包虫居多（37 例），尽管骨包虫发病率只占 0.5 ~4.0%，但一旦发生，病人极易发生肢体活动受限、疼痛、功能障碍性跛行、感觉迟钝麻木、甚至骨折，因此，术前应建立安全护理模式，防止病人跌倒。

（7）终末期肝泡型包虫病：肝移植是治疗严重肝功能衰竭的肝泡型包虫病最有效的治疗手段。进行肝移植治疗的肝包虫病患者，一方面由于手术创伤较大，术中及术后并发症较严重，另一方面患者长期处于肝功能失代偿期，身体营养状况较差，所以术前要给予患者良好的心理指导和营养支持。

（8）其他部位包虫病：如腹、盆腔包虫病、脾包虫病、肾包虫病、眼眶包虫等，发病率虽然不高，但危害极大，给病人生活、工作、家庭带来诸多不便，因此术前要做好各项护理工作，如眼眶包虫的病人，由于视神经长期受压拉扯损伤致使眼睑不能闭合，视力严重下降，因此要做好眼的保护，要有人陪伴，确保病人安全。

二、手术室护理配合

1. 手术前访视　手术室护士术前 1 日至病区对患者进行访视，针对包虫病的性质、部位进行术前宣教，介绍手术前注意事项，安慰并鼓励患者，使其树立战胜疾病的信心，积极配合手术治疗，同时了解患者一般情况，如有无并发症及传染性疾病；了解医生手术方案，巨大包虫病及脑包虫病等由于手术步骤较为复杂，巡回护士需参加医护术前讨论会，以便充分做好术前准备，确保手术顺利进行。

2. 手术患者安全核查　术前患者身份识别及切口部位的确认，是保障手术安全的首要环节，因此，术前认真落实医、护、麻三方核查制度至关重要，主要内容包括：

（1）接送患者时需与病房责任护士认真交接，核对患者信息及携带物、药品等，如抗生素，检查资料包括X线片、CT片和MRI片等。

（2）患者推进手术室以后，责任巡回护士应认真核对患者信息、手术名称、手术部位、携带药品、影像资料等，检查手术部位标志，确认患者腕带、病历信息完全正确后，将患者推至手术间。

（3）麻醉开始前，巡回护士与麻醉医生及手术医生共同核对患者身份，三方确定无异议之后，签全名确认。

（4）手术开始前，巡回护士与麻醉医生和手术医生共同核查患者身份、手术方式、手术部位、手术物品、风险预警等，并签名。

（5）手术结束后，巡回护士与麻醉医生和手术医生共同核查患者身份、实际手术方式、术中用药、输血、手术用物、手术取出的包虫或切除的组织、患者皮肤、静脉通道、引流管等，并在记录单签全名。

3. 术中常规护理

（1）与患者建立良好的护患关系：安慰患者，并进行必要的心理护理，取得患者的信任。尤其是反复多次手术的患者，要守候于患者身边，给患者更多的关怀，鼓励患者树立战胜疾病的信心，减轻恐惧感。

（2）建立静脉通道：肝泡状棘球蚴、肺包虫及脑包虫患者，由于手术范围较大或难度高，特别是包虫内囊有感染情况时，往往术前进手术间前需要静脉输入抗生素或术中输血，故一般选择16#～18#号套管针以方便用药，并且选择较粗的血管进行穿刺。

（3）正确选择手术体位：给医生创造一个满意暴露手术视野的平台，使医生方便手术，同时要防止体位并发症的发生，做好受压部位的保护，避免压迫血管和神经。

（4）密切观察病情，做好突发情况的抢救准备：术中巡回护士应密切观察患者病情，如静脉穿刺部位、出血量、尿量等，及时定时通报手术医生并记录；若手术患者发生因囊液外溢所致过敏反应，应积极配合医生积极抢救。

（5）术中保温护理：一般调节手术室温度在22℃左右比较适宜，患者的肩部、肢体等部位加盖棉垫；冲洗液最好加温到37℃，一般包虫手术时间不长，可只采用上述保温措施；巨大包虫、多发包虫、肝泡状棘球蚴侵犯至肝门等手术范围大、难度高、历时时间长的手术，在患者体质较差时，可选择应用保温毯。

4. 术中配合关键点

（1）根据手术需要准备好手术所需物品，特殊器械包括包虫病专用设备，肝脏特殊器械或肺特殊器械等；手术敷料除常规外，需多备中单和治疗巾。另备电刀、切口保护器、特殊缝线、引流管等；肝泡状棘球蚴手术准备好肝部分切除器械及特殊缝线、螺旋水刀等，如侵犯肝门部或重要血管时需备好血管器械。

（2）器械护士应熟悉手术步骤，按照手术程序主动准确地传递手术所需物品。

（3）严格无菌操作，术中包囊液的溢出可使头节播散，造成种植性包虫病复发，给患者带来不必要的痛苦。在医生进行穿刺前，器械护士应铺好隔离巾，准备好10%高渗盐水纱布递给医生保护穿刺部位的周围，同时准备好吸引器；接触过包虫的器械不可再用于其他部位的操作；包虫内囊处理完毕后，换下所有污染的器械，冲洗体腔，所有手术人员更换手套，方可进行其他操作。

(4) 靠近血管等重要部位操作时,需传递小花生米钳、小直角钳,备好血管夹、血管阻断钳等;需阻断肝血流时用细乳胶管横过肝十二指肠韧带阻断,巡回护士记录时间,15~30分钟后提醒医生放松5分钟。

(5) 安全使用电外科设备,巡回护士妥善安置好负电极,调节合适的功率,器械护士将电刀手柄放置在安全的位置,防止给患者带来意外伤害。

(6) 认真清点器械用物,防止异物存留体腔。包虫内囊摘除术需要用小纱布块擦洗内囊壁,根据囊腔的大小将纱布剪成合适的尺寸,巡回护士与器械护士对点清楚,并记录,用后放在弯盘内方便清点,所有物品清点无误后方可关闭体腔。

5. 术后污染物的处理

(1) 完整摘除的包囊需用手术刀或剪刺破后再用10%的高渗盐水浸泡处理。

(2) 手术器械先用0.1%的含氯消毒液浸泡消毒15分钟后再清洗高压灭菌。

(3) 手术敷料、手套等一次性耗材按要求放入医疗垃圾袋中送焚烧。

(4) 手术吸出囊液应加入10%的高渗盐水或3%过氧化氢浸泡15分钟之后,再倒入排水口。

三、手术后患者的护理

包虫病患者由于患病时间比较长,再加上手术损伤可导致患者防御能力下降,术后切口疼痛、禁食及应激反应等均可加重患者的生理、心理负担,不仅可能影响创伤愈合和康复过程,而且可能导致多种并发症的发生。因此,对不同部位的包虫病术后病人,应根据不同个体制订不同的护理计划,防止并发症,减少痛苦与不适,尽快恢复生理功能,促进康复。

(一) 术后一般护理要点

1. 安置病人　与麻醉师和手术室护士做好床旁交接,如了解手术方式、麻醉类型、术中出血、输血、补液量以及留置的引流管情况等,正确连接各引流装置,并逐一做好标志,保持各管道通畅。

2. 体位　根据麻醉类型及手术方式安置病人体位:①全麻未清醒者,取平卧位,头偏向一侧,使口腔分泌物或呕吐物易于流出,避免误吸;麻醉清醒、生命体征平稳后,根据专科护理需要调整体位;②腹部手术者,取低半坐卧位或斜坡卧位,以减少腹壁张力,便于引流,并可使腹腔渗血渗液流入盆腔,避免形成膈下脓肿。

3. 病情观察　密切观察生命体征、瞳孔、神志、切口情况,并做好记录。

4. 饮食护理　手术后一般需禁食24~48小时,待肠道蠕动恢复、肛门排气后开始进食少量流质,逐渐过渡至普食。

5. 休息与活动　①保持室内安静,减少对病人的干扰,保证其安静休息及充足的睡眠;②根据病情鼓励病人早期活动,以减少肺部并发症、改善血液循环、促进切口愈合、促进肠蠕动恢复和减少尿潴留的发生。

6. 引流管护理　多置于胸、腹腔、胃肠、胆道和膀胱等。应区分各引流管放置的部位和作用,并做好标记,妥善固定,保持引流通畅,观察并记录引流液的量、性状和颜色,熟悉各类引流管的拔管指征,并进行宣教。

7. 包虫病药物治疗的观察及护理　告知口服用药的目的、方法、注意事项,提高患者用药的依从性。严密观察用药后的不良反应,定期复查血常规、肝肾功能,如出现肝、肾功能损害,需停药,经治疗恢复后,可继续服用。如出现过敏或副作用者短期停用或改用药物剂型或者其他药物种类。有妊娠计划的夫妇应在医生指导下使用,孕妇忌用。

(二)肝脏包虫病患者的术后护理

1. 术后评估 可从以下几个方面评估:

(1)了解具体的手术情况:了解麻醉、手术方式、术中病灶切除程度、手术经过、引流管安置及有无术中囊液过敏、急救处置等情况。

(2)身体情况:严密监测病人生命体征、意识状态、血氧饱和度、尿量、肝功能、胃肠功能恢复等;监测腹部与切口情况,观察胃管、胆道引流管、腹腔引流管等是否通畅,各种引流液的颜色、量及性状等。

(3)心理状态与认知程度:是否仍存在紧张、焦虑的心理状态,对术后翻身活动、携带引流管是否配合,对术后康复有无信心,对出院后的继续诊疗是否清楚。

2. 术后护理措施

(1)卧位与活动:术后全麻作用消失、生命体征平稳后改平卧位为低坡卧位;肝泡型包虫病患者行肝大部分切除术后,宜卧床休息 24 ~48 小时,协助床上肢体活动和适度翻身,2 ~3 天后病人情况许可时协助病人下床活动。

(2)饮食指导:肛门未排气仍需禁食,但可少量饮水或米汤;禁食期间遵医嘱给予静脉营养支持,待胃肠功能恢复后按流食-半流-软食-普食的要求进食。

(3)严密观察病情:仔细观察患者的行为意识、生命体征、面色、尿量、引流管引流、胃肠功能恢复及腹部体征等,及时发现有无术后腹腔出血、胆漏、肝功能障碍、胃肠功能障碍等并发症发生;同时还要严密观察患者有无皮肤红痒、喉头发紧、呼吸困难等包虫囊液过敏的征象。

(4)引流管的护理

1)首先应区分各引流管放置的部位和作用,并标记管道名称、置管时间等。

2)妥善固定各引流管并保持管道通畅,可经常由近端向远端挤捏引流管,以防堵塞。

3)保持有效引流,引流管以靠近置管一侧身体固定放置为宜,且引流容器低于置管引出部位,避免侧身折叠、扭曲或腹带迁拉上移或放置在对侧身体处。

4)留置胃肠减压管应维持连接的负压吸引装置并保持适当有效负压,避免负压过大损伤胃黏膜,负压过小起不到减轻胃肠张力的作用。

5)为促进包虫残腔胆瘘愈合或引流胆道内破入的包虫囊皮等,术中可经胆囊管放置胆道减压管或在胆总管内置入 T 型管,胆汁的引流既反映了胆道的畅通情况,也反映了肝脏的功能,当胆汁引流量异常减少或无胆汁引出,要警惕肝功能衰竭的发生。

(5)并发症的观察与护理

1)出血 是肝囊性包虫外囊剥离和泡状包虫病肝切除术后常见的严重并发症之一,术后应积极防范和控制出血。严密监测血压、脉搏、呼吸及面色、神志、末梢循环情况,观察伤口有无出血或消化道出血情况;腹腔引流管间断或持续引出血性液,应高度警惕腹腔内出血。一旦发生出血,应首先开放静脉通道,补液扩容,必要时再次手术止血。

2)膈下积液与脓肿 也是肝包虫外囊剥离和肝切除术后的常见并发症,多发生在术后一周左右,常表现为患者的体温平稳后又升高,同时伴有右上腹胀痛等不适。护理上应加强腹腔引流的有效性，认真观察引流液的量、颜色、性状，必要时加强引流管冲洗或腹腔穿刺引流，并给予营养支持治疗。

3）胆瘘：观察术后有无腹痛、发热、腹胀等腹膜炎表现，如切口、腹腔引流液引出黄绿色胆汁样液体，常提示胆瘘发生。

4）肝功能衰竭：观察患者有无行为性格异常、定向力减退、嗜睡与躁动交替、黄疸消退缓慢甚至加重等肝功能障碍的表现。

（6）健康教育

1）加强对牧民、农民、皮毛工人等高危人群的卫生宣教，养成良好的个人卫生习惯，谨防“病从口入”，食前洗手、不饮生水，不吃生的或未煮熟的肉。餐具、刀具、菜板等按生食、熟食分开使用。

2）切断流行环节，避免与狗直接接触。

3）严格管理市场和家庭屠宰，禁止随意丢弃患病家畜的内脏、尸体或喂犬，而应火焚或深埋。

4）对手术切除的病变组织要火焚或深埋，以防被犬吞食。

5）注意草原的净化工作，搞好环境卫生。人畜饮水应分开，牲畜的粪便不要污染水源。

（三）肝包虫病肝移植患者的术后护理

1. 术后评估

（1）了解手术方式和麻醉类型，手术过程是否顺利，术中出血、输血、补液量及各留置引流管的情况等。

（2）身体状况：评估生命体征、切口状况、肢体功能、体液平衡、术后不适及并发症。

（3）社会-心理状态：评估病人及家属对手术的认识看法，了解病人术后的心理状态，评估有无引起术后心理变化的原因，如担心预后差、切口疼痛、经济负担重等。

2. 术后护理措施

（1）血流动力学监测：术后持续、动态监测病人的心率、血压、脉搏、中心静脉压、肺毛细血管楔压等，以掌握病人的血容量情况。CVP 的监测对循环容量的指导意义较大，术后适宜维持在 5～8cmH_2O，以利于肝脏静脉回流。早期 15～30 分钟观测记录一次，稳定后改为 1 小时一次。从监测的结果准确评估有无血液容量的不足，以及时采取有针对性的治疗措施予以纠正。

（2）合理静脉补液，维持体液平衡：保持静脉通路的通畅，遵医嘱及时补充晶体液和胶体液，特别是肝移植后血浆和血白蛋白的输注量大，更应根据监测情况合理安排输注种类与速度，以维持机体循环容量的需求。血液容量不稳定，除表现为低血压外，还可表现为组织器官灌注不足，如意识淡漠、少尿、肢端末梢以及毛细血管充盈时间延长等，因此术后严格监测记录每小时尿量、各种引流量和静脉补液量等，每 4 小时评估一次出入量，病情平稳者可 12～24 小时评估一次出入量，以判断有无手术创面渗血或活动性出血所致有效循环血容量和组织灌注不足的表现。

（3）适时进食：为促进患者早期快速康复和容量限制的要求，可以尽早开始肠内营养，如无特殊，一般可在术后 12～24 小时进水，并逐步进食。

（4）加强呼吸道管理，维持良好的呼吸功能。

绝大多数移植患者术后早期仍需要通过呼吸机辅助呼吸，以保证足够的氧合和术后平稳恢复,因此密切监测呼吸功能、维持有效的呼吸对患者术后的治疗和康复有着重要的指导意义。在临床护理过程中,除了观察呼吸道通畅程度、呼吸频率、幅度等,还应通过呼吸功能的测定和血气分析来评估呼吸功能,拔管后也要严密监测血氧饱和度、血气分析及有无呼吸困难的情况。术后应积极鼓励患者深呼吸、协助有效咳嗽、2～4 小时翻身拍背 1 次、雾化吸入每日 1～3 次,以预防肺部感染的发生。

(5) 移植肝功能的监测:术后密切观测患者的精神状态、意识、凝血功能、胆汁引流量和肝功能指标,以了解植入肝脏的功能恢复。术后患者精神状态良好、言行举止如常、检测凝血功能好转、T 管引出胆汁的量、颜色正常、黄疸消退、食欲恢复等都是移植肝功能良好的表现。

(6) 管道的护理

1) 腹腔引流管的护理:由于肝移植手术创伤大、重建和吻合的血管、胆道较多,术后常伴有凝血机制紊乱,易发生腹腔出血,故术后常规留置 2～3 根腹腔引流管,以观察有无腹腔出血等并发症。做好引流管护理,首先应确认引流管的名称、位置,并做好标记;妥善固定体外引流袋于安全恰当的位置,避免患者翻身或移动身体时牵拉、折叠引流管,造成引流不畅;同时密切观察腹腔引流液的量、颜色及性质,定时挤捏引流管以保持通畅,防止腹腔内积血、积液;每日更换引流袋时严格遵守无菌操作,若术后腹腔引流管血性引流液持续大于 100ml/h,应考虑有活动性出血的可能。

2) "T"型管的护理:肝脏有分泌胆汁的作用,通过观察"T"型管引流出胆汁的量、颜色、性状,就可间接判断出移植肝的功能状况。肝移植术后正常引流胆汁量在 300～500ml 左右,为金黄色、黏稠透明液体。如果胆汁量少、有浑浊或有泥沙、絮状物,说明移植肝的功能差,存活的可能性小。所以要密切观察"T"型管通畅情况并准确记录胆汁的量、颜色、透明度和有无絮状物排出。

(7) 营养支持治疗及护理

1) 肠外营养:葡萄糖是肝移植后早期的主要营养来源,因此肝移植后早期每日输注葡萄糖 5～6g/kg,其内加入适量胰岛素,保持血糖在正常范围或稍高(5～8mmol/L),若肝功能不良,需减少葡萄糖用量;其次根据治疗的需求,适当输注白蛋白、血浆、氨基酸、脂肪乳剂和维生素、电解质,以满足机体的平衡营养需求。

2) 胃肠道营养:一旦肝移植患者胃肠功能恢复,宜尽早经口进食,以增强胃肠黏膜屏障功能,防止细菌移位,促进移植肝功能的恢复、防止淤胆的形成。鼓励术后肝功能恢复较好的病人少食多餐,进食高蛋白、高热量、丰富维生素的低脂消化饮食为宜,以保证机体的营养需求,增强抗病能力。

(8) 并发症的观察和护理

1) 腹腔内出血:多表现为腹腔引流管持续引出大量血性液体,可达 100ml/h。有时也表现为高度腹胀和进行性血压下降,血色素、血细胞比容降低。腹腔引流管内引流的血性液并不能完全反应出血,有些情况下腹腔引流管可被血块及周围组织阻塞,导致腹腔发生大出血时,引流管仍未见异常血性引流液引出。因此术后要综合患者的腹腔引流液量、生命体征、神志、尿量、腹部症状、末梢循环情况、实验室检查等指征来综合评判有无腹腔出血征象。

2) 移植肝功能不良:移植肝功能不良可由多种原因引起,主要表现为胆红素升高、转氨酶及碱性磷酸酶等增高,或血清清蛋白、凝血功能异常等。因此术后必须密切监测肝功能的变化，通过实验室检验值的细微变化，提早发现潜在的问题，积极采取措施避免疾病恶化；若患者术后出现肝区的突发性疼痛、精神萎靡、高热、腹水，甚至肝性脑病，要警惕移植肝无功能和暴发性肝坏死的发生。

3）胆道并发症：肝移植术后胆道并发症主要有胆漏、吻合口狭窄、胆管缺血性改变、胆管结石形成及乳头括约肌功能紊乱等，临床上均可表现为发热、黄疸、腹痛、腹腔引流管引流胆汁样液体及肝功能异常等。因此术后认真观察、及早发现胆道并发症的临床表现，予以积极有效的处理，提高患者的生存质量。

4）感染：尽管自体肝移植患者无需服用免疫抑制剂，但受患者营养状态、手术创伤和广谱抗生素的使用，移植术后的感染仍然是手术后死亡的主要原因。常见感染物为细菌、真菌、病毒，常见感染部位是肺部、泌尿系、腹腔、胆道、伤口等，避免感染关键在于做好保护性隔离和加强预防感染的措施。①严密的保护性隔离，工作人员进入病室必须换鞋、着隔离衣裤，室内每日空气消毒3次、地面物品表面每日擦拭2次，每周空气和物品表面培养，病室所需物品食品均应严格消毒后方可进入；②严格无菌操作技术，任何操作和接触患者均应先洗手、戴手套，严密观察感染征象；③加强基础护理，保持“六洁”，做好口腔护理、会阴护理、皮肤清洁等。

（9）健康教育

1）心理指导：指导病人正确认识疾病，保持心情愉悦，出院后适量活动，不可劳累；如肝功能恢复正常，一般在半年后部分或全部恢复原来的工作。

2）用药指导：指导病人加强服药的依从性教育，按时、准确服药，不可自行增减或替换药物，定期复查免疫抑制剂的血药浓度；指导病人学会观察排斥反应的表现和各种药物的不良反应。

3）自我保健：①告知患者预防感染的重要性，平时注意保暖、预防感冒，必要时外出戴口罩以避免交叉感染，注意个人卫生，适当锻炼身体，增强集体抵抗力；②带T管出院者，指导患者掌握正确固定管道的方法和保持有效引流、观察引流胆汁性状、颜色、量的知识，如有异常需及时就诊；③定期检查移植肝的功能，一般术后3个月内每周随访一次，术后4～6个月内每2周随访一次，6个月～1年内每月1次，以后至少每年2次随访。

（四）肺包虫病术后护理

1. 术后评估

（1）术中情况：了解病人手术、麻醉方式、病变组织切除情况、术中出血、补液、输血情况。

（2）生命体征：评估病人生命体征是否平稳，呼吸状态。

（3）伤口及引流管情况：评估伤口是否干燥，有无渗液、渗血，各种引流管是否通畅，引流量、颜色与性状等。

（4）心理状态与认知程度：了解病人有无紧张，早期活动是否配合，对出院后的继续治疗是否清楚。

2. 术后护理措施

（1）体位：病人麻醉未清醒前取平卧位且头偏向一侧，以免呕吐物、呼吸道分泌物吸入致窒息或吸入性肺炎。待神志清醒且血压平稳，可改为半卧位，以利于呼吸和引流。

（2）病情观察：密切观察生命体征、神志和切口情况，并做好记录。

（3）呼吸道护理：保持呼吸道通畅，术后常规吸氧2～4L/min，观察病人的呼吸状态及血氧饱和度情况，指导病人卧床练习腹式深呼吸，协助每 1 ~ 2 小时翻身、拍背、咳痰，常规雾化吸入每日 2 次，使肺充分膨胀，预防术后肺炎、肺不张等。

（4）胸腔闭式引流管护理：保持胸腔闭式引流管固定妥当、引流通畅，注意负压波动，定时挤捏引流管以防堵塞，定时观察记录引流液的量、色、性状。

（5）并发症的观察及护理

1）出血：是严重的并发症，观察敷料和胸腔闭式引流液的量、色、性质。同时需注意患者有无头晕、脉搏快、面色苍白、出冷汗、血压下降等失血症状。如有持续的渗血，需保持良好的静脉通路，给予止血药，出血严重者，输入新鲜血液；手术后出血每小时超过 100ml 持续 3 小时者，需再次开胸止血。术后 3 天，引流液量减少可拔除引流管，拔管后注意伤口有无渗出、有无胸闷、气促等症状。

2）肺部感染、肺不张：手术麻醉、气管插管、术后切口疼痛、不能有效咳痰等多种原因均可导致分泌物滞留于气道内，引起肺部感染、肺不张。病人可表现为发热、胸闷气憋、痰鸣、烦躁等症状，应积极鼓励病人有效咳痰、加强雾化吸入，呼吸功能锻炼，必要时纤维支气管镜吸痰等。

3）脓气胸：观察术后引流液的量、色、性质，及时挤捏管道，保持通畅、观察负压波动、有无漏气现象，对高热患者及时给予物理降温。

（6）健康教育

1）疾病知识：告诉病人本病的原因、传播途径及防治方法，出院后应定期随访，复诊；需继续服用抗包虫药的患者，应告知服药知识和方法，并定期复查肝功能及胸部 X 光片。

2）疾病康复指导：指导病人出院后数周内，坚持进行深呼吸和有效咳嗽，以促进肺的扩张。

3）保持良好的营养状态，保证充足的休息和活动，避免感冒。

（五）其他包虫病的护理

1. 腹腔、盆腔包虫

（1）术后评估：评估麻醉、手术类型，了解腹盆腔与周围脏器的侵犯，重点了解腹腔、盆腔引流管的放置、引流作用、引流通畅程度、引流液性状等，伤口的包扎及愈合情况等。

（2）术后护理措施

1）卧位：患者全麻清醒，血压、脉搏平稳后由平卧位改半卧位，以促进有效引流、避免腹腔炎症扩散等，指导并鼓励患者早期床上活动及床边、床下活动。

2）禁食、胃肠减压：单纯的腹腔、盆腔包虫摘除术后，需禁食但可少量饮水或米面汤，但包虫侵犯肠管甚至形成肠瘘修补者，需严格禁食、胃肠减压直至胃肠功能恢复后进饮食。

3）观察病情变化：①术后密切监测生命体征变化；②注意患者循环、呼吸、肾功能的监测与维护；③观察患者腹部症状、体征和胃肠蠕动功能的变化，及时发现有无膈下积液、腹腔感染、肠粘连梗阻的表现；④观察引流液性状和伤口愈合情况等。

4）营养支持治疗：根据患者的营养状况，及时给予肠内、肠外营养支持，以增进机体的抵抗力和创面愈合能力。

5）腹、盆腔引流管的护理：各引流管正确连接、妥善固定、标示清晰正确；观察引流通畅情况，指导患者多取半卧位促进引流液积聚和引流；引流液稠厚者，除常挤捏引流管以保持通畅，必要时可使用低负压维持有效引流。

6）切口护理：保持切口敷料清洁干燥，观察切口有无红肿、疼痛等感染征象。

2. 脑包虫病

（1）体位：患者清醒前给予去枕平卧，头偏向健侧，避免切口受压，防止呕吐物或分泌物吸入气道，给予持续低流量吸氧。清醒后抬高头部30°以利静脉回流，减轻脑水肿。对于包虫病灶巨大者术后颅内出现较大空隙，翻身时应扶持患者头部使头颈部成一直线，防止头颈部扭曲或震动，引起颅内继发出血。

（2）密切观察病情变化：一般脑包虫术后2～3天脑水肿达到高峰，此期会出现各种变化，如出血、偏瘫、癫痫等，术后每30分钟观察神志、瞳孔一次，每2小时测T、P、R、BP一次，直至平稳。同时还应观察颅内高压症、癫痫发作、视力、视野、肢体感觉异常等神经系统局部症状有无改善等。

（3）引流管护理：保证引流管的正确位置和引流速度、量、颜色和性状；一般情况下引流袋应放置于枕头上或枕边，高度与头部创腔保持一致，以保证创腔内一定的液体压力，避免脑组织移位；注意观察引流液的颜色、性质及量，并记录。

3. 骨包虫病

（1）病情观察：在骨包虫病中以脊柱包虫居多，因此对脊柱包虫手术后的患者要严密观察患者双下肢运动感觉功能有无障碍，并每0.5～1小时做脚趾活动。

（2）体位：脊柱包虫手术后病人平卧8小时，变换体位时，肩、腰、臀部保持中立位，每隔2小时做下肢屈曲活动一次，每次15分钟，防止神经根粘连及下肢血栓形成。

（3）功能锻炼与康复指导：脊柱包虫病手术后第二天协助患者进行直腿抬高运动，促进神经根血液循环，避免组织修复过程中的粘连，同时能增强腰背肌的力量。功能锻炼应循序渐进，并坚持做腰背肌功能锻炼等。

4. 眼眶包虫病

（1）保持手术后眼部的清洁，按时检查视力，及时换药。

（2）遵医嘱给予全身和局部用药，并观察用药后反应。

（3）术后要有人陪伴，确保病人安全。

（王梅新　王理瑛　赵萍）

第二节　带状绦虫病的护理

一、护理评估

1. 病史

（1）询问病人感染史或流行病学史，包括民族、宗教信仰，特别是有无生食或半生食猪肉或牛肉史以及粪便有无节片排出史。

（2）询问病人此次腹痛的部位、性质，有无明显诱因，是否伴有发热、恶心、呕吐、腹胀，既往有无类似症状发作。

2. 身体评估

（1）全身情况：观察生命体征、神志、营养状况、皮肤弹性等，注意病人有无水电解质紊乱、酸碱失衡、血容量减少等。

（2）局部情况：有无腹痛、腹泻、恶心呕吐等症状；有无头痛、眼睑红肿、畏光、奇痒或有虫爬感。

3. 辅助检查 了解血常规有无嗜酸性粒细胞增加，血生化与免疫学检测、心电图及影像学检查、粪便病原学检测有无找到绦虫卵或绦虫节片。了解心、肺、肝、脾、肾等重要脏器功能状况。

二、护理诊断

1. 疼痛 与成虫寄生于人体小肠壁有关。

2. 有体液不足的危险 与呕吐、腹泻、消化不良、贫血有关。

3. 知识缺乏 缺乏对带状绦虫病相关知识的了解。

4. 焦虑 与病情反复，病人缺乏信心有关。

三、护理措施

1. 饮食与休息 饮食以高蛋白、低脂肪、低盐、高维生素软食为主，忌吃粗糙、坚硬食物，禁烟、酒、咖啡等刺激性饮料及食物。口服杀虫药治疗的患者应保持充足的睡眠和休息，避免长时间观看电视和阅读书报，不宜从事操纵机器、驾驶车辆、高空及水中作业。饮食应避免煎炸、油腻、产气、刺激性强的食物如咖啡、浓茶、辣椒等。

2. 病情观察 密切观察患者体温、脉搏、心率、呼吸、血压、神志的变化，评价药物疗效。观察患者有无头痛、乏力、眩晕等神经系统不良反应的表现。观察患者有无上腹部不适、腹痛等消化系统不良反应的表现。

3. 用药护理 驱治绦虫的药物均系在小肠中与虫体接触，然后麻痹或破坏虫体，故服药前晚建议禁食或稍进流食，早晨空腹服药，以使药物与虫体能更好地接触。服药后加服泻药并多喝水，可使麻痹或破坏的虫体迅速从体内排出。此外无论采用哪种药物，驱虫后应送检所有节片，检查头节以确定疗效。但未检出头节并不表示驱虫失败，因头节不一定在治疗后当天排出，也可能驱虫药物使头节破坏或变形而难以辨认。若未获得头节应继续随访，3个月后复查，无孕节和虫卵发现可视为治愈。

（1）氯硝柳胺：本品口服不易吸收，在肠中保持高浓度，抑制绦虫的线粒体氧化磷酸化反应而杀死绦虫头节和近端，死亡虫体在肠内被蛋白酶溶解而不能辨认，因此治疗标准是2～3个月后粪中找不到虫卵和节片。用法与用量：每片0.5g，晨空腹口服2g，8岁以下半量，2岁以下1/4量。因本品在胃中不易崩解，必须事先压碎。服药后2小时，再服50%硫酸镁60ml，初孕妇女不宜服用。

（2）吡喹酮：广谱抗寄生虫药。主要作用于虫体表皮，使营养吸收和排泄功能发生障碍，出现代谢紊乱，引起虫体强烈挛缩与麻痹导致死亡。

（3）甲苯咪唑：本药阻断虫体摄取葡萄糖，导致糖原耗竭，三磷酸腺苷生产减少，虫体能量来源缺乏，以致不能生存和繁殖。用法用量：对绦虫病每次用300mg，每日2次，连用3天。大多于用药48小时内排出已死的完整绦虫节片，但并不都找到头节。孕妇不宜使用。

（4）阿苯达唑：也称丙硫咪唑。本药抑制虫体对葡萄糖的摄取，导致虫体糖原耗竭，并抑制延胡索酸还原酶系统，阻碍 ATP 的生成，致使虫体失去能量供应而不能生存和发育。它的驱虫作用基本同甲苯咪唑，但由于本品口服吸收迅速，血药浓度比甲苯咪唑高 100 倍，肝和肺等组织中均能达到相当高的浓度，因此不仅对猪囊尾蚴病和绦虫病，对肠道外其他寄生虫病，如棘球蚴病、旋毛虫病、肝吸虫病、卫氏并殖吸虫病等均有较好的疗效，而为甲苯咪唑所不及。

（5）槟榔、南瓜子合用：槟榔对猪肉绦虫有较强的麻痹作用，能使全虫麻痹瘫痪。对牛肉绦虫则仅使头节和未成熟节片麻痹，故疗效欠佳。南瓜子能麻痹牛肉绦虫的孕卵节片，单独应用疗效亦不佳，与槟榔合用治疗牛肉绦虫治愈率较高，治疗绦虫病时一般都采用两药合用。

4. 心理护理　护士热情、主动接待患者，根据其不同的个体特点，用通俗易懂的语言，介绍环境及医务人员，解释疾病及治疗的必要性和重要性，使其以良好的心理状态接受治疗。经常与患者交流和沟通，让患者及其家属充分感受到被尊重和爱护，对医务人员产生信任感，建立良好的护患关系是缓解和消除患者及其家属焦虑的最佳方法。充分评估患者对疾病的认知程度、对治疗效果和社会支持系统的期望值，及时发现引起情绪或心理变化的诱因，对症实施心理疏导。

四、健康教育

1. 在流行区开展普查的基础上及时为患者驱虫治疗，早期和彻底治疗绦虫病患者。加强人粪管理，防止猪牛感染。

2. 大力开展宣传教育，改变不良饮食方式，不吃生的猪肉或牛肉，改变烹饪生熟不分的习惯。

3. 加强粪便和对猪的饲养管理，是切断传播途径的关键措施。在广大农村，要教育群众设圈养猪，不要散养，以防猪觅吃人粪。要建立并使用厕所，杜绝随地便溺，以免虫卵污染外界环境。人厕和猪圈要完全分开，废除连茅圈，以断绝猪吃人粪的机会。另外，对人粪也要加强管理，可因时因地采用堆肥法、粪尿结合法、沼气池法等各种对粪便卫生处理的方法，杀灭粪中虫卵，而所有这些都是切断传播途径的关键措施。

4. 在流行区进行普查普治，询问病史（粪便排节片史）结合粪检，肛拭子（牛肉绦虫病）检查，控制传染源。

5. 严格肉类检疫制度，是保障人民健康，保护易感人群的重要措施。猪肉在进入市场前，一定要有专门机构严格检查，决不能让“米猪肉”进入市场。目前，我国不少城市对生猪已严格执行“定点屠宰、集中检疫”的管理办法。对检查出的“米猪肉”，根据感染程度，采取高温处理或做工业用油。有条件的地区，也可采用冷冻处理，实验证明，猪肉在-12℃条件下，经 12 小时后，囊尾蚴就可被杀死。

第三节　囊尾蚴病的护理

一、护理评估

1. 病史

（1）询问病人是否来自流行区，有无不良饮食习惯和卫生行为。有无进食生的或未熟透的猪肉史。

(2) 既往有无肠绦虫病史,曾否在粪便中发现带状节片等。

(3) 询问病人发病时疼痛的部位、性质。

2. 身体评估

(1) 全身情况:观察生命体征、营养状况。

(2) 局部情况:有无头痛、头晕、癫痫、精神障碍、偏瘫以及失明等症状。

3. 辅助检查:

(1) 血象:大多在正常范围,嗜酸性粒细胞多无明显增多。

(2) 脑脊液:软脑膜型及弥漫性病变者脑脊液压力可增高。囊尾蚴性脑膜炎的脑脊液改变为细胞数和蛋白质轻度增加,糖和氯化物正常或略低。

(3) 免疫学检查:用酶联免疫吸附试验(ELISA)或间接凝法(HIA)检测血清或尿液中的特异性 IgG 抗体,有较高的特异性和敏感性,对脑囊尾蚴病的临床诊断和流行病学调查均有实用价值。检测学与脑脊液中循环抗原抗原鉴定囊尾蚴死活则更有考核疗效的价值。上述免疫学检查可有假阳性或假阴性,故阴性结果亦不能完全除外囊尾蚴病。

(4) 影像学检查:①X 线检查:囊尾蚴病患者病程在 10 年以上者,X 线平片检查可发现头部及肢体软组织内椭圆形囊尾蚴钙化阴影。脑室造影可协助脑室内囊尾蚴病的诊断。②颅脑 CT:阳性率高达 90% 以上。影像特征为直径<1cm 的低密度区,注射增强剂后,其周围可见环形增强带(炎症性水肿)亦可见脑室扩大,钙化灶等。③颅脑 MRI:与 CT 同样可清楚显示脑内囊尾蚴影响。

(5) 病原检查 取皮下结节做活体组织检查,病理切片中见到囊腔中含囊尾蚴头节可确诊。

(二) 护理诊断

1. 头痛 与颅内压增高有关工作。

2. 有受伤的危险 与癫痫发作有关。

3. 知识缺乏 缺乏有关本病的病因及防治知识。

4. 潜在并发症 颅内压增高脑疝呼吸心搏骤停。

(三) 护理措施

1. 饮食与休息 保持环境安静、清洁、舒适,给予高热量、高蛋白、高维生素、易消化饮食。

2. 病情观察 密切观察患者的生命体征、意识、瞳孔、抽搐的情况。观察头疼的时间、部位、性质、程度、瞳孔大小的改变及其他伴随症状。重视病人的主诉。观察并记录呕吐的次数、性质、呕吐物的性状、量、颜色及伴随症状。

3. 用药护理

(1) 阿苯达唑:由于其疗效确切,疗程中不良反应轻,故目前为治疗囊尾蚴病的首选药物,显效率达 85% 以上。不良反应主要有头痛、低热、少数可有势力障碍、癫痫等。个别人反应较重,可发生过敏性休克或脑疝,原有癫痫发作者尤应注意,也可加重脑水肿,此主要是虫体死亡后产生炎症脑水肿,引起颅内压增高以及过敏反应所致。这些反应多发生于服药后 2 ~7 天,持续 2 ~3 天。亦有少数患者于第 1 疗程结束后 7 ~10 天才出现反应。第二疗程的不良反应率明显地少而轻。

（2）吡喹酮：治疗囊尾蚴病有效。副作用同阿苯达唑，但发生率高且严重，故目前多应用阿苯达唑。

4. 心理护理　向病人及家属介绍囊尾蚴病的病因、诊疗等相关指导。指导病人配合治疗。加强病情观察，发生病情变化时，应立即通知医生，配合处理。

（四）健康教育

1. 开展预防囊虫病的卫生宣传工作。

2. 向病人及其家属介绍有关囊尾蚴病的知识。指导患者自我检测，如有头痛、头晕、抽搐等表现，应及时报告医护人员。目前，本病以实施多疗程驱虫治疗为主，病人应规则治疗，以求根治。

3. 防止牛与猪囊尾蚴感染，改变养猪方式，不应放牧饲养，提倡猪圈养猪，发动群众管好厕所，猪圈远离厕所，做到牛有栏，猪有圈，人畜分开，防止饲料被人粪污染，控制人畜互相感染。

4. 开展卫生宣传教育，必须大力宣传本病的危害性，注意个人卫生，革除不良习惯，改变生吃生肉或半生不熟的猪肉或牛肉习惯。饭前便后洗手，以防误食虫卵。烹调务必将肉煮熟。肉中的囊尾蚴在54℃经5分钟即可被杀死，切生、熟肉，刀和砧板要分开。

5. 病人出院后，有癫痫发作者，应继续服抗癫痫药物，逐渐减量维持1～2年才能停药。脑囊尾蚴病病人应避免高空作业，以免发生意外。

第四节　其他绦虫病的护理

一、膜壳绦虫病的护理

（一）护理评估

1. 身体状况

（1）局部：有无胃肠症状　恶心、呕吐、食欲缺乏、腹痛、腹泻、便溏或便结、体重减轻。少数患者还可出现皮肤瘙痒和荨麻疹等过敏症状；可导致儿童营养不良及发育障碍，但也有个别患者感染很重却无任何临床表现。

（2）全身：生命体征、意识、面色、皮肤温度、弹性及色泽等，血象有无异常。

2. 辅助检查

（1）粪便可找到虫卵或节片或发现有白色面条状、带状能活动的虫体，可作出诊断。水洗沉淀法或浮聚浓集法均可提高检出率。

（2）血象检查：白细胞总数和嗜酸性粒细胞计数增高，血粘度增加，血色素有不同程度减少。

3. 心理和社会支持状况　评估患者对疾病治疗、康复知识的了解和掌握程度，对疾病预后所产生的恐惧、焦虑程度和心理承受能力。加强相关知识宣教。

（二）护理诊断

1. 疼痛　与成体寄生于人体有关。

2. 营养失调　与食欲下降、呕吐、消化和吸收功能障碍有关。

3. 体液不足　与大量呕吐、腹泻有关。

（三）护理措施

1. 饮食与休息　多吃含植物纤维素食物，含纤维素高的食物有谷类、坚果、新鲜蔬菜及水果如芹菜、韭菜、菠菜、香蕉、桃、草莓等，吃点酸味食物如乌梅、山楂、食醋等，可以为驱虫增加效果。

2. 病情观察　膜壳绦虫病感染者大多无明显的临床症状，或仅有轻微的神经和胃肠症状，如头痛、失眠、磨牙、恶心、腹胀和腹痛等。严重感染者可出现眩晕、贫血等。应观察有无胃肠症状如恶心、呕吐、食欲缺乏、腹痛、腹泻情况，腹痛的部位、性质，大便次数、颜色、性状。有腹泻、呕吐、食欲差的患者，应维持体液平衡。

3. 用药护理　现代治疗药物主要有吡喹酮和苯并咪唑类药物（如阿苯达唑等）。苯并咪唑类对膜壳绦虫病有驱虫作用，但疗效不如吡喹酮。阿苯达唑、氟苯达唑、甲苯达唑均可损伤微小膜壳绦虫虫体，但作用较弱而缓慢，相比之下，吡喹酮的损伤作用较强而迅速。吡喹酮高效低毒，对成虫和肠绒毛内的似囊尾蚴均有效，常作为首选药物使用，临床治疗时，根据六钩蚴在肠绒毛内发育以及似囊尾蚴自肠绒毛内逸出的时间和规律，宜采用间歇的重复驱虫或长程疗法以获彻底疗效。

（四）健康教育

1. 控制传染源　加强卫生宣传教育，特别对儿童严格卫生制度十分重要。注意个人卫生和环境卫生，饭前便后洗手，保持食具、食物和饮用水的清洁；增加营养，食物中增加蛋白质和维生素A、维生素D、维生素B_{12}等，提高机体抵抗力，是预防本病的重要措施。彻底治愈患者，可以有效地控制传染源，是根除本病的关键。

2. 消除传染途径　注意个人的饮食卫生，避免鼠类或蟑螂、昆虫等污染食物，彻底治疗患者，特别是集体儿童机构，尤其注意隔离，以防交叉感染。

二、曼氏裂头蚴病的护理

（一）护理评估

1. 健康史

（1）一般资料：年龄、性别、婚姻、职业、文化程度、居住地、生活习惯、体质指数、有无生食、半生食饮食嗜好或喝生水习惯。

（2）既往史：有无生食蛙和蛇肉的食物史，食用的时间、量等；有无蛙肉敷贴伤口史或用青蛙、蛇皮治疗皮肤病史，皮下或黏膜下硬结有无小白虫逸出史，有无癫痫病史、有无寄生虫病史，药物、食物过敏史。

2. 身体状况

（1）局部：有无眼部、口颌面部、胸腹部、下肢等部位的局部疼痛、结节或肿块，疼痛性质、结节或肿块的部位、形状、性质和数目，是否游走；有无眼部红肿、爬虫感等异常感觉，有无胸痛、胸闷、咳嗽，有无上腹不适、恶心呕吐、腹痛、腹泻，大、小便颜色和性质；有无关节疼痛、腰痛、下肢无力等。

（2）全身：生命体征、意识、视力、尿液变化等，有无头痛、头晕、抽搐、视物旋转或肢体感觉、运动功能异常等中枢神经系统症状。有无全身蚁行感，有无毒血症、颅内高压等表现。

3. 辅助检查　了解血常规、血生化与免疫学检测、分子生物学检测、心电图及影像学检查、粪便病原学检测、皮下结节、肿块活组织病理检查等结果。了解心、肺、肝、脾、肾等重要脏器功能状况，有无肝、脑内或其他部位占位性病灶，粪便有无查到虫卵，结节或肿块中有无查到虫体或虫卵等。

4. 心理和社会支持状况　评估患者对疾病治疗、康复知识的了解和掌握程度，对拟采取的手术和手术可能导致的并发症及疾病预后所产生的恐惧、焦虑程度和心理承受能力。家庭的经济承受能力、家属的支持程度。

（二）护理诊断

1. 焦虑、恐惧　与疾病诊断不明、不了解手术方法、担心手术的安全性与有效性及高额治疗费用等有关。

2. 疼痛　与裂头蚴虫体引起的机械和化学刺激、手术创伤等有关。

3. 知识缺乏　与缺乏疾病、治疗、手术、麻醉等相关知识有关。

4. 潜在并发症　术后感染、出血等。

（三）护理措施

1. 心理护理　主动关心病人，耐心讲解疾病知识、手术和各种治疗与护理的意义、方法、大致过程、配合与注意事项；针对疾病过程中出现的各种心理、生理、社会问题予以心理疏导和支持，尽可能减轻其不良心理反应，增强战胜疾病的信心，积极配合治疗护理。同时指导家属安慰、鼓励、陪伴、照料病人；使病人在生活、情感、经济和精神上得到最大的支持和帮助。

2. 病情观察　密切观察患者的生命体征、意识，疼痛的部位、性质、持续时间及其他临床表现；脑型患者需重视癫痫前兆症状的观察及发作时监护。发现异常及时通知医师，做好相应的处理。

3. 症状护理

（1）疼痛护理：正确使用非药物或药物方法镇痛，评估镇痛效果。术后根据医嘱采用自控镇痛泵镇痛或注射止痛药物。内脏型患者手术后取半卧位以减轻切口张力，咳嗽时指导用双手按压切口两侧，嘱其思想放松进行咳嗽。嘱患者卧床休息，促进舒适，满足患者生活需要。

（2）皮肤护理：裂头蚴病可引起局部或全身皮肤瘙痒，应协助患者剪短指甲以免用力抓破皮肤继发感染；同时指导患者勤换内衣，保持皮肤清洁，可用温水擦拭皮肤或炉甘石洗剂涂搽以止痒。

（3）癫痫发作的护理：癫痫为脑裂头蚴病患者主要的临床症状，及时警惕和发现癫痫前兆症状，在患者床旁备抢救器材，加床栏，留陪护，防止发生意外。癫痫发作初期让患者平卧，减少声、光刺激，一旦进入痉挛期后，应保持呼吸道通畅，放置牙垫，头偏向一侧，给予持续低流量吸氧，有活动性义齿应取出，必要时予以吸痰。当肢体和躯干肌肉剧烈抽动时，不要用力压迫抽搐肢体，防止发生骨折、脱位，同时遵医嘱注射抗癫痫药物。严密观察和记录病人生命体征、神志和瞳孔的变化、发作的持续时间和频率等，及时将病情变化报告医生，予以及时处理。

4. 用药护理

（1）病原治疗药物

1）根据治疗方案正确给药，服用吡喹酮每日 20～30mg/kg，分 3 次服和阿苯达唑每日

20mg/kg，分 2 次服，5 天为一疗程，联合治疗 1～4 个疗程。

2）做好病原学治疗用药指导，告知患者用药的方法、疗程、注意事项等，提高患者用药的依从性。服用吡喹酮期间，应嘱病人按时、按量、饭后服药，饮食清淡，忌烟酒，多休息；服药治疗期间及服药后半个月内不可从事操纵机器、驾驶车辆、高空及水中作业。

3）严密观察患者用药后的不良反应，吡喹酮副作用一般轻而短暂，头晕、头痛、乏力、恶心、腹痛等症状多数能在数小时后自行消失；偶有呕吐、胸闷、心悸、早搏。如出现心律失常，应立即停药，并及时处理。阿苯达唑在治疗过程中，部分患者会出现不同程度的头晕、头痛、发热、荨麻疹等反应，应予密切观察，必要时可酌情给予地塞米松治疗。

（2）抗癫痫药物：脑裂头蚴病并癫痫发作患者，督促患者按时用药，不单独外出。如需调整抗癫痫药用量时，应监测血药浓度。

5. 手术护理　肿块及占位性病变者需予以手术切除。

（1）术前护理

1）评估患者全身情况，完善相关检查，改善患者营养状况。

2）向病人及家属讲解与手术有关的知识，如麻醉方式、手术过程、放置引流的目的及注意事项；

3）术后不适和康复知识及技能的指导，包括术前 2 周戒烟，深呼吸、有效咳嗽、咳痰、体位改变、肢体活动、床上大小便等。

4）做好腹部、胸部、脑部外科常规术前准备。

（2）术后护理

1）术后入重症监护室，持续心电监护，严密观察生命体征、尿量、胸/腹/脑部症状、体征等。脑部手术毁损区范围较大，可出现偏瘫、失语、视力障碍及脑疝等，应密切观察神志、瞳孔的变化及肢体活动情况等，发现异常及时报告医生妥善处理。

2）保持引流管通畅，观察引流液的量、色泽、性状及速度的变化，及时发现内出血。

3）术后麻醉未清醒前取平卧位，头偏向一侧，防止误吸，清醒稳定后根据手术方式安置合适体位。

4）当患者意识恢复且无恶心现象，即可开始饮水，肠蠕动恢复后即可开始进食清淡流质、半流质饮食，患者进食后如无不适可改为普食，宜进食高蛋白、高热量、丰富维生素、易消化饮食，加强营养，促进伤口愈合。

5）卧床期间（定向全切需卧床 48 小时，导航全切需卧床 5～7 天）做好生活护理和肺部功能锻炼，防止肺部并发症和压疮的发生。保持敷料清洁干燥，防止切口感染。

（四）健康指导

1. 疾病相关知识指导　向患者阐述与疾病相关的知识，提高对曼氏裂头蚴感染危害性的认识，说明食物除应具备营养要素外，还应保证其卫生安全。向患者及家属宣教裂头蚴病感染方式和途径，主要经口感染和经皮肤或黏膜侵入，经口感染是主要途径。

（1）吞食生的或未煮熟的被裂头蚴感染的蛙、蛇、鸡或猪肉等。

（2）饮用生水，或游泳时误吞湖塘水，使被原尾蚴感染的剑水蚤进入人体。

（3）另外宰杀青蛙、蛇过程中经破损伤口感染；或缺少良好的洗手习惯，裂头蚴可粘于手部，然后因手部触摸如眼部等造成感染或局部贴敷生蛙肉、蛙皮而造成直接感染。

2. 疾病预防具体措施指导　预防本病的关键是养成良好的生活、饮食卫生习惯，改变陋习，不生食或半生食蛙、蛇等肉类食品，不生吞青蛙、蛇胆治病，禁用生蛙（蛇）皮、蛙（蛇）肉敷贴疮口、龋齿镇痛。不吃不洁食物，不饮生水，食前洗手，生、熟食分开处理。烹调食物时，要充分煮熟，保持餐具清洁卫生。不在有剑水蚤的河沟、池塘洗浴及游泳等。加强对鸡、鸭、猪等食用动物的管理及肉类检疫，以减少传播，管理好犬、猫等终宿主的粪便，防止入水，以控制传染源。

3. 检查知识指导　该病检查包括病理组织活检、影像学检查、免疫学检查、术前实验室检查等，护士应熟悉这些检查项目的和注意事项，及时向患者宣教，取得患者的配合，及时做好检查前的准备。

4. 出院指导

（1）脑型患者出院时为患者制作便于携带的疾病识别卡，使患者在医院外再次出现癫痫发作时可及时得到他人的救护。出院后注意休息，休养环境安静、舒适。戒饮酒、吸烟等可诱发癫痫的不良嗜好。不到危险场所活动，不从事危险工作及操作。

（2）脑型患者术后仍需继续服用抗癫痫药物 1 年，并告知患者或其家属不可自行停药、调药、加量或减量，以防癫痫发作。尽可能避免应用可能诱发癫痫的药物，如青霉素、氨苄西林、泰能、氯喹、异烟肼等。按医嘱使用护肝药物，定期监测肝功能等，避免可能的促发因素，如劳累、激动、饮酒、饥饿、睡眠缺乏等。

（3）按疗程坚持服用病原治疗药，如长期感染者反复发作，且出现多处病灶迁移，需多次手术切除。

（4）加强自我监测，定期复诊，出现不适，及时随诊。

三、阔节裂头绦虫病的护理

（一）护理要点

1. 一般护理　合理安排休息，轻中度病人可适当活动，重度贫血者应抬高床头，卧床休息，以减轻心脏负担，改善呼吸。环境应温暖、舒适，以免因寒冷引起血管收缩妨碍血红蛋白中氧的释放而加重缺氧。

2. 观察病人病情变化　观察腹痛或腹泻和腹部体征、饥饿感、嗜盐症、疲倦、乏力等症状，局部皮疹情况，贫血的表现，用药的症状有无改善，网织红细胞计数和血红蛋白的变化，有无严重贫血并发心力衰竭或神经紊乱现象。

3. 贫血的护理　严重贫血者吸氧，饮食以高热量、高蛋白、高维生素、含铁丰富、易消化的均衡膳食为原则，多吃瘦肉、鱼、蛋黄、动物心肝肾、豆类、木耳、海带等富含铁的食物，同时补充高蛋白、高热量食物，以保证血红蛋白合成所需氨基酸的供给，多吃维生素丰富的食品，有利于促进铁的吸收，必要时用注射维生素 B_{12}，食欲不佳者可少量多餐。驱虫期间以半流质饮食为好，忌油腻、粗纤维，避免过冷过热、刺激性食物。

4. 用药护理

（1）病原治疗：遵医嘱用药，观察服药后排虫、排卵情况，应注意收集粪便，淘洗检测虫体，监测排虫的时间、虫体大小及是否完整。

（2）对症治疗纠正贫血：遵医嘱服用维生素 B_{12} 和硫酸亚铁。副作用一般较轻而短暂，不需特殊处理。

（二）健康教育

1. 改变不良生活、饮食卫生习惯，不生食或半生食鱼肉，不吃不洁食物，不饮生水，食前洗手，生、熟食要分开处理，烹调食物时，要充分煮熟，保持餐具清洁卫生。不在有剑水蚤的河沟、池塘洗浴及游泳等，无生吃鱼史。

2. 注意卫生，加强粪便管理，避免新鲜人粪污染河湖等水源。加强对犬、猫等动物的管理，避免人畜粪便污染水源。

3. 不适随诊，定期复诊。

（来如意　周瑞红）

第五篇

吸 虫 病

第四十章 血吸虫病（概述）

血吸虫病(schistosomiasis)是由裂体吸虫成虫寄生于人体肠系膜静脉或膀胱静脉内，以虫卵引起脏器损害为主经疫水传播的寄生虫病。由于裂体吸虫成虫寄生于终宿主血管内并以血液为食，故称其为血吸虫(*blood flukes*)或住血吸虫。血吸虫种类多，能侵入人体的有19种，但可致人患血吸虫病的有日本血吸虫(*Schistosoma japonicum*)、曼氏血吸虫(*S. mansoni*)、埃及血吸虫(*S. haematobium*)、湄公血吸虫(*S. mekongi*)、马来血吸虫(*S. malayensis*)及间插血吸虫(*S. intercalatum*)。其中广泛分布于亚洲、非洲和南美洲多个国家和地区的是前3种。目前，据保守估计，全球至少有2.3亿人受到感染威胁。

我国流行的是日本血吸虫病，最早由美国医师Logan于1905年在我国湖南省常德地区首次发现。其实际流行历史，依据湖南出土的马王堆女尸(B. C186年)和湖北江陵出土的西汉男尸(B. C163年)体内所查见的典型日本血吸虫卵证实，至少有2100多年。

一、病 原 学

血吸虫的生活各阶段对人体感染、致病和诊断有关的主要有尾蚴、童虫、成虫、虫卵和毛蚴。6种人体血吸虫成虫及虫卵的基本特征相似，其主要鉴别要点见表40-1。现以日本血吸虫为例简介其成虫、虫卵及尾蚴的形态。

1. 成虫 是寄生于人和哺乳动物体内的阶段。雌雄异体，雌虫常居留于抱雌沟内，以合抱状态寄生于终宿主血管中。雌虫呈圆柱形，黑褐色，前细后粗，体长12～28mm，宽0.1～0.3mm，较雄虫细长。雄虫体部背腹扁平，但自腹吸盘后虫体两侧向腹面卷曲形成的沟槽称抱雌沟，故其外观似圆柱状，乳白色，较雌虫粗短，长约10～20mm，宽约0.5～0.55mm。雌雄虫体的口吸盘位于体前端，与其后的腹吸盘相距甚近。雌雄虫体消化器官可见口、食道和肠管，肠体中部有左右两分支，延伸一段后又汇合成一支盲管终止于体后。雄虫睾丸6～9个，呈串珠状排列于腹吸盘之后背侧，雌虫卵巢1个呈长椭圆形位于肠管分支段，雌雄性器官的生殖孔各自均开口于腹吸盘后方。

2. 虫卵 是对终宿主的主要致病阶段和诊断阶段。成熟虫卵平均大小为89μm×67μm，淡黄色，椭圆形，卵壳较薄而均匀，卵壳一侧有一逗点小棘，虫卵表面常附着有许多宿主组织残留物。卵壳内侧有一薄层的胚膜，内含成熟毛蚴，毛蚴和卵壳间常可见到大小不等的圆形或椭圆形的油滴状毛蚴分泌物，可通过卵壳微孔释放出。在宿主组织内的成熟虫卵通常存活10～11天，继后，逐渐形成变性卵或钙化卵。

表 40-1 人体 6 种血吸虫的成虫及虫卵在形态上的鉴别要点

		日本血吸虫	曼氏血吸虫	埃及血吸虫	间插血吸虫	湄公血吸虫	马来血吸虫
成虫表皮	雄虫	无结节,有细尖体棘	结节明显,有束状细毛	结节细小	有结节和细体棘	有细体棘	无结节,有细体棘
	雌虫	小体棘	小结节	末端有小结节	光滑	小体棘	小体棘
成虫内部器官	肠支	体后半部汇合,盲管短	体前半部汇合,盲管长	体中部后方汇合,盲管短	体后半部汇合,盲管短	体后半部汇合,盲管短	体中部后方汇合,盲管短
	睾丸	6~8 个	2~14 个	4~5 个	4~6 个	3~6 个	6~8 个
	卵巢	在体中部	在体中线前	在体中线后	在体中线后	在体中部	在体中部
成熟虫卵	形状	卵圆形或圆形	长椭圆形	纺锤形	纺锤形	卵圆形	卵圆形
	大小	中等	较大	较大	较大	较小	较小
	特点	具短小侧棘	具长侧刺	具一长端刺	具长尖端刺	具短小侧棘	具短小侧棘

3. 尾蚴 是感染终宿主的阶段。血吸虫尾蚴属叉尾型,长约 280~360μm,分体部和尾部,体部长约 100~150μm,尾部又分尾干和尾叉,尾干长约 140~160μm,尾叉长 50~70μm。尾蚴外被一层多糖膜,称为糖萼。口位于体前端正腹面,由发达的肌肉构成的腹吸盘位于体部后 1/3 处。体部的中后部有 5 对左右对称排列的钻腺,2 对位于腹吸盘前,3 对位于腹吸盘后,5 对发出向前的腺管开口于顶端。尾蚴侵入宿主皮肤时脱去尾部并退去体表糖萼即成为童虫。

人体寄生的 6 种血吸虫生活史大致相同:有虫卵、毛蚴、母胞蚴、子胞蚴、尾蚴、童虫和成虫 7 个不同发育期;完成生活史需要经历两类不同宿主,即终宿主为人或(和)哺乳动物,中间宿主为淡水螺;生活史过程有世代交替,包括在终宿主体内行有性生殖,在中间宿主体内行无性繁殖。以日本血吸虫为例简介其生活史过程,6 种血吸虫的不同点见表 40-2。

表 40-2 人体 6 种血吸虫生活史及流行分布的差异

	日本血吸虫	曼氏血吸虫	埃及血吸虫	间插血吸虫	湄公血吸虫	马来血吸虫
成虫寄生部位	肠系膜下静脉及痔上静脉、门静脉	肠系膜小静脉,痔静脉丛,偶可在肠系膜上静脉、膀胱静脉丛及肝门脉	膀胱静脉丛,骨盆静脉丛,直肠小静脉,偶可寄生在肠系膜门脉系统	肠系膜静脉和门脉系统	肠系膜上静脉和门脉系统	肠系膜静脉和门脉系统
虫卵分布	肠壁、肝	肠壁、肝	膀胱及生殖器官	肠壁、肝	肠壁、肝	肝、肠壁
排卵途径	粪	粪、偶尔经尿	尿、偶尔经粪	粪	粪	粪
保虫宿主	牛、猪、犬、羊、猫等	猴、狒狒、啮齿类动物	猴、狒狒、猩猩、猪	羊、灵长类及啮齿类动物	牛、猪、犬、羊、田鼠	啮齿类
中间宿主	湖北钉螺	双脐螺	水泡螺	水泡螺	开放拟钉螺	小罗伯特螺
地理分布	中国、菲律宾、印尼、日本	非洲、南美洲、亚洲	非洲及中东国家	喀麦隆、加蓬、乍得、扎伊尔	柬埔寨、老挝、泰国	马来西亚

日本血吸虫寄生的适宜终宿主最为广泛,除人以外,还有大多数哺乳类动物,中间宿主为湖北钉螺。

血吸虫雌、雄成虫以合抱状态寄生于终宿主门脉-肠系膜静脉系统,雌虫产卵于肠黏膜下层静脉末梢内。部分虫卵随门脉血流至肝内门静脉并沉积于肝组织中,部分沉积于肠壁组织内的成熟虫卵通过破坏肠黏膜,并随坏死组织落入肠腔,进而随粪便排出体外。当虫卵进入自然淡水体后,卵内毛蚴孵出并自由生活于水体中。当毛蚴遇到湖北钉螺后,主动侵入螺体,约经4~6周时间依次形成母胞蚴、无性增殖出子胞蚴、最后形成大量尾蚴。在适宜水体条件下,成熟尾蚴从螺体逸出,散发于水体中,一旦接触到适宜终宿主,尾蚴迅速经过宿主皮肤或黏膜侵入,转化为皮肤型童虫,进而随血流移行到肺血管主动穿过毛细血管床,随肺静脉血流到心脏,经大循环并突破肠壁毛细血管床,进入肠系膜静脉,随血流到达肝内门静脉内进行肝门型童虫发育,约经2~3周出现雌雄合抱并迁移到肠系膜静脉末梢寄生,交配产卵。这就是日本血吸虫一个生活周期完成的简要过程。

日本血吸虫尾蚴侵入终宿主后至从粪便中可查见虫卵所需时间约为35天,其中,虫体发育成熟约需24天;雌虫产出的初产卵约需11天才能发育为含毛蚴的成熟卵。查见虫卵的高峰期是人被感染后的第45~90天,继后随着肠黏膜纤维化病变发展使虫卵排出的概率渐渐减少。雌虫在肠系膜静脉末梢处产出的虫卵大部分沉积于肠壁组织中,其中只有存在于肠黏膜和黏膜下层的虫卵才有可能随破溃组织进入肠腔,混合在粪便中排出;少部分虫卵随血流入肝内门静脉,沉积于肝组织中。沉着在组织中的活虫卵寿命一般为21~22天,亦有报道可达3个月。成虫寿命一般为4.5年,最长可存活46年。这些生物学特性在不同虫种间有差异(见表40-3)。

表40-3　人体3种主要血吸虫在终宿主体内移行、发育的比较(以感染后天数计)

	日本血吸虫(中国大陆)	曼氏血吸虫(埃及、波多黎各)	埃及血吸虫(苏丹、加纳)
实验宿主	小鼠	小鼠	仓鼠
停留于皮肤的时间	1~2	2~3	3~4
移行到肺	2	4	3~5
开始摄食	3	7	5~8
移行到肝	5	8	9~10
肠管汇合	8~10	15	18~22
器官发生	11	21	24~25
移行到肝门静脉	11~13	25~28	29~30
雌雄合抱	15~16	25~28	28~31
雌虫产卵	24	30~35	60~65

血吸虫生长发育所需的营养均来源于宿主。体壁和肠道是血吸虫吸收营养的两个层面。每个层面对各自吸收的营养物质具有选择性。体壁主要摄取单糖和若干种氨基酸,如半胱氨酸和脯氨酸。通过口吞噬宿主红细胞,经肠道蛋白分解酶作用下,被降解为血红蛋

白，其中珠蛋白（血红蛋白中α及β链）又被进一步降解为多肽和游离氨基酸供虫体利用，其红细胞中核苷酸的核苷则被虫体肠道上皮细胞吸收。血吸虫肠道内棕黑色物质为红细胞被消化后残存的嘌呤类物质。据估计每条雌虫摄取红细胞数为33万个/h，而雄虫仅为3.9万个/h。此外，据研究报道：血吸虫的生长发育还依赖于宿主免疫调节；自身不能合成的如胆固醇、低密度脂蛋白和磷脂及胸腺素等物资，需通过体表吸收或结合受体转导信息来调节。

二、流行病学

人体6种血吸虫的地理分布主要国家和地区见表40-2。如日本血吸虫病流行于中国、菲律宾等亚洲国家；曼氏血吸虫病广泛分布于非洲、中东及美洲国家；埃及血吸虫病肆虐于非洲及中东国家；湄公血吸虫病流行于东南亚国家；马来血吸虫病和间插血吸虫病仅流行于西非和中非国家。目前有学者将几内亚血吸虫（*S. guineensis*）取代了马来血吸虫。后3种仅在局部地区流行，因此，其意义远较前3种小。日本血吸虫、曼氏血吸虫和埃及血吸虫是寄生人体的3种主要血吸虫，广泛分布于热带和亚热带的74个国家和地区。我国只有日本血吸虫病流行，分布于长江流域及以南的12个省、市、自治区的370个县市，钉螺面积为143 000km^2，受威胁人口在1亿以上。目前流行较严重的省区是湖南、湖北、江苏、江西和安徽。

血吸虫感染终宿主的阶段是尾蚴，人被血吸虫感染的方式主要是因生产或生活（包括游泳、戏水）通过皮肤或黏膜接触或生饮疫水（含尾蚴的水体）而感染。因此，血吸虫病是一类经水传播的疾病。造成流性传播的基本环节为：

1. 传染源　是指从粪便中能排出血吸虫卵的人和哺乳动物。其中日本血吸虫病属人畜共患寄生虫病，其终宿主涉及人和多种家畜及野生动物，因此，该病患者和病牛是最重要的传染源。

2. 传播途径　涉及虫卵入水、毛蚴孵出、侵入中间宿主淡水螺体、尾蚴从螺体内逸出和侵入终宿主的全过程。从病人粪便中排出体外的虫卵必须进入水体，并在适宜条件（水的渗透压、温度和光照）下孵化出毛蚴。卵内毛蚴孵出后，不同种血吸虫毛蚴的向性不尽相同，如日本血吸虫毛蚴具有向上性和向光性，故多分布于水体的表层。孵出的毛蚴在水中一般能存活15～94小时，停留于水中的时间越久，活力越差，感染力越低。当毛蚴在中间宿主钉螺周围游动时，可被适宜螺类释放的“毛蚴松”所吸引。毛蚴钻入螺体内后行无性增殖，即一个毛蚴发育为1个母胞蚴、1个母胞蚴可形成大量的子胞蚴，进而无性繁殖为成千上万的尾蚴。尾蚴形成所需时间与温度有关，至少44天，最长159天。尾蚴自螺体逸出首要条件是水。而对水质和水温的要求是低无机盐、pH 6.6～7.0和16～35℃范围内，并在一定光照条件下可实现尾蚴从阳性钉螺中逸出。日本血吸虫尾蚴逸出的温度是20～25℃，逸出的时间约需0.5～4.0小时。尾蚴在水中的寿命与温度和pH值有关。观察曼氏血吸虫尾蚴显示5℃时可存活204小时，25℃时存活23小时，40℃时存活2小时，温度愈高，死亡愈快。观察日本血吸虫尾蚴显示，在3～5℃72小时，15～18℃ 60小时，25℃ 56小时对终宿主的感染力不变，但水的pH过高或过低对尾蚴活力有影响。氯对尾蚴作用较敏感，用氯剂处理水后0.5小时后，当余氯量为0.1μl/L时，尾蚴在60分钟内死亡，氯量为0.35μl/L时在10分钟内死亡。

日本血吸虫的中间宿主是湖北钉螺(*Oncomelania hupensis*),在平原地区的为肋壳钉螺,山丘地区分布的是光壳钉螺。确认钉螺最显著的特征是螺壳口卵圆形且外缘背侧有一粗隆起称唇嵴。

3. 易感者 是指可被血吸虫感染的人或动物。人类各种族的人对血吸虫均易感,但儿童和来自非流行区的人群更易受感染,在流行区成年人对血吸虫再感染的感染度随年龄的增加而降低。

影响血吸虫病流行的因素包括自然因素和社会因素。自然因素主要是指与中间宿主钉螺孳生有关的地理环境、气温、雨量、水质、土壤、植被等。社会因素涉及社会制度、农田水利建设、人口流动、生活水平、文化素质、人群生产方式和生活习惯等。其中,社会因素是血吸虫病流行过程中的主导因素。因人不接触或不生饮疫水就可避免血吸虫感染。

根据流行病学特点和钉螺孳生地的地理环境,我国将血吸虫病流行区划分为水网型、湖沼型和山丘型3个类型。其中湖沼型流行区,因钉螺面积分布广,故为我国血吸虫病的主要流行区。

三、致病机制

血吸虫尾蚴、童虫、成虫和虫卵均可引起人体不同程度的致病。由于各期虫体的致病性有差异,所以所致宿主受累的组织、器官和机体反应性也不相同。其中虫卵是导致血吸虫病发生的主要致病因子。

1. 尾蚴致病 各种血吸虫尾蚴侵入人体皮肤后,可致尾蚴性皮炎,其局部可出现丘疹和瘙痒,其发生机制是属速发型和迟发型超敏反应。病理变化为毛细血管扩张充血,伴有出血、水肿,周围有中性粒细胞和单核细胞浸润。

2. 童虫致病 童虫在宿主体内移行时,所经过的器官(特别是肺)可出现血管炎,毛细血管栓塞、破裂,产生局部细胞浸润和点状出血。当大量童虫在人体移行时,患者可出现发热、咳嗽、痰中带血、嗜酸性粒细胞增多,这可能是局部炎症及虫体代谢产物引起的超敏反应表现。

3. 成虫致病 成虫的致病表现在虫体的吸附与游走而引起轻微的机械性损害,如静脉血管内膜炎和周围炎等,但不引起临床症状;虫体分泌代谢物、排泄物和更新脱落的表质膜刺激宿主引发的抗体应答,可与之结合形成免疫复合物引发Ⅲ超敏反应而致宿主损害;成虫死后会肝移,阻塞肝内门脉分支血管,可形成嗜酸性死虫脓肿,其周围肝组织可发生凝固性坏死。

4. 虫卵致病 血吸虫病的发生主要由虫卵引起。沉积在宿主组织中的成熟形成肉芽肿反应,继后发生纤维化导致宿主重要器官病变,这就是引发血吸虫病的基础和根源。然而,无论是何阶段引发血吸虫感染者出现的临床症状,其发病机制均属免疫损害所致。因此,血吸虫病是属于一种免疫性疾病。

虫卵肉芽肿的形成机制是由于成熟卵内毛蚴分泌的酶、蛋白质及糖等物质,简称可溶性虫卵抗原(soluble egg antigen,SEA),透过卵壳微孔缓慢释放,刺激机体引发的迟发型超敏反应。即宿主组织中巨噬细胞吞噬SEA,然后将处理过的抗原呈递给辅助性T细胞(Th),同时分泌白细胞介素1(IL-1),激活Th,使产生各种淋巴因子,其中白细胞介素2(IL-2)促进T细胞各亚群的增生;γ-干扰素增进巨噬细胞的吞噬功能。除上述释放的淋巴因子外,还有嗜酸性粒细胞刺激素(ESP)、成纤维细胞刺激因子(FSF)、巨噬细胞移动抑制因子(MIF)等吸引巨噬细胞、嗜酸性粒细胞及成纤维细胞等汇集到虫卵周围,形成肉芽肿,又称虫卵结节。

日本血吸虫产出虫卵常成簇沉积于组织内,所以虫卵肉芽肿的体积大,其细胞成分中,嗜酸性粒细胞数量多,并有浆细胞。肉芽肿常出现中心坏死,称嗜酸性脓肿。在虫卵周围常可见到抗原抗体复合物形成(称何博礼现象)。因此,日本血吸虫虫卵肉芽肿的形成机制是以T细胞介导为主的Ⅳ型超敏反应,也有Ⅲ超敏反应参与的病理过程。

随着病变发展,卵内毛蚴死亡,其毒素作用逐渐消失,坏死物质被吸收,虫卵破裂或钙化,其周围绕以类上皮细胞、淋巴细胞、异物巨细胞,最后类上皮细胞变为成纤维细胞,并产生胶原纤维,肉芽肿逐渐发生纤维化,形成疤痕组织。

虫卵肉芽肿的形成有利也有弊,有利一面是肉芽肿反应可将虫卵破坏清除,并隔离和清除虫卵释放的抗原,减少血流中抗原抗体复合物的形成而引起机体损害;不利一面是肉芽肿反应破坏了宿主正常组织,不断生成的虫卵肉芽肿可相互融合产生疤痕,在肝脏可致干线型肝纤维化,影响门脉血流动力学正常运行,在肠壁引起的纤维化病变,可使肠壁增厚,息肉形成,影响消化和吸收功能。

血吸虫虫卵肉芽肿在组织血管内形成,堵塞血管,破坏血管结构,导致组织纤维化,这类病变均可发生有虫卵沉积的各组织器官。其中日本血吸虫和曼氏血吸虫的虫卵沉积于肝和结肠组织。一般来说,肝内虫卵肉芽肿发生于门脉分支终端,窦前静脉,故肝的结构和功能一般不受影响,但在重度感染患者中,门脉周围可出现广泛的纤维化,肝切面上,围绕在门静脉周围长而白色的纤维束从不同角度插入肝内,称干线型纤维化(pipestem fibrosis),是晚期血吸虫病特征性病变。由于窦前静脉的广泛阻塞,导致门静脉高压,出现脾大、食管及胃底静脉曲张以及上消化道出血与腹水等症状,称为门脉高压症。

5. 循环抗原及免疫复合物所致疾病　血吸虫寄生在宿主静脉内,童虫、成虫和虫卵的代谢产物、分泌物和排泄物,以及虫体表皮更新的脱落物排入到血液中,并随血液循环至各组织,成为循环抗原,如肠相关抗原、表膜相关抗原和可溶性虫卵抗原。这些循环抗原产生相应的抗体,与抗原结合,形成免疫复合物。通常免疫复合物可被单核细胞或巨噬细胞吞噬、清除。当免疫复合物形成过多,或不能被有效清除时,则可在组织(血管、关节等)内沉积,引起组织广泛的炎症损伤。这是引发急性血吸虫病的主要机制。

免疫复合物沉积血管内可激活补体,补体中的C_3a和C_5a具有促使肥大细胞和嗜碱性粒细胞释放组胺等血管活性物质的作用,以致血管通透性增加。另外,C_5a的化学趋向性作用,可吸引中性粒细胞集聚于复合物沉积的血管,中性粒细胞吞噬复合物,并释放蛋白溶解酶,损伤包括血管在内的局部组织。

四、临床类型及发生机制

由于血吸虫感染数量和种类及人体的免疫状态不同,因此所致临床表现也呈现多样。下面简述日本血吸虫病常见的临床类型及发生机制。

1. 急性血吸虫病　常见于初次感染者(也可见于慢性病人)一次大量感染尾蚴后所致。主要症状为发热,重者体温可在40℃左右持续较长时间,可伴有神志迟钝、昏睡、谵妄、相对脉缓等毒血症症状。多数病人有肝脾大及消化道症状,有的可出现腹水。大多数病例发生在接触疫水后第3周至2个月间,此段时间正是大量虫体释放分泌代谢产物,或(和)成虫大量产卵,卵内毛蚴释放大量分泌物至宿主血液,刺激机体产生特异性抗体,大量的抗原抗体复合物形成而引起的血清病样综合征。急性血吸虫病最易发生于疫区的儿童或青少年以及进入疫区的非流行区人群。因为这些人群不具备有抵抗感染的获得性免疫力。

2. 慢性血吸虫病 多数患者可无明显症状或仅有轻度的肝脾大;感染较重者可有腹泻、腹痛、拉黏液血便等症状;有的患者可有不同程度的消瘦、乏力等表现。此外,急性期症状消失而未经病原有效治疗者,或反复轻度感染而获得免疫力的患者常可表现为隐匿型间质性肝炎或慢性血吸虫性结肠炎。其发病机制是某些人群(如流行区的成年人)对血吸虫感染具有一定抵抗力或其他人群仅被少量血吸虫尾蚴感染或急性期症状消失后的转变,在长期慢性刺激下宿主机体产生免疫调变,使病变局限,所以多数患者临床症状较轻或以消化系统症状为主。

3. 晚期血吸虫病 晚期血吸虫病是指出现肝纤维化门脉高压综合征,严重生长发育障碍或结肠显著肉芽肿性增殖的血吸虫病患者。其发病机制是由于反复或大量感染,虫卵肉芽肿严重损害肝脏,发生干线型肝纤维化、门脉高压症,出现一系列临床表现和并发症者。病程在5~15年以上。可分为巨脾型、腹水型、结肠肉芽肿型(或增殖型)、侏儒型4型。也有人认为分型不全面,分为8型,即另列有普通型、出血型、肝性脑病型、混合型。本书亦采用此8型进行介绍。

4. 异位寄生和异位损害 日本血吸虫成虫在门脉系统以外的静脉内寄生称异位寄生,而见于门脉系统以外的器官或组织的血吸虫虫卵肉芽肿则称异位损害(ectopic lesion)或异位血吸虫病。人体常见的异位损害在脑和肺。血吸虫卵进入脑和脊髓产生异位损害,可致严重的神经系统并发症;经侧支循环进入肺的虫卵可引起肺动脉炎,甚至肺源性心脏病;罕见的异位损害可见于皮肤、甲状腺、心包、肾等处。异位寄生与损害多发生在大量尾蚴感染的急性期,而慢性期及晚期患者也可出现。经动物试验结果初步分析,急性血吸虫病患者合并脑或肺的异位损害可能由于感染大量尾蚴,虫数过多,发生异位寄生和损害。晚期因肝纤维化,发生侧支循环,门腔系统吻合支扩大,肠系膜静脉的虫卵可被血流带到肺、脑或其他组织引起病变,引起肺型血吸虫病或脑型血吸虫病。

五、诊断与治疗

详见相应各章节。

六、防　　治

因时因地制宜在流行区制定查、治、灭、管、防和健康教育的措施和方法是防治血吸虫流行的基本原则。

1. 用药物化疗来控制病情和消除传染源 在日本血吸虫病流行区现场推行人和畜(主要是牛)同步同步化疗是控制传染源的有效策略途径。吡喹酮仍然是当前化疗的首选药物。该药对人体血吸虫均有很强的杀灭作用,但主要作用于感染后3小时内童虫和感染后第21

天以后的成虫。因此该药没有早期抗病原治疗的效果。当前用于(预防疾病发生)抗早期病原的药物是青蒿素类衍生物,具有杀灭感染后第 7 ~ 20 天内童虫的作用。

2. 通过灭螺、管粪(尿)和管水来实现切断传播途径　灭螺方法多种,包括改变钉螺孳生环境和药杀,主要灭螺药有氯硝柳胺及其衍生物。一般而言,在流行区多实行易感地带灭螺为主。管理粪便或尿液的方法是采用粪、尿混合贮存(如建无害化粪池或沼气池)的方法来实现杀灭粪尿中的虫卵。确保居民的饮用水和生产生活作业水源的安全是对血防工作中的基本要求,开展因地制宜地建设安全供水设施,可避免水体污染和减少流行区居民直接接触疫水的机会。家庭用水可采用加温的方法杀灭尾蚴。此外,漂白粉、碘酊及氯硝柳胺也有杀灭尾蚴的作用。

3. 开展健康教育和推行防护药是实现保护易感者的重要环节　开展健康教育可提高人们防病意识,改变他们的生产和生活方式以避免接触疫水。对必须接触疫水的人群(如渔船民、防汛抢险人员等)应推行使用防护药、具,如穿防桐油布袜、长筒胶靴、经氯硝柳胺浸渍过的防护衣或涂擦苯二甲酸二丁酯油膏等防护药物。并在接触疫水后第 7 ~ 20 天内推行服用青蒿琥酯以达到早期治疗和预防发病的目的。

(蔡力汀)

第四十一章　日本血吸虫病

日本血吸虫病(schistosomiasis japonica)是日本血吸虫(*Schistosoma japonicum*)寄生于门静脉系统所引起的疾病。由皮肤接触含尾蚴的疫水而感染,主要病变为虫卵沉积于肝脏、肠道等组织而引起的虫卵肉芽肿。根据病程及临床表现可分为急性、慢性、晚期及异位血吸虫病。其中晚期血吸虫病又分 8 种临床类型,本章将逐一介绍。

第一节　急性血吸虫病

急性血吸虫病(acute schistosomiasis)是指由于人在短期内感染大量血吸虫尾蚴而出现发热、肝脏肿大及周围血液嗜酸性粒细胞增多等一系列的急性临床综合征。常发生于对血吸虫感染无免疫力的初次感染者,但少数慢性甚至晚期血吸虫患者在感染大量尾蚴后亦可发生。

一、临床表现及临床分型

(一) 临床表现

从接触疫水到临床症状出现的潜伏期长短不一。潜伏期短者 11 天,长者 97 天,一般为 40 天左右。潜伏期长短与感染严重程度、时间、机体免疫反应及治疗是否及时等有关。感染重则潜伏期短,感染轻则潜伏期长。少数病例潜伏期短于 25 天,此时粪便中尚无虫卵,其急性期症状可能由童虫发育过程中的代谢产物所引起。急性血吸虫病的病程一般不超过 6 个月。

1. 发热　发热为急性血吸虫病的主要临床症状,也是判断病情的一个重要依据。发热的高低、持续期限与感染度及机体免疫状态相关。其他全身症状大致与发热相平行。发热大致可分为三个类型。①低热型:约占 1/4 病例,亦称为轻型。一般体温很少超过 38℃,全身症状轻微,常自行退热。在慢性血吸虫病重复感染时,常出现此种类型发热。②间歇型与弛张型:占大多数,尤以前者多见,亦称为中型。典型者午后体温上升,傍晚高热可达 40℃。午夜后体温降至正常或 38℃以内。常伴畏寒、多汗、头晕、头痛,很少有寒战,也少见烦躁不安,热退后自我感觉良好。③稽留热型:约占 5%,属重型。体温持续在 40℃上下,波动幅度较小。可伴有反应迟钝、昏睡、谵妄、相对缓脉等毒血症症状,易误诊为伤寒。

急性血吸虫病发热期限自数周至数月不等。发热期间毒血症症状常不明显,不发热期间自我感觉尚好。部分轻型和中型病例，即使不经治疗，亦可自行退热，转入慢性期。重型病例一般不能自行退热，如不予治疗，可迅速出现消瘦、贫血、营养不良性水肿、腹水甚至导致死亡。在吡喹酮临床应用以前，此型病死率在2.5%～20.7%之间。但吡喹酮临床应用及时，病死率可降为零。

2. 消化系统症状　可有不同程度食欲减退，少数有恶心、呕吐。腹泻较为常见，大便3～5次/d，严重者可达每日20～30次，常带黏液和血液。多伴有腹痛，肠鸣音亢进。部分病例可有便秘，少数患者可出现腹水，其成因不同于晚期血吸虫病腹水，可能由于肝、肠急性虫卵肉芽肿的广泛形成，导致肝内窦前门脉高压和肠淋巴渗液增多而漏入腹腔所致。重度感染者，由于虫卵在结肠浆膜层和肠系膜内大量沉积，可引起腹膜刺激症状，腹部饱满，有柔面感和压痛。

绝大部分患者有肝脏肿大，左叶较右叶显著，可有肝区疼痛。检查见肝质地较软，表面平滑，有明显压痛。肝大一般在剑突下5cm内，亦有超过6cm者。脾大约见于半数患者，质地软，无压痛。早期轻度脾大主要与抗原刺激引起免疫反应有关，脾脏中很少发现虫卵。

3. 呼吸系统症状　主要表现为咳嗽，见于50%左右病例，为童虫经肺移行所致。多表现为干咳，痰少。偶见痰中带血。听诊肺部偶可闻及少许干性啰音或水泡音。部分病例有肺型血吸虫病的X线表现。

4. 过敏反应　除皮炎外，荨麻疹、神经血管性水肿、淋巴结肿大、出血性紫癜、支气管哮喘等均可能发生，但发生率很低。

5. 肾脏损害　少数患者有蛋白尿，尿中管型和细胞则不多见。动物实验提示血吸虫病性肾炎与免疫复合物有关。日本血吸虫病伴发肾小球肾炎的情况，国内外均有报道。

6. 其他　常见有面色苍白、贫血、消瘦、乏力、头昏、肌肉关节酸痛、荨麻疹等，重型患者可有反应迟钝、心肌损害、重度贫血、高度消瘦及恶病质等。个别病例出现偏瘫、昏迷、癫痫等脑型血吸虫病症状。

（二）临床分型

根据发热的程度、克粪卵数及相对毒血症的轻重等，可分为轻、中、重三型（见表41-1）。

表41-1　急性血吸虫病临床分型

	轻型	中型	重型
发热程度	低～中	中～高	高
神经系统症状	无	无	可有
黄疸、腹水或腹膜刺激征	无	无	可有
全身症状持续天数	<30	30～60	>60
周围血象	E↑	E↑N↑	N↑E不高
克粪卵数（个/g）	<50	50～100	>100

二、辅助检查

1. 血吸虫病原学检查

（1）粪检：感染5周后连续3次粪便沉淀孵化检查虫卵和毛蚴阳性率可接近100%，虫卵和毛蚴数量较多。

（2）直肠黏膜活检：在直肠与乙状结肠镜下取米粒大小直肠黏膜，置光镜下压片查有无虫卵。一般以距肛门8～10cm背侧黏膜取材，阳性检出率为50%左右，较慢性血吸虫病为低。

2. 免疫学检查　在感染后1个月，用血清间接红细胞凝集试验、酶联免疫吸附试验、胶体染料试纸条试验、斑点金免疫渗滤试验和环卵沉淀试验检测血吸虫抗体，阳性率接近100%。血清循环抗原检测阳性率达90%～100%，循环免疫复合物多呈阳性。血清IgM、IgG与IgE升高，淋巴细胞转化率降低。在部分病例，血清异嗜凝集反应和肥达反应可呈阳性，诊断时需加注意。

3. 血常规　绝大多数患者有白细胞和嗜酸性粒细胞增多。白细胞一般在$(10～30)\times 10^9/L$，亦可超过$50\times 10^9/L$。嗜酸性粒细胞一般在15%～50%间，偶尔可达90%，重症患者反而减少，甚至消失。常有不同程度贫血和红细胞沉降率的加速。

4. 肝功能检查　肝功能试验以丙种球蛋白升高较为常见，部分患者ALT轻度升高。

5. 影像学检查　肺部X线病变视急性期不同阶段而异。可有絮状、绒毛斑点阴影，粟粒阴影较少见，常对称地分布于两侧，以中下肺野为主。肺门边缘模糊，肺纹理增多，粗糙紊乱，伸展至肺外侧。这种病变持续3～6个月消失，杀虫治疗可使消失过程加快。腹部B超检查可见肝脾大，偶有门静脉内径与脾静脉增宽，肝回声增强，增粗。

三、诊断与鉴别诊断

（一）诊断

急性血吸虫病诊断不难。患者均有血吸虫疫水接触史，出现发热、肝大并有压痛、周围血液嗜酸性粒细胞显著增高。凡有上述病史和临床表现者应考虑急性血吸虫病的可能，反复进行粪检和血清学检查，可以诊断。

（二）诊断标准

根据中华人民共和国卫生部颁布的《血吸虫病诊断标准》（WS261-2006），急性血吸虫病分为疑似病例、临床诊断病例和确诊病例。

1. 疑似病例

（1）发病前2周至3个月有疫水接触史。

（2）发热、肝脏肿大及周围血液嗜酸性粒细胞增多为主要特征，伴有肝区压痛、脾大、咳嗽、腹胀及腹泻等。

2. 临床诊断病例

（1）符合疑似病例。

（2）血清学试验阳性（包括间接红细胞凝集试验、酶联免疫吸附试验、胶体染料试纸条试验、环卵沉淀试验、斑点金免疫渗滤试验）或吡喹酮试验治疗有效。

3. 确诊病例

（1）符合疑似病例。

（2）粪检找到血吸虫虫卵或粪便孵化找到毛蚴。

（三）鉴别诊断

急性血吸虫病临床表现变化多端，早期粪便检查可找不到虫卵或毛蚴，临床表现颇似其他发热性疾病，如疟疾、伤寒、副伤寒、肝脓肿、败血症、结核、钩端螺旋体病等，故应根据本病与这些发热性疾病的特点，进行临床分析、血清学和病原学检查等，加以鉴别。

1. 与皮疹相关性疾病鉴别　急性血吸虫病的皮疹与一些其他感染性疾病所致的皮疹类似，临床上主要从发病季节、好发年龄、出疹顺序、疹子大小、数目、颜色及形状、出疹时间、皮疹消退情况几个方面鉴别。

2. 疟疾　急性血吸虫病的间歇发热和大量出汗酷似疟疾。但是大多数疟疾患者发热前有寒战，而急性血吸虫病只有畏寒。疟疾的间歇型发热可每日发作，亦可隔日发作，而急性血吸虫病的间歇型发热为每日发作。急性血吸虫病的肝左叶肿大较明显，而疟疾肝脏肿大不明显。急性血吸虫痫的白细胞总数和嗜酸性粒细胞数均明显增多，而疟疾的血象无明显变化，白细胞计数往往正常或减少，嗜酸性粒细胞百分比不增高，血片中可找到疟原虫。急性血吸虫病吡喹酮效佳，疟疾氯喹效佳。

3. 伤寒、副伤寒　重型急性血吸虫病可出现显著中毒症状，如精神萎靡，表情淡漠等，类似伤寒。但是伤寒表现出持续高热，相对缓脉。起病第2周胸腹壁出现少量斑丘疹（玫瑰疹）。白细胞总数减少及嗜酸性粒细胞百分比减低甚至降至零；早期血细胞培养、后期尿及粪培养可获伤寒杆菌。肥达反应阳性，病程中凝集效价持续增高，恢复期递增到4倍以上。据此可资鉴别。

4. 肝脓肿　肝脓肿患者肝区疼痛，局限性压痛均较急性血吸虫病显著。X线透视常可见右侧横膈抬高，表面不整齐以及运动障碍等现象。B超检查，肝脓肿患者肝区探查可见呈蜂窝状结构，回声较低，液化处出现无回声区，若行肝穿刺可获得典型的脓液。

5. 败血症　重型急性血吸虫病可有弛张热、白细胞总数及中性粒细胞增高、全身中毒症状，易与败血症混淆。但是败血症全身中毒症状更重，中性粒细胞增高更明显，全身关节酸痛，皮肤与黏膜可找到出血点，局部往往可以找到化脓性原发病灶，如化脓性疱疹、皮下脓肿、肺炎、胸膜炎、胆道炎症及泌尿道感染等。此外，败血症血细菌培养常呈阳性。

6. 结核　急性血吸虫病伴有腹膜刺激症状者，如腹痛、腹胀、腹肌抵抗感、腹部压痛及反跳痛，甚至出现腹水等，颇似结核性腹膜炎。但结核性腹膜炎者，本人或家属常有结核病史，肺部X线检查常可见结核病灶，血液中白细胞总数和嗜酸性粒细胞不增加，常有淋巴细胞比例增加。另外，急性血吸虫病有肺部病变者，咳嗽、吐痰、气促及盗汗与肺结核相似。但是急性血吸虫病胸部X线摄片的阴影呈弥散的点状或粟粒状阴影，大小不等，有的融合成小片，边缘不甚光洁，分布以中、下肺野居多。粟粒型肺结核多呈点状阴影，大小相等，边缘清楚，分布均匀，以中、上肺野居多。

7. 钩端螺旋体病　急性血吸虫病的发病季节、感染方式、临床表现与钩端螺旋体病有许多相似之处，但是两者还是比较容易鉴别。钩端螺旋体病潜伏期较短，一般为8～12天；病程一般为1～2周，而急性血吸虫病潜伏期多在1个月以上。钩端螺旋体病临床表现多为“流感伤寒型”，患者先寒战，继而发热，并伴有头痛、眼结膜充血、畏光及全身肌肉疼痛等；肌肉疼痛尤以腰、颈及腓肠肌痛为明显，特别是腓肠肌有显著的压痛。另外，克氏征、布氏征及巴宾斯基征可阳性，黄疸多见、眼结合膜充血，血象中红细胞减少、白细胞增多，中性粒细胞占80%～90%，嗜酸性粒细胞不增高。在发病第1周的血液和第2周的尿内，可找到钩端螺旋体，血培养可分离出病原体。发病2周以后，患者血清中出现抗体，血清凝集试验或补体结合试验可呈阳性反应。

8. 变应性亚败血症　急性血吸虫病发热、皮疹、白细胞增多，类似变应性亚败血症，但后者属变态反应性疾病，以发热、皮疹、关节痛和白细胞增多四大表现为特点，以下各项与急性血吸虫病不同：①发热虽可长达数周至数月，但无明显毒血症症状，且可有缓解期；②皮疹呈短暂、反复出现；③血象白细胞总数及中性粒细胞虽增多，但嗜酸性粒细胞一般无明显增高；④发热时血沉增快、粘蛋白增高；⑤血培养阴性；⑥抗生素和抗血吸虫治疗无效；⑦应用肾上腺皮质激素及吲哚美辛可使体温下降，临床症状缓解。

四、治　　疗

急性血吸虫病确诊后，应立即住院治疗。对体温在39℃以上，中毒症状明显或有严重毒血症、脑膜脑炎症状的患者，在病原治疗前应予以支持和对症治疗。

（一）一般治疗

1. 休息　患者宜尽可能地减少各项活动，尽量卧床休息。

2. 饮食　进食易消化吸收食物，保持营养供给。注意补充蛋白质、维生素，同时保证热量的供给。有明显腹泻及消化系统症状的患者，应注意补充能量、水、电解质，保持其平衡。对不能进食的患者，则需要进行输液以达到维持正常的体液代谢和内环境。

3. 对症支持治疗

（1）退热：急性血吸虫病发热是由于机体受到大量虫卵抗原的强烈刺激所表现出的毒性过敏反应。所以对一般轻型、中型患者，直接使用药物杀灭虫体，控制抗原物质产生，即可逐渐退热。吡喹酮治疗急性血吸虫病具有很好的特异性退热作用。

非特异性退热药物一般采用皮质激素。对高热或中毒症状严重者可于病原治疗前或同时合并应用，可增进退热效果和改善病情。轻型患者一般不需使用激素治疗；中型患者可短期应用并以口服为主；重型患者宜将激素加在输液中静脉滴注。常用的皮质激素有氢化可的松、地塞米松及泼尼松等。对重症高热者，开始用氢化可的松或地塞米松加在输液中静脉滴注，待退热后改为口服。使用激素时间不宜太长，在体温降低、症状改善后，即可逐渐减量并维持1周左右。合并有粪类圆线虫感染的患者，在有效驱虫之前不可使用激素，以免产生免疫力降低，而造成幼虫播散性感染，严重者可致患者死亡。

（2）抗休克：对出现休克者，必须积极抗休克治疗，应先补充有效循环血容量。有中毒性休克时，可应用氢化可的松或地塞米松，一般使用2～3天，待休克控制后即可停用。在治疗休克的同时必须注意电解质的平衡。

（3）抗感染：并发感染者，应及时使用有效抗生素并作细菌培养。

4. 护肝治疗　急性血吸虫病患者出现肝功能损害者，应在血吸虫病原治疗期间同时予护肝药物辅助治疗。

5. 合并疾病治疗

农村急性血吸虫病患者常合并肠道寄生虫感染。在病原治疗前，宜先行驱虫治疗，可减少病原治疗药物的胃肠道反应；如合并伤寒、痢疾、钩端螺旋体感染，均应用特效抗生素先予治疗；如合并肺结核，可在抗结核治疗中，适时用吡喹酮予以病原治疗。

（二）病原治疗

1. 治疗原则 对轻型及体温在39℃以下，一般情况较好的中型患者，可尽早进行病原治疗；对病情较重的重型患者，先予支持治疗，治疗合并疾病，改善机体状况，再择期病原治疗。

2. 药物及方法 病原治疗药物以吡喹酮为首选，成人总量一般采用120mg/kg（儿童140mg/kg），6日疗法，每日总剂量分3次服，其中二分之一剂量在第1天及第2天服完，其余二分之一剂量在3～6天分服完。体重超过60kg者，仍按60kg计算。吡喹酮见效快，轻型患者在服药1个疗程后2～4天内，体温即可降至正常；中型或重型患者需治毕1周或更长时间体温才降至正常。

3. 注意事项

（1）类赫氏反应：约50%的患者于服药后当天可发生伴有寒战、高热等赫氏反应，为区别起见，称之为类赫氏反应。最高体温比治前升高1℃左右。出现体温"反跳"现象，系血吸虫大量死亡释出异性蛋白刺激机体所致。类赫氏反应诊断较容易，凡急性血吸虫病患者服用首剂吡喹酮后，出现三联征（寒战继之高热，急性血吸虫病症状和体征加重，心率呼吸加快、血压升高），并有4个时期（前驱期、寒战期、高热期、退热期）即可确诊。反应周期平均约为7小时，大多数患者在12小时内体温降至正常。但应注意与青霉素过敏、输液反应及急性血吸虫病症状自身加重相鉴别。不能忽视类赫氏反应也有加重病情甚至导致死亡的可能。因此对重度感染和体质差的患者应及时采取措施，加强监护。为防止或减轻类赫氏反应，可同时应用肾上腺皮质激素，但是应掌握短期、适量的原则。

（2）复燃：有20%～30%的患者于体温恢复正常后不久又升高，是为"复燃"。因这些患者大多数有多次疫水接触史，故推测其致病机理为分批感染。当接受第一疗程时，后感染的血吸虫尚处于童虫阶段，对吡喹酮不敏感，其后则成熟排卵，引起症状复发。这时可再给予吡喹酮总剂量60mg/kg，2日疗法或120mg/kg，3～4日疗法，往往可以收到满意的效果。

（3）对服药前体温已降至正常的急性血吸虫病患者，吡喹酮用量可按慢性血吸虫病疗法进行治疗。对经1个疗程治疗后发热不退者，不要盲目做第2个疗程治疗。宜先进一步做鉴别诊断，然后在治毕20天后粪检复查，如仍可查到血吸虫卵者予以再次治疗。

（4）青蒿琥酯联合吡喹酮治疗急性血吸虫病，能显著降低急性血吸虫病的复燃率，并减轻临床症状，疗效优于单用吡喹酮，值得进一步验证。

（5）急性血吸虫病者同时患有伤寒、肝炎等，或妇女正值孕期或哺乳期，仍应及时予以吡喹酮病原治疗，同时辅以其他措施。

（6）沙门氏菌可寄生于虫体肠道或黏附于虫体表面，因此血吸虫感染可并发沙门氏菌血症（沙门氏菌-血吸虫综合征，Salmonella-Schistosome syndrome）。患者可表现为长期间歇性发热，沙门氏菌培养阳性，单纯抗生素治疗会很快复发，抗生素和吡喹酮联合应用效果明显。

五、预 后

急性血吸虫病患者经及时治疗后，常很快痊愈，多不留后遗症。如未治疗或治疗不彻底，可发展为慢性或晚期血吸虫病。

（王洪波 谢韵 荆群山）

第二节 慢性血吸虫病

在流行区，90%的血吸虫感染者为慢性血吸虫病。常与疫水接触的人群，经少量多次感染后获得一定的免疫力，宿主对血吸虫各期抗原，特别是可溶性虫卵抗原产生耐受性，经半年至一年左右可出现隐匿型间质性肝炎或慢性血吸虫结肠炎症状，表现为慢性血吸虫病（chronic schistosomiasis）。急性血吸虫病经治疗未愈或未治自行退热，及非疫区人群进入疫区偶尔接触疫水轻度感染均可演变为慢性血吸虫病。一般可持续 10～20 年，因其病程漫长，症状轻重可有很大差异。

一、临床分型及临床症状

临床上可分为无症状（隐匿型）和有症状（普通型）两类。

（一）隐匿型慢性血吸虫病

此型患者多为在血吸虫病流行区，特别是轻度流行区，通过日常生活、劳作接触疫水，少量尾蚴感染。此外，城市居民、工人和部队战士偶尔进入疫区感染。

隐匿型患者一般无明显症状，甚至终身无显著的临床表现，仅粪检或直肠黏膜活检发现虫卵或体检发现肝大，B 超检查肝脏可呈网络样改变。患者健康和劳动力未受影响，但亦可因重复感染、饮酒、营养失调、感染肝炎病毒而出现明显症状与体征，或转变为有症状型慢性血吸虫病。

（二）普通型慢性血吸虫病

此型颇为常见，又称为有症状型慢性血吸虫病，是由于流行区居民少量多次重复感染，或急性期症状消退而未经病原治疗而获得部分免疫力者，或非疫区人群进入疫区，偶尔接触疫水，轻度感染，不表现急性期临床症状，经半年以上的病理过程，出现慢性血吸虫性肉芽肿肝炎和结肠炎病变。

普通型主要表现为慢性血吸虫性肉芽肿肝炎和或结肠炎，两者可同时出现在同一患者身上，亦可仅以一种表现为主。一般情况尚好，能从事体力劳动和正常工作。前者主要表现为有乏力、食欲减退甚至黄疸等肝脏受损表现。后者最常见症状为慢性腹泻表现。症状呈间歇性出现，轻症患者每日 2～3 次稀便，粪内偶带有少量血丝和黏液，重症患者可有腹痛，伴有里急后重，脓血黏液便，颇似菌痢。腹泻、黏液便常于劳累、受凉或饮食不当出现或加重，休息时减轻或消失。个别患者可有内分泌紊乱，男性性欲减退，女性有月经紊乱、不孕等。

患者可无明显体征，或有不同程度的贫血、消瘦、营养不良，肝大先于脾大，肝左叶较右叶肿大明显，肝表面尚光滑，质地中等，无压痛。随着病情进展，可出现脾大，一般在肋缘下 2～3cm，无脾功能亢进及门脉高压征象。有时左下腹可触及似条索状物的结肠，或在下腹部摸到质硬而又固定的大小不同的包块，此系虫卵沉积在大网膜、肠系膜及腹膜后淋巴结所形成的纤维性肉芽肿。

此型患者如不积极治疗或受重复感染，可发展为晚期血吸虫病。

二、辅助检查

1. 病原学检查

（1）粪便检查：最简单的方法是直接涂片和沉淀法，但阳性率很低。随着病原诊断技术日新月异的发展，已逐渐被尼龙绢集卵孵化法、塑料杯顶管孵化法、改良加藤厚涂片法、集卵透明法、锥形量杯水洗沉淀加三角烧瓶毛蚴孵化替代，其中改良加藤厚涂片法及集卵透明法敏感度明显增高，以每克粪便虫卵数（即EPG）作定量计数指标，在流行病学评价感染度方面起到重大意义。目前，在血吸虫病疫情监测和抽样调查中仍以粪检结果为"金标准"，不能被免疫诊断取代。

（2）直肠、乙状结肠镜检查：适用于怀疑血吸虫病，而多次粪便检查找不到虫卵或免疫学检查不能确定，有疫水接触史而无血吸虫病原治疗史者。常用的技术为直肠镜或结肠镜窥视下的活组织检查。由于宿主组织内血吸虫虫卵会长期存在，所以直肠组织检获虫卵的概率较高，但90%以上是远期变性血吸虫卵，10%以下为近期变性血吸虫卵，很难查到新鲜虫卵，阳性结果反映曾患过血吸虫病，若能发现新鲜虫卵，特别是看到活动毛蚴，对说明体内尚有活虫存在和疗效考核有重要价值。

2. 血清免疫学检查　随着各项抗原提纯技术的成熟和生物克隆技术的应用，抗体抗原检测方法的灵敏性和特异性越来越高，进而广泛用于人群血吸虫病的普查、抽查和监测以及病例的诊断和疗效评估中。

（1）循环抗体（CAb）检测：血清环卵沉淀试验（COPT），间接红细胞凝集试验（IHA），酶联免疫吸附试验（ELISA），免疫酶染色试验（IEST），酶联免疫电转移印迹实验（EITB），间接免疫荧光实验（IFA），快速斑点免疫金染色法（F-Dot-IGS）检测CAb，其阳性率在90%以上。

（2）循环抗原（CAg）检测：血吸虫病患者由于治疗后抗体在宿主体内存留较长时间，其阳性结果往往不能区分现症感染和既往感染，也不易于评价疗效。体内存在的血吸虫抗原是该虫存在的直接依据，能反映感染虫荷，故检测体内CAg的存在具有等同于病原学检查的意义。而且经治疗后，感染的宿主体内CAg消失快，可用于确诊和（或）疗效考核。目前用于CAg检测慢性血吸虫病的方法有：金标免疫渗滤法（DIGFA），抗重组磷酸丙糖异构酶（Anti-rSjCTPI）单克隆抗体检测法，单克隆抗体夹心ELISA法。其敏感性为61%～81%，治疗1年后90%的患者血清CAg转阴。

（3）循环免疫复合物（CIC）检测　采用非免疫法解离慢性血吸虫病患者血清CIC后，以抗SEA-多克隆抗体作ELISA特异性检测非游离性循环抗原（NF-CAg），阳性率为80%，治疗1年后血清CIC转阴率为90%以上。

3. 纤维结肠镜检　呈慢性结肠炎改变，显示结肠、直肠黏膜呈斑状充血、浅溃疡、水肿或粗糙无光泽，血管纹理消失，黏膜变白，并见许多密集分布的黄白色结节，微隆起于黏膜，结肠带消失，有时可见天花样凹陷多发性息肉及葡萄状肉芽肿。黏膜活检可找到血吸虫卵。

4. 其他检查

（1）血象检查：WBC正常、嗜酸性粒细胞不增高或略增高。

（2）肝功能：大多在正常范围内，γ-谷氨酸转肽酶（γ-GT）、γ-球蛋白的升高在隐匿型血吸虫病上更能确切地反映肝功能情况。

（3）超声显像：肝脏正常或肿大，以左叶为主，肝表面尚光滑或凸起。肝实质呈光点型（Ⅰ级为主），当肝纤维化程度较重者可呈光条、光斑、光带等表现（Ⅱ级～Ⅲ级），似"光条"、"光斑"、"蛛网"、"鱼鳞"、"龟背"状改变；重度者肝静脉偏移，显示欠清，门静脉及分支管径增大，管壁增厚。少数脾脏肿大，脾静脉增宽。

（4）CT扫描：肝脏各叶比例失调，肝左叶相对增大，部分尾叶亦增大。肝脏包膜钙化且伴有包膜伸向肝内的线条钙化影，可出现多种形态钙化，多呈"线状"、"网状"、"蟹爪状"、"地图状"。门静脉、脾静脉、肠系膜上静脉亦可见钙化影。

（5）肝左叶穿刺活检：日本血吸虫成虫主要寄生在肠系膜下静脉，该静脉血流大部分从左侧进入肝左叶，大多数血吸虫卵沉积于肝左叶，故检出机会更多。穿刺物可作压片镜检，也可做病理切片，借以了解病程和治疗后的恢复状况。但本法造成的痛苦和风险甚于直肠镜活体组织检查，其使用范围较窄。

三、诊断与鉴别诊断

（一）诊断

确诊迄今仍依赖于直接从被检者粪便或直肠黏膜活组织中找到虫卵。主要依据有：

（1）血吸虫疫水接触史：本病为地区性疾病，流行病学资料非常重要。患者居住在血吸虫流行区或曾到过流行区有疫水接触史。无症状的肝脾大者疑为本病，应问清在何时、何地接触疫水，接触的方式及职业。

（2）症状与体征：主要为慢性血吸虫性肉芽肿肝炎和结肠炎，两者可同时出现在同一患者身上，亦可仅以一种表现为主。

（3）辅助检查：粪检阳性或直肠、乙状结肠活检发现近远期变性血吸虫卵，为确诊依据；血清学检查阳性有重要的辅助诊断价值；超声检查典型声像支持诊断。

（二）诊断标准

1. 疑似病例

（1）有血吸虫疫水接触史（曾居住流行区或到过流行区并接触疫水）。

（2）乏力、腹泻或黏液便，肝大以左叶为主或伴轻度脾大。

（3）B超和（或）其他影像学检查有血吸虫病改变、嗜酸性粒细胞增多。

2. 临床诊断病例

（1）符合疑似病例。

（2）血吸虫病血清免疫学检查试验阳性（间接红细胞凝集试验、酶联免疫吸附试验、环卵沉淀试验等）。

3. 确诊病例

（1）符合疑似病例。

（2）直肠黏膜活检发现血吸虫卵（无治疗史者），粪便检查发现血吸虫卵或毛蚴。

（三）鉴别诊断

（1）慢性华支睾吸虫病：居住或旅行于华支睾吸虫流行区，有进食生鱼、虾以及半生鱼、虾史。轻、中度感染者无明显症状,或仅有乏力、胃部不适、上腹胀、食欲减退、轻度腹痛及消化不良等上消化道症状。儿童患者有生长发育障碍。肝大,以左叶为著,质地偏硬,并可有压痛和叩痛。重复感染的严重患者可有门脉性肝硬化,出现腹水、腹壁静脉曲张、侧支循环形成及脾大一系列门静脉高压症状。慢性华支睾吸虫病患者常可合并胆囊炎、胆色素性胆结石、胆绞痛、阻塞性黄疸、消化性溃疡、原发性胆管细胞癌。确诊有赖于粪便或胶囊拉线法采集十二指肠引流肠液或活组织检查找到虫卵,如未查到虫卵,则需借助于免疫学检测及肝、胆B超、CT、MRI协助诊断。B超下可见弥漫性肝内胆管扩张、管壁增厚,中小胆管呈不同程度的扩张,扩张的胆管内有斑点、斑块状或条索状中等强回声,与慢性血吸虫肝病区别。

(2) 肝包虫病:多见于畜牧区,大多有与犬、羊等有密切接触史。大多数患者无症状,肝包虫囊明显肿大时可压迫附近组织或牵拉脏器,患者感肝区疼痛、饱胀或坠胀,食欲减退。巨大肝包虫囊致横膈抬高,活动受限,甚至出现呼吸困难,压迫胆总管致阻塞性黄疸。80%～85%肝包虫寄生在肝右叶,体检时可触及右上腹或上腹部无痛性肿块,与肝脏相连,包块表面光滑,质地坚韧,有时扪及波动感。少数患者叩诊时,感到子囊互相撞击引起囊壁震动感称"包虫震颤征"。肝脏肿大,有触、叩痛。皮内试验、血清试验及X线、肝脏B超、CT以助确立诊断,B超直观地显示囊内容的变化,CT可见大小不等的圆形或椭圆形低密度影,囊肿内或囊壁可出现钙化,低密度影边缘部分显示大小不等的车轮状圆形囊肿影,提示囊内存在着多个子囊,以资鉴别。

(3) 慢性疟疾:慢性疟疾可有急性疟疾病史及反复发作史。寒战、发热、出汗退热的周期性发作和间歇期症状的消失是其临床症状。肝、脾肿大常为轻-中度。血液涂片或骨髓片发现疟原虫是诊断的主要依据。临床上似疟疾,但未能查到疟原虫或无条件检查疟原虫者,可试予氯喹或蒿甲醚(3日)作诊断性治疗。如在用药24～48小时后发热被控制未再发者即可诊断。

(4) 脂肪肝:常有慢性长期饮酒史,或因蛋白质、热量摄入不足而营养不良,或有肥胖症、糖尿病史。临床症状不明显,可有乏力、食欲减退、肝大,右上腹轻度不适、隐痛或上腹胀痛等非特异性症状。肝脏呈轻至中度肿大,表面光滑,边缘圆钝,质地正常或稍硬,无明显压痛。血清转氨酶可升高,以ALT为主,可伴有GGT、铁蛋白和尿酸等增高,B超下可见肝脏轻度或中度肿大、致密的点状高回声,肝内管腔结构模糊不清。肝脏组织学检查有典型表现。

(5) 慢性病毒性肝炎:乙型肝炎病毒(HBV)和丙型肝炎病毒(HCV)感染是慢性病毒性肝炎的主要病因。少数患者可无明显症状,仅在体检时发现肝功能异常。大多数患者有食欲减退、全身不适、乏力、肝区不适或隐痛、腹胀等。体检发现面部颜色往往晦暗,巩膜常黄染;肝大,质地中等、有压痛及叩痛;多有脾大。可伴有一些肝外表现,包括关节炎、血管炎、肾小球肾炎等。肝功能异常的程度随慢性肝炎病情起伏而变化。而慢性血吸虫病患者多数无明显症状,食欲正常,肝功能无明显改变,血清转氨酶轻度增高或不增高,肝炎标志物检测有助于慢性病毒性肝炎的诊断。但慢性血吸虫患者血清中存在嗜异体抗体,用反相间接法检测慢性血吸虫患者乙型肝炎表面抗原(HBsAg)可出现假阳性,应予注意。超声显像图两者亦有不同。

(6) 肠易激综合征:慢性血吸虫病和肠易激综合征(腹泻型)患者均有腹痛、腹泻,症状反复发作或慢性迁延。胃肠动力学异常及内脏感觉异常是肠易激综合征发生的病理生理学基础，几乎所有肠易激综合征患者都有不同程度的腹痛，部位不定，以下腹多见，多于排便或排气后缓解，大便每日 3 ~5 次，少数严重发作期可达十数次，大便呈稀糊状，也可为成形软便或稀水样便，多带有黏液，部分患者粪质少而黏液量多，但绝无脓血。可在相应部位有轻压痛，部分患者可触及腊肠样肠管，直肠指检可感到肛门痉挛、张力较高，可有触痛，常与饮食、精神、情绪等因素有关。病程可长达数年至数十年，但全身健康状况不受影响。大便常规检查镜检始终无超过正常范围的红白细胞，大便培养无菌生长，纤维结肠镜检查仅见直肠或结肠部分黏膜略充血。而慢性血吸虫病结肠镜检查见肠壁黏膜苍白、有黄白色粟粒状物突起或有息肉形成，活检病变肠黏膜压片可见虫卵。慢性血吸虫病与肠易激综合征（腹泻型）从临床症状体征难以区别，主要依靠大便找血吸虫卵及毛蚴孵化、血清免疫学检查和直肠黏膜活检、纤维结肠镜检查进行鉴别。

（7）慢性细菌性痢疾：细菌性痢疾反复发作或迁延不愈超过 2 个月以上，即为慢性细菌性痢疾。急性期延误诊治或治疗不彻底者或为耐药菌株感染，患者原有营养不良、慢性胃肠道疾病、慢性寄生虫病或免疫功能低下都是演变为慢性的原因。慢性细菌性痢疾常有间歇性排菌现象，提示侵入肠黏膜内的痢疾杆菌未被彻底清除。临床上可分为慢性迁延型、急性发作型、慢性隐匿型。慢性迁延型常见，表现为腹部隐痛或不适、腹胀，或便秘与腹泻相交替，或长期腹泻，大便间歇或经常带有黏液，或附有少许脓血，伴食欲减退、乏力，左下腹可有压痛，部分患者可扪及增生呈条索状的乙状结肠。临床表现与慢性血吸虫病相似，但慢性细菌性痢疾无肝脾大，血嗜酸性粒细胞不增高，大便镜检可见大量的脓细胞及红细胞，大便培养检出志贺氏菌可资鉴别。

（8）肠阿米巴病：肠阿米巴病病变在结肠。依次多见于升结肠、直肠、乙状结肠、阑尾和回肠末端。由于病变涉及范围与程度不一，以及病程长短不等，临床表现差别甚大。慢性肠阿米巴病与慢性血吸虫病不易鉴别。两者均以缓慢起病，前者临床特点是反复发作，其间歇期有长（数月至数年）有短（数周）。表现为腹泻与便秘交替出现，体检触及结肠增厚与压痛。血白细胞计数大多正常。粪便检查大便呈暗红色，有粪质、带血和黏液，有腥臭。显微镜检查应取新鲜大便的脓血黏液部分，成形大便则取其表面或粪端部检查，注意寻找包囊。为了提高检出率，应连续几天多次检查。可用碘液染色检查，或用硫酸锌漂浮浓集后碘染检查，有利于包囊的发现和识别，取大便作阿米巴培养可以增加发现的机会。乙状结肠镜检查有很大诊断价值，在正常黏膜上可见散在的溃疡，从溃疡底刮取材料作镜检，有助于提高检出率。如临床上有高度怀疑而各种检查不能确诊，选用抗阿米巴药物甲硝唑治疗，效果确切也有助于建立诊断。慢性血吸虫病患者粪便肉眼观粪便稀薄、量正常，无恶臭，多无血性黏液。粪便检出虫卵或孵出毛蚴，结肠镜检查见肠壁有粟粒样黄白色小结节，有助鉴别诊断。但在流行区，血吸虫病兼有肠阿米巴感染的并不少见，结肠镜检见结肠黏膜有多数火山口样的溃疡形成，其基底部有大量阿米巴滋养体分布。邻近的黏膜组织均有明显的坏死，肠壁内虽可见到有散在性钙化虫卵沉积，但纤维化的程度较轻微。从病理学方面进行比较，两病并存与单独肠阿米巴病时的黏膜变化并无显著的差异，说明肠血吸虫病并不影响肠阿米巴病病理发展的规律性。临床上慢性血吸虫病与慢性细菌性痢疾、阿米巴痢疾鉴别要点见表 41-2。

表 41-2　慢性血吸虫病与慢性细菌性痢疾、阿米巴痢疾的鉴别

鉴别要点	慢性血吸虫病	慢性细菌性痢疾	阿米巴痢疾
流行病学	流行区散发	常年散发,可暴发流行	散发居多
临床表现	缓起,不发热,无毒血症症状,腹痛轻,大便次数较少。腹部常无压痛	急性发作时多有发热,毒血症症状明显,腹痛、里急后重,大便次数多。腹部压痛以左侧为主	大多缓起,腹痛与里急后重较轻,大便次数较少。腹部压痛以右侧为主
粪便性状	量正常,稀,常无黏液,无腐臭	量少,脓血黏液便,无腐臭	量多,暗红色果酱样,可有腐臭
粪便镜检	可发现血吸虫卵	大量脓细胞、红细胞、巨噬细胞	白细胞较少,红细胞成堆,有夏科-莱登晶体,可找到溶组织阿米巴滋养体或包囊
粪便培养	阴性	痢疾杆菌阳性	痢疾杆菌阴性
粪便孵化	毛蚴	阴性	阴性
血白细胞	正常	急性发作时中性粒细胞常增加	早期稍增加
结肠镜检	肠黏膜可有充血、水肿。见密集分布的粟粒样黄白色小结节。可发现近远期变性血吸虫卵	肠黏膜弥漫性充血、水肿、浅表溃疡,可呈颗粒状和疤痕	肠黏膜大多正常,有多发溃疡,边缘深切,周围有红晕

(9) 溃疡性结肠炎:溃疡性结肠炎是直肠和结肠慢性非特异性炎症疾病。病变主要限于大肠黏膜及黏膜下层,临床表现为腹痛、腹泻、黏液脓血便。临床按本病的病程、程度、范围及病期分为初发型、慢性复发型、慢性持续型、急性暴发型。慢性复发型临床最多见,多呈反复发作的慢性病程,易与慢性血吸虫病相混淆。两者的主要鉴别要点为:慢性复发型溃疡性结肠炎一般为轻度至中度腹痛,腹痛性质常为阵发性痉挛痛,局限于左下腹或下腹部,亦可涉及全腹。有疼痛-便意-便后缓解的规律,常有里急后重,黏液脓血便是本病活动期的主要表现。轻者每日排便 2 ~ 4 次,便血轻或无;重者每日 10 次以上,脓血显见,甚至大量便血。粪便常规检查肉眼观常有黏液、脓血,显微镜见红细胞和脓细胞。反复多次粪便病原学检查排除感染性结肠炎。结肠镜检查是本病诊断的最重要手段之一,内镜下所见重要改变有:黏膜粗糙呈细颗粒状,弥漫性充血、水肿,血管纹理模糊、质脆、出血,可附有脓性分泌物;病变明显处见弥漫性糜烂或多发性溃疡;慢性病变见假息肉及桥状黏膜,结肠袋往往变钝或消失。结肠镜下黏膜活组织学见弥漫性炎症细胞浸润,活动期表现为表面糜烂、溃疡、隐窝炎、隐窝脓肿;慢性期表现为隐窝结构紊乱、杯状细胞减少。而慢性血吸虫病患者呈间歇性出现,腹痛轻,大便次数较少,腹部常无压痛。粪便肉眼检查量正常,稀、有黏液但多无脓血,粪便检查可发现血吸虫卵,孵化毛蚴阳性。直肠活检或纤维结肠镜检可见黄色小结这一特征性改变,活检黏膜压片或组织病理检查发现血吸虫卵。

(10) 肠结核:本病多见于青壮年,女性略多,大多数患者有原发结核病灶存在。肠结核好发于回盲部。病理表现分为溃疡型、增生型和混合型,溃疡型占多数。肠黏膜溃疡大小不一、深浅不等,一般为多发,溃疡常环绕肠壁呈环形,其长径与肠道长轴垂直,溃疡愈合时瘢

痕收缩可形成肠腔狭窄。增生型病变黏膜下层及浆膜层有大量结核性肉芽组织和纤维组织增生，肠壁增厚变窄可出现肠梗阻。临床表现：腹痛多位于右下腹，一般为隐痛或胀痛，进食可诱发，排便后可缓解。大便习惯异常，因肠蠕动加速及小肠分泌增加而造成腹泻，每日数次或十余次，大便呈糊状或水样，不含脓血，无里急后重。增生型者可出现便秘，在右下腹可扪及肿块，中等硬度，轻压痛，不易移动。全身症状可有低热、盗汗、乏力、恶心、腹胀、食欲减退等。X线钡餐造影检查钡剂通过小肠部位时可出现激惹现象，可见肠管分节过多，病变处黏膜增厚及溃疡形成；可出现狭窄现象，有梗阻时，出现肠管扩张、钡剂排空延迟现象，钡剂呈雪片样分布，边缘为锯齿状，盲肠不充盈。肠镜直接观察到溃疡或增殖性结核病变，同时可行活检进行病理检查，以明确诊断。腹腔镜检查在病变肠段浆膜层可见灰白色小结节，活检有助鉴别诊断。血沉加快，纯结核蛋白衍生物皮内试验（PPD）阳性。抗结核治疗有效支持肠结核的诊断。但慢性血吸虫病亦可并发肠结核，纤维结肠镜下见肠黏膜除有血吸虫卵沉积引起的损害外，还有结核性变化，肠壁内的虫卵较少，且多已钙化，并有纤维组织形成。两者并存时的病理特点是：凡在血吸虫病病变严重处常无结核病的出现，而在结核病变严重处亦多不见有虫卵的沉积。其原因很可能与黏膜下层组织因大量虫卵的破坏而引起严重纤维化，致使原来疏松的肠壁变得十分紧密，并压迫血管及淋巴管，这样通过血流、淋巴而来的结核杆菌就难进入肠黏膜而引起结核性病变。

四、治　　疗

慢性血吸虫病一经确诊，如无严重合并证或禁忌证，应尽早进行病原治疗，治疗目的在于杀灭机体内血吸虫成虫，以消除病原，保护机体免受血吸虫的损害，防止病变发展。对消灭传染源、阻断血吸虫病的传播具有积极意义。

（一）病原治疗

吡喹酮是治疗血吸虫感染的首选药物，对慢性血吸虫病患者体内血吸虫成虫有活动兴奋、肌肉挛缩，影响其蛋白和糖代谢的作用，使虫体皮层呈空泡变性等，以达到杀灭成虫的作用。对成熟虫卵有效，使其呈空泡样变性。

1. 用法　成人总剂量按60mg/kg，2日疗法，每日量分3次饭后0.5小时服用，体重以60kg为限。儿童体重不足30kg者总剂量可加至70mg/kg。也可用成人总剂量40mg/kg，儿童50mg/kg，顿服或一日等分2次服完。对年老体弱，或有明显并发症的患者可用总剂量60mg/kg，3日疗法。

2. 疗效　吡喹酮治疗慢性血吸虫病的疗效十分肯定，表现为粪检虫卵和毛蚴阴转，症状体征好转或消失，实验室血象及肝功能检查好转或恢复正常，血液中特异性抗体及抗原滴度降低以至消失等。

3. 不良反应及处理　吡喹酮治疗慢性血吸虫病的不良反应较轻，约40%的患者无任何不良反应。口服吡喹酮的不良反应出现在服药后数小时，且持续时间短，一般不需处理，可自行消失，少数反应重者应及时正确处理。

（1）消化系统不良反应：主要表现以上腹部不适、不定位腹痛较多见，恶心、呕吐、食欲减退和腹泻。个别患者出现黄疸，ALT和AST升高，严重者偶有上消化道大出血发生。服药前应了解患者有无合并消化道疾病，对有严重病变或疾病活动期应经过有效治疗后方可考虑采用吡喹酮病原治疗，一般呕吐、腹痛病例可给予甲氧氯普胺、颠茄类等，个别呕吐严重，进食甚少伴腹泻者，应给予补液，并注意补钾。上消化道出血为较严重的不良反应，应予停药并积极止血、护胃、对症、支持治疗。对服药后出现肝功能指标异常的病例，应给予护肝、降酶、退黄等药物治疗。

（2）神经系统不良反应：主要表现以头昏、头痛、乏力较多见，其他有嗜睡、失眠、视物模糊、肢体麻木、肌肉颤动、耳鸣等，大多于数小时内减轻或消失；严重的有下肢瘫痪、共济失调、癫痫或癔症发作、精神失常、精神病复发。对不良反应较重的患者可给予安定、罗痛定、维生素 B_6、维生素 B_1、谷维素等。有癫痫史者应同时服用抗癫痫药物。

（3）心血管系统不良反应：主要表现为少数患者有心悸、胸闷、期前收缩、心率减慢或心率加快，个别有心血管疾病患者治疗后病情加重，如血压升高，偶发期前收缩转为频发期前收缩或阵发性室上性心动过速。心电图示 T 波改变、ST 段压低、QT 延长、期前收缩，偶见房颤、结性逸搏、室上性心动过速、各种传导阻滞等。绝大多数患者上症可很快消失，症状较明显者可给予镇静剂、抗心律失常药物。对合并高血压病、冠心病等心血管疾病的患者，服药前给予降压、抗心律失常、扩冠药物及对症治疗，待症状改善后，给予适当延长吡喹酮疗程（60mg/kg，3 日疗法）病原治疗。但对心力衰竭、严重心律失常的患者而未能控制者，一般不宜用吡喹酮治疗。

（4）过敏反应：个别患者可出现Ⅰ～Ⅳ型超敏反应，也可以一种类型反应为主兼有其他类型表现同时发生。表现为荨麻疹、血管性水肿、过敏性紫癜、支气管哮喘、间有或高或低的发热，偶可引起过敏性休克。在服吡喹酮期间，应停药，根据病情变化和严重程度不同采取相应的措施，给予抗过敏（包括抗组胺药物、非特异性抗过敏药物、糖皮质激素）和对症治疗。

（二）护肝治疗

慢性血吸虫病一般无肝功能损害。极个别患者可出现血清转氨酶增高，有条件者可在病原治疗前进行护肝治疗，在护肝治疗过程中，护肝用药不宜太多，疗程不宜太长，以免加重肝脏的代谢负担。对病原治疗后出现肝功能指标异常者，应予改善和恢复肝功能药物治疗：①非特异性护肝药如维生素类（B 族、C 等），还原型谷胱甘肽、葡醛内酯、水飞蓟素、氨基酸等；②降酶药如五味子类（联苯双酯等），山豆碱类（苦参碱等），甘草提取药（甘草甜素，甘草酸苷等）；③退黄药物如腺苷蛋氨酸、门冬氨酸钾镁、茵栀黄等。

（三）对症治疗

积极治疗并存的慢性消化道疾病。对有贫血及营养不良者，予以加强营养、支持对症治疗。对慢性腹泻为主要临床症状的患者，采用中西结合治疗方法及利用结肠透析仪进行中药保留灌肠。慢性腹泻合并有细菌感染者可适当使用抗生素。

（郑娜 彭妮娜 荆群山）

第三节 晚期血吸虫病普通型

晚期血吸虫病，是由于反复感染血吸虫后虫卵沉积在肝脏引起肝脏纤维化、窦前阻塞，从而引起门静脉血液回流受阻，门静脉压力增高，但肝功能处于代偿期的一种临床类型。此时可有脾大和轻度脾亢表现，但无严重低蛋白血症、未出现腹水、消化道出血等临床表现，称之为普通型晚期血吸虫病。

一、发 病 机 制

人感染血吸虫后，成虫寄生于门静脉系统内，虫卵顺着门静脉血流进入肝脏，并沉积于肝脏，刺激肝纤维组织增生形成以虫卵为中心的虫卵结节，从而破坏了正常的肝小叶结构，造成门静脉血液回流受阻。同时，虫卵分泌的一些毒性物质可引起周围组织或小血管炎症反应，加重门静脉细小分枝的纤维化，进一步加重了门静脉血的回流障碍。肝脏大部分血液供应由门静脉提供，当门静脉血液供应障碍时，肝细胞因缺血缺氧出现变性坏死，加上肝小叶结构的破坏，导致了肝功能的损害，临床上病人表现出一系列肝功能减退和一些消化道症状以及门脉高压的表现。

二、临 床 表 现

因该型病人肝功能大多处于代偿状态，可不出现明显的临床表现，但较为常见的临床表现如下：

1. 肝功能减退的表现　因雌性激素灭活障碍导致皮肤黏膜毛细血管扩张，表现出蜘蛛痣、肝掌，男性病人出现乳房发痛，性功能减退；女性病人表现月经不调或不育。部分病人还可出现肝源性糖尿病。肝脏合成功能的减退表现出低蛋白血症。

2. 消化道症状　病人可出现疲乏无力，腹胀、腹痛和消化不良的表现，如出现大便稀，次数增多。

3. 门脉高压的表现　可出现轻至中度脾大，出现腹壁静脉显露、痔疮等，甚至出现少量腹水。

三、辅 助 检 查

1. 血吸虫病原学检查　血吸虫血清免疫学检查阳性，直肠黏膜活检检出近远期变性血吸虫卵，极少部分病人粪便检查可发现血吸虫卵。

2. 肝脾 B 超检查　B 超检查可发现肝脏呈典型血吸虫性肝纤维化表现，部分病人可发现肝小叶增生形成的结节样病变，发现门静脉内径增宽，脾脏超声检查发现脾脏肿大。部分病人可发现有少量腹水。

3. 肝脏 CT 检查　CT 诊断肝硬化准确性高，同时还能排除肝内占位性病变。

4. 肝功能检查　表现为不同程度的白蛋白降低，胆红素轻度升高。部分病人表现有单项转氨酶升高。

5. 肝纤维化检测

（1）透明质酸（HA）　HA 是 ECM 中蛋白多糖主要成分，临床上用得较多的检测方法有酶联免疫吸附试验。正常参考值范围（2～115）ng/ml，随年龄增长而有所增高。肝病、慢性活动性肝炎>165ng/ml；肝纤维化>250ng/ml。

（2）Ⅲ型前胶原（PCⅢ）　它由Ⅲ型胶原分子分泌到细胞外时由端肽酶切下的 N 端肽，晚期血吸虫病腹水型患者血中 PCⅢ水平增高。正常参考值<120ng/ml（正常成人 95% 正态

分布上限)。

(3) Ⅳ型胶原(Ⅳ.C) Ⅳ.C是基底膜骨架的主要胶原成分之一,晚期血吸虫病腹水型患者血中Ⅳ型胶原水平增高。注意肾和肺纤维化时也可升高。正常参考值(13~74)ng/ml。

(4) 层粘连蛋白(LN) LN是一种大分子非胶原蛋白,与Ⅳ.C一起主要存在于基底膜的透明层中,晚期血吸虫病腹水型患者时,血清LN显著升高。正常参考值为(48~114)ng/ml。

四、诊断和鉴别诊断

(一) 诊断

凡有多次血吸虫疫水接触史,而又未经正规病原学治疗患者,出现腹胀、乏力、食欲不佳等症状,体查发现有肝掌或蜘蛛痣,轻至中度脾大,B超或上腹部CT扫描提示肝纤维化,血吸虫病原学检查阳性,排除其他原因引起的肝纤维化后即可诊断晚期血吸虫病普通型。

(二) 鉴别诊断

1. 肝炎后肝硬化 患者有慢性肝炎病史,肝炎病毒学检查阳性,可与之鉴别。

2. 酒精性肝硬化 患者有肝硬化的临床表现,有长期饮酒史,可与之鉴别。

3. 原发性肝癌 患者大多有慢性肝炎或长期饮酒史,出现肝硬化的临床表现,B超或腹部CT平扫加增强发现肝内占位性病变,可明确诊断。

4. 与其他疾病鉴别 布-加综合征、自身免疫性肝炎、原发性胆汁性肝硬化、硬化性胆管炎等。

五、治 疗

1. 一般治疗 患者应避免较重体力劳动,注意休息,进食清淡易消化食物,定期进行肝功能及肝脏声像学检查。

2. 护肝治疗 常用的护肝药有还原型谷胱甘肽、水飞蓟素片、复方二异丙胺等。但护肝药不宜用得太多,用得太乱,以简而精为好。避免使用对肝脏有毒性作用的其他类药物。

3. 病原学治疗 患者一般情况好,肝功能处于代偿期,可以考虑病原学治疗。常用吡喹酮口服给药,总量按40~60mg/kg,2日分次给予。每日量分2~3次服。如年老、体弱及肝功能稍差,应适当减少剂量或采用3日疗法。

六、预防与预后

在平时的生产和生活中,要尽量避免接触血吸虫疫水,接触疫水时要注意做好个人防护。慢性血吸虫病人,要及时进行病原学治疗,防止肝脏损害进一步发展。对于已成为晚期血吸虫病人,要定期检查肝脏情况,必要时进行病原学治疗,阻止病情进一步发展。单纯的血吸虫性肝硬化预后比其他类型肝硬化要好。当合并存在慢性肝炎时,其预后较差。

(孔国庆 王奉林)

第四节 晚期血吸虫病巨脾型

巨脾型晚期血吸虫病(advanced schistosmiasis,splenomegaly),是指血吸虫病性肝纤维化致门脉高压,以脾大和脾亢为突出表现的临床类型。巨脾通常指脾大Ⅲ级或重度脾大。脾大Ⅱ伴脾功能亢进、门脉高压亦属此型。临床上,在门静脉和下腔静脉的压力差超过14cmH_2O时,就会出现脾大、脾功能亢进等临床综合征,80%的门脉高压症可见到脾大。

一、发病机制

(一)门静脉压增高

晚期血吸虫病门静脉高压症为窦前阻塞,由于门静脉系统血流受阻和血流量增加,导致门静脉及其属支血管内压力升高,形成门静脉高压症。门静脉通常由肠系膜上静脉和脾静脉汇合而成。门静脉系统没有静脉瓣,因此门静脉压力过高时,其所属系统内血流可以形成逆流和血液瘀滞,脾静脉血回流受阻,脾髓呈被动性增生,脾脏将发生瘀血性肿大,并逐渐发展为巨脾,此时脾脏大小可达正常5~15倍,重量可达1000~4000g,被膜增厚,质地坚韧。切面暗红色,脾小梁清楚,脾小体不明显,可见棕黄色的含铁小结,偶可见梗死灶。镜下见脾窦扩张充血,窦内皮细胞及巨噬细胞增生,窦壁纤维组织增生而肥厚。脾小体萎缩,单核巨噬细胞内可见血吸虫色素沉着。可见有陈旧性出血灶伴有铁质及钙盐沉着和纤维组织增生形成的含铁小结节,脾内偶见虫卵结节。

(二)脾大及脾功能亢进

门静脉压力的增高,必导致脾大,脾大的同时常伴有一种或多种血细胞减少,其骨髓常呈增生活跃状态,表现为白细胞、血小板减少和红细胞减少,称之为脾功能亢进。其原因主要有:①肿大脾脏过分阻留血流是血细胞减少的主要机制;②脾大时,血浆总容量增加可以使血液稀释而致血细胞减少;③脾脏内淋巴组织发生了异常的免疫性改变,产生自身抗体,破坏自身的血细胞;④脾脏可能产生某些激素,抑制骨髓的造血功能或加速血细胞的破坏。

二、临床表现

(一)症状

1. 脾大(splenomegaly) 脾大是晚期血吸虫病门脉高压症的突出表现。其脾大一般较肝炎后肝硬化等引起的脾大明显,以巨脾多见,因此我们常称前者为晚期血吸虫病(巨脾型)或巨脾型晚期血吸虫病。脾大时,可于左肋缘下触及,重者可达脐水平线甚至脐下。脾脏的大小、活动度、质地与病程、病因有关系。早期,脾质软,活动度较大。晚期,由于脾内纤维组织增生而变硬,脾周围的粘连而活动度减少。晚期血吸虫病人脾脏肿大达到一定程度后,在相当长的一段时间内不再增大。发生上消化道出血时脾内瘀血排出,肿大的脾脏可以暂时缩小。

正常情况下,左肋缘下不能触及脾脏,一旦触及脾脏就说明脾脏已经增大将近一倍。脾脏测量通常以下述的条线作为标准,AB线:左锁骨中线脾脏下缘到肋弓的距离;AC线:左锁骨中线与肋弓交点至脾最远端;DE 线:脾脏右缘至正中线的距离。脾大程度一般分Ⅰ、Ⅱ、Ⅲ级。Ⅰ级脾:位于两肋弓连线以上;Ⅱ级脾:两肋弓以下,脐以上;Ⅲ级脾:超过脐水平或腹中线。也有分轻、中、重三度。轻度肿大:深吸气时,肋下不超过 3cm;中度肿大:肋下 3cm 至脐水平;重度肿大:脐水平以下。

2. 脾功能亢进(hypersplenism) 脾大常伴发不同程度的脾功能亢进,表现为白细胞计数降至 $3.0\times10^9/L$ 以下,血小板减少至 $(70\sim80)\times10^9/L$,并逐渐出现贫血。但门静脉高压与脾大和脾功能亢进的程度三者之间并不成比例。血吸虫病引起的门脉高压症大多数为窦前阻塞,出现脾大和脾功能亢进均较明显,其程度分级见表 41-3。

表 41-3 脾功能亢进程度分级

分度	白细胞($\times10^9/L$)	血小板($\times10^9/L$)
轻度	≥3.0~<4.0	≥70~<100
中度	≥2.0~<3.0	≥30~<70
重度	<2.0	<30

3. 食管静脉曲张(esophageal varices) 晚期血吸虫病人门脉高压症约有 20% 可出现食管、胃底静脉曲张,其中约 50% 可发生破裂出血。曲张的食管胃底静脉一旦破裂即可出现上消化道出血症状。发生破裂出血的频率与门静脉压力的高低及静脉曲张程度呈正相关,门脉压力越大,出血可能性越大。出血可加重肝损害,容易导致肝性脑病。据统计,首次大出血死亡率可达 25%,在第一次大出血后的 1~2 年内,约 50% 的病人可再次大出血。

(二)体征

血吸虫病发展到晚期病程一般比较缓慢,有时可潜伏数年至十数年之久(平均为 3~5 年)。由于肝脏具有很强的代偿能力,早期临床表现常不明显,即使有症状也缺乏特异性。不少病例是在体格检查,或发生上消化道出血,甚至因在检查其他疾病时才被发现的。

肝功能代偿期,患者症状较轻,常缺乏特异性。可有乏力、食欲减退、消化不良、恶心、呕吐、右上腹隐痛等症状。体征也不明显,可出现肝脏肿大,部分患者伴有脾大,并可出现蜘蛛痣和肝掌。肝功能检查多在正常范围内或仅有轻度异常。

肝功能失代偿期,可以出现以下体征。值得注意的是,肝功能代偿期与失代偿期二者之间的分界并不十分明显或有重叠现象。

1. 面容 面色灰暗、黝黑,是慢性肝病比较特殊的表现。面色改变的程度与肝功能不全程度相平行。肝病面容是下列因素综合作用的结果:①雌激素增加,皮肤内硫氢基酪氨酸酶的抑制作用减弱,酪氨酸转变为黑色素增加;②继发性肾上腺皮质功能减退和肝脏不能代谢垂体前叶分泌的黑色素细胞刺激素;③贫血;④黄疸;⑤血氧饱和度下降。

2. 黄疸 黄疸的出现表示肝细胞有明显损害,对预后的判断有一定的意义。

3. 腹壁静脉怒张 由于门静脉高压和侧支循环的建立与扩张,在腹壁与下胸壁可以见到怒张的皮下静脉,有时在脐周形成所谓的海蛇头样曲张静脉。检查时应注意这些静脉回流方向,在脐上是由下向上,在脐下是由上向下,这与上、下腔静脉梗阻时静脉曲张的血流方向有所不同。偶尔在脐周曲张静脉的局部可触及震颤或闻及杂音,称为 Cruveilhier-Baumgarten 综合征。

4. 肝脏情况　肝纤维化时,肝脏的大小、硬度及平滑程度不一,与肝内脂肪浸润的多少,以及肝细胞再生、纤维组织增生和收缩的程度有关。早期肝脏肿大、表面光滑、质地中等,晚期肝脏缩小、坚硬、表面呈结节状,一般无压痛,但伴发进行性肝细胞坏死或并发肝炎和肝周围炎时可有触痛和叩击痛。

5. 脾大　这是晚期血吸虫病门静脉高压症最先出现的病理改变。一般为中度以上肿大,有时可为巨脾,达到脐下。早期肿大脾的质地较软,且有活动性,后期质地变硬,且活动度减少。并发上消化道出血时,脾脏可暂时缩小,甚至不能触及。脾脏大小可采用触诊、B超、CT等进行评估。有时脾大2~3倍才能在肋下触及,因此肋缘下未触得脾脏并不能否定脾大。

6. 腹水　腹水的出现常提示门静脉高压症已属严重阶段,在出现前常先有肠胀气。一般病例腹水聚积较慢,而在短期内形成腹水者多有明显的诱发因素,如感染、上消化道出血、门静脉血栓形成和外科手术等。在此情况下,腹水形成迅速,且不易消退。由于膈肌抬高,可出现呼吸困难和心悸。长期腹水或严重肠胀气患者,腹内压明显增加,致使在腹壁薄弱处形成疝,如脐疝。

7. 胸腔积液　腹水患者伴有胸腔积液者并不少见,其中以右侧胸腔积液较多见,双侧者次之,单纯左侧者最少见。一般来说,腹水伴有胸腔积液时,腹水常为难治性。胸腔积液产生的机制尚不明确,可能与下列因素有关:①腹压增高时横膈腱索部变薄,腹水可溢入胸腔;②肝脏淋巴流量增加致胸膜淋巴管扩张、淤积和破损,淋巴液外溢形成胸腔积液;③奇静脉和半奇静脉系统压力增高,影响胸腔静脉血液回流,致使静水压增加;④低蛋白血症也利于胸腔积液的聚积。

8. 内分泌失调的表现　肝纤维化时,由于促性腺激素分泌的减少可导致男性睾丸萎缩、男性乳房发育和阴毛稀少。女性病人有月经过少、闭经和不孕。雌激素的灭活减少,可使周围毛细血管扩张而产生蜘蛛痣与肝掌。蜘蛛痣可随肝功能的改善而消失,而新的蜘蛛痣出现,则提示肝损害在发展。

9. 出血征象　皮肤和黏膜常出现瘀斑、瘀点、血肿及新鲜出血灶,系肝功能减退时凝血因子Ⅱ、Ⅶ、Ⅸ、Ⅹ合成减少和(或)脾功能亢进时血小板减少所致。

10. 营养缺乏表现　如消瘦、贫血、皮肤粗糙、水肿、舌光滑、口角炎和多发性神经炎等。

三、辅助检查

(一)血常规及骨髓检查

在肝功能代偿期,血常规各项指标大多在正常范围内。而进入失代偿期,由于脾功能亢进、出血以及营养不良等因素,可发生轻重不等的贫血。在脾功能亢进时,红细胞、白细胞或血小板可单一或同时减少,其中以血小板的降低尤为明显。脾切除后血细胞数可接近或恢复正常。骨髓呈增生性改变。

(二)尿常规

由于肝功能减退,肝脏不能将来自肠道的尿胆原变为直接胆红素,同时由于侧支循环的建立,尿胆原可直接到达体循环而从尿中排出,故尿中尿胆原增加。在黄疸病例中,尿中胆红素也可呈阳性。

(三) 肝功能的检查

肝功能检验项目比较多,但以能说明肝纤维化病变活动性、病情和预后的指标最为重要。

1. ALT 和 AST 对于反映肝实质细胞的损伤最为简便、敏感,其临床意义是反映病变的活动性,即有无肝细胞变性和坏死,而不代表肝脏的贮备功能。

2. γ-谷氨酰转肽酶 对于判断肝硬化的预后有一定的参考价值。

3. 血清胆红素 正常肝脏对胆红素的摄取、结合、排泄有很大的贮备能力,胆红素的上升说明肝细胞逐步坏死、病变活动、预后不良。

4. 清蛋白 清蛋白的值可以反映肝脏合成代谢和贮备功能,它的下降提示预后不良。

5. 凝血酶原时间(PT) 是反映肝脏贮备能力的良好指标,如超过正常对照组 4 ~6 秒时,提示肝功能损害明显,若超过一倍时,则预后极差。

(四) 免疫学检查

皮内试验(IDT)、环卵沉淀试验(COPT)、尾蚴膜反应(CHT)、间接血凝试验(IHA)、酶联免疫吸附试验(ELISA)等对诊断血吸虫病都有一定的临床价值。

(五) 胃镜检查

胃镜可以直接观察并确定病人有无食管及胃底静脉曲张,了解其曲张的程度和范围,并且可以观察有无溃疡、糜烂、出血以及门静脉高压性胃病等,有助于上消化道出血的鉴别诊断,还可在内镜下进行硬化剂注射或其他方法的治疗。一经发现有食管或胃底静脉曲张,就意味着门静脉高压症存在,血吸虫病已发展至晚期。如内镜发现重度静脉曲张伴有红色征者,提示有近期出血的危险。

(六) 腹腔镜检查

对于临床表现不典型的门静脉高压症病例,可以通过腹腔镜观察来协助诊断。腹腔镜下能观察到大网膜和脏器血管扩张、增多、充血、脾大、肝硬化结节及淋巴液渗漏,并且还能进行肝脏活检。

(七) B 型实时超声

门静脉高压症时 B 超的直接征象有:①门静脉及其属支扩张。门静脉主干内径最大可达 1.5cm 以上。目前多数采用的标准为门静脉内径>1.3cm 提示门静脉高压症;有半数以上的门静脉高压症病人脾静脉和肠系膜上静脉内径>1.0cm。②门体侧支循环出现。约 60% 的正常人 B 超下可显示胃左静脉,其内径通常为 0.2 ~0.3cm,最大为 0.5cm,而门静脉高压症时,胃左静脉内径常>0.5cm,最大可达 1.7cm。沿胃左静脉向左扫描,可以发现它与食管-胃底的曲张静脉相连。约 30% 的正常人可以探查到内径 0.3cm 左右的脐静脉,如果脐静脉内径>0.3cm,常提示有门静脉高压症的存在。

门静脉高压症时,还可以检出脾大和腹水等间接征象,对于门静脉高压症的诊断具有重要的辅助意义。此外腹部超声可以对门静脉、脾静脉内血栓和门静脉内瘤栓准确检出并定位,有助于与肝外型门静脉高压症的鉴别诊断。

(八) 多普勒超声

多普勒超声(Doppler)检查,对门静脉高压症的诊断和研究意义重大,被称为无损伤血管造影。这种检查可提供的门静脉血流动力学资料有:①它与实时超声一样,可以测定门静脉及其属支的内径。②可以比较准确地了解门静脉血流是向肝性或是离肝性。门静脉高压症时，门静脉系统血流常经众多门体侧支循环逆流入体循环，其中最常见的是经胃左静脉至食管胃底曲张静脉途径，约占全部离肝血流检出率的80% ~90%，其他途径有脐周静脉、脾肾分流和腹膜后-脊柱旁静脉等。③可测定门静脉及其属支的血流速度并计算出血流量；④检查评估各种分流手术前后门静脉系统的血流动力学指标，了解术后门静脉血流量的增减，估计预后。

（九）内镜超声

内镜超声（endoscopic ultrasonography，EUS）是一种相对无创伤性的检查方法。①对胃底静脉曲张的检出优于内镜；②有助于证实门静脉高压性胃病。EUS 可以检出正常人没有的胃壁内扩张的小静脉，这对于鉴别胃黏膜充血水肿是否为门静脉高压症所致有重要意义；③有助于食管曲张静脉硬化剂疗法的追踪观察和疗效判断。

（十）直肠镜检及组织活检

直肠镜检及组织活检是血吸虫病病因学诊断方法之一。可了解直肠黏膜有无炎症、肿瘤及其范围等，对病变部位组织活检并检查是否有血吸虫卵沉积。

（十一）X 线钡餐检查

在食管吞钡检查时，曲张的静脉使食管轮廓呈虫蚀状改变，排空时曲张的静脉使食管轮廓呈蚯蚓状或串珠状负影。

（十二）血管造影

腹腔动脉造影的静脉相或直接肝静脉造影，可使门静脉系统和肝静脉显影，确定静脉受阻的部位及侧支回流的情况，还可为选择手术方式提供参考资料。

（十三）术中肝活检

本方法是诊断晚期血吸虫病肝纤维化的金标准。能表明肝病的活动度，提供病因线索。

（十四）磁共振显像（MRI）、核素扫描、CT 扫描

此三项检查对诊断和鉴别诊断都有帮助，临床上可合理选择。

四、诊断与鉴别诊断

依据晚期血吸虫病发病机制和病理生理学特点，要特别注意以下各点。

1. 血吸虫病病史及抗血吸虫药物治疗史情况。

2. 有无肝炎病史　起病时限、病程发展及最近半年内肝功能及肝炎病毒相关情况，有无引起肝硬化的其他病史：毒物、化学试剂等接触史。

3. 饮酒史。

4. 有无呕血或便血史　包括出血的日期、次数、估计的失血量，有无出现头晕、出冷汗、脉搏细速等休克症状，是否接受输血以及其他的治疗措施。

5. 有无食欲减退、腹泻、腹痛、腹胀等其他消化道症状。有无溃疡病、胆道结石、胃炎、胃癌、肝癌等其他引起上消化道出血的病史。

6. 脾大出现的时间，有无脾区疼痛史、发热史。

7. 近期有无鼻出血、牙龈出血及皮下瘀斑史。

8. 有无腹水史　腹水的程度、治疗方法以及疗效。

9. 有无神经精神症状，如出现嗜睡、兴奋、意识障碍等表现。有无肝性脑病史，肝性脑病的诱因、治疗方案和疗效。

10. 目前的一般情况,有无体重减轻、疲倦乏力以及劳动力情况。

11. 既往手术史,手术的原因、方式、疗效、术后近期及远期的并发症。

五、治　　疗

(一) 内科治疗

基本同晚期血吸虫病普通型的治疗。但病原治疗可考虑安排在外科手术治疗之后为宜。

(二) 外科治疗

巨脾切除术是针对晚期血吸虫病(巨脾型)的基本治疗手段。但由于晚期血吸虫病最显著的特征是门静脉高压症。巨大的脾脏仅是其表现之一,患者往往同时存在门体侧支循环的开放、腹水等。因此在外科处理巨脾型晚期血吸虫病行巨脾切除固然重要甚至必不可少,但门静脉高压症相关临床问题也必须考虑,特别要考虑是否需同时行预防性断流或分流手术,因为巨脾切除术只是门静脉高压症的外科治疗的一部分。至于是否考虑预防性手术,什么时候考虑,考虑何种术式,将在晚期血吸虫病(出血型)一节中重点介绍,本节只重点讨论单纯脾切除术和脾动脉栓塞术。

1. 巨脾切除术　巨脾切除术(splenectomy)在我国已是一种开展比较广泛的手术。尤其在门静脉高压症手术中占重要地位,其目的是一方面切除巨脾,恢复病人的部分劳动力,另一方面是消除脾功能亢进。临床上可把脾大、脾亢作为单纯脾切除的手术指证。单纯脾切除也是一种减流术,即可减少门静脉血流。切除了肿大的脾脏,不仅可以治疗脾功能亢进,而且可减少约40%的门静脉血流,因而可降低部分门静脉压力,术后情况明显改善。切除了脾脏,亦即切断了胃短血管,在一定程度上可降低脾胃区静脉的高压状态。

尽管单纯脾切除已很少作为唯一术式应用于治疗门静脉高压症,但在我国长江流域,门静脉高压症以血吸虫病性肝纤维化最多见。对于血吸虫病性门静脉高压症,行单纯脾切除,预后良好。因为血吸虫病性肝纤维化所致门静脉高压症为肝内窦前型阻塞,其特点是门静脉高压出现在肝硬化之前,肝细胞的急性炎症和坏死很轻、细胞结构完整、功能良好,肝脏纤维化具有一定的可逆性,临床以脾大、脾功能亢进为突出表现,仅在后期才因静脉内膜炎和周围组织纤维化及肉芽形成,继发肝细胞功能障碍。

(1) 适应证

1) 门静脉高压症伴有重度脾大及脾功能亢进。

2) 无食管、胃底静脉曲张。

3) 无上消化道出血病史。

4) 门静脉压力<2.94kpa(30cmH_2O)。

5) 肝功能良好,术前一个月持续稳定在 Child B 级以上。

6) 其他重要脏器无损害或损害不严重。

(2) 禁忌证

1) 明显恶液质。

2) 黄疸,血清胆红素>25.7μmol/L。

3）血浆清蛋白低于25g/L。

4）血清谷丙转氨酶增高，超过正常值。

5）大量腹水，或中量腹水仍在进行性增长者，或治疗后仍不稳定者。

6）伴有重要脏器功能严重失代偿者。

7）全身情况差的病人是脾切除的相对禁忌证，需适当地延长手术前的准备时间。儿童由于网状内皮系统发育尚未完善，切脾后对感染的易感性高于成人，所以应尽量延期到发育以后再考虑。

(3) 术前准备：充分的术前准备是保证脾切除手术成功的重要环节之一。手术既是一个治疗过程，又是一个创伤过程。因此，手术前要采取各项措施，尽可能使病人接近生理状态，以便更好的耐受手术。巨脾型晚期血吸虫病患者常有合并症或严重并发症。湖南省血吸虫病防治所附属湘岳医院的临床资料统计约50%合并有慢性病毒性肝炎，合并上消化道大出血者约占10%，择期手术远多于急症手术。急症手术常常是在内科治疗无效，肝功能好的情况下进行，故应根据病情的轻重缓急，抓紧时间，重点地进行必要的准备，如备足血源等，以挽救生命。而择期性手术相当一部分患者具有复杂的并发症，亦应予充分准备。

1）一般准备：为综合评价择期手术患者对手术的耐受性，需给予红细胞、白细胞及血小板计数，检测血红蛋白和出凝血时间、凝血酶原时间，了解肝、肾功能和进行心电图、胸部摄片等检查。脾切除最大的危险是术中大出血，拟行脾切除前最好要备300～600ml的全血，并保留病人的血液标本，以缩短需要紧急输血时的配血时间。术前应留置胃管，这有利于术野暴露。有食管下段静脉曲张者，注意置管时操作要轻柔，估计脾粘连严重、手术难度大、手术时间较长者应置导尿管。

2）肝功能不良的病人准备：术前衡量肝脏代偿状态，其可靠指标为：血浆蛋白水平，凝血酶原时间，血清胆红素，有无腹水。

上述指标明显异常时，提示肝脏有长期慢性损害，对手术的耐受性差，术前应进行保肝治疗。较为安全的术前最低指标为：①血浆清蛋白不低于30g/L；②凝血酶原时间不少于正常的50%；③血清胆红素不高于25.6μmol/L；④少量或无腹水。

3）免疫功能低下病人的准备：脾切除可削弱机体的免疫功能，并使抗感染能力下降，容易发生感染，在术前2小时或手术开始时选用对肝脏损害较轻的青霉素或头孢三代类抗生素，一次性静脉推注，以防止术后继发严重感染。对于免疫功能低下（缺陷）的病人，可在手术前三天开始应用抗生素预防感染，对有感染的病人，术前应做好药物敏感试验，如果时间允许，最好待感染控制后再行手术。

4）贫血和血液病人的准备：有文献报道，慢性贫血的病人对脾切除耐受性较好，但对脑和冠状动脉血供不足及周围血管疾病的病人血细胞比容应维持到25%～30%（血红蛋白在100g/L以上），肾功能不全者血细胞比容应大于20%。由于红细胞破坏、溶血，可引起高胆红素血症，并在胆囊内沉积，加之感染，上皮细胞脱落可形成胆结石，故对贫血和溶血病人，术前应做B超和X线检查，以排除胆道系统结石，即使是阴性结果，在术中亦应探查胆囊，情况允许可一并切除之。并给予维生素K或成分输血，有的需术前给予肾上腺皮质激素。

5）心、肺功能不全病人的准备：对吸烟的病人必须在术前一周开始戒烟，练习深呼吸和咳嗽，亦可采取吹气球锻炼肺功能。对阻塞性肺功能不足的病人应用支气管扩张剂，这些措施能降低手术后肺部并发症。有心、肺疾患的病人应针对不同病因采取相应治疗。

6）肾功能不全病人的准备：处于肾功能不全（代偿期）患者需脾切除时，术前、术中、术后应避免使用对肾功能有影响的药物、并随时进行监测。

7）糖尿病病人的准备：糖尿病病人对手术的耐受性差，术前要控制血糖，纠正水电解质失调和酸中毒，改善营养状况。一般来说空腹血糖在8.8mmol/L以下，24小时尿糖低于10g及无酮症酸中毒的情况下进行手术者很少发生术中术后并发症。术前血糖应稳定于轻度升高的状态（5.6～11.3mmol/L），尿糖+～++。如病人术前正在应用降糖药或长效胰岛素，要改为普通胰岛素皮下注射，每4～6小时1次，使血糖控制于上述水平。手术应在当日尽早施行，以缩短术前禁食时间，避免酮体生成。术前取血测定空腹血糖后，开始静脉滴注5%葡萄糖溶液，取平时清晨胰岛素用量1/3～2/3作皮下注射。如手术时间长，可在输液中加胰岛素，比例是5∶1（葡萄糖5g加胰岛素1U）。术后胰岛素的用量，可根据4～6小时尿糖测定情况给予，如为"++++"用16U，"+++"给予12U，如为"++"给予6U，"+"不用胰岛素。如尿液酮体阳性，胰岛素剂量还要加6U。

8）合并其他并发症病人的准备：合并其他系统疾病的病人需行脾切除应根据情况在术前、术中采用不同的处理方法，使并发症得到控制和稳定，全身情况差的病人应视为脾切除手术相对禁忌证，可适当的延长手术前的准备时间，待病人情况改善后再手术，以保证脾切除手术成功。

（4）手术方法

1）体位及麻醉：平卧位或左腰区稍垫高。采用持续硬膜外麻醉或气管插管静脉复合麻醉。

2）切口选择：常用的切口有以下几类：左上腹直肌切口、左上腹旁正中切口、左上腹肋缘下切口、上腹屋顶形切口、胸腹联合切口等。

3）手术步骤要点

探查：首先应全面的探查肝脏、胆囊、胆管、胰腺、胃、十二指肠和其他腹内脏器，避免可能忽略某些同时存在的病变，降低手术的效果。然后再探查脾脏，了解脾脏与邻近器官的关系，如有无粘连、粘连的部位、是血管性粘连还是纤维性粘连，从而可以决定手术的径路，避免因盲目分离粘连而损伤胃、结肠、胰腺、肝左外叶等。术中疑有门静脉高压症，应自胃网膜右静脉测定门静脉压力，如有食道曲张静脉存在，切除脾脏后周围门静脉的压力仍高于正常值0.490～0.981kPa（5～10cmH_2O），可考虑加门奇静脉断流术。25%～30%的人有副脾（accessory spleen）存在，因此还要探查胃脾韧带、大网膜、小肠系膜、左下腹部有无副脾。脾门和胰尾部的副脾一般不会遗漏，需要注意的是有时副脾难以与充血肿大的淋巴结、有血肿的脂肪和肠壁子宫内膜异位症相鉴别。如有副脾应予切除。

结扎脾动脉：当探查决定行脾切除后，最好先设法结扎脾动脉，以减少手术中操作困难、节约血液，还可以防止在脾脏游离过程中血管撕破而突然发生出血的危险。但对急诊脾切除手术不应作为常规。一般先将脾胃韧带平展，如无过多的脂肪，大多呈半透明状。在无血管区将韧带剪开，对含有较多脂肪的脾胃韧带，应在两血管钳之间进行结扎，再切断部分胃结肠韧带，进入小网膜囊内，用大S形拉钩将胃向右上方牵开，充分显露胰体尾部。在胰腺体尾部上缘可扪及脾动脉的搏动。充血性脾大时，脾动脉常增粗迂曲，有时常有震颤。从胰腺上缘切开后腹膜和脾动脉鞘，用直角钳在动脉鞘内分离脾动脉长1.5～2.0cm，从其下缘绕过2根7号线或10号线，在线相距3～5mm外分别结扎，结扎时用力要适中，尤其当脾动脉伴有粥样变性时,若突然用力结扎,易致断裂,结扎后一般不剪断。在少数情况下脾动脉位于胰组织背后,分离、结扎有困难时,可将胃结肠韧带向右侧切开,用大S形拉钩将胃向上向前钩起,在脊柱左侧胰腺上缘进行脾动脉结扎。若在此处结扎仍有困难,不必勉强,可待脾脏游离后再处理。大约10%的脾动脉在脾门处分出脾段动脉,有人主张暂时阻断脾蒂血运,分出脾段动脉后,再分别结扎,这样既可靠,又能保证胰尾血运。结扎脾动脉后可见脾脏缩小,变柔软,脾包膜可出现皱折。必须注意的是巨脾的动、静脉会显著增粗,两者常靠拢并行,且有粘连,分离动脉时如有困难,切忌强行分离,否则可撕破脾静脉招致大出血。在结扎脾动脉的前、后测定门静脉的压力,以估计减流的效果。术者用右手沿脾脏膈面再次探查脾脏大小、质地、活动度、粘连等情况。如有粘连,应了解粘连是疏松的还是致密的,是纤维性的还是血管性的。如有紧密粘连或血管性粘连,应钳夹后再切断,或电刀切开后先用纱垫压迫,脾切除后,显露改善,再根据情况电凝或缝扎止血,务求止血可靠。如无粘连可用右手托住脾脏的后缘,并将脾下极娩出腹腔。此时应试探将脾脏托出的可能性。如能托出,可在脾窝内填塞纱垫,防止脾脏回缩。

处理脾脏韧带:脾脏与周围脏器均以腹膜反折相连并相互固定,一般称为韧带。在韧带夹层间常有脂肪堆积以致与邻近脏器难以分离。术野显露不清,如合并出血时,就会增加手术困难,同时也容易损伤邻近脏器。因此应首先分离胃脾韧带,以开放网膜囊前壁,然后向上分离切断、结扎脾胃韧带,直至脾上极。若显露有困难,可留在最后处理。沿脾胃韧带向下分离即为脾结肠韧带,此韧带分离一般不困难但结肠韧带常有小的动、静脉血管,应钳夹后再切断结扎。体型肥胖的病人此韧带常与大网膜连成一团,使结肠脾区显现不清。应在脂肪团的夹层之间分离结扎,分清结肠脾区与脾脏的关系,使脾下极游离。沿脾结肠韧带向后向上,触及脾脏的后缘并转向内,移行至脾脏的脏面与后腹膜相连处,其后有左肾,此处血管性粘连最多见,分离时比较困难,尤其是巨脾更不易显露,分离时若不仔细,很容易引起大出血。将腹壁和左肋弓向外上方牵开,将脾脏推向前内侧,使得脾外侧腹膜紧张并被充分显露,自下向上用剪刀剪开,然后分离脾肾韧带。此处因空间狭小常无法安置止血钳,亦可快速大片分离,如大出血使视野不清时,勿盲目填塞纱布,以免撕破脾静脉。应耐心地在直视下边分离、边观察,有出血点即予缝扎,确保安全。脾脏如有出血可用纱布止血。继续向上延伸即达到脾脏上缘的脾膈韧带,它向前与脾胃韧带上端相连。此处位置很高,如遇脾上极卷曲或肝左外叶粘连,则显露更加困难。分离脾膈韧带时可将脾脏向内向下牵拉,以便在直视下切断结扎,将这些韧带离断后,将脾脏向下牵拉,此时可清晰显示脾胃韧带。要注意不可撕裂脾脏和胃壁,应在直视下钳夹切断、结扎含有胃短血管的脾胃韧带。近端脾胃韧带仅1~2cm长,有时脾上极紧贴胃壁,容易将胃壁一起结扎,以致术后发生胃后壁高位坏死穿孔,尤其是有动脉硬化及局部有炎症瘢痕时更易发生,应予以留意。

结扎脾蒂:脾脏移出切口后,如动脉已结扎,主要是处理静脉和胰尾,在脾门附近胰尾与脾脏紧密相连,很容易分破脾静脉。为防止大出血,可在胰尾或胰体部,术者以左手将脾动、静脉捏在手中作暂时的阻断,再处理脾蒂,以免失血。这时可安全的分离胰与脾动、静脉。在三者之间常为疏松的结缔组织包绕,应将脾动、静脉分离清楚,用三把血管钳夹住脾蒂,在近脾门的两把钳之间将脾蒂切断。使近脾门的一把血管钳与脾脏一同离体,并收集脾血回输。在脾蒂近端用粗丝线分别结扎脾动、静脉。然后两把血管钳之间再结扎脾动脉一次,此时脾动脉已双重结扎。晚期血吸虫病巨脾病人,胰尾常较粗而伸入脾门内,很难显露脾动、静脉,这时只能从动、静脉之间分开两条血管,以直角钳引过粗丝线分别结扎脾动、静脉。紧靠脾门处切除脾脏,然后自胰尾及脾蒂断端中找出脾动、静脉的断端,再分别结扎一次。结扎脾蒂时应避免大块结扎和损伤胰尾,因大块结扎的远端坏死,易致术后出血、创口愈合障碍和发热等并发症,最好分别结扎脾动、静脉,甚至分别结扎脾段血管,结扎后再加缝扎一道,以防止结扎线松脱而引起的大出血。在少数情况下,因脾门及胰尾体部上缘有许多淋巴结聚集或胰腺的慢性炎症,使脾门与后腹膜粘连呈板状,很难从胰腺的腹侧入路找到脾血管,强行分离常引起血管破裂大出血。此时可在脾肾韧带的壁层腹膜缘自下而上地剪开后腹膜,分离腹膜外的疏松结缔组织后将脾脏向前向内翻起。对迂曲的小静脉,予以结扎切断,即可以显露胰尾的背面及脾血管,将脾动、静脉分别结扎后再分离胰尾。这种从胰尾背侧处理脾蒂的方法,在特殊情况下是一条较安全的入路。我国在脾外科方面积累了丰富的经验,在实践中对难以切除的巨脾创新和改进了许多方法,其中包膜下脾切除和逆行脾切除就是两种行之有效的方法。前者方法为先结扎脾动脉,然后在粘连部下方切开脾包膜,于包膜下迅速分离脾实质,若局部粘连太严密时,可残留少许脾组织。电灼残面,以防渗血。后者方法为先切断脾蒂,吸出积血,再行包膜下分离,逆行切除脾脏,残留在肝膈的脾包膜渗血可以缝扎或电灼止血。

回收脾血:采集脾血时,切忌挤压,也应避免将脾血与脾组织接触,否则脾血极易凝固。收集时,动作要迅速,可由第二助手将切下的脾脏捧出,脾门对准贮有 2.5% 枸橼酸钠 30 ~ 50ml 的 500ml 采血瓶,另一助手放开脾蒂血管钳,使脾血经过置有两层纱布的消毒漏斗入血瓶,并将血瓶不停地摇动。第二助手将脾脏左右前后倾斜,待放尽脾血,即时输用。

(5) 严重粘连巨脾行脾切除的手术技巧:门静脉高压症巨脾有时伴脾周炎,脾脏与周围组织粘连致密、广泛。因此巨脾、粘连脾是外科手术中处理较棘手的问题。严重粘连巨脾切除术中最大的危险一是大出血,二是意外损伤胃壁、胰尾、结肠和左肾等脏器。由于脾脏与周围组织的广泛粘连,脾门大量脂肪和曲张的血管堆积,失去了正常解剖结构,分离时极易损伤。因此术前应作好对巨脾广泛粘连的估计,作好术前准备。要取得巨脾粘连脾切除的成功,除遵循脾切除的一般原则外,还必须具备较强的外科基本功和灵活、熟练的手术技能和操作技巧。有关问题讨论如下:

1) 调整体位与切口:一旦发现病人有严重的粘连,首先需改变病人体位,一般病人左侧垫高 30°,尤应将左下胸部及上腹部垫起。然后根据探查情况可将切口延成 L 形,或加辅助切口呈 T 形。也可沿肋缘下 2 ~ 3cm 作肋缘下弧形切口或斜切口甚至胸腹联合切口。

2) 探查全面,准确决策:探查时务必了解脾脏粘连的范围和性质,包括脾上极的高度、脾膈粘连的情况、是致密性粘连还是稀疏性粘连、是膜状粘连还是索状粘连、是纤维索状粘连还是血管索状粘连、脾膈间隙的大小。根据所见,决定手术具体步骤和方法。术中分离粘连和脾周韧带是关键。其分离的原则是"先易后难,先浅后深",将分离最困难、最不方便、最危险处放在最后处理。可赢得时间,迅速切脾,控制出血。

3) 分离脾胃韧带的技巧:用方头拉钩将切口拉开,胃牵向右侧,轻轻向外翻起脾脏,使脾胃韧带紧张,于其中部无血管区戳孔,由下向上将其分离、切断、结扎。脾胃韧带近胃底部,脾胃之间越来越窄,术野越来越深,此时宜用长弯和长直角钳穿过这些有血管的韧带,用 7 号丝线结扎血管后再剪断韧带,不应先切断,后结扎,以防血管钳摆动造成撕脱。在钳夹胃短动脉时要小心,注意不要损伤胃壁,尽量靠脾上钳,如不慎伤及胃壁,需将局部胃壁折叠,内翻缝合数针(或于脾切除后再修补)。如此间隙不能放置两钳,则宁可在胃侧上钳,用手指垫一块纱布压迫脾脏,断剪脾胃韧带。结扎胃侧血管后,再连同部分脾上极尖部组织钳夹止血或用小圆针缝扎脾出血处,若脾胃间隙太深太窄,钳夹有困难,脾膈又有致密性粘连,术者无法将脾上极托起,则此处脾胃韧带的分离可暂缓施行,不要勉强。此时应转而进行脾结肠韧带的分离。

4）分离脾结肠韧带的技巧:脾结肠韧带可能因病变缩短变厚,切断和结扎此韧带时有可能造成结肠脾曲损伤,或因结扎了结肠肠壁,术后发生肠坏死、穿孔、肠瘘、腹膜炎。故在分离时要仔细,可先分离、结扎此韧带的前层,推开前层后再分离、切断、结扎其后层。亦可将手术台头侧摇低,使病人头侧向下沉。

5）分离脾肾韧带的技巧:脾结肠韧带处理后,即可分离脾肾韧带。若该韧带粘连不紧可钝、锐性分离,若粘较紧且深,就在托出脾脏时再分离。不要在未托出脾脏前强行将其分离,因其后壁即为腹膜后 Retzius 静脉丛,门静脉高压时此处常有较大的静脉曲张,强行分离可出现致命的大出血,因其位置深,脾又未切除,出血来自腹膜后,钳夹不准,止血困难。万一出现此情况,只有用热盐水纱布垫填塞压迫,待脾切除后仔细寻找出血源,缝扎和压迫。

6）结扎脾动脉的技巧:广泛粘连的脾或巨脾最好能先结扎脾动脉,其优点在于减少术中出血,又可使脾脏缩小,回心血量增多,脾脏变软,有利于暴露和操作,且脾动脉主干结扎后,脾动脉分支结扎更可靠。但又因脾动脉较深,显露不佳,游离易损伤周围静脉,可出现大出血,因此在结扎脾动脉前最好先能游离脾蒂中的稀疏组织,包括胰尾在内。如能通过食指尖,或用血管钳穿过此处疏松组织,可用一纱布条将脾动、静脉及胰尾都能包绕在纱布圈内,遇有出血,拉拢或结扎此纱布条均能暂时止血,胰尾损伤也小,也可以用右手食、拇指控制脾蒂,亦可起到暂时止血的作用。有时由于纤维组织增生和脾动脉周围炎无法打开动脉鞘,不要勉强结扎脾动脉。脾动脉结扎可选择在脾动脉分成数个分支前的胰腺上缘处。为了防止游离、结扎脾动脉时戳破脾静脉或其较大分支,应先找到脾动脉鞘,轻轻剪开 1 ~2cm,在动脉鞘内游离动脉,减少损伤脾静脉的机会。注意游离脾动脉时,可用钝直角钳从下向上分离,以防戳破静脉壁出血。脾动脉被直角钳分离出来后,可顺直角钳带入 7 号丝线双重结扎脾动脉,以远端无搏动为准,不必切断脾动脉。剪开的动脉鞘在脾切除后再缝闭,以免术后因该处管壁薄弱形成动脉瘤。也有人主张结扎脾动脉控制出血的效果不如将整个脾蒂结扎为好,但应根据游离脾动脉的难易和个人经验决定。

7）分离脾膈面粘连的技巧:因其部位深而高,分离最难,故此处操作应放在托脾之前施行。若行此步骤时脾动脉尚未结扎,则更要小心。为使术野变浅,脾脏下降,可将手术台头侧调高。术者可将右手伸入膈下,尽力将脾脏往脾蒂处和向下向右施压,使膈面粘连区域紧张,另一手持长弯血管钳在直视下分离、钳夹、剪断、结扎索状粘连带;如果粘连为纤维素性且粘连带较小的粘连,可用手指迅速分离,当脾膈分离至脾上极钩状突在术者手掌中时,术者可迅速托出脾脏,脾床填塞热盐水大纱垫。继续处理残余未分离的脾胃韧带、胃短动静脉直至脾蒂处切除脾脏。

对于脾膈间致密的大面积粘连和钙化以及脾与左肝脏面粘连者,唯一可行的办法是逆行性脾包膜下剥离术。简言之,在粘连区边缘的脾包膜下切开与粘连区等长的切口,然后以右手自脾包膜下紧贴脾实质迅速剥离,将脾脏自左外上方向右内下方牵拉翻转移出切口外,创面以热盐水纱垫填压。尽快钳夹脾蒂,对于脾蒂区组织应尽量使厚变薄、宽变窄,然后切断脾蒂,移去脾脏。再一一结扎和缝扎脾蒂断面的血管,可防止术后脾蒂上结扎线滑脱引起大出血。如果有胰尾损伤,可以单纯褥式缝合胰尾创面和断面,结扎止血,防止胰漏和感染。对残留下来的脾包膜上的出血点可以钳夹缝扎止血,减少出血量。如有大片出血,可将包膜折叠缝合,止血要确切。对有渗血处可用电灼、热灼、明胶海绵、止血纱布、大网膜填塞及缝扎止血。分离胃短动静脉应加作贯穿缝合,以免术后胃扩张时结扎线滑脱出血。

(6) 手术并发症及防治:脾切除术后近期并发症比较多见,文献报道总的发生率平均为25%,其中一些手术后并发症的发生与原发病直接相关。如门脉高压症、是否有过腹水、肝功能级别(Child 分级)等因素。但手术成功与否与手术时机和术式的选择亦有重大关系。

1) 腹腔内大出血:大约有2%的病人,在脾脏手术后12小时内,发生腹腔内大出血,大多因关腹前止血不彻底或凝血机制紊乱,关腹时血压较低,回病房后由于伤口疼痛或麻醉后躁动,血压上升,某些小的血管原已栓塞,因血压升高后使血栓脱落等原因引起。最常见的原因是膈面和脾床的严重渗血、脾蒂结扎线脱落,或术中遗漏结扎的血管出血。笔者还曾见有肝活检创面渗血不止的病例。膈下引流管对观察有无内出血有很大帮助,如病人有脉搏快、出冷汗、血压下降甚至失血性休克,都应考虑有内出血可能。有时虽然引流袋内无积血,引流管有可能被血块堵塞或管道扭曲。当诊断明确后,应即刻再剖腹探查止血。

预防腹腔内大出血应注意术中反复依次检查膈面、脾胃韧带结扎端、侧腹壁、后腹膜以及脾蒂和胰尾等处是否有出血点,对脆薄的脾动脉或脾静脉要带少许附近的结缔组织一起结扎,以防被结扎线割裂,术中不要采用脾蒂集束结扎等。肝活检创面要妥善处理,除常规用双头肝针穿过底部做“U”形缝合外,创面还要加做“8”字缝扎或者“U”形缝合。

2) 早期上消化道出血:脾切除可减少门静脉血流的40%。脾切除也破坏了许多门体静脉间的侧支循环,使门静脉系统的血流更为集中地经过胃冠状静脉流向胃底和食管下端,加重该区门静脉的瘀血,使压力升高。脾切除后,脾静脉结扎端发生血栓并向门静脉延伸,这样在原来仅是肝内阻塞的门静脉高压又增加了肝前阻塞的因素。另外术中牵拉和挤压胃体,拉钩也可能损伤黏膜下的曲张静脉。术后如鼻胃管引流出大量新鲜血液和(或)病人出现呕血及黑便,并出现休克的早期表现,即可诊断为上消化道大出血。术后早期上消化道出血,如果诊断明确为曲张静脉所致,较合理的治疗方案是尽可能采取非手术治疗,如输血补液,应用垂体加压素、普萘洛尔、生长抑素和它的八肽衍生物如奥曲肽等药物止血,三腔二囊管压迫止血和局部硬化剂注射治疗。近几年来我们采用床旁胃镜下食道静脉套扎术获得了非常满意的效果。但值得注意的是,出血原因很多,出血性胃炎、门静脉高压性胃病、应激性溃疡其临床表现相似,必须作出明确诊断,误诊误治的后果都是严重的。

3) 继发感染:继发感染包括腹腔感染、肺部感染、伤口感染等。腹腔感染是最常见的并发症。肝硬化病人机体抗感染能力差,术后腹腔渗出也较多,手术时间长、胰腺损伤、缝合线结过多都是感染因素。近来认为脾切除后可削弱机体免疫功能,易致术后感染。膈下脓肿是较常见的腹腔局限性化脓性感染,大约有4%的病人脾切除术后可发生左膈下脓肿。脾切除术后常有短暂的发热,一般术后1~2周体温渐趋正常,但也有再度出现体温缓慢上升,直至持续高热,常伴畏寒发热和膈肌痉挛、白细胞计数升高等,此时应想到膈下脓肿的可能。体检可有左季肋部叩击痛;B超扫描常可提示诊断;X线胸部透视或拍片常有左膈肌抬高,活动受限,有时伴左侧反应性胸腔积液或左下肺不张。诊断明确后即应引流脓腔,清除脓液、坏死组织及线结,并安置较粗的引流管,以利引流和冲洗脓腔。由于术后呼吸时疼痛而使膈肌活动受限，是引起肺部感染的主要原因，其他原因可能包括切除了一个大的脾脏后改变了胸廓的生理状态，由于左膈下间隙的感染炎症引起的胸膜反应，以及感染性物质通过膈肌淋巴管进入胸腔等。治疗与一般肺部感染无异，预防措施包括术中减少对膈肌刺激，及时处理膈下积液，术前病人加强呼吸功能锻炼等。脾切除术后创口感染高于其他上腹部清洁手术的感染发生率，严重者在原发病基础上感染创口可发展成为脓肿或蜂窝织炎。所有脾切除病人中，有2% ~5%可发生全层或皮下切口裂开。影响伤口愈合的原因可能与术前各种代谢的异常，以及脾缺失后的免疫反应有关。通过术前纠正低蛋白血症，作腹部切口时尽量减少损伤以及仔细止血，可降低伤口裂开和感染的发生率。

4）脾热：脾切除术后2 ~3周内，病人常有发热，但一般不超过38.5 ~39℃，发热很少有超过一个月的，无须治疗即可消退。对这些不明原因的发热称为脾热。脾热的机制至今尚未完全明了。一般而言，手术越大、损伤越重，发生机会也越多，体温也越高，持续时间也越长。有人观察到7名脾切除术后无明显感染的病人存在白细胞聚集抗体，并与体温降低同步消失，这种抗体也能导致兔的类似发热发作。据此推测脾热与免疫因素有关。此外，也有人认为脾静脉血栓形成，胰尾的损伤、腹腔包裹性积液等均可导致发热。如果发生发热，首先应排除感染因素，排除所有原因后诊断才能成立。无须特殊治疗，发热可以自行消退。如遇高热则采取相应处理：如补充液体量、物理降温等。

5）血管栓塞性疾病：虽然此并发症十分少见，但一旦发生某些部位的血管栓塞，如视网膜动脉、肠系膜动脉、肠系膜静脉、门静脉主干等血管栓塞，常会造成严重后果。脾切除术后24小时大多有血小板回升，一般术后1 ~2周内达到最高值，一个月后又开始下降。某些病例切脾后血小板可高达1000×10^9/L（100万/mm^3）以上，此时应严防血栓形成、血管栓塞的并发症。通常认为，当血小板升至400×10^9/L（400 000/mm^3）即应使用血小板集聚抑制剂，如低分子右旋糖酐500 ~1000ml，静脉点滴，每日1次；双嘧达莫25 ~50mg口服，每日3次并随时监测。除非血小板超过100万/mm^3，通常不需抗凝治疗。Norcross认为，一旦从脾静脉到其余门脉系统已形成血栓时，各种疗法均将无效。肠系膜静脉栓塞一旦出现局限性或弥漫性腹膜炎，应立即剖腹探查取栓，术后抗凝治疗。2004年王茂强等报道：经TIPS介入技术，包括用导管抽吸、捣碎血栓和局部溶栓治疗6例均获成功，可视为安全有效的好方法。静脉栓塞可用抗凝、祛凝治疗。如能度过急性期，栓塞血管可再通。这一并发症的发生与脾切除术后血小板计数急骤增多有关，但尚有争论。有人认为不仅与血小板质量、数量有关，而且栓塞可能是血液黏稠度改变的结果。

6）机械性肠梗阻：脾切除术后早期腹腔积血，肠曲间的积血、积液、腹壁和后腹膜的大面积浆膜缺损、腹壁切口及腹腔异物（线结）、感染等均可引起早期肠粘连，手术结束关腹前肠管堆集在脾窝未予还纳，术后又用了较多镇痛剂，抑制肠管蠕动均可发生肠粘连。脾切除术后若是发生单纯性粘连性肠梗阻，不宜过早手术。其原因是手术难度较大，很容易损伤肠管，即使分离了粘连仍可复发，采用胃肠减压排除梗阻以上肠腔内瘀滞的内容物，保守治疗常可达到治疗目的，同时也是术前准备的一项重要措施，如观察24 ~48小时梗阻症状不缓解，即应考虑手术治疗。

7）肝性脑病：单纯脾切除少见，多因大量失血、肝功能受损、血清总蛋白不及50g/L，清/球蛋白比例倒置、术前准备不充分等因素所致。重症肝硬化病人术前肝功能不稳定，或术前已有轻度黄疸、腹水，麻醉及手术时间延长，术中又有较多失血易诱发肝性脑病。这类病人除非并发上消化道大量出血，否则先行内科治疗，改善肝功能，稳定后再行外科治疗。

8）医源性损伤：脾脏与胃大弯、胰尾、横结肠脾曲紧邻，手术时若处理不当，有可能损伤上述诸脏器。

2. 脾动脉栓塞术　脾动脉栓塞术是用栓塞材料通过脾动脉及其分支使脾组织发生梗死，最终被纤维组织增生所替代的一种介入方法。这是一种不可逆的病理改变，削弱了脾脏的吞噬和破坏血细胞的能力，破坏了脾脏内血管，减少了血细胞的滞留，使外周血得到改善。一般认为残留20%的脾组织足以维持脾组织的免疫功能及过滤作用。因此目前多主张采用部分脾动脉栓塞术（partial splenic embolization，PSE）治疗各种原因所致的门静脉高压症。PSE可以缓解食管胃底静脉曲张，国内外学者通过PSE前、后彩超观察门脉血流的变化，认为栓塞>50%可明显减少门脉血流，有利于降低门脉压力，造成食管静脉压力下降，曲张的静脉逐渐塌陷萎缩。总之，PSE的主要疗效为改善脾亢功能，改善血细胞成分，同时减少脾动脉血流量，使脾及门静脉的直径缩小，门静脉压力相对下降，使食道静脉曲张破裂出血机会明显减少。

（1）脾动脉与脾段的解剖：脾由2～5个独立的脾段构成，其中以4段最常见。每个脾段血运由脾动脉进入脾门的一条分支供应，并各自一条静脉引流脾段的血液，相邻脾段由段间静脉连接。因此临床上可在脾门处找到相应的段动脉予以阻断。

（2）适应证：各种原因所致的门静脉高压症，食管胃底静脉曲张破裂出血；各种原因所致的脾大并发脾功能亢进。

（3）禁忌证：顽固性腹水伴原发性腹膜炎；肝功能极差者，如严重黄疸、血浆清蛋白水平极度低下及凝血酶原时间明显延长；脓毒血症；对碘造影剂过敏者。

（4）操作方法

1）置管和选择性腹腔动脉造影：从股动脉穿刺置入导管，在X线透视下，将导管送至腹腔动脉，然后以6ml/s的速度注入造影剂，同时快速连续摄片。腹腔动脉造影可作为选择栓塞材料和判断栓塞范围的依据，同时观察肝脏及胃左、胃十二指肠动脉的走向分布。

2）超选择性脾动脉插管：根据腹腔动脉造影片，明确脾动脉走向和分支后，借助X线透视将导管选择性插入脾动脉。根据栓塞范围决定导管置入脾动脉的深度。

3）栓塞

栓塞材料：包括吸收性明胶海绵、硅橡胶、聚乙烯醇颗粒、不锈钢圈、组织粘合剂IBC、无水乙醇、自凝血块等。其中最常用的为吸收性明胶海绵颗粒，属中期栓塞剂，使用前把它剪成1mm^3大小的微粒，泡在含有抗生素的生理盐水之中。使用后14～90天可被组织吸收，在被吸收之前部分脾组织缺血坏死已经形成。但吸收后血管可再通。聚乙烯醇颗粒为永久性栓塞剂，血管不再通。不锈钢圈可用于脾动脉主干或较粗分支栓塞，但价格偏高。

栓塞途径：将栓塞材料用注射器经股动脉穿刺导管注入脾动脉，阻断脾动脉血流，当栓塞达到需要的程度即停止注入栓塞剂，根据脾动脉栓塞的部位和栓塞范围的大小，脾栓塞可分全脾栓塞、脾动脉主干栓塞及部分脾栓塞3种：①全脾栓塞：采用较小体积的栓塞材料将脾动脉所有分支栓塞称为全脾栓塞。除偶用于脾脏恶性肿瘤外，基本上被放弃。②脾动脉主干栓塞：用大体积的栓塞材料（如不锈钢圈）栓塞脾动脉主干可减少脾脏血流，由于该法可迅速出现侧支循环，脾脏常不发生梗死，并发症少。③部分脾栓塞：用小体积的栓塞材料，经导管注入脾动脉，随血循环流至脾动脉远端小分支，阻塞部分脾实质血流，常为20% ~70%，同时保留部分正常脾组织，由于该法可达到栓塞的目的，术后并发症少，又可重复进行栓塞，是治疗脾功能亢进最好的栓塞方法。故称部分脾动脉栓塞术（PSE）。一般巨脾者要将栓塞面积控制在50%以内，较小的脾脏可控制在60% ~70%。

（5）并发症的防治

1）穿刺部位血肿：常因穿刺技术不佳和（或）拔管后止血不彻底所致。

2）栓后综合征：主要表现左上腹疼痛和发热，为脾梗死所致，一般持续2 ~3 天，应用止痛药可有效控制。发热可高达39℃以上，呈弛张热型，一般要持续1 ~3 周左右恢复正常，使用吲哚美辛（消炎痛）口服或肛栓可控制症状。

3）脾破裂：脾栓塞后如出现脓肿，可出现脾破裂，但较为罕见，如发生应立即手术治疗。

4）脾脓肿：导管和栓塞材料可能带入细菌，门静脉血因脾循环阻断可反流入脾，门静脉循环中的细菌也可进入脾脏，加之正常脾血流阻断，清除细菌功能下降，可能导致脾脓肿的发生。如出现脾脓肿，应在B超引导下穿刺引流或尽早进行外科手术治疗。

5）呼吸系统并发症：最常见为胸膜渗出和肺部感染，前者常因胸膜反应所致，后者常与栓塞后疼痛，呼吸运动受限和支气管引流不畅有关，经抗生素治疗可恢复。

6）脾外栓塞：又称意外栓塞。导管插入脾动脉不够深或注射材料太快或过量，致栓塞物质反流可引起脾外组织栓塞，全脾栓塞更易发生，大多数发生于胃肠道，因侧支循环建立不会造成严重后果。

7）门-脾静脉血栓形成：栓塞后，门-脾静脉血流变缓及术后血小板骤升可能引起门-脾静脉血栓形成，血栓形成加剧原有的门静脉高压，引起大出血。部分脾栓塞常可避免这一情况的发生。

（姜可伟　胡新飞　邓维成）

第五节　晚期血吸虫病出血型

通常将晚期血吸虫病性肝纤维化所致门脉高压症中，以引起上消化道出血为突出表现的临床类型定义为晚期血吸虫病出血型或出血型晚期血吸虫病（advanced schistosmiasis, bleeding）。临床上将食管、胃底静脉重度曲张者也归属于此型。而发生出血的原因主要是由于大量血吸虫虫卵肉芽肿引起的门脉周围纤维化，引起门静脉血流瘀滞，导致门静脉压力增高引起食管、胃底静脉曲张并出血。临床以食管、胃底静脉曲张并破裂出血为最多见，其次是门静脉高压性胃黏膜病变即门静脉高压性胃病（portal hypertensive gastropathy, PHG）并出血。消化道出血是晚期血吸虫病最为严重的并发症之一，患者常因大出血、失血性休克等引起肝功能恶化，从而促发肝性脑病、肝肾综合征的发生，是晚期血吸虫病的首位死亡原因。因此，预防食管、胃底静脉曲张破裂出血，提高食管、胃底静脉破裂出血的抢救成功率，是降低晚期血吸虫病患者死亡率的关键。

一、发病机制

血吸虫虫卵的沉积和肝组织纤维化是血吸虫感染最严重的转归。日本血吸虫病患者门脉周围纤维化导致门脉血流障碍及相应的病理生理变化，构成了晚期血吸虫病的病理基础，最具有代表性的是肝脏干线型肝纤维化的形成以及结肠肠壁的明显增厚。干线型肝纤维化（pipe liver fibrositis）是唯一由血吸虫感染引起的肝脏病变。初期，在含虫卵肉芽肿的门脉分支周围有弥漫性炎症和细胞浸润，以后受影响的汇管区发生纤维化并扩大，开始较小的门静脉被肉芽肿堵塞，以后较大的门静脉分支可累及。虫卵肉芽肿聚集在这些被阻塞的组织，进一步引起门静脉扩张。某些静脉分支扩张并形成血管瘤状。然而肝脏的结构及肝细胞功能一般不受影响。当发生重度感染后，门脉周围发生广泛纤维化，以致肝切面上有许多似陶制烟斗管样纤维插入肝小叶周围，故名干线型肝纤维化。晚期血吸虫病肝脏纤维化，体积缩小，表面凹凸不平，尤以右叶为显著，有大小不等的结节。沿门静脉增生的纤维组织呈树枝状分布，附近有虫卵结节，肝脏细胞索受压，营养不良而萎缩，但无明显坏死或再生，肝小叶结构常完整。由于门静脉的阻塞，导致门脉血流障碍而引起门脉高压症，出现脾脏肿大，侧支循环开放，腹壁、食管、胃底静脉曲张及腹水形成等征候。严重者可发生上消化道出血而死亡。另外，肝硬化时，凝血因子合成减少、消耗过多、原发性纤维蛋白溶解以及血小板质和量的改变也是影响出血的不可忽视的因素。

1. 交通支扩张　由于正常的肝内门静脉通路受阻，门静脉又无静脉瓣，上述的四个交通支大量开放，并扩张、扭曲形成静脉曲张。在扩张的交通支中最有临床意义的是在食管下段、胃底形成的曲张静脉。它离门静脉主干和腔静脉最近，压力差最大，因而经受门静脉高压的影响也最早、最显著。其他交通支也可以发生扩张，如直肠上、下静脉丛扩张可以引起继发性痔；脐旁静脉与腹上、下深静脉交通支扩张，可以引起前腹壁静脉曲张；腹膜后的小静脉也明显扩张、充血。

2. 食管胃底曲张静脉破裂出血　门静脉高压症曲张静脉破裂的两种学说：

（1）腐蚀理论　由外部损伤作用于薄、脆的曲张血管壁，如吞咽硬质的食物，或胃-食管反流等导致曲张静脉破裂出血。

（2）爆破理论　作用于曲张静脉壁的牵张作用力比曲张静脉内的压力更重要，即当曲张静脉内的扩张力超过管壁的张力，可使曲张静脉破裂，而导致出血。

该理论可用 Laplace 定律表示：曲张静脉壁张力=[（曲张静脉内压-食管腔内压）×血管半径]/管壁，即 $T=TP(r/w)$。

式中，T：是曲张静脉壁张力，TP：是跨壁压（$Pi-Pe$），即曲张静脉内压（Pi）与食管腔内压之差（Pe），r：为曲张静脉半径（varix radius），w：为曲张静脉壁厚度（variceal wall thickness）。即 $T=(Pi-Pe)\times r/w$。

根据 Laplace 定律：曲张静脉张力与其跨壁压和它的半径成正比，与管壁厚度成反比。管腔不断扩张时，管壁可借助其弹性来限制这种扩张，当超出这种弹性限度时，曲张静脉壁不能抵抗管腔的继续扩张而发生破裂。门静脉血流（portal vein blood flow，PVBF）增加使 TP

增加，w 逐渐变薄，当 T 达到一定程度，血管“爆炸”破裂。由此可见，大而壁薄的曲张静脉比小而壁厚的曲张静脉更易破裂出血。

3. 门静脉高压性胃病　约20%的PHT并发门静脉高压性胃病(portal hypertensive gastropathy，PHG)，并且占PHT上消化道出血的5%～20%。在PHT时，胃壁瘀血、水肿，胃黏膜下层的动-静脉交通支广泛开放，胃黏膜微循环发生障碍，导致胃黏膜防御屏障的破坏，是形成门静脉高压性胃病的原因。内镜下胃黏膜出现特殊病变伴有黏膜和黏膜下层细血管、毛细血管的明显扩张、扭曲，而组织学上没有明显的炎症。门静脉高压性胃病多见于胃底、胃底近端和贲门，但有时也可出现在胃窦部。当PHG病变较重时，内镜下胃黏膜还可见到粉红色、樱桃红色斑点，或呈猩红热样疹，统称为红斑征(red marks，RM)。

二、临床表现

上消化道出血是晚期血吸虫病最常见和严重的并发症，出血病人病情危重，死亡率高。在晚期血吸虫病死亡原因中，上消化道出血居于首位，达50%以上。其诱因有咳嗽、干呕、进食刺激性食物(如质硬、辛辣、油炸、饮酒)、服用解热镇痛类药物、过度体力劳动、用力排便等。晚期血吸虫病出血型的临床表现一般取决于病变性质、部位和出血量与速度，也与患者的年龄、心、肝、肾脏器功能等情况有关。

(一) 呕血与便血

呕血与便血或黑便是食管胃底静脉破裂出血的特征性表现，食管胃底静脉曲张破裂时，一般出血量较大、较猛，当胃内积血达到400ml时就会出现呕血，表现为咖啡色液体或暗红色血块甚至鲜血，当出血量较小时也可表现为黑色柏油样大便。出血量大、出血速度快，或是使用垂体后叶素时，肠蠕动加速，可排暗红色血便。上消化道出血中，80%以上是食管静脉曲张破裂出血，大多数病情危重。而门脉高压性急性胃黏膜病变，其表现为胃肠道黏膜糜烂出血，一般出血量少，多以血便为主，但少数者也可出现致命的大出血。临床观察到门脉高压性胃黏膜病变出血总体上比静脉曲张破裂出血症状要轻，以胃肠道持续性慢性失血为多见，且黑便的颜色多为柏油样便或暗红色血便，极少数严重者亦可表现为呕血。

(二) 失血性周围循环衰竭

急性大量失血时，由于血容量的急剧减少，往往导致周围循环衰竭，一般表现为头昏、乏力、心悸，进而出现口渴、肢体湿冷、血压下降等。严重者血压测不到，脉搏微弱或摸不到，患者烦躁不安或神志不清、面色苍白、呼吸急促、尿量减少或无尿。

(三) 贫血和血象变化

慢性出血可表现为贫血。急性大量出血后均有急性失血后的贫血。但在出血早期，血红蛋白浓度、红细胞计数与红细胞比容可无明显变化。在出血后，组织液渗入血管内，使血液稀释，一般需3～4小时以上才出现贫血，出血后24～72小时红细胞稀释到最大限度。贫血程度除取决于失血程度外，还和出血前有无贫血、出血后液体平衡等因素有关。急性出血患者为正色素性贫血，在出血后骨髓有明显代偿性增生，可暂时出现大细胞性贫血，慢性失血则是呈小细胞低色素性贫血。出血24小时内网织红细胞即见增高，至出血后4～7天，可达5%～15%，以后逐渐下降至正常。如出血不止，网织红细胞可持续升高。上消化道大出血2～4小时，白细胞升高到(10～20)×10^9/L，出血停止后2～3天才恢复正常。但晚期血吸虫病并有脾功能亢进者，则白红细胞计数可不增高或增高不明显。

（四）发热

上消化道大量出血后，多数患者在24小时内出现低热，但一般不超过38.5℃，持续3～5天降至正常。引起发热原因尚不清楚，可能与循环血容量减少，周围循环衰竭，血红蛋白的吸收等因素导致体温调节中枢的功能障碍，再加以贫血的影响等因素，但在分析发热原因时要注意寻找是否有其他原因，尤其是有无合并感染等。

（五）氮质血症

消化道大出血后，大量血液成分滞留肠道，经消化吸收后，血中尿素氮会有所升高，此称为肠源性氮质血症，一般于出血数小时血尿素氮开始升高，24～48小时后达高峰，一般不超过14.3mmol/L，在无肾功能不全和出血停止的情况下多于3～4天恢复正常。也有部分患者因血容量减少及失血性休克，导致肾血流量减少，肾小球滤过率降低，出现一过性氮质血症。如果血尿素氮持续升高，超过3～4天或更长时间，或血尿素氮明显升高超过17.9mmol/L，而活动性出血已停止，且血容量已补足但仍然少尿或无尿者，则应考虑由于休克时间过长或原有肾脏疾患的基础上发生肾功能不全。

（六）出血后的代偿功能

当上消化道出血超过血容量的1/4时，心排血量和舒张期血压明显下降。此时体内相应的释放大量的儿茶酚胺，增加周围循环阻力和心率，以维持各个器官的血液灌注量。除了心血管反应外，内分泌系统、造血系统也相应地代偿，如醛固酮和垂体后叶素分泌增加，尽量减少组织间水分的丢失，以恢复和维持血容量。如仍不能代偿就会刺激造血系统，血细胞增殖活跃，红细胞和网织红细胞增多。

三、辅助检查

（一）食管静脉曲张的内镜诊断及标准

1. 内镜下特征　食管曲张静脉(esophageal varices，EV)一般首先发生于食管胃交接部，体积较小，随着病程的发展，食管静脉曲张逐渐向食管上部发展，直径逐渐增大。在任何阶段，食管胃交接的静脉曲张直径最大，越向上段逐渐变细，90%以上曲张静脉出血发生在食管胃交界处或食管下段。内镜检查可判断有无食管静脉曲张及程度、范围和黏膜色泽等。曲张静脉的某些内镜特征对出血有一定的预测价值。静脉曲张程度越重、范围越广泛，出血的机会越多。曲张静脉表面黏膜为红色或曲张静脉上有毛细血管扩张或糜烂(即“红色征”)，往往预示即将出血。曲张静脉表面糜烂出血表现为渗血，破裂时则呈现喷血或涌血。曲张静脉壁上附着血块或白色纤维素栓子是出血停止后不久的标志。

2. 分类标准　最为简单实用的标准一般是将其分为轻、中、重3度：

轻度：为曲张静脉直径小于3mm，局限于食管下段，呈蛇行扩张；

中度：为曲张静脉直径3～6mm，但范围不超过食管中段，呈扭曲的结节状隆起；

重度:为曲张静脉直径大于6mm,范围延升至食管上段,呈明显的结节状隆起以致阻塞部分食管腔。

1979 年日本门静脉高压症研究会制定出食管静脉曲张的 5 项诊断指标,即曲张静脉的基本色调、红色征、形态、部位及有无糜烂。1991 年日本内镜学会以将此标准进一步修订,推出新的内镜记录和诊断标准(见表 41-4)。

表 41-4　食管胃静脉曲张内镜记录标准

部位(location,L)	Ls:食管上段
	Lm:食管中段
	Li:食管下段
	Ig:胃静脉曲张
	Ig-c:靠近贲门口
	Ig-f:远离贲门口
	Ig-cf:从贲门口延伸至胃底
形态(form,F)	F0:无曲张静脉或治疗后消失
	F1:直线状细的静脉曲张
	F2:串珠状中等静脉曲张
	F3:结节状大的静脉曲张
颜色(Color,C)	Cw:白色或正常黏膜颜色
	Cb:蓝色
	Cw-Th 或 Cb-Th:治疗后血栓化的静脉
红色征(Red Color,RC)	Rc(-):无
红色条纹(red wale marking,RWM)	Rc(+):局限性
樱红色斑(cherry-red spot,CRS)	Rc(++):介于(+)和(+++)之间
血泡样斑(hemato-cystic spot,HCS)	Rc(+++):弥漫性
	TE:毛细血管扩张(telangiectasia)
出血征(bleeding sign)	Spurting bleeding:喷射性出血
	Oozing bleeding:渗血
	Red plug:红色血栓
	White plug:白色血栓
黏膜征(mucosal findings)	E:糜烂 erosion)
	Ul:溃疡(ulcer)
	S:疤痕(scar)

(二) 胃静脉曲张的内镜诊断与分类标准

1. 胃静脉曲张的内镜诊断　内镜下胃静脉曲张(gastric varices,GV)的检查必须注入足够的气体使胃腔充分扩张,展开粗大的黏膜皱襞,并准确地观察胃部,尽管如此,仍有少数病人可能难以确定诊断,但目前内镜检查仍然是胃静脉曲张的主要诊断方法。

2. 分类标准　内镜下 GV 的分型方法尚无一致意见。1992 年 Sarin 按 GV 是否伴有 EV 而分成胃-食管静脉(gastro-esophageal varices,GEV)和孤立型胃静脉曲张(isolated gastric varices,IGV)两大类,每类按其曲张静脉分布的部位各分成两个亚型。其中以 Sarin 分类法使用较为广泛,且简便实用(见表 41-5)。

表 41-5 Sarin 分类法

GEV1 型	食管静脉曲张跨过食管-胃交界处,沿胃小弯侧向下延伸达 2 ~ 5cm,此型曲张静脉相对较直
GEV2 型	食管静脉曲张跨过食管-胃交界处向胃底部延伸,曲张静脉较长并迂曲
IGV1 型	曲张静脉位于胃底部,无食管静脉曲张
IGV2 型	无食管静脉曲张,曲张静脉可位于胃体、胃窦甚至十二指肠,即所谓“异位曲张静脉”

也有按胃底静脉分Ⅰ、Ⅱ、Ⅲ级:

Ⅰ级:直径<5mm,表面与黏膜皱襞相似;

Ⅱ级:直径 5 ~ 10mm,包括孤立的息肉样曲张静脉;

Ⅲ级:直径>10mm,多处、壁薄、大的曲张静脉形成曲张静脉团。

(三) 门静脉高压性胃黏膜病变的内镜诊断及诊断标准

门静脉高压性胃黏膜病变在门静脉高压症病人中较为常见,是门静脉高压症病人发生隐匿性及缓慢性贫血或突发急性致命性大出血的重要原因。门静脉高压性胃黏膜病变易发生在胃底和胃体部,但也有 1/3 可散在分布或呈弥漫性病变。其基本病变是胃黏膜在胃镜下表现为马赛克征和红斑征,组织病理学表现为黏膜和黏膜下血管扩张。内镜的诊断目前无可操作性的量化指标。内镜分类标准仍是目前最常用的分类依据。门静脉高压症胃病按病变严重程度分为轻、重两型(McCormack 分类法)。轻型:①粉红色斑点或猩红热样疹;②黏膜皱襞表面条索发红;③蛇皮征或马赛克征。重型:①散在樱桃红斑征;②胃黏膜呈弥漫性出血病变。

(四) 超声诊断

现代超声技术的进步,已为临床提供了一种无创、简便、可重复、信息量丰富的检测方法。腹部超声可检测门静脉及其主要侧支血管和门静脉血流动力学指标,可清楚显示食管静脉曲张血管及其血流方向、速度和流量,有助于判断出血的原因,且无创伤,可重复进行检查评估。目前在静脉曲张超声检测方面,超声可以提供曲张静脉的解剖信息:静脉曲张的形态、走行、范围、大小,还可提供曲张静脉的血流动力学信息如曲张静脉内的最大瞬间血流速度,平均血流速度、血流量等。

超声影像中可根据食管下段壁厚度初步判别食管静脉曲张程度,凡食管静脉曲张者其下段及贲门部增厚,一般超过 6mm,大于 10mm 者,多有重度食管静脉曲张,此时可检出食管壁内或食管周围曲张静脉呈现弯曲走行的无回声管状结构。彩色多普勒血流显像则可在相应的血管内探及彩色血流,血流方向为离肝血流。

门静脉高压症食管胃静脉曲张在形态上分为两类。Ⅰ型曲张静脉:即栅栏状静脉曲张,该型曲张静脉表现为在食管下段上皮内静脉,浅静脉丛及其侧支以及黏膜下深静脉发育良好且均有明显静脉扩张,扩张的血管均呈纵向排列成呈栅栏状血管,其直径较小。Ⅱ型曲张静脉:即管型静脉曲张,与Ⅰ型不同,本型曲张静脉的上皮内静脉及其侧支发育较差,上皮下浅静脉丛的数目亦明显较Ⅰ型为少,但静脉直径明显扩张,可达正常 3 倍以上,呈棒状。黏膜下深静脉亦明显扩张,并越过食管胃连接部与胃静脉曲张相延续,因而常合并胃静脉曲张。

（五）内镜超声诊断

超声微探头操作直观准确、简单方便。因频率高，有较好的分辨力，能获得高清晰图像。可清晰显示食管内的曲张静脉和食管外的侧支静脉。还有助于确定胃静脉曲张和门脉高压性胃黏膜病变，特别是能有效评估内镜治疗效果。有学者建议对食管静脉曲张程度采用以下超声标准分级：0 级，无静脉曲张；1 级，直径小于 5mm；2 级，直径 5～10mm；3 级，直径大于 10mm。典型的 0 门静脉高压性胃病的内镜超声表现是在黏膜层内可见多个细小的圆形无回声结构。有作者用超声内镜为门静脉高压胃壁异常采取分级方法记录，分为 3 级。0 级：正常胃壁；1 级：胃壁增厚，尤以第三层强回声（即黏膜下层）增厚明显，内部有细小的线状无回声结构；2 级：全层有微血管改变和曲张静脉贯穿。

（六）门脉高压症上消化道急性出血的内镜诊断及标准

急诊内镜检查是首选方法，其优点：①能及时、准确地明确病因和出血部位，急诊内镜检查对食管静脉曲张出血的诊断准确率可达 100%。②在同时存在有多种可能出血的病因时，尽管存在食管胃底静脉曲张，但有可能少数病人出血为非静脉曲张所致（如门脉高压性胃病、溃疡）。此时，只有急诊胃镜发现新鲜出血灶或附壁血栓等出血征，才能认定确切的出血原因和部位。③可预测再出血的危险性，以采取针对性治疗措施。④方法简单、安全、可在床旁实施检查。⑤可根据内镜发现，同时施行内镜下止血治疗。

急症胃镜检查前，应注意几点：①胃镜检查的最好时机是在出血后 24～48 小时内进行，若延误时间，一些浅表性黏膜损害部分或全部修复，诊断阳性率大大下降；②处于失血性休克的病人，应首先补充血容量，待血压平稳后再作胃镜检查；③事先一般不必作洗胃准备，但若出血量过多，估计血块会影响观察时，可在胃镜下用冰盐水洗胃后进行检查。

1. 食管静脉曲张出血诊断标准

（1）内镜检查时发现曲张静脉有活动性出血；

（2）曲张静脉上附有血凝块或白色纤维素栓子；

（3）发现大的食管静脉曲张，而未见其他来源的出血。

2. 胃底静脉曲张出血诊断标准

（1）内镜检查时发现胃曲张静脉有活动性出血或渗血；

（2）发现曲张静脉上附有血凝块或曲张静脉上有棕色溃疡；

（3）存在明显大的胃底静脉曲张，而无食管静脉曲张，也未发现其他原因的上消化道出血。

3. 门静脉高压症性胃病急性出血的诊断标准

（1）胃腔内有活动性出血病变的内镜征象，但未发现溃疡、肿瘤等病变；

（2）如果存在食管胃底静脉曲张，必须在 24 小时内复查内镜检查，排除静脉曲张出血。

（七）影像学诊断

1. X 线食管静脉曲张的诊断　传统的钡餐检查不适于急性出血病人，在出血停止后对食管静脉曲张的诊断也不及内镜检查直观、准确，只有在部分患者拒绝或有胃镜检查禁忌证，或经胃镜检查出血原因未明，疑病变在十二指肠降段以下的小肠段则有特殊诊断价值。在内镜技术日益普及的今天，钡餐检查对食管胃静脉曲张的诊断正逐渐由内镜所代替。

食管静脉曲张的X线钡餐检查按静脉曲张的范围及食管蠕动功能分为轻、中、重3度：

轻度：静脉曲张局限于食管下段，表现为黏膜皱襞增宽略迂曲而不平行，管腔边缘稍不平整，可呈浅锯齿样改变。管腔可正常排空和收缩。上述改变在食管舒张期较为明显。

中度：随着静脉曲张的加重，曲张范围超过下段，累及中段。静脉增粗迂回凸向管腔，正常平行的黏膜皱襞消失，代之以纵行粗大的结节柱条状影，表现为串珠状或蚯蚓状充盈缺损，食管边缘凹凸不平，由于黏膜下静脉曲张明显，食管腔被撑开而略增宽，食管收缩欠佳，排空稍延迟。

重度：后期静脉曲张扩展到中、上段，甚至食管全长，严重曲张静脉占据食管壁，并使肌层压迫而退变，食管明显扩张，不易收缩，腔内见形态不一的圆形、环状或条状充盈缺损，缺损互相衔接如虫蚀样或曲链状影像。管壁松弛，蠕动时明显减弱。排空延迟，严重时如部分梗阻状，但管壁仍见蠕动并可以扩张。

2. 胃底静脉曲张的X线钡餐诊断 在观察食管情况后可观察胃底改变，表现为皂泡样或葡萄串珠状充盈缺损，严重时可见分叶状软组织肿块，但其形态可变，胃壁无浸润表现。

（八）血管造影

选择性血管造影对急性、慢性或复发性消化道出血的诊断具有重要作用，根据脏器不同可选择不同的造影检查。在门静脉系统的血管造影检查中，CT血管造影（CTA）应用较广，可清晰显示肝门静脉系统情况。食管胃底静脉曲张表现为食管下端或周围扭曲成簇的血管丛，可伴有奇静脉或半奇静脉增粗。扩张的胃左静脉表现为从门静脉汇合处沿小弯向头侧走行的血管。曲张的胃底静脉位于胃底及脾门处。

四、诊断与鉴别诊断

（一）诊断依据

1. 病史 有长期或反复的血吸虫疫水接触史，或有明确的血吸虫病治疗史（注意有无HBsAg阳性）。

2. 症状 呕血和（或）便血、柏油样大便。

3. 伴随症状 发热、恶心、呕吐等。

4. 体征 失血性循环衰竭表现：头昏、心慌、乏力、直立性晕厥、肢冷、心率快、血压低，严重者呈休克状况。门脉高压症体征：脾大、脾亢、食道静脉曲张、腹水、肝掌、蜘蛛痣、腹壁静脉曲张，甚至黄疸。

5. B超 脾大、腹水、脾静脉和门静脉增粗、血流量增加，食道吞钡及胃镜示：食道静脉曲张。

6. 免疫学检查阳性 无血吸虫病治疗史或治疗3年以上的病人COPT≥3%及（或）IHA≥1∶10，酶标反应阳性。LA≥1∶10；未治疗或治疗后1年以上的病人血清循环抗原阳性。

7. 血常规及生化 Pt、Hb、WBC下降、A/G倒置、BUN升高。

8. 排除其他原因的门脉高压症。

（二）胃底食管静脉曲张出血的高危因素

1. 静脉曲张的形态、静脉曲张的部位 曲张静脉如果位于食管胃结合部，此处静脉最表浅，缺乏周围组织的支持和保护，最容易发生出血，且曲张严重度、曲张血管长度均与出血有关。

2. 肝衰竭和严重腹水均增加出血的可能性。

3. 肝硬化静脉曲张出血和肝功能情况有一定关系，肝功能 Child B 级或 C 级，严重的曲张静脉伴凝血酶原时间延长 30% 以上者，出血可能性大，Child A 级病人较轻的静脉曲张出血可能性在 5% ~7%，而 C 级病人约占 70% 发生出血，发现静脉曲张后最初 2 年病人发生出血的可能性最大。

4. 门静脉压超过 2. 6kPa（20mmHg）。

5. 超声显示门静脉主干内径大于 15mm、脐静脉开放增粗大于 3mm、胃左静脉内径大于 5mm；多普勒超声测定门静脉血流量大于 830ml/min，胃左静脉出现离肝血流且血流速度增快。

6. 内镜发现管径大于 5mm 的曲张静脉伴红色征（红肿斑、樱桃红斑、红泡样斑）、串珠或结节状、Ⅲ ~ Ⅳ级曲张静脉。食道静脉曲张在钡餐检查中发现在 3 ~6 月内进行性加重，表明出血可能即将发生。

7. 酗酒、皮肤血管蜘蛛痣异常增大（大于 15mm）、增多（大于 20 个）及出现非典型部位。

8. 与早期再出血有关的风险因素包括高龄（60 岁以上）、肾功能不全、静脉曲张巨大以及初次大出血，血红蛋白下降到 80g/L 以下。静脉曲张病人一旦发生活动性出血，仅有 50% 的病人不需要任何处理而止血。而 Child C 级、曲张静脉较重以及急性大量出血病人难以止血。急性出血停止最初 6 周内再出血危险性最高，尤其是 48 ~72 小时，50% 以上早期再出血病人发生在初次出血停止 10 天之内。

（三）上消化道出血早期的识别

晚期血吸虫病门脉高压症患者一旦出现上消化道出血，其出血量一般较大，因此，必须早期识别，及时做出病因诊断和确定出血部位，以采取有效的抢救措施。晚期血吸虫病门脉高压症患者出现呕血或便血，临床上很易识别，但若上消化道出血引起的急性周围循环衰竭征象的出现先于呕血、血便，则很易误诊为中毒性休克、过敏性休克、心源性休克或急性出血性胰腺炎以及其他原因的休克而延误诊治。晚期血吸虫病门脉高压症有时出血量不大时，无呕血仅表现间歇性柏油样便，又很易被忽视。另外晚期血吸虫病患者在鼻出血、拔牙等咽下血液时以及进食动物血、炭粉、口服含铁剂的治疗性药物时大便可呈黑色，而误认为消化道出血。其次，也应与咯血进行区别。

（四）出血量的估计

主要根据血容量减少所致的周围循环衰竭的临床表现，特别是对血压、脉搏动态观察。根据病人红细胞计数、血红蛋白及红细胞压积测定，也可估计失血程度。但在急性失血的初期，由于血浓缩及血液重新分布等代偿机制，上述数值可以暂无变化。如血红蛋白一般需在出血 3 ~4 小时后才会出现下降，其程度除取决于失血量外，还与出血前有无贫血基础、出血后液体平衡状况等因素有关。一般出血 5 ~10ml，大便隐血阳性；50 ~100ml，黑便；胃内积血

250～300ml,可引起呕血;出血在400～500ml,可出现一般症状;短时间出血在800ml以上,可出现周围循环障碍。临床上一般根据以下4项基本指标估计急性失血量(表41-6)。

表41-6 失血量的估计

脉搏(次/分)	收缩压(mmHg)	HCT(Vol%)	CVP(cmH_2O)	失血量(ml)
90～100	80～90	30～40		500±
100～120	60～80			500～1000
>120	<60	<30	<5	>1000

(五) 鉴别诊断

上消化道许多疾病都可以出现呕血、便血、黑便,正确的定位诊断、定性诊断和病因诊断对治疗决策有着重要意义。因此,鉴别诊断尤为重要。

1. 消化性溃疡 消化性溃疡出血,尤其是十二指肠球部溃疡出血占上消化道出血的30%。肝硬化患者中,消化性溃疡的发生率高于健康人群。因此,肝硬化患者出现呕血、黑便时不一定就是食管、胃底曲张静脉破裂出血。病因的确定需要进行内镜检查。

2. 急性胃黏膜病变 急性胃黏膜病变表现为弥漫性胃黏膜糜烂和出血,与门脉高压性胃病容易混淆,但一般来讲,急性胃黏膜病变,均有相应病史可查,如口服某些对胃黏膜有损害的药物、化学药品、饮酒,以及严重感染、脑部病变、颅脑外伤等,而门脉高压性胃病则有门脉高压基础性疾病的存在,胃镜检查可发现食管胃底静脉曲张,胃黏膜呈马赛克征、红斑征、糜烂出血,病变主要位于胃体底部。急性胃黏膜病变在较短的时间内可以恢复,非急诊胃镜检查可能无异常发现,因此急诊内镜检查有助于提高正确诊断率。

3. Dieulafoy病 本病是上消化道大出血的原因之一,多发生于中老年人,临床主要表现为反复发作性呕血和柏油样大便,严重者表现出失血性休克。本病出血前常无明显的上腹部不适和腹痛,亦无消化性溃疡病史和家族史。内镜下特点为:贲门区胃黏膜局灶性缺损伴喷射样出血;胃黏膜浅表性凹陷,缺损中间有血管行走,表面有凝血块附着,偶可见有小血管突出于黏膜表面,可见搏动性出血。

4. Mallory-Weiss综合征 也是上消化道出血的原因之一,本病又叫胃贲门撕裂综合征,多由于剧烈咳嗽和剧烈呕吐或腹压突然升高引起,内镜下可见胃贲门处黏膜呈纵向撕裂痕,裂口处可见血凝块附着。胃镜下鉴别不难。

5. 上消化道肿瘤性出血 胃癌、食管癌、肝胆胰肿瘤均可出现上消化道出血,当肿瘤侵蚀大的血管时可出现消化道大出血。此时应与食管、胃底静脉破裂出血鉴别。一般情况下,肿瘤性出血多为慢性失血,或在慢性失血的基础上发生大的出血。B超、影像学检查有助于发现相应部位的肿瘤,内镜检查可直观地观察到食管、胃腔内的肿瘤性病变,并可判断有无活动性出血,可以进行活检确诊,也可以进行内镜下止血治疗。

6. 胆道出血 可由肝内肝外病变引起,部分病例出血量较大,易与曲张静脉破裂出血混淆不清。典型表现为上消化道出血、胆绞痛和胆道感染,体查可发现阻塞性黄疸,可扪及肿大的胆囊。由于出血后血压下降、胆管痉挛和血管堵塞,出血可暂时停止,数日后因血栓溶解可再次出血。周期性出血伴条索状血凝块为其特征。肝胆影像检查可进行鉴别。

7. 门脉高压症异位曲张静脉出血　随着食管静脉套扎术、硬化剂治疗及各种断流术在临床上的广泛开展，食管下段及胃底静脉曲张治疗有所改善，但术后门脉压力并未降低，甚至更高，导致门静脉系其他血管扩张，较多见的有十二指肠、结肠、直肠及空、回肠静脉曲张，这些曲张静脉也可以发生破裂出血而引起消化道出血，此时应与食管、胃底曲张静脉破裂出血相鉴别。可以通过内镜检查或血管造影确定诊断。

8. 重度钩虫病并发上消化道出血　在钩虫病流行地区，钩虫病引起上消化道出血约占4.7%，长期慢性失血可造成重度贫血。一般情况下钩虫病引起的出血较缓慢，患者多无呕血，表现为黑便，大便隐血试验阳性，胃镜检查可发现钩虫吸附于胃窦部或十二指肠、空肠，大便化验可发现钩虫卵。针对钩虫的病原学治疗效果较好。

五、非手术治疗

预防和治疗曲张静脉破裂出血的措施主要包括三个方面：药物和内镜治疗为第一线治疗（first-line treatment），分流术和断流术为第二线治疗（second-line treatment），终末期肝病行肝移植为第三线治疗（thrid-line treatment）。其中第一线治疗即非手术治疗。

对于有黄疸、有大量腹水、肝功能能严重受损的病人（Child C 级）发生大出血，尤其是对功能储备 Child C 级的病人，应尽量采用非手术疗法，建立有效的静脉通道，扩充血容量，采取措施监测病人生命体征。但应避免过量扩容，防止门脉压力反跳性增加而引起再出血。相反，对这类病人如果进行外科手术，死亡率很高，可高达60%～70%。

（一）药物治疗

1. 加压素（vasopressin）　一般剂量为 20U，溶于 5% 葡萄糖溶液 200ml 内，在 20～30 分钟内快速静脉滴完，必要时 4 小时后可重复应用。血管加压素促使内脏小动脉收缩，血流量减少，从而减少了门静脉血的回流量，短暂地降低门脉压，使曲张静脉破裂处形成血栓，达到止血作用。但它亦减少全肝血流量，有加重肝脏缺氧和肝功能损害的缺点，且对高血压和有冠状血管供血不足的病人也不适用。行选择性肠系膜上动脉插管，滴注血管加压素，每分钟 0.2～0.4U，疗效则较好。随机对照试验证实，加压素与硝酸甘油脂（nitroglycerin）联合应用，具有协同降低门静脉压力的作用，比单一用药有效。

2. 三甘氨酰赖氨酸加压素（特立加压素，terlipressin or glypressin）　为合成的加压素衍生物，半减期长，全身症状少。常用量为 1～2mg 静滴，每 6 小时 1 次，有效率可达 70%。一旦诊断成立尽快应用，甚至在内镜诊断之前和入院前即可应用特立加压素和硝酸甘油，可显著提高止血率和降低死亡率。

3. 生长抑素（somatostatin）　生长抑素和它的 8 肽衍生物奥曲肽（octreotide）能选择性地减少内脏血流量，尤其是门脉和其侧支的血流量，从而降低门脉压力，有效地控制食管胃底曲张静脉破裂大出血。生长抑素对心搏量及血压则无明显影响。生长抑素首次剂量 250μg 静注，以后每小时 250μg 静脉持续点滴，维持 2～5 天。奥曲肽首次剂量 50μg 静注，以后每小时 25～50μg 静滴，维持 2～4 天。生长抑素的止血率（80%～90%）远高于血管加压素（40%～50%），副作用较少，目前认为是对食管胃底曲张静脉破裂出血的首选药物。

（二）三腔管压迫止血

三腔气囊管（balloon tamponade）压迫止血是急症治疗的有效方法，其控制出血率为

40% ~90%，要求应用得当，方法准确。总插管时间为 3 ~5 天，为其他治疗赢得时间。

1. 有几种类型的气囊导管供选择

(1) 三腔二囊管(Sengstaken-Blakemore，SB 管)：该管有两囊(食管囊、胃囊)和三腔，其一腔是抽吸胃内容物，另二腔充气食管囊、胃囊。利用充气上述两囊，分别压迫食管下端及胃底破裂的曲张静脉。

(2) 四腔二囊管：有四腔，其中三腔类似 SB 管，另一腔抽吸食管气囊以上食管内的液体。

2. 方法　先充气胃囊，再充食管囊，然后轻轻拉管，感到不再被拉出时，经滑轮悬以 0.25 ~0.5kg 重物作牵引压迫。使用前应仔细检查气囊是否漏气，充气后气囊膨胀是否均匀，一般胃气囊注气 200 ~250ml，食管气囊注气 100 ~150ml，并测量其压力是否妥当，胃气囊 40 ~50mmHg，食管气囊 30 ~35mmHg。每 1 ~2 小时抽吸胃内容物一次，观察出血是否停止。应监测气囊压力，适时补充气体维持有效压力。

接着经第三腔注入冷盐水洗胃。若仍出血则充气食管囊，压迫食管下段。放置时间一般为 24 ~72 小时，过久可致食管或胃底黏膜坏死甚至食管破裂。置管 24 小时后，可先排空食管囊，观察一段时间，若无出血，再放开胃气囊，如又有出血，则再向气囊充气。放置三腔管后，应抽除胃内容物，并用生理盐水反复灌洗，观察胃内有无鲜血吸出。如无鲜血，同时脉搏、血压渐趋稳定，说明出血已基本控制。

大部分病人压迫 3 ~5 天即可止血。气囊压迫的止血率可达 40% ~90%，但在气囊放气后的 24 小时内 50% 的病人可再出血。气囊压迫法并发症亦多，仅适用于无法控制的大出血，或等待作进一步治疗的病人。可作为一种临时措施，暂时控制出血，直至采取其他措施。气囊压迫法可单独使用，或与其他疗法合用。前瞻随机对照研究三腔二囊管和食管硬化剂疗法，结果表明在控制出血方面三腔二囊管的有效性低于硬化剂疗法(52%：90%)。

3. 并发症　包括吸入性肺炎、食管破裂及窒息。在三腔管压迫期间，要加强护理，病人应侧卧或头侧转，便于吐出唾液，吸尽病人咽喉部分泌物，以防发生吸入性肺炎；还要严密观察，慎防气囊上滑，填塞咽喉，甚至引起窒息。拔管前可嘱病人吞服 30ml 石蜡油，防止三腔二囊管的气囊壁与食管黏膜粘连，避免拔管时撕破食管黏膜而造成出血。现在很多医疗中心已用药物和内镜治疗替代气囊压迫法。

(三) 内镜曲张静脉硬化剂注射术

内镜曲张静脉硬化剂注射术(endoscopic variceal sclerotherapy，EVS)是 20 世纪 30 年代末，由 Carfoord 首先报道 EVS 治疗食管静脉曲张出血获得成功，到 70 年代趋于完善。其原理是将硬化剂注入血管内或血管旁，使之产生无菌性炎症，刺激血管内膜或血管旁组织，引起血栓形成、血管闭塞和组织纤维化，从而使静脉曲张消失，达到止血和预防再出血的目的。本疗法目前已成为治疗急性食管曲张静脉破裂出血最常用的方法之一，其有效率达 80% ~90%。

1. 时机选择　硬化剂注射可在急性出血期或在出血停止后 2 ~3 天内进行。

2. 注射方法　注射方法有血管腔内注射、血管旁注射及两者混合。最常用的是 1% 乙氧硬化醇，它能使食管黏膜下层组织产生纤维化，使食管静脉曲张消失。推荐曲张静脉旁、静脉内联合注射术。首先静脉旁注射 4 个点，每点 1ml，减少血流后静脉内注射 3 ~5ml，可注射多条静脉，使静脉闭塞。第 7 天需复重 1 次，平均为 3 ~6 疗程。当所有的曲张静脉闭塞或消失后，还应进行随访，对再通或新生的曲张静脉行硬化剂注射治疗。

3. 疗程　常需多次进行，且有一定的再出血率，出血得到控制以后，30% ~40% 的病人在最初的 6 周内可发生早期再出血，40% 的再出血发生在近期。EVS 的缺点为注射点溃疡或糜烂再发出血。若出血来源于胃底静脉曲张或门静脉高压性胃病，这两种情况均不适宜于硬化治疗。内镜硬化剂注射是控制急性出血的首选方法，但是由于视野被血液充满，很难完成硬化剂注射。

4. 常用的硬化剂　包括 5% 鱼肝油酸钠（sodium morrhuate，SM）；1% 乙氧硬化醇（polidocanol）；5% 乙醇胺油酸酯（ethanolamine oleate，EO）；1% ~3% 十四羟基硫酸钠（sodium tetradecyl sulfate，STD）；无水乙醇；复合硬化剂。

5. 并发症

（1）出血：对穿刺点渗血，可用镜身或用肾上腺素棉球压迫，以及喷洒凝血酶止血。注射后几日再出血，主要是穿刺点痂皮脱落，黏膜糜烂，溃疡所致，严重者可用止血夹子来控制出血。

（2）溃疡形成：有浅表溃疡和深溃疡两类，可用黏膜保护剂硫糖铝。

（3）食管穿孔：发生率 1% ~2%，大穿孔死亡率高达 75% ~100%。

（4）食管狭窄：发生率 3%。

（5）其他：胸骨后疼痛，吞咽困难，低热。

6. 术后处理　包括禁食 8 小时，以后可进流质，可适当应用抗生素，酌情应用降低门脉压药物，术后严密观察病情。

（四）经内镜静脉曲张套扎术（endoscopic varices ligation，EVL）

Stiegmann 于 1990 年首先应用于临床。EVL 基本原理是在套扎局部产生缺血性坏死和形成浅溃疡，急性无菌性炎症累及曲张静脉内膜，局部产生血栓，导致静脉曲张闭塞消失。

1. 方法　目前采用多环密集结扎方法。将安装在内镜头端的橡皮圈套扎于被吸入的曲张静脉，每次可连续完成 5 ~8 个点结扎。多环套扎器可进行一次快速、多环套扎，方法简便，短时间即可完成操作。EVL 安全有效，简单易行，无严重的并发症。EVL 应 7 ~14 天再重复一次，需 2 ~4 个疗程。

2. EVL 的优点和适应证　EVS 和 EVL 在控制曲张静脉破裂出血的有效性方面无显著性差别，但 EVL 并发症较少，EVL 治疗后复发出血率可达 10% 左右。以下情况之一者应及早手术治疗：①经 2 次以上结扎治疗仍不能控制的急性出血；②胃底曲张静脉破裂出血；③内镜治疗后短期内复发出血，不能为内镜结扎控制者。

3. 联合应用

（1）内镜治疗配合 β-阻断剂（β-blocker）：随机对照试验表明 EVL 加 nadolol 和加 sucralfate，比单独应用 EVL 在控制再出血方面更有效，故推荐 β-阻断剂加 EVL 疗法。

（2）EVS、EVL 联合应用：采用 EVL 后加用 EVS 疗法的效果可深达食管黏膜下层，使黏膜下层纤维化，并可栓塞食管旁静脉的穿支静脉，从而提高内镜治疗的疗效。

4. 并发症

（1）食管溃疡：结扎后引起，但表浅，一般溃疡愈合时间为 2 周，可给予黏膜保护剂和制酸剂治疗。

（2）出血：当皮圈脱落后发生大出血，多由于皮圈套扎曲张静脉不牢；或因结扎局部血管内血栓形成不完全;或继发胃底静脉曲张压力升高,而导致胃底曲张静脉破裂出血。故应加用降低门脉压力的药物。

(3) 短期内食管梗阻。

(五) 组织黏合剂栓塞治疗术

组织黏合剂是一种快速固化的水样物质,静脉注射后,与血液接触时即发生聚合反应,并硬化成固态物质,起到闭塞血管、控制曲张静脉破裂出血的效果。可用于内镜下静脉曲张注射,是目前治疗胃底静脉曲张活动性出血的首选方法。胃静脉曲张原则上以手术治疗为主,但对急诊胃曲张静脉破裂出血者首选组织黏合剂治疗,控制出血,并为手术创造条件。组织黏合剂亦可用于食管静脉曲张内注射。

常用的组织黏合剂有 cyanoacrylate(histoacryl)。为防止固化过快引起操作困难,可将油性造影剂碘化油(lipiodol)与 cyanoacrylate 混合稀释。食管静脉曲张内注射,每根血管注射 cyanoacrylate 约 0.5ml。胃曲张静脉内注射,每根血管注射 cyanoacrylate 约 1.0ml。配合静脉曲张套扎术可防止黏合剂的异位栓塞,并能提高疗效。

并发症:脱胶引起黏膜溃疡出血;引起门静脉、肺、脑等部位异位栓塞。

六、手 术 治 疗

手术治疗为晚期血吸虫病(出血型)的第二线治疗(second-line treatment),外科治疗门脉高压症主要是预防和控制食管胃底曲张静脉破裂出血。外科手术主要分为两类:一类是阻断门奇静脉间的反常血流,达到止血的目;另一类是通过各种不同的分流手术,来降低门脉压力。另外,终末期肝病患者可做肝移植。为了提高治疗效果,外科手术治疗应根据患者的具体情况,配合药物、内镜、介入放射学等综合性治疗措施。其中手术治疗应强调有效性、合理性和安全性,并应正确掌握手术适应证和手术时机。

(一) 适应证

1. 择期手术适应证　经过复苏期处理和严格的内科治疗控制出血后,门静脉高压症食管胃底静脉曲张者一般需择期外科手术治疗。对于没有黄疸、没有明显腹水的病人(Child A、B 级)发生大出血,应争取即时手术,或经短时间准备后即行手术。应该认识到,食管胃底曲张静脉一旦破裂引起出血,就会反复出血,而每次出血必将给肝脏带来损害。积极采取手术止血,不但可以防止再出血,而且是预防发生肝性脑病的有效措施。

2. 预防性手术适应证　文献中大量的统计数字说明,肝硬化病人中仅有 40% 出现食管胃底静脉曲张,而有食管胃底静脉曲张的病人中约有 50% ~60% 并发大出血,这说明有食管胃底曲张静脉的病人不一定发生大出血。临床上还看到,本来不出血的患者,在经过预防性手术后反而引起大出血。尤其是肝炎后肝硬化病人多见。因此多数学者倾向"不做预防性手术",但这一观点是基于所有门脉高压症病人而言的。湖南省血吸虫病防治所数十年的经验认为,血吸虫病性门静脉高压症不同于其他原因的门静脉高压症,只要有脾切除指征,同时合并食管中度或中度以上静脉曲张,特别是胃底静脉曲张,即应行预防性断流手术,一方面手术切脾同时断流可避免将来静脉曲张加重和出血,甚至需再次断流手术,具有双重效果;再者断流术技术成熟,手术创伤增加不大,病人术后恢复亦快。

3. 急诊手术的适应证　急诊手术的死亡率可高达 50% 左右。最好在不出血的情况下抓紧时机作某种择期手术。尤其是急性出血患者,可以通过药物或内镜治疗使病情得到控制。Child C 级病人不宜行急诊手术。

但急性出血病人行急诊手术仍然是治疗的重要手段,尤其是对非手术治疗失败的患者。经 24 ~48 小时非手术治疗出血未被控制,或虽一度停止短期又复发出血,只要没有明显黄疸,转氨酶接近正常,未出现肝性脑病症状,腹水基本稳定在中度以下,也应施行急诊手术以挽救生命。出血过于迅猛或出血静脉在胃底内镜盲区,非手术治疗多难以奏效,往往需行急诊手术治疗。对急性大出血患者,非手术疗法无效而时间拖延越长,患者身体一般状况和肝功能情况越会急剧恶化,导致休克,肝功能恶化,黄疸,腹水,甚至昏迷,到最后被迫急诊手术时,则手术死亡率极高。急诊手术宜采取贲门周围血管离断术,该术式对病人打击较小,能达到即刻止血,又能维持入肝血流,对肝功能影响较小,手术死亡率及并发症发生率低,术后生存质量高,而且操作较简单,易于在基层医院推广。

(二) 断流手术

减少或阻断门、奇静脉之间反常血流的手术统称为门奇静脉断流术。应用较多的有:经腹胃底、食管曲张静脉缝扎术、食管下端横断术、经胸、经腹食管下段胃底贲门周围血管离断术(sugiura 手术、联合断流术)、青木春夫手术(Aoki 手术)、改良 Sugiura 手术、直视下胃冠状静脉栓塞术、胃底横断术、自动吻合器行食管下端横断术、食管下端胃底切除术以及贲门周围血管离断术等。在这些断流手术中,各有不同的适应证,各有优缺点,其中贲门周围血管离断术被认为是治疗门脉高压症最常见、疗效最佳的术式。但对不同条件的病人选择适宜的术式非常重要。

1. 经腹胃底曲张静脉缝扎术 对于门静脉高压症食管胃底静脉曲张出血的病人,可以根据病人的情况,有目的地针对胃底的曲张静脉采取手术治疗。

(1) 麻醉、体位:麻醉的选择,以对肝损害较小者为宜。可采用硬膜外麻醉,有条件特别是有休克应采用静脉复合麻醉,取仰卧位。

(2) 手术步骤:①取左上腹旁正中切口,上自剑突,下抵脐上或脐旁。切开腹腔后,以宽的深拉钩将肝脏的左叶向上牵开,显露胃底贲门部。已放置三腔管者,可由胃外摸到气囊。②切开胃壁、查找出血点:在贲门附近胃前壁拟行切口的两侧,各缝 3 ~4 条支持线,牵引支持线,于其中间纵行切开胃的浆肌层,长约 5 ~6cm,切口上端紧靠贲门食管口。再行黏膜下血管缝合结扎。周围用盐水垫保护,在其中间切开黏膜,迅速取出胃内积血块、吸净胃的积血。仔细查看贲门口以及胃底附近,有无喷射状或活动性的出血点和曲张的静脉。③缝合止血。如发现有活动的出血点时,可迅速用 1 号丝线行黏膜和黏膜下静脉“8”字或连续缝合止血;如未发现活动出血点,或缝合出血点后,再除掉附在黏膜上的凝血块,观察是否仍有活动出血,如有出血时可采用同样方法缝合止血;如仍未发现出血处,则用热盐水棉垫热敷黏膜面,待 3 ~5 分钟后撤出敷料即可显露曲张静脉。用丝线连续缝合结扎曲张的静脉。其次于贲门口附近黏膜上,用丝线一针挨一针地行黏膜下缝合结扎一周,以进一步阻断通过胃壁逆流到食管下端的血流。④缝合胃壁。曲张静脉缝合后,对胃壁切口行双层缝合关闭。去掉腹腔内棉垫,更换手套,以生理盐水棉垫清拭腹腔,如胃内容物外流污染腹腔时,以生理盐水冲洗腹腔。⑤结扎胃冠状静脉:由胃大弯侧打开胃结肠韧带,提起胃大弯,显露胃小弯,先分离胃左动脉。再用 7 号丝线大圆针在胃左动脉以外与胃左动脉成直角方向集束缝合结扎,即可将胃冠状静脉结扎在内。⑥缝合腹壁,逐层缝合腹壁各层。

2. 经腹食管下端曲张静脉缝扎术

（1）麻醉、体位：可采用硬膜外麻醉，有条件特别是有休克应采用静脉复合麻醉，取仰卧位。

（2）手术步骤：①旁正中切口进入腹腔。探查肝脏及胃十二指肠证实患者肝硬化的情况。②如无法判断出血部位，先在远端胃上作一小切口，以寻找确切的出血部位。③在证实出血来自食管的曲张静脉之后，用手指分离食管腹段表面的腹膜和食管裂孔膜，将食管胸段的下部拖入腹腔，用纱带环绕食管作牵引。为便于游离食管，以及肝硬化病人中消化性溃疡的高发病率，可行迷走神经切断术。如果肝左叶肥大，可分离肝三角韧带以便于暴露。④切断食管周围的静脉，在两牵引线之间纵行切开食管胃连接部，找到出血的曲张静脉，将出血处和其他的曲张静脉用丝线连续缝合阻断，从胃底开始缝合向上 7 ~ 8cm，直到食管下端。⑤出血得到控制后，用薇乔线或华利康线连续内翻缝合和丝线浆肌层间断缝合关闭食管切口。同样的方法关闭胃的切口。

3. 胃底和食管下端切除术（Phemister 手术）

（1）麻醉与体位：气管内插管全麻。仰卧位，右侧腰背部稍垫高。

（2）操作步骤：①手术切口：左肋缘下斜切口或“L”形切口。②测量门静脉压力。③切除脾脏：按脾脏切除的步骤。④胃贲门周围血管离断：脾脏切除后，从胃大弯侧中部向上分离，遇血管逐一结扎，直至食管下端的左侧，并在此处结扎切断左膈下动静脉；然后将胃向上方牵开，切断结扎胃后动静脉。再沿肝下切开肝胃韧带，分离出胃左动静脉，妥善结扎、切断。然后由胃小弯侧中部起，向上游离，紧贴小弯侧胃壁将胃左动静脉的胃分支切断、结扎。切除部分小网膜组织后，继续向上分离到食管下端。紧贴胃壁切断迷走神经，将食管向下牵拉，结扎进入食管各穿支血管。⑤食管下端胃近端切除、食管胃吻合：于贲门上2 ~ 3cm 处直角钳钳夹，切断食管下端，再于贲门下 4 ~ 5cm 处用胃钳钳夹胃近端，予以切除。移去食管下端和胃近端，将胃断端全层连续内翻封闭浆肌层加固，待与食管吻合。将胃向上提，在距断端 2cm 处胃大弯侧前壁做食管断端后壁与胃浆肌层间缝合。缝合妥善后，将胃前壁切开适当口径，用薇乔线或华利康线行食管后壁与胃壁全层间断缝合。并由后向前将食管前壁与胃前壁缝合，外加细丝线浆肌层加固完成胃食管吻合。最后，为了减少吻合口张力，可将吻合口以下的胃壁浆肌层与食管裂孔前缘间断缝合固定 3 ~ 4 针。最好用 Nisse 法处理胃壁，缝埋吻合口，胃后壁与后腹膜缝合数针。⑥幽门成形术：该手术中间，以食管下端胃底切除，食管胃吻合操作最为复杂和困难。随着自动吻合器的使用，使之日趋简单。现将吻合器使用技术简述如下：完成贲门胃底周围血管离断，食管分离后（按前述步骤进行），于贲门上 2 ~ 3cm 用荷包钳钳夹，切断食管，将荷包缝线针由荷包钳针孔内穿出，完成食管下端荷包缝合。将适合型号的自动吻合器抵针座插入食管内，抽紧荷包缝合，打结。在胃底部近切除部位上方胃大弯侧前壁切开胃壁。将食管吻合器推由胃壁后壁切除范围的下方穿透，拔除引导针，将抵针座与吻合器连接，拧紧推进螺丝，按压击发手柄，完成食管、胃吻合，移出吻合器，用胃闭合器将所要切除的胃底部分夹闭、切除。最后将胃与食管裂孔及后腹膜缝合数针，以减少吻合口张力。

4. 食管横断术（Walker 手术）

（1）麻醉、体位：气管内插管全麻。仰卧位，右侧腰背部稍垫高。

（2）手术步骤：①病人右侧卧位，通过第 8 肋间做胸部切口进入胸腔。②在食管下端的上方切开纵隔胸膜，用手指分离食管并用小纱带绕过，在它表面可能有一些大的静脉需要结扎。在食管裂孔的边缘游离食管，使腹段食管能拉入胸腔，在这一过程中，分离一侧或双侧的迷走神经以便在切断食管时保留。在食管上尽可能低地放置一血管钳以控制出血，但如有来自上方小的出血，不必在上端放置血管钳。③在血管钳上方约1.5cm处横断食管，如果有大的曲张静脉，分离黏膜和黏膜下层并完全横断至关重要。除非肌层有明显的曲张静脉，不必完全横断。在一些病人中，食管外和肌层没有大的静脉，可在肌层上做一直切口，分离黏膜和黏膜下层，并只横断这一层。这是阻断该层向上血流的重要一步。④切开食管前壁后，如后壁有曲张的静脉，在腔内将后壁可见到的曲张静脉全部予以缝扎。⑤用可吸收线连续单层缝合食管，包括黏膜。可以做一些间断的肌层加强缝合，移开血管钳后，将食管缝合于裂孔边缘，使吻合口完全位于裂孔以下，完成缝合前将胃管放入胃内间断缝合纵隔胸膜，放置引流后逐层关闭胸壁。

5. 应用EEA吻合器的食管横断术

（1）麻醉、体位：气管内插管全麻。仰卧位，右侧腰背部稍垫高。

（2）手术步骤：①根据病人的上腹局部情况选择切口，肋间角小的病人可用上腹部正中切口，如肋角较宽，可用上腹部的横切口。②对于大出血，可以在麻醉后，在胃的上半部分从右向左放置一个shod clamp，包括胃左血管在内。早期结扎胃左动脉，通过肝胃韧带在静脉离开胰颈处结扎。③随后暴露胃食管结合部，结扎食管周围的所有主要血管，用手游离食管下段。辨认并分离迷走神经的前支和后支，向外侧牵拉。作一个高位的胃切口，可以是直切口或横切口。④根据食管下段的直径选择吻合器的型号，根据食管下段前壁和后壁的厚度决定吻合器放置的深度。将打开的EEA吻合器通过胃食管结合部到达其上方1～2cm，穿过一根0号普理线（prolene线），在吻合器的卡头处系好，打开保险，击发吻合器，同时完成切断和吻合。⑤打开吻合器，轻轻地旋转并往回抽出，使它能通过吻合部位和胃食管结合部，检查甜麦圈样的环行组织以证实吻合的完整性。可将胃管通过吻合处到达胃的上部以供术后观察。⑥可用直线吻合器或手工缝合关闭胃的切口，冲洗腹腔后关腹。

6. 胃底横断术（Tanner手术）或胃底部分切除术

（1）麻醉、体位：可采用硬膜外麻醉，有条件特别是有休克应采用静脉复合麻醉，取仰卧位。

（2）手术方法：①左上腹经腹直肌切口，再在左肋下缘平面上做横行延长，使切口成为├型，或左侧肋缘下切口。②在未行过脾切除术的病人，首先切除脾脏，以切断胃短静脉的反常血流，然后在贲门下方分离出一段5～6cm处起向上分离大小弯，并将其中的胃左血管，胃后血管全部结扎切断，直至贲门上方的食管下段（包括高位食管支）以两把胃钳钳夹胃底部，并钳间切断。切开两断端胃壁的浆肌层，逐一缝扎黏膜下血管。然后按胃肠吻合的方法以薇乔线或3-0华利康线连续内翻缝合吻合，再以细缝线间断浆肌层缝合加固。完成胃底横断术，而胃底部分切除术是在胃钳钳夹胃底部时，又平行钳夹而定成角钳夹楔形切除部分胃底，其他步骤同如上吻合。③吸尽腹腔积血，冲洗干净，视情况放置引流，关腹。

7. 直视下胃冠状静脉栓塞术　胃冠状静脉栓塞术是一种新的门奇静脉断流术，开腹后，在胰腺上缘直接向胃冠状静脉的起始部内注入TH胶（TH胶的化学成分为含显影剂的α-氰基丙烯酸正辛酯，遇液体后可迅速固化），以替代贲门周围血管的结扎和离断。通过穿刺向胃冠状静脉干或胃支注入栓塞剂，快速完成栓塞贲门周围（管壁内外）所有曲张静脉，该手术不用分离、结扎和切断血管,也不需横断、再吻合食管和胃底,仅用血管栓塞法就能达到完全断流,特别包括血管缝扎式或血管离断术所不能阻断的肌间的部分血管,同时操作较为简化、而高效尤其向微创的目标迈出了一步。

(1) 麻醉、体位:多采用气管插管复合全身麻醉,亦可用硬膜外麻醉,仰卧位。

(2) 手术步骤:①切口:左侧经腹直肌切口,必要时附加左侧横切口。②栓塞前测压:进腹后,即由胃网膜右静脉之较大分支穿刺测压,以脊柱前缘水平为零点。③探查腹腔。④常规方法行脾切除术。⑤离断肝胃韧带结扎胃右静脉:将胃向头侧翻起,打开胃胰腹膜反折并分离胃、胰间之粘连,结扎切断胃后动、静脉,上端至胃体上端,向右分离至胃小弯。切开结扎肝胃韧带,在胃小弯角切迹处,分离结扎切断胃右动、静脉。因肝胃韧带上端紧张地附着于肝门和食管腹段之间,门静脉高压症时,有时含有的胃冠状静脉侧支常明显曲张,因其位置深在,管壁变薄迂曲,极易破裂,不能强行分离,留待一并处理。⑥结扎切断胃左动脉和胃冠状静脉:继续将胃向上翻起拉紧,确认胃胰襞,近胰腺上缘,以左手拇、示指捏住胃胰襞的根部,在胃左动脉后方,搓捏出血管间隙,用直角钳,由左分离,双重丝线结扎胃冠状静脉和胃左动脉后切断。⑦分离贲门周围:继续将胃上翻并向头侧牵拉,在胃后方胃底处切开胃膈韧带,紧贴贲门和食管腹膜后壁(以胃管为标志),向上分离食管后无腹膜覆盖区的疏松结缔组织,至食管裂孔平面。切开食管裂孔和食管腹段前方及间之前方腹膜,沿食管左侧壁向后分离。⑧钳夹封闭栓塞区:将胃向头侧翻起,用无损肠钳伸向食管分别钳夹腹段食管左、右两侧壁处组织将胃向下牵拉,用一无损伤钳,钳夹食管下段,最后在胃底体交界处,用肠钳夹胃壁。⑨栓塞封闭区内的曲张静脉:在封闭区内,由胃冠状静脉主干或胃支插管或用 12 号针头穿刺,抽吸血液至静脉塌闭,然后注入与抽出血液等量的栓塞剂(TH 胶),较快速地一边注射,一边轻轻按摩,助栓塞剂均匀分布。此时可观察和触摸食管胃底后壁和两侧胃膈韧带,栓塞了的血管颜色蓝黑,触之呈硬条索状,容易判断。待栓塞剂完全聚合后,依次去掉所有阻断钳。⑩切脾和栓塞后完成测门静脉压,并取肝组织送检,最后关腹。

(3) 该手术的操作要点:①异位栓塞的预防:异位栓塞是胃冠状静脉栓塞术最严重的并发症,要完全防止异位栓塞发生,栓塞注射前必须完全阻断反常血流和所有异常侧支,最根本有效的方法是把栓塞区予以钳夹封闭,使其与周围的血管联系完全阻断,且注入栓塞剂后,应待完全固化聚合后再去除封闭钳;②栓塞剂用量的个体化:栓塞剂用量,一般为 8 ~ 12ml,栓塞剂用量的个体化十分重要,它直接影响到栓塞的范围和效果。过少栓塞安全,但影响栓塞效果,过多则引起异位栓塞可能。

8. 贲门周围血管离断术(pericardial devascularization,PCDV) 该手术是在其他断流术特别是结合 Hassab 手术和 Sugiura 手术长期的临床实践,发展和完善起来的断流术式。它减少了 Sugiura 手术的经胸和切断食管所增加创伤,又比 Hassab 手术强调更加完善的断流。所以现行的晚期血吸虫病巨脾切除加断流手术,几乎全都采用该术式,由于它创伤小,操作并不复杂,更加广泛适用于合并有肝炎后肝硬化的晚期血吸虫病人急诊、择期手术,在基层也便于推广。

该手术于 1981 年由裘法祖教授首先提出,并且一直强调彻底和完全的断流,即是结扎切断门奇静脉间的全部反常侧支静脉,其中高位食管支的结扎切断是关键,并且认为遗漏高位食管支或异位高位食管支,可导致术后再出血,但是后来,有学者在高位食管支异位高位食管支的处理提出了不同看法,认为该血管难得到解剖学上证实;二则质疑在该手术中强调寻找处理高位食管支的必要性，甚至认为胃冠状静脉主干切断后，“食管支”和高位食管支一端是食管肌层和黏膜下血管，另一端是奇与半奇静脉，故保留高位食管支，反而可引起技术分流的作用，总而言之，贲门周围血管离断术除切断胃底，胃后贲门区的周围血管外，还需切断腹段食管周围一切穿支血管。贲门周围血管离断术后，因胃黏膜下仍有反常血流存在，以及可能合并门静脉高压性胃黏膜病变，故术后仍有部分门脉再发生出血。也有学者提出不切断胃左动脉，以保证胃上半部血液供应，减少胃底区胃黏膜缺血缺氧后而加重原已有的黏膜病变，但实际操作过程中，在增厚的组织中，既要保留胃左动脉又要分离出胃冠状静脉并结扎，是较难实现的。

（1）适应证：①晚血门静脉高压所致急性大出血，经积极内科保守治疗无效；②曾经行单纯脾切除或门-体静脉分流术，再次发生食管下段胃底静脉曲张破裂大出血；③门静脉高压患者，经胃镜检查证实有中至重度食管下段或胃底静脉曲张，有静脉曲张破裂出血史，肝功能 Child A 级或 B 级。

（2）禁忌证：①重度肝硬化伴有大量腹水，且肝功能 C 级，经积极治疗肝功能无明显好转；②重度肝硬化，门静脉高压合并一个或一个以上器官功能明显受损伤者；③门静脉高压上消化道大出血，所致循环功能衰竭者；④合并活动性肝损害或其他肝脏病变特别是肝脏恶性病变；⑤门静脉主干及脾静脉、肠系膜上静脉广泛血栓形成。

（3）操作步骤：①分别切开腹壁各层进腹，保护切口。②测定门静脉压力：待体循环稳定后，向胃网膜右静脉内置入细硅胶管进行门静脉测压，从测压管上读出由腰椎前缘至液平面的高度，即门静脉压力。手术结束时再次测压予以对比。③探查：开腹测压后要观察腹腔内有无腹水，色泽并计量。依次检查肝脏大小、质地、硬化程度；脾脏大小与周围粘连程度、部位、粘连性质，胃食管下段外周侧支循环情况以及腹腔内其余各脏器情况。④切除脾脏。⑤处理胃周血管。⑥创面浆膜化。⑦关腹。关腹前应再次测定门静脉压力，检测完毕后，冲洗腹腔，于左膈下安置引流。

9. 选择性贲门周围血管离断术　目前断流手术中以脾切除加贲门周围血管离断术最为有效，也是国内治疗食管胃底曲张静脉出血的主要术式，不仅离断了食管胃底的静脉侧支，还保存了门静脉入肝血流。这一术式还适合于门静脉循环中没有可供与体静脉吻合的通畅静脉，肝功能差（Child C 级），既往分流手术和其他非手术疗效法失败而又不适合分流手术的病人。但是通过多年的临床实践，特别是通过对食管下段与胃底贲门周围血管的解剖学研究，杨镇教授等对贲门周围血管离断术作了一些修改，主张：①保留胃左静脉的主干和它的食管支（食管旁静脉），而逐一离断食管旁静脉进入食管下段的穿支静脉；②保留胃左静脉主干，而离断胃左静脉的胃支和它的进入胃壁的分支。并将其命名为选择性贲门周围血管离断术（selective pericardial devascularization），本术式大部分操作步骤同经典的非选择性贲门周围血管离断术（nonselective pericardial devascularization），即①行全脾切除术，亦即离断了胃短静脉；②离断左膈下静脉；③离断胃后静脉；④切开食管贲门区的前浆膜，逐一离断食管周围静脉。所不同的步骤主要是：①沿下段食管壁的右侧缘，逐一离断发自食管旁静脉、垂直进入食管壁的穿支静脉；②切开胃胰壁显露胃左静脉主干，在胃左静脉发出食管旁静脉分支的远端、靠近食管胃交界处胃小弯的胃壁侧，离断胃左静脉的胃支和伴行的胃左动脉分支，并逐一离断胃支进入下段食管壁、胃底壁和胃小弯前后壁的分支。目的是保留胃左静脉的主干以及食管旁静脉的完整，以保证部分门静脉血经胃冠状静脉→食管旁静脉→半奇静脉的分流。

为了进一步增加机体的自发性分流量，我们在完成上述步骤后还附加大网膜覆盖后腹膜，通过肾周围和腹膜后的侧支循环，建立更广泛的门奇静脉间的交通支。此举配合食管旁静脉的自发性分流，能适量降低门静脉的压力，特别是缓解胃壁的瘀血状况，可降低胃黏膜病变的发生率。大网膜包肝或包肾术，于大网膜与腹膜后组织间可迅速形成广泛而丰富的侧支循环。操作简便，并发症少、有一定的效果。能在门体静脉间逐渐产生侧支循环的手术，仍然值得推广应用。

10. 联合断流术 （Sugiura 手术） 由 Sugiura 于 1967 年首先报道，故简称 Sugiura 手术。手术步骤包括经胸和经腹两部分：①经左胸腔将左下肺静脉以下至膈肌之上所有通向食管的侧支静脉均结扎切断，长度约 12 ~ 18cm，在膈肌上处横断食管，结扎血管，重新吻合；②经腹部行脾切除，离断贲门小弯侧的血管，长约 7cm，将食管及贲门与周围组织完全分离，选择性切断胃迷走神经，加作幽门成形术。Sugiura 手术创伤太大，术后并发症多，病人难以承受，在我国广大的基层单位更不宜普遍推行。为了减轻手术打击，不少学者对 Sugiura 原式作了修改。

11. 改良式 Sugiura 手术 随着对 Sugiura 手术的改良，涌现了大量改良术式，其主要共同点就是放弃经胸食管横断吻合，改为经腹使用吻合器（或手法）完成食管横断吻合术或胃底横断吻合术。即经腹路完成 PCDV 手术操作后，加行经腹途径食管横断吻合术，其常用方法有两种：

（1）按 Sugiura 术中所描述方法：食管充分游离后，用两把无损伤食管钳分别钳夹、阻断膈肌下方及贲门上方平面处的食管，于两钳间距贲门上方约 3cm 处横行切断食管壁，前半部横断全层（肌层及黏膜层），后半部仅横断食管黏膜层，保留肌层完整性。横断的前半部食管曲张静脉两端均用 1 号丝线或 5-0 血管线一一仔细缝扎，而不用结扎，因后者常可引起食管狭窄。横断后半部的食管黏膜层曲张静脉予以缝扎。止血完善后，用可吸收线间断缝合重新吻合食管，每针缝线均应包括黏膜在内，肌层另加丝线加强缝合。在进行前壁吻合前应将鼻胃管置放于胃内。

（2）采用食管自动吻合器行食管横断吻合术：游离贲门上 6 ~ 8cm 食管使其呈完全游离状态。距贲门 8cm 纵型切开胃前壁 3cm，将 GF-1 管状吻合器（ϕ28 ~ 30mm）由该切口伸向食管，距贲门上方 2cm 处以 10 号丝线避开迷走神经环绕食管紧扎，使食管固定在中心杆上，调节标志尺 1. 6 ~ 1. 8，“击发”吻合器完成食管横断和吻合，小心退出吻合器，查证切除的食管环完整，缝合胃切口，以 Nissen 手术方法使胃壁包裹食管吻合口。

12. 青木春夫手术 日本学者青木春夫于 1980 年提出脾切除及保留黏膜胃离断术（简称青木春夫式断流术）治疗肝硬化门静脉高压症和（或）食管静脉曲张破裂出血。该术式也属于联合断流术，与改良 Sugiura 手术不同的是采用保留黏膜的胃底横断术替代食管横断术，企以减少食管横断所带来的手术并发症和病死率。本手术在完成 PCDV 手术后，施行：①环形切开胃底浆肌层，结扎胃底部黏膜下血管，阻断壁内的侧支循环，消除胃壁肌层和黏膜下层的反常血流；②行食管胃底折叠术（Nissen 手术），以防止反流性食管炎；③行幽门成形术，以防术后胃潴留。

13. 断流加分流术 即在同一术野中同时作断流术和分流术。断流术采取贲门周围血管离断术，分流术采用肠腔静脉侧侧分流术，肠腔桥式分流术或脾肾分流术。因贲门周围血管离断术后门脉压仍较高，术后仍可能重新形成门体静脉间的侧支循环，并且门静脉高压性胃黏膜病变的发生率较高。因此附加周围型的门体静脉分流术，适当降低部分门脉压力，但又维持门脉的血供。如此可以抵消贲门周围血管离断术的不利之处。因此有作者认为"断流加分流"是有互补作用的，能综合断流及分流的长处。该术式的远期疗效有待进一步研究证实。

（三）门-腔静脉分流术

1. 非选择性门体分流术　大口径的门腔静脉侧侧分流术和端侧静脉分流术，术后使高压的门静脉血流分流到低压的体静脉系统，降低了门静脉系统的压力而达到控制出血的目的。非选择性门体分流术治疗食管胃底曲张静脉破裂出血效果好，但肝性脑病发生率高达30%～50%，易引起肝衰竭。门脉血中含有肝营养因子，其丢失可造成肝细胞再生障碍，某些毒性物质亦可绕过肝脏直接作用于脑组织，故术后肝性脑病发生率高，可影响病人的生存质量。分流手术一般适用于 Child A、B 级的病人，但 Child C 级病人不适合分流术。当病人同时有腹水、黄疸、肝性脑病，明显的肌肉消耗时，应视为门腔静脉分流术的禁忌证。由于破坏了第一肝门的结构，为日后肝移植造成了困难。门腔静脉分流术与传统药物治疗的随机对比研究发现手术组的生存率无明显提高。

2. 限制性门腔静脉分流术　全门体静脉分流术已逐渐被摒弃，而改作限制性门腔静脉分流术。限制性门腔分流的目的是充分降低门静脉压力，制止食管胃底曲张静脉出血，同时保证部分入肝血流。代表术式是限制性门腔静脉分流（侧侧吻合口控制在 10mm）和门-腔静脉"桥式"（H 形）分流（桥式人造血管口径为 8～10mm）。

3. 外周型门体静脉分流术　即离开肝门一定距离、小口径的门体静脉分流术，包括脾肾、脾腔、肠腔静脉分流术等。

（1）脾肾静脉分流术（splenorenal shunt，SRS）　Linton 于 1947 年首先采用脾-肾静脉分流术治疗门静脉高压症。该术式门腔静脉分流量适中，仍有相当量的门脉血供肝，术后肝性脑病发生率较低。该术式在国内应用较多，国外已很少应用，认为术后脑病发生率与门腔静脉端侧分流术相仿。由于吻合口小、脾静脉易扭曲，吻合口闭塞率高达 25%～50%。而且手术显露差，操作难度大，术后肝性脑病的发生率并不低。

（2）肠系膜上静脉与下腔静脉分流术（superior mesenteric vein-inferior vena cava shunt）有端侧、侧侧和 H 型架桥多种方法吻合，适用于脾静脉条件不好，肝门粘连难以分离、门静脉闭塞或曾行脾切除术者。应选用肠系膜上静脉的外科干段进行桥接。该术式避开了门静脉主干，属于外周型分流。和限制性门-腔静脉分流一样，其分流量较小，对肝脏门静脉供血影响较小，术后肝性脑病发生率及远期存活率均较好。静脉解剖条件所限，肠系膜上静脉有明显炎症，静脉周围粘连，不适合这种分流术。

（3）脾腔静脉分流术（spleno-renal shunt，SCS）　因下腔静脉腔大，壁较厚，易于显露，成功率高，吻合口血栓形成的机会较小。根据我国学者的报道，手术后效果与传统的脾-肾静脉分流术和肠-腔静脉分流术等相似。

（4）选择性门体静脉分流术　旨在保存门静脉的入肝血流，同时降低食管胃底曲张静脉的压力。主要有远端脾-肾静脉分流术和冠腔静脉分流术。①远端脾肾静脉分流术（distal splenorenal shunt，DSRS）：1967 年 Warren 首先施行了远端脾肾端侧分流术。其理论根据是门静脉系统有"功能性分区"现象，即分为相对高压的胃脾区，和相对低压的肠系膜区。

DSRS 通过结扎胃冠状静脉、胃右静脉和胃网膜右静脉，将胃脾区与肠系膜区分开。保留脾脏和保留脾胃韧带。然后游离脾静脉，离断脾胰静脉支。自肠系膜上静脉汇合处切断脾静脉，近断端缝闭，远断端与左肾静脉行端侧吻合。选择性地将胃及食管下段的静脉血通过胃短静脉→脾静脉→左肾静脉减压，同时维护门脉肠系膜上静脉的向肝血流。此手术能有效地控制门静脉高压症食管胃底曲张静脉破裂出血，同时能维持门静脉的向肝灌注血流，肝性脑病发生率低于其他全门-腔静脉分流术，故可提高术后存活率，对日后可能进行的肝移植手术也不会造成太大的影响。DSRS 适合于肝代偿功能良好，并有合适的静脉解剖条件和门静脉向肝血流的病人。有腹水、门静脉栓塞、门静脉离肝血流、肝功能代偿差的病人不适合做选择性分流术。DSRS 在技术上较困难，操作复杂，出血量较多，不适用于急诊止血。吻合口血栓发生率较高。DSRS 常致淋巴漏和乳糜腹水，术后腹水并发率明显增多。Warren 于 1989 年提出改良的 DSRS，即脾胰断流术。游离脾静脉时切断所有汇入的细小胰静脉，将脾静脉远端全部从胰尾部游离，直到脾门处，分离并切断胃左、右静脉及胃网膜静脉，阻断所有进入脾静脉远端的胰腺血管，可避免对肝门静脉血产生"虹吸"作用，从而维持门静脉的肝灌注量。②冠腔静脉分流术：将胃冠状静脉（胃左静脉）与下腔静脉直接吻合，或用自体静脉及人造血管移植架桥分流，该术式须将胃左静脉游离足够长度（8～10cm），直接与下腔静脉吻合，同时结扎胃网膜右静脉，并行脾切除，既降低食管及胃底曲张静脉压力，又不影响肝脏血液灌注量，再出血率及肝性脑病发生率均低。胃冠状静脉壁薄而脆、侧支多，解剖分离、吻合时均较困难；小网膜脂肪肥厚者，难以游离出此静脉；有时肝尾状叶代偿性肥大，易压迫吻合口影响血流通畅性。

（四）肝移植

肝移植术（live transplantation）经半个多世纪来的不断探索和研究，目前术后一年生存率为 80%～90%，5 年生存率达到 70%～80%，最长存活时间已达 30 多年。自 1980 年以来，肝移植已经成为外科治疗终末期肝病并发门静脉高压食管胃底曲张静脉出血病人的理想方法，既替换了病肝，又使门静脉系统血流动力学恢复到正常。肝移植术不仅针对门静脉高压症食管胃底曲张静脉破裂大出血，而且有病因治疗的作用。肝移植术是在治疗或防止出血同时从根本上解决病因的唯一治本的方法。肝移植术可纠正术后肝脏损害、血流动力学的异常，而不存在再出血、脑病、肝功能衰竭等问题。据报道 Child C 级病人行分流术，1 年存活率是 30%～70%，5 年存活率仅 13%～35%。肝移植 1 年存活率达 79%，5 年存活率达 71%，因此，用肝移植治疗晚期肝硬化术后生活质量高、远期效果好，约有 75%～85% 的病人能恢复正常生活。

准备做肝移植的病人在等待供肝时若发生食管曲张静脉破裂出血，应先采用药物治疗（血管收缩剂，β-阻断剂）、气囊压迫、内镜治疗（硬化剂注射或套扎）或 TIPS 等非手术方法控制出血。若有必要作门静脉减压性手术，最好做脾肾静脉分流或肠腔静脉分流术，从而避免对右上腹和肝门进行解剖和形成粘连。由于还不能完全避免慢性排斥反应，肝移植患者有可能接受再次肝移植。但供肝短缺，需终生服用免疫抑制剂，手术风险大，以及费用昂贵，加之晚期血吸虫病多为农村病人，经济拮据，限制了肝移植的临床应用。

肝移植适应证原则上为进行性、不可逆性和致死性终末期肝病而无其他有效的治疗方法者，肝移植标准术有原位肝移植（orthotopic live transplantation，OLT）和背驮式肝移植（piggy back orthotopic live transplantation，PBOLT）。前者将受体下腔静脉连同肝一并切除，并将供体的肝作原位的吻接。后者则保留受体下腔静脉，将受体的肝静脉合并成形后与供体的肝上下腔静脉作吻合。背驮式的优点在于：当做供、受肝的肝上下腔静脉吻合和门静脉吻时，可完全或部分保留下腔静脉的回心血流，以维持受体循环的稳定，有利于肝移植的顺利进行。此外，为了充分利用供肝，还有减体积肝移植（reduced-size live transplantation，RLT）和劈离式肝移植（split-live transplanta-tion，SLT），前者是把成人的肝减体积后（如仅用肝左外叶）植入儿童体内。后者即是把一个尸体供肝劈割成两半分别移植给两个不同的受体。还有活体亲属供肝移植（living-related live transplantation，RLT），则多取父母或兄弟姐妹间的部分肝（左外叶、左或右半肝）移植给其亲属，前提是务必保证对供者尽量少的危害性，而受体又能获得与常规肝移植相似或更好的效果。也有异位辅助肝移植（heterotopic and auxiliary liver transplantation）等，临床上少用。

七、介入治疗

门脉系统解剖结构特殊，无静脉瓣膜，两端均为毛细血管。因而，正常状态下介入操作无法经外周血管进入门脉。经过30余年的探索，多途径穿刺插管进入门脉系统在临床得到了有益的尝试，包括传统的经皮肝门静脉栓塞术（PTPE）途径，超声导向经门脉左支PTPE途径，经皮穿刺脾静脉途径，经颈静脉肝内门体分流术（TIPS）、直接性门腔分流术（DIPS）途径，经腹肠系膜上静脉途径，以及在部分肝硬化门脉高压伴胃肾分流患者中球囊闭塞经静脉逆行曲张静脉栓塞术（balloon-occluded retrograde transvenous obliteration，BRTO）。

1. 介入性断流术　临床上可通过以下途径栓塞食管、胃底静脉。介入性断流术操作相对简单、安全，控制急性食管、胃底静脉破裂出血的有效率达到70%～95%，降低了出血患者的近期病死率。但长期疗效难以保证。近年来，有学者提出在对食管、胃底静脉进行栓塞的同时行部分脾栓塞或胃左动脉栓塞，可降低门脉压力，减少再次出血的机会，其长期疗效有待于进一步的研究证实。

（1）PTPE途经：①彩色多普勒超声或腔内超声联合X线透视下定位、穿刺、导引；②可根据患者个体情况选择穿刺肝内门脉左支或右支；③采用微穿刺系统穿刺门脉；④无水乙醇+高压消毒明胶海绵粉末+各种材质、形态的弹簧圈成为应用最广泛的栓塞物质。

（2）经肝途径：经介入性肝内门腔分流道栓塞，包括TIPS及DIPS。

（3）经BRTO途径：使用球囊闭塞后经门脉高压患者自发性胃、肾分流道逆行注入无水乙醇对胃底曲张静脉进行栓塞。与PTPE比较，BRTO无须经皮穿刺肝脏，可在凝血功能较差或穿刺道、门脉内存在占位性病变的患者中实施，但BRTO只能在伴有自发性门腔分流道的患者体内实施。

（4）经皮穿刺脾静脉至门静脉途经（PTSVE）：经皮穿刺脾脏，经脾静脉、肝内门静脉、胃冠状静脉、胃短静脉，成功栓塞曲张食管、胃底静脉。由于脾实质脆弱，该技术难度相对较高、并发症较多。

2. 介入性分流术（肝内门体-腔分流术）　经颈静脉肝内门腔静脉分流术（transjugular intrahepatic portosystemic shunt，TIPS）是采用介入放射方法，经颈静脉途径在肝内肝静脉与门静脉主要分支间建立通道，置入支架以实现门体分流，TIPS的内支撑管的直径为8～12mm。TIPS可明显降低门脉压力，一般可降低至原来压力的一半。TIPS可减少出血的危险，并进行性减少曲张静脉的大小。TIPS 存在的主要问题是支撑管可进行性狭窄,还可并发肝功能衰竭(5% ~10%),肝性脑病(20% ~40%)。目前 TIPS 的主要适应证是药物和内镜治疗无效、肝功能差的曲张静脉破裂出血病人,主要是用于等待行肝移植的病人,作为术前预防食管胃底曲张静脉破裂大出血的措施。

八、预防首次曲张静脉破裂大出血

1. 对于无曲张静脉的病人应每隔 2 ~3 年行内镜检查,观察是否形成曲张静脉。

2. 对于有小的曲张静脉的病人应每隔 1 ~2 年行内镜检查,观察是否形成大的曲张静脉。目前对此类病人尚无证据应采取预防性治疗。

3. 对于中等或大的曲张静脉的病人若无禁忌时,应服用非选择性 β-阻断剂和(或)预防性手术。

4. 对于有中等或大的曲张静脉的病人若有禁忌证,或不能耐受 β-阻断剂治疗,则应采用经内镜曲张静脉套扎术。单独应用单硝酸异山梨酯对此类病人并不理想。

5. 治疗应无限期的维持。

九、预防食管胃底曲张静脉再次破裂大出血

1. 出血发生后存活的病人应继续治疗,可应用非选择性 β-阻断剂或经内镜曲张静脉套扎术。

2. 条件允许时,应该监测 β-阻断剂的血流动力学作用。如果达不到 HPVG 降低 20% 以上或低于 12mmHg,应加用 ISMN。

3. 联合应用 β-阻断剂和内镜治疗(最好是曲张静脉套扎),治疗出血病人。

4. 联合应用 β-阻断剂和经内镜治疗的病人仍有严重的反复的再出血,可考虑应用“抢救性”治疗,包括 TIPS,Child A 级病人可行分流术,国内首选贲门周围血管离断术。

十、食管胃底曲张静脉破裂大出血的紧急处理

肝硬化合并食管胃底曲张静脉破裂大出血是一种常见的,需采取紧急抢救措施的急症。出血不仅可引起休克,还可并发和加重腹水,可导致肝性脑病、严重感染、肝肾综合征和肝功能衰竭,病人迅速死亡,其危急性和严重性并不亚于大血管破裂的创伤病人。

(一) 现场急救

食管胃底曲张静脉一旦破裂可引起十分凶猛的上消化道大出血,喷射状呕吐出含凝血块的鲜红血液。若不及时抢救,很快将丢失数千毫升血液,并迅速导致休克而死亡,故应强调现场急救的重要性。若在患者家庭中,应立即静脉注射血管收缩药可利欣 1 ~2mg,或可利欣和血管扩张药硝酸甘油的混合剂,然后即向医院转送病人,这样可明显提高止血率和降低出血率。

(二) 液体复苏

及早充分的复苏直接影响生存率。病人应置于 ICU 内,保证气道通畅和预防吸入危险,

严重低氧血症时应以呼吸机支持呼吸。用粗针穿刺静脉或行静脉切开，建立快速输液通道，快速输入平衡盐溶液扩容尽快补充血容量，使红细胞压积维持在25% ~30%。避免长久的低血容量对预防感染和肾衰竭等并发症是十分重要的，这些并发症有引起再出血和死亡的高度危险。但应避免过量输血，以免引起门静脉压反跳性增加，导致继发持续出血和复发出血。同时进行血型鉴定，及时补充新鲜全血。对有凝血机制障碍的病人，可输入冻干新鲜血浆和血小板。有严重腹水时，应酌情限制晶体液的输入，以避免加重水钠潴留。采用CVP监测血流动力学的变化，记录尿量。过量的液体复苏可引起门静脉压升高和导致曲张静脉再出血。同时作血生化检查。提高血红蛋白在80g/L以上，及早纠正电解质和酸碱平衡紊乱，并预防休克所引起的并发症和肝功能衰竭。

（三）及早使用血管活性药物

目前推荐入院时即开始应用血管活性药物；在行内镜诊断时即行经内镜治疗，这样，75%的病人可控制出血。若在患者家中没有使用血管收缩剂可在入院途中即应开始应用血管活性药物。可应用特立加压素、生长抑素、奥曲肽、血管加压素+硝酸甘油，其中以特立加压素和生长抑素较理想，控制出血率达75% ~80%。

（四）经内镜曲张静脉套扎和硬化剂注射

是治疗食管曲张静脉破裂出血的首选治疗。胃底曲张静脉出血推荐经内镜注射组织黏合剂（氰基丙烯酸酯 histoacryl），这是唯一有效、可选择的措施。经内镜注射组织黏合胶可成功地控制能控制食管和胃底曲张静脉急性出血和预防其再出血。经内镜治疗若配合降低门静脉压的药物治疗可获得更好的疗效。但是，如果药物治疗可显著降低肝静脉压力梯度（即超过基线20%以上或低于12mmHg），则没有必要应用有侵入性的内镜治疗。

（五）气囊压迫

可作为一种临时措施，暂时控制出血，直至采取其他措施。气囊压迫法可单独使用，或与其他疗法合用。由于高复发出血率，气囊压迫法仅是急救过程中的一种临时措施，还应该接着采取更有效的止血措施。所以，现在很多医疗中心已用药物和内镜治疗替代气囊压迫法。

（六）外科手术

外科手术的目的主要是控制出血。尽管目前多数病人以药物和内镜治疗为主要手段，但疗效并不持久、可靠。因此，当发生急性大出血时，在非手术无效时应积极创造条件，争取采用急诊手术治疗。门静脉高压症的外科治疗应该是综合性治疗。非手术疗法可以为手术创造有利条件，使之更合理，更有效。手术后仍需继续进行非手术治疗，从而巩固手术的疗效和预防术后再出血，达到降低死亡率和提高远期存活率的目的。

（七）经颈内静脉肝内门体静脉分流术（TIPS）

该法是一种介入放射学技术。可以作为药物和内镜治疗无效时的急救措施，胃曲张静脉出血时亦可早期采用TIPS。其最大优点在于它是一种非手术治疗，因而创伤较小。对肝功能始终处于C级，同时伴有腹水、不能耐受手术或拟作肝移植者可行TIPS。

十一、门静脉高压性胃病出血的治疗

晚期血吸虫病门脉高压胃病是引起上消化道出血的第二大原因。其病变与门脉高压密切相关,不同于普通的消化性溃疡及其他原因所致胃黏膜病变,故在治疗上单纯给予制酸保护胃黏膜用药效果不佳。降低门静脉高压是治疗门脉高压性胃病急性出血的主要方法。在制酸保护胃黏膜治疗的同时,加用小剂量垂体后叶素静滴及普萘洛尔口服可以有效降低出血的复发率,且不良反应少。主要是非手术疗法,必要时行 TIPS 或门腔静脉分流术。

(一) 止血治疗

1. 胃局部药物收缩止血　去甲肾上腺素冰盐水洗胃:通过三腔管 C 管注入冰盐水,洗涤清除胃内积血,再注入冰盐水 200ml 加去甲肾上腺素 8mg。去甲肾上腺素可使胃黏膜或内脏血管收缩,达到止血目的。必要时每隔 4 ~ 6 小时反复应用。凝血酶(thrombosin)有促进出血部位凝血因子Ⅰ(纤维蛋白原)转化为纤维蛋白,使出血凝固;可激活凝血因子Ⅷ,使易溶性纤维蛋白转化为难溶性纤维蛋白;血凝块堵塞出血血管处,亦促进血小板不可逆聚集;还可促进上皮细胞的生长加速愈合。临床应用:每次 0.6 万 ~2 万 U,用生理盐水溶解 50 ~ 500U/ml。经口服或经胃管灌注,每 1 ~ 6 小时重复使用;亦可经胃镜局部喷洒和注射用药。立止血(reptilase):具有类凝血酶样作用,促进出血部位的血小板聚集、释放。非急性出血或防止出血时可肌注或皮下注射,每次 1 ~ 2kU,但每日总量不超过 8kU,使用中无明显不良反应。

2. 血管升压素和生长抑素　门脉高压胃病急性出血时可选用升压素及其衍生物,生长抑素及其衍生物,药物治疗剂量与食管胃静脉曲张出血相同。但这类药物在改善静脉血流动力学的同时,可能减少胃黏膜血液灌注导致胃黏膜缺血。因此,在治疗中宜同时吸氧,以部分缓解二者所致的胃黏膜氧合不足。

3. 抑酸药　门脉高压性胃黏膜出血,一般止血剂效果较差,而采用抑酸药止血的机制主要是创造一个止血的低酸环境,并不直接参与止血。胃腔内的生理环境不利于机体的止血,在酸性环境下,被激活的胃蛋白酶能消化血凝块而破坏止血。此外,酸性环境也不利于血小板的聚集。目前选用质子泵抑制剂(PPI),如奥美拉唑(losec)、兰索拉唑(达克普隆)和泮托拉唑等。奥美拉唑,一般采用 40mg 静脉注射,每 12 小时 1 次,有效率达 90% 以上。其副作用少而轻微,肝肾功能不良者无须改变剂量。

4. 非选择性受体阻滞剂　普萘洛尔(Propranolol)又名心得安。普萘洛尔由于可以降低门静脉压力,减少胃黏膜血流而缓解门静脉高压症胃黏膜瘀血状态,因此对门静脉高压性胃病有治疗作用。属非特异性 β 受体阻滞剂。阻滞心脏 β_1 及内脏血管床 β_2 受体,能明显减少心排血量和心率以及内脏的血流量。与此同时减少门静脉小分支的血流量和肝脏血流量,从而降低门静脉压力;并降低肝小静脉嵌入压和嵌入自由压的梯度。新近认为该药可选择性减低胃左静脉血流,使食管曲张静脉内张力和压力降低,因此,对晚期血吸虫病食管静脉曲张出血患者亦同样有治疗和预防作用。一般口服 10 ~ 20mg,一日 2 次,其用量随病情而变,要求是能达到使每分钟心率下降原来的 25% 为度,最大单次剂量为 180mg,维持用量不少于 1 个月。通常用于预防早期或后期再出血,服药 1 ~ 2 年。

(二) 内镜治疗

1. 内镜下局部药物喷洒　此方法用于渗血,尤其是弥漫性渗血者,可选用凝血酶 5000U 或 5% ~ 10% 孟氏液(Monsell),8mg 去甲肾上腺素加入等渗盐水 20ml,5% 精氨酸钠溶液等,操作时将内镜送至出血灶处,观察出血状况,如有血块覆盖出血灶处,应用生理盐水将其冲净,然后经钳道插入塑料导管,将上述一种药物直接喷洒在病灶上,直至显性出血停止。

局部药物注射：此法适用于喷血或血管裸露，在内镜直视下将内镜注射针经钳道插入，在距血管周围1～2mm处，选3～4个点注射选用的药物，注射深度一般不超过2～3mm，出血停止后观察数分钟，无再出血可退针。常用药物有：无水乙醇，每点注射0.1～0.2ml。5%鱼肝油酸钠或者1%乙氧硬化醇，每点注射1ml，不宜超过2ml，以免溃疡形成。

2. 热凝固止血法　系通过热效应使组织加热、脱水、凝固成为一层变性坏死物质，血栓形成，血管闭塞止血。有单极电凝（monopolar electrocoagulation，MP）和液单极电凝（liquid electrocoagulation，LP），此法适用于喷血或有血管裸露的病灶，在直视下让电极头直接接触出血病灶后，进行电凝。此外还有双极电凝（bipolar electrocoagulation，BP）和多极电凝（multipolar electrocoagulation，MUP）、热探头（heater probe，HP）凝固法、激光（laser）凝固法、微波（microwave）等。

（潘舸　罗凤球　丁国建　李捷玲）

第六节　晚期血吸虫病腹水型

晚期血吸虫病（腹水型）又称腹水型晚期血吸虫病（advanced schistosomiasis，ascites），是指血吸虫病性肝纤维化致肝功能失代偿，以腹水为突出表现的临床类型。该型常与巨脾型合并存在。临床表现为腹胀、腹围增大和尿量减少。

一、发病机制

正常情况下，人体腹腔内约有100ml液体。如有过量积液时则称为腹水。晚期血吸虫病腹水形成机制比较复杂，可能与下列因素有关。

（一）肝脏血流动力学变化

正常人入肝血流量（肝动脉和门静脉）与出肝血流量（肝静脉）处于平衡状态。血吸虫病性肝纤维化时由于肝内组织结构的被破坏和重建，使肝内血管床受压、扭曲、变形、狭窄和改道，导致肝内血管床和血流量减少。由于肝静脉壁较薄，故其血管床及血流量最易受累，门静脉次之，肝动脉受影响最晚。肝纤维化时输入量与输出量均减少，当输入血流量与输出血流量成比例减少时，可不产生腹水或为可逆性腹水。但当门静脉压与肝动脉血管床代偿性增加，而肝静脉血管床减少，使入流量显著高于出流量时，可产生大量腹水，甚至顽固性腹水。

（二）门静脉压力增高

晚期血吸虫病时，大量虫卵沉积在肝内小静脉和汇管区，刺激纤维组织增生，正常结构受到破坏，肝内门脉系统受到挤压，管腔缩小，血流量减少，结果门脉血回流受阻，静脉压力增高。门静脉压增高后，除引起脾脏瘀血肿大，以及食管下静脉、直肠上静脉和脐静脉丛形成侧支循环，可分流部分血液、缓冲部分压力外，无其他缓冲余地，但这种缓冲作用是有限的。且随肝纤维化的逐渐加剧，门静脉压力逐渐增高，上皮细胞间隙加大，细胞突被拉断，上皮细胞层甚至被拉伤、断裂，使液体流出。由于蛋白合成障碍，血管内皮细胞再生不良，加之静脉严重瘀血，引起严重缺氧，上皮细胞代谢严重障碍，甚至发生变性、坏死、脱落，还有内毒素对血管内皮细胞的损害，都使肠系膜静脉系统通透性明显增高，当门静脉压力<12mmHg

时很少形成腹水,当门静脉压力>30mmHg 时,腹腔内脏血管床静水压增高,组织液回吸收减少而漏入腹腔形成腹水。

(三) 血浆胶体渗透压降低

根据 Starling 流体平衡定律,血浆胶体渗透压-腹水胶体渗透压=门静脉毛细血管静水压-腹腔内流体静水压。正常情况下,自毛细血管流出的流体总量与自组织间隙返回血液的液体总量几乎相等,组织间液保持相对恒定。但当血浆胶体渗透压下降或门静脉压增加时,Starling 平衡被打破,致使体液聚积于腹腔,形成腹水。

由于清蛋白分子量较小,所产生的渗透压远较等量球蛋白大,血浆胶体渗透压主要由清蛋白维持,故血浆清蛋白浓度降低是腹水形成的重要因素。肝纤维化时由于肝细胞合成清蛋白功能受损,清蛋白合成减少,加上水钠潴留对蛋白的稀释作用,如同时存在摄入不足或上消化道出血使血浆清蛋白降低明显,更可促进腹水形成。

(四) 淋巴液外溢

肝纤维化时的再生结节可引起窦后性肝静脉阻塞,由于门静脉高压、肝窦受挤压等原因,淋巴液漏出增加,胸导管明显增粗,有时可相当于锁骨下静脉口径。肝静脉回流受阻,血浆自肝窦壁渗透至窦旁间隙,致肝淋巴液生成增多,超过胸导管引流的能力,如过量淋巴液不能有效回流入血则可由肝表面大量溢出,成为富含蛋白质的腹水。另一方面,肠毛细血管静水压增高,血浆胶体渗透压降低,有利于内脏淋巴液不断大量形成。由于肠系膜淋巴管和胸导管淋巴流量亦大大增加,当其增加程度超过胸导管输送能力时,过剩的低蛋白的淋巴液即溢至腹腔形成蛋白含量低的腹水。临床上可根据腹水蛋白含量的高低,估算腹水是来源于肝淋巴溢出或肠系膜毛细血管床漏出。

(五) 神经、体液因素

血吸虫病肝纤维化使血管扩张、有效循环血流量减少,能激活颈动脉窦和主动脉弓的压力感受器,影响交感神经系统、使肾素-血管紧张素-醛固酮系统激活,导致一系列病理生理变化。

1. 肾素-血管紧张素-醛固酮系统　血吸虫病肝纤维化使有效循环血容量减少,肾入球小动脉压力降低,对小动脉壁牵张刺激减弱,使肾素分泌增加。同时肾血流量减少,肾小球滤过率下降,滤过钠量减少,通过致密斑钠量也减少,激活了致密斑感受器,使肾素释放亦增加。这时,肾素-血管紧张素-醛固酮系统(RAAS)被激活,引起钠水潴留。

2. 抗利尿激素　血吸虫病肝纤维化时循环血容量减少,兴奋心房容量感受器、颈动脉窦压力感受器、渗透压感受器,增加抗利尿激素的生成和分泌。抗利尿激素作用于集合管和远曲小管,加强水的重吸收。

3. 交感神经系统　血吸虫病肝纤维化时,交感神经活性增强,血中去甲肾上腺素、肾上腺素浓度增加,使肾血管收缩,肾血流量及肾小球滤过率下降;并且使肾素分泌增加,加重水钠潴留。

4. 心钠素　肝硬化腹水病人往往存在有效循环血容量减少,右心房充盈压下降,引起心钠素分泌下降。心钠素能增加环磷酸鸟苷(cGMP),使肾小球毛细血管静水压升高(收缩出球小动脉,使入球小动脉扩张或不变)而使肾小球滤过率增加,抑制加压素对髓质集合管作用,抑制肾素分泌,并能对抗醛固酮的潴水钠作用。

5. 内皮素　晚期血吸虫病肝纤维化时,血内皮素浓度升高。内皮素使血管壁通透性增加，促进淋巴液、血浆蛋白从血管内漏出，导致血浆容量减少，腹水量增多。

二、临床表现

（一）病史

患者长期生活在血吸虫疫区或经常接触疫水，未经及时治疗，或治疗不彻底，虫卵肉芽肿严重损害肝脏，经较长时间的病理发展过程，导致晚期血吸虫病。

（二）症状与体征

1. 一般表现　患者早期饮食尚可，但进食后上腹饱胀不适，常有不规则的腹痛、腹泻，乏力、劳动力不同程度的减退，患者面容苍老而消瘦，男性表现为性欲减退、睾丸萎缩及乳房发育等；女性可有月经失调、闭经或不育。病程晚期常有贫血、牙龈出血、皮肤出血点、蜘蛛痣、营养不良性水肿等。肝脏萎缩、质硬、表面不平，无压痛；腹壁静脉、食管静脉、胃底静脉、直肠静脉丛曲张等。

2. 腹水　腹部增大和腹胀为晚期血吸虫病（腹水型）患者的主要临床表现，轻度腹水患者可无明显不适，仅在B超等体检时被发现。中度腹水时腹部明显增大，腹围增粗，移动性浊音(+)；可有上腹饱胀不适及食欲减退等表现。重度腹水时患者腹胀明显，腹部膨隆，腹部绷紧发亮，状如蛙腹。少数可出现脐疝。男性可伴阴囊水肿。患者常行走困难、进食后饱胀不适、呼吸困难，由于腹部膨隆、横膈显著抬高等，可出现端坐呼吸。常可于脐周曲张静脉处触及震颤及听到持续性静脉杂音，称为克-鲍二氏综合征。部分患者可伴有胸水，多见于右侧，系腹水通过膈肌淋巴管或瓣性开口进入胸腔所致。

但部分初发腹水者耐受程度较差，即使为轻至中度腹水亦感腹胀明显；而病程较长，且反复出现腹水者，耐受性较好。移动性浊音的出现对腹水的判断有重要价值。发现腹肋部浊音则提示约有1500ml液体，如无腹肋部浊音，患者出现腹水的概率不到10%。

三、辅助检查

（一）血吸虫病原检查

1. 粪便检查　晚期血吸虫病人粪便查卵阳性率低，孵化找毛蚴检出率更低。

2. 直肠黏膜活体组织检查　直肠黏膜活组织检查阳性者诊断准确性高，但存在假阴性，因虫卵在直肠黏膜的分布并不均匀，且不能明确体内有否活虫的存在，所以无疗效考核价值。因患者凝血机能差，检查时应注意避免发生大出血。对于中度以上腹水、有出血性疾病史、严重痔疮、严重腹泻、心肺功能不全的患者忌做本项检查。

3. 免疫学检查　环卵试验(COPT)、间接红细胞凝集试验(IHA)、酶联免疫吸附试验(ELISA)等阳性可助诊断。

（二）常规检查

1. 血常规　由于出血、营养失调和脾功能亢进等因素可发生程度不等的贫血。在脾功能亢进时，血白细胞及血小板均可见降低，其中以血小板降低尤为明显。

2. 尿常规　一般无明显变化，很少出现有意义的蛋白尿、血尿和管型尿。

3. 腹水检查 常为漏出液，淡黄透明，不凝固，李凡它试验阴性，蛋白含量<25g/L，细胞总数<300 ×10^6/L，以淋巴细胞为主，细菌培养阴性。当并发自发性腹膜炎时，则成感染性腹水的表现。

（三）肝功能试验

1. 脂肪代谢 晚期血吸虫病腹水型患者总胆固醇特别是胆固醇酯常低于正常水平，血清结合胆酸高于正常值。

2. 蛋白质代谢 血清蛋白的改变常为最突出的变化，清蛋白合成减少。同时损伤的肝细胞不能清除从肠道来的抗原，或后者经过门体分流直接进入体循环，刺激脾脏中 B 淋巴细胞产生抗体，形成高球蛋白血症。清蛋白与球蛋白比例降低或倒置。蛋白电泳可显示清蛋白降低，γ-球蛋白显著增高，β-球蛋白轻度升高。血清前清蛋白可下降 50% 左右。

（四）肝纤维化检测

1. 透明质酸（HA） HA 是 ECM 中蛋白多糖主要成分，临床上用得较多的检测方法有酶联免疫吸附试验和放射免疫测定法。正常参考值范围 2 ~ 115ng/ml，随年龄增长而有所增高。肝病、慢性活动性肝炎>165ng/ml；肝纤维化>250ng/ml。

2. Ⅲ型前胶原（PCⅢ） 它由Ⅲ型胶原分子分泌到细胞外时由端肽酶切下的 N 端肽，晚期血吸虫病腹水型患者血中 PCⅢ水平增高。正常参考值<120ng/ml（正常成人 95% 正态分布上限）。

3. Ⅳ型胶原（Ⅳ. C） Ⅳ. C 是基底膜骨架的主要胶原成分之一，晚期血吸虫病腹水型患者血中Ⅳ型胶原水平增高。注意肾和肺纤维化时也可升高。正常参考值 13 ~ 74ng/ml。

4. 层粘连蛋白（LN） LN 是一种大分子非胶原蛋白，与Ⅳ. C 一起主要存在于基底膜的透明层中，晚期血吸虫病腹水型患者时，血清 LN 显著升高。正常参考值为 48 ~ 114ng/ml。

（五）腹部超声

为诊断腹水便捷、可靠、敏感的技术。腹水在 B 超下呈现无回声图像，腹膜轮廓常随体位改变而移动，有肠道气体活动；也可发现肝纤维化、门静脉高压征象及了解肝胆胰脾和腹腔其他病变。

（六）CT、核磁共振

可靠性、敏感性同腹部超声。腹水主要表现为肝脏周围低回声影。

（七）腹腔镜检查

当腹水病因诊断困难时可做腹腔镜检查，以便直接观察病变部位、必要时做腹膜活检病理组织学检查。

四、诊　断

（一）分型

1. Ⅰ型腹水 多是初发小量腹水患者。此型患者的血钠>130mmol/L，尿钠>90 ~ 50mmol/24h，尿钠/尿钾>2，自由水清除率（CH_2O）>1ml/min，肾小球滤过率（GFR）和肾血流量（RPF）均正常。提示患者对水、钠均耐受。治疗时不必严格控制水的摄入，经卧床、限钠，在数天至2周发生自发性利尿,腹水逐渐消退。而抗醛固酮类利尿剂可加速腹水消退。

2. Ⅱ型腹水 多为中量腹水,常在摄入过多钠盐时发生。经上述处理并不发生自发性利尿。此型患者的血钠>130mmol/L,尿钠>40~50mmol/d,1<尿钠/尿钾<2,CH_2O>1ml/min,GRF和RPF在正常范围。多数病例对抗醛固酮类利尿药,或联合使用排钠利尿药有效,患者对钠耐受差,但对水尚能耐受,利尿期间不必严格限制饮水。

3. Ⅲ型腹水 多为大量腹水持续在4个月以上。此型患者的血钠<130mmol/L,尿钠<10mmol/d,尿钠/尿钾<1,CH_2O<1ml/min,GFR和RPF均低于正常。以上情况提示患者对水、钠均不能耐受。虽进行无盐饮食、限制水的摄入和应用大量利尿药,仍无利尿效果,常出现肝肾综合征。

(二)分度

1. 轻度(少量) 膝肘位腹部叩诊呈浊音,仰卧位脐部呈鼓音,变换体位移动性浊音不明显。

2. 中度(中量) 仰卧位腹部浊音不超过两侧锁骨中线内侧,变换体位移动性浊音明显。

3. 重度(大量) 腹部两侧明显抬高,腹壁张力增加,脐凹凸起,不能平卧,患者腹胀明显,状如蛙腹。

(三)特殊类型

难治性腹水(refractory ascites):又称顽固性腹水。是腹水中一种较严重的类型,是肝功能失代偿的晚期表现。按国际腹水协会定义,难治性腹水是指药物治疗后腹水消退不满意或经排放腹水等治疗后用药物不能有效防止腹水早期复发,有两种亚型。①利尿剂抵抗性腹水(diuretic-resistant ascites):此型患者对限钠(<50mmol/d)和大量利尿剂治疗(用至最高剂量,螺内酯400mg/d加呋塞米160mg/d持续4天)缺乏反应以致腹水不能消退或不能防止近期内(4周)复发;②利尿剂难治性腹水(diuretic-intractable ascites):此型患者由于出现利尿剂的并发症,使利尿剂不能达到最大有效剂量,腹水不能消退,或不能防止近期内腹水复发。重度腹水和Ⅲ型腹水并不等同于顽固性腹水,但极易发展为顽固性腹水。

五、鉴别诊断

晚期肝硬化患者大多数会发生腹水,但有约15%腹水患者的腹水是肝外原因引起,包括癌肿、心力衰竭、结核性腹膜炎或肾病综合征等。约5%腹水患者有两种或更多种病因所致,即混合性腹水。通常这类患者有肝硬化重叠其他一种形成腹水病因,如腹膜癌肿或结核性腹膜炎。多数原因不明腹水患者实际上有两种或三种形成腹水的病因,如心力衰竭、糖尿病肾病和非酒精性脂肪性肝炎。此类患者中,每单一因素可能不足以引起体液潴留,但这些易感因素重叠一起就可足以导致钠和水的潴留。

(一)腹水的鉴别诊断

晚期血吸虫病出现腹水时应对腹水的性质作出判断,腹水是漏出液还是渗出液;是感染性还是非感染性;是良性还是恶性。

1. 漏出液与渗出液 晚期血吸虫病腹水无感染时为漏出液(见表41-7),腹水蛋白含量<25g/L,但利尿治疗可使腹水蛋白含量增加(>25g/L)。另一方面,大约30%的恶性腹水其蛋白含量<20g/L,因而,以腹水总蛋白浓度作为漏出性抑或渗出性腹水的传统方法,并不十分可靠,蛋白测定临床上应做血清-腹水白蛋白梯度和腹水C反应蛋白。

(1) 血清-腹水白蛋白梯度(SAAG) 是根据膨胀流体静力平衡原理提出的。门静脉高压患者血清和腹水白蛋白含量之间有较大的梯度(≥11g/L),非门静脉高压患者腹水则低于此梯度。

(2) 腹水C反应蛋白测定 C反应蛋白(CRP)为一典型时相反应蛋白,此蛋白由肝脏合成,分子量12万,由5个非共价键结合的亚单位组成。CRP<10mg/L为漏出液,CRP>10mg/L为渗出液。其敏感性、特异性及正确诊断率分别为84.12%、84.6%、84.44%。

表41-7 渗出性腹水与漏出性腹水的鉴别

	渗出性腹水	漏出性腹水
外观	黄色、血色、多混浊	淡黄,透明或微浊
密度	>1.018	<1.018
凝固性	易凝固	不易凝固
蛋白定量	>40g/L	<25g/L
胸水蛋白/血清蛋白比值	>0.5	<0.5
胸水LDH	>200U/L	<200U/L
胸水LDH/血清LDH比值	>0.6	<0.6
糖定量	低于血糖	与血糖相似
李凡它试验	阳性	阴性
细胞总数	$>1000\times10^6$/L	$<300\times10^6$/L
细胞分类	急性感染以中性为主	以淋巴为主

2. 感染性腹水与非感染性腹水 晚期血吸虫病腹水病人并自发性细菌性腹膜炎(SBP),腹水呈感染性改变。根据国外1992年报道的8组前瞻性研究资料,腹水分析的各参数以中性多形核细胞计数为最有价值的指标,中性多形核细胞计数(PMN)$>500\times10^6$/L时,敏感性80%,特异性97%,诊断正确率92%。临床上当腹水细菌培养阴性而PMN$>250\times10^6$/L,且排除外科感染时,称为培养阴性的中性白细胞增高腹水(CNNA)。近来研究表明:CNNA与SBP有关,是SBP的一种变异形式,两者死亡率分别为31%及26%,无明显差异,临床上应给予同样的处理措施。利尿治疗可使腹水白细胞计数增高,因而更可靠的指标是细菌培养,但大多数可疑的SBP,常规腹水细菌培养和涂片呈阴性。最近有人改用新培养方法,即床边无菌法抽取更多量腹水标本(10ml),立即注入培养瓶内培养,并与原始的常规培养方法比较,结果发现,细菌培养的阳性率由43%提高到91%,并能缩短培养阳性所需时间。腹水腺苷氨酶(ADA)测定对结核性渗出液的诊断具有方法简单、特异性及敏感性均高的优点,ADA33μ/L作为诊断临界值,结核性腹水98%在此值以上。酶联免疫吸附试验即检

测腹水中抗结核杆菌纯蛋白衍生物(PPD)的特异 IgG 抗体。测定 PPD-IgG 抗体是特异性的病原学诊断方法,可明确提供结核感染的依据(见表41-8)。

表 41-8　感染性腹水与非感染性腹水的鉴别

	感染性腹水	非感染性腹水
白细胞	>500×10^6/L,PMN>50%	<300×10^6/L,PMN<25%
腹水 pH 值	7.25±0.06	7.47±0.07
乳酸盐测定	33.79±42mg/L	111±79mg/L
腺苷脱氢酶	10.2±8100u/L	2940±1790u/L
鲎溶解物试验	阳性率 75%	阳性率<15%
细菌涂片培养	阳性率 20% ~50%	均为阴性
腹水葡萄糖含量	低于空腹血糖	正常

3. 良性和恶性腹水　两者治疗及预后截然不同,对两者鉴别极为重要。常用以下方法鉴别(见表41-9):

表 41-9　良性腹水与恶性腹水的鉴别

	良性腹水	恶性腹水
腹水胆固醇	一般阴性	>480mg/L 者占 92.3%
腹水磷脂	一般阴性	>6mg/L 者占 77.4%
LDH 及其同工酶	62IU±42IU,LDH_2升高	270IU±100IU,LDH_{3-5}升高
纤维连接蛋白	<30mg/L 者	>30mg/L 者
α 酸性黏蛋白	<39μg/L	>39μg/L
腺苷脱氨酶	>1×10^5u/L 者占 90%	>1×10^5u/L 者占 8%
CEA	<6.3μg/L±2.78μg/L	>30.14μg/L±27.73μg/L
AFP	<100μg/L 者	>500μg/L 者
染色体核型分析	无异常核型	异常核型占 80%
酸性可溶性蛋白	418mg/L±308mg/L	1085mg/L±898mg/L
酸稳定蛋白酶抑制	<3800u/L	>8200u/L
溶菌酶浓度	31.25mg/L±6.93mg/L	14.5mg/L±5.51mg/L
CA125 单克隆抗体	正常	卵巢癌升高
淀粉酶及同工酶	阴性(胰腺炎腹水除外)	卵巢癌、胆囊癌、胰腺癌升高
流式细胞仪检查	良性细胞 DNA 指数≤1	恶性细胞 DNA 指数>1
细胞学检查	阴性	阳性率>65%
腹腔镜检查	阴性	阳性率>70%

(1) 腹水检查

1) 腹水脂质测定(主要是胆固醇及磷脂):癌性腹水中胆固醇浓度明显高于肝硬化性腹水。

2) 腹水中纤维连接蛋白(Fn)测定:Fn 主要由成纤维细胞和血管上皮细胞产生,恶性腹水组明显增高。

3) 腹水乳酸脱氢酶(LDH)与血清 LDH 之比:一般良性疾病和肝癌腹水与血清 LDH 比值<0.4,此值不能鉴别肝纤维化腹水和肝癌腹水,但有助于鉴别肝纤维化腹水与其他恶性腹水,而腹水与血清 LDH 之比>1,则高度提示癌性腹水。

4) 腹水癌胚抗原(CEA)测定:对腺癌引起的腹水诊断意义较大。一般认为,腹水 CEA >15mg/L,腹水/血清 CEA 比值>1.0,恶性腹水可能性大。

5) 甲胎蛋白(AFP):原发性肝癌腹腔转移所致的腹水中 AFP 常为 500 μg/L,与血液中 AFP 水平相平行,甚至高于血中浓度。

6) 腹水细胞学检查:肿瘤脱落细胞检查,腹水细胞学检查特异性高,敏感性不高,约 40% ~60%,需反复送检,每次腹水不少于 250ml;流式细胞计数(FCM)用于大量的细胞筛检,具有简便迅速的特点;细胞学单克隆技术,是应用抗肿瘤的单克隆抗体,对肿瘤转移引起的腹水进行免疫荧光或免疫酶标细胞学检查,得到较常规细胞学更为准确的结果。

(2) 影像学检 CT、B 超和 X 线等影像技术已成为诊断实质占位性病变的主要检查手段。Goerg 等描述 8 种与肿瘤有关的异常超声改变,包括直接的和间接的,即腹壁癌肿浸润、肠襟叠加、腹水分隔散布、腹水内有回声、大网膜叠连、伴随的肿块、淋巴结改变、肝占位征象。几乎所有的恶性腹水病人,表现为上述一种或一种以上的超声改变,认为超声检查是诊断恶性腹水极有价值的认识方法。腹腔镜对不明原因腹水有较大诊断价值。腹腔镜检查可区别肝脏、腹腔或盆腔病变所致腹水,若肝表面淋巴管扩张或腹膜血管增生,提示肝纤维化或门静脉高压。

(二) 腹水相关疾病的鉴别诊断

晚期血吸虫病腹水易与肝炎后肝硬化、结核性腹膜炎、肝癌、布-查综合征、卵巢肿瘤等所致腹水相混淆,尤其在疫水接触史不十分明确,腹水较多肝脾触诊不满意及腹水性质不典型时给鉴别诊断造成一定困难。

1. 肝炎后肝硬化 多有病毒性肝炎病史,国内以乙型病毒性肝炎为多见。患者肝细胞损害明显,临床上乏力、食欲减退、腹胀、黄疸、蜘蛛痣、肝掌、男性乳房肿大等较为多见,肝炎后肝硬化在肝脏表面有时可扪及较粗大结节。后期肝脏常有萎缩,脾大不如晚期血吸虫病明显,乙型肝炎病毒相关标志物呈阳性,肝功能异常,血清胆红素及丙氨酸转移酶常增高,病程进展相对较晚期血吸虫病要快、预后差。但晚期血吸虫病常合并有病毒性肝炎。

2. 结核性腹膜炎 本病女性多见,亦可见于儿童和青少年,腹水多为中等量或少量,常有发热、盗汗等全身中毒症状。有时伴有肺部原发结核病灶或心包、胸膜的渗出性炎症,则诊断多无困难。也有病程较长,全身中毒症状不明显,以腹水为主要表现的患者,易造成误诊。本病的鉴别要点:①女性或儿童、青少年患者,伴有肺结核、结核性胸膜炎等腹膜外结核病灶;②发热、乏力、消瘦、腹胀、腹痛、腹泻等中毒症状与胃肠道症状;③腹水为渗出液;④无门脉高压症表现;⑤抗结核治疗效果好。

3. 布-查(Budd-Chiari)综合征 肝静脉阻塞综合征临床上并非少见。此综合征大多由血栓形成所引起，其病程经过可分为急性与慢性两种，急性型主要表现为突发性肝区疼痛、进行性肝脏肿大、腹水及轻度黄疸。慢性型发展较慢，先出现上腹疼痛，肝大与消化不良症状，继而在上腹部及胸部近剑突处出现静脉曲张、脾大与腹水。腹水为漏出液，量多，增加迅速，治疗效果不佳。此病与晚期血吸虫病腹水的鉴别要点是：①突发性肝区疼痛及进行性肝大，脾通常不大或稍大，而晚期血吸虫病患者肝常萎缩，脾大明显，多数伴有脾功能亢进；②腹水生长迅速，且疗效不佳，而晚期血吸虫病在纠正低蛋白血症及控制腹水感染后腹水消退明显，尤其对初次起腹水者；③常伴有下腔静脉血栓形成，故可出现明显的胸腹壁静脉曲张，且下腹壁静脉血流方向自下而上，一般无脐周静脉曲张；④B 超、CT 检查可发现肿大的肝脏尾叶等影像学改变，对本综合征诊断有重要的价值。

4. 原发性肝癌　病程进展迅速，体重下降，肝区隐痛不适，肝脏呈进行性肿大，质地坚硬，表面凹凸不平，逐渐出现黄疸和腹水，腹水呈草绿色或血性。血清甲胎蛋白（AFP）增多，B 型超声、CT 示肝内占位病变，或腹水中找到癌细胞均有助于原发性肝癌的诊断。

5. 卵巢肿瘤　卵巢肿瘤是女性生殖系统肿瘤中最多见的一种，对于女性患者应注意与该病鉴别。大多数卵巢肿瘤发生于 20～50 岁之间的妇女，而恶性肿瘤多发生于年龄较大者。良性卵巢肿瘤生长缓慢，多从下腹部一侧向上增大，常可形成巨大的肿块，占据腹腔的大部分，使腹部呈圆形隆起，腹部中央叩诊呈浊音，两侧腹部呈鼓音，其浊音非移动性。恶性卵巢瘤大多为癌，肉瘤较为罕见。患者常有不同程度的腹痛、腹胀，或伴有子宫出血、月经紊乱。可出现腹水，而无晚期血吸虫病的脾大、脾功能亢进等门脉高压症表现。

6. 华支睾吸虫病　常因吃被华支睾吸虫囊蚴污染的生鱼、或饮用生水所致。有上腹痛、腹泻、贫血、发育障碍、肝大、消瘦等。腹水为漏出液，草黄色，澄清，蛋白含量<35g/L 粪便或十二指肠液查找虫卵；粪便水洗沉淀集卵法和氢氧化钠消化法检出阳性率高。

7. 腹膜间皮瘤　常与石棉接触有关。有进行性腹痛（较顽固，腹痛方式多样化）、腹胀，腹部可发现不同部位有大小不等的单个或多个肿块，腹水可在腹痛后期突然出现，也可在早期单独发生。腹水量多且顽固，常呈浆液纤维素或血性，有时呈胶质状，清蛋白含量高，可找到恶性间皮细胞，并有大量间变程度不等的间皮细胞。腹腔镜检可见腹膜上有大小不等的增殖型结节；腹膜活检可确诊。

8. 腹膜假黏液瘤　可因阑尾黏液囊肿或卵巢黏液性囊腺瘤破裂引起。发病初期可有右下腹疼痛、盆腔下坠感、泌尿系感染症状；后期腹胀、食欲减退、消瘦、腹部膨隆显著、腹水移动性差，可触及腹块，呈揉面感。腹水呈胶状、黏稠、不易流动、蛋白含量高（有较多糖蛋白），可多达 1000ml，可为血性。腹腔镜检查腹膜上散布一串串葡萄状黄色胶状物，腹腔诊断性穿刺可抽出黏性胶样物。

9. 淋巴瘤　临床上有发热（弛张热或不规则热型）、消瘦、咳嗽、胸闷、腹痛、腹泻、皮肤瘙痒、斑丘疹；无痛性、进行性淋巴结肿大（颈部、腋下、腹股沟），肝脾大；腹水多为漏出液，一般不呈血性；血象、骨髓象、淋巴结活检、X 线摄片、CT 检查可鉴别。

10. 充血性心力衰竭　风湿性心脏病、高血压性心脏病、冠心病等出现右心衰竭，发展至严重阶段时可出现腹水。患者常有心悸、胸闷、气短、发绀、水肿（初为双下肢的，上行性发展至全身）、颈静脉怒张、心界扩大、心率快、肝大、压痛等。

11. 营养不良　分为原发性（食物供应不足、质量不良）和继发性（消化吸收不良，分解代谢迅速，蛋白合成障碍，蛋白丢失过多）。可有胰腺及小肠疾病。病情严重时出现腹水，常同时有胸水、阴囊积水等。

12. 门静脉血栓形成 门静脉血栓是导致肝外门静脉高压的主要疾病。门静脉血栓形成多继发于慢性肝病及腹腔的恶性肿瘤。临床上根据发病急缓可分为急性型和慢性型。急性型可有腹痛、腹胀、呕吐等症状。慢性型与门静脉高压症状相似。最常见病因为慢性肝病(如肝硬化、原发性肝癌)、腹腔的恶性肿瘤、外伤及手术后(如脾切除术后、门静脉手术后)、周围器官的炎症、脾静脉或肠系膜静脉血栓形成的蔓延、真性红细胞增多症等。

本病的诊断依据为门静脉造影,多普勒超声对诊断也有帮助。部分患者经手术探查方能确诊。应与肝静脉阻塞及其他原因引起的上消化道出血、脾脏增大及脾功能亢进相鉴别。

13. 下腔静脉阻塞综合征 下腔静脉阻塞所导致的静脉血液回流受阻而出现的一系列的临床表现称为下腔静脉阻塞综合征。常见的病因有:①血栓形成,多由股静脉和髂静脉内血栓蔓延而来,常继发于腹腔感染、产后、手术、外伤等疾病;②肿瘤压迫或瘤栓;③下肢静脉先天性畸形,即静脉内隔膜形成。诊断依据有:①患者有腹腔感染,肿瘤或手术史;②典型的临床症状和体征,下腹壁静脉曲张、血流由下向上;③下肢静脉压比上肢静脉压显著升高;④下腔静脉造影和大隐静脉造影,对诊断困难的病例有重要帮助。考虑本症还需除外心力衰竭,缩窄性心包炎、慢性肾炎、肝硬化及肝癌等。

14. 胰性腹水 在胰腺疾病时下列情况可引起腹水:急性胰腺炎尤其是出血坏死性胰腺炎,常伴有少量腹水,系化学性炎症时所致。急性胰腺炎并发腹水常有急性胰腺炎的症状,腹水有自限性,可随着胰腺炎的好转消失。慢性胰腺炎时由于胰管破裂而导致的腹水,腹水量大富含淀粉酶。血清淀粉酶增高、腹水淀粉酶增高和腹水蛋白含量增加是本病的三联征,也是诊断本病的重要依据。内镜下逆行胰胆管造影(ERCP)显示造影剂从胰管漏入腹腔,既是诊断的重要手段,也为手术提供准确定位。

15. 肺吸虫病性腹膜炎 肺吸虫幼虫可侵犯腹膜而引起渗出性腹膜炎。临床上可有腹痛、腹水等症状。鉴别要点:①腹膜肺吸虫病患者均有相应的流行病学史;②肺吸虫病,痰多呈铁锈色,痰涂片可发现肺吸虫卵;③肺 X 线可发现由多个圆形或椭圆形小空泡组成的囊状阴影;④腹膜炎症较急,常在数日内自愈。

16. 系统性红斑狼疮(SLE)并发腹膜炎 SLE 并发腹膜炎时可产生腹水,腹水呈浆液性渗出液,量一般不多,SLE 是一种全身性疾病。有典型的皮肤改变、关节炎、肾脏损害,以及特异的免疫学检查如抗核抗体、抗 dsDNA、抗 sm 抗体阳性,可帮助鉴别。

17. 胆固醇性腹膜炎 胆固醇性腹膜炎为一少见疾病。患者多数有较长的病史,积液长期积聚在腹腔未被吸收,以致大量胆固醇结晶出现。与其他疾病的鉴别要点有:①腹水呈黄色、淡黄色或褐色混浊,可见浮游发亮的结晶;②比重高,多在 1.020 ~ 2.30 之间;③黏蛋白定性试验阳性;④镜下可见大量扁平、长弓形或棱形的胆固醇结晶体;⑤白细胞多在 $(0.1 \sim 2.3) \times 10^9/L$ 之间,⑥普通细菌培养与结核菌培养均阴性;⑦血清胆固醇显著增高。

六、腹水的内科治疗

腹水型晚期血吸虫病治疗上应采取综合治疗措施,包括限钠、限水、合理使用利尿剂、纠正低蛋白血症、放腹水及外科治疗等。

（一）一般治疗

1. 休息　应适当减少活动，以卧床休息为主。卧床休息可减轻肝脏的代谢负担，改善肝、肾供血，增加肾血流量，显著地降低血浆肾素、醛固酮及去甲肾上腺素浓度，增加肾小球滤过率，促进尿钠排出；提高对袢利尿剂反应性，使尿量增多有利于腹水消除。有5%～15%腹水患者经卧床休息和低钠饮食，腹水可自发消退。

2. 饮食　原则是给予高蛋白质、高碳水化合物、富含多种维生素和适量脂肪的容易消化的膳食。晚期血吸虫病患者常处于高分解代谢状态，表现为肌肉消耗和蛋白质转换加速，呈负氮平衡。摄入足量蛋白质可恢复正氮平衡，使肝细胞内脂肪浸润消失，细胞内蛋白质增加，肝功能改善。每日摄入蛋白质量以1.5g/kg为宜。因个体差异，须按耐受量给予。摄入过多，可增加肝脏负担，诱发肝性脑病。摄入含糖量较高的饮食是供给热量的主要来源，当血糖浓度升高时，肝糖原合成增多，可提高肝脏的解毒功能，增强肝脏的防御能力，有利于肝细胞修复及新生。此外肝糖原及脂肪氧化产生热能，可减少体内蛋白质消耗，有利于维持机体正氮平衡。每日需糖量6～10g/kg。但过量摄入食糖，可加重胰岛负担，引起糖代谢异常，诱发或加重原有肝源性糖尿病。脂肪摄入应以植物性脂肪为主，每日约0.5g/kg。此外，应摄入丰富新鲜蔬菜、水果以补充维生素。卧床不起者每日需供给热量7.56～8.4KJ（蛋白质80g）；坐起活动者每日需热量9.24～10.5KJ（蛋白质100g）；下床活动者每日11.76～12.6KJ（蛋白质120g）。必要时可通过鼻饲或胃肠外静脉高营养以提供机体必需的物质。

3. 限制钠的摄入　1g钠可潴留液体约200ml。因此，内科治疗腹水旨在通过产生负钠平衡，动员腹水排出体外。故限钠是晚期血吸虫病腹水最基本治疗，即使腹水消失后，仍主张继续限钠，以防腹水重新积聚。通过卧床休息和限钠可使5%～15%患者在2周后尿钠明显增多，产生自发性利尿。Rocco等认为下列情况可产生自发性利尿：①第一次出现腹水和浮肿伴肾功能正常的患者，且尿钠>10mmol/L；②腹水形成是由于摄入过多钠所致；③自由水清除率正常；④可逆性肝病患者。钠的摄入量每日为250～500mg（氯化钠600～1200mg；相当于无盐饮食）；如果尿钠在（10～50）mmol/24h，说明钠潴留不甚严重，每日钠摄入量为500～1000mg（氯化钠1200～2400mg；相当于低盐饮食）。一旦出现明显利尿或腹水消退，每日钠摄入量可增至1000～2000mg。对于应用利尿剂治疗的患者是否应严格限钠目前尚有争议。Gauthier等曾比较限钠饮食与自由摄食治疗腹水效果，结果提示，限钠组在治疗2周腹水消退明显，而90天两组则差别不明显。过度限钠不仅影响患者食欲及营养状况，也使利尿剂不能持续地发挥作用。

4. 限制水分摄入　由于晚期血吸虫病腹水患者常伴有肾脏自由水清除障碍，故在潴钠同时，常有潴水过多倾向。限钠而不适当限水，当水的摄入超过肾脏负荷能力，势必导致体内潴水过多，严重时可引起稀释性低血钠。除初次出现腹水，肝脏功能尚可，肾功能正常者可不必限制水的摄入外，一般每日摄水量应限于1500ml；如血清钠<130mmol/L，每日摄入水量控制在1000ml以下；血清钠<125mmol/L，每日摄入水量减至500～700ml。

（二）护肝和支持治疗

1. 护肝　主要是使用能量，改善肝细胞代谢，促进肝细胞再生的药物和多种维生素，尽可能改善肝脏功能。

2. 补充清蛋白　患者因多种原因往往有低蛋白血症，需补充清蛋白，以提高血浆胶体渗透压,增加有效血浆容量,促进利钠排水。一般根据患者情况,每次输清蛋白 10～50g,争取维持清蛋白 30g/L 以上。但由于输入蛋白半衰期短,同时患者肝糖原异生作用降低,部分输入外源性蛋白可作为能量消耗以及通过肝窦间隙自肝包膜表面漏出,故单纯输注蛋白疗效也是短暂的,需配合其他综合治疗。此外,清蛋白价格昂贵,如能采取自身腹水回输,利用自身腹水中蛋白质扩容、利尿,较经济实用。

3. 纠正有效循环血容量不足　有效血容量减少和肾灌流不足,是引起顽固性腹水的重要原因。

(三) 利尿剂的应用和选择

1. 常用的利尿剂

(1) 噻嗪类利尿剂:氢氯噻嗪又名双氢克尿噻,主要作用于髓袢升支的起始部,抑制皮质部及远曲小管 Na^+、Cl^-重吸收产生利尿作用,同时因较多未吸收的钠至远曲小管与钾交换而使钾丢失,致低钾血症。噻嗪类利尿剂也增加 Mg^{2+}的排泄,还可刺激 Ca^{2+}重吸收而减少尿钙排泄。口服后 1 小时出现作用,2 小时达高峰,维持 12～18 小时,25mg,每日 3 次,视病情也可每次 25～100mg,隔日或每周 1～2 次服用。

(2) 袢利尿剂:常用的有呋塞米,主要作用于髓袢升支髓质部,抑制 Cl^-的主动重吸收,Na^+重吸收也随之减少,排 Cl^-量稍多于 Na^+。由于排氯增加,能引起代谢性碱中毒,又由于远曲小管 Na^+、K^+交换增多,排 K^+量也增多,易致低血钾。该药作用迅速强效。口服后 30～60 分钟出现药效,1～2 小时达高峰,持续 6～8 小时;肌内注射 30 分钟起效,持续 4～6 小时;静注后 2～5 分钟起效,0.5～1.5 小时达高峰,持续 4～6 小时。用量需根据病情渐加量,初始量 20～40mg,每日或隔日 1 次,必要时可增至每日 200mg。

(3) 保钾利尿剂:常用的有螺内酯,为合成的醛固酮竞争性拮抗剂。其代谢产物烯睾丙内酯可竞争性抑制醛固酮与肾皮质及髓质集合管细胞浆中特异性受体蛋白相结合,干扰醛固酮对远曲小管中 Na^+的重吸收,同时减少钾的排泄,故为保钾利尿剂。利尿作用较弱,缓慢而持续。口服后 48～72 小时出现利尿高峰,停药后作用可持续 2～4 天。每日 60～300mg,分 3 次给药。其作用不仅与药物的血浆浓度有关,且取决于血浆醛固酮水平。在控制条件下,尿中 Na^+/K^+的比值,可作为血浆醛固酮活性的直接指标。故可根据尿 Na^+/K^+的比值调整用药量。其次有氨苯蝶啶,作用于远曲小管和集合管,抑制 Na^+、Cl^-重吸收及钾的排泄。其效应亦似螺内酯,但非醛固酮拮抗剂。服药后 1 小时开始起作用,持续 12～16 天。每日量 50～100mg,饭后服。服药后可出现淡蓝色荧光尿。

(4) 其他利尿剂:甘露醇、山梨醇,甘露醇、山梨醇均为渗透性利尿剂,注射后甘露醇、山梨醇从肾脏排泄,经肾小球滤出后在肾小管中不再被重吸收而在肾小管管腔内形成一定渗透压,携带水分自肾排出,引起利尿。渗透性利尿剂排水多于排钠,更适于伴稀释性低血钠患者。同时,由于甘露醇为高渗性溶液,不被组织分解利用,进入血液能使组织间隙的液体迅速转移至血管内,血容量扩充,在静脉快速滴注后能有效地扩容。因此,常与利尿剂联合或与利尿剂加血管扩张剂联合应用,治疗难治性腹水患者。用法为每次 20% 甘露醇 250ml 或 25% 山梨醇 250ml 快速静脉点滴。口服甘露醇后使肠内渗透压增高,大量腹水通过肠壁血管进入肠腔,通过肠道排出体外,同时降低了门静脉压力及腹内压。适用于中度腹水患者。

2. 利尿剂的不良反应

(1) 电解质紊乱及酸碱平衡失调:电解质紊乱及酸碱平衡失调为最常见和最重要的不良反应。噻嗪类及袢利尿剂可引起低钠、低氯、低钾和低镁血症及低氯性碱中毒。保钾利尿剂长期应用可致高钾血症。

(2) 高血糖症:长期应用噻嗪类利尿剂可减少胰岛素释放,导致糖耐量异常或血糖升高。袢利尿剂亦可引起高血糖症。此作用与剂量有关,减量或停药后可恢复正常。

(3) 高尿酸血症:由于噻嗪类可抑制尿酸盐的排泄,长期应用可致高尿酸血症,诱发痛风。大量应用袢利尿剂亦可使血尿酸短暂升高。

(4) 肾脏损害:①肾功能损害:过度利尿可使血容量锐减,肾血流灌注及肾小球滤过率下降,血尿素氮增高,加重肾功能不全;②肾间质损害:各种利尿剂均可发生过敏反应引起过敏性急性间质性肾炎;③肾小管病变:长期、大剂量应用甘露醇可引起高渗性肾病,肾穿刺活检发现肾小管上皮细胞肿胀或空泡变性。氢氯噻嗪、呋塞米可引起肾小管上皮细胞空泡变性;④失钾性肾病:大量长期使用排钾利尿剂可引起低钾血症、失钾性肾病;⑤肾结石:曾有应用乙酰唑胺引起肾磷酸钙沉着,形成肾结石的报道。

(5) 对内分泌影响:螺内酯可致男性乳房发育、阳痿、女性月经不规则、声音变粗、多毛症等,停药后可消失。

(6) 对肝脏影响:原有肝功能损害者应用髓袢利尿剂,少数病例可出现或加重黄疸,甚至发生肝性脑病。

(7) 对血液系统影响:极少患者可引起中性粒细胞减少、血小板减少性紫癜。

(8) 对听力影响:袢利尿症可致听力障碍,耳鸣,暂时性或永久性耳聋。禁与氨基糖甙类抗生素合用。

(9) 胃肠反应:袢利尿剂偶可致胃肠不适,胃、十二指肠溃疡,消化道出血等反应。

(10) 皮肤过敏:过敏者可出皮疹、多形性红斑等皮肤改变。

3. 利尿剂的选择 经卧床休息和控制钠的摄入4天后,如无利尿反应,则首选螺内酯,每日20~80mg。5天后如仍无明显利尿反应,可酌情加用呋塞米每日20~40mg。亦可根据入院时24小时尿钠,大于25mmol者仅用低钠饮食;5~25mmol者仅用螺内酯;小于5mmol者用螺内酯加呋塞米。由于腹膜24小时内吸收腹水的最大量为700~930ml,如果利尿剂使用不当,当24小时内利尿量超过腹膜最大吸收量时,势必导致其他细胞外液的丢失,循环血容量下降,肾血流量不足,进而发展为功能性肾衰竭。现主张利尿治疗以每天体重减轻不超过0.5kg为宜,剂量不宜过大,利尿速度不宜过猛,以免诱发肝性脑病、肝肾综合征等,腹水渐消退者可将利尿药逐渐减量。

4. 利尿剂治疗的注意事项 在应用利尿剂过程中应随时了解患者体重、腹围、症状、出入水量、电解质及肝、肾功能变化。有糖尿病者、痛风史者或高尿酸血症者在用药过程中应密切观察血糖、尿糖、血尿酸变化。利尿剂应用原则是:

(1) 应从小剂量开始:为了防止过度利尿造成的严重后果,应先给弱或中效利尿剂,并从小剂量开始给药,再根据患者具体情况调整用量。

(2) 用药应个体化:因对利尿剂反映个人差异大,故治疗过程中必须依照每个患者的具体情况,制定治疗措施,切勿格式化给药。

（3）合理应用：合理应用利尿剂的目的应是达到缓慢而持久的利尿和体重下降。1970年 Shear 等测定肝硬化患者腹水吸收率后，发现即使在应用利尿剂期间腹水吸收仍然相当缓慢。因此他们推荐利尿期间肝硬化腹水伴周围水肿患者，体重减轻不宜超过1.0kg；无周围水肿者只能每天减少0.2～0.3kg，最多不超过0.5kg；以把利尿剂副作用减少到最低限度。

（4）联合用药：排钾和保钾利尿剂联合应用，有明显协同作用，并对抗钾的丢失。排钾性利尿剂有减少尿酸排泄作用，而氨苯蝶啶可促进尿酸排泄，两者合用可防止高尿酸血症。而同类利尿药合用一般无协同作用，相反，可能增加不良反应，如螺内酯和氨苯蝶啶合用可致高钾血症。

（5）间歇、交替用药：由于腹腔、血浆和组织液之间液体需要一定进行平衡，持续用药可使利尿剂作用减弱，易致电解质紊乱，间歇疗法有足够时间以允许体液重新平衡，有利于下一次利尿作用，故临床多采用此方法。

（四）腹水的处理

1. 自身腹水回输

（1）自身腹水直接静脉回输：一般采用简单无菌装置，将非感染性、非癌性的漏出性腹水抽出后直接输入静脉，每次静脉输入量500～2500ml，或回输前24小时尿量加500ml，同时酌情加入地塞米松5mg和应用呋塞米40～80mg静注，可使肾小球滤过率增加，肾血流量增加，尿量和尿钠均有显著增加。

（2）自身腹水浓缩回输术：是治疗顽固性腹水的较好方法，通过超滤器或人工肾透析器，将自身腹水浓缩，清除部分潴留的钠和水分子，保留腹水中的蛋白质和其他营养成分。一般在2～3小时内放出腹水5000～10 000ml，经过超滤或透析浓缩至500～1000ml，再静脉回输给患者。可提高血浆蛋白浓度和有效血容量，改善肾流量，从而减少或消除腹水。有严重心肺功能不全、近期有上消化道出血或肝性脑病先兆、严重凝血功能障碍、感染性腹水或癌性腹水的患者禁止作此治疗。

2. 放腹水加输注清蛋白　单纯放腹水只能临时改善症状，2～3天内腹水迅速复原；可放腹水加输清蛋白治疗顽固性腹水，每次放腹水4000～6000ml，亦可一次放10 000ml，放腹水后腹部以腹带包扎，同时静脉输注清蛋白40～60g。放腹水疗法与利尿法相比具有疗效短、并发症少的优点。但不宜用于 Child C 级患者。

七、腹水的外科治疗

（一）腹腔-颈静脉引流

又称 LeVeen 引流法。采用装有单向阀门的硅管，一端固定于腹腔内，另一端自腹壁皮下朝向头颈，插入颈内静脉，利用胸-腹腔压力差，将腹水引向上腔静脉。因有单向阀门，故颈内静脉血流不会倒流入腹腔。腹水感染或疑为癌性腹水者，不能采用本法。并发症有腹水漏、肺水肿、低钾血症、DIC、感染和硅管堵塞等，临床上较少采用。

（二）经颈静脉肝内门体分流术（TIPS）

经颈静脉肝内门体分流术（transjugular intrahepatic portosystemic shunt，TIPS）是通过介入

放射学的方法，经颈静脉进行操作，在肝内建立一条连接门静脉与肝静脉的限制性分流通道，使部分门静脉血直接分流进入下腔静脉，从而降低门静脉压力，控制和预防食管胃底静脉曲张破裂出血，促进腹水吸收，是近年来逐步成熟的用于治疗肝硬化门脉高压的一项介入治疗技术，其疗效肯定，但至今尚未根本解决分流道再狭窄问题。

（三）TIPS 加断流术

TIPS 治疗肝硬化门脉高压并消化道出血是通过建立肝内门体分流、降低门脉压力来达到控制和防止消化道出血、促进腹水吸收的目的，但 TIPS 对肝门脉血供影响较大，以及分流道阻塞及肝性脑病发生较多。因此，在 TIPS 基础上同时行曲张的胃冠状静脉及胃短静脉栓塞，不仅能阻断门静脉系统的肝外分流，增加门静脉血流向肝灌注，而且有助于门静脉和分流道血流速率增高，起到预防分流道的阻塞的作用，另外分流道通畅率的提高能有效预防和延迟断流术后新的门-奇侧支血管形成和门脉高压性胃黏膜病变，有效减少再发出血，且不增加操作难度，疗效确切持久。

（四）经皮经肝门腔静脉分流术

经皮经肝门腔静脉分流术（percutaneous transhepatic portacaval shunt，PTPS）是直接经皮经肝由门静脉分支向肝段下腔静脉穿刺，建立门腔分流通道，降低门静脉压力，达到治疗门静脉高压症的新技术。

（五）肝移植

是对晚期肝纤维化尤其是肝肾综合征的最佳治疗，可提高患者的存活率。有学者认为，肝移植是目前治疗难治性肝纤维化腹水的根本措施。由于费用昂贵及供体来源困难，所以国内尚未广泛开展此项技术。

八、预　　后

晚期血吸虫病（腹水型）患者预后取决于门脉高压症程度与肝机能失代偿状况，并发症的控制和治疗方法的选择及时机的把握等；也与诱因是否排除有关，诱因明确且容易消除者的预后较好。患者如果出现自发性腹膜炎、电解质紊乱、肝肾综合征、肝性脑病和上消化道出血等一种或多种严重并发症，预后差。患者出现利尿剂抵抗性腹水、难治性腹水时，其处理十分困难，预后差。

（孔国庆　魏宏剑　任光辉）

第七节　晚期血吸虫病肝性脑病型

晚期血吸虫病肝性脑病型（advanced schistosomiasis，hepatic encephalopathy）是晚期血吸虫病的严重并发症，死亡率高，仅次于上消化道出血。目前，已将肝性脑病这一危及患者生命的并发症归类为肝性脑病型晚期血吸虫病。是由于在血吸虫病肝硬化的基础上，发生肝功能衰竭或门体分流引起代谢紊乱，使从肠道来的毒性物质不能被肝脏解毒或清除，或通过侧支循环绕过肝脏直接进入体循环，透过血脑屏障到达脑组织中而引起大脑功能紊乱。以神经精神症状为主,临床表现为性格智能改变、行为异常、意识障碍和昏迷等。

一、病因与诱因

1998 年维也纳第 11 届消化病学大会(World Congress of Gastroenterology,WCOG)成立工作小组对 HE 进行总结研究,将 HE 的病因基础修正为“严重的肝脏功能失调或障碍”,包括急性肝功能衰竭、严重的门体分流,以及慢性肝病/肝硬化三种主要类型。晚期血吸虫病应属于慢性肝病之列,是由于患者长期反复或大量感染血吸虫尾蚴后,因未及时治疗或治疗不彻底而导致的肝纤维化门脉高压综合征。在某些诱因的作用下,并发 HE 而危及患者的生命。

肝性脑病型晚期血吸虫病的发生诱因大致可归纳为以下 4 个方面:

(1)氨等含氮物质及其他毒物增加的诱因:如进食过量的蛋白质、输血、消化道大出血致肠道内大量积血;厌食、腹泻或限制液量、应用大量利尿剂或大量放腹水可致血容量不足而发生肾前性氮质血症;口服铵盐、尿素、蛋氨酸等使含氮物吸收增加;便秘使氨及肠道的其他毒性物质与肠黏膜的接触时间延长,吸收增加;感染(如自发性腹膜炎等)可增加组织分解代谢产氨增多;低血糖可使脑内脱氨作用降低;各种原因所造成低血压、低氧血症,某些抗结核药物、感染和缺氧等加重肝功能损害等,可致机体对肠道来的氨及其他毒性物质代谢能力降低,血中浓度升高。

(2)低钾性碱中毒:由于大量利尿或放腹水引起碱中毒时,体液中 H^+减低,NH_4^+容易变成 NH_3,增加了氨通过血脑屏障的弥散能力,导致氨中毒。

(3)加重门体分流及肝损伤的因素:如自发性门体分流、手术分流后使从肠道来的氨及其他毒性物质绕过肝脏直接进入体循环中,而致血氨及其他毒性物质血浓度升高。

(4)镇静剂和麻醉剂使用不当:因为晚期血吸虫病并发 HE 时,肝脏功能障碍,肝脏对药物的分解能力下降,使药物在体内蓄积造成对中枢神经系统的抑制。镇静催眠药物可直接与脑内 γ-氨基丁酸-苯二氮草类(GABA/BZ)受体结合,对大脑和呼吸中枢产生抑制作用,造成缺氧。麻醉和手术增加肝、脑、肾的功能负担。

二、病 理 改 变

肝性脑病型晚期血吸虫病患者肝脏和脑部的病理改变主要表现为在血吸虫病晚期,由于虫卵在肝内大量沉积,特别沉积在门静脉干支系统周围的小分支内,引起门脉干支系统,尤其是第 2、3、4 级分支周围纤维化,即所谓干线型肝硬化(pipe-stem cirrhosis)。切面示各级干支周围有大小不一的白色纤维团块,纤维化严重者可引起干支闭塞,这些团块的收缩可使肝脏变形,肝表面显示本病特征性的块图状沟纹,外观凹凸不平,分界不甚清晰。由于肝腺泡的主要血供来自门静脉小支,血供营养不良可致肝细胞萎缩、脂肪变性和非特异性变性,肝小叶有塌陷和纤维隔形成。也有人认为,虽然进入肝窦的门脉血流被阻,导致门脉高压,可发生食管、胃底静脉曲张破裂出血,但肝动脉仍可进入肝窦,维持叶的血液供应和营养,因而肝小叶完整,肝细胞受损很轻。而肝硬化的确切定义是肝细胞变性坏死,残存肝细胞形成再生结节，网状蛋白支架塌陷，结缔组织增生形成纤维隔，最终导致原有肝小叶结构破坏，形成假小叶。脑部的病理改变主要表现为大脑和小脑灰质以及皮层下组织的原浆性星形细胞肥大和增多，病程较长者则大脑皮层变薄，神经元及神经纤维消失，皮层深部有片状坏死，甚至小脑和基底部也可累及。

三、致病机制

HE 发病的确切分子机制迄今尚未完全阐明，没有一种理论能够完全解释肝脏异常、神经系统紊乱和临床表现之间的相互关系。除了血氨升高仍是 HE 发病机制中的关键因素以外，HE 的发病还存在着其他致病因素，如炎症反应、神经类固醇、氧化应激和锰中毒等。而 γ-氨基丁酸(GABA)起协同作用，内源性阿片物质和星形胶质细胞的作用日益受到重视。发现 HE 患者脑组织有星形胶质细胞肿胀的病理改变，进而导致脑水肿，可解释 HE 的主要临床表现。实验性 HE 发现了存在于谷氨酸盐、5-羟色胺、GABA 及儿茶酚胺通路的异常表现。近来对一些来源于肠道的其他神经毒素也被证实在 HE 的发病过程中和血氨有协同效应，如硫醇、短链脂肪酸、酚类物质等，但目前这些物质具体的作用机制尚不十分清楚。

（一）氨中毒学说

氨是 HE 发生的最重要因素。HE 患者血氨含量的升高，目前认为是由氨代谢途径中的肠道、肝脏、肾脏和肌肉共同参与所致。体内氨主要来源于结肠内肠道菌群，如革兰阴性厌氧菌、肠杆菌、变形菌、梭菌属等，细菌尿素酶分解尿素为氨和二氧化碳。由于肝硬化患者肠壁水肿，蠕动功能减退使细菌增多，其分解代谢的氨增多。其二是来源于小肠的肠上皮细胞，肠上皮细胞通过肠内谷氨酰胺酶分解谷氨酰胺，产生氨及谷氨酸。

晚期血吸虫病肝功能严重受损时，肝脏代谢氨的能力降低或由于静脉分流氨未经肝脏代谢，可能是血氨升高的主要原因。另外，HE 患者在烦躁不安或震颤时，较强烈地肌肉运动会释放氨。肾脏可排泄部分尿素，若肾功能减退时其排泄减少；肾脏亦可经谷氨酰胺脱氨作用产生氨。肝硬化患者血脑屏障对血氨的通透性呈选择性增加，使氨更易进入脑组织。高氨血症对中枢神经系统有极大的毒性，能导致功能紊乱和神经元死亡。

目前认为氨造成脑毒性的机制为：一是氨通过血脑屏障进入颅内，星形胶质细胞是脑内唯一能代谢氨的细胞，其内质网内的谷氨酰胺合成酶，催化等摩尔的谷氨酸和氨合成谷氨酰胺，致使星形胶质细胞内生成的谷氨酰胺明显升高。星形胶质细胞在高浓度氨中暴露时间延长，将导致一系列变化：①细胞内渗透性物质如肌醇和牛磺酸释放增多，可部分代偿星形胶质细胞的肿胀。这种内环境的稳态机制，可导致细胞内肌醇储备减少，使 HE 突然恶化。②突触后板的谷氨酰胺受体活性降低，星形胶质细胞膜上的谷氨酰胺载体失活，随着时间延长，这些细胞转化成 Alzheimer Ⅱ型星形胶质细胞。二是研究表明，氨可使星形胶质细胞钙离子内流增加，直接启动氧化及硝基化应激，导致线粒体功能障碍，并通过开放线粒体通透性转换孔道(mitochondrial permeability transition，MPT)导致能量丢失。它还可诱导 RNA 发生氧化作用，激活细胞丝裂原活化蛋白激酶及 NF-κB，导致炎症反应、损害细胞内信号通路，发生神经系统功能障碍。三是氨的直接毒性作用还包括:导致抑制性与兴奋性神经递质比例失调,终使抑制性神经递质含量增加;干扰脑细胞能量代谢;改变基因表达,使维持大脑正常功能的蛋白发生异常改变;损害颅内血流的自动调节功能。

许多研究表明,高浓度的氨具有毒性,通常 80% 的氨在肝脏经鸟氨酸循环,使有毒的氨变成尿素随尿液排出;游离氨特别是脑组织中的游离氨浓度与 HE 的轻重程度之间有高度的相关性。而血氨水平升高虽与 HE 密切相关,但并不能完全解释 HE 的发病机制,而且缺乏足够的实验依据。临床观察发现,HE 的患者中约有 20% 血氨仍保持在正常水平,并且有的患者血氨水平虽明显增高,但并不发生 HE。此外,还有的 HE 患者其昏迷程度与血氨水平无平行关系,当给昏迷病人采取降氨疗法后血氨虽降至正常水平,但病人的昏迷程度并无相应好转。说明氨中毒学说不是解释 HE 发生的唯一机制。

(二) 炎症反应与 HE

氨代谢障碍并不能独立解释 HE 的所有神经改变。研究表明,高氨血症联合炎症反应或其他神经毒性分子可诱发 HE。Toll 样受体 4(toll-like receptor4,TLR-4)可识别革兰阴性菌,而肝硬化患者 TLR-4 结构发生多态性改变,产生炎症反应,使中性粒细胞过度激活,释放多种炎症因子,增加 HE 的发生率。Shawcross 等给患有全身炎症反应综合征(systemic inflammatory response syndrome,SIRS)的肝硬化患者口服氨基酸溶液诱导出高氨血症,使这些患者的心理测试结果加重。一旦患者的 SIRS 或感染得到及时控制(如应用亚低温处理或布洛芬、吲哚美辛治疗),炎症反应标记物如肿瘤坏死因子(tumor necrosis factor,TNF)和白细胞介素 1(interleukin,IL-1)、血氨的水平将恢复正常,患者的心理测试结果也不会因被诱导高氨血症而加重。

轻微肝性脑病(minimal hepatic encephalopathy,MHE)的发生及严重程度与血氨水平及肝病严重程度无相关性,但 MHE 患者血清中炎症反应标记物(如 C 反应蛋白、白细胞计数、IL-6)水平却明显高于无 HE 的患者。研究表明,星形胶质细胞和小神经胶质细胞在受到炎症刺激时释放炎症因子如 IL-1、IL-6 时,TNF 的水平也同样升高,而 TNF,IL-1β 都能损害脑血管内皮细胞,影响血脑屏障神经胶质细胞而的完整性。体外研究表明,TNF 和 IL-6 能提高离体脑组织内皮细胞对水的通透性,TNF 可促进血氨弥散进入星形胶质细胞,进一步加重星形胶质细胞的肿胀。在对急性肝衰竭的研究中发现,使 TNF-α 或 IL-1 受体基因缺失,可抑制炎症反应,延迟 HE 的发生,减轻脑水肿。

(三) 氧化及硝基化应激与 HE

大量研究证明,氨可以诱导氧化应激,将分离的小鼠星形胶质细胞暴露于高浓度氨中培养,可引起细胞外谷氨酸盐浓度升高,谷氨酸盐激活 N-甲基-D 大冬氨酸受体,生成大量活性氮族(reactive nitrogen species,RNS)和活性氧族(reactive oxygen species,ROS),发生氧化应激损伤,加重 HE。2006 年 Albrecht 等提出"特洛伊木马"假说提出:"在星形细胞中聚集的谷氨酰胺是调节氨毒性作用的特洛伊木马。"认为高氨环境中的星形胶质细胞内,产生过多的谷氨酰胺进入线粒体基质内,被磷酸化激活的谷氨酰胺酶分解出高浓度氨,诱导线粒体活性氧产生,并认为这一过程产生的 ROS 和 RNS 是通过钙依赖途径调节的。除此之外,ROS 还参与细胞内蛋白的酪氨酸残基硝化从而影响底物的跨星形胶质细胞运输,选择性地降低血脑屏障渗透性，最终导致星形胶质细胞肿胀及脑水肿。另一方面，氧化应激也可加重氨中毒，首先氧化应激会导致蛋白质硝化，其中谷氨酸合成酶的硝化会导致氨与谷氨酸盐结合发生障碍，引起脑中氨浓度升高；其次，研究发现氧化应激可导致线粒体通透性转换的直接结果使线粒体内膜电位消失，引起线粒体基质肿胀，ATP 能量合成障碍，也可加重氨中毒。以上提示氨中毒与氧化应激相互影响的密切关系引起脑星状胶质细胞的病理损害是 HE 发生的重要环节。

（四）神经类固醇与 HE

炎症反应激活小神经胶质细胞，使转位蛋白（又称为边缘型苯二氮卓类受体）表达上调，从而导致线粒体内神经类固醇合成增多。已证明神经类固醇参与 HE 的发病机制。神经类固醇可在中枢或外周神经系统合成，原料来自胆固醇或类固醇前体（由性腺和肾上腺产生的类固醇激素的代谢物），脑内的神经类固醇主要在星形胶质细胞的线粒体内质网合成。神经胶质细胞线粒体膜上的转位蛋白可调控神经类固醇的合成，肝衰竭患者体内增多的氨和锰，使转位蛋白表达增加，促进神经类固醇的合成。尸检发现肝硬化患者脑内转位蛋白表达增加、Cagnin 等应用特异转位蛋白配体对患有 MHE 患者 PET 成像，发现转位蛋白的密度也是增加的。神经类固醇参与 HE 发病的机制可能为：①改变神经递质信号传递，神经类固醇是 γ-氨基丁酸受体的正性变构调节剂，可以增加氯离子细胞内流，增强 γ-氨基丁酸能的作用，使神经元 γ-氨基丁酸的突触后膜抑制功能增强，脑干网状结构唤醒机制被打破，产生中枢抑制效应，产生 C 型 HE 的临床表现，如神志改变和昏迷等。②改变基因表达，神经类固醇使星形胶质细胞内胶质纤维酸性蛋白，胞内葡萄糖、谷氨酸、甘氨酸的载体，单胺氧化酶、一氧化氮合成酶等发生改变。但具体分子机制和信号途径有待进一步明确。

（五）GABA/BZ 复合受体假说

1982 年以来，Schafer 及其他学者根据 HE 时血 γ-氨基丁酸（γ-aminobutyric acid GABA）含量升高，通过血脑屏障的量增加以及神经元膜表面 GABA 受体的变化，提出了“GABA 假说”。GABA 是中枢神经系统特有的、最主要的抑制性突触传递介质，由谷氨酸脱羧酶作用于谷氨酸盐而合成，血浆中 GABA 主要来源于肠道菌群，并在肝脏分解。GABA 是一种具有神经传递抑制作用的氨基酸，通过激活 GABA 受体，使 Cl^- 内流增加，致使突触后膜超极化，起到神经抑制作用而达到镇静作用。但后来发现 HE 患者中枢神经系统中的 GABA 并不增加，因此考虑此神经递质作用的改变可能与其脑内含量关系不大。后来，通过深入研究发现，GABA 的活性是影响 HE 患者发病的重要因素，研究显示：GABA 既可与突触后神经元膜表面 GABA 受体结合，又可与 BZ 受体结合形成 GABA/BZ 复合受体。BZ 受体在复合受体中起调节位点的作用，内源性 BZ 与其受体结合可增强 GABA 的抑制作用。

在肝衰竭和 HE 患者中，脑内内源性 BZ 水平升高。近年文献报道支持 GABA 假说，例如给肝硬化动物服用 GABA/BZ 受体介导的中枢神经系统药物（如苯巴比妥、地西泮）可诱导或加重 HE，临床上有报道作为降血氨用药的乙酰谷酰胺能通过血脑屏障，代谢物中有 GABA 反而加重 HE 的症状。也有应用三唑仑后 HE 有不同程度加深的报道，而给予 BZ 受体拮抗剂氟马西尼可减少 HE 的发作，临床治疗 HE 有效。

近年研究发现氨本身可直接增加 GABA 能神经递质的抑制活动，而且能通过与内源性

BZ 受体协同作用抑制中枢神经系统功能。因此,高血氨通过对 GABA 能神经递质直接的潜在作用和对 BZ 受体促效剂的协同增进作用导致 HE 发生。这种理论将氨中毒学说和 GABA/BZ 复合受体假说联系起来,解释了部分 HE 患者血氨正常,而某些患者使用 BZ 受体拮抗剂治疗无效的原因。

(六) 神经递质学说

20 世纪 60 年代末建立的"假性神经递质学说",因为其阐述的内容有矛盾,已不再使用。因此,在此基础上建立的"血浆氨基酸失衡学说"也废弃了。但有研究发现,HE 患者脑内许多神经递质(谷氨酸、GABA、5-羟色胺、多巴胺、阿片类、组胺)异常,尤其是谷氨酸神经递质的紊乱似乎在发病机制中起了重要作用。由此认为,在毒性物质等作用下会引起 HE 患者神经递质的改变,且神经递质学说并不否定其他学说。但支持神经递质学说的数据大多来自试验模型和尸检标本,这些情况下所检测到的神经递质改变的临床意义难以评价。

(七) 锰中毒假说

锰在 HE 患者发病中的作用是近年来的新发现。锰是人体内必需的微量元素之一,适量的锰是机体对抗自由基氧化的一部分。锰作为 Mn-SOD 的活性中心,该酶活性降低可造成 O_2 与 H_2O_2 生成-OH。而-OH 能引起脂质过氧化,从而对生物膜产生有害影响。锰对线粒体具有特殊的亲和力,细胞内的锰大多数特异性地蓄积在线粒体内,在富有线粒体的神经细胞和神经突触中,大量的锰进入细胞后,低价态的锰被氧化成高价态的锰。在价态的转化过程中,可产生单体电子转移,生成带有不配对电子自由基,引起线粒体内自由基增加,损伤神经元的功能。此外过量的锰进入神经元细胞内,高浓度锰导致 DA-β 羟化酶,单胺氧化酶及四氢蝶啶的活力下降,使 DA 合成减少,破坏突触的传递功能。

研究显示锰中毒表现与 HE 的锥体外系症状相似,部分肝硬化患者血和脑中锰含量比正常人高 2 ~7 倍,磁共振成像提示其苍白球中的信号增强,符合锰在基底神经节内蓄积的表现,还可解释 HE 患者出现的帕金森样症状等,并与肝损伤程度相关,但与 HE 的分级和神经心理测试的分数无关。这些特征提示,锰的毒性作用可能参与 HE 的发病。血锰增加可能与门体静脉分流和胆汁排泄减少有关。锰可通过减弱多巴胺神经传导而引起慢性锥体外系症状,但其机制还有待进一步验证。有学者提出锰造成的 MPT 和星形细胞的线粒体功能障碍可能是锰神经毒性的关键机制。损害线粒体功能,从而使星形胶质细胞肿胀,诱发脑水肿。但给予抗氧化剂如维生素 E 或 MPT 抑制剂如环抱素 A 可大大阻滞星形胶质细胞的肿胀。锰还可兴奋星形胶质细胞上的转位蛋白,促进神经类固醇的合成,增强 γ-氨基丁酸能的作用。但目前锰在大脑中的沉积是导致 HE 发生的机制之一,还是仅仅作为 HE 的结果表现,还有待研究。

(八) 锌缺乏理论

肝脏作为锌元素吸收、储存和代谢的主要器官,是含锌酶类的合成、分解、储存的主要场所。一方面各种 HE 患者由于限制进食,导致锌摄取减少。当肝脏发生病变时,机体的消化、代谢功能明显降低,从而造成缺锌;缺锌则反过来影响食欲(进食减少),形成恶性循环,加重肝脏病变。另一方面,由于肝硬化患者存在门静脉高压使肠黏膜瘀血水肿,造成小肠功能紊乱,锌吸收降低;肝脏合成的清蛋白等血浆蛋白减少,使得锌与氨基酸等小分子物质结合增多经肾脏排出，特别是利尿剂的使用增加了锌的排泄。HE 患者血清锌浓度降低，锌浓度低于 30μg/ml 预示患者预后不良。

（九）代谢紊乱学说

电解质紊乱　肝疾病严重时会出现厌食，进食少、呕吐，另外长期应用利尿剂、大量放腹水和糖皮质激素应用，均可导致低钾血症、低血钠等电解紊乱，低血钠能影响细胞内外渗透压而导致脑水肿，诱发 HE；缺钾易引起肾损害和低钾性碱中毒，氨更易透过血脑屏障从而诱发 HE 或促其发展恶化。

糖代谢障碍　肝脏细胞受损时糖原的分解、合成和贮备均受影响，会导致低血糖的发生，低血糖可使脑内脱氨作用。而且丙酮酸不能继续氧化，血液和脑组织中丙酮酸聚集、乳酸增多而发生代谢性酸中毒，促使肝性脑病的发生。

四、临床表现

第 11 届 WCOG 工作小组将 HE 分为 3 种主要类型：A 型为急性肝衰竭相关型，不包括慢性肝病伴发的急性 HE；B 型为门体分流相关型，肝活检证实肝组织学正常；C 型指在慢性肝病或肝硬化基础上发生的 HE。C 型又进一步细分为发作性 HE、持续性 HE 和轻微 HE。因此，晚期血吸虫病并发 HE 应属于 C 型。

（一）症状和体征

HE 的发生，在晚期血吸虫病较门脉性与坏死后肝硬化为少，国内报道占 1.6% ~ 5.4%。HE 最早出现的症状是性格改变，一般原神经类型属外向型者由活泼开朗，表现为抑郁；原内向型者由孤僻、少言转为欣快多语；第二是行为改变，初只限于不拘小节的行为，如乱扔纸屑，随地便溺，寻衣摸床等毫无意义的动作。这些变化只有密切观察，细心体会才能发现；第三是睡眠习惯改变，常白天昏昏欲睡，夜晚难于入眠，呈现睡眠倒错，预示 HE 即将来临；第四是肝臭出现。是由于肝功能衰竭，机体内含硫氨基酸代谢中间产物（如甲硫醇，乙硫醇及二甲硫化物等）经肺呼出或经皮肤散发出的一种特征性气味，此气味有学者称烂苹果味、大蒜味、鱼腥味等。

HE 常伴脑水肿，其临床表现主要有恶心、呕吐、头昏、头痛；呼吸不规则，呼吸暂停；血压升高，收缩压升高可为阵发性，也可为持续性；心动过缓；肌张力增高，呈去大脑姿势，甚或呈角弓反张状；瞳孔对光反射迟钝或消失，瞳孔散大或两侧大小不一；跟膝腱反射亢进。这些征兆可能到 HE 晚期出现，也可能不明显。临床如观察颅内压可用硬脑膜下、外或脑实质内装置监测，正常颅内压<2.7kPa（20mmHg），超过此值即可伴脑水肿。

HE 的体征，除有重症肝病的深度黄疸、出血倾向、肝浊音区缩小、腹水等外，重要的是扑翼样震颤（flapping tremor），该体征出现意味着 HE 进入Ⅱ期。检查时患者微闭双目、双臂平伸、手掌向背侧伸展、五指分开、掌指关节及腕关节甚至肘与肩关节在 30 秒内呈无规律的屈曲和伸展抖动即为扑翼样震颤阳性。嘱患者手紧握医生手一分钟，医生能感到患者抖动。另外，思维和智能测验如数字连接试验、签名测验、作图试验及计算力测定等，HE 者能力均下降。

（二）临床分期

为便于早期诊断并指导治疗，常根据病人的临床表现对肝性脑病进行临床分期，但其临床分期各家报道并不一致，有的分3期、4期、5期，甚至6期。目前我国学者制定的《肝性脑病诊断治疗专家共识》，根据其临床表现把肝性脑病分为5期（见表41-10）。但各期之间并无明确的界线，前后期临床表现可有重叠，病情发展或经治疗好转时，程度可升级或退级。少数慢性肝性脑病患者由于中枢神经不同部位有器质性损害而出现智能减退、共济失调、锥体束征阳性或截瘫，这些表现可能暂时存在，也可能成为不可逆损害。

表41-10 肝性脑病临床分期

分期	认知功能障碍及性格和行为异常的程度	神经系统体征	脑电图改变
0期（轻微肝性脑病）	无行为、性格的异常，只在心理测试或智力测试时有轻微异常	无	正常α波节律
1期（前驱期）	轻度性格改变或行为异常，如欣快激动或沮丧少语、衣冠不整或随地便溺、应答尚准确但吐字不清且缓慢、注意力不集中或睡眠时间倒错（昼睡夜醒）	可测到扑翼样震颤	不规则的本底活动（α和θ节律）
2期（昏迷前期）	睡眠障碍和精神错乱为主、反应迟钝、定向障碍、计算力及理解力均减退、言语不清、书写障碍、行为反常、睡眠时间倒错明显、甚至出现幻觉、恐惧、狂躁。可有不随意运动或运动失调	腱反射亢进、肌张力增高、踝阵挛阳性、巴氏征阳性、扑翼征明显阳性	持续的θ波，偶有δ波
3期（昏睡期）	以昏睡和精神错乱为主、但能唤醒，醒时尚能应答，但常有神志不清或有幻觉	仍可引出扑翼征阳性、踝阵挛阳性、腱反射亢进、四肢肌张力增高，锥体征阳性	普通的θ波，一过性的含有棘波和慢波的多相综合波
4期（昏迷期）	神志完全丧失，不能被唤醒。浅昏迷时对疼痛刺激有反应，深昏迷时对各种刺激均无反应	浅昏迷时腱反射和肌张力仍亢进、踝阵挛阳性、由于不合作扑翼征无法检查、深昏迷时各种反射消失	持续的δ波，大量的含棘波和慢波的综合波

五、辅助检查

肝功能异常、凝血功能异常往往只反映肝细胞的功能状态。如酶疸分离、高胆红素、低蛋白血症、胆碱酯酶活性降低，以及血清胆固醇降低等，均不能说明肝性脑病的严重程度。血生化检查如发生水、电解质及酸碱平衡紊乱可促进并加重肝性脑病。肾功能（肌酐、尿素氮）检查如异常仅预示即将或已发生肾衰竭。有助于HE诊断的检查应包括：

1. 血氨　正常人空腹静脉血氨为 6～35μg/L(血清)或 47～65μg/L(全血)。在 B 型、C 型 HE 时血氨升高、而 A 型 HE 的血氨常正常。

2. 血浆氨基酸失衡　支链氨基酸减少、芳香族氨基酸增高,二者比值<1(正常>3),但因需要特殊设备,普通化验室无法检测。

3. 神经心理和智能测试　对 MHE 的诊断有重要帮助。目前该测试方法有多种,但多数受患者年龄、性别、受教育程度影响。

推荐使用数字连接试验(number connection test,NCT-A、NCT-B)、轨迹描绘试验(line-tracing test,LTT)、构建能力测试(brief visuospatial memory test-revised,BVMT-R)、画钟试验(clock drawing test,CDT)、数字符号试验(digit-symbol test,DST)、系列打点试验(serial dotting test)等。这些检测方法与患者受教育程度的相关性小,操作非常简单方便,可操作性好。简易智能量表亦可较好地反映神经精神轻微损害的情况,但耗时较多(一次检查需要 5～10 分钟),可在临床研究中采用。

4. 神经生理测试

(1) 脑电图检查:脑电图变化对本病诊断与预后均有一定意义。正常脑电图波幅较低,频率较快,波型为 α 波。随着病情的变化和发展,频率减慢,波幅逐渐增高,波型由 α 波变为每秒 4～7 次的 θ 波则提示为昏迷前期,如变为对称的、高波幅,每秒 1.5～3 次的 δ 波则为昏迷期表现。脑电图的变化对 HE 并非特异性改变,在尿毒症性脑病等其他代谢性脑病也可以有同样的改变,但变化的严重程度与临床分期有很好的相关性。

(2) 诱发电位的检测:诱发电位有多种,但其中以内源性事件相关诱发电位 P300 诊断 HE 的敏感性最好。但由于受仪器、设备、专业人员的限制,仅用于临床研究中。

(3) 临界闪烁频率(critical flicker frequency,CFF)的检测　该方法原用于检测警戒障碍患者的临界闪烁频率,可反映大脑神经传导功能障碍。检测机制为轻度星形细胞肿胀是早期 HE 的病理改变,而 Alzheimer Ⅱ型星形细胞肿胀会改变胶质-神经元的信号转导,视网膜胶质细胞在 HE 时形态学变化与 Alzheimer Ⅱ型星形细胞相似,故视网膜胶质细胞病变可作为 HE 时大脑胶质星形细胞病变的标志,通过测定 CFF 可定量诊断 HE。

近来在 217 例西班牙肝硬化患者及健康人群的对照研究中发现,CFF 可敏感地诊断出轻度 HE(包括 MHE 及 HE1 期),具有敏感、简易、可靠的优点。这种方法操作简单,而且不受被检者的性别、年龄、职业、文化程度等的影响,可应用于临床中对严重肝病患者定期监测,旨在早期诊断 MHE,及早进行治疗干预,同时其可作为 MHE 疗效的监测。但由于 CFF 诊断 MHE 的检测刚刚起步,其诊断价值仍需进一步临床应用才能作出更客观评价。

5. 影像学检查　颅脑 CT 及 MRI 可发现脑水肿。肝清除锰的作用下降而导致锰沉积可造成星形胶质细胞结构的改变,在头颅 MRI 检查中可发现额叶皮质脑萎缩,苍白球、壳核、内囊 T_1 加权信号增强并随肝功能恶化而发展。此外,头颅 CT 及 MRI 检查的主要意义在于排除脑血管意外、颅内肿瘤等疾病。

六、诊　　断

目前尚无 HE 诊断的金标准,主要依赖于排他性诊断。在诊断肝性脑病型晚期血吸虫病时需从以下几方面考虑。

1. 有引起 HE 的基础疾病，患者有长期或反复的疫水接触史，或有明确的血吸虫病治疗史；有门脉高压症状和体征；血吸虫病原学检查阳性；并经临床和实验室检查诊断为晚期血吸虫病。

2. 有神经精神症状及体征，如情绪和性格改变、意识错乱及行为失常、定向障碍、嗜睡和兴奋交替、肌张力增高、扑翼样震颤、踝阵挛及病理反射阳性等，严重者可为昏睡、神志错乱甚至昏迷。

3. 虽无神经精神症状及体征，但学习、理解、注意力、应急和操作能力有缺陷。神经心理智能测试至少有 2 项异常。CFF 异常可作为重要参考。

4. 有引起 HE（C 型、B 型）的诱因，如上消化道出血、放腹水、大量利尿、高蛋白饮食、服用药物如镇静剂、感染等诱发 HE 发生的因素。曾发生过 HE 对诊断有重要的帮助。

5. 排除其他代谢性脑病如酮症酸中毒、低血糖、尿毒症等所致的脑病、中毒性脑病、神经系统疾病如颅内出血、颅内感染、精神疾病及镇静剂过量等情况。

具备以上 5 项者可诊断为有临床症状的 HE；如具备 1、3、4、5 项者，则可诊断为 MHE。

七、鉴别诊断

临床上晚期血吸虫病肝硬化失代偿期一旦出现 HE，标志着患者病情重、治疗困难且预后差，故 HE 早期诊断具有重要意义，在作出 HE 的诊断前需与以下疾病相鉴别。

1. 精神病　指严重的心理障碍，以精神无能、行为异常为主要特征。患者的认识、情感、意志、动作行为等心理活动均可出现持久的明显的异常；不能正常的学习、工作、生活；动作行为难以被一般人理解；在病态心理的支配下，有自杀或攻击、伤害他人的动作行为。以精神症状如性格改变或行为异常等为唯一突出表现的 HE 易被误诊为精神病。因此，凡遇晚期血吸虫病患者出现神经、精神异常，应警惕 HE 的可能。

2. 其他代谢性脑病

（1）酮症酸中毒：患者有糖尿病病史，常因感染、应急或暴饮暴食、酗酒等诱发，表现为糖尿病症状加重，并出现食欲减退、恶心、呕吐、腹痛、头晕、头痛、神志模糊、嗜睡，测血糖常大于 16.7mmol/L，尿酮体阳性。

（2）低血糖脑病：血糖过低可致昏迷，常伴有交感神经兴奋，头晕、心悸、出冷汗等。血糖检测常低于 2.8mmol/L，补充糖后症状可消失。

（3）肾性脑病：亦可有智力障碍、谵妄、幻觉、扑翼样震颤、嗜睡，甚至昏迷等，但患者有急、慢性肾脏疾病的基础，有氮质血症的证据，内生肌酐清除率下降，血尿素氮、肌酐升高，或有肾脏器质性损害。

（4）肺性脑病：可表现为头痛、头昏、记忆力减退、精神不振、工作能力降低等症状。继之可出现不同程度的意识障碍，轻者呈嗜睡、昏睡状态，重则昏迷。扑翼样震颤、踝阵挛阳性等。但患者有呼吸系统疾病的基础，伴有缺氧及二氧化碳潴留的表现。血 PaO_2 下降、$PaCO_2$ 增高，CO_2CP 增高及血 pH 值降低等。

3. 神经系统疾病

（1）颅内出血、颅内肿瘤：常有神经系统定位体征，前者可有高血压病史；头颅 CT 或 MRI 检查可发现病灶。

（2）颅内感染：有发热及感染中毒症状、脑膜刺激征，脑脊液检查可协助诊断。

（3）Reye 综合征：由脏器脂肪浸润所引起的以脑水肿和肝功能障碍为特征的一组症候群，突出的临床表现为肝损害和脑损害，化验检查常有血氨高、血糖低、凝血酶原时间延长、血清转氨酶升高、血胆红素不高等，易被误诊为急性 HE。但 Reye 综合征常发生在上呼吸道感染，并服用水杨酸盐（阿司匹林）制剂后的儿童。肝脏的活体组织检查见肝细胞内有大量脂肪滴有助于确诊。

4. 中毒性脑病 药物和毒物如一氧化碳、乙醇、重金属如汞、锰等可引起中毒性脑病，详细了解病史有助于鉴别。

八、治 疗

目前，对于肝性脑病型晚期血吸虫病并无特效治疗方法，由于病情重，肝硬化肝功能失代偿，不宜吡喹酮杀虫治疗。主要依据其发病机制，采取包括去除诱因基础上的药物治疗在内的综合治疗。HE 传统治疗中，谷氨酸盐已趋于淘汰，微生态制剂有了新的发展，BZ 受体拮抗剂、门冬氨酸-鸟氨酸及纳洛酮等新药显示了应用前景。而人工肝系统在将来可能起重要作用，肝移植则作为各类 HE 的最终治疗手段。

（一）消除诱因，保持内环境稳定

止血和清除肠道积血、控制感染、纠正水电解质酸碱平衡紊乱、消除便秘、改善肝肾功能、改善缺血缺氧症状、限制蛋白质的摄入、避免大量利尿和大量排放腹水、禁用或慎用镇静剂等。

（二）对症支持治疗

1. 氧疗 肝性脑病型晚期血吸虫病常伴低氧血症，组织缺氧的后果导致细胞水肿，细胞水肿后又降低了细胞摄氧能力，所以常规吸氧，甚至用高压氧来提高氧供和氧摄取率，改善重要脏器的代谢，促进功能的恢复。

2. 营养治疗 HE 患者营养治疗的重点是抑制分解代谢，促进机体合成代谢，保持正氮平衡。每日供给热量 35～40kcal/kg 和足量维生素，以碳水化合物为主。昏迷不能进食者可鼻饲或静脉营养，维持水电解质酸碱平衡。低蛋白血症者给予静脉输注血浆、清蛋白。控制蛋白质及脂肪的摄入，蛋白质的供应在 MHE 和 HE Ⅰ、Ⅱ期开始数日低蛋白饮食 20g/d，Ⅲ、Ⅳ期开始数日禁食，清醒后每 2～3 日增加蛋白质 10g/d；待完全恢复后加量至每日 0.8～1.2g/kg，以维持基本的氮平衡，以植物蛋白为主，植物和奶制品蛋白优于动物蛋白，蛋白质加双糖饮食可增强机体对蛋白质的耐受。

3. 镇静剂的使用 HE Ⅰ、Ⅱ期患者，常有兴奋、躁狂现象，由于躁狂明显消耗体力，促使肝损害加重，可适量应用异丙嗪、氯苯那敏、东莨菪碱等。避免使用巴比妥类及安定类药物，更不宜使用吗啡类强力镇静药。

4. 保肝护肝治疗 可选用还原型谷胱甘肽、硫普罗宁等针剂治疗，以及中药制剂以清热解毒利湿为主，常用舒肝宁注射液、苦参碱注射液、茵栀黄注射液等。

5. 改善微循环，促进肝细胞再生 可使用促肝细胞生长素、前列腺素 E、丹参注射液等。

（三）根据发病机制采取相应治疗

1. 降氨治疗

（1）清洁肠道、降低肠道 pH 值：上消化道出血是 HE 主要诱发因素，胃肠道积血使产氨增加，是血氨升高的重要因素，同时失血性低血容量也可导致肾前性氮质血症，使弥散至肠道的尿素增多，进而引起血氨增高。如因出血而输入大量的库存血，也会增加血氨，以上因素重叠均会诱发或加重 HE。故在消化道出血时，应立即清除胃肠道积血，胃中可用胃管抽吸，肠道可清洁灌肠。首选非吸收双糖乳果糖，乳果糖具有缓泻作用，不仅可通便，清洁肠道，达到清除肠内积食、积血或其他含氮物质的作用，且可在肠道被乳酸杆菌和人肠杆菌分解后生成乳酸、醋酸及蚁酸，增加肠腔的酸度，阻止氨的吸收。每日剂量 30～100ml，分 3 次口服，宜从小剂量开始，以调节到每日大便 2～3 次，粪 pH5～6 为宜。乳山梨醇为乳果糖衍生物，作用机制及疗效与乳果糖相同，但口感好，有更好的耐受性。常用量为 0.5g/kg，每日 2 次，以保持每日 2～4 次软便为宜。也可口服或鼻饲 25% 硫酸镁 30～60ml 导泻，必要时偏酸液体保留灌肠，可选用乳果糖 50ml 加水 500ml 灌肠，或可用 0.25%～1% 乙酸或 10% 食醋代替。右半结肠是产氨的重要部分，灌肠液要抵达右侧结肠。

（2）抑制肠道菌生长和易位：选择肠道不易吸收的抗生素，如新霉素 1.0g，每日 3 次；甲硝唑 0.2g，每日 2 次；利福昔明 400mg，每日 3 次。可抑制肠道产尿素酶的细菌，减少氨的生成。近年研究结果显示利福昔明对 HE 有良好的疗效，具有耐受性好、起效快等优点，可作为Ⅰ～Ⅲ期肝性脑病的辅助治疗。

（3）肠道益生菌制剂的使用：应用肠道益生菌制剂，可抑制肠道产尿素酶的细菌生长，并酸化肠道，对防止氨和其他有毒物质的吸收有一定好处。乳果糖可促进肠道有益菌生长，与微生态制剂联合使用具有互补作用，可改善肠道的微生态平衡。常用有双歧杆菌、乳酸杆菌、肠球菌等制剂。其中粪肠球菌 SF68 疗效确切，嗜乳酸杆菌的疗效尚有争议。推荐用法：双歧杆菌三联活菌肠溶胶囊，2～3 粒，3 次/日；地衣芽孢杆菌，2 粒，3 次/日；乳酸菌素片，3 粒，3 次/日。

2. 促进氨的代谢、拮抗假性神经递质的作用、改善氨基酸平衡

（1）降血氨药物的使用：包括鸟氨酸-门冬氨酸（严重肾功能不全患者，即血清肌酐>3mg/dl 时禁用）、鸟氨酸-α-酮戊二酸、精氨酸（高氯性酸中毒及肾功能不全患者禁用）等，能使血氨下降，有利 HE 症状的缓解。谷氨酸盐因可诱发代谢性碱中毒，反而加重 HE，目前临床上已不再推荐使用。

鸟氨酸-天冬氨酸（L-ornithine-L-aspartate，OA）可以提供尿素和谷氨酰胺合成的底物，可促进体内氨的转化与尿素合成，降低慢性肝病时血氨水平，是目前认为较有效的降低血氨的静脉用药。推荐用法：急、慢性 HE 在 24 小时内可给予 40g，清醒后逐渐减量至 20g/d，加溶液中静脉滴注。由于静脉耐受方面的原因，每 500ml 溶液中 OA 药量不要超过 30g。输入速度最快不要超过 5g/h，以免引起恶心、呕吐等不良反应。

精氨酸是肝脏合成尿素的鸟氨酸循环中的中间代谢产物，可促进尿素的合成而降低血氨。临床所用制剂为其盐酸盐，呈酸性、可酸化血液、减少氨对中枢的毒性作用。25% 的盐酸精氨酸 40～80ml，加入葡萄糖中静脉滴注，每日 1 次，且可纠正碱血症。

（2）拮抗假性神经递质的作用：内源性苯二氮草类似物与抑制性神经递质 GABA 受体结合对中枢神经系统产生抑制作用是 HE 发生机制之一。理论上应用该受体拮抗剂氟马西尼（flumazenil）治疗 HE 是可行的，氟马西尼可拮抗肝性脑病时内源性苯二氮类增多所致的神经抑制，对Ⅲ、Ⅳ期患者有促醒作用，但未显示有长期效益或提高患者生存率，目前只在曾

用过苯二氮䓬类药物的 HE 患者考虑应用。多巴能神经递质的活性降低也是 HE 的机理之一，但在临床对照研究中应用溴隐亭、左旋多巴，除可部分改善患者锥体外系症状外，并未能给 HE 患者带来更多益处。对可能用过苯二氮䓬类药物者可用氟马西尼 1mg(单一剂量)静脉注射；对有锥体外系体征用其他治疗方案效果不佳者可考虑口服溴隐亭 30mg，每日 2 次。

针对假性神经递质学说和 GABA/BZ 复合受体学说，许多研究者进行了相关的探索，如运用左旋多巴、多巴胺受体受体激动剂溴隐亭、阿片受体的特异性拮抗剂纳洛酮等，但实际疗效差异、评价不一，临床工作中不作常规推荐。

(3) 改善氨基酸平衡：支链氨基酸混合液每日 250～500ml 静脉滴注，目的是增加支链氨基酸，减少芳香族氨基酸，在理论上可以纠正氨基酸代谢的不平衡，减少大脑中假性神经递质的形成。

研究显示应用支链氨基酸不仅可以减少 HE 的发生，还可提高患者的营养状态、改善肝功能、降低肝衰竭的发生，提高生存率。另有研究显示，支链氨基酸可刺激肝细胞再生，而降低肝衰竭的发生。摄入足量富含支链氨基酸的混合液对恢复患者的正氮平衡是有效的，还可增加患者对蛋白食物的耐受性，改善脑血液灌流。

(4) 其他药物的使用

1) L-卡泥汀：能显著降低血液和脑内的氨水平，对氨中毒导致的 HE 有明显的保护作用，可清除尿素和谷氨酰胺，可用于各型 HE 的治疗。

2) 依地酸钙钠：可防治锰的沉积。锰的沉积与 HE 的发生密切关联，使用依地酸钙钠与锰螯合，对 HE 有一定的疗效。

3) 锌制剂：有临床验证发现锌的缺乏能够诱发 HE，锌可减少二价阳离子如锰等的吸收，而肝性脑病型晚期血吸虫病患者营养状况差，常常伴有缺锌，因此对体内缺锌的 HE 和肝硬化患者可给予口服锌制剂。

(四) 脑水肿的防治

国外主张对 HE 患者采用硬脑膜下插入微感器监测 ICP，以使其保持在正常水平，通常颅内压应维持在<30mmHg。

1. 控制水、盐摄入量　是晚期血吸虫病并发 HE 时伴有脑水肿的重要治疗原则，根据前 1 天的尿量决定每日补液量(尿量+1000ml)，总量应控制在 2500ml 之内，钠 10～20mg/d，水肿好转后再据病情调整。

2. 降低颅内压　目前多用 20% 甘露醇 125ml，快速静脉滴注。根据病情调整剂量。为提高脱水效果可使用甘露醇与呋塞米联合或清蛋白与呋塞米联合的疗法。

3. 糖皮质激素应用　地塞米松有稳定溶酶体膜和细胞膜通透性的作用，可促进血脑屏障功能的恢复，防治血管源性脑水肿，通常用 20～40mg/d，分次静脉滴入。

(五) 人工肝及肝移植

尽管人工肝支持系统和肝移植给终末期肝病患者带来了存活的希望，但是对于由血吸虫病引起的终末期肝病，至今尚无相关研究资料报道，尤其是肝移植，供体肝可能会遭到血吸虫卵继续损害，这有待于今后进一步研究。

人工肝支持系统对肝功能衰竭并发 HE 患者的临床症状有明显改善作用。对于肝细胞能够迅速再生的可逆性肝功能衰竭，通过人工肝支持治疗，患者可得以生存；对于不可逆性肝功能衰竭，人工肝则是通向肝移植的桥梁。国外学者认为，对有适应证的患者行肝移植是慢性 HE 理想的治疗手段。对于内科治疗无效能采用人工肝支持系统治疗后行肝移植者,预后较好,其 5 年生存率可达 70%,最长已达 13 年。

(六) 轻微肝性脑病的治疗

MHE 患者多无明显症状及体征,但患者可能会有日常活动中操作能力的降低或睡眠障碍。

治疗方案包括调整饮食结构,适当减少蛋白摄入量;可试用不吸收双糖如乳果糖、乳梨醇等;睡眠障碍者切忌用苯二氮卓类药物,以免诱发临床型 HE。

九、预 防

最重要的是进行健康教育,指导患者避免再次接触疫水,合理饮食,避免诱发因素,以尽量减少肝性脑病的发生。

十、预 后

各种原因所引起的失代偿期肝硬化 70% ~95% 在 5 年内死亡,有研究报道肝性脑病第 1 次出现后,患者 1 年和 3 年的存活率分别是 42% 和 23%。提示肝性脑病严重威胁晚期血吸虫病患者的生命。如临床上能够早发现,早治疗或在未出现肝性脑病前积极防治,患者预后可能会相对较好。

(朱永辉 罗立新)

第八节 晚期血吸虫病结肠增殖型

晚期血吸虫病(结肠增殖型)又名结肠增殖型晚期血吸虫病(advanced schistosomiasis, colonic hyperplasia),是指血吸虫病主要以结肠损害并形成虫卵肉芽肿引起肠功能紊乱为突出表现的临床类型,又称为结肠肉芽肿型(colonic granuloma)。虫卵肉芽肿还可发生在回肠、十二指肠和邻近的胃壁。晚期血吸虫病(结肠增殖型)可以合并有门脉高压症,有学者认为如不同时存在门脉高压,应列为慢性血吸虫病。在结肠增殖型晚期血吸虫病的流行区域与我国血吸虫病的分布区域基本一致,多见于长江沿岸及以南的 12 个省、市、自治区。在晚期血吸虫病患者中约占 6%,在我国 1998 年长江中下游洪水后稍有增长趋势。男与女之比为 1∶3.7。根据湖南省血吸虫病防治所附属湘岳医院 1980 ~2010 年的晚期血吸虫病住院病人统计,结肠增殖型晚期血吸虫病人约占同期所有血吸虫住院病人的 0.64%,占晚期血吸虫病人的 5.98%。有人认为该病可以癌变,甚至高达 60%,但恶性程度低,转移较慢,预后良好。

一、致 病 机 制

(一) 发病机制和病理变化

血吸虫成虫寄居于肠系膜静脉内,其所产虫卵进入肠壁内沉积的方式有两种。一是直接沉积，成虫先从肠系膜静脉移行至肠壁内的分支，然后产卵在肠壁内沉积；二是逆血流沉积，虫卵从肠系膜静脉逆血流而至肠壁内沉积。此外，成虫还可在肠外静脉内产卵，虫卵逆血流而至肠壁内沉积。

在肠系膜小静脉内的虫卵，常可引起管壁的病变。因成熟虫卵可引起组织坏死及嗜酸性脓肿形成，破坏静脉管壁，应用网状纤维染色，可以显示血管壁的痕迹。若系尚未成熟虫卵，则在普通切片中即可见到血管的结构，有时还可观察到血管内皮细胞肿大而逐渐变为类上皮细胞或直接形成巨噬细胞的过程。

沉积于肠道组织内的虫卵，以黏膜下层为最多，这是由于该层的血管较为丰富，以及组织疏松之故。严重病例的肠壁各层及肠系膜内均可查见虫卵沉积。肠道病变的轻重，常与虫卵的性质与数量、继发性感染的有无、损害发展的过程以及组织反应的强弱等因素有关。病变进程在理论上虽有急性及慢性两期，但实际上难以绝对区分。因为进入肠壁的虫卵，大多非同一发育期，因而病变一开始即有急、慢性两种性质。经过虫卵反复沉积，新、旧与急、慢性的病理变化相继出现，使病变显得更为复杂。

1. 早期病变　多见于直肠中段的后壁，直肠镜检可见该处黏膜充血、水肿，并有直径约2mm的扁平圆形突起，色褐或青灰，表面呈细颗粒状，但附近黏膜均正常。病变部黏膜有时可坏死脱落而形成浅表溃疡。结肠亦可发生类似损害，但前者的这种变化较少，在全部直肠内只不过3～4个，出血点及息肉等病变则更为少见。这种分布与临床所见的基本一致。

组织学的变化有嗜酸性脓肿，假结核结节及纤维性虫卵结节，但以嗜酸性脓肿及假结核结节较多，有时嗜酸性脓肿缺如而出现一般的脓肿。肠壁的嗜酸性脓肿，以黏膜固有膜内的居多，当与该处肠腺一起坏死脱落后即形成浅表性小溃疡，这样，虫卵及恰-莱氏结晶即可随粪便排至体外。黏膜下层的脓肿，除靠近黏膜肌层部分外，一般均不易破坏黏膜层而形成溃疡，早期的黏膜溃疡多浅而不规则，其中可见针尖大小棕黄色小点，溃疡大小不一，小仅0.5mm，大至4～5mm；少数病例溃疡小而浅，相聚呈蜂窝样结构，这是由于毗邻的许多脓肿发生破溃，而其间仍保留少量正常组织所致。如病变继续发展，则可形成较大溃疡。病程较久病例，溃疡边缘的黏膜可形成不规则的皱褶而覆盖部分的溃疡面，这是由于溃疡边缘黏膜腺体广泛增生的结果。过度增生时可形成息肉，一般为0.5cm×0.3cm大小，具有顶尖而底宽的特点，以单个的居多，亦有2个以上的，但较少，大而多的息肉均属晚期病变。

2. 晚期病变　到了晚期，肠壁病变的性质，虽与早期相似，但以纤维性虫卵结节居多，因而肠壁显著增厚，这是由于虫卵反复沉积而引起肠壁严重纤维化所致。晚期的肠壁黏膜，亦可因营养不良而发生萎缩，亦可由于糜烂而形成溃疡，有的由于明显增生致使黏膜变得高低不平或使皱褶更为明显，息肉亦较早期为大且多。黏膜下层是虫卵沉积最多之处，所以病变最重，大量脓肿发展成为广泛纤维化和疤痕组织。这种病变，常可使相应部位黏膜和黏膜下层明显增厚而形成平皿样突起，小的如绿豆，大的直径可达1.5cm。当肌层内有大量虫卵沉积时，才形成坚实的结节。浆膜的表面无光泽，其上有分散或群集的褐色或棕黄色细颗粒，突出于表面，触之有砂粒感，具有重要的临床意义，可作为诊断血吸虫病的根据。严重的病例，除肠壁外，相应部位的肠系膜及其淋巴结与腹膜后组织亦可受累。

晚期肠壁的组织学病变较为复杂，既有较新的变化，如溃疡，亦有陈旧的变化如黏膜明显增生及黏膜下层大量纤维化，亦可能出现肠壁各层的萎缩。嗜酸性脓肿极少。而主要是广泛纤维化的形成，在新鲜虫卵周围只见零星的炎细胞浸润。至于晚期卵周细胞反应较轻的原因，可能与宿主的免疫调节，即内生脱敏作用（endogenous desensitization）有关。

3. 虫卵肉芽肿的形成　有人研究成虫排卵后，约有 17% 随粪便排出体外，其余沉积于宿主体内。其中沉积在结肠段约占 50%；小肠段约占 10%；肠系膜约占 17%；肝脏约占 23%；大量虫卵沉积在肠壁的黏膜下层和固有层以及肠系膜内，由于机械性（虫卵栓塞）和（或）化学性（虫卵毒素）的刺激作用，引起细胞浸润、假结核结节形成、纤维组织增生、黏膜溃疡等变化，导致组织增生、增厚、变硬或息肉状增生，形成虫卵肉芽肿。严重者可致肠腔狭窄与梗阻。另一方面在肠壁和肠系膜末梢血管内有大量虫卵栓塞而加重局部组织缺血缺氧，上述各种因素的综合作用导致肠道功能紊乱。

（二）病理表现

血吸虫病慢性肠道病变，主要有以下表现：

1. 慢性溃疡　数目较多，个别较大而深，边缘部分的黏膜多有明显增生现象，有些溃疡边缘的黏膜增生不显著，甚至出现萎缩，尤其是黏膜腺体的萎缩更为显著，可能与局部肠壁的营养不良有关。

2. 息肉形成　是黏膜过度增生的结果。以溃疡边缘部位较多，典型的息肉一般较小，多数长为 1.0～2.0cm，顶尖而底宽，底部直径在 0.4～0.6cm 之间，偶见顶端呈椭圆形，这种息肉与肠道先天性息肉有所不同，后者不但数目较多，而且体积亦较大，具有特征性的是底部及蒂部均较窄，顶部膨大呈椭圆形或圆形，有时还呈桑葚状；而血吸虫性的息肉一般较少，仅 1 个或 2～3 个，顶尖而底宽，但组织内虫卵的有无，则是鉴别两种息肉的唯一根据。按增生组织的成分，可将息肉分为：

（1）黏膜性息肉：由黏膜腺体增生而形成，故又称为真性息肉。这种息肉在开始时仅形成丘状突起，以后因腺体不断增生，致局部突起更为明显，一般说，增生的腺体，其结构及功能均与正常的无异，但亦可发生间变，如肠腺上皮细胞的胞浆深染，黏液分泌减少，息肉内均可找到虫卵，但以底部较多。

（2）混合性息肉：兼有黏膜腺体及黏膜下层纤维组织的增生，所以又称为纤维性息肉或假性息肉。它较真性息肉细长，黏膜上皮细胞增生则不显著，只见息肉外周有少量黏膜组织，中心是明显增生的黏膜下纤维组织，其中有散在虫卵。

上述两种息肉常可同时存在，但黏膜性息肉多发生于溃疡边缘的组织再生旺盛部位，且以肠腺为主，因而它是属于一种真性的增殖性生长，而混合性息肉的形成主要是黏膜下层纤维组织增生的结果，因而它与黏膜的再生不如真性息肉关系密切。

3. 黏膜皱褶形成　有时黏膜是局限性或弥漫性的增厚而形成皱褶，这种皱褶常与肠的横轴平行。少数病例可因皱褶过度增厚而发生局部肠腔的阻塞。

4. 黏膜萎缩　在晚期较为普遍，黏膜皱襞减少或消失，黏膜面有散在性棕色小点，大小似针尖，触之有砂粒感，该处黏膜呈青褐色。镜下见黏膜层腺体萎缩，上皮细胞变平，黏膜下层有大量虫卵沉积，多数均已钙化并被大量纤维组织包围。黏膜萎缩的原因，主要是黏膜下层广泛纤维化后阻塞血管，并限制肠蠕动而严重影响营养的吸收。

（三）血吸虫病结肠肉芽肿与大肠癌

调查研究资料表明，日本血吸虫病肠道病变与大肠癌的发生存在着一定的因果关系。但血吸虫病肠道病变并发大肠癌的年龄、性别及癌肿部位与单纯性大肠癌有所不同：

1. 发病年龄　血吸虫病合并大肠癌的平均年龄为 37.6～40.4 岁，而单纯性大肠癌的为

44.4～46.3 岁。

2. 患者性别　血吸虫病合并大肠癌，男与女之比为4∶1，而单纯性大肠癌则为2∶1。

3. 病变部位　血吸虫病合并大肠癌以乙状结肠、降结肠和横结肠多见，其发生率为单纯性大肠癌的2.4～6.5倍，而单纯性大肠癌则主要分布于直肠，结肠部位少见。

4. 组织病理　血吸虫病肠道病变合并大肠癌的肠壁较厚，较硬，肠壁各层及癌组织间有大量陈旧或钙化虫卵沉积，癌肿附近黏膜有较多息肉形成，并能找到在腺瘤基础上发生癌变的组织学证据。故有人认为炎性息肉和虫卵息肉是肠血吸虫病发生大肠癌的前提。血吸虫病肠道病变并发的大肠癌主要为腺癌，分化程度较高，恶性程度较低，癌组织呈浸润性生长而侵犯黏膜肌层、黏膜下层和肌层，甚至浆膜层，经淋巴转移的少见。这可能与肠壁，特别是黏膜下层纤维组织的大量增生而不利于癌细胞经淋巴管转移有关。

二、临床表现

本病起病缓慢，病程大都较长，不少患者可达10年以上。女性多于男性。女性发病率较高的原因可能与妇女既往连续怀孕，家务繁忙，而延误血吸虫病的病原治疗有关。年龄以青中年最多，20～50岁年龄组占整个病人数的2/3以上。

（一）临床症状

1. 一般症状　部分病人可表现为乏力、低热、消瘦，部分病人发生结肠梗阻前，可无任何前驱症状。

2. 腹痛　以左下腹疼痛最为常见，可呈阵发性或持续性疼痛，疼痛剧烈时常可放射至腰背部，少数患者在肛门及其周围亦感疼痛。一般在排便前疼痛加重，排便后有所缓解。

3. 排便习惯和性状改变　多数以便秘为主，但亦可有腹泻或便秘与腹泻交替出现。排便常有不畅的感觉。便秘时2～3天或5～6天一次，粪质较硬或粟粒状。腹泻时每天解大便3～4次或5～6次，但很少超过10次者，粪质多为稀薄可伴有黏液，个别患者可有脓血便。部分患者因肠腔狭窄而出现大便变扁变细，类似于面条状。

4. 肠梗阻症状　因肿块向肠腔内生长，可导致肠腔狭窄，甚至闭锁，从而出现发作性肠梗阻的表现。

（二）体征

1. 腹部索条状物　病变发生在降结肠、乙状结肠者，往往于左下腹可摸到具有压痛痉挛性索条状物，即使排便后也仍存在。索条状物长度自3～10cm不等，一般多在5～8cm，疼痛时索条状物常更明显。如果发生其余部位结肠，有时也可扪及肿块，由于结肠周围炎症粘连，肿块境界不清，比较固定，有触痛和压痛。

2. 肝脾大　大多数患者有肝大，主要为肝左叶肿大，质地偏硬，可有轻度压痛。脾大者较少见。如合并门脉高压，则脾大明显。

三、辅助诊断

1. 粪便虫卵检查　粪检阳性率不高，一般不易发现血吸虫卵。

2. 免疫诊断　未经病原学治疗的患者特异性抗体阳性率较高，对于确定诊断意义较大。

3. 直、乙状结肠镜检及纤维(电子)结肠镜检　位于直肠或乙状结肠的病变可作直肠镜、乙状结肠镜检查,对于乙状结肠以上的病变,可应用结肠镜检查,常可见到肠黏膜色泽苍白、黏膜面粗糙、增厚或萎缩、血管纹理不清、充血、水肿、点状出血、溃疡等病理改变。大量虫卵沉积在肠壁,刺激肠壁产生假性新生物状肿块。呈息肉样或葡萄状肉芽肿,有的肉芽肿表面可呈菜花状改变,血吸虫卵性息肉体积小,呈圆形或条索状,常成簇分布,表面橘黄色。部分患者可见结肠痉挛、狭窄、息肉或肉芽肿形成,个别患者可有癌变。

在直、乙状结肠镜检查时,取肠壁黏膜压片检查,常能找到血吸虫卵(主要为远期变性虫卵和或钙化虫卵)。

4. 肠壁黏膜活体组织学检查　大都有浆细胞、淋巴细胞、嗜酸性细胞浸润;部分有结缔组织增生、腺体息肉样增生、腺上皮增生或萎缩、腺体间变等。可发现变性血吸虫卵。

5. X线钡剂灌肠检查　可以发现结肠刺激征象。可见结肠袋形变浅,甚至袋形消失、黏膜增粗、紊乱、少数患者可有不同程度的充盈缺损以及结肠痉挛(结肠腔变狭窄、袋形加深、锯齿状边缘或环状缺损,但边界光滑柔软)等X线征象,而且病变范围较为广泛。

四、鉴别诊断

(一) 肠道易激综合征(IBS)

本病为功能性疾病,有大便习惯改变,无脓血,内镜及X线检查无异常发现。

(二) 慢性菌痢

本病为痢疾杆菌引起的肠道感染性疾病,因腹泻和腹痛应与血吸虫病性结肠肉芽肿鉴别,根据临床表现、并结合流行病学资料、粪便检查等综合分析。鉴别要点:

1. 菌痢有流行病学史,病前1周内有与病人接触或进食生冷不洁食物史,慢性者常有急性细菌性痢疾史。

2. 菌痢患者粪便常规镜下常可发现白细胞或红细胞,并可见吞噬细胞。

3. 大便培养可见痢疾杆菌阳性。

4. 内镜下病变多位于直肠和乙状结肠,可有充血、水肿、糜烂或溃疡,溃疡多为表浅性,大小较均匀,溃疡与溃疡之间黏膜可以正常。鉴别的关键在于病原学检查,可以通过粪便、直肠拭子进行细菌培养检出痢疾杆菌。

5. 抗感染治疗有效。

(三) 慢性阿米巴肠炎

阿米巴慢性结肠炎是溶组织阿米巴所致的大便习惯和性状改变为主要表现的原虫性结肠炎,病变主要侵犯右半结肠,也可累及左半结肠,甚至全结肠。好发于青壮年,常有果酱样大便。典型的内镜表现早期为针尖样溃疡,溃疡之间黏膜正常,后期溃疡增大呈火山口样改变。最可靠的鉴别方法为活检标本糊状粪便中找到溶组织阿米巴包囊或滋养体,抗阿米巴治疗有效。

(四) 肠结核

肠结核通常继发于肠外结核,好发于回盲部,绝大多部分的症状为腹泻、便秘交替出现,部分病人有低热、盗汗的结核中毒症状,内镜显示肠道病变呈跳跃性分布,溃疡较深,呈潜行性，黏膜的炎症较轻，一般无假性息肉形成，部分亦呈增生的病变，多处环形肠腔狭窄，活检组织为干酪样肉芽肿，有时可找到结核杆菌。抗结核治疗有效。

（五）真菌性肠炎

该病多发生于婴幼儿、孕妇和年老体弱者，尤其是长期使用广谱抗生素和糖皮质激素者，主要表现为腹泻、腹痛，常有口腔黏膜的感染（鹅口疮），内镜表现为局部肠黏膜有斑片状红肿、白色斑块状渗出物和表浅溃疡，局部刷取或刮取的渗出物中可找到真菌和菌丝孢子，去除诱因和抗真菌治疗有效。

（六）嗜酸性肠炎

该病是肠道组织中嗜酸性粒细胞浸润性疾病。约半数的病人有过敏史，腹痛较多见，而黏液脓血便少见，可有脂肪泻和腹水，大部分病人血中嗜酸性粒细胞增多，血清 IgE 增多，钡餐及肠镜检查病变累及全消化道。

（七）溃疡结肠炎

为肠道非特异性慢性炎症性疾病，应与血吸虫性结肠肉芽肿相鉴别。溃疡性结肠炎的好发部位也常于直肠、乙状结肠、降结肠，也可出现腹痛、腹泻，但可出现黏液血便为主。纤维结肠镜检查亦可同为浅表溃疡，但不如血吸虫病性肉芽肿黏膜充血和增生明显，X 线检查直肠呈连续性，弥漫性的小龛影，而血吸虫病性肉芽肿为肠壁僵硬，或充盈缺损。该病 SASP 药物治疗有效，但抗血吸虫治疗无效。

（八）腹型恶性淋巴瘤

为原发于胃肠道的恶性淋巴瘤，回盲部是一个好发部位，因有腹痛、腹泻等消化道症状，且可肝脾大，应与血吸虫性肉芽肿鉴别。可以从以下几方面鉴别：

1. 均有发热、盗汗、乏力等全身症状。
2. 可同时伴腹腔淋巴结肿大。
3. 骨髓穿刺或骨髓活检可帮助诊断。
4. 结肠镜检下观察及活组织检查加以区别。
5. 抗血吸虫治疗无效。

（九）克罗恩病

为一种病因未明的胃肠道非特异性肉芽肿性炎症性疾病，临床上以腹痛、腹泻、腹块、肠瘘、肠梗阻为特点，应与血吸虫性肉芽肿相鉴别。

1. 该病整个消化道均可发生，但主要累及末端回肠和邻近结肠，病变呈节段性分布。
2. 多有体重下降，营养不良、低热或中等发热的全身症状。
3. 实验室检查：血沉增快、C 反应蛋白增高、血清免疫球蛋白增高。
4. 内镜检查病变表现节段性分布，多发性口疮样溃疡或纵行性、裂隙性溃疡，溃疡周围黏膜正常或增生呈鹅卵石样。
5. 病检为肠壁全层性炎症性病变，部分合并有肛门的病变，有难治性溃疡、肛瘘或肛裂。
6. 钡灌肠可见黏膜皱襞紊乱，纵行性溃疡或裂沟、鹅卵石症、瘘管形成等表现。

（十）结、直肠息肉

该病临床上可有便血、黏液便、大便次数增多等大便习惯改变，但内镜及 X 线钡灌肠所见为单个或多个黏膜新生物或充盈缺损，但无黏膜溃疡，肠壁受累少或范围少，病理检查可明确诊断。

（十一）家族性结肠腺瘤病

该病亦有腹泻、便血，有些伴脓血便、腹痛，但发病年龄平均25岁左右，以息肉为主要表现，大小仅几毫米，少数超过1cm，差异较小，数目在100枚以上。肠壁受累较浅，钡灌肠检查无结肠袋变浅和肠壁僵硬现象，且该病大多有家庭史。

（十二）结、直肠癌

右半结肠癌往往以贫血或其他消耗性症状为主要症状就诊发现或出现腹块、梗阻等肠道症状，经内镜检查发现；而左半结肠癌则往往以大便性状和习惯性改变为先发症状。结肠镜检查癌肿呈不规则隆起、溃疡或糜烂，并伴有周围浸润。钡灌肠检查主要为充盈缺损，早期在一侧出现，呈不规则分叶状。一般不难鉴别，特别是病检可作确诊依据，但如表现肠壁僵硬、肠腔狭窄时应分别与血吸虫病性肉芽肿相鉴别，其区别在于血吸虫性肉芽肿可有以病变为中心的上下肠管有逐渐的改变现象，受累肠管范围较长，另外癌肿者B超、CT等影像检查可发现淋巴结转移或肝脏等转移或周围脏器浸润现象，但在严重的血吸虫肉芽肿发生肠腔狭窄时应警惕癌肿或癌变同时存在，多点病检是必需的。

五、外 科 治 疗

（一）适应证

1. 经内科治疗后临床症状未见好转，仍表现为腹痛、便秘、便血或黏液便、腹部压痛。
2. X线、结肠镜检查发现息肉、溃疡或狭窄，病理证实为大肠肉芽肿，并且有并发穿孔、梗阻、肠瘘或炎性肿块者。
3. 活组织检查有癌症变倾向或已有癌变者。
4. 如有门脉高压症，但无相关严重并发症，肝功能Child A、B级者。

（二）禁忌证

1. 全身情况不良，虽经术前治疗未能矫正者。
2. 有严重心、肺、肾疾患，不能耐受手术者。
3. 门脉高压症，肝功能严重失代偿者。
4. 重度贫血者。
5. 糖尿病未控制者。
6. 证实有癌变，且有远处转移者。

（三）一般术前处理

1. 控制饮食。
2. 纠正水、电解质紊乱和贫血。
3. 肠道准备。
4. 合并有门脉高压症时，需妥善处理相关临床问题。

（四）术前肠道准备

大肠手术前肠道准备的目的是清除粪便，减少肠内细菌数量，清除局部感染，防止手术后感染、吻合口瘘等并发症发生。通常可通过机械性肠道清洗和药物性肠道灭菌进行肠道准备，必要时进行术中肠道灌洗。一个好的肠道准备应达到以下几点：

1. 结肠完全空虚，不导致黏膜水肿。

2. 肠腔内细菌数量减少。

3. 不影响水电解质平衡。

4. 病人耐受好、方便、价廉。

5. 对病灶刺激小。

（五）手术原则

主要是解除病人肠腔狭窄、梗阻、出血、防治癌变。肠腔狭窄、梗阻、出血无疑是外科治疗的重点。但大肠血吸虫肉芽肿是癌前病变。因此，临床上一经发现结、直肠血吸虫性肉芽肿形成，并经病理检查证实者应行手术切除，不应等待证实癌变后再手术。而且有时病理活检不一定能发现病变，尤其早期癌变在活检时常不易取得阳性标本，需多次活检时才能找到癌变细胞。所以对临床症状明显者，不能排除肉芽肿癌变时，应及时手术切除。切除标本应仔细检查并多处取材病检。肠管增生严重并且有轻度狭窄者，应手术切除，术中作冰冻切片，证实无癌变者，可作病变肠管切除；若已癌变者，则按结、直肠癌根治术原则处理。若术中发现多个癌灶，必要时作全结肠切除或分段局部切除，切除范围应足够。合并门脉高压症时，应注意防止损伤开放的腹膜后门体侧支循环和直肠下端静脉丛。

（六）麻醉选择

根据患者情况多选择气管插管静脉复合全麻或持续硬膜外麻醉。

（七）术式选择

临床上往往根据肉芽肿的部位、病变范围、是否伴有癌变和癌变浸润及转移的范围、是否伴有肠梗阻等，同时结合病人的全身情况决定手术方式和切除范围。

1. 对病变局限者行局限性肠段切除术，如结肠局部切除术、结肠分段切除术、乙状结肠局部切除术和回盲部切除术等。适合肉芽肿病变局限，无癌变者，一般切除范围距病变2～3cm即可；如邻近肠管有血吸虫病性结肠炎，为防止肉芽肿再发，也可适当扩大切除范围。

2. 对病变较广泛者可行左半结肠切除术或右半结肠切除术、横结肠切除术。

3. 直肠血吸虫肉芽肿患者，在排除直肠癌的前提下，尽量采用保肛直肠切除术。因其为良性病变，不必扩大手术范围，紧贴肿块切除已足够，位置在5～7cm者需采用吻合器，位置过低者可仅剥除直肠黏膜，保留肌鞘，行拖出式结肠肛管吻合术。直肠肉芽肿较小者，可在直肠镜下微波凝固、激光切除或电凝破坏。

4. 并发急性结肠梗阻时，尽量通过胃肠减压、胃管内注入石蜡油润肠、低压灌肠等非手术治疗解除梗阻，作好肠道准备后再择期手术；非手术治疗不能解除梗阻时才采用急症手术：

（1）右半结肠梗阻者行右半结肠切除，一期回-结肠吻合术；若全身情况差，有低蛋白血症、肠壁水肿、周围粘连严重，右半结肠切除难度较大时，可以作回肠-横结肠吻合术；或直接梗阻近段造口术后再二期行肠切除术。

（2）左半结肠梗阻者行左半结肠切除，近端造口，远端封闭术；患者一般情况好时也可在术中插管行结肠灌洗，一期结肠吻合术；还可以切除梗阻病灶，近端造口，远端封闭，待二期手术。或直接梗阻近段造口术后再二期行肠切除术。

（3）直肠梗阻时，可切除病灶后，在术中插管行结肠灌洗，一期吻合，必要时行预防性横结肠双口造瘘；或者行乙状结肠造瘘，直肠封闭术（Hartmann术式）。

（4）若患者全身情况差，不能耐受较大手术者，可行梗阻以上结肠造口术，如盲肠造口术、横结肠造口术等;对于直肠或乙状结肠梗阻,又因肉芽肿病变,常有系膜炎症肥厚挛缩,手术游离困难者,应行横结肠造口为宜;等患者病情恢复稳定,作好肠道准备后再行二期切除吻合术。因其为良性病变,为择期手术,二期手术一般在三个月后施行,此时患者一般情况已恢复,腹腔内炎症已吸收消退,组织健康,手术操作更为方便,也更为安全。

5. 腹腔镜下手术 随着腹腔镜技术的广泛应用,镜下分离、止血、吻合设备(如双极电凝、超声刀、P-K 刀、LigaSure、氩气刀、镜下切割吻合器等),以及镜下分离、缝合、打结技术的不断发展,腹腔镜下结、直肠手术在我国逐渐开始普及,这一创伤小、出血少、恢复快的微创术式也逐渐得到同道的认可和病员的欢迎。在晚期血吸虫病结肠增殖型的治疗中适用于需择期手术的患者,对于并发肠梗阻需急诊手术、尤其需术中肠道灌洗的患者不宜采用。腹腔镜的手术适应证、术前肠道准备、术式选择及手术原则与开腹手术相同,只是手术途径为微创途径。由于晚期血吸虫病结肠增殖型为良性病变,无须淋巴清扫,无转移、复发之虞,较结、直肠癌更适合于腹腔镜下手术,在腹腔镜下游离、小切口游离肠袢拖出切除吻合。但腹腔镜只是器械操作,缺乏手指的触摸,所以病灶定位非常重要,要求术前有准确的定位,因纤维结肠镜检查时可出现结肠套叠于肠镜上,定位可能不准确,所以不能单靠肠镜定位,还需钡灌肠定位,甚至采用术中纤维结肠镜定位,手术切除肠畔的范围宜大不宜小,以免遗漏病灶,最好采用规范的右半结肠、左半结肠、横结肠、乙状结肠、直肠或全结肠切除术。

6. 合并癌变的处理 凡血吸虫性肉芽肿合并癌变者,均应按结、直肠癌手术原则进行处理。

(八) 术后处理

1. 监测生命体征变化。
2. 严密观察引流管有无腹腔出血和肠漏等发生。
3. 应用抗生素抗感染及病原治疗。
4. 术后一般并发症的防治。
5. 合并门脉高压症时,要注意肝功能的保护和营养支持治疗,防止相关并发症的发生。

(王鹏 丁国建)

第九节 晚期血吸虫病侏儒型

儿童期反复感染血吸虫尾蚴后,引起体内各内分泌腺出现不同程度的萎缩及功能减退,以垂体前叶和性腺功能受累最常见,表现为生长发育障碍,青春期身材矮小、性器官不发育、没有生育能力,面容苍老,形似先衰的“小老人”,而智能却往往正常,称此为晚期血吸虫病侏儒型(advanced schistosomiasis, dwarfism),属于继发性侏儒症范畴,亦被称之为血吸虫病性侏儒症(寄生虫感染性侏儒症)。部分侏儒型晚期血吸虫病患者同时可以伴有腹水、巨脾、胃底食管静脉曲张等门脉高压征象。这些病理损害会使患者长期生存变得更加困难而显著缩短他们的寿命。

新中国成立初期,黄铭新等(1956)在上海市青浦县钱盛乡血吸虫病流行区调查了 3 个村庄,共 623 人,当地居民血吸虫病感染率为 98%。在排除其他有关因素可能影响后,发现侏儒型晚期血吸虫病患者有 25 人,占当地 3 个村庄血吸虫病患者总数的 4%。1958 年大规模收治血吸虫病人时,各地报告的血吸虫病性侏儒症患者,在晚期血吸虫病人中约占

5.8% ~8.1%。1960 年,在血吸虫病严重流行的江西省玉山县,一次收治住院的血吸虫病人中,竟有 25% 是血吸虫病性侏儒症患者。

湖南省血吸虫病防治所附属湘岳医院 1969 年 7 月至 1989 年 10 月共收治晚期血吸虫病 850 例,其中侏儒型 30 例,约占整个晚期血吸虫病的 3.5%;1990 年,安徽省望江县调查了全县晚期血吸虫病 404 例,侏儒型 4 例,约占 0.99%。2003 年,湖南省在全省血吸虫病流行区开展了晚期血吸虫病调查,调查晚期血吸虫病 5405 例,其中侏儒型 17 例,占 0.31%。2004 ~2007 年湖北省共救治晚期血吸虫病 20 899 例,侏儒型 73 例,占 0.35%。2007 年,浙江省对全省现存晚期血吸虫病患者进行了全面筛查和救助,共确认晚期血吸虫病患者 1060 例,侏儒型 2 例,占 0.2%。2008 年,江苏省现有晚期血吸虫病病人 7138 人,实际调查 6848 人,其中侏儒型 52 人,占 0.8%。2009 年,湖南省调查了晚期血吸虫病 5367 例,其中侏儒型晚期血吸虫病患者仅 13 例,约占整个晚期血吸虫病患者的 0.24%。2010 年四川省共确诊晚期血吸虫病患者 1684 例,其中侏儒型 29 例,占 1.72%。

以上资料显示,随着血吸虫病防治工作的深入开展,历经 60 余年的变迁,侏儒型晚期血吸虫病在整个晚期血吸虫病中的构成比各省报道不一,已由新中国成立初期的 5.8% ~8.1% 下降至目前的 0.2% ~1.72%,其患病率由约占血吸虫病患者总数的 4% ~25% 下降至 1.5% ~1.7%。侏儒型晚期血吸虫病目前在临床上已很少见,可能与合并多器官损害,大多中途病故有关。其发病原因是儿童期反复感染血吸虫尾蚴所致。

一、发病机制

侏儒型晚期血吸虫病的发病机制至今尚未完全阐明,囿于临床病例的逐步减少,缺乏大样本资料的系统分析与临床研究。我国学者从临床观察、病理检查、动物试验等进行研究,发现血吸虫病性侏儒症最可能的发病机制,是在儿童时期反复感染血吸虫尾蚴,成虫和虫卵不断地借其代谢产物,严重地影响了全身的代谢机能,垂体前叶首先受累,功能减退,从而引起机体的生长发育障碍和各内分泌腺体的萎缩变化。

垂体前叶嗜酸性细胞能分泌生长激素,已为生理及组织学家所公认。垂体前叶功能减退,前叶嗜酸性细胞显著减少,是侏儒型晚期血吸虫病患者生长发育障碍的主要原因。病理资料显示垂体重量的减轻和体积的缩小是绝对的。其次,肝脏代谢及解毒功能有所减退及胃肠功能失调所致的代谢障碍也有一定作用。近年来发现某些胃肠多肽激素,如舒血管肠肽激素,不仅存在于消化道,而且在下丘脑及垂体门脉血液中存在,被认为它可能有调节垂体激素分泌的作用,肠道病变可影响胃肠多肽激素的分泌,并继之影响垂体的分泌功能。垂体前叶分泌一系列蛋白质和多肽激素,包括促甲状腺激素(TSH)、促肾上腺皮质激素(ACTH)、黄体生成素(LH)、促卵泡激素(FSH)、催乳素(PRL)、生长激素(hGH)、促黑素(MSH)、促脂解素(LPH)、内啡肽等。这些从腺体分泌出的微量激素进入血液循环,被输送到诸如甲状腺、肾上腺皮质、性腺等外周内分泌腺体以及乳腺、骨骼、肌肉等器官,分别刺激相应靶腺产生和分泌特异的激素以调节机体和组织的生长发育。因此,垂体前叶功能受累,势必导致生长发育障碍和继发性性腺、甲状腺和肾上腺皮质功能低下,是引起血吸虫病性侏儒症的中心环节。这种内分泌腺功能的继发性改变,可能是单一的,也可能是多发的。

(一) 内分泌系统紊乱

1. 生长激素系统 人体的正常生长发育与生长激素(hGH)密切相关,骨生长最基本和必需的过程是软骨的硫化作用,由 hGH 在生长介素(Somatomedin,SM)的介导下促进骨的生长,使身材长高,而 SM 主要在肝、肾中合成。因此,hGH 缺乏或生成不足可能是产生侏儒症的一个重要原因。因此过去有人把血吸虫病性侏儒症归入继发性垂体性侏儒症可能基于这种设想。但有研究资料提示该类患者的 hGH 并不缺乏,有的反而升高,TRH-hGH 试验亦正常,提示侏儒型晚期血吸虫病的发病可能与 hGH 无关。hGH 偏高则可能是由于该类患者之肝肾功能受损,不能合成足够的对 hGH 有反馈调节作用的 SM 有关,或者是由于 SM 受体病变所致。而侏儒型晚期血吸虫病患者血清 SM 水平和(或)SM 受体水平到底怎样?目前缺乏相应研究资料,故这一论点尚属推测。尽管部分患者的常规肝肾功能大致正常,但亦不能排除肝脏对某些酶或激素代谢功能的潜在性损害。已有报道:在血吸虫病性肝纤维化时(此时常规肝肾功能检查多数正常)口服葡萄糖后 2 小时内 hGH 常呈持续性升高而与正常人不同。

2. 性激素系统 性腺的发育与成熟有赖于垂体前叶分泌的促性腺激素的作用。故未成长的小动物如摘除了脑垂体,则其性腺的发育就遭受了抑制而不能成熟。如同样手术行之于成熟的动物,则性腺发生萎缩。性激素与生长发育关系密切。除了其可促进骨的生长、加速骨骺愈合外,主要在于促进性的发育。青春期的身体骤长可能与性激素的爆发性分泌有关,下丘脑-垂体-性腺轴任一环节病变时均可引起性发育异常。研究资料表明:青少年血吸虫病性侏儒症患者的性激素明显异常,表现为男性的血浆雌二醇(E_2)、睾酮(T)、E_2/T 比值明显低于正常,黄体酮(P)和黄体生成素(LH)则高于正常;女性的 E_2、P 明显降低,但 T 和 LH 则升高。已知,与男性性发育密切相关的睾酮(T)80% 来自睾丸,雌二醇(E_2)则来源于肾上腺皮质和睾丸或由外周睾酮经芳香化后转化为 E_2,黄体酮(P)则在 FSH 和 LH 作用下通过间质细胞线粒体内某些酶的作用而合成。因此,P 升高表明睾丸间质细胞对 FSH、LH 刺激仍有反应,睾酮、雌二醇下降则表明由黄体酮转化为睾酮、雌二醇发生障碍而引起 E_2/T 比例的失调,可能是造成男性患者骨生长和性发育障碍的重要原因。黄铭新等报告,这类患者睾丸曲细精管体积缩小,精原母细胞与精原细胞数目减少,精子极少,曲细精管基底膜增厚,间质纤维组织增生。这些形态学变化与男性患者内分泌改变结果相符。女性血浆睾酮(T)50% 来源于外周组织转化,来自肾上腺皮质和卵巢者分别占 25%,雌二醇(E_2)主要来源于卵巢,黄体酮(P)在排卵前主要来源于肾上腺皮质和卵巢,其余来源于外周组织的转化。女性 E_2降低、T 升高,提示卵巢发育受抑制或激素合成及代谢障碍。E_2/T 比例的下降提示女性患者卵巢功能不良是闭经和初潮延迟的重要原因。P 的降低也可能与 E_2降低有关。P 降低亦表明这些患者不存在卵泡成熟或排卵的可能性,这与其临床表现是一致的。促黄体释放素(LRH)垂体兴奋试验表明,该类患者的 LH 基值高、对 LRH 反应大致正常或稍偏低与垂体性侏儒症的 LH 基值低或缺乏,对 LRH 刺激呈低弱或无反应者不同,与原发于睾丸病变的活跃反应及与青春期延迟者之基值低但对 LRH 反应正常均不同,可见在青春期或青春期前患者作有关的垂体功能试验将有利于该病的鉴别诊断。因此,青少年血吸虫病性侏儒症患者的性腺发育受抑制或性激素合成障碍,可能在其发病机制中有重要意义。部分患者垂体对 LRH 刺激的反应已有减弱,表明随着病情的加重和发展,最后也可能损伤垂体甚至下丘脑功能。

3. 甲状腺激素系统　甲状腺激素可促进骨化中心的发育,TSH 与性腺激素受体也有亲和性。血吸虫病性侏儒症患者 T_3、T_4并不缺乏,这与 TSH 偏低是一致的,T_3偏高的原因可能是由于其受体敏感性下降所致,或可能是由于患者体内锌偏高所致,因已证实锌可使 T_4转化为 T_3的速度加快。促甲状腺激素释放激素(TRH)-TSH 和 TRH-PRL 反应表明:垂体对 TRH 刺激有反应,垂体 TSH、PRL 储备功能大致正常。TSH 偏低也可能与学龄期儿童甲状腺对 TSH 的敏感性增加有关;PRL 偏低与其 E_2偏低是一致的。这些均与垂体性侏儒症不同。提示甲状腺激素系统与血吸虫病性侏儒症的发病可能无直接的关系。

肝脏是甲状腺激素代谢的重要器官之一,有报道肝纤维化患者大多存在甲状腺激素水平异常。肝脏是 T_4和 T_3代谢和执行功能的主要场所之一,血吸虫病患者晚期的肝纤维化进程中均有明显的甲状腺激素代谢紊乱,紊乱程度与肝功能受损程度有明显相关性。在肝脏产生的各种脱碘酶作用下,T_4转化为 rT_3 和 T_3。肝纤维化患者由于肝功能不同程度的损伤,致使由肝脏产生的脱碘酶发生异常,5′-脱碘酶活性降低,依赖 ATP 酶的 T_4摄取减少,导致 T_4转化为 T_3障碍,而 rT_3则因 5′-脱碘酶障碍而清除率锐减,致血清内 T_3降低,rT_3则升高,其 T_3/rT_3、T_4/rT_3比值也发生相应变化,且可随病情的加重而进一步下降。文献报道肝硬化患者 T_4向 T_3转换率由正常人的 35.7% 可以降低到 15.6%,随着晚期血吸虫病患者肝纤维化的程度不断加重决定了其 T_3/rT_3、T_4/rT_3比值的进一步下降,表明肝脏功能及肝纤维化进一步恶化。一旦侏儒型晚期血吸虫病患者出现甲状腺激素代谢紊乱,尤其是 T_3/rT_3、T_4/rT_3比值进行性下降,则提示肝损害加重、预后不良。这对判断侏儒型晚期血吸虫病患者的预后及转归有重要意义。

4. 肾上腺皮质激素系统　由于肾上腺皮质也参与性激素的合成,因此与人体的正常发育有关。据报道男性血吸虫病性侏儒症患者血浆皮质醇正常,女性降低,这与临床上女性一般情况比男性为差是一致的,提示血浆皮质醇的改变尚有一定的性别差异,但基本上仍在正常的日夜节律的波动范围之内,说明与侏儒型晚期血吸虫病的发生关系不大。

(二) 常量元素与微量元素代谢异常

已知许多无机盐成分和微量元素不仅是人体的重要组成成分而且与人体的生长发育关系密切,但在侏儒型晚期血吸虫病发病机制中的意义如何尚不明了。有研究资料显示此类患者存在有 Ca、Mg 不足和 Cu、Zn 偏高的现象,提示侏儒型晚期血吸虫病患者可能存在 Ca、Mg、Cu、Zn 等常量元素和微量元素的吸收代谢异常。但也发现如血 Mg 等与其家属参照值相似,所以也应考虑与地理环境因素或饮食习惯有关,而与侏儒型晚期血吸虫病的发生关系不大。Cu 与生长发育及生殖关系密切,血 Cu 过高尚可加速人体衰老过程。曾有报道女性血吸虫病性侏儒症患者血 Cu 浓度测定为 1.30μg/ml±0.11μg/ml,较正常对照组 0.82μg/ml±0.03μg/ml 显著升高($P<0.01$),体格发育亦差,其中有 3 例血 Cu 值均达到 1.7μg/ml 以上,其性征发育尤为低下,并有早衰表现。说明其血 Cu 水平高低与其临床表现相一致。Zn 参与体内多种酶的合成或代谢,与生长发育关系密切。故缺 Zn 常可引起生长发育障碍,尤以儿童期明显。Zn/Cu 比值失调与许多疾病相关。因此早期有人认为血吸虫病性侏儒症与缺 Zn 有关。但陆仁康等曾经报道血吸虫病性侏儒症患者血 Zn 值较正常对照组偏高,并不缺 Zn,与 hGH 偏高相符合。而血 Zn 偏高的原因可能是由于机体感染血吸虫尾蚴后所产生的一种营养免疫防御机制,使 Zn 的吸收增加所致。因此认为血吸虫性侏儒症患者 Ca、Mg、Cu、Zn 等常量元素和微量元素异常可能与其胃肠功能紊乱和免疫功能改变有关,而与侏儒型晚

期血吸虫病的发病无直接的联系。

(三) 肝肾功能与侏儒型晚期血吸虫病的关系

肝肾是人体内许多参与生长发育有关的激素、酶和介质等的重要合成、代谢、分泌或排泄的器官。日本血吸虫病常合并有不同程度的肝肾功能损害,但与侏儒型晚期血吸虫病的发生有何关系,目前尚不明了。虽然部分患者的常规肝肾功能检查无明显异常,似与血吸虫病性侏儒症的发生无关。但仍然不能排除在常规肝肾功能以外的潜在的肝肾功能损害。已有报道血吸虫病性侏儒症患者均可存在不同程度的肝纤维化,并表现为糖耐量异常和 hGH 变化。hGH 升高可能表明肝肾合成 SM 的某些功能已有损害,但不能在常规的肝肾功能检查中显示。虽然患者的血浆 hGH 水平较高,但其生长发育仍有障碍。因此,肝肾功能在侏儒型晚期血吸虫病发病机制中的意义尚需进一步探讨。

(四) 免疾功能状态与侏儒型晚期血吸虫病的关系

血吸虫病的免疫学发病原理已越来越受到人们的重视。侏儒型晚期血吸虫病的发生亦可能与此相关。已测得侏儒型晚期血吸虫病患者淋巴细胞转化率等细胞免疫功能指标明显偏高,这与晚期血吸虫病病人的明显降低不同。而与急性血吸虫病病人相似但又无急性病人的血清病样表现。现已证实:急性血吸虫病患者的细胞免疫功能亢进,循环免疫复合物增加可能是造成急性期血清病样表现和肝外损害的重要原因。血吸虫病性侏儒症患者可能是由于长期的免疫功能亢进累及下丘脑-垂体轴功能和(或)性腺等而导致侏儒症。性腺是最易受到免疫攻击的腺体之一。但由于各人被感染的程度和免疫反应性不同,因此有的人发生了侏儒症,有的则没有,有的病情重,有的病情轻。提示免疫功能改变可能是引起青少年血吸虫病性侏儒症的重要原因之一。

综上所述,反复的血吸虫尾蚴感染所引起的长期细胞免疫功能亢进,可能导致性腺发育受抑制或性激素的合成或代谢发生障碍以及 SM 产生不足是形成青少年血吸虫病性侏儒症的重要原因。但是,垂体前叶嗜酸性细胞数目减少,hGH 缺乏或生成不足仍然是形成侏儒型晚期血吸虫病的一个不可忽视的重要原因。

二、病 理 改 变

血吸虫病性侏儒症的病理形态学改变,临床及动物实验资料甚少。经文献检索,迄今为止近 60 多年以来,国内仅有宝贵的 3 例尸检病例报告,其中,男 2 例,女 1 例,年龄均为 20 岁,且均为 20 世纪 50 年代末期的病例。

1. 垂体 重量绝对减轻,体积缩小,表面光滑,无渗出病变或出血点,切面质地均匀,未见坏死灶。组织检查见各种细胞形态未见特殊改变,前叶嗜酸性细胞(Crooke 染色法)明显减少,排列非常疏松,且体积较正常为小。

2. 甲状腺 重量减轻,体积变小,质较硬。在切面中,颜色呈土褐色,失去正常甲状腺所具有的胶质样光泽。镜检:滤泡大小不等,多数都缩小,滤泡上皮萎缩,有的滤泡尚未发育成腺泡的结构,有的竟无腺腔,腔内类胶质很稀薄或缺乏,上皮为立方形或低立方形,圆柱形上皮则很少见,且较正常的小。滤泡及小叶四周的纤维组织高度增生,且有玻璃样变,部分纤维组织已生入小叶中,在小叶边缘可见少量血吸虫卵沉着,无钙盐沉积。

3. 肾上腺　重量减轻，切面发现皮质显著变薄。显微镜观察见皮质萎缩，尤以网状层最为明显。皮质之上皮细胞类脂质含量很少。髓质未见明显变化。在皮质包膜下有血吸虫卵沉积。束状层及网状层细胞减少。

4. 睾丸及附睾　未发育，两侧睾丸的体积均较正常为小，重量减轻，鞘膜光滑，切面精细管不能牵成线状细丝。显微镜下：精细管很小，多呈未发育状态，精原细胞及精母细胞都很少，精细胞亦极少，几乎找不到精子。间质纤维组织增生。附睾管中亦未见精子。

5. 卵巢　两侧卵巢切面有许多大小囊腔，内含白色冻胶样物。组织检查证明这些囊腔都是极为扩张之滤泡囊肿，囊肿腔充满伊红色浆液。切片中未找到成熟滤泡，连初级滤泡也极少。在宽韧带粘连处见到数个钙化虫卵。

6. 子宫　体积与同龄正常人比较显著缩小，子宫壁较薄。镜下见子宫内膜萎缩。

7. 松果体、甲状旁腺、胸腺及扁桃体等均无明显病变。

8. 长骨　硬骨质厚薄不均，一般都变薄，最厚处为 0.25cm，最薄处仅 0.05cm，骨骺线粗细亦不一致（0.05～0.4cm），且不成一直线，弯曲似锯齿，骨髓灰红色，质软如湿润的沙泥。镜检，长骨骨外膜因纤维组织增生而极度增厚，硬骨部仅见少量骨样组织，相当于骨内板的位置，被整片软骨代替，在个别地方可见少数骨细胞；骨小梁纤细，骨髓腔显著扩大，骨质疏松；骨骺线粗细不一，骺板除软骨外，未见硬骨形成。

三、临 床 表 现

儿童时期反复感染血吸虫尾蚴后，除有腹泻、便血、乏力、消瘦、食欲下降、肝脾大、腹水、门脉高压等一般血吸虫病的症状体征外，部分还表现为侏儒，以生长发育受阻为特征，尤以骨生长和性发育障碍最突出。主要表现为以下几方面：

1. 生长发育迟缓：患者出生时无异常，出生后生长发育正常，无侏儒症家族史，无染色体异常，无 X 线可见的骨发育异常等引起的生长发育障碍因素。只是在反复感染血吸虫尾蚴以后才出现生长发育停滞，男女发病比例约为 2∶1，年龄大多为 16～20 岁。曾有文献报道血吸虫病性侏儒症患者生长发育停滞年龄最早 6 岁，最迟 17 岁。表现为体格发育迟缓、矮小，面容苍老，无青春前期生长加速现象。体格发育大多停留在正常儿 11～15 岁水平。身高处于同种族、同性别、同年龄正常健康儿童生长曲线第 3 百分位数以下，或低于平均身高的 2 个标准差。

2. 性器官不发育及第二性征缺乏：正常男性性发育始于 11～13 岁，18～24 岁完全成熟，正常女性一般在 10～12 岁开始发育，平均 14.5 岁月经来潮，17～23 岁发育成熟。虽至发育年龄，男性生殖器如幼童状，睾丸小，胡须、腋毛、阴毛等均不生长，无性要求；女性则卵巢、子宫及外生殖器均如幼儿状，原发性闭经，乳房、臀部不发育。

3. 骨骼发育不全：骨骼的生长与成熟受到抑制，骨龄落后于实际年龄 2 年或 2 年以上。X 线检查全身骨骼无破坏及骨质侵蚀等现象，但骨骼发育均受到影响。

4. 智能基本正常：与正常同龄人相比无明显减退，与年龄相称，可能与此类患者在垂体前叶功能受累之前，碘代谢及甲状腺素代谢正常，并不影响大脑皮层的发育有关。

四、辅助检查

（一）病原学检查

同慢性血吸虫病。

（二）常规检查

1. 一般情况下，血、尿、便常规检查无明显异常，当合并有肝肾功能损害或脾大、腹水、胃底食管静脉曲张等门脉高压表现时，可出现血常规"三系"细胞减少，蛋白尿及大便隐血试验阳性。

2. 肝肾功能检查可以正常或出现不同程度损害，部分患者合并乙型肝炎时，乙肝全套阳性，血脂、血糖、血气分析没有并发症时基本正常，血清电解质紊乱一般表现为 Ca^{2+}、Mg^{2+} 不足和 Cu^{2+}、Zn^{2+} 偏高，也有部分病例 Zn^{2+} 偏低，未合并腹水时 K^{+}、Na^{+}、Cl^{-} 正常。

3. 腹部彩超检查，可发现腹腔脏器的一些病理形态学改变，主要表现为血吸虫病肝纤维化，病变严重者可出现门静脉高压、脾大、腹水等肝功能失代偿的影像学表现。

4. 心电图检查一般正常。

（三）hGH 测定

hGH 每日呈脉冲式分泌，一日之间波动较大。在低血糖、饥饿、运动及一些应激性刺激后可引起 hGH 分泌增加。hGH 分泌随年龄而变化，在 2 岁内浓度较高，成年后维持在一个较低水平，约为 1～5ng/ml。正常儿童安静时血清 hGH 很低（0～3ng/ml），因此单次测定血清 hGH 无助于 hGH 缺乏的诊断。血吸虫病性侏儒症 hGH 明显降低，甚至不能测出其基础值，可测夜间睡眠后 1 小时或运动后的血 hGH 浓度，或进一步作激发试验。但也有 hGH 测值高于正常的报道。

（1）SM 测定　正常值男性 0.34～1.90ku/L，女性 0.45～2.2ku/L。当血吸虫病性侏儒症者低于此值时，SM 对 hGH 的反馈调节作用下降，导致 hGH 偏高。

（2）hGH 激发试验　经典 hGH 激发试验包括生理性激发试验（运动、睡眠等）和药物激发试验（胰岛素、精氨酸、左旋多巴、可乐定等）。以各项激发试验后测得血清 hGH 的最高值（峰值）作为垂体应答反应，激发试验中 hGH 峰值大多出现在用药后 60 分钟左右。胰岛素、左旋多巴激发试验阳性率明显高于运动、深睡眠激发试验，提示药物激发试验灵敏度高可靠性强；生理性激发试验效果不理想，灵敏度低。

hGH 激发试验判断标准：hGH 峰值<5.0ng/ml 为完全缺乏，5～10ng/ml 为部分缺乏，>10ng/ml 为正常。以峰值>10ng/ml 为激发试验阳性。

1）胰岛素低血糖刺激试验：该试验是通过静脉注射胰岛素迅速降低血糖，作用于下丘脑糖受体，使生长激素释放激素（GHRH）分泌增加或通过体内反馈调节使作为升糖激素的 hGH 分泌增加。空腹状态下，普通胰岛素 0.05～0.10U/kg，用注射用水稀释，浓度为 1.0U/ml，静脉推入，用化学发光方法检测血清 hGH 水平，也可在采血同时测定血糖水平。正常反应为兴奋后血糖下降到 2.8mmol/L，或为空腹血糖的 50% 以下，hGH>10ng/ml。

2）精氨酸刺激试验：精氨酸可以使 hGH 分泌增加。试验时，早晨空腹，注射用水稀释成浓度为5% ~10%精氨酸溶液，以0.5g/kg体重计算（最大量不超过30g）于30分钟内匀速静脉滴注。

3）左旋多巴（L-Dopa）试验：左旋多巴是兴奋性神经递质，经多巴胺能途径或介导GHRH的增多使hGH水平升高；一般10mg/kg，1次口服，为可靠的激发试验。

4）可乐定（Clonidine）试验：可乐定作用于中枢神经系统α-肾上腺素能受体，刺激下丘脑释放GHRH，促进hGH的应答反应，以判断垂体hGH的分泌能力。患者在试验前必须禁食8小时以上，选择在早晨空腹进行，但不必禁水。试验前患儿先静卧半小时，1次空腹口服，剂量按0.15mg/m^2或5μg/kg（最大为250μg）。口服可乐定后部分患者可有血压降低、心率减慢、头晕、头痛、嗜睡等不良反应发生，故在进行可乐定激发试验时应加强护理，整个试验过程中患者必须卧床。

任何一种激发试验均有15%失败的可能，须至少2项激发试验均无hGH反应，才可诊断hGH分泌异常。因此上述4项激发试验必选2项，其中，前2项必选1项。以上4种试验均于用药前及用药后0、30、60、90、120分钟取血测血清hGH值，任何2种试验中有1次hGH值达10ng/ml以上即为正常，否则为生长激素缺乏。

（四）甲状腺、性腺和肾上腺皮质功能测定

1. 甲状腺功能测定　T_3、T_4、TSH、FT_3、FT_4多数正常或偏低，有时T_3偏高，提示甲状腺激素系统与血吸虫病性侏儒症的发病可能无直接的关系。如侏儒型晚期血吸虫病肝损害加重，则T_3/rT_3、T_4/rT_3比值进行性下降，提示预后不良。

2. 性激素测定　血浆FSH、PRL一般正常或偏低，LH高于正常；男性的血浆雌二醇（E_2）、睾酮（T）明显低于正常，黄体酮（P）高于正常；女性的E_2、P明显降低，T高于正常。提示血吸虫病性侏儒症患者的性腺发育受抑制或性激素合成障碍。

3. 肾上腺皮质功能测定　血浆皮质醇（F）有明显的昼夜变化，故其血浆浓度也有相应的昼夜波动。早晨6~8时含量最高，以后逐渐降低，夜间12时至次日2时最低。早晨8时为140~630nmol/L；下午4时为80~410nmol/L；晚8时为小于早晨8时的50%。男性血吸虫病性侏儒症患者血浆皮质醇正常，女性降低。

（五）X线检查

常用左手腕掌指骨片评定骨龄，本症骨龄延迟，一般落后于实际年龄2岁或2岁以上，曾有报道骨龄延迟5~6年的侏儒型晚期血吸虫病病例。其X线特点为①全身骨骼匀称性短小；②多数患者的骨小梁细小，管形长骨的骨皮质较薄；③骨体钙质沉淀不足，骨质较稀松；④头颅大小正常，骨缝闭合正常，颅骨可有颅面发育不匀称，保持幼年期的颅面比例，颅板变薄板障发育不良，额骨垂直部前突；⑤蝶鞍大小和形态正常，亦可发育较小；⑥乳突和鼻窦气化不良；⑦乳恒齿并存，拥挤不齐；⑧脊柱椎体小，椎间隙相对增宽，儿童期椎体前缘血管沟持续存在；⑨四肢骨对称性细小，骨骺出现及愈合明显延迟，骨骺线粗糙而呈凹凸不平的不规则形状，但骨化中心出现并不延迟；长骨纵径生长停止或明显缓慢；⑩女性骨盆较小，呈漏斗状。

（六）CT或MRI检查

根据病情需要选择头部CT或MRI检查，观察患者垂体大小、形态、结构的变化及与周围结构的关系，患者的鞍区表现主要为垂体萎缩（指高径）。

（七）染色体核型分析

女性作染色体检查，排除 Turner 综合征。

五、诊断与鉴别诊断

（一）诊断

影响生长发育的因素很多，因此，单纯用“血吸虫病+生长发育障碍”作为侏儒型晚期血吸虫病的主要诊断依据显然是不够全面的。因此，确诊侏儒型晚期血吸虫病需具备以下条件：

1. 自幼生活在血吸虫病流行区，有反复接触疫水或有明确的血吸虫病史；部分病例有门脉高压症状和体征，并经临床和实验室检查确诊为日本血吸虫病者。

2. 无染色体异常、无侏儒症家族史，其出生时或出生后生长发育均正常，只是在经反复多次感染血吸虫尾蚴以后才出现生长发育停滞。

3. 患者身高、体重和性发育情况符合侏儒症临床表现。

4. 智能正常，与年龄相称。

5. 排除造成生长落后的其他情况。

（二）鉴别诊断

侏儒型晚期血吸虫病的鉴别应从广泛的诊断视野出发，全面地考虑引起侏儒的多种可能性，加上特异性的实验室检查，对侏儒型晚期血吸虫病的鉴别诊断应该是不成问题的。

1. 体质性青春期发育延迟　男性 15 周岁尚未开始第二性征发育，女性 13 周岁无性发育，至 15～16 岁或乳房芽蕾出现后 5 年以上未来月经者，为青春期发育延迟。诊断体质性青春期发育延迟的参考指标为，健康男青少年青春发育延迟一般在 18 岁之前，伴有：①生长和骨龄发育障碍，骨龄与生长速度相关，骨龄在 12～13 岁间；②睾丸体积>2ml；③常有青春成熟延迟家族史；④除外其他器质性原因。女青少年青春发育延迟一般在 16 岁之前，伴有：①青春发育常在骨龄 11 岁时开始；②青春前期生成缓慢；③仅在青春发育开始时，方能与促性腺激素缺乏症作出鉴别；④无器质性病变，FSH 在正常范围；⑤常有青春发育延迟家族史。

2. 家族性（遗传性）矮小　比青春期延迟少见。遗传性矮小与父母高度较矮有密切关系。个体的生长是沿着低于第 3 百分位数线发展的。按其本人的生长速度来说，其生长是正常的，但比一般的要慢。遗传因素是导致身材矮小的主要原因，有家族性，甚至有种族性，青春期发育的年龄正常，最终是身材矮小，在第 3 百分位数线以下，属于正常的矮人。

3. 宫内发育迟缓　单纯的低出生体重不伴有畸形者，一部分婴儿在生后能生长发育正常，一部分则一直沿着较低的百分位数线生长，直到成人期成为正常的矮人，此类又称为特发性宫内发育落后。

4. 全身性疾病所致矮小　全身性疾病可影响生长发育，神经系统疾病可损伤丘脑下部、垂体功能；慢性肺疾病如肺囊性纤维性变，肠道的炎症长期不愈，兰氏贾第鞭毛虫病，谷胶过敏症等均有肠吸收不良；先心病、肾衰竭、慢性肝病、各种贫血和因哮喘、肾病等长期应用皮质激素治疗均可引起生长落后或青春期发育延迟。一般是由于疾病抑制下丘脑和垂体功能，引起 hGH 分泌减少，或者是肝肾功能受损，使 SM 的生成减少，血中 SM 含量下降。患儿的最后高度与疾病的严重性及持续时间有关。

5. 精神因素所致矮小　又称精神剥夺性侏儒，患儿生长缓慢，身材矮小，骨龄落后。无家族身矮史。可有家庭中精神受压抑的情况，但在病程中确定精神因素引起生长障碍常有困难，只有在改变环境，离开家庭去住院或住校以后，小儿的生长速度很快发展达正常水平，则可反映生长障碍是由于环境心理因素造成，发病的机理可能是中枢神经系统特别是下丘脑受刺激后，导致生长激素的分泌缺陷或不足所引起。

6. 染色体疾病所致矮小　染色体疾病中，18 三体征，21 三体征均有严重的畸形，易于鉴别。原发性卵巢发育不全症（Turner 综合征），为女性缺少一个 X 染色体或 X 染色体部分缺失所致。临床常见的核型表现有：45XO，45XO/46XX 嵌合型，45XP1（X 长臂缺失）及环形染色体等多种细胞核型。临床特点包括身材矮小、颈蹼，肘外翻、发际低等畸形。还有第二性征不发育及原发无月经，乳房、卵巢、子宫等性器官均发育不良。有的病例伴有智力低下和内脏畸形。X 线见骨骺出现时间正常，愈合延迟，常有指骨优势和掌骨征阳性，胫骨内侧平台下降，颅底凹陷和男性骨盆等。对于女孩矮小者均应做细胞染色体检查。

7. 内分泌疾病所致矮小

（1）原发性垂体性侏儒症：也称特发性垂体性侏儒症。发生的原因尚不明了。本症在垂体性侏儒症中较多见，约占 70%，男女比例为 2～4∶1。主要表现有四个特征：①躯体生长迟缓，自 1～2 岁以后开始生长速度减慢，停滞于幼儿期身材，年龄越大落后越明显，至成年其身长也多不超过 130cm；②骨龄较年龄明显延迟；③性器官不发育及第二性症缺乏；④智力可与年龄相称，病人年长后常因侏儒且不发育而精神抑郁、悲观，产生自卑感；⑤血清生长激素水平低下，且对胰岛素诱发的高血糖及精氨酸、左旋多巴、溴吡斯的明等兴奋试验无反应（低于 5μg/L）；⑥青春期后血清促性腺激素水平低下。

（2）继发性垂体侏儒症：多由于下丘脑和垂体及其附近肿瘤、炎症、创伤等引起。且多在原发疾病之后逐渐出现症状。发育障碍可开始于任何年龄，一般发病年龄较原发病例为大。继发于颅内肿瘤者，可有头痛、恶心、呕吐、视力障碍、视野缺损、头围增大等颅内压增高及其他神经症状。如同时发生垂体后叶损害者，则可伴有尿崩症。

（3）Laron 侏儒症：是一种生长严重迟缓的罕见疾病，也称为生长激素迟钝症候群。hGH 受体或受体后有缺陷，产生胰岛素样生长因子-Ⅰ（IGF-Ⅰ）减少；后者是出生后促进生长的主要生长介素。该症为常染色体隐性遗传，其临床表现与垂体性侏儒症一致，测定血中 IGF-Ⅰ缺乏或明显减少再加 hGH 升高，则可诊断。

（4）糖皮质激素过多症：包括 Cushing 病、肾上腺肿瘤分泌过多的皮质醇以及长期用糖皮质激素治疗。原因是多方面的，主要可能是大量的糖皮质激素抑制了 hGH 分泌，抑制生长介素对软骨生长的刺激作用，并造成负氮平衡使蛋白质合成障碍及骨质脱钙，这样骨基质形成迟缓，钙盐不能沉积，生长便被抑制。

（5）甲状腺功能减退症：在儿童表现为克汀病，由于甲状腺先天发育不良或甲状腺素合成酶的缺陷或地方性缺碘等各种原因引起的甲状腺素生成不足均导致生长发育停滞，骨化中心不发育，骨龄明显落后，智力障碍，四肢比躯干短，头大，囟门闭合延迟，鼻梁宽平，眼裂窄，舌厚而大，常伸出口外。甲状腺摄 I^{131} 率明显减低。常有怕冷、便秘、皮肤粗糙、嗜睡、不爱活动等症状，血中甲状腺素含量低等。X 线可有骨干变形，副骨骺，骨骺可呈颗粒状，常有髋内翻及腰椎楔形变。但也有一部分患儿表现不典型，以生长发育障碍明显其他症状较轻，应引起注意。

(6) 糖尿病:幼年期糖尿病控制不好,一部分患儿生长发育障碍,原因可能是这部分患儿的内生糖皮质激素过多加上胰岛素不足,其蛋白质合成等受到严重影响。有效地治疗糖尿病可使生长恢复。若患儿有糖尿病、矮小症与肝脾大则称为 Mauric 综合征。

8. 骨骼发育异常所致矮小 是一群因骨骼或软骨异常而导致身材矮小的疾病总称,这类疾病除了会影响骨骼与软骨组织的正常发育外,有时还会造成骨骼变形,甚至影响身体的其他系统。这类疾病通常都呈现比例不对称的身材矮小,是不匀称矮小的主要原因。此类患者大多智力正常,目前已有 200 多种以上的骨骼发育异常被报告出来,其中 4 种最常见骨骼发育异常为:致死性畸胎(Thanatophoric Dysplasia)、软骨发育不全(Achondroplasia)、成骨发育不全症(Osteogenesis Imperfecta)、软骨生成不全(Achondrogenesis)。致死性畸胎与软骨生成不全约占致死性骨骼发育异常的 62%,软骨发育不全症则占了一般性骨骼发育异常的大部分。在诊断上,除了根据临床症状的评估外,影像学检查如 X 光片、MRI、CT 等,皆是辅助诊断的工具,除此之外,依据不同的疾病类型,还可进行相关的基因检查。

9. 各种矮小综合征 为先天或遗传性疾病,如 Prader-Willi-Lalhert 综合征、Cornelia de Lange 综合征、Laurence-Moon-Biedle 综合征、Noonan 综合征、Seckel 综合征(鸟头状侏儒)等,以及常染色体异常引起的各种病症,均可在儿童期乃至成人表现为身材矮小;除矮小外,尚有各自独特的临床表现较容易与侏儒型晚期血吸虫病相鉴别。

六、治 疗

(一) 基础治疗

1. 营养不良者应加强营养,调整饮食蛋白质含量,摄入蛋白质可按每日量 1.5 ~ 2.5g/kg,每 3 ~ 5 天递增 5 ~ 10g 左右,如无不适,逐渐增加到每日 3 ~ 4g/kg。

2. 保肝、护肝等药物治疗,可选用还原型谷胱甘肽、舒肝宁、硫普罗宁、苦参碱等注射剂治疗。

3. 合并有肝肾功能损害、门脉高压表现、巨脾、腹水、上消化道出血、水电解质酸碱平衡紊乱等并发症时,应进行相应的对症支持治疗。如合并巨脾症、脾功能亢进,脾切除往往对促进生长发育有良好效果,因脾功能亢进有抑制垂体前叶分泌功能的作用。

(二) 病原治疗

肝功能正常的情况下,予以吡喹酮 3 日疗法,总剂量按 60mg/kg,每日 3 次,餐后半小时口服。

(三) 激素治疗

1. 生长激素 诊断生长激素缺乏症者给予生长激素治疗,目前基因重组人生长激素(recombination hGH,rhGH)已被广泛应用,常用剂量每日 0.1U/kg,睡前 1 小时皮下注射,每周 3 次。如生长不够快,可逐渐增加剂量或改为每日 1 次,但不超过每日 0.25U/kg。开始治疗 6 ~ 12 月疗效最显著,第 1 年可增高 5 ~ 10cm 甚至 10cm 以上。长期应用后生长速度减慢,每年增高 3 ~ 5cm。开始接受这种治疗的年龄越早,效果越好。治疗应持续至骨骺愈合为止。如加用促进蛋白合成的雄激素类药物,疗效可能增加。生长激素和雄激素对促进生长有协同作用。

在 rhGH 治疗过程中,需要注意以下几点:

（1）少数患者在 rhGH 治疗过程中可能发生甲状腺功能低下，应及时纠正，以避免影响 rhGH 的疗效，故应定期进行甲状腺功能的检查，若有缺乏，可同时给予甲状腺素治疗。

（2）个别患者可能容易发生股骨头骺板滑脱，在 rhGH 的治疗期若出现跛行现象应注意评估。

（3）有时 rhGH 可导致过度胰岛素状态，因此，必须注意患儿是否出现葡萄糖耐量减低的现象。

（4）同时使用皮质激素会抑制 rhGH 的促生长作用，因此，促肾上腺皮质素缺乏的患儿应适当调整其皮质激素的用量，避免其对 rhGH 产生抑制作用。

（5）注射局部红肿与 rhGH 制剂纯度不够以及个体反应有关，停药后可消失。

（6）少数注射后数月会产生抗体，但对促生长疗效无显著影响。

（7）较少见的副作用有暂时性视乳头水肿、颅内高压等。

（8）切忌过量用药，一次注射过量的 rhGH 可导致低血糖，继之出现高血糖。长期过量注射可能导致肢端肥大症以及其他与 rhGH 过量有关的反应。

（9）注射部位应常变动以防脂肪萎缩。

2. 苯丙酸诺龙　一般在 12 岁后小剂量间歇应用，每周 1 次，每次 10 ~ 12.5mg 肌注，1 个疗程 3 ~ 6 月，停药 3 ~ 6 月后，复查腕骨骨龄，如骨龄仍落后 3 岁以上再开始第二疗程。以后反复用药，停药观察疗效，以 1 年为宜。若骨龄与年龄接近或低于 3 岁时，则不宜再用，以免影响最终身高。治疗中切忌用药量过大，间隔过短和连续用药。

3. 绒毛膜促性腺激素　只适用于年龄已达青春发育期，骨龄 12 岁以上，经上述治疗身高不再增长者。一般女性在 16 岁以后、男性在 19 岁以后才可以用药，用药年龄不宜过早，因为它能促进骨骺融合，最终阻碍骨骼增长。每次 500 ~ 1000U 肌注，每周 2 ~ 3 次，2 ~ 3 个月为 1 疗程，间歇期 2 ~ 3 个月，可反复应用 1 ~ 2 年。在男性，绒毛膜促性腺激素刺激睾丸生长，在女性，刺激肾上腺皮质与卵巢，使分泌睾酮，以促生长和青春期出现。

4. 甲状腺素片　剂量根据缺乏的程度而异，从小剂量开始，每日 15 ~ 30mg。需晨空腹口服给药，开始用药后 2 ~ 4 周复查激素水平并调整剂量。

5. 有肾上腺皮质功能减退者，可选用氢化可的松治疗。

七、预　后

侏儒型晚期血吸虫病的患者经过基础治疗、血吸虫病原学治疗以及激素替代治疗后，生长速度加快，最后能达到完全正常的高度，生长发育恢复正常。

（朱永辉　邓维成）

第十节　晚期血吸虫病混合型

晚期血吸虫病患者常同时存在 2 个或 2 个以上临床类型（除普通型），称之为晚期血吸虫病混合型。如巨脾患者合并有腹水，出血患者合并有腹水，侏儒患者合并巨脾等都称之为混合型。混合型患者病情更严重，也更复杂，随着病情发展或治疗的影响作用，各临床类型可能相互转化，而各型转化也存在一定的因果关系。如出血型患者出血时可以诱发腹水或加重腹水，腹水型患者在利尿或放腹水治疗时可能诱发肝性脑病等。晚期血吸虫病混合型诊断不困难，但治疗比较棘手。临床医生要根据病情的轻重缓急、抓住要解决的主要问题综合治疗，同时要根据具体病情，开展个体化治疗，要多学科参与决定治疗方案。混合型患者虽然病情复杂，治疗困难，但临床上有些混合型患者疗效还是较好的，如巨脾型合并腹水型患者，经过护肝利尿等综合治疗后行巨脾切除术，可以达到临床治愈。巨脾型并出血型患者经过巨脾切除加断流术后，亦可达到临床治愈，有部分患者可恢复劳动能力，生存 20～30 年并不少见。

（邓维成）

第十一节 异位血吸虫病

日本、曼氏、埃及血吸虫感染均可在宿主体内异位寄生并产生异位损害。在偶然的情况下或血吸虫重度感染时，童虫可能在正常寄生的宿主血管系统（如门脉系统、痔上静脉及肠系膜下静脉等）以外的其他血管部位寄生并发育为成虫，此为异位寄生。成虫产生的虫卵沉积于正常寄生血管系统以外的器官或组织中，引起虫卵肉芽肿反应，由此造成的损害称为异位损害（ectopic lesion）或称为异位血吸虫病。

异位寄生与异位损害多发生在大量尾蚴感染的急性期，但慢性期及晚期患者也可出现。引起异位损害的途径非常复杂，有的至今尚未阐明。由于虫卵可以通过不同途径进入体循环，因此，理论上讲全身各器官均可发生虫卵异位沉积而产生异位损害，但部分异位损害病例因缺乏临床症状而可能被忽视。Lima 曾报道 544 例血吸虫病尸检病例，结果发现高达 17.6%（96 例）的病例存在血吸虫异位损害。比较常见的异位损害部位是脑、肺，其次是阑尾、胃、肾、心脏及皮肤。其他器官的异位损害多为散发病例报道。

一、脑型血吸虫病

脑型血吸虫病（cerebral schistosomiasis，CSM）是血吸虫的虫卵沉积于脑组织和（或）脑膜所引起的中枢神经系统疾病，多由日本血吸虫感染所致，曼氏血吸虫感染亦可引起。其发病率报道不一，占血吸虫病的 1.74%～4.3%，可发生于血吸虫感染的任何时期，大多发生于血吸虫尾蚴感染后 3～6 个月，急性 CSM 潜伏期短至数周或数月，慢性 CSM 潜伏期长达数年以上，急性期和慢性期临床表现不一。

（一）发病机制

寄生于门脉系统内的血吸虫成虫及虫卵异位于脑组织和脑膜是其致病原因。其发病机制至今尚未完全阐明，有证据表明血吸虫卵到达脑组织的可能途径有：①脑组织中的虫卵直接来自寄生于颅内静脉窦中的成虫，血吸虫成虫主要寄生在门静脉系统中，但在少数情况下，也可寄生在门静脉之外的静脉中。脑部虫卵分布较为集中且呈局灶性，以顶叶及其附近为主，可能系成虫寄生在病灶附近产卵沉积所致。②脑部虫卵来自寄生在门静脉系统的成虫，虫卵可通过充血扩张的肝窦至肝静脉，经体循环沉积于体内各处。当肝纤维化引起门腔静脉的口吻合支扩大时，肠系膜静脉内的虫卵也可能随血流而沉积于脑组织中。③虫卵通过脊髓静脉系统而抵达脑部，脊静脉在脊椎腔内，与腹腔、胸腔及盆腔静脉均有丰富的吻合支，且其中无静脉瓣，当腹腔，胸腔或盆腔内压力增高时，静脉血流通过吻合支而逆流到脊椎静脉系统的可能性很大。文献报道：虫卵通过逆行静脉（retrograde venous）进入脊椎硬膜外静脉丛（即 Batson 静脉丛），而该静脉丛起着连接门静脉系统到脊髓静脉腔（venae cavae）及脑内静脉的作用。这一路径允许成虫反常移行到中枢神经系统并原位产卵，或者是从门静脉-肠系膜-盆腔系统来源的虫卵形成的栓子经此路径整体移动进入脑内。一旦在神经组织中沉积，成熟的卵内毛蚴（mature embryo）分泌和排泄抗原性和免疫原性物质，引起卵周肉芽肿反应（periovular granulomatous reaction）。脑内局部区域内的大量虫卵和肉芽肿通过炎症反应和占位效应损伤周围邻近的正常神经组织。

（二）病理改变

颅内损伤与虫卵在神经组织的沉积部位及宿主的免疫反应有关。虫卵在脑内沉积后可引起以下病变。①特异性炎性病变：主要发生于病灶区软脑膜和其下皮质及白质内，可表现为虫卵肉芽肿、假结核结节和疤痕结节等形式，并有浆细胞浸润，病灶周围毛细血管网形成；②非特异性病变：表现为胶质细胞增生，脑（或脊髓）软化或水肿，小血管炎性变化等，其中肉芽肿的形成为其主要病理变化，由于肉芽肿的形成和周围广泛脑水肿所形成的占位效应，其临床经过与脑肿瘤极为相似。

根据发病机制特点，血吸虫卵主要沉积在大脑中动脉供血区域，因此以顶叶、额叶和颞叶病变为最多而明显。小脑受累的机会相对较少，大体观察在受累的脑膜和脑组织出现局限性炎性病变，软脑膜表面有大小不等，形态不一，颜色不均匀的灰黄色结节，质地较软，边界清楚。软脑膜增厚、浑浊，与蛛网膜粘连，切开脑组织可见灰质和白质交界处有较密集或散在的黄色粟粒样结节，边界不清，质较软，呈海绵状。光镜下，早期病变部位以嗜酸性和假结核性虫卵结节为主的炎性细胞浸润，周围血管出现炎性反应，尤其以静脉为主，周围脑组织水肿变性，少突胶质细胞浸润增生，还有单核巨噬细胞，淋巴细胞大量渗出，间质水肿，有些毛细血管的动脉端炎症出现管腔狭窄阻塞，有些较大的小动脉因虫卵阻塞使脑组织缺血、缺氧、变性甚至坏死，在嗜酸性肉芽肿形成过程中，这些炎性细胞逐渐变性崩解，血管（动脉和静脉）内皮细胞出现水肿变性，细胞间隙增大、渗出，逐渐形成以虫卵为中心的嗜酸性肉芽肿。随时间延长，出现凝固性坏死，周围有大量纤维细胞、类上皮细胞、胶质细胞包绕并形成新生毛细血管，类似结核结节，故有研究称此为类结核性虫卵肉芽肿。当虫卵萎缩消失，大量胶质细胞增生，形成胶质性肉芽肿。许多相似的肉芽肿聚集在一起，形成较大的假瘤性占位病变，部分病例产生占位效应，很容易误诊为脑瘤。

（三）临床表现

1. 急性期表现　常在夏季发病，青少年居多，男性多于女性，多有明显疫水接触史，潜伏期 4 周左右，发病较急，畏寒或寒战，高热，出汗，热型以间歇热为主，其次弛张热，稽留热少见。临床症状明显偏重，常表示感染者为初次受染而没有产生免疫力或免疫缺陷者，但也可见于再次大量感染的慢性血吸虫患者，当出现脑膜炎的症状时，表示神经系已受到损害，主要表现为发热、头痛、恶心、呕吐、颈部抵抗、厌食、咳嗽、皮疹、腹泻、腹痛、嗜睡感、疲倦、时间、地点人物定向障碍；也可有精神症状，如幻视、幻听、妄想，缺乏判断力和自信心，答非所问，有时被误诊为精神疾病而就诊。重者可以癫痫发病，意识障碍，肢体瘫痪，二便功能障碍，脑膜刺激症状和锥体束征。

急性感染血吸虫后，成虫和虫卵分泌的毒素和代谢产物所致的变态反应也可出现急性脊髓炎的症状如进展性运动障碍。感觉迟钝或减退，麻木或感觉过敏、共济失调以及括约肌功能障碍的症状。偶尔出现周围神经损害的症状，如四肢麻木，远端对称性或不对称性手套和袜套样感觉障碍。神经系统查体可见四肢肌力下降，肌张力减退，腱反射减弱或消失，可出现传导束型感觉障碍，深感觉、震颤觉以及本体感觉均减退或消失，出现共济失调，病理反射阳性，二便功能障碍。

2. 慢性期表现 感染后6个月或数年后出现不同类型的神经系统症状。通常表现为一种缓慢进展的颅内损害，其临床表现主要取决于脑内损害的部位和颅内压力的升高。表现为头痛、抽搐、视乳头水肿、视觉异常、语言功能紊乱、感觉损伤、偏瘫、眼球震颤、共济失调等，上述表现可波动于数周之内或超过1年。

3. 临床分型 根据发病机制、起病时间和临床表现可分为急性型和慢性型。有极少数慢性型病例症状复杂多样不易分型，也可称为混合型。

（1）急性型

1）脑膜脑炎型：多于感染后4～6周发病，有高热、恶心、呕吐、意识障碍，定向力障碍、烦躁不安及精神症状，多伴有颅内高压及局灶性脑部症状体征，有的伴有脑膜刺激征，严重者癫痫样发作、昏迷、大小便失禁。

2）急性脊髓炎型：与常见的急性脊髓炎表现相同，可表现为急性截瘫、感觉障碍、大小便障碍等。

（2）慢性型

1）癫痫型：占慢性型的大多数，因虫卵积聚在大脑皮层所致或附近局限性脑膜脑炎并形成以虫卵为中心的嗜酸性肉芽肿，晚期为纤维性肉芽肿所致刺激性病灶异常放电，其发病率33.8%～62.0%。表现为各种类型的癫痫发作，发作的形式主要取决于病变的部位、大小等因素，其中以单纯和复杂部分性发作多见，也有部分患者表现为全面性发作。

2）脑瘤型：由于脑组织中数个甚或数十个虫卵肉芽肿（早期嗜酸性和晚期纤维性）聚集形成较大类肿瘤组织所致的占位病变，发生率约18%～34.6%。表现为逐渐加重的头痛、呕吐、视物模糊、复视等颅内压增高的症状。局灶性神经定位体征有偏瘫、偏身感觉障碍、失语、偏盲、共济失调等。少数病例可出现内分泌失调症状，系病变累及下丘脑-垂体所致，表现为多饮、多尿、月经不调、阳痿、性功能障碍等。

3）脑卒中型：血吸虫的虫卵栓塞脑血管，或者是由于血吸虫卵侵蚀脑血管（小动脉或小静脉），使血管壁炎性改变而破裂出血，形成脑卒中或蛛网膜下腔出血。表现为卒中样发病，骤然出现偏瘫、偏身感觉障碍、失语、意识障碍、大小便失禁、常伴有癫痫发作。严重者病情进展快，迅速出现脑疝甚至死亡。

（四）辅助检查

1. 血常规 白细胞总数多在$(10 \sim 20) \times 10^9/L$之间，嗜酸性粒细胞增多为本病特点，一般在20%～40%，最高可达90%。若有脾功能亢进，可出现血细胞“三系减少”现象。

2. 病原学检查 粪便直接涂片或沉淀孵化法可提高虫卵或毛蚴的检出率，通过纤维肠镜黏膜活检，一旦检出虫卵则有诊断价值。若开颅切除病灶，病理诊断是金标准。

3. 腰穿检查 腰穿蛛网膜下腔的压力$>200mmH_2O$。脑脊液常规白细胞增多，细胞数在

(10～100)×10^6/L之间,以嗜酸性粒细胞和淋巴细胞为主,蛋白含量或轻度增高,糖和氯化物正常,偶可检出虫卵。当出现脊髓压迫体征时,脑脊液压力及蛋白含量明显增高。

4. 免疫学检查

(1) 皮内实验:临床常用1∶8000的0.3ml成虫抗原注射于前臂内侧皮内20分钟皮丘直径≥8mm为阳性,其阳性率为90%,假阳性率为2%,但是患血吸虫病数年后仍然可出现阳性反应,也可与并殖吸虫病出现交叉反应。

(2) 抗体检查:可以应用环卵沉淀试验(COPT)、间接凝血试验(IHA),酶联免疫吸附试验,免疫酶染色法,放射免疫试验和荧光抗体试验,具有诊断价值。

(3) 抗原检查:血清或脑脊液抗原检测阳性,具有确诊意义,近年可用单克隆抗体检测循环抗原,可以提高阳性率。

5. 影像学检查　头部CT对CSM有良好的定位价值,而MRI更优于CT。MRI能够克服骨性伪影的干扰,全方位显示颅内病灶的形态及范围,易于发现细小病变,T_2WI能更清晰地显示病灶周围水肿带。

CT影像特点:①病变多位于大脑半球皮层或皮层下,其他少见的部位包括小脑半球、桥脑小脑角、脑干等处,以顶枕叶最常见。②平扫可见病灶周围多数有大片指套状、片状或不规则形水肿区,占位效应明显,病灶呈大小不等团块状或结节状混杂密度影,灶内可见钙化,呈现典型的"靶样征"。少数伴病灶内出血。③增强扫描多数病灶有明显结节状强化,以延迟扫描5～15分钟病灶强化最为明显。

MRI影像特点:①平扫时病变呈大面积团片状长T_1、长T_2信号,其中结节呈稍长T_1、稍长T_2信号,T_2WI显示水肿区轮廓更清楚;②病灶在T_1WI为结节状等、低、稍低信号,T_2WI为高、稍高信号;③病灶可出现不同方式强化,急性期大部分呈沙粒样、斑点状及小斑片状强化,少数病变不强化。慢性期常呈多个散在或密集的大小不等结节状强化,强化灶呈簇状聚集融合成团块状,呈较均匀强化,可出现邻近脑膜的强化;④极少数为脑梗死样改变呈脑回状强化,治疗后复查的病人尚可表现为片状软化灶。

(五) 诊断

CSM的临床诊断至今尚无统一标准,主要依靠流行病学调查结果、临床症状及相关的检查结果和药物诊断性治疗来进行诊断。

1. 临床诊断病例

(1) 有血吸虫疫区生活史或疫水接触史或病原治疗史。

(2) 有血吸虫病的临床表现及脑部症状和体征。

(3) 血常规嗜酸性粒细胞升高。

(4) 血吸虫病原学检查阳性。

(5) 头部CT和(或)MRI影像学特征性表现。

2. 临床确诊病例

(1) 脑脊液中找到血吸虫卵。

(2) 吡喹酮杀虫治疗后症状缓解;1～3个月后复查,原发灶及水肿带明显缩小或消失。

(3) 手术治疗患者经手术病理检查证实有血吸虫卵肉芽肿。

具备前(1)、(2)项或第(3)项者均为临床确诊病例。

(六) 鉴别诊断

CSM 的临床特征通常并不能从那些缓慢进展的颅内损害中表现出来,有时影像学表现和神经症状并不具有特异性。故需与以下疾病相鉴别:

1. 脑脓肿 可发生于任何年龄,以青中年占多数,系化脓菌侵入脑内引起化脓性炎症和局限性脓肿,可发生在脑内任何部位,多为单发,也有多发。一般表现为急性全身感染、颅内压增高和局灶定位体征。根据病人原发化脓感染病史,开放性颅脑损伤史,随后出现急性化脓性脑膜炎、脑炎症状及定位症状,伴头痛、呕吐或视乳头水肿,应考虑脑脓肿的存在。CT 可显示脑脓肿周围高密度环形带和中心部的低密度改变。MRI 对脓肿部位、大小、形态显示的图像信号更准确

2. 病毒性脑炎 起病急,病程大多 2 ~3 周,其临床表现因主要病理改变在脑实质的部位、范围和严重程度而有不同。在弥漫性大脑病变基础上主要表现为发热、反复抽搐发作、不同程度意识障碍和颅压增高症状。若脑部病变主要累及额叶底部、颞叶边缘系统,患者则主要表现为精神情绪异常,如躁狂、幻觉、失语以及定向力、计算力与记忆力障碍等。如病变主要累及额叶皮质运动区,则以反复抽搐为主要表现,多数为全面性或局灶性强直-阵挛或阵挛性发作,少数表现为肌阵挛或强直性发作,严重者可表现为癫痫持续状态。根据病史、EEG、CT、MRI 等表现可与脑型血吸虫病癫痫型相鉴别。

3. 病毒性脑膜炎 急性起病,病程大多在 1 ~2 周,或先有上感或前驱传染性疾病。主要表现为发热、头痛、烦躁不安、易激惹、恶心、呕吐、乏力、嗜睡。一般很少有严重意识障碍和抽搐。可有颈项强直等脑膜刺激征。但无局限性神经系统体征。

4. 脑肿瘤 脑肿瘤包括由脑实质发生的原发性脑瘤和由身体其他部位转移至颅内的继发性脑瘤。原发性脑瘤依其生物特性又分良性和恶性。良性脑瘤生长缓慢,包膜较完整,不浸润周围组织且分化良好;恶性脑瘤生长较快,无包膜,界限不明显,呈浸润性生长,分化不良。据统计,颅内肿瘤约占全身肿瘤的 5%,占儿童肿瘤的 70%,而其他恶性肿瘤最终会有 20% ~30% 转入颅内。其临床表现视其病理类型、发生部位不同差异很大,但一般具有颅内压增高、局灶性神经功能缺损及进行性病程,最终危及患者生命。根据病史及 CT、MRI 影像学特点可与脑型血吸虫病相鉴别。

5. 癫痫 是多种原因引起大脑局部神经元异常高频放电所致的大脑功能失调综合征。按病因可分为原发性(功能性)癫痫和继发性(症状性)癫痫。其特征是具有反复性和发作性。由于异常放电的神经元在大脑中的部位不同,而有多种多样的表现。主要表现为全面性发作和部分性发作,严重者可出现癫痫持续状态。根据病史、EEG、CT、MRI 等表现可与脑型血吸虫病癫痫型相鉴别。

6. 急性脊髓炎 是指脊髓的一种非特异性炎性病变,以青壮年多见。病前数天或 1 ~2 周可有发热、全身不适或上呼吸道感染等病史。起病急,常先有背痛或胸腰部束带感,随后出现麻木、无力等症状,多于数小时至数天内症状发展至高峰,出现脊髓横贯性损害症状。部分病人起病后,瘫痪和感觉障碍的水平均不断上升,甚至波及上颈髓而引起四肢瘫痪和呼吸肌麻痹,并可伴高热,危及生命,称为上升性脊髓炎。根据病史、起病方式、临床表现及流

行病学史则不难鉴别。

7. 脑卒中　是一种突然起病的脑血液循环障碍性疾病,分为缺血性脑卒中和出血性脑卒中,表现为一过性或永久性脑功能障碍的症状和体征。据统计我国每年发生脑卒中病人达200万,发病率高达120/10万,现幸存中风病人700万,其中450万病人不同程度丧失劳动力和生活不能自理。致残率高达75%。具有发病率高、致残率高、死亡率高"三高"特征。头部CT、MRI可资鉴别。

(七) 治疗

1. 病原治疗　目前认为吡喹酮(praziquantel,PZQ)是较为理想的治疗CSM的首选药物,具有副作用小、疗程短、效果好等优点。但由于PZQ在CSF中原型药物浓度仅为血浆浓度的1/4,所以,在治疗CSM时采用大剂量PZQ较为理想,并主张加用糖皮质激素。剂量成人120mg/kg,儿童140mg/kg,体重超过60kg按60kg计算。6日疗法,每日3次。其中总量的1/2在前2天服完,另1/2在第3~6天服完。

2. 对症治疗　包括:①激素治疗:地塞米松10~20mg加入5%葡萄糖溶液内静脉滴注,每日1次,或泼尼松5~10mg,每日3次口服。②脱水治疗:颅内高压症状明显者,可予20%甘露醇125ml静脉滴注,剂量视病情调整,以降低颅内压,减轻脑水肿,缓解症状。③全身症状的对症治疗:包括基础疾病的护肝治疗,抗癫痫药物,抗精神失常和神经营养药物的使用。

3. 外科治疗　适用于颅内较大的血吸虫卵性肉芽肿,形成占位病变,应开颅切除肉芽肿,在立体定向和术中B超引导下能准确定位病灶,减少脑组织损害。若无明显占位病变而有明显颅内压增高甚至形成脑疝者可行去骨瓣减压术,存在梗阻性脑积水者可行分流术,如脑室-腹腔分流术。

有以下情况者应予手术治疗:①颅内血吸虫肉芽肿较大,伴有明显脑水肿并造成明显占位效应者;②颅内高压经药物治疗无效或病情恶化需挽救生命者;③癫痫发作患者经抗癫痫治疗无效且定位明确者;④临床考虑CSM而又不能排除其他占位病变者。对于病变侵犯一个以上脑叶或病变位于重要功能区者,应结合采用立体定向技术、神经内镜等微创技术进行治疗。对病变位于脑室系统并导致脑积水患者主张应用神经内镜取出虫卵同时术中反复冲洗基础上再行脑室-腹腔分流术,以免血吸虫卵扩散及术后感染等并发症发生。

(朱永辉　李义荣)

二、脊髓血吸虫病

脊髓血吸虫病(Spinal cord schistosomiasis,SCS)是由血吸虫卵异位沉积于脊髓某个节段及其附近组织,引起脊髓病变的一种少见类型。日本血吸虫感染引起本病的发生率低,报道很少,主要是由曼氏或埃及血吸虫感染所致,这可能与曼氏或埃及血吸虫虫卵较大并带有刺样的棘突易停留在低位脊髓有关。病变多位于脊髓腰膨大部,颈段、胸段脊髓很少发生。临床出现受压脊髓平面以下的表现,如不同程度的截瘫或Brown-Sequard综合征,运动感觉障碍、自主神经功能障碍,以及大小便障碍等。

(一) 致病机制与病理改变

血吸虫卵可能通过椎静脉系进入脊髓。椎静脉系位于椎管内外,与胸腔肺静脉丛、腹腔门脉系统及盆腔静脉均有吻合支相交通。静脉无静脉瓣，当腹内压增高时，静脉血可通过吻合支逆流入椎静脉，其好发部位多在脊髓腰膨大部。血吸虫童虫在移行过程中，也有可能通过以上血管途径，迷走进入椎静脉和软脊膜静脉，发育为成虫并就地产卵，造成异位损害。按其病理改变分为肿块型和弥漫型两种类型，其主要病理改变为：①虫卵分泌和释放的抗原性物质，引起血液、脑脊液中细胞因子尤其是白细胞介素明显升高，出现急性炎症反应和虫卵周围肉芽肿反应。神经组织水肿、出血、坏死，导致急性脊髓炎。②坏死崩解的虫卵周围类上皮细胞、异物巨细胞及淋巴细胞聚集形成散在或融合的髓内虫卵肉芽肿，大量的虫卵及肉芽肿在脊髓沉积引起邻近神经组织的炎性反应和占位效应。③脊髓圆锥和马尾周围肉芽肿病变伴肉芽肿性神经根炎。④炎性脊髓动脉闭塞导致脊髓缺血梗死。病理组织切片镜下可见钙化血吸虫卵及假结核结节形成。

（二）临床表现

脊髓血吸虫病从最初感染至发病约需几周至几年。神经症状包括急性反射消失的迟缓性瘫痪，反射亢进和 Babinski 征阳性的胸髓病以及马尾综合征等。一般倾向于感染后早期发病，表现为急性或亚急性脊髓病变，伴或不伴有多神经根炎，患者腰痛，出现神经根症状，进行性下肢无力伴自主神经功能不良特别是膀胱功能不良。慢性期则表现为不同程度肢体乏力和（或）受累肢体肌肉萎缩，肛门和膀胱括约肌功能障碍，腰骶部或下肢疼痛。另外，部分患者表现为下胸段、四肢、下腰背部皮肤感觉障碍、性功能障碍等，这些症状主要与血吸虫卵多在脊髓低位节段形成炎性肉芽肿并常累及马尾神经有关。

（三）辅助检查

影像学检查包括脊髓造影、CT 平扫、CT 脊髓造影和 MRI 检查。但本病的 MRI 表现有一定的特征：①病变多累及圆锥及邻近段脊髓，偶有累及颈段脊髓者，其他节段脊髓较少受累；②病变段脊髓稍肿胀。虫卵及肉芽肿区域 T_1WI 均呈等或稍低信号灶。T_2WI 呈较高信号，但其信号强度明显低于脑脊液；③增强 T_1WI 病变区有单发或多发斑片状强化；④在病变区域可现有不完整的囊样强化灶；⑤椎管内蛛网膜炎征象，即脊髓表面与马尾神经强化，第 1 腰椎以下的椎管内有假肿瘤征及空硬脊膜囊征。

（四）诊断

本病临床表现无特异性，对来自于血吸虫流行区或有疫水接触史的病人，出现脊髓病变的症状与体征时，常规做血清及脑脊液血吸虫免疫学检查对诊断脊髓血吸虫病有帮助，结合特征性的脊髓 MRI 影像改变，应考虑本病可能；如进行吡喹酮诊断性治疗后症状缓解，则可建立临床诊断。

（五）治疗

如能早期明确诊断，应以抗血吸虫病药物治疗，疗效较好。一般行药物治疗 6 周症状可得到改善，约 6 月后可望完全缓解，绝大多数无须手术治疗。因此，在血吸虫病疫区，对本病应有所认识，不可忽视本病，以免误诊误治造成不必要的脊髓手术。

（朱永辉　李义荣）

三、肺型血吸虫病

肺型血吸虫病（Pulmonary schistosomiasis）亦称肺血吸虫病，是由于血吸虫的童虫、成虫在肺内移行、发育、寄生，或其虫卵在肺组织内沉积，引起的以肺内炎症、脓肿、肉芽肿、假结核瘤等为主要表现形式的病变。临床上除一般血吸虫病症状外，常表现为发热、咳嗽、咳痰、咯血、胸痛或哮喘等呼吸道症状。多发生于重度感染和急性期的患者。

（一）病理改变

童虫移行至肺部，可引起肺组织充血、出血和嗜酸性粒细胞浸润等过敏性肺炎的病理变化，这些病变常于感染后 1 ~ 2 周出现，很快消失。

成熟的虫卵可引起周围组织坏死与急性渗出性炎症，虫卵沉积处常有血管内膜炎、嗜酸性肉芽肿，感染严重时可形成急性脓肿。未成熟的虫卵所引起的组织反应较轻，虽也有“假结核”形成，但嗜酸性粒细胞和中性粒细胞浸润不多。

临床尸检资料证明，肺型血吸虫病患者肺动脉系血管内异位寄生着许多血吸虫成虫，分别在不同的肺动脉分支内一批批产卵；从而形成一个个的肉芽肿群，即所谓嗜酸性脓肿或粟粒样病变。血吸虫卵不仅沉着于支气管壁，而且还可沉着于肺动脉壁、肺静脉壁以及支气管动脉壁，并引起肉芽肿形成。有时可见这种肉芽肿自血管外膜贯穿中膜，一直延伸到内膜，使该侧血管壁增厚，血管腔偏居另一侧。有的支气管动脉末梢被虫卵栓塞，从而引起闭塞性动脉炎。同时也有研究资料证明在炎症闭锁血管的全长中不见虫卵存在，只见巨细胞浸润，提示这种动脉炎的病变是虫卵所释出的某种物质引起。随着虫卵的死亡，脓肿渐被吸收形成肉芽肿，周围环绕类上皮细胞、异物巨细胞和淋巴细胞，形态上类似结核结节，故称“假结核”结节。小的肉芽肿可逐渐纤维化，虫卵死亡后偶可钙化。

沉积在肺内的血吸虫卵的机械、化学性刺激，可引起肺间质、支气管黏膜下层充血、水肿、溃疡形成，支气管、细支气管管腔狭窄，肺间质粟粒状嗜酸性虫卵结节、炎性肉芽组织形成，黏膜上皮和纤维组织增生、细胞浸润、虫卵沉着部位灶性血管炎及其周围炎伴周围肺泡渗出等改变，严重者可引起弥漫性、闭塞性肺小动脉炎，导致肺动脉高压。此外，尚可引起纤维组织增生支气管黏膜上皮的基底细胞增生，进而转化为鳞状上皮化生。这种基底细胞的异常增生和鳞化，使局部支气管黏膜上皮失去正常的结构和功能，可能成为发生肺癌的基础。

（二）致病机制

肺血吸虫病的发病机制主要是童虫穿透肺部组织而引起的机械性损伤和虫卵肉芽肿引起的迟发型细胞介导的超敏反应。当人与疫水接触时，尾蚴钻入皮肤或黏膜并脱去尾部变为童虫。童虫经小静脉或淋巴管进入血液循环，再经右心到达肺部，部分可穿破肺泡壁毛细血管，游出到肺组织，引起点状出血、充血及白细胞浸润，并可有血管周围嗜酸性粒细胞炎性浸润等改变。其侵入肺部的途径，Fairley 认为从骨盆静脉丛（pelvic plexus）经后大静脉而入心脏。Farid 认为埃及血吸虫是经过髂内静脉（internal iliac vein），而曼氏血吸虫则系经过门腔静脉的吻合支。但 Shaw 和 Ghareeb 则认为在平常状态下虫体和虫卵不易通过这一通路，只有在肝硬化和门静脉发生阻塞时引起吻合支的扩张才可通过。偶有血吸虫成虫在肺内异位寄生，甚至雌雄合抱产卵。到达肺部的童虫可穿过肺泡壁毛细血管而进入胸腔、纵隔、横膈而达腹腔。

感染后期门脉血液中的虫卵再次进入肺部，造成肺间质内嗜酸性虫卵结节，伴周围肺泡渗液。亦有部分童虫在第一次进入肺部时即停留在肺部小静脉发育成熟为成虫产卵。成熟虫卵分泌可溶性虫卵抗原（soluble egg antigen，SEA）被宿主的巨噬细胞吞噬后，将抗原信息和白细胞介素-1 传递给 T-辅助细胞，致敏 T-淋巴细胞。当与再次进入的抗原接触时即发生迟发超敏反应。因此，在血吸虫卵周围可见大量的抗原抗体复合物沉淀，大量嗜酸性粒细胞和少量中性粒细胞、淋巴细胞浸润，形成嗜酸性肉芽肿。最后“假结核”结节逐渐被吸收、纤维化引起肺纤维化、肺动脉高压、肺心病。

（三）临床表现

肺型血吸虫病大多发生在血吸虫感染的急性期，发病率可高达 76.8%，晚期可达 9.1%，但这是 20 世纪 60 年代的统计资料。随着血吸虫病防治工作的深入开展，本病目前并不多见，其发病季节多在夏秋季，临床表现随侵入人体的病原体多少和肺部病变范围而异。

在急性感染 1~2 周后，由于童虫在肺内移行过程中所产生的机械性损害和人体对童虫代谢产物的反应，可表现为弛张热或低热，少数有高热，咳嗽、咳痰、痰中带血，胸痛或哮喘，也可有腹痛，皮肤瘙痒、荨麻疹等过敏症状。这些症状多在 1 周左右消失。

在急性感染 1 个月后，最长可达 2 个月，此期成虫在体内大量产卵，可引起严重过敏反应。主要表现为发热、荨麻疹、支气管哮喘、血管神经性水肿、淋巴结肿大等。以间歇热、弛张热多见，早晚波动幅度较大；可有干咳、气促、哮喘、胸痛、咳血痰或脓血痰。肺部听诊可闻及干、湿啰音和（或）哮鸣音。部分病例虫卵周围有急性脓肿形成，伴随恶心、呕吐、腹痛、腹泻等腹部症状，但持久的腹泻是由于虫卵对肠黏膜刺激所致。

当急性期过后或由于肺部小量童虫反复感染和长期侵袭，进入慢性期，形成慢性肺血吸虫病。可表现为血吸虫性慢性支气管炎、反复发作的过敏性肺炎、支气管扩张、胸膜炎等。严重者可引起弥漫性、闭塞性肺小动脉炎，导致肺动脉高压、慢性肺心病及心力衰竭等所谓类似原发性肺动脉高压综合征（Ayerza 病）的表现，其后果较为严重。

血吸虫相关性肺动脉高压属于动脉性肺动脉高压，表现为呼吸短促、易于疲劳、晕厥、胸痛以及腿部和踝部水肿。心脏听诊 P_2亢进。静息状态下右心导管测得肺动脉平均压（mean pulmonary arterial pressure，mPAP）≥25mmHg。75% 的患者死于诊断后的 5 年内，症状出现后平均生存期为 1.9 年；有右心衰竭表现者，平均生存时间小于 1 年。但随着治疗手段的进步，患者生存时间在逐年增加。早期诊断及时治疗可使 20% 的病人病情稳定，甚至痊愈。

肺血吸虫病与肺癌的关系是一个十分令人关注的问题，两者之间是因果关系还是伴随关系尚无定论。日本血吸虫成虫产卵量大，血吸虫病可重复感染，为肺内的反复炎症改变与刺激提供了可能。严重的、反复发生的尤其是虫卵反复沉着在支气管黏膜层的肺血吸虫病与肺癌的发生可能有关。但也有不同观点，认为组织学检查未见到癌组织和虫卵结节之间有移行关系，无直接的组织学依据证明肺血吸虫病与肺癌的发生有关。

（四）辅助检查

1. 血常规　急性期以嗜酸性粒细胞显著增多为特点。白细胞总数多在（10~30）$\times 10^9$/L 之间，嗜酸性粒细胞一般占 15%~40%，偶可高达 70%。嗜酸性粒细胞的增多程度与感染轻重不成比例，重症患者可不增多或反而减少，或仅以中性粒细胞增多，预示病情严重。慢性期患者的嗜酸性粒细胞一般不超过 20%，可伴有血红蛋白不同程度降低。

2. 病原学检查　粪便检查直接涂片的阳性率不高，故一般采用沉淀和孵化法。痰检也可通过直接涂片法或沉淀和孵化法找到血吸虫虫卵或毛蚴。直肠黏膜活检或压片可找到虫卵。免疫学检查如血吸虫抗原皮内试验、环卵沉淀实验、尾蚴膜试验，以及免疫电泳检测抗原等方法可以提供辅助诊断。

3. X线检查　肺型血吸虫病引起的肺部X线改变可归纳为4种表现:粟粒性阴影、片状或絮状阴影、大片状或不规则状阴影、小结节阴影。也有学者将其X线表现分为3型。即①肺纹理增多增粗型:感染后35天左右发病,X线表现为肺纹理增多增粗,常显示许多增粗分支向中带延伸,部分病例伴有肺门轻度增大;②肺炎型:约感染后40天发病,X线表现为一侧或双侧中下肺纹理增多增粗,且有小片状阴影沿肺纹理分布,边缘模糊;③粟粒样型:约感染后70天发病,X线表现为双肺纹理紊乱,肺野透亮度减低。如毛玻璃或面纱样改变,双肺野可见粟粒状结节影,以中、下肺内带密集,直径2~5mm,分布不均匀,少数病变可相互融合。

一般在第1次接触疫水后2~4月内出现肺部X线改变。典型X线改变一般在病原治疗后3~6个月内逐渐消失。少数病例肺小动脉广泛闭塞可引起肺动脉高压及右心肥厚表现。如有多次疫水接触史而反复感染,肺野可有新旧不一,密度不等且大小不均的粟粒状阴影。慢性肺血吸虫病可表现有密度增高的片状阴影,与健康肺组织边界明确,状如炎性假瘤或肿瘤。

4. CT检查　肺部CT尤其是薄层扫描、高分辨率CT扫描有助于显示肺部的基本病变,尤其是较小的粟粒性病变。表现为支气管血管束增粗伴小片状边缘模糊阴影,片状阴影均匀分布于两中下肺野,密度较淡,两肺分布基本对称。肺野内可见裂隙状的渗出影,肺内有多发纤维条索影,典型的结节或微结节影。结节多分布于肺内中下叶,胸膜下或者支气管分叉处,结节中心部分密度较高,边缘不清晰,周围可以表现毛玻璃样的渗出影,呈现"晕征"。此期也可出现类似急性肺结核和肺恶性肿瘤的征象。由于长期的动脉内膜炎性肉芽肿病变引起肺动脉和毛细血管进展性的损害,导致肺实质的纤维化。随着病程的延长,CT表现中还可以出现肺动脉高压等征象。

5. 支气管镜检查　肺血吸虫病急性期,部分病例在纤维支气管镜下观察可见支气管黏膜充血、水肿和黏膜下黄色颗粒。慢性期则有浅表溃疡,粟粒状结节、瘢痕,支气管管腔狭窄,分泌物潴留等。可通过支气管刷检、支气管黏膜组织活检找到血吸虫卵。所见虫卵以钙化壳或空壳(黑色)最为常见,偶见成熟或未成熟活卵,活卵无色透明,其中毛蚴清晰可见。如虫卵形态变化可能为死卵,血吸虫的死卵可长期存留在组织中不消失。

(五) 诊断

主要根据患者有血吸虫疫区居住生活史和疫水接触史,同时具有血吸虫病的临床表现,符合卫生部颁布的血吸虫病诊断标准,结合以下几条可确立诊断。

1. 痰内找到血吸虫卵,或支气管刷检、支气管黏膜活检找到血吸虫卵为确诊依据。

2. 肺部CT和(或)X线胸片提示肺内有小结节状或粟粒状病变或炎性病变片状阴影,多见于双肺中下肺野,部分病例可能伴有肺动脉高压、右心肥大影像表现。

3. 血常规急性期以嗜酸性粒细胞显著升高为特征。白细胞总数多在$(10\sim30)\times10^9/L$之间,嗜酸性粒细胞一般占15%~40%,偶可高达70%。慢性期患者的嗜酸性粒细胞一般不超过20%,可伴有不同程度血红蛋白降低。

4. 不同程度的呼吸系统临床表现,如发热、咳嗽、胸痛、咳血痰、哮喘、呼吸困难、肺动脉高压、肺心病、心力衰竭等,可能伴有消化道症状和(或)皮肤瘙痒、荨麻疹等过敏症状,经抗生素治疗无效。

（六）鉴别诊断

肺型血吸虫病常表现为发热、咳嗽、咳痰、咯血、胸痛或哮喘等呼吸道症状，易与以下情况相混淆。

1. 粟粒性肺结核　又称血行播散型肺结核，是全身粟粒性结核病的一部分。有低热、乏力、食欲减退、咳嗽和少量咯血。但多数患者病灶轻微，常无明显症状，少数患者急剧发病，中毒症状明显。诊断主要根据结核接触史、临床表现、肝脾大及结核菌素实验阳性，可疑者应进行细菌学检查，血清抗结核菌抗体检测，胸部 X 线或 CT 检查常对诊断起决定性作用。肺部 CT 扫描可见大小（1～3mm）、密度（中度）、分布（全肺）一致的阴影，部分病灶有融合。

2. 慢性支气管炎　是气管、支气管黏膜及其周围组织的慢性非特异性炎症。临床上以咳嗽、咳痰为主要症状，每年持续 3 个月，连续 2 年或 2 年以上，排除其他心肺疾病所引起。肺部 X 线早期无异常，反复发作后，可表现为肺纹理增粗、紊乱，呈网格或条索状、斑点状阴影，以双下肺明显。血常规检查偶可出现白细胞总数和（或）中性粒细胞增高，急性发作期痰液或血液可培养出致病菌。

3. 支气管哮喘　常表现为发作性喘息、气急、胸闷或咳嗽等症状，少数患者可以胸痛为主要表现。常在接触烟雾、香水、油漆、灰尘、宠物、花粉等刺激性气体或变应原之后发作，夜间和（或）清晨症状也容易发生或加剧。很多患者在哮喘发作时自己可闻及喘鸣音。症状通常是发作性的，多数患者可自行缓解或经治疗后缓解。发病的危险因素包括宿主因素（遗传因素）和环境因素两个方面可与之鉴别。

4. 小叶性肺炎　由细菌或病毒引起，故又分称为细菌性支气管肺炎和病毒性支气管肺炎，细菌性肺炎主要因肺炎球菌所致，而病毒性肺炎主要由腺病毒引起。婴幼儿防御功能差，肺脏发育不成熟，故 2 岁以内发病率最高，多继发于上呼吸道感染和急性传染病之后，以冬春季最多见。细菌性肺炎患儿，白细胞总数大多增高，一般可达$(15\sim30)\times10^9/L$，偶可高达$50\times10^9/L$，中性粒细胞达 0.60～0.90，但在重症金黄色葡萄球菌，或革兰氏阴性杆菌肺炎白细胞，可不高或降低。病毒性肺炎时白细胞总数多数低下。根据病史和临床表现多可确立诊断。

（七）治疗

1. 基础治疗　肺血吸虫病的基础治疗与一般血吸虫病基本相同（详见有关章节）。

2. 病原学治疗　首选吡喹酮，具有疗效高、疗程短、不良反应少等优点，急性期患者，吡喹酮总量 120mg/kg，每日剂量平均分为 3 次服用，疗程 4～6 天；慢性期患者总剂量 60mg/kg，2 天为 1 疗程；体重在 60kg 以上者，按 60kg 计算。

3. 并发症的治疗　包括血吸虫病相关性肺动脉高压的治疗和肺心病的治疗。

（朱永辉）

四、血吸虫性阑尾炎

自 1909 年 Turner 首先描述了阑尾血吸虫病以来，有关阑尾血吸虫病的临床报道已屡见不鲜，并逐步注意到了血吸虫病与阑尾炎有一定关系。对于该病的命名目前尚未统一，见诸文献报道的称谓有血吸虫性阑尾炎、阑尾炎合并阑尾血吸虫病、血吸虫病性阑尾炎及阑尾血吸虫病等。笔者认为称之为血吸虫性阑尾炎(schistosomal appendicitis)比较妥帖。

（一）病因与流行病学

目前认为日本血吸虫病是血吸虫性阑尾炎的主要原因，而埃及血吸虫病次之。Turner当时认为埃及血吸虫病是构成血吸虫性阑尾炎的主要原因，而很少归因于曼氏血吸虫病。我国急性阑尾炎发病率约为1/1000，慢性阑尾炎相对少见。据相关报道，血吸虫病流行区域阑尾病理检查后，6.67%～12.0%阑尾标本中存在血吸虫卵。虽然小泽氏曾注意到在血吸虫病流行地区阑尾炎较为常见，但是目前还没有针对阑尾炎的发病率在血吸虫病流行区域与非流行区域展开的大样本调查。血吸虫性阑尾炎可呈急、慢性改变，病情进展、预后说法不一，但总体是好的。

（二）致病机制与病理学

阑尾系回盲部一细长盲管，由于生理解剖原因，细菌入侵管壁而引起急、慢性阑尾炎。而急性阑尾炎症缓解后残余病变如管壁纤维化、管腔狭窄、周围粘连可使炎症转变为慢性阑尾炎。人体感染寄生虫后亦如此。

人体是血吸虫终宿主，因接触疫水中的血吸虫尾蚴而受感染。尾蚴经皮肤侵入人体后，随血流可移行到肠系膜上、下静脉，在此雌雄虫交配后进入肠壁小静脉中并“成堆”产卵，静脉内压增高、破裂，虫卵就可达到阑尾黏膜下或黏膜中，同时血吸虫卵亦随坏死组织脱落入肠腔后沉积于阑尾腔。含毛蚴的成熟虫卵通过卵壳微孔释放可溶性抗原，激活宿主免疫系统，引起局部免疫反应。急性者表现为免疫复合物病，慢性者则为T淋巴细胞介导的迟发变态反应，可伴抗原抗体复合物沉积形成嗜酸性肉芽肿。随着虫卵的变性、死、钙化，浸润细胞被单核细胞及成纤维细胞代替形成慢性肉芽肿。肉芽肿的纤维化使阑尾壁增厚，阑尾腔狭窄，容易发生阑尾腔内粪便的滞留与梗阻，导致阑尾排空不畅，血运障碍，黏膜屏障破坏，继发感染等，形成血吸虫性阑尾炎的病理基础。

血吸虫性阑尾炎一般呈慢性病理过程，因为阑尾腔的梗阻及腔内容物排空障碍是一个慢性的逐渐加重的过程，一旦阑尾腔完全梗阻，排空不能时，在上述病理基础上极易诱发细菌感染而导致阑尾的急性化脓或坏疽性改变。病理示阑尾壁明显增厚，有不同程度的慢性炎症和纤维化改变，尤以黏膜下层明显，有不同程度的阑尾腔狭窄和堵塞，为血吸虫肉芽肿引起，可见陈旧性血吸虫卵壳或伴有钙化。

（三）临床表现

血吸虫性阑尾炎临床表现与一般阑尾炎的临床表现相似。对血吸虫性阑尾炎的临床特点各家观点不一。有的学者认为，血吸虫性阑尾炎起病急，病程进展快，容易发生化脓、坏疽、穿孔，并引起其他并发症。而有的学者则正好持相反的观点，认为大多数患者临床表现以慢性阑尾炎为特点，而血吸虫性急性阑尾炎正好是慢性阑尾炎所致的阑尾腔狭窄、梗阻到位一定程度后，继发感染而呈急性发作导致阑尾的急性化脓或坏疽性改变。血吸虫性慢性阑尾炎往往因症状不典型或轻微被漏诊、误诊，这也是慢性血吸虫性阑尾炎临床上相对少见的原因。

1. 急性阑尾炎　可有比较典型的临床表现，即典型的转移性右下腹痛、但病情发展快，腹痛向右下腹转移的时间明显缩短。腹痛较一般阑尾炎剧烈，多为阵发性绞痛，恶心、呕吐等胃肠道症状明显，多伴有畏寒发热。体查时，可有右下腹压痛反跳痛。但腹部体征相对较轻，与剧烈的腹部症状相分离，此有别于一般的急性阑尾炎，可能是阑尾腔梗阻造成。可有血白细胞、中性粒细胞升高。有人将血吸虫性阑尾炎分为三期:初期梗阻期、后期炎症表现期和以后的并发症期。梗阻期即表现为比较剧烈的腹痛;炎症表现期即表现为阑尾出现急性炎症,如充血、水肿、渗出甚至局部化脓;并发症期即表现为化脓穿孔,出现弥漫性腹膜炎甚至感染性休克等严重并发症。三期没有明显界限,各期时间长短不一,但病情发展是一个连续过程。

2. 慢性阑尾炎 同一般慢性阑尾炎一样,临床上血吸虫性慢性阑尾炎大致分为反复发作性阑尾炎和慢性阑尾炎两类。其临床表现前者有较明确的急性阑尾炎发作史,之后反复发作,诊断容易;后者没有阑尾炎急性发作史,症状隐晦,常表现为右下腹隐痛不适,有时伴腹胀、腹泻等表现,可能与阑尾壁纤维化、阑尾腔梗阻,以及慢性血吸虫性结肠炎有关。两类型一般没有畏寒、发热表现,血白细胞、中性粒细胞一般不升高。体查时,可有右下腹轻压痛,一般无反跳痛,偶可扪及有压痛的炎性包块,为阑尾与网膜粘连所致。

(四) 诊断及鉴别诊断

根据患者临床症状、体征,实验检查,作出阑尾炎诊断一般不难。但需借助腹部 X 光照片或透视、B 超、结肠镜检查与下列疾病鉴别:消化性溃疡穿孔,右输尿管结石、右半结肠癌,肠结核,克隆氏病等。确诊血吸虫性阑尾炎只能依据切除的阑尾标本病理检查。但病人如果长期生活在血吸虫疫区或者曾经有明确的疫水接触史,曾经接受过杀虫治疗,血吸虫血清学试验阳性,可考虑血吸虫性阑尾炎的诊断。

(五) 外科治疗

血吸虫性阑尾炎术前确诊困难,绝大多数是因术前诊断为阑尾炎而手术后病理确诊。外科治疗方法为阑尾切除术。虽然,对于血吸虫性阑尾炎病程进展速度及预后持有不同的观点,但是在选择处理方法上,各家有一致认识,即血吸虫病疫区的阑尾炎患者或临床上考虑血吸虫性急、慢性阑尾炎时,需要更加积极的、尽早的选择手术治疗。此外,血吸虫性阑尾炎术后需病原治疗。方法同慢性血吸虫病。

(邓维成 朱永辉)

五、胃十二指肠血吸虫病

胃十二指肠血吸虫病(Gastroduodenal schistosomiasis)作为异位血吸虫病中的一个独立类型已见诸于《内科疾病诊断标准》一书中,但大多数学者习惯将之简称为胃型血吸虫病。虫卵沉积的好发部位依次为十二指肠及胃窦,二者占85%,其次为胃体及贲门。国外曾有曼氏血吸虫虫卵沉积于胃或十二指肠的报道,在动物实验中亦有类似报道。

(一) 病理改变

病理特点为胃十二指肠黏膜层及黏膜下层或坏死组织中均有大量血吸虫卵沉积及炎性细胞浸润,部分患者有假结核结节形成。镜下见虫卵散在、成团或成串排列,虫卵多已死亡或钙化。虫卵沉积以胃壁黏膜层及黏膜下层为多,少数虫卵沉积于肌层及浆膜层。虫卵周围间质纤维化,有肉芽肿样反应,散在嗜酸性粒细胞浸润。但大部分虫卵周围并未见反应性病变,表明虫卵可能具备"免疫逃避"功能。

虫卵越接近黏膜表层,发生糜烂的可能性越大,黏膜糜烂处的虫卵聚集往往比周边非糜烂处多。如并发慢性萎缩性胃炎可见肠上皮化生及腺体轻度异型增生。在胃切除标本的组织切片上，也可见虫卵沉积处对应的表面黏膜腺上皮呈萎缩改变，导致胃黏膜呈粗颗粒样外观。如并发溃疡性病变则镜下表现与消化性溃疡相同，尤其在慢性浅表性溃疡中，常见黏膜下层虫卵聚集成团，而远离溃疡面的组织内虫卵沉积稀少或无虫卵沉积。此外，溃疡面可见程度不等的嗜酸性粒细胞浸润。

病理资料显示，急性血吸虫病如出现胃十二指肠异位损害，则镜下表现为黏膜内大量虫卵沉积及嗜酸性细胞浸润伴嗜酸性脓肿形成，并均可见虫卵沉积处黏膜溃疡或糜烂。

（二）致病机制

胃十二指肠血吸虫病的发病机制尚不清楚，多数学者认为其发生机制为门脉压力增高后，虫卵通过幽门静脉或胃左静脉逆流沉积于十二指肠及胃所致。门脉压力的增加使胃、十二指肠的静脉回流受阻，胃十二指肠黏膜处于相对供血不足或瘀血状态，成为黏膜糜烂或溃疡的病变基础，从而构成血吸虫病患者发生胃十二指肠血吸虫病的基本条件。目前研究认为胃十二指肠血吸虫病可能是一种免疫复合物病或血清病。在血吸虫感染的早期，尾蚴和移行的童虫可刺激宿主产生抗体，但抗体的水平较低。当童虫发育为成虫并大量产卵时，虫卵释放出来的大量虫卵可溶性抗原（SEA），刺激宿主迅速产生抗体，在抗原过剩的情况下，形成可溶性抗原抗体复合物造成血管损害而致病。

血吸虫卵在黏膜下沉积，是导致患者胃及十二指肠黏膜糜烂或溃疡的直接原因之一。长期不断的机械性刺激及纤维组织增生，引起慢性炎症反应，影响局部微循环，导致营养障碍，胃肠黏膜的防御功能受破坏，引起胃肠道慢性炎症和消化道溃疡等症状和表现。其机制可能是：①虫卵长期沉积于有丰富血供的黏膜下层，引起局部组织纤维化阻塞或压迫血管，造成黏膜供血不足。使黏膜营养发生障碍，黏膜屏障机能减弱导致黏膜炎症，长期慢性损伤及 H^+ 回渗导致溃疡。②虫卵刺激局部黏膜导致的抗原抗体免疫反应亦与溃疡的形成有关。病理检查显示溃疡壁层及溃疡邻近组织均有多量血吸虫卵沉积和炎性细胞浸润及假结节形成。③急性感染中，虫卵内的毛蚴分泌物或卵壳抗原引起严重的局部过敏反应，导致黏膜炎症反应及坏死。动物实验发现，经皮肤感染血吸虫尾蚴 200～1500 条的家兔，45 天后病理检查发现，大部分家兔的消化道（胃窦至直肠）有数量不等的血吸虫卵沉积，并可见局部黏膜急性炎症反应及坏死。

有学者认为血吸虫的幼虫可穿破血管壁进入胃组织致病，由于血吸虫的多次重复感染和成虫不断排卵，虫卵分批逆流入胃壁各层沉积，导致胃壁新老病变不一，病变复杂多样及经久不愈。

（三）临床表现

胃十二指肠血吸虫病患者除了具有急性/慢性/晚期血吸虫病的一般表现外，常伴有上腹胀痛、反酸、嗳气、食欲减退、消瘦、乏力等消化道反应，也可表现为呕血或黑便、腹部肿块、幽门梗阻等症状。其临床表现缺乏特异性，一般很难作出诊断。若经纤维胃镜取组织活检，或因胃出血、胃穿孔、幽门梗阻或癌变，进行手术并作病理检查时，可发现血吸虫卵肉芽肿，可作为确诊依据。

1. 临床分型　根据其临床表现分为以下 5 型：

（1）慢性胃炎型：表现为一般性胃炎的症状，术中胃壁检查可见胃窦部黏膜增厚，黏膜皱壁消失，呈灰白色，高低不平，有粟粒样黄白色结节。

（2）胃十二指肠溃疡型：胃、十二指肠血吸虫病常伴有溃疡形成，以单发、大溃疡为主，其临床表现与慢性溃疡病相似,但无规律性上腹痛,出血及梗阻症状较多见。

(3) 幽门梗阻型:梗阻的原因可以是胃血吸虫肉芽肿性息肉,溃疡愈合的瘢痕收缩所致的窦腔及幽门狭窄,以及合并胃窦部癌等。

(4) 胃出血型:以上消化道出血为主要表现,出血量较大,多与原发病血吸虫性肝纤维化使肝功能减退、部分凝血因子减少、门脉高压、血小板减少等多种因素有关。

(5) 胃癌型:与单纯性胃癌表现相似,病情发展迅速。

2. 并发症

(1) 胃癌:胃十二指肠血吸虫病与胃癌的关系一直存在着争议。大多数学者认为,胃十二指肠血吸虫病与胃癌的关系密切,属于一种癌前病变。可能与下列因素有关:①血吸虫在人体内发育各阶段的代谢产物、分泌物及虫体均可成为抗原物质,激活人体的免疫反应,引起相应的病理改变,可能是癌变的重要因素。②虫卵沉积黏膜内或癌灶内,与黏膜层外的胃壁虫卵沉积所引起的组织反应不同,前者虫卵与上皮成分(癌或黏膜)紧密接触,包绕反应少,后者相反。这表明上皮内的虫卵可因直接机械性刺激或虫卵毛蚴分泌毒素的作用,导致腺上皮增生而致癌。③晚期血吸虫病患者均有免疫机能的改变,特别是非常显著的细胞免疫机能低下,可能与抑制型 T 细胞免疫功能不足有关,并伴有 cAMP/cGMP 比值降低。这些都与肿瘤的发病有关。④胃血吸虫病并发胃癌在组织学上有 2 个特征:肠上皮化生及异型上皮灶增生的伴发率高;分化型胃癌居多,而又以高、中分化腺癌为主。非血吸虫卵性胃癌常以低分化腺癌多。⑤胃血吸虫病常并发胃溃疡,因溃疡经久不愈可导致癌变,是胃血吸虫病并发癌变的另一重要机制。

国内文献报告胃血吸虫病合并胃癌高达 52.8% ~70.6%。癌变者均有慢性萎缩性胃炎、肠上皮化生、异型细胞增生及胃溃疡等基础病变,通过对流行病学调查发现胃癌高发区与血吸虫疫区相吻合。可见胃十二指肠血吸虫病与胃癌存在着一定的因果关系,属于一种癌前病变。

(2) 上消化道出血:由于胃血吸虫病常可导致黏膜坏死、形成溃疡、或癌变,在溃疡的基底部血管被胃酸侵蚀破坏而引起大出血,癌组织亦可侵蚀破坏血管引起出血,出血的部位以胃窦部和幽门部比较多见。出血主要来源于胃的左、右动脉分支,因此出血量较大,自行停止的机会极少,往往需要通过外科手术才能止血。

(3) 幽门梗阻:胃血吸虫病常因溃疡面较大,局部组织破坏较大,病变周围水肿,或因组织发生增殖性改变形成肉芽肿,以及虫卵刺激纤维组织增生纤维瘢痕牵拉导致胃壁增厚、幽门口变形、幽门开闭受限。当合并胃癌时,癌肿浸润也可累及幽门,而引起幽门管狭窄,致使幽门部分性或完全性梗阻。

(四) 辅助检查

有助于胃十二指肠血吸虫病诊断的检查为纤维胃镜检查。胃镜检查时,对可疑病灶要多处深部取材,尽量使活检钳与黏膜垂直,深压后钳取或采用一孔二钳法。提高检出率的关键在于活检取材的部位和深度。一旦确诊,应尽可能行外科手术治疗切除病灶,以防出现胃癌、上消化道出血、幽门梗阻等严重并发症,并定期随访。

胃血吸虫病内镜下可见胃黏膜结节或颗粒状改变,糜烂、出血,单个或多个溃疡,以单发、大溃疡为主,或可见黏膜隆起,皱襞中断、糜烂、溃疡等征象。

十二指肠血吸虫病内镜下主要表现为黏膜粗糙变白,失去光泽,可见微隆起黏膜表面针尖大小黄色结节，也可见息肉样突起，或溃疡状改变，严重者肠道狭窄内镜不宜通过。

根据胃十二指肠黏膜受损程度不同，可将胃十二指肠血吸虫病镜下表现分为3型。①炎症型：黏膜呈粗大隆起，伴有结节状或颗粒状改变，表现出血、水肿；②溃疡型：形态呈椭圆形、三角形及不规则形的溃疡，以单个溃疡为多，尤以巨大溃疡常见；③增生型：黏膜呈单个或多个息肉样隆起，有或无蒂。

（五）诊断

胃十二指肠血吸虫病的临床表现无特异性，一般很难作出诊断。目前诊断主要依靠胃镜及手术后病理检查。

应重视对血吸虫病史及治疗史的调查，对血吸虫疫区患者，长期出现消化道症状，内科治疗效果不佳，需考虑胃十二指肠血吸虫病的可能。对有血吸虫疫水接触史和（或）血吸虫病治疗史伴有食管胃底静脉曲张者，内镜下若出现胃黏膜糜烂出血、浅表溃疡、散在黏液斑及黄褐色细颗粒样改变、黏膜黄白色或微隆起、黏膜类肿瘤样改变及巨大溃疡，而活检时触之柔软者、溃疡治疗效果不佳者，要想到本病的可能，并多块多部位活检病理检查，以免漏诊造成治疗失误。

（六）鉴别诊断

1. 非溃疡性消化不良　是指有消化不良症状而无溃疡或其他器质性疾病如慢性胃炎、十二指肠炎或胆道疾病者，亦称功能性消化不良。此症颇常见，多见于年轻妇女。有时症状酷似十二指肠溃疡但X线及胃镜检查却无溃疡发现。可有胃肌张力减退，表现为餐后上腹饱胀不适，嗳气、反酸、恶心和无食欲，服用制酸剂不能缓解，但服用甲氧氯普胺或多潘立酮后可获改善。患者常有神经官能症表现，诸如焦虑失眠、神经紧张、情绪低落、忧郁等，也可伴有肠道易激综合征，表现为结肠痉挛性腹痛或无痛性腹泻，心理治疗或镇静安定剂有时奏效。

2. 胃黏膜脱垂　本病可出现上腹痛。由于黏膜脱垂常间歇性出现或加重，故可表现为间歇性上腹痛，疼痛无规律，服用抗酸药无效。患者左侧卧位时可使疼痛减轻或缓解。X线钡餐透视下能证明胃黏膜脱垂的存在。

3. 慢性胆道疾病　胆道运动功能障碍可引起发作性痉挛性右上腹痛，罹患以中年女性较多，疼痛多发生于饱餐之后（尤以脂肪餐），应用碱性药物不能缓解。慢性胆囊炎胆石症可引起消化不良症状，临床上有时被诊断为消化不良或神经官能症，而致长期漏诊。B型超声与X线胆道造影检查可明确诊断。

4. 慢性胰腺疾病　慢性复发性胰腺炎有急性炎症病史，虽可有消化不良症状，但一般不致误诊。但有时慢性胰腺炎也可伴发消化性溃疡。鉴别较难者为慢性穿透性溃疡向胰腺穿透所致的慢性胰腺炎，但患者无急性胰腺炎病史，发作时血清淀粉酶升高，而程度上远逊于原发性胰腺炎。B型超声与CT扫描均显示胰腺肿大。胰体癌罹患常在中年以上，也可引起中上腹或左上腹疼痛，但疼痛常于仰卧位时出现或加重，而在上半身前倾坐位时减轻或消失。

（七）治疗

1. 基础疾病的治疗　急性期持续高热患者，可先用肾上腺皮质激素或解热剂缓解中毒症状和降温处理。对慢性和晚期患者，应加强营养给予高蛋白饮食和多种维生素，并注意对贫血的治疗，晚期患者出现肝硬化门脉高压、脾大时，除应加强肝病治疗外，必要时外科手术治疗。

2. 病原学治疗 在无禁忌证的情况下，首选吡喹酮杀虫治疗，按急性/慢性/晚期血吸虫病给药标准杀虫治疗（具体剂量及方法详见有关章节）。

3. 对症治疗 胃十二指肠血吸虫病所致的溃疡，与消化性溃疡致病因素不同，药物治疗效果不佳，应强调手术治疗。如并发急性上消化道出血时，应予以抑酸、止血、降低门脉压力、护肝、输血等综合治疗，必要时手术治疗。如并发穿孔、幽门梗阻、癌变时应及时手术治疗。

（八）预后

与患者的血吸虫病基础状态密切相关，如非晚期血吸虫病肝功能失代偿期，患者一般预后良好。如合并胃癌，则其5年生存率为50%。

六、胆囊血吸虫病

胆囊血吸虫病（Cholecystic schistosomiasis）临床并不少见，但缺乏大样本病例分析，仅多见于临床病例报道。文献显示其发病率约为0.35%，且均有不同程度的并发症或合并症存在，应引起临床关注。

（一）致病机制

胆囊血吸虫病的产生是由于门静脉系统内的血吸虫卵通过血管吻合支沉积于胆囊和胆管的黏膜或黏膜下层抑或童虫在移行过程中停留在胆系发育所致。其童虫既可停留于胆囊，也可在胆囊壁或颈部发育为成虫而异位寄生并就地产卵，而产生胆囊部位的异位损害。

血吸虫卵对胆囊的损害过程，一般认为虫卵沉积后，成熟的卵内毛蚴头腺分泌的酶、蛋白质及糖等可溶性抗原物质可引起局部组织充血、水肿和坏死。其表面黏膜坏死形成浅表溃疡，虫卵周围多量纤维组织增生及慢性炎细胞浸润，形成嗜酸性脓肿或假结核结节，可并发急性化脓性胆囊炎，虫卵也可发生钙化使胆囊壁纤维组织增生。成虫或虫卵在胆囊内可以成为结石核心；胆囊壁黏膜损害可形成溃疡而发生胆道出血；胆囊壁长期炎性浸润或血吸虫肉芽肿形成可与周围肠管粘连而发生胆囊-肠道内瘘。如血吸虫卵在胆总管壁沉积可形成局部纤维瘢痕性狭窄或血吸虫肉芽肿压迫胆管而引起不同程度的胆道梗阻，如位于胆囊颈管可使颈管狭窄。

（二）病理改变

切除的胆囊标本病理组织学检查见胆囊黏膜萎缩或增生，增生的胆囊黏膜上皮，向内凹入形成Rokitansky-Ashoff窦，增生以黏膜下层最为明显，次为肌层。血管扩张充血。于增生的纤维组织中见有散在分布的单个或数个或10余个群集的钙化血吸虫虫卵沉积。部分虫卵周围有变性之纤维组织包绕，个别虫卵周围无组织反应。黏膜层、肌层内有多量淋巴细胞、浆细胞浸润，偶见中性粒细胞，尤以黏膜层最为明显。部分胆囊体壁内有假结核样虫卵结节形成，周围纤维化。部分虫卵周围组织可见明显坏死，肌纤维断裂分离。胆囊壁各层可见浆细胞、嗜酸性粒细胞浸润。

（三）临床表现

大多数胆囊血吸虫病可长期无临床症状和阳性体征。少数情况下，在询问病史时，患者甚至都回忆不出既往有无任何血吸虫急性感染的自觉症状和（或）体征。或仅表现为慢性右上腹隐痛、食后易致饱胀嗳气,类似“慢性胆囊炎”或“慢性胃炎”。部分病例在诱因的作用下,可表现为反复发热、上腹部或右上腹疼痛、黄疸,极似慢性胆囊炎、胆石症急性发作,难以与一般胆道系统感染和胆管炎相鉴别,诊断比较困难,手术前容易误诊。因此,对于反复出现发热、右上腹疼痛或有黄疸的患者,既往有血吸虫病或血吸虫疫水接触史的病人,B 超提示胆管壁增厚、管腔内径狭窄,无结石声影,可行经胰十二指肠镜活检。在行胆道手术中发现胆管壁增厚等病变,应作管壁的病理切片检查,以明确诊断。

胆囊血吸虫病易致胆囊结石及胆囊的慢性炎症,与胆囊癌之间是否存在因果关系,目前尚不十分清楚,尽管已有胆囊血吸虫病并发胆囊癌的病例报道。

胆囊血吸虫病可引起急性化脓性胆囊炎、胆囊结石、胆道出血以及胆囊十二指肠瘘等严重并发症。

(四) 辅助检查

有助于胆囊血吸虫病的辅助检查有:

1. 彩色 B 超检查　可见胆囊壁毛糙或增厚、透声不佳、形态不规则、体表投影改变等,晚期血吸虫病人较慢性血吸虫病人胆囊壁增厚更明显,有的增厚可达 7mm 以上或呈“双边影”表现,与胆囊炎极为相似。

2. 病理检查　病理标本来自手术切除胆囊组织或活检组织。组织于 4% 中性甲醛溶液中固定 24 小时,脱水、浸蜡、包埋,切片(片厚 4μm),行苏木素-伊红(HE)染色。由病理科医师光镜下观察病理学表现与沉积的血吸虫卵之间的关系。

(五) 诊断

胆囊血吸虫病仅凭临床表现,手术前难以明确诊断。往往是在并发急性化脓性胆囊炎、胆囊结石、胆囊出血、胆囊与十二指肠瘘或合并胆囊癌施行手术的情况下,经病理检查才被确诊。

(六) 治疗

胆囊血吸虫病一旦确诊,在没有并发症的情况下,应给予病原治疗;在出现并发症时,应尽早施行手术治疗,手术方式应根据患者的实际情况进行选择。但手术后仍需给予病原治疗,以进一步巩固远期效果。

病原治疗首选吡喹酮,在没有禁忌证的情况下,剂量与方法根据患者情况按前述的慢性或晚期血吸虫病的给药标准与方法进行。

(朱永辉)

七、胰腺血吸虫病

胰腺血吸虫病(Pancreatic schistosomiasis)具有隐蔽性高,危害性大和病变易于演化等特点,除手术病人和尸检病例外,临床被发现的概率非常低。

(一) 致病机制

日本、埃及、曼氏血吸虫感染均可构成胰腺血吸虫病的病因,其虫卵可异位损害胰腺的任何部位,即胰腺的局部或全部均可受累。

虫卵循门静脉,经脾静脉转入胰静脉而沉积在胰腺被膜下、间质中或小叶内形成虫卵结节,被认为是血吸虫异位损伤胰腺的主要途径。幼虫亦可寄生在胰静脉腔内发育为血吸虫成虫并在胰静脉腔内产卵，被认为是另一途径。此外，日本血吸虫童虫有可能直接经十二指肠壶腹部胰胆管开口处进入胰管，在胰管内发育成熟，异位寄生并就地产卵，使胰管出现不同程度阻塞，引起胰液逆流，播散于胰腺组织内。

（二）病理改变

胰腺日本血吸虫病巨检主要表现为胰腺局部肿块形成，或仅仅可见胰腺增大变硬。肿块特点是质硬、表面结节状，不易与癌瘤肿块相辨别。其病理组织学改变以形成血吸虫卵性肉芽肿为特征，即中央为1至数个虫卵，周围有类上皮细胞，多核巨细胞及淋巴细胞；还可见胰腺间质内有大片成簇的血吸虫卵沉着，周围胰腺组织萎缩，纤维组织增生，可见 Hoeppli 现象，即血吸虫卵卵壳上可见附有放射状嗜酸性棒状体。血吸虫卵卵壳上的棒状体已被免疫荧光法证实为免疫复合物。

（三）临床表现

胰腺血吸虫病临床表现缺乏特异性，多发于血吸虫感染的急性期或慢性期，晚期病例少见。可表现为上腹饱胀、隐痛不适，部分病例伴恶心、呕吐、腹泻、腹部膨隆等，甚至因壶腹部肿块以黄疸为首发症状而就诊。根据其临床表现和胰腺受累的程度，结合文献资料分为以下2种类型。

1. 症状型　血吸虫性肉芽肿在胰腺组织中形成肿块，临床上有明显的症状和定位体征。主要表现为发热、上腹胀痛和（或）伴有背部放射痛、浅表淋巴结肿大（腹股沟多见）、肝脾大、上腹部可扪及质地坚硬形状不规则的肿块。部分病例胰腺肿块短期内增大明显，伴有局部压痛和不同程度的黄疸。对肿块型病例，应该早期诊断，及时治疗。行剖腹探查时，应常规活检，不能仅凭肉眼观察误认为肿瘤。对疑似肿块型的病例，也可采用胰腺穿刺活检，明确诊断。

2. 隐匿型　胰腺组织中有血吸虫性肉芽肿形成，可见陈旧或新鲜虫卵结节，病变尚未形成肿块；或者胰腺仅有一般炎症病变，如间质中淋巴细胞浸润，轻度纤维组织增生等。临床上无明显胰腺血吸虫性病变引起的症状和定位体征。

（四）辅助检查

除了常规的血吸虫病有关检查项目以外，尚可进行以下检查。

1. 腹部超声检查　可发现与胰腺位置一致的肿块，或者是十二指肠壶腹部的肿块，或者仅表现为胰腺肿大影像。可能伴有或不伴有肝脾肿大影像以及血吸虫肝纤维化影像表现。

2. 经皮胰穿刺活检　可采用血管造影、内窥镜逆行胰胆管造影、彩色B超检查或CT扫描等协助下定位，再用细针经皮胰穿刺活检，成功率高，可避免剖腹探查手术。

（五）诊断

由于胰腺血吸虫病临床表现无特异性，因此手术前或者经皮胰穿刺活检前，一般难以明确诊断。在血吸虫病流行区，对肿块型或隐匿型病例，血吸虫病原学检查阳性，超声检查胰腺肿大和（或）伴有胰腺肿块的患者应考虑有胰腺血吸虫病的可能性。确诊有赖于组织病理学检查。

（六）治疗

病原治疗首选吡喹酮，在没有禁忌证的情况下，剂量与方法根据患者情况按前述的慢性血吸虫病的给药标准与方法进行。

对伴有十二指肠梗阻、怀疑癌变者，则应手术治疗。术后仍应给予血吸虫病原学治疗。

（朱永辉　姜高分　邓维成）

八、肾脏血吸虫病

曼氏及日本血吸虫均可引起人体泌尿生殖系统的异位损害。血吸虫病所引起的肾脏损害，有人称之为血吸虫病性肾炎、血吸虫病性肾病、血吸虫免疫复合物性肾病或者血吸虫病性肾损害等。鉴于此，我们将之统称为肾脏血吸虫病(Renal schistosomiasis)。

（一）致病机制

自1968年Andrade报道曼氏血吸虫病肾脏病理改变以来，许多学者对血吸虫病的肾脏损害进行了广泛深入的研究。通过大量动物实验与临床观察，证明肾脏血吸虫病的致病机制一方面是血吸虫卵或成虫通过结肠静脉与肾静脉的吻合支异位沉积于肾脏所致。另一方面认为另一种情况，肾脏并无虫卵沉积，却存在着以肾小球病变为主的肾损害。免疫病理研究证明，这是由于免疫复合物沉着在肾小球基底膜，激发了补体，而引起肾小球病变。并认为多为膜性增生性肾小球肾炎，临床上常以肾病综合征为表现形式。

（二）临床表现

肾脏血吸虫病可见于血吸虫感染的各个时期。其中，急性、慢性、晚期血吸虫病患者中其发生率分别为15%、0.04%及6.1%。

肾脏血吸虫病在急性血吸虫病患者中的发生率显著高于慢性和晚期病人，多见于中、重型急性血吸虫病人，且以青壮年居多。主要表现为不同程度的发热、咳嗽、腹泻、肝脾大，同时伴眼睑、颜面及肢体浮肿、尿痛及肾区疼痛等症状。部分病例亦可表现为无症状性蛋白尿。尿液检查可表现为蛋白尿、红细胞、白细胞、管型等。少尿、高血压、肾衰竭则较少见。临床表现无特异性，容易误诊为急性肾炎。慢性血吸虫病患者合并肾脏血吸虫病在临床上较少见。大多数病例无明显表现，轻者仅有尿常规异常，如蛋白尿、管型、红细胞和白细胞，少数严重病例可出现肾功能异常，如氮质血症、甚至尿毒症。这与血吸虫感染度、肝功能状态，以及是否进行过病原治疗等密切相关。晚期血吸虫病人的肾脏损害除免疫性肾炎外，还可能与肝肾综合征、肾脏血流动力学障碍及肝功能衰竭时有毒物质对肾的影响等因素有关。

（三）辅助检查

有利于诊断肾脏血吸虫病的检查有：

1. 血吸虫病病原学检查　包括血吸虫免疫学检查、大便检查、直肠黏膜活检。部分病例尿液查出血吸虫卵具有重要参考价值。

2. 血清免疫学检查　免疫球蛋白IgG、IgM升高，补体C_3降低。

3. 尿常规检查　尿蛋白(+)，可表现为无症状性蛋白尿，少数患者尿蛋白较多(++)～(+++)，伴有镜下血尿、管型和白细胞，类似急性肾小球肾炎。尿沉渣还常见肾小管上皮细胞、白细胞、大量透明和颗粒管型。尿常规一般在4～8周内大致恢复正常。残余镜下血尿或少量蛋白尿可持续半年或更长。

4. 肾活检　可观察到免疫球蛋白IgG、IgM或补体C_3沉积于肾小球毛细血管球，在荧光显微镜下呈树枝状亮绿色荧光。电镜下见到表示免疫复合物的电子致密斑，其分布与光镜下典型病变一致。有助于肾脏血吸虫病诊断。

（四）诊断

肾脏血吸虫病临床表现无特异性，临床不易诊断，尤其是慢性病例无明显临床表现，仅有小便常规异常时，容易误诊或漏诊。符合以下情况时，应考虑肾脏血吸虫病之诊断：①患者既往生活在血吸虫疫区，有疫水接触史，符合血吸虫病诊断标准；②尿液可能查出血吸虫卵；③尿蛋白持续(+)～(+++)或镜检伴有管型、红细胞、白细胞，且排除其他原因所致肾小球肾炎；④肾活检可观察到免疫球蛋白 IgG、IgM 或补体 C_3沉积于肾小球毛细血管；⑤血吸虫病原治疗后尿蛋白、管型及红、白细胞消失。

（五）治疗

1. 一般治疗　急性期应卧床休息 2～3 周，待血尿消失、血压恢复正常、水肿减退即可逐步增加活动量。在发病初期，原则上给予低盐饮食并限制水的摄入，如合并血压很高，水肿显著，应予控制血压、利尿、低盐饮食等处理，每日入液量限制在 1000ml 以内。尿闭者应按急性肾衰竭处理，注意保持水电酸碱平衡。成人蛋白质每日宜在 30～40g，或蛋白质按每日 0.6g/kg 计算，注意以糖类等提供热量，以免加重肾脏负担。

2. 保肝护肝治疗　可选用还原性谷胱甘肽、舒肝宁注射液等护肝药物。

3. 病原学治疗　首选吡喹酮。急性期病例总剂量为成人 120mg/kg(体重以 60kg 为限)，儿童按 140mg/kg。6 日疗法，每日总量分 3 次服用。其中总量的 1/2 在前 2 天服完，另 1/2 在第 3～6 天服完。慢性期病例总剂量按 60mg/kg(以 60kg 为限)，2 日疗法，每日总量分 3 次服用。晚期病例对肝功能代偿能力良好的患者可用总剂量 60mg/kg，2 日疗法；对一般情况较差，有明显并发症的患者可采用总剂量 90mg/kg，6 日疗法。

九、膀胱血吸虫病

膀胱血吸虫病散见于文献报道，是由于血吸虫成虫通过血液循环侵入膀胱壁小静脉血管内，并在该处产卵，虫卵沉积在膀胱黏膜下，虫卵的慢性刺激导致膀胱壁炎症反应，形成嗜酸性虫卵肉芽肿及膀胱壁纤维组织增生而引起的膀胱疾病。最常见的病变部位为膀胱三角区，慢性感染时，整个膀胱可受侵犯、纤维化及瘢痕形成。由于纤维组织收缩，膀胱容量变小，形成膀胱挛缩。

早期症状为镜下血尿，渐发展为尿频、尿急、尿痛、排尿困难、耻骨上及下腰部疼痛，伴有膀胱区压痛。血尿轻重不一，以间歇性血尿多见。部分病例表现为不同程度发热和尿潴留，病变晚期因膀胱容量减少，膀胱挛缩，严重者可出现假性尿失禁。

膀胱彩超检查可显示病变区膀胱壁毛糙，液性暗区后方有散在光点分布。CT 检查可发现膀胱虫卵肉芽肿所致的占位性病变。膀胱镜检查被认为对诊断具有重要参考价值，可观察到膀胱内充满沙粒样结节，或散在，或聚集成大小不一的团块状结节，其间可混杂小凝血块，膀胱黏膜呈灰黄色海沙状，伴有局限性充血水肿。经膀胱镜活检组织病理检查可观察到血吸虫排卵后结节与钙化结节相混杂。

仅凭非特异性临床表现难以对本病作出诊断，需借助于辅助检查。病理检查为确诊的金标准。凡生活在血吸虫疫区，有血吸虫疫水接触史和(或)血吸虫病原治疗史，符合血吸虫病诊断标准者，出现膀胱刺激征及间歇性血尿或尿失禁时，应考虑膀胱血吸虫病的可能。需完善相关检查，确定诊断后，应及时给予吡喹酮杀虫治疗。如血吸虫肉芽肿引起严重尿路梗阻，应以手术解除尿路梗阻为主，结合杀虫药物治疗，预后一般良好。

（吴学杰　朱永辉）

十、生殖器官血吸虫病

血吸虫卵沉着于生殖器官较为少见。血吸虫感染异位损害人体生殖器官的具体机制至今尚未完全阐明。一般认为由于虫卵通过门脉侧支或无瓣静脉，或肺静脉的动脉吻合机制进入体循环而至全身各处。通常情况下，血吸虫成虫在门静脉系统寄生。但是，通过血液循环，成虫有可能逆门静脉血流，迷走进入生殖器官，异位寄生并就地产卵，随血流虫卵被嵌在与虫卵体积相同大小的静脉及扩张的毛细血管内。也有可能是寄生于门静脉系统的成虫产生的虫卵以栓子的方式经门静脉血流从肝到肺，再通过体循环到达生殖器官，最终引起生殖器官虫卵肉芽肿反应。子宫阴道静脉丛与膀胱阴道静脉丛和直肠静脉丛相交通，收集来自子宫和阴道的血液，汇合成子宫静脉，注入髂内静脉。直肠静脉丛是门静脉的一条主要侧支循环。当母体妊娠时，子宫动脉变粗，血液循环量增加使得静脉也扩张，为成虫异位寄生并就地产卵创造条件。另外下腔静脉收集卵巢静脉的血液，下腔静脉与门静脉有丰富的侧支循环及不完善之瓣膜，成虫可能在门静脉系统迷走进入卵巢静脉寄生或产卵。血吸虫感染急性期，尾蚴在移行过程中，可以穿过肠系膜血管借与盆腔器官粘连的纤维组织血管，直接进入盆腔器官，在该处发育并产卵。

一般来说，血吸虫卵沉积于人体生殖器官的数量较少，损害也较轻，一般不影响生育功能。国内报道多为在诊治其他与生殖器官有关的疾病时，或在手术过程中或术后病理检查时偶然被发现。根据虫卵沉积部位不同有不同临床类型，如卵巢血吸虫病、输卵管血吸虫病、子宫血吸虫病、附睾-睾丸血吸虫病、精索鞘膜血吸虫病、阴茎海绵体血吸虫病、阴囊血吸虫病。

（朱永辉　朱丽姿）

十一、心血管异位血吸虫病

寄生虫病引起心脏组织病变的报道较少。是由于大量虫卵沉积于肺部引起的心血管疾病。血吸虫感染对心脏组织的损伤，其临床及病理表现形式多样，主要有心肌炎、心律失常、心衰、心包积液、附壁血栓及心内膜纤维化等。临床上，日本、埃及、曼氏血吸虫感染引起心脏的异位损害时有报道，但由于血吸虫引起心脏病变程度一般较轻，大多无特殊临床征象及缺乏适当的实验室检查方法，因而常被忽视，也有部分病例合并严重的心脏病变而危及生命。

（一）血吸虫性肺心病

在中东和南美洲一些血吸虫病流行地区，血吸虫感染引起慢性肺心病并不少见。Shaw报告埃及的发病率为2.1%，De Faria在巴西报告为5.5%，并认为其实际发病率可能比临床所见为高。据国内统计，日本血吸虫病引起的慢性肺心病，发病率占晚期血吸虫病住院病例的1.4%。

曼氏、日本、埃及三种人类的主要血吸虫成虫分别寄生于肠系膜下静脉、痔静脉丛和膀胱周围静脉丛，在那里发育和产卵。其虫卵到达肺部的途径并不完全相同，埃及血吸虫卵以栓子形式顺流而上，通过下腔静脉，直接迁移入肺。曼氏和日本血吸虫卵则大部分停留于肝脏和门脉系统分布器官。虽则埃及血吸虫卵容易到达肺部，但根据 Bertrand 的临床观察，曼氏血吸虫病引起的肺心病多于埃及血吸虫病。这可能是由于曼氏成虫异位寄居所致的反常产卵现象，亦可能是由于排卵的数量较种属特异性更具有重要性。曼氏和日本血吸虫感染可引起严重肝纤维化，并发窦前门脉高压和侧支循环开放，这样就为大量虫卵通过侧支进入肺部创造了有利条件。

1. 病理改变　虫卵在肺组织中引起广泛的闭塞性肺小动脉炎，并侵入小动脉壁和动脉周围形成典型的血吸虫卵肉芽肿，引起肺小动脉周围炎症。虫卵肉芽肿逐渐趋向纤维化，被结节状瘢痕组织取代。在修复过程中，有大量新生血管向瘢痕组织中心发展，形成假血管瘤，以替代阻塞的血管。这种新生血管可能与肺静脉互相连接，形成动-静脉交通支。此外，虫卵还可能穿过小动脉壁沉着于肺实质。虫卵引起的肺实质病变，较肺小动脉周围病变少见。

患者大多为重度感染的晚期或肝脾型曼氏血吸虫病，由于大量虫卵不断地侵入肺部，沉着于肺小动脉周围，引起炎性反应，使动脉管壁增厚，管腔狭窄，血管的适应性丧失，导致肺动脉压增高，加重右心负荷，随之产生右心室压上升和慢性肺源性心脏病并发充血性心力衰竭。血吸虫病引起的肺动脉高压症属于肺毛细血管前型（动脉性肺动脉高压），肺小动脉和肺毛细血管之间存在着压力差。由于肺动脉长期持续高压，可引起肺动脉主干及其主要分支扩张，有时形成动脉瘤样隆起。

2. 临床表现　大都为青年成人。男性多于女性。临床表现轻重不一，轻者临床症状隐匿，仅有心电图、X 线或血流动力学方面的表现。重者有肺动脉圆锥综合征和右心功能不全的表现。渐进性劳力性呼吸困难为本病最常见的症状。在早期，一般数月甚至数年无症状。随着病变的进展，广泛性阻塞性肺小动脉炎症使肺血管床容量显著降低，以致在体力活动时，心排出量不能相应提高，便引起劳动后呼吸困难，甚至晕厥。在呼吸困难发生的同时，往往有心悸、咳嗽、疲乏及劳动力减退等症状。有些患者还可有心前区疼痛，这与肺高压和肺动脉扩张有关，此外，还可由于肺动脉扩张压迫喉返神经引起声音嘶哑，因变薄的肺动脉小支破裂而致咯血。

3. 诊断与鉴别诊断　慢性肺源性心脏病的临床诊断并不困难，但其血吸虫性质非常难以肯定。上述所有发现都是间接证据，要确诊血吸虫病引起的肺心病非常困难，必须在肺组织或痰液中发现血吸虫卵才能确诊。然而，对肺动脉高压病例进行肺穿刺有一定危险性，痰液标本中要找到血吸虫卵亦往往相当困难。

4. 治疗　主要是对症处理、支持治疗及吡喹酮病原学治疗。

（二）血吸虫性心肌炎

早在 1935 年，Clark 根据病理学检查证实有曼氏血吸虫性心肌炎存在。Rhomas 和潘世宬相继报道日本血吸虫病引起的急性心肌炎。当时提示血吸虫性心肌炎的证据为：①心肌内发现孤立的虫卵沉着；②心肌中有虫卵沉着的肉芽肿，并有血管充血、间质水肿和肌原纤维变性。

心肌中肉芽肿的形成，必须要有虫卵到达冠状动脉灌注的部位。病变的心肌组织内是否观察到血吸虫卵，至今观点不一。

日本血吸虫感染可致宿主心脏及血管产生明显的病理改变，以急性期病变较为明显，表现为心肌炎性改变。光镜下可见心肌组织均质变性，间质及心内血管充血水肿，炎性细胞浸润等。电镜超微结构可见线粒体广泛受损，肌浆网扩张，表明心肌细胞能量代谢及贮运受到影响。血吸虫性心肌炎在临床上分为两种类型：①症状型：主要表现为充血性心力衰竭，同时有“急性心肌炎”的症状与体征。心电图示心肌缺血、房室传导阻滞和弥漫性心肌复极障碍等病变。这些病例在生前很难作出明确诊断。②亚临床型：血吸虫病流行地区年青血吸虫病患者的心电图异常（包括房室传导阻滞和心肌复极障碍）的发生率较非流行地区居民显著为高，在统计学上有显著意义。这些病例的心脏症状隐匿，没有任何可解释的病因存在。

治疗上给予一般支持疗法及吡喹酮病原学治疗，并加用糖皮质激素及能量合剂。症状控制后（平均 2 周）复查心电图，一般均可恢复正常。Warembourg 证实经抗血吸虫药物治疗后，原先的异常心电图得到改善。由此可以佐证所观察到的心肌损害，本质与血吸虫感染有关。

（三）心包血吸虫病

主要表现为心包炎、心包积液的症状与体征，症状包括心前区持续隐痛、心悸气促、颜面浮肿、腹部饱胀等。常见的体征为体循环瘀血表现如颜面及双下肢轻度凹陷性水肿、颈静脉压力升高、肝脏肿大、心尖搏动减弱、心界扩大、心音遥远并出现奇脉。有时甚至缺乏血吸虫病的一般临床表现，往往容易漏诊。需经手术病理检查证实。进行心包剥离术时可发现心包增厚并黏附于心脏表面。剥离的心包组织病理学检查可观察到心包纤维增厚及结缔组织增生，其中有大量钙化虫卵及虫卵肉芽肿，并伴有嗜酸粒细胞浸润。

心包血吸虫病一经诊断，需按标准进行血吸虫病原学治疗。如因病期迁延，出现心包狭窄病变时，即使经过心包剥离术，心包填塞症状也难以完全消除。Horst RV 曾报道 1 例 16 岁女性心包埃及血吸虫病患者，因心包狭窄行心包剥离术。术后治疗 18 个月，患者心包填塞症状并未完全缓解。严重影响患者生存质量与寿命。

（四）血吸虫病引起发绀综合征

De Faria 和 Wessel 报道曼氏血吸虫病引起一种新的发绀综合征。临床上主要表现为显著发绀和杵状指，肝脾大，肝功能异常，肺动脉压正常或轻度增高。发绀的发生不能以轻度肺动脉高压症来解释。死亡病例的病理检查发现肺组织中有广泛的肺动脉小分支和小静脉之间的血管吻合支存在。De Faria 认为虫卵坏死作用所致的动-静脉交通支引起的右至左分流，是发绀发生的原因。Wessel 对所观察的发绀病例作肺组织连续切片病理检查，未见异常的新生血管形成。但发现这种发绀病例，经抗血吸虫药物治疗后，一般情况好转，肝脾显著缩小，肝功能恢复正常，发绀和杵状指消失。因此认为门-肺交通支引起的右至左分流，可能是发绀发生的原因。

十二、皮肤血吸虫病

自 1946 年 Fishbom 在菲律宾报告 1 例皮肤型血吸虫病以来，随后国内外文献陆续报道，至今仅 70 余例，且多伴有其他器官异位损害。日本、曼氏、埃及血吸虫感染，均可引起皮肤异位损害，但应除外埃及血吸虫感染所引起的泌尿生殖系统皮肤损害。

皮肤异位损害由成虫产卵异位沉积于皮肤所引起，可有以下移行途径：①从盆腔静脉经椎静脉丛，到肋间静脉脊支，这对部分病例皮肤损害呈带状分布作出了解释；②通过盆腔静脉到达下腔静脉，随后进入各种异位地区；③正常寄生在肝或肠系膜下静脉内的成虫所产的卵通过门-体吻合支而到达胸壁皮肤的可能性极小。

皮肤异位损害最常见的部位为前胸和腹部，大多表现为丘疹、脓疱，亦有表现为结节肿瘤状，甚至为顽固性溃疡者。皮肤活检可检出含有毛蚴的虫卵，可作为确诊依据。经病原治疗后，皮损多迅速痊愈，不留痕迹。

（朱永辉）

十三、脾脏血吸虫病

脾脏血吸虫病少见。因血吸虫虫卵很少沉积于脾脏组织内，故脾脏内罕有虫卵结节形成。其原因可能是虫卵难于进入脾静脉，而易于进入门静脉，这是由于解剖原因所致。再者虫卵进入脾脏后易被网状内皮系统破坏。而成虫亦很少寄生于脾内。因此血吸虫成虫和虫卵很少直接造成脾脏病变。

大多脾脏病变是由于血吸虫病引起的继发性脾脏病变（肿大），一方面与成虫代谢产物刺激有关，另一方面因血吸虫病性肝纤维化引起门静脉高压和长期瘀血，致脾脏呈进行性肿大，有的病人肿大的脾脏可占据大部分腹腔甚至下抵盆腔，并伴有脾功能亢进现象。镜检可见脾窦扩张充血，脾髓内、血管周围及脾小梁的结缔组织增生，脾小体萎缩减少，中央动脉管壁增厚发生玻璃样变。脾脏中偶有虫卵发现。其本质不属于脾脏血吸虫病。

十四、淋巴结血吸虫病

淋巴结血吸虫病并不少见。张普华（2007 年）报告一例腹膜后淋巴结内血吸虫卵肉芽肿，胡志勇（2010 年）报告了一例直肠癌引流区淋巴结血吸虫卵异位寄生，黄一杰（2006 年）报告了一例回盲部淋巴结血吸虫卵异位寄生。此症术前甚至术中均很难诊断，临床上只能依靠手术后病理检查中诊断，而即使病理医生报告了淋巴结内血吸虫卵，也很少引起临床医生重视。因而能见报道的亦不多。其发病机制尚不清楚，可能是血吸虫卵进入淋巴管系统并通过淋巴液移动致淋巴结内寄生。由于血吸虫卵沉积于淋巴结可造成了淋巴结血吸虫肉芽肿形成、组织坏死。在血吸虫病重度感染的病人中，体内各部位淋巴结可有肿大，并可形成虫卵结节性损害。而单个巨大淋巴结损害较少见。血吸虫淋巴结的异位损害常无典型的临床表现，在诊断上常较困难，因而很可能造成临床延误治疗。邓维成（2004 年）报告了一例胃癌并左锁骨上淋巴结内血吸虫卵异位寄生，认为恶性肿瘤病人发现有远处淋巴结肿大时，如病人生活在血吸虫病流行区，勿一概认为是远处转移而放弃手术。

十五、耳鼻咽喉血吸虫病

耳鼻喉科血吸虫病罕见，可能与血吸虫病患者这些部位的损害未被注意而漏诊有关。对 100 例埃及晚期血吸虫病的研究，发现其鼻窦炎和持续的腺样体增殖的发生率相当高。Manni 等曾报道一喉部血吸虫病患者为 56 岁坦桑尼亚农民，因慢性进行性声嘶数年就诊。

常规耳鼻喉科检查未见异常。直接喉镜见左侧声带后部、左杓状软骨和后联合的一部分有肉芽肿块,左侧声带固定。取肿块活检示黏膜下有钙化的埃及血吸虫卵。在流行区对耳、鼻、喉慢性肉芽肿性疾患作鉴别诊断时应考虑到本病,扁桃体或增殖体切除术后应行组织病理学检查。

十六、眼部血吸虫病

Kabo 曾报道一例眼部埃及血吸虫病病例,因左眼睑肿胀并严重下垂 3 个月而就诊。眼科检查显示左眼睑结膜增生伴有重叠排列的息肉,眼球眼底均正常。结膜病理学活检显示埃及血吸虫活虫卵引起的以嗜酸粒性细胞浸润为主的重度慢性炎症。10ml 尿液滤过检查发现 4 个埃及血吸虫虫卵。给予吡喹酮 40mg/kg 顿服。两周后尿液复查转为阴性,结膜肉芽肿略有消退,眼睑开启功能有明显改善。这一异位寄生可能有以下三种途径引起:①尾蚴经下肢或腹壁感染后异常移行;②产在内脏静脉中的虫卵异位移行;③泌尿生殖器-肛门部位的虫卵经手指直接感染结膜。

十七、乳房血吸虫病

患者常无自觉症状,主要表现为乳房肿块。既往均有血吸虫疫水接触史和(或)血吸虫病治疗史,常因合并乳腺癌或其他乳腺疾病经手术病理检查证实。术后如无禁忌证,应常规行血吸虫病原学治疗。

血吸虫卵异位沉积于乳房内的机制,可能是游离于门脉系统中的虫卵,通过栓子形式,经门脉侧支到达肋间静脉;或经过与门脉系统相接的脊椎静脉系到达肋间静脉而异位沉积于乳房组织内。至于成虫异位寄生就地产卵于乳房组织内的可能性极小,尚未见相关文献报道。

血吸虫卵乳房内沉着与乳腺癌并存,是否具有因果关系,尚难定论。手术病理检查曾经发现大部分血吸虫卵位于乳腺癌组织内、癌组织周边及异形乳腺小叶附近。因此,有人推测乳腺癌的发生有可能与乳房血吸虫卵沉积有关。但是,同时也有手术病理资料证实血吸虫卵沉着处的乳腺小叶管泡上皮未见不典型增生改变,癌肿处也无虫卵沉着,故认为乳腺癌的发生与血吸虫卵沉着似无关系。

十八、腮腺血吸虫病

腮腺血吸虫病主要表现为耳廓下方腮腺区包块,质硬,边缘粗糙,活动度可,无明显触压痛,无面神经麻痹,可无门脉高压体征。B 超示腮腺内多发囊实性肿物可伴有钙化。手术前易误诊为腮腺肿瘤。切除组织病理检查可见陈旧性日本血吸虫卵沉积。涂跃平等报道一例经手术病理检查证实为腮腺血吸虫病合并右侧腮腺多形性腺瘤。

(朱永辉)

第四十二章　曼氏血吸虫病

曼氏血吸虫病(schistosomiasis mansoni)是由曼氏血吸虫(S. mansoni Sambon)寄生于肠系膜小静脉、痔静脉丛,偶可在肠系膜上静脉及肝内门静脉血管内所引起的疾病。主要病变为在结肠与肝脏产生虫卵肉芽肿与纤维化,与日本血吸虫病相似但较轻。

一、病　原　学

成虫呈雌雄异体,雌虫常居于雄虫的抱雌沟内,呈合抱状。虫体前端有一口吸盘,腹面近前端有一腹吸盘,突出如杯状。成虫吸食血液,肠管内充满被消化的血红蛋白而呈黑色,但雌虫摄取红细胞的数量远大于雄虫,肠内容物可经口排至宿主血液中。雄虫呈乳白色,长6~14mm,宽0.8~1.1mm;腹吸盘后的虫体扁平,两侧向腹面蜷曲,形成抱雌沟(gynecophoralcanal),故外观呈圆筒状。表皮结节明显,上有束状细毛。雌虫前细后粗圆,形似线虫;体长7~17mm,宽0.25mm,表皮有小结节。虫卵呈长椭圆形,淡黄色,大小约(112~182)μm×(45~73)μm。卵壳薄而均匀,无卵盖,表面常附有宿主组织残留物,卵壳一侧有一较长大侧棘。成熟虫卵内为一葫芦状毛蚴,毛蚴与卵壳之间的间隙可见大小不等圆形或椭圆形的油滴状头腺分泌物。曼氏血吸虫尾蚴属叉尾型尾蚴,由体部和尾部组成,尾部又分尾干和尾叉。周身披有小棘并具有许多单纤毛的乳突状感觉器。体部前端特化为头器(head organ),头器中央有一大的单细胞腺体即头腺;口位于虫体前端正腹面,腹吸盘位于体后部1/3处,由发达的肌肉构成,具有较强的吸附能力。体中后部有5对单细胞钻腺(penetrationgland),左右对称排列,其中2对位于腹吸盘前,称前钻腺,嗜酸性,内含粗颗粒;3对位于腹吸盘后,称后钻腺,嗜碱性,内含细颗粒。前后5对钻腺分别由5对腺管向体前端分左右两束伸入头器,并开口于头器顶端。尾蚴钻入终宿主皮肤时脱去尾部,进入血流,在体内移行至寄生部位,在发育为成虫前均被称为童虫(schistosomulum)。

曼氏血吸虫的生活史比较复杂,包括在终宿主体内的有性世代和在中间宿主双脐螺体内的无性世代。血吸虫的生活史包括卵、毛蚴、母胞蚴、子胞蚴、尾蚴、童虫和成虫七个阶段。成虫寄生于人的门脉-肠系膜静脉系统,雌、雄虫合抱,交配产卵,所产虫卵部分随宿主粪便排出体外,偶尔随尿排出。排出体外的虫卵若有机会入水,卵内毛蚴孵出并主动侵入中间宿主-双脐螺体内,经母胞蚴、子胞蚴等无性增殖发育为大量尾蚴。尾蚴自螺体逸出,在淡水的浅层游动,若遇终宿主(人)则迅速钻入宿主皮肤,脱去尾部成童虫。童虫经血液循环系统移行至肝门脉系统，雌雄虫体合抱，至肠系膜静脉系统寄居，逐渐发育为成虫。从尾蚴钻入皮肤到虫体发育成熟并产卵需 30 ~ 35 天。

曼氏血吸虫的成虫寄生于终宿主的门脉、肠系膜下静脉内，虫体可逆血流移行到肠黏膜下层的小静脉末梢，进行交配、产卵。雌虫阵发性地成串排卵，以至卵在宿主肝、肠组织血管内往往沉积成念珠状。虫卵主要分布于肝及结肠肠壁组织，卵内的卵细胞发育为毛蚴。由于成熟卵内毛蚴分泌物能透过卵壳，引起虫卵周围组织和血管壁的炎症、坏死；加上肠蠕动、腹内压和血管内压增加，致使含有虫卵的坏死组织向肠腔溃破，虫卵便随溃破组织落入肠腔，随粪便排出体外。不能排出的虫卵沉积在局部组织中，逐渐死亡、钙化。成熟虫卵在粪便中不能孵化，只有当虫卵进入水中，在低渗透压的作用下，水分经卵壳的微管道进入卵内，卵壳膨胀，发生裂隙，毛蚴才能孵出；水越清，粪渣越少，越有利于毛蚴的孵化。毛蚴从卵内孵出需要适宜的温度，一般温度愈高，孵出愈快，毛蚴的存活时间也愈短，5 ~ 35℃之间均能孵出，以 25 ~ 30℃最为适宜。光线的照射可以加速毛蚴的孵出。水的 pH 值为 6.8 ~ 7.8 时，有利于毛蚴的孵化。毛蚴孵出后，多分布于水体的浅层作直线运动，并具向光性和向清性特点。毛蚴在水中可存活 1 日，在此期间若遇到中间宿主双脐螺，即主动侵入双脐螺体内进行无性繁殖。毛蚴孵出后的时间愈久，感染双脐螺的能力愈低。双脐螺是曼氏血吸虫唯一的中间宿主。当毛蚴在其螺类宿主周围游动时，螺体释放排泄分泌物“毛蚴松”，可吸引毛蚴促进其头足部进行探索性游动。“毛蚴松”的主要化学成分是氯化镁。在螺头足部进行探索性游动的毛蚴通过其前端顶突的吸附作用，顶腺分泌的蛋白酶和侧腺分泌的黏液作用，以及毛蚴不断交替伸缩动作钻入螺体。毛蚴体表纤毛脱落，胚细胞分裂，逐渐发育为母胞蚴。母胞蚴体内胚细胞分裂繁殖成若干小团而形成子胞蚴。子胞蚴具有运动性，破壁而出，移行到双脐螺的消化腺内寄生。子胞蚴细长，有节段性，体内胚细胞再分裂而发育为许多尾蚴。一个毛蚴钻入双脐螺体内，经无性繁殖，产生数以千万计的尾蚴。尾蚴在双脐螺体内分批成熟，陆续逸出。发育成熟的尾蚴自螺体逸出并在水中活跃游动。含有成熟尾蚴的双脐螺在水中或有露水的植物上均可逸出尾蚴。影响尾蚴逸出的因素很多，最主要的是水温。水温在 15 ~ 35℃范围内，尾蚴均可逸出；最适温度为 26 ~ 28℃；5℃时，尾蚴逸出受到抑制。光线有促进尾蚴逸出的作用；水的 pH 值要求 6.6 ~ 7.8。尾蚴逸出后，主要分布在浅水层，一般存活 1 日。尾蚴不耐高温，55℃以上半分钟至一分钟即死亡。

二、流行病学

血吸虫病在热带和亚热带地区流行，尤其是无法获得安全饮用水和缺乏适当卫生设施的贫穷社区。估计至少有 90% 的需要得到血吸虫病治疗的患者生活在非洲。

1. 地理分布　曼氏血吸虫病主要分布于埃及、中东、西非、中非和东南非、马尔加什、巴西、圭亚那、多米尼加、委内瑞拉、苏里南和一些加勒比海岛屿；其中非洲和南美洲为曼氏血吸虫病的高度流行区，西半球的曼氏血吸虫病被认为是在贩卖非洲黑奴运动中，由受曼氏血吸虫感染的双脐螺藏匿在黑奴喝水的木桶中入侵南美洲的。

2. 流行环节　曼氏血吸虫病为人兽共患寄生虫病，其流行由以下 5 个因素构成，即传染源排出虫卵；虫卵在水中孵出毛蚴；毛蚴侵入中间宿主双脐螺；幼虫在螺内发育逸出尾蚴；尾蚴感染终宿主人。

(1) 传染源:主要为能排出曼氏血吸虫卵的病人、带虫者,猴、狒狒、长爪沁鼠、家鼠与野鼠偶有自然感染,但对本病传播无重要作用。在流行病学上病人是主要的传染源。因此对曼氏血吸虫病人的健康教育、化疗和粪便管理在曼氏血吸虫病的防治工作中尤为重要。

(2) 传播途径:含有血吸虫虫卵的粪便污染水源、水体中存在中间宿主双脐螺和人群接触疫水是3个重要环节。其中中间宿主双脐螺(biomphalaria)有光滑双脐螺、亚氏双脐螺、浦氏双脐螺等。双脐螺无厣,水生性,与钉螺水陆两栖性不同。粪便污染水源和人群接触疫水的方式与当地居民的生产方式、生活习惯密切相关;而中间宿主双脐螺的存在是血吸虫病流行的先决条件,没有双脐螺的存在,血吸虫病就不会流行。

(3) 易感人群:人群普遍易感,感染率和感染度与地理环境、双脐螺分布、粪便污染程度、居民接触疫水的频度以及宿主的免疫状态密切相关。学龄儿童、农民和渔船民的感染率和感染度较高。流行区居民因反复感染有部分免疫力,非流行区或轻度流行区人群进入重度流行区,因缺乏特异性免疫力而较当地居民易感。

三、致病机制

在血吸虫感染过程中,尾蚴、童虫、成虫和虫卵均可释放抗原,诱发宿主产生免疫应答,引起复杂的免疫病理反应,对宿主产生损害,与日本血吸虫基本相似,只是其虫卵肉芽肿的形成机理认为主要是细胞介导的免疫反应。本病的病理改变与日本血吸虫病相似但较轻。肠道病变以直肠与乙状结肠为主,肠黏膜虫卵肉芽肿坏死脱落后形成浅表溃疡,产生脓血便。肠黏膜增生可形成息肉。虫卵不断经门静脉进入肝脏可引起肝内门脉周围纤维化、门脉阻塞与门脉高压,导致门-腔侧支循环形成,尤以食管下端和胃底静脉曲张为多见,脾脏因被动充血而肿大,晚期可出现腹水。本病中枢神经系统损害时有报道,虫卵肉芽肿压迫脊髓较多,日本血吸虫病则与之相反。

1. 尾蚴所致损害　血吸虫尾蚴侵入宿主皮肤后数小时出现粟粒至黄豆大小的丘疹或荨麻疹,伴有瘙痒,数小时至2~3日内消失,此即尾蚴性皮炎。其中尾蚴皮炎少见,在流行区以轻症和无症状者占多数。病理变化为真皮内毛细血管扩张充血,伴有出血,水肿,嗜酸性粒细胞、中性粒细胞和单核细胞浸润,这种炎症反应兼有速发(Ⅰ型)与迟发(Ⅳ型)两型超敏反应。其机制是存在于童虫体表的C3激活剂能激活补体旁路,产生趋化因子和免疫黏附,吸引肥大细胞和嗜酸性粒细胞,并诱导T细胞与B细胞活化,尾蚴抗原激活细胞内酶类,释放嗜碱颗粒,使组胺、激肽、5-羟色胺类物质活化,导致血管扩张、通透性增加、炎性细胞渗出,引起局部炎症反应。

2. 童虫所致损害　童虫移行经过肺脏时,可引起肺组织点状出血及白细胞浸润,病灶的范围、多少与感染程度成正比,重度感染可发生出血性肺炎。这种肺部一过性浸润性血管炎性病变又称童虫性肺炎,是由童虫毒素、代谢产物或死亡后分解的蛋白所致的变态反应。

3. 成虫所致损害　童虫发育成熟后,即定居于门脉、肠系膜下静脉内摄取营养和吞食宿主红细胞,并不断排出有害物质引起宿主一系列的变化。成虫有关的有贫血,嗜酸性粒细胞增多,成虫在门静脉和肠系膜静脉内寄居及其代谢产物可引起轻微静脉内膜炎,死亡的虫体可引起栓塞性静脉炎及静脉周围炎。成虫肠道及生殖器官分泌的排泄物和代谢产物作为循环抗原不断释入血流,与相应的抗体形成免疫复合物沉积于器官,所引起的病变也称免疫复合物病。

4. 虫卵所致损害　曼氏血吸虫虫卵肉芽肿较日本血吸虫为少、体积亦小，虫卵在黏膜下层产出后 6 天左右毛蚴成熟，分泌 SEA，致敏 T 淋巴细胞，当后者再与虫卵抗原接触时，释放出多种淋巴因子，在虫卵周围产生炎症反应，有大量嗜酸性粒细胞、巨噬细胞和淋巴细胞浸润，形成虫卵肉芽肿，重者形成嗜酸性脓肿。本病病理变化取决于组织中虫卵数和虫卵周围炎症反应的程度与范围。随着虫卵中毛蚴死亡与宿主抑制性 T 细胞与抗独特型抗体的调控作用，虫卵肉芽肿缩小，最后形成疤痕。

5. 抗原抗体复合物所致损害　曼氏血吸虫寄生于人体的门脉-肠系膜静脉系统内，童虫、成虫的代谢产物、分泌物、排泄物与虫卵内毛蚴的分泌物以及虫体表皮更新的脱落物排入到血液中，并随血液循环至各组织，成为循环抗原。人体对这些循环抗原产生相应的抗体，抗原抗体结合形成抗原-抗体复合物。通常抗原-抗体复合物可被单核细胞或巨噬细胞吞噬。在感染早期，尾蚴、童虫产生的抗原及刺激人体产生的抗体水平低，当成虫大量产卵时，抗原量及刺激人体产生抗体的水平急剧上升，产生大量的抗原-抗体复合物，此时不能被有效清除而在组织内沉积。抗原-抗体复合物激活补体，使中性粒细胞集聚于复合物沉积的组织，中性粒细胞吞噬复合物，并释放蛋白溶解酶，损伤包括血管在内的局部组织，即Ⅲ型变态反应。主要病变常出现在肾小球，表现为肾小球间质增宽，间质细胞增生，毛细血管增厚，基底膜增厚，引起肾小球肾炎。患者常出现蛋白尿、水肿及肾功能减退。

在血吸虫感染的宿主血液中，可检出 3 种循环抗原，即肠相关抗原（gutasociatedantigens，GAA）、膜相关抗原（membraneasociatedantigens，MAA）和可溶性虫卵抗原。GAA 可能是血吸虫循环抗原的主要成分，在感染后第 4 周前后出现，其两个主要成分是循环阳极抗原（circulatinganodeanti-gens，CAA）和循环阴极抗原（circulatingcathodeantigens，CCA）。CAA 为肠相关血吸虫蛋白多糖抗原，CCA 为不均一的糖蛋白抗原。CAA 和 CCA 均来源于成虫肠道上皮细胞，随虫体吐出物排到宿主血流中。MAA 为成虫不断更新的虫体表膜进入血流，在感染后第 5 周出现。SEA 是卵内毛蚴分泌物通过卵壳微管道排出进入血流，在感染后第 6 周至第 7 周出现。

四、临床表现

根据疾病的发生和发展可分为入侵阶段、急性曼氏血吸虫病、慢性曼氏血吸虫病。

1. 入侵阶段　开始为尾蚴性皮炎表现，接着虫体移行和发育。最早 2～3 天后开始出现发热、咳嗽症状。胸部 X 线片显示肺部浸润病变，提示有肺部感染。临床表现有气喘、肌肉疼痛、腹痛、脾大、外周血嗜酸性粒细胞增多。这一阶段诊断困难，易误诊。

2. 急性曼氏血吸虫病　急性血吸虫病多见于无免疫力的初次重度感染者，常发生于夏秋季，以男性青壮年与儿童居多，慢性患者再次大量感染尾蚴后亦可发生。于感染后 3～7 周出现畏寒、发热、出汗、腹痛、腹泻、咳嗽、肝大压痛、脾大（约 10%）、血中嗜酸性粒细胞增多等。病程较急性日本血吸虫病短、病情亦较轻。血常规检查显示嗜酸性粒细胞增多。粪便检查血吸虫卵或毛蚴孵化为阳性。血清环卵沉淀试验为阳性。重症患者可出现水肿、腹腔积液、恶病质，甚至死亡。轻或中度患者可转入慢性期。

3. 慢性曼氏血吸虫病　流行区居民少量多次感染或急性期治疗不彻底及急性期症状

自然消退后均可转向慢性阶段。根据临床症状、体征及病埋变化可分为肠型/肝肠型血吸虫病和肝脾型血吸虫病。

（1）肠型/肝肠型曼氏血吸虫病：在血吸虫病流行区，以轻症和无症状者多见。可能是这些患者大多反复接触疫水，获得对再感染的部分免疫力之故。最常见症状为间隙性腹泻、腹痛、黏液血便，伴有里急后重、贫血、消瘦、肝脾大、结肠增厚等症状和体征。血常规检查显示嗜酸性粒细胞增多。肝功能通常是正常的。反复粪便检查可检到虫卵或毛蚴孵化为阳性。直肠黏膜活体组织检查可检到虫卵。血清环卵沉淀试验为阳性。结肠镜检可能显示肠黏膜充血水肿、浅表溃疡或伴少量出血。

（2）肝脾型曼氏血吸虫病：此型患者即相当于日本血吸虫病中的晚期血吸虫病。可出现巨脾、腹水、食管下端静脉曲张破裂出血等。根据肝功能情况，又可分为代偿性和失代偿肝脾型曼氏血吸虫病性。前者病人一般情况可，肝功能试验大多正常，无腹水；后者有肝功能失代偿、出现腹水与浮肿，血清清蛋白下降、球蛋白升高、清/球蛋白比例倒置甚至肝性脑病表现。偶有黄疸、肝掌、蜘蛛痣等。

4. 异位血吸虫病　曼氏血吸虫成虫在门脉系统范围以外的静脉内寄生被称为异位寄生，而见于门脉系统以外的器官或组织的血吸虫卵肉芽肿则被称为异位损害（ectopic lesion）或异位血吸虫病。发生异位损害的原因可能由于感染大量尾蚴，体内寄生虫数过多，出现成虫或童虫的异位寄生；或因肝纤维化出现，门-腔静脉吻合支扩大，肠系膜静脉内的虫卵可被血流带到肺、脑或其他组织，引起病变。人体常见的异位损害部位在肺和脑，也可见于皮肤、甲状腺、心包、肾、肾上腺皮质、腰肌、疝囊、生殖器及脊髓等处。肺型血吸虫病多见于急性期患者，为虫卵沉积引起的肺间质性病变，主要症状及体征为干咳或咳黏液状痰。借助胸部X线检查可见絮片型、绒毛斑点型及粟粒型病变。在少数病例，肺血吸虫病可导致肺源性心脏病。脑型血吸虫病亦多见于急性期，病变多在脑膜和大脑皮质。临床表现为脑膜脑炎有嗜睡、意识障碍、头痛、昏迷、痉挛、偏瘫、视力模糊等症状。慢性期脑部异位损害的部位多在脑组织，常出现癫痫发作、头痛、呕吐、语言障碍、偏瘫等。脑型血吸虫病常易被误诊为脑瘤，经吡喹酮治疗后症状减轻或消失，有助于做出正确判断。

5. 主要并发症　有肺动脉高压、血吸虫脊髓神经根病、合并沙门氏菌及其他革兰阴性菌感染、肾小球肾炎、免疫缺陷等。

五、辅助检查

1. 病原学检查

（1）粪便检查：从粪便中查找血吸虫虫卵或虫卵孵出毛蚴，是主要的确诊依据和考核疗效方法，常用的方法为尼龙绢集卵镜检法或孵化法。取受检者的粪便30g，置于40～60孔/25.4mm^{2}铜丝筛中，铜丝筛置于下口夹有铁夹的尼龙绢袋口上，淋水调浆，使粪液直接滤入尼龙绢袋。移去铜丝筛，继续淋水冲洗袋内粪渣，并轻轻用竹签在袋外刮动或将袋振动，以加速过滤。待滤出液变清，取下夹袋底下口的铁夹，将袋内沉渣淋洗入三角烧杯，吸取沉渣3～4滴于载玻片上涂片镜检，观察到曼氏血吸虫卵即为阳性；涂片的厚度以能透过涂片尚能看清印刷字体为标准。同时，将水加入上述三角烧杯距瓶口1cm处，置于温箱或在室温下孵化，观察到有毛蚴孵出，即为阳性，连续送检3次粪便可增加检出率；此外，还可采用塑料顶管孵化法等。直接涂片法可用于重度感染地区或急性血吸虫病人的黏液血便检查;而改良加藤厚涂片法适宜检测曼氏血吸虫病人粪便虫卵计数,在流行病学调查和防治效果考核中具有实用价值。

(2) 肠黏膜活体组织检查:对临床上怀疑为血吸虫病,而多次粪检阴性,免疫诊断又不能确定的疑似病例,可考虑采用此法。用直肠镜或乙状结肠镜自距肛门10cm左右的病变部位处,钳取米粒大小的黏膜组织,进行压片镜检,可检获到活虫卵、变性卵及死卵。此法有出血危险,对有出血倾向,或有严重痔疮、肛裂及极度虚弱的患者,不宜作此法检查。直肠显微镜可直视肠壁组织病变,提高虫卵检出率,且不必钳取组织,以避免出血。

2. 免疫学检查

(1) 皮内试验(intradermal test,IDT):皮内试验常用1∶800的成虫抗原,用卡介苗注射器附25或26号针头吸取抗原,于皮内注射0.03ml,15分钟后丘疹直径超过0.8cm者即为阳性。此法与粪检阳性符合率为90%左右。由于此法快速、简便,通常应用于综合查病中对无血吸虫病史人群和监测地区低年龄组人群的过筛。但也有在宿主体内注射异种蛋白引起过敏反应的可能,故现在应用较少。

(2) 环卵沉淀试验(circumovalprecipitintest,COPT):卵内成熟毛蚴分泌可溶性抗原物质透出卵壳,与病人血清中的特异性抗体结合,在虫卵周围形成泡状、指状或细长蜷曲的带状沉淀物,边缘较整齐、有明显的折光,其中泡状沉淀物直径大于10μm,即为阳性反应。常用冷冻干燥虫卵或热处理超声干卵为抗原,通常检查100个卵,阳性反应虫卵数(环沉率)大于5个即可定为阳性;阴性者必须检查所有虫卵。

(3) 间接血凝试验(ndirecthaemaglutinationasay,IHA):将曼氏血吸虫的可溶性抗原吸附于红细胞表面,使红细胞致敏,致敏的红细胞再与相应抗体结合,通过红细胞凝集现象而表现出特异的抗原抗体反应。判断为阳性的血清稀释度应≥1∶10。此法与粪检阳性符合率为92.3%~100%,操作简便,用血量少,报告结果快速。

(4) 酶联免疫吸附试验(enzyme-linkedimmunosorbentasay,ELISA):将抗原或抗体与酶结合,使其既具有免疫学特性,又具有酶的活性,经酶联的抗原或抗体与酶的底物作用后,由于酶的催化作用使底物显色。此法具有较强的敏感性和特异性,并且可反应抗体水平,阳性检出率为95%~100%。另外,Dot-ELISA、双抗体夹心ELISA等可检测CAg(GAA,MAA,SEA)。

(5) 乳胶凝集试验(latexagglutinationtest,LAT):以聚苯乙烯乳胶作为载体吸附抗原或抗体,与相应的抗体或抗原作用,在电解质存在的适宜条件下发生凝集反应,出现肉眼可见的凝集颗粒。此法简便、快速,有较好的敏感性和特异性,干扰因素少,结果稳定,适于现场应用。血清稀释度≥1∶10出现凝集为阳性。

此外,还有PVC薄膜快速ELISA、血吸虫虫卵组分抗原检测短程抗体法、抗独特型NP30检测血吸虫短程抗体法等。

3. 影像学检查　超声波检查为非损伤性诊断方法,简便,能准确直接发现肝脏血吸虫病的病理改变,可评估病情的严重程度。在现场短期内可检查大量人群,立即可出结果。若使用标准化方法,具可比性,可用于血吸虫病的流行病学调查、疗效考核、判断预后及筛选病人,可发现粪检阴性与免疫学检查阴性的血吸虫病肝纤维化患者。

六、诊　断

曼氏血吸虫病的诊断通过病原学检查进行确诊，免疫学检查可用作辅助诊断；临床症状、体征及疫水接触史等对诊断均有一定的参考价值。

七、治　疗

（一）病原治疗

首选药为吡喹酮，推荐治疗方法：急性曼氏血吸虫病的总剂量为 120mg/kg（儿童为 140mg/kg），6 日疗法，其中一半在前 2 日分服，另一半在后 4 日分服；每日剂量分 3 次服。治疗肝肠型慢性曼氏血吸虫病的参考总剂量为 60mg/kg（体重不足 30kg 的儿童为 70mg/kg 体重），2 日疗法，每日 2～3 次；在疫区大规模治疗中，一般采用总剂量为 40mg/kg，1 日疗法，总剂量 1 次顿服或分 2 次服。治疗代偿型肝脾型慢性曼氏血吸虫病建议采用总剂量 90mg/kg，6 日疗法，或 60mg/kg 体重，3 日疗法。失代偿型肝脾型慢性曼氏血吸虫病不主张病原治疗。

（二）外科治疗

主要针对门脉高压症所致的巨脾、食管静脉曲张和或出血等需外科处理的并发症。外科原则同日本血吸虫病。

（三）护肝及对症支持治疗

出现肝功能损伤者应护肝治疗。腹水患者可以利尿，合并感染者可以使用抗生素，腹泻者可以止泻治疗，必要时中药灌肠。

八、预　防

1. 控制和消灭螺宿主　控制和消灭双脐螺是控制血吸虫病传播的重要措施之一。灭螺时要全面规划，因时因地制宜，根据当地双脐螺的分布、所处环境及感染程度，按水系分片分块、先上游后下游、由近及远、先易后难的原则进行，做到灭一块、清一块、巩固一块。应结合生产和农田、水利、水产、芦苇场的基本建设，以改造环境为主，药物杀灭为辅的原则，采取有效措施，综合防治，如灭螺与兴修水利等相结合。

2. 加强粪便管理，安全用水　避免新鲜粪便污染有螺环境而使双脐螺感染，如建造无害化厕所，或将新鲜粪便加生石灰或碳酸氢铵处理以杀死虫卵。兴建自来水厂、挖井取水、安装滤水装置等，保证安全用水。

3. 保护易感人群　流行季节应尽量避免接触疫水，若必须下水作业或生产者，则需采取防护措施，包括口服吡喹酮预防和皮肤涂抹防护药物，如邻苯二甲酸二丁酯油膏等，或穿防水胶鞋、防护裤等。

（朱丽姿　戴建荣　王飞）

第四十三章　埃及血吸虫病

埃及血吸虫病(schistosomaiasis haematobia)是由于埃及血吸虫寄生于人体主要引起泌尿系统症状的血吸虫病。埃及血吸虫最早由德国学者 Theodor Bilharz 于 1851 年在埃及开罗解剖一例患血尿病人的尸体时,在门静脉中捡获一些白色小虫而发现的。Theodor Bilharz 将此虫体标本寄给他的老师 Von Siebold,并于 1852 年由 Von Siebold 在医学会议上代为宣布这一发现,确认其为血尿的病原,并将此虫命名为 Distomum haematobium。1858 年 Weinland 因该虫雄虫有抱雌沟改名为埃及裂体吸虫 Schistosoma haematobium(Bilharz,1852),并于 1889 年在巴黎召开的第一届国际动物命名委员会上予以认可。为纪念 Theodor Bilharz,Cobbold 将此血吸虫病原改名为 Bilharzia haematabium。这一名称曾被全世界引用,第一次世界大战中英国士兵在欧洲服役时用"Bill Harris"俚语称此血吸虫病。由于国际命名法以及 Schistosoma 属名更具形象化,所以在科学上仍用 Weinland 所改的名称,但以后在许多鸟类、牛和羊的血吸虫属名中都沿用含有"Bilharzia"的名称,作为科学界对首次发现该血吸虫病原体的这一年轻人的肯定。1910 年 Ruffer 在埃及两具木乃伊(公元前 1250 ~ 1000 年)的肾脏中发现钙化的埃及血吸虫卵。1915 年 Leiper 阐明了埃及血吸虫的生活史。

一、病　原　学

成虫雌雄异体,存活时两性虫体呈合抱状态,雌虫居于雄虫抱雌沟内。雄虫长 7 ~ 14mm,腹吸盘前的体部呈圆筒状;腹吸盘后体两侧抱雌褶张开后呈扁平状,体宽 1mm。具有口吸盘和腹吸盘,前者直径 0.2 ~ 0.4mm;腹吸盘大,直径为 0.25 ~ 0.53mm。在口吸盘及腹吸盘的内壁分布有许多尖锐的小棘,并在吸盘的边缘生长一些感觉器。雄虫全身表面布满隆起的圆凸,在圆凸上长着许多小棘。在抱雌沟边缘体壁上后圆凸形小,其中央光滑无小棘。圆凸间的体壁呈明显而复杂的褶嵴和凹窝,并分布着许多感觉器。虫体腹面的体壁布满细棘。雄性生殖系统包括睾丸、输精管、贮精囊及生殖孔。睾丸呈圆形,一般 4 或 5 个,位于腹吸盘下方靠近体的背部。在第 1 个睾丸的前方为贮精囊。雌虫较雄虫细长而软弱,长 16 ~ 20mm,宽 0.25 ~ 0.30mm,吸盘细小。除虫体后端具有尖形小棘外,体表光滑,体壁一般都具有明显的凹窝。在体前端的体表尚分布着许多含纤毛的感觉器,后端亦有许多感觉器。雌性生殖系统包括卵巢、输卵管、卵黄腺、卵黄管、卵膜、梅氏腺、子宫和生殖孔。卵巢长椭圆形,位于体中线之后,子宫中通常含数十个卵。卵呈纺锤形,无卵盖,一端具有棘样小棘。从尿中排出的成熟卵，其内含有毛蚴。卵的大小变异很大，长 80～185μm，大多数为 100～153μm；宽 40～70μm，大多数为 43～53μm。端刺长 6.6～15μm。在扫描电镜下，卵壳表面具有棘状的微棘，但不如曼氏血吸虫卵尖锐；在透射电镜下，卵壳呈双层结构，内外两层相互紧贴。内层薄，电子密度高度致密；外层厚，中等电子致密。在外层的表面有规则地分布着许多微棘，微棘平均大小为 0.22μm×0.05μm。偶尔在卵壳上可见微孔的结构。卵壳对 Ziehl-Neelsen 抗酸染色呈阴性反应，这与其他人体血吸虫卵壳的阳性反应有着明显差异。此染色在同时混合流行有曼氏、埃及和间插血吸虫的非洲疫区，对虫卵形态易于混淆的几种血吸虫的临床诊断及确定它们的分布地域性有很大价值。

埃及血吸虫生活史较复杂，包括在终宿主体内的有性生殖世代和在中间宿主体内的无性世代，经过成虫、虫卵、毛蚴、胞蚴、尾蚴及童虫 6 个阶段。毛蚴和尾蚴可在自然水体中营短暂的自由生活。埃及血吸虫成虫寄生于人或其他哺乳动物的膀胱或盆腔静脉丛血管中；雌雄成虫交配产卵；卵从尿或粪便中排出，若尿或粪污染了水，卵被带进水中，在水里孵出毛蚴；毛蚴能自由游动，遇到合适的中间宿主小泡螺时，即利用纤毛的摆动、虫体的伸缩及头腺分泌物和溶组织作用而钻入螺体内。埃及血吸虫毛蚴的运动方向和方式随季节变化而有所不同，其主要受温度的影响，正常气温 18℃时，毛蚴背光运动，即对光线出现负反应；而在冬天温度降至 13℃时，则具有向光性。这与小泡螺的季节行为一致，冬天小泡螺喜欢停留在水塘的水上层，而毛蚴也在这一水层中活动。埃及血吸虫毛蚴钻入螺体后，往往停留在头足部上皮表层，接近钻入部位处发育。感染小泡螺的埃及血吸虫毛蚴数量不是很大，一般少于 8 条/螺。有学者证实，单只小泡螺感染的阳性率较群体感染为高。毛蚴在螺软体内发育成母胞蚴和子胞蚴 2 个阶段。毛蚴侵入小泡螺后，体表纤毛脱落，胚细胞分裂形成充满胚细胞的母胞蚴。母胞蚴体内的胚细胞经过分裂、增殖进而形成子胞蚴。子胞蚴具有运动性，发育成熟后自母胞蚴内逸出，并移行至螺体各组织，后继续发育为尾蚴。尾蚴分批从小泡螺体内逸出。实验证明，一只小泡螺每天逸出的尾蚴数量为 2000 条。埃及血吸虫毛蚴钻入螺体发育成为尾蚴所需的时间一般为 4～6 周，但可随环境温度改变而有所差异，可短至 2 周、长至 11 周。埃及血吸虫毛蚴在螺体内的适宜发育温度为 32～33℃，14℃时埃及血吸虫在螺体内不能完成发育；27℃时埃及血吸虫在 Bulinus africanus 体内的发育时间为 32 天。尾蚴自螺体内逸出后，常在水体表层自由游动，当人或其他哺乳动物与含有尾蚴的水（疫水）接触时，尾蚴利用其腹吸盘前后两组穿刺腺的分泌物及尾部的摆动和体部的伸缩，迅速钻入宿主皮肤并脱去尾部转为童虫。童虫侵入小静脉或淋巴管，随血流或淋巴液到右心，经右心、肺血管，最后到达肝脏。在肝内门静脉中发育成长，约经 20 天发育为性成熟成虫。成虫雌雄合抱逆血流移行至肠系膜下静脉、痔上静脉，有时停留在直肠静脉内，多数成虫通过痔静脉与会阴部静脉至膀胱静脉与盆腔静脉丛产卵，少数也可在直肠与肠系膜下静脉内产卵。所产卵大部分虫卵主要沉积在膀胱壁、输尿管、睾丸鞘膜、附睾、阴囊、精索等泌尿和生殖器官的组织内，还有少量会沉积于肝脏及结肠等组织。虫卵成熟后，膀胱黏膜内的虫卵落入膀胱腔内随宿主尿液排出体外，不能排出的虫卵沉积在局部组织中逐渐死亡。从尾蚴侵入至成虫产卵约需 10～12 周。与日本和曼氏血吸虫相比，埃及血吸虫生长和发育较慢。埃及血吸虫尾蚴经皮肤感染仓鼠后，童虫在皮肤内停留 3～4 天，3～5 天后移行至肺部；童虫在感染 5～8 天后开始摄食，第 9～10 天移行至肝脏，第 18～22 天肠管汇合，第 24～25 天器官发生，第 29～30 天移行至静脉丛，第 28～31 天雌雄合抱配偶，并开始交配，第 45～57 天卵壳形成，第 60 天开始排卵。

埃及血吸虫的中间宿主螺属软体动物门腹足纲扁卷螺科的小泡螺(Bulinus)。埃及血吸虫分布与其中间宿主小泡螺的分布一致,且各虫株与各种小泡螺间的相容性较为严格。如非洲热带地区的埃及血吸虫主要对非洲小泡螺(B. africanus)易感,在地中海和中东地区主要对截形小泡螺(B. truncatus)易感。来自北非和中东地区的埃及血吸虫不能在非洲小泡螺中发育;反之,非洲热带地区的埃及血吸虫不能在截形小泡螺中发育。

埃及血吸虫在非洲的动物宿主范围较窄,迄今发现有自然感染的仅 3 目下属的 9 种。值得注意的是,9 种动物中有 5 种属于灵长目,其中包括黑猩猩(Pan satyrus),表明埃及血吸虫与人类关系悠久。田鼠是埃及血吸虫最适宜的实验宿主,粪中能排出虫卵;猴、狒狒、小白鼠和金色田鼠亦为易感动物,大白鼠、棉鼠、豚鼠都不易感,家兔对埃及血吸虫有很强的抵抗力,狗对埃及血吸虫具有完全的抵抗力。

据推算,埃及血吸虫成虫的平均寿命为 3.8 年。有资料表明,大多数埃及工人移居到非流行区后 4.5 年,原有的血吸虫感染即消失。但亦有报告显示,一例埃及患者侨居伦敦 28 年后,其尿中仍发现活虫卵。个别病例体内少数埃及血吸虫成虫可存活 30 年之久。埃及血吸虫在生殖泌尿器官血管丛内有聚集现象,雌虫常定居在一处长期产卵,致使宿主局部组织中虫卵沉积集中,呈鸟巢样变化。

埃及血吸虫因虫株不同及所寄生的宿主差异,其产卵量亦不同。仓鼠感染南非品系埃及血吸虫后,每条雌虫平均每天产卵 105 只(28 ~281 只);而仓鼠感染伊朗品系埃及血吸虫后 100 天,每条雌虫平均每天产卵 239 只,尼日利亚品系平均每天产卵 185 只。绿狒狒(Papio Anubis)感染埃及血吸虫尾蚴后 27 周,每对虫平均每天产卵 121.9 只,其中沉积于组织 118.3 只,从排泄物中排出 3.6 只,组织与排泄物中的虫卵数之比为 33:1。感染后 73 周,每对虫平均每天产卵 188.4 只,组织中为 177.4 只,排泄物中为 11.0 只,两者之比为 16:1。在埃及检查 400 例尸体标本表明,在埃及血吸虫感染病例组织内可发现大量钙化的虫卵,每对成虫的几何平均虫卵数可高达 600 000 只。埃及血吸虫排卵有一定的规律性,排卵高峰出现在上午的较晚时和下午的较晚时。这一排卵规律可解释为由于患者体内温度变化促使排卵在中午前后成为高峰。卵的孵化过程中,水质、光线起着重要作用。在光线照射 3 小时后,89% 的虫卵孵化;而在黑暗环境中,仅有 12% 的虫卵孵化。

二、流行病学

1. 传播过程　即埃及血吸虫卵从终宿主体内随尿液排出到尾蚴感染另一终宿主的全过程,包括传染源、传播途径、易感者三个环节,涉及终宿主、哺乳动物保虫宿主、中间宿主小泡螺以及完成生活史所需的自然、社会环境等影响因素。

(1) 传染源:病人是埃及血吸虫病的传染源。此外,狒狒与黑猩猩虽有自然感染,但对本病传播不起作用。

(2) 传播途径:患者尿与粪中虫卵污染河流、池塘等水源,螺蛳感染后释放出尾蚴,后者大多由皮肤或(与)黏膜侵入。感染方式与日本、曼氏血吸虫病基本相同。

(3) 易感者:以农民为多,男女无差别,妇女在河中洗衣,儿童洗澡、游泳,均易感染,16 ~20 岁年龄组感染率最高。

2. 流行特征

(1) 地方性:埃及血吸虫的分布具有明显的地方性,其分布与中间宿主小泡螺分布高度一致。埃及血吸虫病最初分布于尼罗河上游,现已扩散至大部分非洲国家。由于水利灌溉工程建设导致宿主螺扩散,本病仍有逐渐蔓延趋势。流行范围从东非苏丹、埃塞俄比亚、坦桑尼亚至岛国毛里求斯;中非大部;西非从尼日利亚向南,直到安哥拉;北非从埃及至摩洛哥。其中非洲的突尼斯、阿尔及利亚、摩洛哥、毛里塔尼亚、几内亚比绍、尼日尔、索马里和毛里求斯只有埃及血吸虫病流行,其他国家则有埃及和曼氏血吸虫病混合流行。除非洲外,欧洲南面的葡萄牙南部与亚洲西部的塞浦路斯;中东黎巴嫩、叙利亚、伊拉克与伊朗以及印度孟买南部也发现有本病流行区。

目前,埃及血吸虫病主要流行区在非洲主要分布于阿尔及利亚、安哥拉、贝宁、博茨瓦纳、布基纳法索、喀麦隆、中非、乍得、刚果、科特迪瓦、埃塞俄比亚、加蓬、冈比亚、加纳、几内亚、几内亚比绍、肯尼亚、利比里亚、马达加斯加、马拉维、马里、毛里塔尼亚、毛里求斯、莫桑比克、纳米比亚、尼日尔、尼日利亚、卢旺达、塞内加尔、塞拉利昂、南非、斯威士兰、多哥、乌干达、坦桑尼亚、扎伊尔、赞比亚、津巴布韦等38国家。在东地中海地区主要分布于埃及、伊朗、伊拉克、约旦、黎巴嫩、利比亚、摩洛哥、阿曼、沙特阿拉伯、索马里、苏丹、叙利亚、突尼斯、也门等国家。

(2) 季节性分布:全年均可感染埃及血吸虫,但以春夏季感染机会最多。季节性感染与雨量、温度、当地居民的生产生活等多方面因素有关。

(3) 年龄、性别分布:各年龄组人群均可感染埃及血吸虫,但感染率不同。10~20岁年龄组人群感染率最高,30岁以后年龄组发病率和感染度均较低,这可能与不同年龄组人群的暴露度有关。在同一暴露度的人群中,年龄越低,再感染率越高;年龄越高,再感染率越低,这可能与保护性免疫有关。

(4) 职业分布:在日常生活和生产中接触疫水机会较多的人较易感染。患血吸虫病的人群中,农民占的比例最大,渔、船民感染率最高。

三、致病机制

埃及血吸虫病病变主要由虫卵肉芽肿引起,成虫很少产生病变。病变程度取决于人体感染的虫数(虫荷)。埃及血吸虫寄生在膀胱与盆腔静脉丛内,其产生的虫卵主要沉积在膀胱与远端输尿管黏膜下层与肌肉层,尤以膀胱三角区为多。虫卵进入膀胱腔,经尿排出,可产生血尿,但大多数虫卵沉积在膀胱壁产生肉芽肿性病变。膀胱颈也是病变好发部位。在正常情况下,膀胱三角区的肌肉由水平位置直接向下,接合到精阜,成为尿道后壁。当膀胱三角区肌肉收缩时,尿道向后移位,使膀胱颈完全开放而排尿。如果该处肌肉因虫卵肉芽肿损害引起纤维化与萎缩,则产生膀胱颈弛缓不能(achalasia)与排尿功能障碍。膀胱颈阻塞与膀胱壁病变可引起膀胱变形,产生憩室。此外,膀胱病变可产生黏膜增生,形成息肉;最后产生不可逆转的纤维化与钙化。输尿管或膀胱颈部阻塞可引起肾盂积水、继发性细菌感染,最后导致肾衰竭。男性患者可引起前列腺与龟头病变;女性患者子宫颈、阴道与阴唇也可被累及,但较少见。除泌尿生殖系统外,虫卵可通过肠系膜下静脉至阑尾、盲肠、结肠,尤其在直肠产生病变。虫卵可从粪便中排出。少量虫卵可从门静脉进入肝脏,产生假结核结节与门脉周围纤维化。

埃及血吸虫卵可穿过膀胱静脉，经下腔静脉进入肺部。大量虫卵反复栓塞肺小动脉，产生坏死性闭塞性动脉内膜炎，引起肺循环阻塞与肺动脉高压。根据尸检结果，约有30%的埃及血吸虫病患者有肺动脉病变。在肺循环阻塞近端由于血管中层受损与肺动脉高压，肺动脉常呈血管瘤样扩张，由于阻塞部位在肺微血管之前而不在微血管或肺泡，故不引起缺氧或发绀，亦不伴有心肌损伤。

四、临 床 表 现

埃及血吸虫病不同于日本血吸虫病和曼氏血吸虫病，其临床表现多种多样。部分患者没有症状，因尿变红检查找到虫卵才发现有血吸虫感染；部分患者症状明显，其临床表现主要取决于感染度、病程、宿主免疫状态等。轻度感染者多数没有征象，但尿中有虫卵。大量尾蚴入侵可引起急性血吸虫病。中等感染常无发热，但泌尿系统症状较明显。重度或反复感染未经治疗或治疗不及时可发展为晚期血吸虫病。长时间或反复感染未经治疗，临床征象越重。此外，感染时宿主的营养状况、合并的疾病对临床征象亦有一定的影响。该病潜伏期从尾蚴侵入至尿中出现虫卵为10～12周。

根据病理变化及主要临床表现，可将埃及血吸虫病分为急性、慢性与晚期3个阶段。

1. 急性期埃及血吸虫病　临床症状与日本血吸虫病相似但较轻，仅少数患者有发热、乏力等全身症状，荨麻疹常见，可有肝、脾大及血嗜酸性粒细胞增多。在埃及血吸虫病流行区，患者大多为重复感染，故急性期症状少见。

2. 慢性期埃及血吸虫病

（1）泌尿系统症状：主要表现为早期为无痛性终末血尿，间歇发作，持续数月至数年，偶为疼痛性血尿，伴乏力、尿频、尿道灼热感等慢性膀胱炎症状。膀胱镜检查可见膀胱壁上由大量虫卵肉芽肿形成的沙斑（Sandy patches），黏膜增生性炎症与乳突状生长，以及由尿酸、草酸与磷酸盐组成的结石。

（2）肝肠症状：远较日本血吸虫病少而轻，出现较迟。主要是结肠与肝门脉周围由虫卵肉芽肿引起，从腹泻与痢疾患者粪便中排出虫卵。肝脾大与肝纤维化等症状一般较轻。

（3）肺部症状较为少见。既往报道，临床上仅0.8%～1%的埃及血吸虫病患者出现肺心病，血吸虫性肺心病仅占心脏病患者总数的4%。患者可有乏力、头昏、头痛、心悸、心前区隐痛。约1/3患者劳累后发生晕厥。胸部X线检查可见肺动脉显著扩张。心电图可见P波高耸与右心室肥大。本病为阻塞性肺心病，无心肌损伤，故发生较迟。

（4）生殖系表现：男性患者前列腺可因虫卵沉积发生炎症，质变硬。有时从精液中可发现大量虫卵。虫卵经肠系膜静脉吻合支抵达精索静脉，可引起精索与附睾病变。由于鞘膜纤维化使阴囊淋巴管阻塞，回流不畅，可引起阴茎龟头象皮肿。女性患者生殖系统症状不明显，可有宫颈、阴道与阴唇病变。输卵管与子宫炎较少见。

3. 晚期埃及血吸虫病：慢性期埃及血吸虫病如治疗不及时，可反复迁延不愈，并发尿路梗塞、肾盂积水及逆行感染等，最后可引起肾衰竭，甚至诱发膀胱癌。在埃及，83.1%的膀胱癌患者有埃及血吸虫病变，故埃及血吸虫病可能诱发癌变。该类患者年龄较轻，在40岁左右，大多为完全分化的鳞状细胞癌；转移较少见，而且出现较迟。脑部病变少见，可出现脊髓病变。

五、辅助检查

1. 血清免疫学检查　与日本血吸虫有交叉抗原,可应用日本血吸虫感染诊断试剂检测埃及血吸虫感染者 IgG、IgM 抗体,如间接血凝试验(IHA)、酶联免疫吸附试验(ELISA)、胶体染料试纸条法(DDIA)和金标法等。

2. 病原学检查　尿沉渣、粪检或膀胱活检发现埃及血吸虫虫卵;从尿中发现有尾刺的虫卵;取最后几滴血尿离心沉淀后直接涂片检查可发现虫卵。尿沉渣孵化 10 分钟至 2 小时可见毛蚴。

3. 膀胱活检　从膀胱镜直接取材进行活组织检查,用压片法可查见大量虫卵。

4. 实验室检查　尿常规可见白细胞增多,可见红细胞或蛋白尿。血常规检查在急性期白细胞计数与嗜酸性粒细胞显著增高;慢性期白细胞计数大多正常,但嗜酸性粒细胞可增高。

5. B 超检查　可见膀胱息肉,少部分可出现肝脾大。晚期可有肾积水等改变。

六、诊断与鉴别诊断

(一) 诊断

1. 在埃及血吸虫病流行区生活或工作时有疫水接触史。

2. 夜间常有尿频、尿急、排尿困难、血尿等泌尿系统症状,尿常规检查白细胞、红细胞增多、蛋白尿。

3. 无血吸虫病史或治疗 2 年以上,IHA≥1∶10,或 ELISA、DDIA、或金标试验阳性。

4. 尿、大便或膀胱镜检查发现埃及血吸虫虫卵。

符合上述 1、2 者为疑似病例,符合 1、2、3 者为临床诊断病例,符合 1、4 者为确诊病例。

(二) 鉴别诊断

主要需与泌尿系统疾病,如肾结石、肾结核、肾炎、膀胱癌、膀胱炎等鉴别。

七、治　疗

(一) 病原学治疗

1. 急性埃及血吸虫病　吡喹酮成人总剂量 120mg/kg(体重 60kg 为限),每日剂量分 3 次服,4～6 日疗法;也可按总量 60mg/kg,2 天疗法。一般病例可采用每次 10mg/kg,3 次/d,连续 4 天。

2. 慢性埃及血吸虫病　住院成年患者总剂量为 60mg/kg(体重以 60kg 为限),3 次/d,连续 2 天。儿童体重<30kg 者,总剂量为 70mg/kg。轻度流行区按 40mg/kg,1 日疗法;重度流行区按 50mg/kg,1 日疗法,亦可取得满意效果。左旋吡喹酮治疗慢性血吸虫病可采用吡喹酮一半的剂量。

3. 晚期埃及血吸虫病　一般情况较好者采用吡喹酮总剂量 60mg/kg,每日剂量分 3 次口服,3 天疗法;一般情况较差者采用吡喹酮 90mg/kg,每日剂量分 3 次口服,6 天疗法。脑型血吸虫病吡喹酮总剂量 120mg/kg,每日剂量分 3 次口服,6 天疗法。根据药代动力学研究,晚期血吸虫病患者口服常规吡喹酮剂量后,药物在肝脏内首过效应差,而且药物由门静脉侧支循环直接进入体循环,故血浓度较高,药物半衰期明显延长,故以适当减少总剂量或延长疗程为宜。

吡喹酮治疗埃及血吸虫病有良好疗效。急性埃及血吸虫病轻、中、重型患者平均退热时间分别为 3.9 天、6.5 天、9.5 天。粪便毛蚴孵化于 18~20 天内阴转。治疗后 6~12 个月粪孵阴转率达 90% 左右。吡喹酮对慢性埃及血吸虫病的疗效更好。根据血吸虫研究委员会吡喹酮协作组调查,在无重复感染的轻度流行区对 1276 例埃及血吸虫感染者治疗后 3 个月、6 个月及 8~12 个月粪便孵化复查,其阴转率分别为 99.4%、98.4% 和 90.9%。

但也有少数欧洲游客在非洲感染了埃及血吸虫回国后用吡喹酮难以治愈的病例报道。1 例在马拉维居住了 3 年感染了埃及血吸虫的患者回美国后因排虫卵接受 3 轮 40mg/kg 吡喹酮抗虫治疗,但在第 3 轮治疗后 5 个月患者尿液中仍排出虫卵;1 例在非洲感染了埃及血吸虫的患者回澳大利亚后经过 2 轮吡喹酮抗虫治疗后,检查发现患者仍在排虫卵;采用 3 轮 40mg/kg 吡喹酮治疗 26 例因在莫桑比克执行联合国维和任务而感染了埃及血吸虫、已回到巴西的士兵,在治后 6~24 个月作膀胱镜检查,仍发现膀胱组织中有活虫卵存在;2 例前往马里和塞内加尔旅游的西班牙男子因在当地游泳感染埃及血吸虫,回国后用 40mg/kg 吡喹酮顿服,治疗 2 次后仍在精液中查见埃及血吸虫卵。

(二) 对症及支持治疗

病原治疗同时应适时进行必要的对症支持治疗。有贫血及营养不良者予以纠正贫血和营养支持治疗。有明显腹泻、食欲差的患者予以静脉补充能量,保持水电解质平衡。对慢性腹泻或慢性痢疾为主要临床症状的患者,采用中西结合治疗方法,如中药保留灌肠等。

(三) 并发症的外科治疗

1. 早期输尿管壁段狭窄者可经膀胱镜扩张或行输尿管口切开,远期疗效不佳,常会再度狭窄,多主张行输尿管膀胱吻合术,如果合并输尿管下段狭窄也可切除,行输尿管膀胱瓣吻合术。一侧输尿管中段以下狭窄过长,多不主张行输尿管与对侧输尿管吻合术,因为血吸虫病常常累及双侧输尿管,远期会形成双侧狭窄。
2. 膀胱颈部梗阻者可经尿道行膀胱颈部切开,以解除梗阻。
3. 挛缩膀胱者可考虑行结肠扩大膀胱术或回肠膀胱术。
4. 膀胱发生癌变者应根据肿瘤的部位、分期、性质,采取相应的治疗方法。

(四) 疗效判断

一次病原治疗可杀灭体内 90% 的埃及血吸虫,血吸虫抗体在体内存在 2 年左右,一般认为病原治疗 2 年以上血清免疫学检查仍为阳性者需复治。埃及血吸虫治疗后临床好转及尿白细胞、红细胞、尿蛋白消失可作为治疗有效的依据。目前,埃及血吸虫病临床治愈尚无统一标准。

八、预后与预防

(一) 预后

早期治疗,一般预后良好。晚期患者和癌变患者,疗效不佳。

（二）预防

应根据流行区具体情况，因地制宜采取综合性预防措施。

1. 控制与消灭宿主螺　在非洲采取兴修水利建设与使用灭螺药物相结合的措施。中间宿主（螺蛳）在每年旱季在河流中死亡，密度大幅度降低，但仍有螺蛳潜伏在泥土空隙或荫蔽处存活，在旱季过后，重新孳生繁殖，成为传播媒介，故灭螺工作必须反复进行。

2. 大规模治疗　大规模群体化疗控制埃及血吸虫病多采用40mg/kg吡喹酮单剂口服。这种疗法不良反应轻、疗效好，易为感染者与卫生工作人员所接受。在喀麦隆采用此剂量治疗592例埃及血吸虫病患儿，治疗后6个月复查治愈率为83%，虫卵减少率为98%。但亦有研究发现，总剂量60mg/kg，2次分服（间隔6小时）效果更好。在象牙海岸采用40mg/kg吡喹酮顿服，4周后重复1次的疗法治疗来自重度流行区的354例儿童，治愈率可达93%，虫卵减少率为96.9%。经过2次治疗未愈的20例儿童给予第3次吡喹酮吡喹酮，16例（80%）获得治愈。证实在高感染度流行区采用40mg/kg吡喹酮顿服疗法，间隔4周重复治疗1次可明显控制埃及血吸虫病病情。

3. 改善环境卫生　供应安全用水、修栏、造桥等，以减少接触疫水机会；建造卫生厕所，开展健康教育，以减少污染。

总之，由于不同地区的流行程度和流行因素不同，防治策略还需与当地经济承受能力相适应。防治措施的实施需要社区的群众共同参与，需要多部门如卫生、水利、教育、农业等共同合作努力才奏效，特别是在防治工作的初期。

4. 我国输入性埃及血吸虫病的管理与防控　伴随着全球经济一体化进程的加快，在中国与非洲国家合作关系进一步密切与加深及我国社会经济迅速发展的背景下，近年来我国援非项目和赴非务工人员数量与日俱增，在这些赴非人员中回国后被发现感染了埃及血吸虫的病例也逐渐增多。目前虽然尚缺乏对在非务工人员境外感染埃及血吸虫状况较全面的流行病学调查资料，但有限病例报道已显示，来自非洲归国务工人员血吸虫病人（或感染者）作为境外输入性血吸虫病传染源的在中国客观存在，一旦中国境内有适宜的中间宿主孳生，就有可能引起埃及血吸虫病在中国的传播流行。

（1）非洲输入性埃及血吸虫病特点

1）野外作业人员血吸虫感染率高，实际病人数不可低估：由于埃及血吸虫病人症状一般较轻微，半数感染者无明显症状，故就诊率不高，因而临床报告病例数与体检发现的实际感染数相差甚远。已有数据表明，中国近年来在非洲国家务工人员已超过100万人。因此在赴非归国人员中，作为输入性传染源的埃及血吸虫病人或感染者的实际数量不可低估。

2）感染者分布广泛，流动性大：对2007～2012年湖南省血吸虫病防治所附属湘岳医院收治的263例非洲输入性埃及血吸虫病人调查显示，有185例患者曾到过安哥拉，69例到过莫桑比克，8例到过赞比亚，2例到过刚果，1例去过坦桑尼亚，从非洲务工回国后分布在全国17个省（市、自治区）。

3）漏诊和误诊率高：埃及血吸虫病以血尿、膀胱刺激征和尿路梗阻为主要临床表现，病人往往因医生对该病知识的匮乏而被误诊误治为性病、膀胱炎、结核、肿瘤等。由于病人难以得到及时有效的血吸虫病病原学治疗，这在很大程度上增加了对环境污染的概率，从而加大了血吸虫病传播风险。

4）吡喹酮抗性产生的可能性：既往也有报道埃及血吸虫感染者中已经出现对吡喹酮敏

感性下降或经标准剂量吡喹酮难以治愈的病例。

鉴于近年来埃及血吸虫病输入性病例的不确定性、流动性、隐蔽性及吡喹酮抗性产生的可能性，这增加了传染源控制的复杂性和难度。

（2）应对措施：随着全球气候持续变暖，埃及血吸虫中间宿主螺被引入或在我国扩散蔓延的可能性不断增加，从而打破原有的的地域性限制；再加上我国输入性埃及血吸虫病病例的不断发生，这两者的结合在很大程度上会增加埃及血吸虫病在我国传播的风险。鉴于此，我们提出如下应对措施，以降低或消除埃及血吸虫病在我国传播的风险。

1）开展对赴非归国人员埃及血吸虫感染情况全面调查对目前在非洲务工人员的埃及血吸虫病患病率、传播途径、感染方式进行全面评估，以便及时地制定有效防制对策，避免在我国发生公共安全问题。

2）血吸虫宿主螺调查：对我国南方地区开展以血吸虫宿主螺（水泡螺）为主的系统性医学贝类学调查，摸清贝类种类、分布、密度及其与周围环境的关系，以及血吸虫尾蚴检查，并对发现的螺孳生地实施灭螺措施，以杜绝中间宿主螺繁殖和扩散。

3）强化健康教育：强化对赴非务工、经商和旅游出境人员进行国际旅行卫生保健、国际疫情咨询及血吸虫病防治知识宣教，联合外交、商务和卫生部门组织编印血吸虫病在非洲的分布、危害、感染途径及预防措施等相关知识的宣教材料，以提高他们自我保护意识，预防感染发生。同时加强对高危地区入境归国人员的血吸虫病查治及监测，出入境检验检疫部门应把传染病监测、防控知识咨询和世界血吸虫病疫情介绍三者摆在同等位置。

4）加强吡喹酮抗性检测与监测：鉴于既往已在从非洲返回原居住地的埃及血吸虫感染者中发现经标准剂量吡喹酮难以治愈、吡喹酮敏感性下降或对吡喹酮产生抗性的病例，因此，应加强非洲输入性埃及血吸虫病病例中吡喹酮抗性的检测与监测，以便及时发现吡喹酮抗性株血吸虫感染患者。一旦发现吡喹酮敏感性下降或抗性产生，应立即换用其他抗血吸虫药物，一方面能够及时有效治疗病人，另一方面能够快速将抗性虫株从血吸虫种群中移出，从而有效控制抗性基因在流行区扩散和蔓延。

（梁幼生　汪伟）

第四十四章　其他血吸虫病

第一节　间插血吸虫病

间插血吸虫病是由间插血吸虫(Schistosoma intercalatum)寄生于肠道静脉所致的地方性寄生虫病。Fisher(1934 年)在非洲刚果发现患者粪便中有一种血吸虫卵,这种卵的末端有一小刺,其长度较埃及血吸虫卵的小刺长,而比牛血吸虫卵的端刺短,故命名为间插血吸虫(S. intercalatum Fisher,1934)。

一、病 原 学

雌虫(13～24)mm×(0.20～0.25)mm,表面光滑,卵巢位于体中线之后,子宫在虫体前面,内含虫卵 5～50 个。雄虫(11.5～14.5)mm×(0.3～0.5)mm,表皮有结节和细小体棘,小棘自睾丸后方起分布于腹面、侧方及背面;肠管在体后半部联合,后盲肠很短,睾丸 4～6 个,4 个多见。虫卵(140～240)μm×(50～85)μm,纺锤形,卵末端的端棘长而细尖,卵壳耐酸染色阳性。间插血吸虫的生活史包括卵、毛蚴、母胞蚴、子胞蚴、尾蚴、童虫和成虫等阶段。其生活史同日本血吸虫的生活史大致相同。其成虫寄生于肠系膜静脉及门静脉,虫卵沉积于肝脏和肠壁,虫卵从粪便中排出。保虫寄生宿主为羊和啮齿类,中间宿主为水泡螺。间插血吸虫的特征是:①组织切片中虫卵妻-尼染色反应阳性;②尾蚴喜集结水面或接近水面处,尾蚴腹吸盘后腺体的粘性分泌物使其出现聚集倾向;③尾蚴有附著外物的倾向;④尾蚴的腺分泌物呈颗粒线样;⑤在大多数传播点地方仅出现间插血吸虫,只有很少几个地方和曼氏血吸虫同在,只在喀麦隆与埃及血吸虫同在。

二、流 行 病 学

间插血吸虫病分布于西非和中非的森林地带以及圣多美岛。主要集中在中非共和国、乍得、加蓬、喀麦隆、扎伊尔、赤道几内亚,在刚果、塞内加尔、马里、上沃尔特、尼日利亚、安哥拉亦有病例报道。重感染的高峰在 5～14 岁年龄组,感染度随年龄增长而下降。2005 年圣多美和普林西比民主共和国(The Democratic Republic of Sao Tome and Principe)小学生间插血吸虫感染率曾高达 36.2%,2010 年下降至 2.4%。间插血吸虫病分布比较局限的原因尚不清楚,因为它的中间宿主特别是福氏水泡螺(Bulinus forskali)分布广泛且与血吸虫有很好的相容性。有研究报道喀麦隆鲁姆(Loum,Cameroon)曾间插血吸虫感染率较高的区域目前降至很低,甚至传播停止。分析可能与两者埃及血吸虫的种间杂交及曼氏血吸虫的竞争性侵入有关。在有埃及或曼氏血吸虫病流行的非洲虽可同时存在间插血吸虫病,但由于埃及或曼氏血吸虫竞争优势导致间插血吸虫难以流行或扩散。

间插血吸虫有两个独立的地理株:一个在扎伊尔东北部(刚果),由福氏小泡螺传播,另一个株在几内亚南部,喀麦隆和加蓬,由另一种非洲小泡螺传播。球形水泡螺(Bulinus globosus)传播;另一个株在几内亚南部,喀麦隆和加蓬,由福氏水泡螺(Bulinus forskali)传播。该两株在F3代可杂交。Wriglit(1974)报道喀麦隆以往只有埃及血吸虫流行的地区出现了埃及血吸虫和间插血吸虫喀麦隆株的杂交种。

三、致病机制

间插血吸虫病发病机制与日本血吸虫、曼氏血吸虫病基本相同。一方面进入人体的虫卵、尾蚴可对人体产生机械性损伤。另一方面成熟虫卵中毛蚴排泌物(可溶性虫卵抗原)致敏T淋巴细胞,释放各种淋巴因子,在虫卵周围产生炎症反应。在虫卵周围有大量嗜酸性粒细胞、巨噬细胞和淋巴细胞浸润,形成虫卵肉芽肿,甚至脓肿。

因雌虫产卵于宿主肠系膜小静脉中,间插血吸虫所致的宿主反应较轻。间插血吸虫感染是感染人体几种血吸虫中危害最轻的一种血吸虫病,病理变化主要以直肠下段的损害为主以及轻微的肝病变。间插血吸虫感染有时会出现肝细胞非特异性变化,如多形的肝细胞或细胞核或双核等,不引起肝细胞损害;间插血吸虫感染有重度色素形成,比曼氏血吸虫感染者的色素更多,所以库普弗细胞普遍呈现肥大。但上述变化并不引起肝功能减退。间插血吸虫病肝脏活组织检查标本中,仅在门静脉三角区发现有较曼氏血吸虫肉芽肿小的肉芽肿,未见明显的血管变化及窦前的门静脉的阻塞,肝脏虫卵肉芽肿呈散在分布,量少,因此,肝脏受累较轻,肝大较少见。脾大罕见。结肠病变多局限于直肠,仅少数波及乙状结肠,经直肠镜取得的下段肠黏膜活检标本显示溃疡和典型肉芽肿细胞的浸润。另外,黏膜下有纤维化组织,玻璃样变性和钙化虫卵,但并不伴有细胞浸润。Fisher(1934)就注意到在乙状结肠镜观察下,其黏膜有肉芽肿表现,并出现黏液和血液的瘀斑。

四、临床表现

轻度感染者通常无明显症状。症状以腹痛、腹泻、血便为主。重度感染者可有明显消化道症状,有的患者可突起左下腹疼痛或左髂部疼痛,但体征不明显。大便内有血及黏液,里急后重等。血便和腹泻较曼氏血吸虫感染更为明显,与感染度有关。有时可伴有严重的沙门氏菌感染。另据报道,虽然尿中未见血液和虫卵,但重度感染者有尿痛现象。成虫的异位寄生可引起某些患者会阴部的不适和血精,与埃及血吸虫混合感染可引起流行性血尿症。未见有肝纤维化、门脉高压、上消化道出血的病例报道,也无直接由间插血吸虫感染致死的报道。

Fisher(1934)曾报道间插血吸虫病与其他血吸虫病一样不引起刚果当地居民发生皮炎,

但6个暴露于间插血吸虫尾蚴的志愿者全部主诉有瘙痒症状,但无红斑出现。

在毒血症阶段表现为发热、恶心、呕吐、腹泻、肝、脾大以及嗜酸性粒细胞增高等症状和体征,但这些症状和体征不常出现;在侵入期有短暂的肝脏肿大,但脾脏不肿大。

五、辅助检查

血常规可有嗜酸性粒细胞增多(9~39%),轻中度贫血,但尿检结果和肝肾功能测定正常。肠镜检查可见直肠瓣附近黏膜充血、肠壁水肿或有息肉形成,肝活检可见虫卵周围有嗜酸性脓肿形成。血清学反应较其他几种血吸虫弱,这可能与间插血吸虫抗原弱,诱导的抗体应答低有关。Ripert(1990)采用单克隆抗体检测间插血吸虫病病人尿内的多糖抗原,显示较高的流行率。

六、诊　断

在大便和直肠黏膜中找到典型端刺的虫卵即可确诊。虫卵耐酸阳性反应。虫卵内的毛蚴呈眼镜玻璃状是其特点。

七、鉴别诊断

急性血吸虫病有误诊为伤寒、阿米巴肝脓肿等。血象中嗜酸性粒细胞显著增多有重要的鉴别诊断价值,不可忽视。血吸虫病患者有腹泻、便血者粪便孵化阳性,而且毛蚴数较多,易与阿米巴痢疾,慢性菌痢鉴别。

八、治　疗

吡喹酮是当前治疗间插血吸虫病的首选药物,剂量为30mg/kg,4小时1次,共2次,疗程1天。吡喹酮对尿中排形似间插血吸虫虫卵(雄性埃及血吸虫与雌性间插血吸虫交配产的卵)的5个杂交病例同样有效,治毕均阴转。另有报道以40mg/kg的剂量顿服,效果也很好。曾对赤道几内亚巴塔市城区居民用吡喹酮连续3年治疗间插血吸虫病进行纵向观察。对所有粪检虫卵阳性者给予吡喹酮40mg/kg单剂治疗。受观察人群380人。干预前人群感染率为31.9%。第1与第2年治疗后1年人群感染率分别为9.6%与6.6%,减少了69.9%与79.3%。感染度亦有明显下降。原粪虫卵阳性者第1第2年后虫卵转阴率分别为90%与98.9%。患者的症状(腹痛与便血)消失或明显减轻。

吡喹酮治疗间插血吸虫病的药物反应与治疗曼氏血吸虫病的相仿,多数轻微、短暂,无需特殊处理。

第二节　湄公血吸虫病

早在20世纪50年代末,学者们相继报告了湄公河流域老挝境内发现有人体血吸虫病,因其成虫与虫卵形态与日本血吸虫相似，病理变化与日本血吸虫所引起的亦无明显不同，曾一度认为其病原是日本血吸虫湄公河株。1978 年 Voge 等通过对其虫体形态、生活史、中间宿主等方面的实验研究，发现其血吸虫卵较日本血吸虫的四个地理株小而圆，中间宿主为水栖的开放拟钉螺，终宿主感染后虫卵排放前期较长等生物学特点，认定该血吸虫与日本血吸虫有别，1978 年定名为湄公血吸虫（Schistosoma mekongi）。感染此虫可致湄公血吸虫病（Schistosomiasis mekongi）。

一、病 原 学

湄公血吸虫雌虫大小（6.48～11.3）mm×0.25mm，表皮有小体棘，卵巢位于虫体前 5/8 处。子宫在虫体前面，肠支之间，内含虫卵 100～120 个。雄虫大小（15～17.8）mm×（0.23～0.41）mm，表皮有细皮棘，肠支在虫体后半部联合，后盲肠很短，有 3～6 个睾丸。抱雌沟从头部延伸至末端。虫卵呈正圆形，直径（45～51.2）μm×（40～41）μm。卵壳一侧近末端的小侧棘短。

湄公血吸虫成虫寄生在肠系膜上静脉、门脉系统内。虫卵沉积于肝脏和肠壁，虫卵从粪便中排出，保虫宿主为犬、牛、羊和田鼠，中间宿主为新拟钉螺属。生活史与日本血吸虫相似，但有下列不同：①虫卵较小，正圆形。②中间宿主为新拟钉螺属（Neotricula）的开放拟钉螺（Tricula aperta），为 3mm×2mm 小螺，在水中生活而非水陆两栖；新拟钉螺分为 α、β 与 γ 三种。传播媒介以 γ 种为主，螺壳上有 3 个大黑点，故又名虎纹螺。湄公河雨季水位高时，该螺吸附在河底石块下；在旱季水位低时则大量滋生在河道浅水中吸附在石块、岩石与树枝上。尾蚴从螺体逸出，尤其早晨为多。③从尾蚴感染至成虫产卵的潜伏期较日本血吸虫长，小鼠为 35 天；狗与仓鼠为 43～49 天，一般日本血吸虫在小鼠体内产卵为 20～26 天。家兔对湄公血吸虫不易感。

二、流 行 病 学

湄公血吸虫病分布于老挝、泰国与柬埔寨的湄公河流域，人群由于生产、生活活动接触湄公河流域水而感染。在 20 世纪 70 年代，居民血吸虫感染率较高。据 1971 年在在老挝湄公河的江岛（Khong island）调查，居民感染率达 62.3%（45/72），在 45 例患者中，25 例肝脾大，4 例腹壁静脉曲张，2 例有腹水；其中 35 名为 5～14 岁儿童。1968～1969 年在柬埔寨枯井（Kratie）调查了水上居民（均为越南籍渔民，常年住在筏口），居民感染率为 7%～10%，儿童为 14%～22%。1981～1982 年，对居住在泰国境内的柬埔寨难民营的 21496 名柬难民用皮试过筛后粪检，发现 74 例（0.34%）难民粪中有湄公血吸虫卵，所有感染者原寄居在与湄公河相通的洞里萨湖（Tonle Sap）。

各国在采取有组织、有计划防治规划后，人群感染率显著下降。老挝在 WHO/世界银行的支持下，于 1989 年起，大规模地用吡喹酮化疗控制血吸虫病。1990 年 12 月对孔埠岛进行全面考核，感染率从 30% 下降至 5%。经过多年反复化疗，1997 年，孔埠区人群感染率下降至 1%。但嗣后人群化疗放松，感染率又上升至 10% 以上。在柬埔寨 Kratie' 省的 4 个村的监测结果显示，学生粪检感染率从基线调查时（1999 年）的 70%，下降至 2002 年的 5% 以下及 2004 年的零感染。湄公血吸虫除人体感染外，狗亦有自然感染，但尚无啮齿类、猪、牛等的自然感染。

三、发 病 机 制

湄公血吸虫病早期的病理变化主要由其虫卵引起。湄公血吸虫虫卵肉芽肿已证明是一种迟发型的细胞介导的变态反应，由成熟虫卵中毛蚴排泌物（可溶性虫卵抗原）致敏 T 细胞，释放各种淋巴因子所致。湄公血吸虫病的免疫病理变化更为复杂。由于大量虫卵在组织内成堆沉积，所形成的肉芽肿更大，周围细胞浸润更多，而且细胞组成与曼氏血吸虫虫肉芽肿有所不同，在早期病灶中有大量单核细胞（浆细胞）与中性粒细胞浸润。在湄公血吸虫虫卵肉芽肿中可检测出高浓度可溶性虫卵抗原。虫卵周围有嗜酸性辐射样棒状物，系抗原与抗体结合的免疫复合物，称为 Hoeplli 现象。急性血吸虫病患者血液中检出循环免疫复合物与嗜异抗体的阳性率甚高，故急性血吸虫病是细胞与体液免疫反应的混合表现。而慢性与晚期血吸虫病的免疫病理变化过去认为属于迟发性细胞变态反应，近来则认为主要由于与细胞因子网络紊乱有关。血吸虫病引起肝纤维化是在肉芽肿基础上产生的。可溶性虫卵因子、巨噬细胞与 T 细胞均产生成纤维细胞刺激因子，促使纤维细胞增生与胶原合成。血吸虫性纤维化胶原类型主要是Ⅰ、Ⅲ型。晚期血吸虫病肝内胶原以Ⅰ型为主。Ⅰ型胶原纤维间叉连接牢固，构成不可逆的粗大纤维束，而Ⅲ型胶原是细小纤维，易被胶原酶降解。此外，细胞外间质中含纤连蛋白（fibronetin）与层粘连蛋白（laminin）均为非胶原糖蛋白。纤连蛋白介导成纤维细胞与胶原蛋白相结合，构成结缔组织基质，而层粘连蛋白对纤连蛋白的黏附功能有补充作用。

人体感染血吸虫后可获得部分免疫力。这是一种伴随免疫即患者门静脉血管内仍有成虫寄生和产卵，但对再感染有一定免疫力，而这种免疫力无损于体内的成虫。现已证明血吸虫皮层表面覆盖有宿主抗原，由于其有抗原伪装，逃避了免疫攻击故能长期寄生下去。动物实验证明，对血吸虫尾蚴再感染的抵抗力，除取决于体液免疫所产生的抗体外，其主要效应细胞为嗜酸性粒细胞。两者协同作用可杀死侵入皮肤的童虫，故是一种抗体依赖性嗜酸性粒细胞介导的细胞毒性作用。

四、临 床 表 现

湄公血吸虫病的临床表现与日本血吸虫病相似。湄公血吸虫致病性与日本血吸虫相当。当人体大量感染，机体可出现如下症状：

1. 发热　间歇或弛张热，可伴有畏寒和出汗。症状较轻时表现为低热，有自限性。

2. 肝脾大　绝大多数急性期患者有肝脾大。肝大系由于大量虫卵结节形成，引起周围组织充血、水肿，造成肝脏急剧肿大，其质软，且有压痛和叩击痛。脾脏充血肿大，触痛明显。晚期湄公血吸虫病还可出现肝纤维化。肝纤维化导致严重的门脉高压和生长发育迟缓以及恶病质。

3. 胃肠道症状　湄公血吸虫在肠道生长繁殖可引起肠道发炎、脓肿、溃疡。多数病例表现为慢性腹泻、腹痛，大便稀或带黏液，偶尔带血。重者有脓血便伴里急后重，类似慢性菌痢。长期感染,未能得到及时治疗或治疗不彻底者容易发展为慢性湄公血吸虫病。慢性期可无症状,有症状者常见胃肠道反应,也有肝大、肝硬化等表现。晚期患者可表现出消瘦、肝脏萎缩、肝硬化、腹水、腹壁静脉怒张等症状。

4. 异位血吸虫病 Houston 等(2004)报道首例脑部湄公血吸虫病以头痛、恶心、肢体感觉异常,语言障碍为首发症状,进行性视乳头水肿和失语症。血细胞计数和分类计数正常,血糖、电解质、尿检结果,胸片、腹部超声检查正常。头颅 MRI 示左颞叶多发小结节状强化病灶,影像学改变类似于日本血吸虫脑病。经手术脑组织病理确诊。给予吡喹酮和糖皮质激素治疗预后良好。

五、辅助检查

1. 血象 急性血吸虫病患者血象以嗜酸性粒细胞显著增多为特点。白细胞总数多在 $(10\sim30)\times10^9/L$ 之间嗜酸性粒细胞一般占 20% ~40%,有高达 90%,但极重型急性血吸虫病患者血中嗜酸性粒细胞常不增多,甚至消失,代之以中性粒细胞增多。慢性期嗜酸性粒细胞仍有轻度增多。晚期则因脾功能亢进,白细胞与血小板减少,并有不同程度的贫血。

2. 肝功能试验 急性血吸虫病患者血清中球蛋白显著增高血清丙氨酸转酶(ALT)也轻度增高。晚期患者由于肝纤维化或肝硬化,血清蛋白明显降低,并常有清蛋白与球蛋白比例倒置现象。慢性血吸虫尤其无症状患者肝功能试验大多正常。

3. B 型超声波检查 从 B 超图像可判断肝纤维化程度。显示门静脉壁回声带增强(≥6mm),如呈线状者为轻度;呈管状者为中度;呈网状分隔者为重度。后者结合图像中肝表面结节与脾脏肿大,可提示肝纤维化。

4. CT 扫描 晚期血吸虫病患者肝包膜与肝内门静脉区常有钙化现象,CT 扫描显示较特异现象;肝包膜增厚钙化,与肝内钙化中隔相垂直;在两者交界处并有切迹形成。重度肝纤维化可表现为龟背样图像。

六、诊 断

本病可通过粪便和直肠黏膜活组织检查查见虫卵确诊。间接血凝试验(IHA)、免疫荧光抗体试验(IFAT)和酶联免疫吸附试验(ELISA)有助诊断。

七、鉴别诊断

急性血吸虫病应与败血症相鉴别。前者血象中嗜酸性粒细胞显著增多,而后者为中性粒细胞增高及全身关节酸痛,伴皮疹、胆道感染、胸膜炎等,且血培养可阳性。慢性血吸虫病肝脾大型应与无黄疸型病毒性肝炎鉴别,后者食欲减退、乏力、肝区疼痛与肝功能损害均较明显。晚期血吸虫病与门脉性及坏死后肝硬化的鉴别:前者常有慢性腹泻便血史,门静脉高压引起巨脾与食管下段静脉曲张较多见,肝功能损害较轻,黄疸、蜘蛛痣与肝掌较少见,但仍需依赖多次病原学与免疫学试验检查才能鉴别。如来自疫区伴神经系统症状和体征者需排外脑部感染。

八、治 疗

（一）病因治疗

治疗应用吡喹酮 1 天疗法，每次 20mg/kg，3 次/d，疗效良好。20 世纪 80 年代开始有吡喹酮治疗湄公血吸虫病的报道。Nash 等（1982）用吡喹酮 60mg/kg，3 次分服的 1 日疗法治疗了 11 例感染湄公血吸虫的老挝难民。2.5 月后复查，仅 1 例排卵，治愈率 91%。5～7 月随访检查，6 例肝脏肿大者肝脏明显缩小。Keittivuti（1984）等在泰国治疗了 84 例感染湄公血吸虫的柬埔寨难民。剂量为 30mg/kg，每日 2 次，总剂量为 60mg/kg。1 个月后复查，治愈率为 97.5%（77/79）；2～12 个月复查 41～72 例，治愈率 100%。

多数报道认为，60mg/kg 总量 2 次分服的 1 日疗法对湄公血吸虫病疗效良好，但亦有报道认为，为了彻底治愈，用该剂量间歇重复一次治疗仍有必要。

吡喹酮治疗湄公血吸虫病的副作用与治疗其他血吸虫病相仿，主要有腹痛、厌食、恶心、呕吐与头昏、头痛。一般症状短暂、轻微，不需特殊处理。实验室检查心电图等无明显异常变化。

（二）护肝、对症支持治疗 同日本血吸虫病

第三节 马来血吸虫病

马来血吸虫（Schistosoma malayensis）发现于马来西亚半岛的一个局部地区，主要寄生于大鼠，也可寄生于人体引起马来血吸虫病（schistosomiasis malayensis）。至今，人体感染仅局限在马来西亚彭亨（Pahang），主要分布在汇入彭亨河的 Jelai 和 Tembeling 水系。

1973 年 Murugasu 和 Dissanaike 首次报告马来西亚土著居民的内脏组织中发现了类似日本血吸虫（Schistosoma japonicum-like）虫卵，后来又进行回顾性调查，在彭亨州土著居民中发现 8 例类日本血吸虫病病例。1980 年 Greer 等在马来西亚半岛山脚下的河卡普尔河（Sungai Kapor）中发现水栖的卡波小罗伯特螺（Robertsiella kaporensis）及吉士小罗伯特螺（R. gismanni）为其中间宿主，并发现有野生的米氏鼠（Rattus muelleri）自然感染血吸虫成虫，经多年对该地血吸虫生活史、形态、生物学特征，螺狮宿主以及成虫的同工酶谱等研究，并与湄公血吸虫和日本血吸虫进行比较后，Greer 等（1988）将其命名为马来血吸虫（S. malayensis Gree et al，1988）。

马来血吸虫雌虫大小（6.5～11.31）mm×0.21mm，表皮有小体棘，卵巢位于体中线，子宫内含许多虫卵。雄虫大小（4.3～9.21）mm×（0.24～0.43）mm，表皮无结节，有细体棘，肠支在虫体中部汇合，盲管短，有 6～8 个睾丸。虫卵：大小与湄公血吸虫相近，但较日本血吸虫卵小；卵圆形，大小（52～90）μm×（33～62）μm，侧棘短小。成虫寄生于肠系膜静脉、门静脉系统，虫卵寄生于肠壁及肝脏，虫卵随粪便排出，保虫宿主为啮齿类。马来血吸虫的中间宿主是一些圆口螺科罗氏螺属的螺类，最初确定吉氏罗氏螺（Robertsiella gismanni Davis & Greer，1980）和卡波罗氏螺（Robertsiella kaporensis Davis & Greer，1980）是其中间宿主。后 ATTWOODR（2005）证明 R. Silvicola 也是其中间宿主。

Davis（1992）根据中间宿主螺的种系发生和生物地理学，提出在分类上马来血吸虫和湄

公血吸虫是日本血吸虫的姊妹株。*Blair* 等(1997)采用核糖体内转录间隔区 ITS1,ITS2 和线粒体细胞色素 C 氧化酶亚单位 I(CO1)基因的 DNA 序列进一步验证,认为马来血吸虫和湄公血吸虫之间的关系要比二者分别与日本血吸虫的关系为近;二者的中间宿主关系较近,在实验室可进行交叉感染。而日本血吸虫的中间宿主与它们的关系较远,交叉感染尚未被证实。马来血吸虫和日本血吸虫成虫体壁的超微结构(扫描电镜)比较结果表明,两者雌虫无异,而雄虫之间存在 4 个状态上的差别:①马来血吸虫口吸盘周围有 2 种感受器,而日本血吸虫仅有一种。②马来血吸虫腹吸盘中央有浅凹窝网状物,以及嵴工具有很多尖形小棘和感受器,在每个感受器上都有一个闪光的顶端凸起。而日本血吸虫腹吸盘中央则是不规则凹窝状的表面,只有很少的棘和感受器,在感受器上有指状的顶端凸起。③在马来西亚地区血吸虫脊部体壁上,有延续的嵴,并有浅的凹窝。而日本血吸虫则是平坦带状的嵴,具有深的凹窝。而排列紧密的嵴则不完整。④马来西亚地区血吸虫背部体壁上有 3 种感受器,而日本血吸虫只查见 2 种。

诊断方法同日本血吸虫病。第一例临床病例报告于 1978 年,患者有肝脾大及肾病综合征,肝组织内发现虫卵,与日本血吸虫卵相似,但粪检阴性,以后的现场调查发现粪检均为阴性。

治疗原则同日本血吸虫病。

（谢慧群　林丹丹）

第四十五章 肺吸虫病

肺吸虫病(lung flukes disease),又称并殖吸虫病(paragonimiasis),是由并殖吸虫(*Paragonimus*)寄生于人体组织内引起以侵犯胸肺为主的,呈世界性分布的人兽共患病。据世界卫生组织(WHO)统计,全世界约有2000万患者,是一个应受重视的公共卫生问题。人体感染主要通过生食和半生食含并殖吸虫囊蚴的淡水蟹类与蝲蛄而引起。

并殖吸虫是依据其子宫和卵巢左右并列以及两个睾丸左右并列而命名。其种类很多,全世界约有50余种和亚种,能对人致病的虫种在不同地区有所不同。①亚洲地区:卫氏并殖吸虫,卫氏并殖吸虫四川亚种,卫氏并殖吸虫伊春亚种,四川并殖吸虫,斯氏并殖吸虫,会同并殖吸虫,团山并殖吸虫,宫崎并殖吸虫,前八种为我国并殖吸虫病的病原体,最后一种仅见于日本;②非洲地区:非洲并殖吸虫和子宫双侧并殖吸虫;③南美洲地区:墨西哥并殖吸虫,卡里并殖吸虫。

依据并殖吸虫的寄生宿主以及能否在人体发育成熟与所致临床特征不同,将其分为两大类:一类是人兽共患的卫氏并殖吸虫(*Paragonimus westermani*),主要引起肺型肺吸虫病;另一类是兽主人次型的斯氏狸殖吸虫,主要引起皮肤和内脏幼虫移行症。

第一节 卫氏并殖吸虫病

卫氏并殖吸虫病(paragonimaisis westermani)是卫氏并殖吸虫童虫、成虫在组织器官中移行、窜扰、定居或移行,并引起以肺部病变为主的常见肺吸虫病。该病原体最早由Westerman于1877年在一只死于荷兰阿姆斯特丹动物园的印度虎的肺内发现。

一、病 原 学

成虫活动时为暗红色,其形状随其蠕动伸缩而改变,其长7~12mm,宽4~6mm,厚2~4mm;静止时或死后的外形和大小恰似半粒黄豆,虫体肥厚,背隆腹平;作背腹轻压固定后的染色标本呈椭圆形或卵圆形,前端稍宽钝具口吸盘,后端稍窄尖;腹吸盘位于腹面中横线之前;虫体表面披有单生型尖刀形皮棘;口吸盘中央为口腔,后接球形咽部和食管;食管后向两侧分支为左右肠管,分别向体后延伸形成3~4个弯曲,以盲端终止于体后部;该虫为雌雄同体,卵巢位于腹吸盘之旁的后方,卵巢具5~6叶短棒状分支,后端以输卵管与受精囊及卵黄总管连接,再与梅氏腺所包围之卵膜和劳氏管相汇合,两个睾丸左右并列,位于体后半中部,各具4~6个指状分支,各以细输精管向前与贮精囊和射精管连接,卵膜为子宫之起点,向卵巢对侧延伸并变粗弯曲形成不规则团块状,其末端为阴道与射精管共同开口于腹吸盘之后的生殖窦。虫卵形状变异较大,椭圆或不规则卵圆形,大小为(80~118)μm×(46~60)μm,金黄色,卵壳厚薄不匀,左右多不对称,前端稍宽具明显卵盖,后端稍窄小且有不同程度增厚。从人体痰液、粪便或组织中查见的虫卵,其内含一个胚细胞及10余个卵黄细胞。囊蚴呈圆球形,大小为直径约为0.3~0.4mm,肉眼观呈乳白色;镜下观具两层囊壁,外层囊壁厚而韧,厚度10~15μm,内层尚有一薄膜状壁,囊内含有1条充满囊腔的后尾蚴,前端可见口吸盘,体中部为巨大的排泄囊,其两侧为弯曲粗大的肠管。

本病是一种自然疫源性疾病(或人兽共患病),该病自然感染的终宿主除人之外,主要为猫科和犬科类肉食动物,如犬、猫、狐、狼等。成虫寄生于终宿主肺组织内,形成虫囊并在其内产卵,与支气管相通的虫囊内虫卵可随痰咳出或被吞咽入消化道随粪便排出到体外的水中或潮湿土壤内,经2~3周发育为含毛蚴虫卵。毛蚴在水中从卵内孵出,当其遇到适宜的第一中间宿主淡水螺(如川卷螺类)时,则钻入其体内发育胞蚴,进而经母雷蚴和子雷蚴阶段的无性增殖,最后形成大量尾蚴。成熟尾蚴逸出后,侵入第二中间宿主淡水蟹或蝲蛄的肌肉或鳃内形成球形囊蚴。终宿主因吞食还有活囊蚴的淡水蟹或蝲蛄而被感染。囊蚴在终宿主十二指肠胆汁和消化液的作用下,其囊内的后尾蚴(也称童虫)脱囊而出,穿过肠壁进入腹腔,并徘徊于腹壁肌肉与腹腔之间,约在1周后则侵入肝脏或穿入横隔进入胸腔,形成虫囊,约经2~3个月发育为成虫并开始产卵。

并殖吸虫的童虫宿主组织内的移行和穿行能力强,移行到达到肺脏的过程没有的固定途径或通道,故可迁移到终宿主各部位组织(如皮下、脑部等)和腔内(腹腔和胸腔)游走寄生,从而造成宿主可出现广泛的损害,但一般来说只有达到肺部的才能发育为成虫,但有少数可见在皮下结节中查见成虫或虫卵。成虫也具游走性特点,故只有少量虫体也可在肺部形成多个不同时段的虫囊病变。童虫到达肺部的移行时间大约需要1个月。从感染到成熟产卵约需两个余月。成虫寿命一般为5~6年,有的可长达20年之久。

二、流行病学

卫氏并殖吸虫分布于亚洲、非洲、南美洲和大洋洲30多个国家和地区,其中以亚洲流行最为严重,如中国、日本、朝鲜、菲律宾、马来西亚、印度等国家均有人体病例报道。我国并殖吸虫病首发于台湾,在内地于1930年由应元岳在浙江省绍兴首次发现2例患者。此后,在浙江、东北三省、四川、北京等地先后有人群感染病例的报道。目前,该病在我国分布广泛,涉及黑龙江、吉林、辽宁、安徽、江西、江苏、山东、陕西、浙江、福建、台湾、云南、湖南、湖北、河南、山西、四川、贵州、广州、广东等多个省市自治区。其第二中间宿主为石蟹,在东北辽宁、吉林、黑龙江的卫氏并殖吸虫则系以蝲蛄(螯虾)为第二中间宿主。共有27个省市有人体病例发生。

我国20世纪70年代以前,有24个省(区、市)发现并殖吸虫病的流行区,流行范围广,感染人数多,严重患者多见。80年代后,随着社会经济的发展和防治工作的开展,疫区有所缩小,感染人数减少。但因为流动人口增多和物流的快速发展,农贸市场活跃,城市人群饮食方式的变化,感染并殖吸虫病的机会增多,使原来较集中于山区的并殖吸虫病在城市中时有发生,甚至有成批病例出现,而形成"城市并殖吸虫病"。

本病传染源是指在痰或粪便中能检出本虫虫卵的动物和人。病人的痰中和儿童患者粪便中虫卵入水即可传播本病。猫、犬、猪及其他野生动物如虎、豹、狼、狐等贮存宿主在传播中起重要作用。

人被该虫感染的原因和方式多种多样,归纳起来大致有如下几方面。

一是人们吃生或不熟的含有本虫活囊蚴的溪蟹或蝲蛄而感染,这既是最主要的感染方式,同时也是造成人体感染最严重的原因。蟹体内的囊蚴可以存活数月至数年,在流行区居民吃石蟹的基本方法是生吃、热吃、腌吃和醉吃。生吃即吃活蟹,腌吃是把石蟹用食盐腌渍后再吃,醉吃是将石蟹加食盐和黄酒后吃,腌、醉所处理的时间往往不足 24 小时。热吃(煮吃)方法多种,但加工时间一般都很短,常以煮到壳红为止,往往不能杀死蟹内的囊蚴。醉蟹所用的黄酒的酒精往往高度多在 14% 以下,石蟹常不能全部浸入黄酒之下,通常醉一晚就食用,因此很多囊蚴仍然是活的。据我国全国寄生虫病调查结果显示,并殖吸虫血清阳性率与是否吃生蟹的有相关性。在我国东北地区常捕捉大量蝲蛄,磨碎取其蛋白汁液凝成蝲蛄豆腐而食用。城市居民感染多因吃用(汤吃、炝蟹、醉蟹等)来自疫区的溪蟹而感染,或前往旅游景点抓溪蟹生吃而感染,或吃境外贩来的绒螯蟹而感染。

二是生食或半生食含有本虫童虫的转续宿主(如猪、鸭、鸡)肉类而受染。据报道,在日本鹿儿岛的森林工人中曾发生过一次肺吸虫病暴发流行,通过查其引发感染的原因是生吃了含有肺吸虫童虫的野猪肉而引起。现已研究证实野猪、鸟类、鼠类是此种肺吸虫的非适宜终宿主,但可自然感染此种肺吸虫,且在感染后的虫体不能发育成熟,而以童虫阶段长期生存于肌肉组织中,当被适宜终宿主(如人、犬和猫)吞食后,该虫体仍可发育成熟并寄生致病。

三是误食了熟食前被该虫的活囊蚴或童虫污染食物而引起。在加工含有该虫活囊蚴的肉类(蟹、蝲蛄和转续宿主肉食)过程中,所用食具、菜刀、切板等可被囊蚴污染,炊事员手指常被囊蚴污染。儿童玩耍蟹时可因手污染的活囊蚴被感染。

四是误饮了含有该虫活囊蚴的河水或溪水而感染。此种情况虽不多见,但在临床上可见有些肺吸虫病患者却仅有生饮山上溪水史。其原因可能是水中溪蟹自然死亡或被天敌杀死后,体内的囊蚴被释放并漂浮于溪水中,当人和动物生饮时,水中囊蚴随饮而致感染。

囊蚴抵抗力很强,据试验结果显示:对蟹经加热处理,囊蚴在摄氏 55℃30 分钟才死亡,70℃时则需 10 余分钟才死亡,如将其浸泡在 10% 盐水中 72 小时后尚有 40% ~50% 存活。浸泡在绍兴酒(含酒精约 12.2%)内 72 小时约有 48% ~87% 仍存活。

近些年来,人口流动和物流发展,使并殖吸虫病向城镇扩散,在一些城市还出现暴发。最典型的例子是 1998 年我国辽宁宽甸县 600 多名居民食入由朝鲜进口的中华绒螯蟹,造成并殖吸虫病的暴发,500 多人感染。随着旅游业发展和国际交往的增多,输出(入)病原的可能性增大,感染病例均可增加。

该种肺吸虫对各种人群均可感染,但以儿童的感染率较高,可能与溪蟹或蝲蛄接触机会多有关。

三、致 病 机 制

并殖吸虫所致病理变化主要有两种。一种是由成虫(或童虫)在腔或组织器官游走或穿行时所引起的急性病变,表现为在早期破坏实质性组织、引起局部出血和浸润性炎症及隧道样改变为主;对胸腹腔则引发渗出性炎症为主,故可表现有胸腔或腹腔积液。这些病变发生则与虫体穿行组织时的机械作用和代谢产物刺激有关。急性病变逐渐消退后,出现愈合过程及纤维化病变,甚至钙化。另一种是形成特征性的并殖吸虫囊肿,并可表现为具有相互沟通的多发性小囊肿。这是由于虫体在脏器组织内停留所引起的周围纤维组织增生包绕而成的,内含虫体、虫卵、被破坏的组织残片和炎性渗出物、菱形(夏科-莱登)结晶等,以后如虫体死亡或转移,内含物亦可逐渐被吸收,代以肉芽组织增生,后形成瘢痕或钙化。被侵害的部位主要是肺和腹内脏器,但亦可见于体内其他部位。

在卫氏并殖吸虫脱囊后尾蚴及童虫的分泌物(ESP)中含有大量的蛋白分解酶,这些酶对虫体在宿主体内组织中移行和免疫调节具有重要作用。它们在试管中可降解胶原纤维、纤维连接蛋白(fibronectin)及肌球蛋白(myosin),卫氏并殖吸虫后尾蚴的 ESP 中的中性含硫蛋白酶(neutralthio proteinase),可抑制宿主的若干免疫应答,并可诱导对特定抗原的免疫耐受。并殖吸虫的表皮及覆盖的糖被在免疫逃避过程中起作用;宿主组织中移行的虫体,其糖被的形成和转化尤为活跃,而在成虫时则大为减少。在转续宿主肌肉中的卫氏并殖吸虫童虫的抗体糖被,似已形成对炎性细胞的一道物理性屏障,成虫的 ESP 中含有过氧化酶,催化酶和超氧歧化酶,可以保护虫体免受宿主细胞的氧化性杀虫作用的损害,而且这些酶的水平在后尾蚴及童虫中要比成虫为高。并殖吸虫的 ESP 中也存在多种蛋白酶,它在介导免疫逃避中起一定的作用,它们除能消化宿主组织,有利于虫体移行外,也能降解免疫球蛋白 IgG;卫氏并殖吸虫脱囊后尾蚴的 ESP,可直接诱导嗜酸性粒细胞的凋亡,因为嗜酸性粒细胞是宿主对虫体防御的重要效应细胞,因而这对虫体尤其是后尾蚴或童虫在宿主体内的存活具有非常重要的价值。

以下将并殖吸虫在体内移行及在主要组织脏器所造成的病理改变简略描述如下:

后尾蚴在肠内脱囊穿出肠壁时可在浆膜面上见到点状出血,到达腹腔,在腹内游走时,早期可引起腹膜浆液纤维素炎,并可诱发少量腹水,以后腹壁、大网膜、小网肠、肝、脾等可有不同程度的粘连。如虫体在腹内停留并发育亦可形成大小不等之囊肿,切面呈多房性,其内容物为果酱样黏稠液体。肝不增大或轻度增大,其浅层有时受侵,虫体穿过时可形成窦道,在肝与膈,特别在右侧常有粘连,有时有囊肿部分嵌入肝浅层内。脾周围也可有较轻粘连,偶有浅在囊肿。虫体虽大多穿过横膈进入胸腔,但亦可继续在腹腔内窜行,窜向腹膜后则可侵犯肾脏,造成周围粘连或在肾内形成囊肿,在尿内找到虫卵及菱形(夏科-莱登)结晶。虫体亦可直接沿神经根侵入脊椎管在脊髓旁形成囊肿,破坏或压迫脊髓,造成截瘫。窜向下腹可侵及膀胱或沿腹股沟管到阴囊,引起精索及阴囊内病变,有的虫体可穿过腹壁肌至皮下组织,并到处游走形成游走性皮下结节,其切面实为囊肿样,有时可找到虫体或虫卵、夏科-莱登结晶等。

穿过横膈进入胸腔内之虫体先在胸腔内游走,可使胸膜产生点状出血及局限性胸膜炎,病变多在膈面及纵隔面,数日后侵入肺组织内,引起出血及急性炎性反应,在其周围有大量中性粒细胞、嗜酸性粒细胞和巨噬细胞浸润,若虫体停留则其周围的肺组织坏死及结缔组织增生形成囊壁,其厚薄可因时间长短而不等。囊肿直径约为 1 ~ 2cm,多位于肺之浅表处,大多在靠纵隔面,囊肿因虫体长大成熟排卵而肿胀,最后破裂与小支气管相通,虫卵随囊内容物不断被咯出,囊肿多呈暗红色或稍带蓝色,较久者呈灰红色,在人体多为 1 条虫体。但在猫、犬动物每个囊内多为 2 条虫体,但一个囊内亦可能有 1 条或 3 条成虫,或囊内无成虫只有虫卵和相当量的棕色黏稠液。由于虫体的游动常使邻近的囊肿以窦道互相串联,囊肿的新旧程度不一,后期可因虫体死亡或迁移愈合成为瘢痕,或因大量虫卵的存在形成假结节。由于成虫侵犯小支气管,有时可诱发气胸,如继发感染则可成为脓胸,与囊肿连通的支气管因长期炎症可以导致支气管扩张。在囊肿周围的肺组织,则有的萎缩,有的呈气肿改变。

有些虫体可以在纵隔内游窜,进入心包致心包炎。或沿纵隔血管向上到达颅底,再经颅底孔进入颅内,开始大多侵犯颞叶及枕叶,主要病变为虫体穿行及暂时居留而形成互相沟通、新旧不一的隧道及脓肿,在脑内多可找到虫体或虫卵,时间久后也可成为具有厚壁之脓肿,其壁也可部分钙化,有时虫体可向顶叶或底节、内囊视丘处穿行,甚而穿入侧脑室,引起种种严重症状甚或死亡。如侵入脊髓可引起截瘫,虫体侵犯小脑者较少见。虫体偶可侵入到眼眶内致视力障碍及眼肌麻痹,引起眼球运动失常。此外虫卵偶可进入血循环随血流到心肌、脑内形成虫卵栓塞,这已有动物实验证实。

四、临 床 表 现

卫氏并殖吸虫病为一全身性疾病,可致全身各处受损,但因主要侵犯部位不同而呈现不同的临床表现,且与感染时间、程度及宿主免疫力有关。

1. 潜伏期 人体感染并殖吸虫后,往往临床症状不明显,疫区内的患者常有反复食蟹史,故难以准确地推定其潜伏期。文献报道的潜伏期差异较大,最短者有报告食蟹后 2 ~ 4 小时后发病的;长者的食蟹史可追溯到 10 多年前。一般而言,潜伏期大多在 1 ~ 3 个月。急性重度感染患者的潜伏期为 2 ~ 30 天。

2. 急性卫氏并殖吸虫病 脱囊的后尾蚴从穿过小肠壁到达腹腔内,再经横膈到胸腔内的移行过程是一致的。一般在感染后 2 ~ 5 天出现腹痛、腹泻、食欲减退。随后才出现全身症状如发热、乏力、盗汗、荨麻疹,继而有胸闷,胸痛、气短、咳嗽,大都在 10 ~ 30 天时出现。可持续 1 ~ 3 个月。

潜伏期短,发病急,全身性症状较明显,常见于新进入疫区且生食溪蟹的个体或人群。全身性症状是宿主对并殖吸虫产生的超敏反应或和虫体毒性反应的表现。重者发病急,毒血症状明显,还可出现肝大。

3. 慢性卫氏并殖吸虫病与分型 由于并殖吸虫虫种复杂,对寄生人体的适应性、致病力各有差异,导致临床症状复杂多样,临床分型也有多种不同意见。

(1) 胸肺型:这是卫氏并殖吸虫病中最多见的一种类型,约占病例的 90% 以上。主要表现为胸膜炎症状、胸痛、胸腔积液(10% ~ 15%),咳嗽,咯果酱样血痰,后期出现胸膜肥厚及粘连(90% 以上),并可引起胸廓畸形(10% 左右),尚可在肺上出现大小不等的钙化灶。

一般开始时多为干咳,痰量很少,以后咳嗽转剧烈,痰量亦增加,痰液内初仅混有少量血液,后则转为果酱样,量也增多,偶有发生大咯血者,临床症状很像慢性支气管炎或支气管扩张症患者。如有继发性感染也可咳脓性血痰。体征上一般不很明显,或可有叩诊浊音,听诊有局限性啰音。如有胸腔积液或胸膜肥厚则体征同一般胸膜炎患者。

(2) 腹型:约1/3的病例,虫体穿过肠壁进入腹腔,主要表现为腹痛、腹泻、便稀或有黏液、血。腹痛部位不固定,以隐痛为主,或有局部压痛甚或肌紧张等,部分病例可于后期出现肠粘连及肠梗阻等。腹部肿块一般不明显,偶尔由并殖吸虫寄居肠系膜形成囊肿而出现肿块。此型中,肝大(3% ~8.7%)、脾大(4% ~7%),多不很严重。有人将这称为肝型。

(3) 中枢神经型(或脑脊髓型):约占并殖吸虫病例10% ~20%,多见于青少年,常同时有胸肺型并殖吸虫感染,早者可于起病后3 ~4 月出现,晚者可在20余年后出现,症状亦因侵犯部位而异,临床表现亦多样化。

脑型患者早期表现病灶脑组织渗出性炎症改变,后出现水肿,进而形成占位性囊肿。在囊肿内可有成虫或虫卵。病变好发于颅底,以颞叶及枕叶多见,由于虫体游走窜扰,造成多处损伤,如侵及基底神经节、内囊或丘脑等部位则后果更为严重。此型的临床表现主要有以下情况。①颅内压增高,有头痛,为头部间歇性胀痛,以颞枕部为甚,次为顶、额部,有的剧烈者可为阵发性剧烈头痛,伴有恶心、呕吐,是由于颅压增高或脑膜受累所引起;②病变占位性效应,累及大脑皮质,为癫痫样发作(可呈现小发作或大发作类型)及瘫痪,可侵犯一个肢体也可为半身,多呈进行性,并常伴有感觉麻痹;③脑膜炎样症状,剧烈头痛、呕吐、颈强直;④神经精神症状因脑部受损部位的不同,可出现偏盲、失明、各种类型盲症(精神盲、色盲、文字盲等)或失语症等。后期患者因反复发作而致智力减退,记忆力减退或丧失,甚至发生精神失常等。脑型患者可因虫体游走而症状多变,往往有蛛网膜下腔出血表现,亦可因侵犯重要部位(如视丘)而造成猝死。

脊髓型者虽属少见,病变部位大多在第10胸椎以下,可能与虫体穿越肝,遇到膈肌受阻后,转向附近椎间孔而侵入椎管有关。可先出现感觉异常,如下肢麻木感、刺激感、继而发生一侧或双侧下肢瘫痪,大小便失禁等。小脑受损者较罕见。

(4) 皮下包块型:多与其他型并存,约有3% ~20%患者出现皮下结节。皮下包块呈单个散发或多个成串。包块大小一般为1cm×2cm或5cm×6cm,大者可达12cm×22cm. 皮肤表面正常,初起时质软,后期稍硬,结节部具痒感或可有轻度压痛。好发部位为腹壁,其次为胸壁、腹股沟、精索、腰背部、大腿内侧、臀部。此外,眼眶、阴囊、乳房、颈、肩部、会阴、阴唇、睾丸、后枕、腋下等处也有发现。卫氏肺吸虫引起的皮下结节的游走性特点不如斯氏肺吸虫的明显,囊肿切开后有可找到虫体,半数以上可找到虫卵,其余大多可见典型的并殖吸虫所致病变特征:有隧道、坏死组织、嗜酸性粒细胞浸润及菱形(夏科-莱登)结晶。

(5) 阴囊型:有文献报道在辽宁省宽甸县曾观察到5例儿童患者阴囊肿痛,阴囊内有包块,其内有肺吸虫成虫。

(6) 眼型:如虫体进入眼眶内侧可致该侧眼球突出、不同程度的视力受损,甚至失明、眼球运动障碍,偶见于卫氏型。

(7) 隐性感染或亚临床型:在卫氏并殖吸虫流行区居民作皮试的阳性率可很高(如25.9% ~46.9%),或血清学检查呈阳性,胸片X线检查部分可能有典型并殖吸虫病变,但很少有明显的临床表现者。这些病例属于隐性感染或亚临床型,这类患者可能为轻度感染者,也可能是感染早期或虫体已消失的感染者(可能是自然痊愈者)。

(8) 肝型:卫氏并殖吸虫感染后肝型的临床表现以乏力、食欲减退、发热(多为低热或中等热)为主要症状,多伴轻微干咳,无咯血或铁锈色痰,部分病例伴腹胀、腹痛、腹泻;均有肝大,质中或偏硬,压痛多不显著,脾肿少见或轻度,少数可伴腹水或皮下结节,肺部体征多不明显,少数可闻及散在干啰音。

肝型肺吸虫病的肝脏大体标本上病变呈边界清楚的灰黄或灰白色结节,部分呈多结节融合状,有部分或完整的纤维包裹,病理组织学改变特征为有不规则坏死腔穴(内含凝固坏死物的多房性小囊腔)和窦道形成及较多的夏科-莱登结晶和嗜酸性粒细胞。

五、辅助检查

(一) 病原学检查

1. 痰液中虫卵检查 典型卫氏并殖吸虫病胸肺型患者的痰呈果酱样,直接涂片镜检很容易查到虫卵,但在早期或轻症者,常只在痰内有小血块或血丝,最好直接取带血部分痰涂片阳性率较高。如虫卵过少可以采用留 12～24 小时痰,加 10% 氢氧化钠溶液后沉淀、浓缩检查,阳性率可以提高,同时也可以作虫卵计数。查痰同时亦应注意如有夏科-莱登结晶及多量嗜酸性粒细胞也有诊断意义。

2. 粪便及胃液中虫卵检查 儿童或老人因不会或无力咳痰而常将痰咽下,此外偶有在肠壁上先有并殖吸虫囊肿,破溃排卵到肠腔内。均可采取粪便或胃液用浓缩集卵法检查,可查获虫卵。

3. 组织或腔内中病原的检查 胸肺型者常可在胸腔积液内查到虫卵,亦有同时合并胸膜结核,而在胸水中找到结核杆菌;脑型者常可在脑脊液中查到虫卵;肾受累者则可能在尿内找到虫卵,查找虫卵同时亦应注意菱形结晶及嗜酸性粒细胞。对可疑之皮下结节可穿刺或活检,取穿刺物做涂片查找虫卵、夏克-莱登结晶及嗜酸性粒细胞等,若活检直接压片可寻找成虫、虫卵、夏克-莱登结晶及嗜酸性粒细胞等。因病理切片可能导致虫体残破,不宜用于寄生虫鉴定。

(二) 免疫学检查

在本病的早期或是肺外类型的并殖吸虫病患者,以及一些隐性或亚临床型患者,痰、粪便或其他各种体液,渗出物内均查不到虫卵时,则应使用各种免疫学方法协助诊断,此外在人群中进行普遍性筛查,对皮试阳性者再进行仔细检查,则可节省时间、人力及物力。免疫学检查方法很多,现仅就主要者简介如下:

1. 皮内试验 本病皮内反应属速发型超敏反应。

(1) 皮试液抗原的制备:多采用人工感染动物肺内成虫新鲜虫体,先研磨碎再超声粉碎,反复冻融生理盐水冷浸提取或先将成虫冷冻干燥去脂制为干粉末,然后再用生理盐水冷浸提取,用时以含有杀菌剂 1/10 000 硫柳汞的生理盐水稀释为 1:1000～1:4000。

(2) 方法 取 0.05～0.1ml 在前臂(或背部)屈侧做皮内注射。另以不含抗原之稀释液在距前者 10cm 处或另一前臂注射作为对照。于 15～20 分钟后观察测量平均直径=(长径+横径)/2,并与对照对比,注意注射部位风疹样肿块及周围红晕,如以注射剂量 0.1ml 为例，则结果判断见（表 45-1）。

表 45-1　皮内试验的结果判断标准

风疹块平均直径	红晕平均直径	结果判断
<1. 0cm	<1. 5cm	±（可疑）
1. 0～1. 5cm	2. 0～3. 0cm	+（弱阳性）
1. 5～2. 5cm	3. 0～4. 0cm	++（阳性）
>2. 5cm	>4. 0cm	+++（强阳性）

值得指出的是：皮内试验阳性强弱程度仅表示有并殖吸虫感染而不能代表感染的轻重；皮内试验在愈后可持续阳性 20 年，因此它不能作为考核疗效的方法；多次注射可以引起致敏或脱敏作用，使反应加强或减弱，应予注意。

本试验阳性符合率可达 98%～100%，假阳性率约为 1%～3%，此外可与多种吸虫（华支睾吸虫、肝片吸虫、血吸虫、姜片虫等）病有交叉反应。应用各种不同吸虫抗原，采取一系列高稀释度方法可进行鉴别。

由于本试验方法简便、快速，特异性、敏感性都较高，所以曾经成为在大量人群中普查时作为初步过筛的有效方法，曾在国内外普遍采用。

目前因制备皮试的抗原成分提纯问题，临床上已经较少将该方法作为常规并殖吸虫病的检查方法。

2. 后尾蚴膜反应　为我国创用（蚌埠医学院学报，1975、1977），以卫氏并殖吸虫脱囊后尾蚴滴加感染动物血清，37℃保温 24 小时后，后尾蚴周围出现各种沉淀物，他们用此方法在现场诊断并殖吸虫病，阳性率为 97. 3%，认为较琼脂扩散、对流电泳、补体结合等试验的敏感性和特异性均高。对早期诊断具有意义。但鲜活囊蚴不易获得，该方法不易推广。

3. 间接血细胞凝集试验　用醛化血细胞吸附成虫抗原与并殖吸虫病患者血清作用，检测抗体。目前已少用。

4. 酶联免疫吸附试验（ELISA）　简称酶联试验，根据检测要求，试验可分多种类型。该试验法为高灵敏检测技术，结果可定量表示，可检测抗体、抗原或特异性免疫复合物，微量滴定板法消耗样本试剂少，能供全自动操作，适用批量样本检测，因此在寄生虫感染的研究和诊断领域乃至血清流行病学均被广泛应用。ELISA 可用于辅助诊断病人、血清流行病学调查和监测疫情。

该试验使用的抗原是卫氏并殖伊春亚种成虫的葡聚糖凝胶粗提取物，采用固相支持间接法检测并殖吸虫患者血清，得到良好的结果，阳性率可达 90% 以上。在并殖吸虫虫种间，与其他吸虫间可出现不同程度的交叉反应，最常见的交叉反应发生在姜片虫、血吸虫及囊虫病。临床发现，与曼氏裂头蚴抗体有一定交叉。

5. 间接荧光抗体试验（IFAT）　有文献表明，取并殖吸虫成虫行冰冻切片厚度为 5～10um，粘贴于载玻片上作荧光抗体检测，以不同的稀释血清并殖吸虫病 45 例的阳性检出率分别为 95. 5%、93. 3%、91. 1%。与血吸虫病可能有交叉。该法抗原制备简单，且便于保存，敏感性较高，但有一定的交叉反应和假阳性，可应用于临床及流行病学调查。

6. 单克隆抗体(MCAb)　检测循环抗原:目前研究认为,应用多株单克隆抗体的混合物,以国产 MC 为载体进行 Dot-ELISA,检测卫氏并殖吸虫病患者循环抗原,是一种敏感、特异、经济且适于现场应用的较为理想的免疫学诊断方法。

(三) 分子生物学检测

分子生物学是现代生物学发展的主流,应用分子生物学方法实验诊断并殖吸虫病业已取得一些进展。如抗并殖吸虫囊蚴及抗 HRP 双特异性单克隆抗体的研究、卫氏并殖吸虫重组抗原制备与应用的初步研究、卫氏并殖吸虫成虫 cDNA 文库的多抗筛选等。

(四) 其他辅助检查

1. 血象检查　急性期白细胞数目增多,其中嗜酸性粒细胞明显增多,一般为 20% ~ 40%,高者可达 81%,计数上甚至可达 2 万 ~3 万/mm^3,呈类白血病反应。

2. 胸腔积液　为渗出性,经常有嗜酸性粒细胞,有时可以找到虫卵。

3. 脑脊液　急性期改变明显,白细胞数增加,其中嗜酸性粒细胞增多,蛋白质增多。

4. 影像学检查　X 检查、CT 及 MRI 更有助于诊断。

(1) 胸肺型　此型 X 线所见有四种特征性改变:①云絮状边缘模糊密度加深的圆形浸润性阴影,直径 1 ~3cm,示为早期病变,在肺中、下野最多见,有的尚可移动;②多房性囊样阴影,即在一圆形或椭圆形薄壁、边缘较模糊的囊状阴影中有 2 ~8 个空泡,空泡位置多少可以改变,囊的周围常有放射状条纹阴影,示为中期病变,后期则囊壁变厚,边缘锐利;③硬结样阴影表现为直径 3 ~5mm 之密度高的小结节,甚或为圆形或粒状钙化点,示为晚期病变;④胸膜粘连及肥厚,在纵隔面及横膈面更多见,有时与心包发生粘连,心膈角变浅或消失,在肥厚的胸膜中可见囊肿样阴影。以上四种都可同时出现,或 2 ~3 种同时出现,很少单独出现,但部分病例可以完全正常或仅有轻度胸膜肥厚、肺纹理加重。并殖吸虫感染后多为单侧病变,少数为双侧病变。CT 影像根据临床病理演变过程将其分为早期感染期、现症排卵期和静止愈合期。①早期感染期:主要表现为支气管周围炎样改变、肺部浸润性改变及即隧道征。以上三种表现可同时或单独出现。常伴有少量胸水,穿破胸膜可出现气胸。有时浸润性病灶短期内变化快,即一处浸润性病变吸收,其他肺野或对侧又有新病灶出现,即"迁徙"现象。病灶经临床治疗可完全吸收;②现症排卵期(囊肿形成期):童虫或成虫在肺组织挖穴、定居于窦道末端后,窦壁肉芽组织增生形成闭锁性囊肿。CT 表现为片状阴影中出现小囊状透亮区,多发者呈蜂窝状,周围炎性浸润吸收,可有液平或无,内壁可出现附壁小结节,系虫体或卵团与肉芽组织增生所致。囊腔中充满血液、坏死物及脓性分泌物。囊肿应与肺脓肿及肺结核鉴别;③静止愈合期:临床经吡喹酮治愈或虫体与虫卵经支气管排出体外自然死亡,炎症逐渐消退,囊壁纤维结缔组织增生形成薄壁囊肿及隧道样纤维化等,病变趋向静止愈合。临床无症状及偶发咯血。附壁结节空腔是肺吸虫囊肿与支气管沟通排空后表现,CT 表现常多样化,包括薄壁囊肿,内壁光整或附壁结节或小点状虫体钙化,周围见斑片状、索条状、结节状影及弯曲、边缘锐利的纤维性隧道。囊肿内出现结节时需与肺霉菌病鉴别。

肺型并殖吸虫病好发于胸膜下肺边缘,隧道征对其诊断有一定特征性,窦道伴月晕征、小囊泡样改变或空腔内附壁结节对诊断具有提示意义。

(2) 中枢神经型:脑型在平片上表现不多。如扩张性脑型病例可见到颅压增高征和松果体移位。气脑造影简便可靠,在没有颅压增高情况下可以应用,X 线片上可看到病灶周围组织水肿及脑表面粘连,该部位蛛网膜下腔不能充气,在伴有脑脓肿时则看到脑室被压移位、变形等现象，病变多在枕部及后顶部。萎缩性脑型病例可见局部脑室扩大，移向病侧，蛛网膜下腔充气增多等，如气脑造影失败或颅压增高者，则可行脑室造影，定位价值与气脑造影相似，但造影后必随之以开颅手术。在颞部病变时，脑血管造影可有一些帮助，CT 及 MRI 对病灶性质、定位更为准确。

根据脑型并殖吸虫病的病理特点可将早期的 CT 表现分为脑炎型、囊肿型、出血型和梗死型。活动期脑型并殖吸虫病具有游走性病变特点，具有一定的特异性。在病程后期，脑型并殖吸虫病典型的 MRI 表现为聚集多发的直径约 1 ~ 3cm 的环样增强病灶伴有周围水肿。这种表现主要由成虫坏死或虫卵形成的肉芽肿所致，但病程相对滞后可能与其他肉芽肿或脓肿不易区分。

脊髓型在平片上可见椎弓根间距离增长及椎弓根骨质疏松，髓腔碘油造影可进一步确定梗阻程度和部位。必要时可做 CT 或 MRI 检查。

（3）肝型：并殖吸虫病肝损害有如下特征：①多发病灶均分布在肝包膜下或门脉分支周围肝实质内，呈楔形、条形或不规则裂隙状改变，部分病例可见“隧道征”及“围管征”。单发病灶均分布在肝包膜下，呈圆形或类圆形。②CT 平扫：病灶呈稍低密度或等密度，边缘模糊；三期动态增强动脉期病变大部分轻度强化，部分周边轻度强化或斑片状强化；门脉期所有病灶呈相对低密度，病灶显示最清晰，与正常肝组织对比最显著，可显示在平扫及增强动脉期呈等密度的病灶；延迟期绝大多数病灶持续强化呈等密度。③MRI：T1WI 呈等或稍低信号，T2WI 及脂肪抑制 T2WI 均呈稍高信号，以稍长 T1、稍长 T2 信号多见。动态增强扫描时，多发病灶在动脉期常见斑片状强化，门脉期呈相对低信号，病灶显示最清，延迟期病灶强化消失。④肝内病灶常见门静脉分支穿行或病灶围绕门静脉分布时，病灶内血管未见破坏，分布及走行正常。

5. 脑电图检查：可见类似病灶性癫痫的变化，病变较广泛，少数可为限局性变化，皆属非特异性改变。

六、诊断与鉴别诊断

凡有前述各种症状，诊断不明而又来自本病的流行地区者，特别是有生吃螃蟹、绒蟹、毛蟹、石蟹或蝲蛄史者均应考虑有本病的可能性。最重要的是了解患者在当地是否吃过并殖吸虫第二中间宿主的蟹类，生食及半熟食的方式是主要感染来源；是否生吃过并殖吸虫贮存宿主的肉（如猪、野猪、鸡等）。结合辅助检查加以诊断。

卫氏并殖吸虫病有急性与慢性病程之分，临床表现易与多种疾病相混，必须注意加以鉴别。

1. 胸肺型与肺结核、支气管炎和肺部肿瘤等疾病的鉴别诊断。

（1）肺结核：肺结核与胸肺型并殖吸虫病的慢性咳嗽、咳痰、咯血症状相似，在很多情况下易被误诊，但仔细分析不难鉴别。肺结核患者多消瘦、纤弱、面部潮红、下午发烧、干咳，咳痰带鲜红色血丝。听诊在上、中肺野有时可听到细小啰音，支气管肺泡音等。影像学病变多在上肺野，外侧多，病灶较小，多集合在一起，空洞壁较厚，规则整齐，内无小空泡，钙化多见。而并殖吸虫病患者一般情况大都较好，咳嗽多痰，痰为果酱样；并殖吸虫病多无明显体征，X 线检查并殖吸虫病变多在中下肺野，近心膈角处及膈旁，病灶较大，多为孤立的，呈囊样，内有多个空泡,钙化少见,多伴有明显的胸膜病变。结合查痰及血液嗜酸性粒细胞计数及各种免疫学试验两者不难鉴别。

(2) 结核性胸膜炎:多为一侧,胸痛明显,伴发烧,胸腔积液内多有单核、淋巴细胞,并殖吸虫性胸膜病变多为两侧,胸痛不明显,多不发烧,胸腔积液内多量嗜酸性粒细胞,有时可找到虫卵。

(3) 慢性支气管炎及支气管扩张:多为白泡沫痰或脓性痰,混有鲜红血块或血丝,痰内大量白细胞,肺部多干湿性啰音。并殖吸虫病则多为果酱样痰,内有多量嗜酸性粒细胞并有菱形(夏科-莱登)结晶及虫卵,肺部体征少,多无明显啰音,两者 X 线检查有明显区别。

(4) 其他:尚应与肺部肿瘤,特别是转移瘤、多发性肺脓肿、肺包虫病、蛔虫或钩虫蚴移行时引起的肺部病变、肺孢子虫病、肺炎等相鉴别。

2. 腹型与结核性腹膜炎、膈下脓肿、慢性阑尾炎的鉴别诊断。

3. 中枢神经型与脑膜炎、脑脓肿、脑瘤、脑炎、脑囊虫病、脑血管意外、癫痫(原发或继发于其他原因)、脊髓炎,脊髓肿瘤的鉴别诊断。

4. 皮下结节型与猪囊尾蚴病皮下结节、曼氏裂头蚴皮下结节,良性肿瘤的鉴别诊断。

5. 眼型的与眶内肿瘤的鉴别诊断。

6. 肝型与慢性病毒性肝炎、肝硬化及热带性嗜酸粒细胞增多症等的鉴别诊断。

7. 卫氏并殖吸虫病以血嗜酸性粒细胞增高为首发症状者应与某些血液病如原发性嗜酸性粒细胞增多症、高嗜酸性粒细胞增多症、嗜酸性粒细胞性白血病等的鉴别诊断。

七、治　疗

1. 一般治疗包括营养、对症治疗及各种支持疗法。

2. 病因治疗

(1) 吡喹酮(Praziquantel):为治疗血吸虫病及其他各种吸虫病的广谱特效药,1979 年以来试用以治疗肺吸虫病有较好疗效,国内已生产此药。吡喹酮对并殖吸虫成虫、童虫与虫卵均有强大杀灭作用。被认为是一种高效、低毒的广谱抗蠕虫病新药。吡喹酮治疗并殖吸虫病的作用机制系使虫体浆膜对钙离子通透性增加,引起肌肉极度挛缩与麻痹、瘫痪,部分虫体肿胀、坏死。经病理观察,虫体死亡后可液化吸收。推荐剂量为每日 75 ~ 100mg/kg,2 ~ 3 次分服,2 ~ 3 日疗法较好,治愈率可达 70% ~ 80%,必要时可重复 1 ~ 2 疗程。在治疗脑型病例中,以每次 25mg/kg,每日 3 次,3 ~ 5 天为一个疗程,重复 2 ~ 3 个疗程可取得较满意效果。

(2) 硫氯酚(bithionol,bitin):对并殖吸虫病有良好疗效,剂量每日 50mg/kg,分三次服用,成人一般服用 1.0g,每日三次,隔日服药,15 ~ 20 个治疗日为一疗程,脑型病例 25 ~ 30 个治疗日为一疗程。不良反应有恶心、呕吐、腹痛、腹泻等。

(3) 三氯苯达唑(triclabendazo1e,fasinex):对本虫及肝片吸虫均有良好疗效,推荐剂量为每日 10mg/kg,单剂服用,治愈率可达 90% 以上。其作用机制研究表明该药物代谢产物亚砜和砜被认为是主要活性物质,三氯苯达唑主要对吸虫蛋白质的合成代谢起抑制破坏作用。对卫氏并殖吸虫的体壁和卵黄细胞的超微结构有明显破坏作用,药物使皮层细胞及卵黄细胞内的高尔基体消失,内质网扩张变质,线粒体变性,细胞膜及核膜破坏,这些均支持药物破坏微管系统及膜结构的解释,也可能影响核酸代谢。

3. 手术治疗 由于治疗各种并殖吸虫病的特效药的发明,使胸肺型及肺外各种类型患者均能得到较好疗效,一般无需手术,仅在少数早期未确诊而有较严重并发症,经保守治疗及特效治疗皆不能解决者,如因虫体穿行造成的气胸、支气管胸膜瘘、严重的脑或脊髓损害引起的粘连、占位、压迫等,或因虫体在腹腔内游走造成的肠粘连、肠梗阻等,可考虑手术治疗,但同时必须用特效药物治疗,因手术以外的部位可能存在着活的成虫。

对并殖吸虫皮下结节应及时手术摘除虫体,并同时服药加速治愈,以防虫体进入脑内和其他重要器官。

4. 其他疗法 对因脑、脊髓并殖吸虫病所造成的麻痹、肢体瘫痪等可以采用电刺激、针灸及各种物理治疗,促进功能恢复。

八、预后与预防

1. 预后 以肝脏损伤为主的卫氏并殖吸虫感染的患者,在疗程结束后 1 个月,临床症状即明显改善,肝脏显著缩小,血沉下降,白细胞下降,肝功能明显改善。但肝功能完全恢复正常仍需 6 ~ 12 个月。嗜酸性粒细胞下降缓慢,一般在 6 个月后才逐渐下降,1 ~ 3 年复常。并殖吸虫病脑型患者,需 2 ~ 3 个疗程治疗后,颅内占位缩小以致消失。

2. 预防

(1) 治疗病人、病畜,以消除传染源。

(2) 加强粪便管理,推广堆肥或蓄粪池,以杀灭虫卵,并防止污染水源。

(3) 宣传教育不吃生或半生的溪蟹、蝲蛄及其制品,如醉蟹、蝲蛄豆腐等。

(4) 在处理完活的溪蟹、蝲蛄等后,要清洗干净手,及所涉及的餐具、灶具、过滤器等相关厨具。

(邹洋 冯曼玲)

第二节 斯氏狸殖吸虫病

斯氏并殖吸虫病(paragonimiasis skrjabina),又称皮下型并殖吸虫病。是由斯氏狸殖吸虫(*Paragonimus skrjabini*)的童虫在人体组织移行所引起以游走性皮下包块和渗出性胸膜炎为常见表现的疾病。该类致病的虫种为我国特有,主要通过生食或生食含该虫囊蚴的淡水蟹类而感染。人不是该类并殖吸虫的适宜终宿主,所以所致人体损害为皮下或(和)内脏幼虫移行症。

一、病 原 学

斯氏狸殖吸虫成虫的形态,与卫氏并殖吸虫成虫的比较有 3 点不同:虫体狭长呈梭状,成虫大小为(12 ~ 15.5)mm×(3.1 ~ 5.0)mm,最宽处在体前 1/3 处,宽长比例在轻压固定标本平均为 1∶2.8;腹吸盘位于体前 1/3 处;卵巢分支较多。

斯氏狸殖吸虫的生活史过程,与卫氏并殖吸虫的相同,所不同的是:第一中间宿主为拟钉螺和小豆螺；第二中间宿主的淡水蟹类主要为雅安华溪蟹、灌县华溪蟹、锯齿华溪蟹、陕西华溪蟹、毛足溪蟹等；适宜终末宿主为果子狸、豹、猫、和犬及大白鼠（人工感染成功）。人为其非适宜宿主，绝大多数虫体在人体处于童虫阶段，但也有在肺部发育至成熟产卵的报道。转续宿主有腹蛙、鸟、鼠、等多种动物。人可因误食这些动物未煮熟的肉类而感染。

二、流行病学

该病原体仅在我国于解放后才发现，所见病例主要表现为发热、皮下肿块、血沉快、血液嗜酸性粒细胞增多。虽然痰及粪便中均未找到虫卵，但并殖吸虫皮试及补体结合试验均呈强阳性。后在自然感染家猫肺上包囊内找到一种长条形并殖吸虫成虫，认为是一种新类型的并殖吸虫病（钟惠澜，1955；钟惠澜与曹维霁，1957），以后数年内，又相继到温江、雅安等地，进行流行病学、临床学与虫体生物学的研究，发现了新的流行区并确定了病原体为斯氏并殖吸虫，并弄清了其完整的生活史。

目前发现，斯氏并殖吸虫主要分布于广东、福建、云南、广西、贵州、湖北、江西、湖南、河南、山西、陕西、甘肃、浙江等地。流行因素与防治原则与卫氏并殖吸虫病相似。

三、致病机制

斯氏狸殖吸虫囊蚴在小肠内脱囊，后尾蚴穿过肠壁进入腹腔后，比卫氏并殖吸虫可更多地侵犯肝和脾，并可在肝脏形成囊肿。犬在感染后 14～40 天，肝内出现多数成群或散在的窦孔，直径约 1.0mm，切开窦孔所见为窦穴，其中充满红色或黄色坏死组织、出血与炎性渗出物，并有窦道与窦孔相通。镜下所见为急性嗜酸性粒细胞性脓肿，中心为坏死腔，内有坏死组织碎块、嗜酸性粒细胞、红细胞、纤维素、浆液等，但无虫卵，腔内有时可见童虫虫体。脓肿壁或为凝固的纤维素和嗜酸性粒细胞，或为变性坏死的肝细胞。

尸检病例，肝组织早期为点状片状或带状出血性坏死区，以后可以形成嗜酸性粒细胞性脓肿，中心为大量嗜酸性粒细胞、坏死组织碎屑与夏科-莱登结晶，脓肿壁为大量纤维细胞、胶原纤维所包绕。壁内可见较多的淋巴细胞、单核细胞及少许嗜酸性粒细胞浸润。脓肿壁上纤维细胞、胶原纤维成束伸入肝小叶间及肝细胞索间。在脓肿完全吸收区，有胶原纤维增生，个别部位可形成假小叶。此外可见肝细胞混浊肿胀，肝窦瘀血，肝门静脉区间质性炎症变与充血水肿。

童虫穿过横膈进入胸腔，在胸膜表面引起大小不等的出血点、瘀斑与纤维素性炎症。侵入肺后，形成大小不等的囊肿，囊肿间可见窟穴状病灶并以隧道相互沟通，囊内含紫红色黏稠坏死组织，有时可见童虫，但从未见成虫，镜检所见为嗜酸性粒细胞脓肿，可见夏克-莱登结晶，但从未查到虫卵，此点与卫氏并殖吸虫者截然不同。脑病变以颞叶、枕叶、顶叶与小脑为主。脑回变平，脑沟变浅，充血，脑实质可有出血。童虫所在处有隧道，与出血区相通连。镜检病变处可见脑膜充血与出血，大量嗜酸性粒细胞及少量淋巴细胞浸润，隧道内充满大量嗜酸性粒细胞及少量淋巴细胞，未见成虫或虫卵。

皮下结节镜检所见为中心含有夏科-莱登结晶而无虫卵的坏死组织性隧道，常可见童虫，但无成虫或虫卵，此点亦与卫氏并殖吸虫者不同。周围包以肉芽组织和大量嗜酸性粒细胞的弥漫性浸润,较陈旧的穴道可形成嗜酸性粒细胞肉芽肿,肉芽组织进入穴道,逐渐机化形成瘢痕。

综上所述,人体不是本虫适宜的宿主,因而不能发育成熟并产卵;童虫到处游走,从而引起各脏器组织的病变。

四、临床表现

本病是以幼虫移行症为主要表现的一系列症状和体征。

潜伏期 3~6 月,感染严重者感染后数天即出现胃肠道及呼吸道症状,曾见 1 例第一次吃蟹后 13 天出现皮下结节,内有斯氏并殖吸虫童虫。目前有个案文献报道,生食小河蟹后 3 天出现临床症状。

急性症状与卫氏并殖吸虫病者相似,白细胞总数与嗜酸性粒细胞数均显著升高,血沉中度加快,肝功能可受损。另外咳嗽轻、痰少、痰无虫卵、肺部 X 线表现亦轻。游走性皮下结节是其常见特征,切开后在结节内可见童虫,但从未查见过成虫或虫卵。此外,斯氏并殖吸虫病例常伴有胸腔积液、心包积液与一侧性眼球突出等特殊症状。斯氏并殖吸虫病例中,脑受累者少于卫氏并殖吸虫,并以蛛蛛膜下腔出血为主,脑实质损害者较少。卫氏并殖吸虫病与斯氏狸殖吸虫病鉴别要点见表 45-2。

表 45-2 卫氏并殖吸虫病与斯氏狸殖吸虫病的鉴别要点

	卫氏并殖吸虫病	斯氏狸殖吸虫病
感染方式	生食或半生食淡水蟹和蝲蛄	生食或半生食淡水蟹
全身症状	轻度	常见
荨麻疹等过敏症状	少见	常见
咳嗽、咳血痰	明显,常为典型的铁锈色	轻咳,偶有血丝痰
贫血	无	轻中度
胸腔积液	少见	常见
颅脑受累	脑脓肿多见	蜘蛛膜下隙腔出血多
肝脏受损	少见	常见
血白细胞	轻度增多	中度至高度
嗜酸性粒细胞	轻度增多	高度增多
皮下结节与包块	少见,结节内可查见出卵,偶可见到成虫	常见,游走性很强,包块内可找到童虫
胸部 X 线检查	可见到肺纹理加重,结节性或多房囊性阴影	正常或轻度改变,肺部阴影常见

斯氏并殖吸虫病根据主要临床表现可分为以下几型:

1. 皮肤结节型　主要为游走性皮下结节,常发于腹部,其肿块面积小者如黄豆,大者可如鸡蛋,结节的数目为一至数个,有时童虫可自行钻出皮肤。其可分布于眼眶、鼻、脸、头、颈、肩、前胸、腋、上腹部、下腹部、腰、腹股沟、阴囊、臀部、大腿、小腿、足背、而以胸部及腹部为好发部位。

2. 腹型　以腹痛、腹泻、腹内肿块为主，类似腹腔结核或腹型霍奇金病，多数有肝大、肝痛、肝功能异常。

3. 胸肺型　以呼吸道症状或胸痛为主，类似支气管哮喘、气管炎、肺炎、肺结核、胸膜炎等。15% ~20% 可合并有胸腔积液。胸部 X 线多次检查可发现因童虫游走而呈病灶移动现象。

4. 心包型　占 5% ~6.25%。在斯氏并殖吸虫病疫区的儿童患者中并不少见，占 1.2% ~4.6%。一定数量以血性心包积液为临床表现。患儿可有心悸气促、肝大、下肢水肿、颈静脉怒张。也有心包缩窄和心包内豆腐渣样肿块的病例报告。类似结核性心包炎，心包液内含大量嗜酸性粒细胞。心电图改变不明显。

5. 脑脊髓型　占 7% ~21.3%。在斯氏肺吸虫病疫区患者多见于青少年。其原因可能与儿童期颈动脉周围软组织较疏松、幼虫易沿颈内动脉上行，侵入颅内有关。颅内移行，可有隧道样改变，临床表现类似脑膜炎、脑脓肿、脑瘤或脑出血或出现癫痫表现。脊髓受累者类似脊椎结核或肿瘤，脑脊液中嗜酸性粒细胞增多，肺吸虫抗原抗体反应多为强阳性。

6. 眼型　占 5% 的病例，虫体钻入眼眶，可引起一侧眼球突出。

7. 多浆膜腔积液　近年来，临床病例报道中有些患者出现以多浆膜腔积液和血嗜酸性粒细胞明显增高为临床表现，经肺吸虫免疫学试验呈强阳性。

8. 亚临床型　无明显症状，但并殖吸虫免疫学试验阳性，末梢血嗜酸性粒细胞数明显增高。

五、辅 助 检 查

1. 病原学检查　仅对皮下结节活检才可发现病原体，但对未发现病原体的病理切片标本如出现夏科-莱登结晶及多量嗜酸性粒细胞浸润则有一定的辅助诊断意义。对可疑皮下结节可行局部外科手术取皮下结节，一般不建议病理切片，容易导致虫体破损，缺乏完整性，不利于寄生虫鉴定，而对活检标本作直接压片寻找童虫的方法更便于作出快速鉴定。

2. 免疫学及分子生物学的检查　其原理、方法同卫氏并殖吸虫病。

3. 影像学检查　由于斯氏并殖吸虫在人体内是以童虫为主要存在形式，所以多形成游走性改变，在侵犯部位表现为隧道样改变，为主要影像学特点。

胸肺型患者胸部 CT 可表现为斑片状影中出现隧道样低密度影，即隧道征。观察隧道征时需注意以窗宽为佳，常规窗宽容易遗漏。隧道纤维化后表现为不规则管样索条影。若侵犯肝脏，病灶可分布在肝包膜下或肝实质内，呈楔形、条形或不规则裂隙状改变，部分病例可见“隧道征”及“围管征”。脑型患者头颅影像也表现为隧道样改变，由于周围炎性反应，可有大面积水肿带。

六、诊　断

根据流行病学史,结合临床表现及末梢血内嗜酸性粒细胞数明显增多,辅以免疫学试验及皮下结节活检多可做出诊断。

七、治　疗

治疗原则同卫氏并殖吸虫病。但由于该虫对人体感染后可长期处于童虫状态,对药物的抗性要比成虫大,对特效药敏感性差,所以剂量、疗程都要增加,常需 2 ~3 疗程或更多。

八、预防及预后

同卫氏并殖吸虫病。

（邹洋　冯曼玲）

第四十六章 肝吸虫病

肝吸虫病(liver fluke disease),又名华支睾吸虫病(clonorchiasis sinensis),是因生食和半生食含华支睾吸虫(*Clonorchis sinensis*)囊蚴的淡水鱼(虾)而感染的由其成虫寄生于人体肝内胆管所致肝胆损伤的一种常见人畜共患寄生虫病。本虫于1874年首次在印度加尔各答一华侨的胆管内发现,因睾丸呈分支状而得名,1908年才在我国证实该病存在。1975年在我国湖北江陵西汉古尸粪便中发现本虫虫卵,继之又在该县战国楚墓古尸见该种虫卵,从而证明华支睾吸虫病在我国至少已有2300年以上历史。

一、病 原 学

肝吸虫成虫虫体狭窄,扁薄、透明,前端尖、后端钝,体表无棘,大小为(10~25)mm×(3~5)mm。成虫的前端较尖细,后端顿圆,外形似葵花籽仁状,雌雄同体,寄生于人或多种哺乳动物的肝胆管内。虫卵形似芝麻,淡黄褐色,一端较窄且有盖,卵盖周围的卵壳增厚形成肩峰,另一端有小疣。卵甚小,大小为(27~35)μm×(12~20)μm。囊蚴呈椭球形,大小平均为0.138mm×0.150mm,囊壁分两层。囊内幼虫运动活跃,可见口、腹吸盘,排泄囊内含黑色颗粒。囊蚴在鱼体内可存活3个月到1年。

肝吸虫生活史阶段包括成虫、虫卵、毛蚴、胞蚴、雷蚴、尾蚴、囊蚴及后尾蚴等阶段。需2个中间宿主和1个终宿主才能完成整个生活史。终宿主为人及肉食哺乳动物(狗、猫等),第一中间宿主为淡水螺类,如豆螺、沼螺、涵螺等,第二中间宿主为淡水鱼、虾。成虫寄生于人和肉食类哺乳动物的肝胆管内,虫多时可移居至大的胆管、胆总管或胆囊内,也偶见于胰腺管内。成虫产出的虫卵随胆汁进入消化道随粪便排出,进入水中被第一中间宿主淡水螺吞食后,在螺类的消化道内孵出毛蚴,毛蚴穿过肠壁在螺体内发育成为胞蚴,再经胚细胞分裂,形成许多雷蚴和尾蚴。成熟尾蚴从螺体逸出,在水中遇到适宜第二中间宿主淡水鱼、虾类,则侵入其肌肉等组织,经20~35天,发育成为囊蚴。囊蚴被终宿主(人、猫、狗等)吞食后,在消化液的作用下,囊壁被软化,囊内幼虫的酶系统被激活,幼虫活动加剧,在十二指肠内破囊而出。脱囊后的后尾蚴循胆汁逆流而行,少部分幼虫在几小时内即可到达肝内胆管。有动物实验表明,幼虫可经血管或穿过肠壁达到肝胆管内。囊蚴进入终宿主体内至发育为成虫并在粪中检到虫卵所需时间随宿主种类而异,人约1个月,犬、猫约需20~30天,鼠平均21天。人体感染后成虫数量差别较大。成虫寿命约为20~30年。

二、流 行 病 学

肝吸虫病盛行于亚洲国家,包含日本、韩国、中国、马来西亚、新加坡、越南、俄罗斯的少部分地区等,患者多居住在河流沿岸,或从事渔业、海鲜料理工作。在我国除青海、宁夏、内蒙古、西藏等尚未报道外,已有 25 个省、市、自治区有不同程度流行。其中以南方地区流行为主,特别是广东省的居民感染率高,约占全国半数以上感染者。

造成肝吸虫病流行的传染源包括可从粪便中排出虫卵的带虫者、患者及保虫宿主。带虫者是十分重要的传染源,在大多数流行地区,带虫者的数量多于病人的数量。往往由于带虫者无明显的症状不能主动就诊,得不到及时的治疗。自然感染肝吸虫的保虫宿主有 33 种,重度感染地区家猫的感染率可达 100% ,1 只猫或狗体内可有虫体数千条。猫、狗、猪、鼠类在流行及传播上也起着特别重要的作用。其传播途径涉及中间宿主的种类和密度:第一中间宿主有 10 余种淡水螺,如中小型螺蛳,栖息于坑塘、沟渠中,有较强的环境适应能力;第二中间宿主淡水鱼虾分布十分广泛,仅在日本、韩国、我国大陆和台湾所发现淡水鱼就有 139 种。野生小鱼感染较重,已发现体内有肝吸虫囊蚴寄生的淡水虾有 4 种。

肝吸虫感染的方式及途经在流行区患者多居住在河流沿岸或养鱼池塘旁,或从事渔业料理等工作。其中以生吃或半生食含活囊蚴的淡水鱼、淡水虾肉的方式为主要感染来源。在广东珠江三角洲、香港、台湾等地人群主要通过吃“鱼生”、“鱼生粥”或烫鱼片、虾而感染;东北朝鲜族居民主要是用生鱼佐酒吃而感染。其他感染方式有:儿童抓鱼后不洗手或用口叼鱼;居家用切过生鱼的刀及砧板切熟食物品或用盛过生鱼的器皿盛熟食物品均有可能使人感染;饮用生水亦可引起感染。

肝吸虫病的传播有赖于粪便中的虫卵有机会下水,而水中存在第一、第二中间宿主以及当地人群有生吃或半生吃淡水鱼虾的习惯。第一中间宿主淡水螺均为坑塘、沟渠中小型螺类,适应能力强。肝吸虫在螺体内一般只发育至尾蚴阶段,或能发育成为囊蚴。肝吸虫对第二中间宿主选择性不强,除淡水鱼外,淡水虾等也可有囊蚴寄生。

人对肝吸虫普遍易感,是否受感染则取决于人们的饮食习惯,如当地人群是否有生吃或半生吃鱼肉的习惯。

三、发病机理及免疫

致病机制

肝吸虫的危害性主要是损伤患者的肝脏,病变主要发生于肝脏的次级胆管。被肝吸虫寄生的肝胆管病变程度因感染轻重而异。轻度感染者的虫数少,从几条至几十条,则不会导致肉眼可见病变。重度感染者的虫数多至数千条,病变明显。肝吸虫的危害性主要是患者的肝受损。

1. 成虫的机械性损伤和代谢产物是致病的主要因素。成虫在肝胆管内破坏胆管上皮及黏膜下血管,并将血液摄进消化道,一般认为血液和胆汁是成虫的主要营养来源。虫体在胆道寄生时的分泌物、代谢产物和机械刺激等因素作用,可引起胆管内膜及胆管周围的超敏反应及炎性反应,出现胆管局限性的扩张及胆管上皮增生。病变胆管呈腺瘤样病变,感染严重时在门脉区周围可出现纤维组织增生和肝细胞的萎缩变性甚至形成胆汁性肝硬化。

2. 虫体的聚集可造成物理性的伤害,若产卵数量大,堆积后甚至可造成胆囊破裂。此外肝吸虫的分泌物及排泄物亦具有毒性,可导致纤维化病变、引起炎性反应,使血液中嗜酸性粒细胞的数量增加。

3. 肝吸虫与胆石症、胆管炎、胆囊炎、肝硬化有着密切的因果关系。由于胆管壁增厚、管腔相对狭窄和虫体堵塞胆管,胆汁引流不畅往往容易合并细菌感染,可出现胆管炎、胆囊炎、阻塞性黄疸或胆管炎。胆汁中可溶的葡萄糖醛酸胆红素在细菌性β-葡萄糖醛酸苷酶作用下变成难溶的胆红素钙。这些物质与死虫体碎片、虫卵、胆管上皮脱落细胞构成核心,并形成胆管结石。因此肝吸虫感染并发胆道感染和胆石症的报道很多,胆石的核心往往可查见肝吸虫卵。

4. 长期患病可导致儿童营养发育不良,生长发育障碍。

5. 成虫寄生于人和肉食类哺乳动物的肝胆管内,虫多时可移居至大的胆管、胆总管或胆囊内,也偶见于胰腺管内,引起胰管炎和胰腺炎。

6. 肝吸虫感染与原发性肝癌也密切相关,肝吸虫的感染可诱发原发性肝癌,主要是胆管癌,表现为胆管上皮细胞增生而致癌变,主要为腺癌。

四、临 床 表 现

1. 潜伏期 1~2 个月,一般为 30 天。感染愈重,潜伏期愈短。肝吸虫的致病力不强,是否出现症状与寄生在体内的虫数及机体的反应有关。轻度感染时不表现症状或无明显症状,重度感染时才出现症状。一般在吃了未煮熟的鱼 10~26 天内,会持续 2~4 周。3~4 周后便能在病患的粪便中检出中华肝吸虫的卵。

2. 急性肝吸虫病 一次大量食入肝吸虫囊蚴可致急性肝吸虫病。以寒战、高热、肝大、上腹疼痛为主要表现,伴外周血嗜酸性粒细胞增高。急性期病人一般起病急骤,症状明显,首发症状为上腹疼痛、腹泻,3~4 天后出现,继之出现肝大、肝区疼痛、甚至黄疸。此时如能诊断,进行驱虫治疗,体温可很快降到正常。但早期虽然有明显症状,但因大便虫卵检出率低,一般难于确诊。如未及时治疗,可发展为慢性肝吸虫病。肝吸虫成虫和童虫的代谢产物、或死亡虫体崩解产物可作为抗原,被吸收入血引起一系列过敏反应,最常见症状为荨麻疹,嗜酸性粒细胞增多,重者出现以嗜酸性粒细胞增多为主的类白血病反应。

3. 慢性肝吸虫病 临床上见到的病例多为慢性期,一般起病隐匿,症状复杂。患者的症状往往经过几年逐渐发展,慢慢出现以消化系统的症状为主,上腹不适、食欲不佳、厌油、消化不良、腹痛、腹泻、肝区隐痛等较为常见。常见的体征有肝大,多在左叶,质地偏硬,并可有压痛和叩痛,脾大较少见。慢性华支睾吸虫病亦可无明显临床症状,严重感染者或重复感染者可有门脉性肝硬化,出现腹水、腹壁静脉曲张、侧支循环形成及脾大一系列门静脉高压症症状。有的患者以肝硬化上消化道出血为首发症状。慢性感染可能会诱发胆囊炎、胆色素性胆石症、阻塞性黄疸、原发性胆管细胞性肝癌。

慢性肝吸虫病根据感染程度、症状轻重,可分为轻、中、重 3 型。轻型可不出现症状,只有轻微消化道症状。中型常有不同程度的上消化道症状,肝脏肿大,左叶明显,可有肝区疼痛,部分患者可有不同程度贫血、营养不良和水肿。重型患者上述症状明显加重,可形成肝硬化门脉高压症。

4. 肝吸虫病的临床分型。

(1) 肝炎型:约占病人总数 40.2%,临床表现以肝脏肿大、肝区痛、乏力、食欲减退等,部分患者血清 ALT 升高。

(2) 无症状型:约占病人总数 34.6%,无明显症状。

(3) 消化不良型:约占病人总数 16.1%,临床表现以腹痛、腹胀、间歇性腹泻及肝脏肿大为主要症状。

(4) 胆囊、胆管炎型:约占病人总数 6.34%,患者有胆囊炎病史,反复发作,肝脏肿大,可有黄疸和发热。

(5) 类神经衰弱型:约占病人总数 2.12%,临床表现主要有头痛、失眠、记忆力下降、疲乏等。

(6) 肝硬化型:约占病人总数 0.56%,表现为肝肿大、腹水、脾大、脾功能亢进等。

(7) 类侏儒型:约占病人总数 0.06%,生长发育障碍,智力不受影响。

5. 儿童肝吸虫病　无性别差别,学龄前发病率高。感染方式同成年人,还与儿童嬉食小鱼有关。表现与成人相似,往往较重,死亡率较高。绝大多数表现有肝炎样的症状,重度感染者可有营养不良、贫血、低蛋白血症、浮肿、肝大和发育障碍,以至肝硬化,少数患者甚至可致侏儒症。

6. 异位寄生及异位损害　肝吸虫可寄生在宿主肝脏以外的其他器官,增加了该病的复杂程度和诊断难度。常见的有 2 种:①胰腺肝吸虫病:临床上常表现为急性或慢性胰腺炎、胆管炎、胆囊炎等。②肺部肝吸虫病:极其少见,主要表现为发热、呼吸困难、咳嗽等。诊断主要依靠在痰、支气管镜下细胞学刷片或粪便中查到虫卵。

五、辅 助 检 查

1. 粪检虫卵　粪便找到肝吸虫虫卵是确诊最主要的证据。一般在感染后 1 个月可在大便中发现肝吸虫卵。常用的方法有:

(1) 直接涂片法:适用于对无明显胆道阻塞病变的成年人检查,该法操作简便,但对低感染者和严重病变的儿童及青少年患者的检出率不高。

(2) 定量透明法(Kato-Katz 法):用定量粪便作厚涂片,经甘油透明和孔雀绿染色后,可提高镜下观察的反差,在大规模肠道寄生虫调查中,对肝吸虫卵检出率可达 95% 以上。

(3) 集卵法(包括漂浮集卵法与沉淀集卵法):此法检出率较高,其中最常用的是水洗沉淀法。

2. 十二指肠引流胆汁查病原　引流胆汁进行离心沉淀检查肝吸虫卵的方法,其检出率接近 100%,但技术较复杂,一般患者难以接受。临床上对病人进行胆汁引流治疗时,还可见活成虫,

值得注意的是肝吸虫卵与异形类吸虫卵在形态、大小上极为相似,容易造成误诊,故应根据各自形态的特征加以鉴别。

3. 胆道手术中查病原　对胆道阻塞而表现的急腹症患者或肝供体移植者往往可在切开胆道或切除胆囊的手术中发现成虫。可见虫体表光滑,卷缩有蠕动,可作为诊断的依据。

4. 血清中抗体的检查　应用免疫学方法对各种类型的肝吸虫病患者检查具有非常重要的辅助诊断价值。最早可于感染后第1~2周在宿主血清中检测到IgG,在感染后第45~90天达到高峰。常用方法有ELISA法,敏感性为83.1%~100%,但与血吸虫、肺吸虫病有10%左右的交叉反应。

5. 血清中循环抗原检测　适用于早期诊断,即最早可在感染后第3天就可检查到肝吸虫抗原(包括代谢酶类和虫体体壁抗原及虫体分泌物等)。在感染后第40天左右循环抗原的量达到高峰。

6. 血常规检查　外周血中嗜酸性粒细胞可有增高。在动物模型显示,感染后第3天嗜酸性粒细胞开始增多,至21天达高峰。以后虽有波动,但依然维持较高水平。嗜酸性粒细胞增多也是肝吸虫感染的一个重要特征。

白细胞总数增高,嗜酸性粒细胞比例增加,可出现不同程度的贫血。

7. 血液中生化检查　肝功能异常,还有的患者出现血清谷丙转氨酶、谷草转氨酶和转肽酶活力增高,血浆总蛋白和清蛋白减少。

8. 影像检查　对肝和胆道中病变程度及虫体寄生情况的了解具有一定价值。

(1) B超检查:肝脏肿大,肝内光点密集不均,可见小片状影,肝内小胆管扩张,管壁粗厚,回声增强,以左叶改变更为明显。胆囊壁增厚、粗糙,囊内可有小条状或斑块形回声。用B型超声波检查华支睾吸虫病患者时,在超声像图上可见多种异常改变,如肝内光点粗密欠均,有斑点状、团块状或雪片状,弥漫性中小胆管不同程度扩张、胆管壁粗糙、增厚,回声增强或胆管比例失常及枯枝状回声。尽管声像图特异性不强,但与流行病学、临床表现及实验室检查对比分析,仍具一定诊断价值。

(2) CT检查:所有患者均显示有不同程度的肝内弥漫性胆管扩张,形态学改变多为肝被膜下小胆管呈囊状或杵状扩张。少数病例胆囊内可见团块或不规则似软组织密度的条状物漂浮在胆汁中,个别病例可有胰导管轻度扩张。CT检查对华支睾病诊断也有较大价值,CT是本病较好的影像学检查方法,具有以下特异性征象:肝内胆管从肝门向周围均匀扩张,肝外胆管无明显扩张;肝内管状扩张胆管直径与长度比多数小于1:10;被膜下囊样扩张小胆管以肝周边分布为主,管径大小相近;少数病例胆囊内可见不规则组织块影。

(3) 逆行胰胆管造影:其改变可有4种表现,即胆管细丝状或椭圆形充盈缺损;胆管变钝或中断、不连贯;胆管扭曲不光华凹凸不平;小胆管扩张。

六、诊　断

根据流行病史、临床表现及辅助检查诊断并不难。慢性肝吸虫病确诊有赖于粪便或胶囊拉线法采集十二指肠引流肠液或活组织检查找到虫卵,如未查到虫卵,则需借助于免疫学检测及肝、胆B超,CT、MRI协助诊断。

七、鉴别诊断

1. 病毒性肝炎　有肝炎的常见症状,血常规检查白细胞和嗜酸性粒细胞不增多。大便和胆汁中不会检查到肝吸虫虫卵。

2. 日本血吸虫病　有血吸虫病疫水接触史,大便中可以检查到血吸虫虫卵;慢性血吸虫病患者可进行直肠黏膜活检,在直肠黏膜中可以检查到血吸虫虫卵。

3. 肝片形吸虫病　该病多发生于牛羊牧区,感染方式是因生食含有肝片形吸虫囊蚴的水生植物或饮用污染水。该虫的童虫在移行过程中以肝细胞为食,对肝脏损伤严重。粪检见肝片形吸虫卵可确诊。

4. 姜片吸虫病　因生食带有姜片虫囊蚴的水生植物而感染,主要寄生在小肠内,以慢性腹泻、消化功能紊乱、营养不良为主要表现,较少引起胆管炎和肝硬化。粪检见姜片吸虫卵可确诊。

5. 其他类型肝硬化　根据病史、实验室检查及超声波、CT 检查进行鉴别诊断。

八、治　　疗

1. 一般治疗　对重症感染和伴有营养不良和肝硬化的病人,应先予以支持疗法,加强营养,保护肝脏,纠正贫血等,待病人情况好转时再予驱虫治疗。

2. 驱虫治疗　常用药物有吡喹酮、阿苯达唑、左旋咪唑。

(1) 吡喹酮(Praziquantel):为目前治疗肝吸虫病的首选药物。吡喹酮的杀虫作用主要是对虫体皮层和肠管的双重损害,从而丧失吸收能力,使虫体处于饥饿状态以致其耗竭,直至死亡。病人服药后 1 ~2 日,最快在 2 小时后,粪便中即有虫体排出。治疗后,肝脏肿胀减轻,胆管扩张程度减轻。吡喹酮可能带来头痛、头晕、失眠、恶心等副作用。

常用剂量:成人总剂量 210mg/kg(体重超过 60kg 按 60kg 计算),即 14mg/kg,每日 3 次,5 日疗法。疗效满意,虫卵转阴率达 90% 以上。也有采用总剂量 150mg/kg,即 25mg/kg,每日 3 次,2 日疗法。主要副作用为消化道和神经系统反应,剂量越大,副作用发生率也越高,对有心、肝、肾功能损害及有精神病史者,应酌情减量,哺乳期服用期间及停药后 72 小时内不宜喂乳。

(2) 左旋吡喹酮(Levopraziquantel):吡喹酮为左旋和右旋吡喹酮各半组成的消旋化合物,研究认为对病虫的杀灭作用主要是左旋吡喹酮,右旋吡喹酮作用不大。本药具有高效、低毒、剂量小的优点,作用优于吡喹酮。剂量为 12.5mg/kg,3 次/d,连服 2 天。虫卵转阴率达 92%。

(3) 阿苯达唑(Albendazole):广谱驱虫药,可抑制虫体摄取葡萄糖,使虫体内糖原耗竭而逐渐死亡。近年来研究认为本药对华支睾吸虫病的治疗效果良好,副作用少,费用低,对流行区居民因单种或多种其他肠道寄生虫感染,为最佳首选药,但 2 岁以下儿童慎用。每次剂量为 10mg/kg,2 次/d 口服,连服 7 天,治愈率达 100%。阿苯达唑副作用虽较小,但效果较差。

(4) 左旋咪唑(驱虫糖):1993 年广东省寄生虫病研究所研制的广谱驱虫药,采用阿苯达唑与白砂糖、奶粉、牛油、麦芽糊精等制成,每粒糖含药量 200mg,本药口感好,服用方便,嚼碎口服,当糖果吃,深受少年儿童以及其他群众欢迎,适合群众性防治寄生虫病。剂量为每次 1 粒,2 次/d。连服 7 天,有效率 91%。

3. 内镜治疗　ERCP 及内镜下十二指肠乳头切开术(EST)对肝吸虫引起的梗阻有良好疗效,伴有胆总管下端结石、乳头狭窄、年龄及体质属风险大的病人可以采用内镜下治疗。

ERCP 直接插管困难时，可先置入导丝，沿导丝行乳头括约肌预切开，完成造影后，再完全切开，切口直径不超过 2cm，对直径小于 1.0cm 结石直接网篮取石，大于 1.0cm 结石用机械碎石后再取石，当胆道通畅后，用气囊管冲洗清理胆道，胆汁黏稠有较多吸虫成虫时放置鼻胆管引流 3 ~5 天。肝吸虫引起的胆道梗阻采用 EPT 方法治疗，与外科手术相比具有不开腹、创伤小的优点。

4. 外科治疗 针对肝吸虫病引起的原发、继发胆道结石、梗阻，有相当一部分病人需手术治疗。治疗原则是：通畅引流、解除狭窄、继发病治疗、服药排虫。常采用的术式是胆囊切除、胆总管探查、胆肠吻合术。不论采用何种术式，在胆管内置 T 管、支架管或 U 型管，术后不仅可以观察胆汁引流情况，而且可观察驱虫效果，决定是否需要反复排虫治疗。外科手术不能替代药物治疗，在术后患者一般情况好转后，大约术后 1 周左右开始口服驱虫药，常可见大量吸虫由引流管排出，待吸虫接近排净后再拔 T 管或支架管。值得注意的是，治疗后的肝内胆管扩张不会在短时间内恢复正常，这与胆管腺瘤样增生、胆管壁变硬、纤维化有关。

九、预后与预防

1. 预后 经过有效的驱虫治疗和相应的对症治疗，急性感染和轻、中度感染者预后良好。慢性华支睾吸虫病合并肝硬化代偿期经驱虫治疗后，肝大可迅速回缩，即使有腹水者，肝脏功能也能明显好转。合并原发性肝癌者预后不良。华支睾吸虫病所致的儿童发育障碍或侏儒症，若能在青春期前得到彻底驱虫治疗并避免重复感染，生长发育能明显改善。

2. 预防 肝吸虫病是属人畜共患寄生虫病，在我国有广泛的流行区，保虫宿主种类较多，而且存在自然疫源地。因此，要想有效预防该病，就必须针对各个流行环节，采取综合性的防治方法。华支睾吸虫病是由于生食或半生食含有囊蚴的淡水鱼、虾所致，预防华支睾吸虫病应抓住经口传染这一环节，防止食入活囊蚴是防治本病的关键。做好宣传教育，使群众了解本病的危害性及其传播途径，自觉不吃生鱼及未煮熟的鱼肉或虾，改进烹调方法和饮食习惯，注意生、熟吃的厨具要分开使用。家养的猫、狗粪便检查阳性者应给予治疗，不要用未经煮熟的鱼、虾喂猫、狗等动物，以免引起感染。加强粪便管理，不施用未经无害化处理的粪便。

（1）在流行区，应建立健全防治组织，采取因地制宜、分类指导的防治原则，充分发挥县、乡、村三级的防疫卫生网的作用，做好群防群治工作。

（2）加强健康教育，提高群众防病意识：不生食或半生食鱼虾，提倡科学的烹调方法，加强餐具、炊具的卫生管理，防止误食囊蚴，把住“病从口入”关。

（3）控制传染：积极治疗病人和带虫者是有效控制传染源的重要措施之一。在流行区，对重点人员和高发人群要重点查治。在流行较为严重的地区，要开展全民性的普查普治工作。此外，要加强对保虫宿主的管理，对于家养的动物如猫、狗、猪等，首先要防止其感染，不用生鱼虾喂食这些动物。一旦发现这些动物感染，要及时给予治疗，必要时捕杀。另外，还需开展灭鼠工作。

（4）加强粪便管理，防止虫卵入水：加强粪便管理和粪便无害化处理是切断传播途径、有效预防本病的关键环节。可采用堆肥或发酵、高温等措施处理粪便，以杀死虫卵、防止人粪和部分保虫宿主（猪、狗等）的粪便入水。不在池塘边建厕所或畜圈；改善人粪喂鱼的习惯;教育群众不随地便溺,避免虫卵污染水源,以防螺类和鱼类受感染。

(5) 适当控制第一中间宿主:对于呈点状分布的流行区,鱼塘处于相对封闭状态,塘内螺的密度较高。可考虑采用灭螺措施。在春季螺开始繁殖前,采用药物灭螺,以切断华支睾吸虫病的流行环节。

(6) 加强流行病学调查:建立以乡镇为单位的华支睾吸虫病疫源点分布图,为临床医生的诊断提供流行病学依据。

(7) 综合防治:在重流行区,可以采取全民普查普治与卫生宣传教育相结合的防治措施;在轻度和中度流行区,可以采取以宣传教育为主,以人群查治为辅的防治措施;对于渔民可以采取人群查治、宣传教育、净化鱼塘、粪便管理等综合防治措施。

(李涛　杨镇)

第四十七章　片形吸虫病

第一节　肝片形吸虫病

肝片形吸虫病(fascioliasis)是由肝片形吸虫(*Fasciola hepatica*)寄生于人体胆管内引起的一种兽主人次型的寄生虫病。肝片形吸虫是牛、羊及其他哺乳动物胆道内常见的寄生虫，偶可寄生人体。

一、病　原　学

肝片形吸虫与姜片吸虫的成虫和虫卵在形状、颜色和大小方面都十分相似。肝片形吸虫成虫的特征为虫体前端有明显突出的头锥，体表密布细小棘刺，腹吸盘不及姜片虫的发达；肠支有很多分支，呈树枝状；睾丸高度分支，前后排列在虫体中部。虫卵的特征为纵径比姜片虫略长(130～150μm)，卵盖略大，卵壳周围可见胆汁染色颗粒附着，胚细胞较易见到。

肝片形吸虫成虫寄生于牛、羊等终宿主的肝胆管内，产出的虫卵随胆汁入肠道，并随粪便排出，在适宜温度的水中，经9～12天发育为含毛蚴的虫卵，在适宜条件下孵出毛蚴卵内发育为毛蚴，毛蚴侵入中间宿主锥实螺(在中国，以截口土蜗螺最重要)体内，经胞蚴、母雷蚴、子雷蚴和尾蚴4个阶段的发育和繁殖。成熟尾蚴逸出螺体，附着在水生植物或其他物体表面上形成囊蚴。终宿主因食入囊蚴而感染。囊蚴内后尾蚴在宿主小肠上段逸出，经腹腔侵入肝，也可经肠系膜静脉或淋巴管进入胆道，约经4周发育为成虫，每条虫日产卵量为20 000个左右。整个生活史过程约10～15周。成虫在绵羊体内可存活11年，牛体内存活期短，为9～12个月，在人体内的寿命可长达12年。

二、流 行 病 学

肝片形吸虫可寄生于数十种哺乳动物。牛、羊肝片形吸虫病的呈世界性流行，感染率在20%～60%之间。统计1970～1990年间，欧洲、南美洲、南非和亚洲42个国家和地区的人体感染肝片形吸虫的报告，以法国、葡萄牙、西班牙等地区为主要的流行区。食用野生的水芹是法国人感染的主要来源。南美洲报告的病例主要来自古巴和秘鲁。非洲报告来自埃及。亚洲的病例较少。统计分析表明，感染者在欠发达国家多于发达国家，农村多于城市，儿童多于成人,15 岁以下儿童约占肝片形吸虫感染总数的 50%。1988 ~ 1992 年我国人体寄生虫分布调查结果,人群感染率为 0.002% ~ 0.171%,估计全国感染人数约为 12 万,散在分布于甘肃、内蒙古、山东、江西、湖南、湖北、贵州、广西、广东、辽宁、吉林、四川、陕西、安徽、河南、河北等 16 个省(区),其中甘肃省的感染率最高。

对终宿主的感染途径或方式是生食含有肝片吸虫囊蚴的水生植物(如水芹、茭白等)或喝生水或生食或半生食含肝片形虫童虫的牛、羊内脏(如肝)而获得感染。

人体感染本虫的季节与淡水螺类逸出尾蚴时期有相关。实验观察表明,9℃时螺体内形成尾蚴,15℃以上螺类开始逸出尾蚴,28℃以上时尾蚴逸出则明显减少。在我国南方春秋两季是尾蚴发育和成囊的适宜季节,同时也是人体感染的高发时期。

三、发病机制

病变程度主要与穿过小肠壁和侵入肝胆管的虫数有关。童虫在体内移行可引起组织损伤性的炎症改变:对肝损害表现为损坏性肝炎;进入胆管后受虫体的长期机械性和化学性刺激,可引起慢性胆管炎和胆管上皮细胞增生的病变以及慢性肝炎和胆管周围纤维化等。胆管上皮细胞增生与虫体产生大量脯氨酸有关。测定结果表明感染后 25 天胆汁中脯氨酸浓度可增高 4 倍,成虫寄生时甚至可增高万倍以上。胆管周围纤维化可引起阻塞性黄疸,甚至肝硬化。

四、临床表现

肝片形吸虫病潜伏期的长短与食入囊蚴的数量和宿主的免疫状况有关,平均为 40 天(15 ~ 90 天)。根据患者的临床表现可将肝片形吸虫病分为急性期、潜隐期和慢性期 3 个阶段。少数感染者可不出现临床症状成为带虫者。

1. 急性期(又称侵袭期)　为童虫在体内移行阶段,通常发生在感染后 2 ~ 12 周。主要表现为突发高热、腹痛,常伴有腹胀、呕吐、腹泻或便秘等消化道症状,肝脾大、腹水、贫血等。

2. 潜隐期　急性期持续 2 ~ 4 个月后进入潜隐期(又称童虫胆管寄生期),此时童虫进入胆管寄生,但尚未发育成熟。患者的急性期症状减退或消失,在数月或数年内无明显不适,或有胃肠道轻度不适。此期病变正逐渐向慢性期过渡。

3. 慢性期(又称成虫阻塞期)　为成虫长期寄生于肝内胆管,引起胆管炎、胆囊炎和胆管上皮增生等为主要病变基础的一系列临床表现。主要表现为乏力、右上腹疼痛或胆绞痛、恶心、厌食脂肪食物、贫血、黄疸、肝大并有轻微触痛等。Marcos Raymundo 等观察 65 例(4 ~ 15 岁)慢性肝片形吸虫感染儿童的临床特征,发现腹痛最为常见(占 82%),其中右上腹痛占 37.7%,有 Murphy 征者占 41%,出现黄疸者 27.9%,嗜酸性粒细胞增高者 43.5%。

4. 异位寄生与损害　童虫在体内移行,可直接侵犯或随血液到达肝脏以外的其他组织器官,引起异位损害(又称肝外片形吸虫病)。临床较常见于肺、支气管、胃、胰、腹膜、脑、眼、膀胱等部位,常在术后检获虫体而被确诊。人体感染除了偶然吞食本虫囊蚴外,在有生食牛、羊的肝、肠习惯的地区,虫体可在咽喉部寄生,称为咽部肝片形吸虫病。

五、辅 助 检 查

1. 病原诊断 粪检或十二指肠引流液沉淀检查发现虫卵为诊断的依据。虫体寄生较少者往往漏检,要注意与姜片虫卵、棘口吸虫卵鉴别。临床上有不少病例是经外科剖腹探查或进行胆管手术发现虫体而确诊的。肝脏表面的白色条索状隆起及胆管增粗现象,提示有肝片形吸虫寄生的可能。

2. 免疫诊断 对急性期病人、胆道阻塞患者以及异位寄生的病例,采用免疫学检查有助于本病的诊断。用酶联免疫吸附试验(ELISA)、间接血凝试验(IHA)和免疫疑荧光试验(IFA)等方法检测患者血清中的特异性抗体均有较高的敏感性。由于肝片形吸虫与其他吸虫有较多的共同抗原成分,对其检出的阳性结果应结合临床分析。用纯化的肝片形吸虫抗原和排泄分泌物抗原或提高被测血清的稀释度均有助于提高免疫诊断的特异性。

3. 其他检查 血象检查白细胞总数和嗜酸性粒细胞均增多,尤其在急性期更明显;胆囊造影有时可发现肝片形吸虫;B 型超声波可显示不同程度肝大,肝实质不均匀,肝胆管扩张,胆囊壁肥厚,有时可发现胆道内肝片形吸虫呈现 0.3~0.5cm 圆形阴影。肝片形吸虫的后尾蚴、童虫和成虫均可致病。后尾蚴和童虫经小肠、腹腔和肝内移行均造成机械性损害和化学性刺激,肠壁可见出血灶,肝组织可表现出广泛性的炎症(损伤性肝炎),童虫损伤血管可致肝实质梗死。随着童虫成长,损害更加明显而广泛。可出现纤维蛋白性腹膜炎。可有低蛋白血症、高球蛋白血症及肝功能损害表现。

六、诊 断

根据患者有生吃水生植物(如水芹、茭白等)或喝生水或生食或半生食牛、羊内脏(如肝)的病史,结合临床表现及相关检查特别是粪便中或十二指肠引流液中找到虫卵可以诊断。

七、治疗及预防

病原治疗药物可首选硫氯酚(bithionol),又名别丁(bitin)。按每日 50~60mg/kg,口服(成人与小儿同)。连服 10~15 天。也可试用吡喹酮和阿苯达唑。预防人体感染主要是注意饮食卫生,勿生食水生植物。肝片形吸虫的治疗首先在于正确的诊断,误诊往往会使病情加重,甚至不及救治而死亡。

(刘小利 罗俊卿)

第二节 巨片形吸虫病

巨片形吸虫病(fasciola gigantica disease)是指巨片形吸虫(*Fasciola gigantica*)寄生于胆管内而引起相应症状与体征的人畜共患寄生虫病。该病原体主要寄生于羊、牛、马草食动物体内,人偶可被感染和寄生,并可致严重的疾病。巨片形吸虫与肝片形吸虫同为片形属,由于二者的成虫及虫卵形态相似和病理检查难以区别,故在临床上对此两种吸虫病的诊断易出现相混。

一、病原学与流行病学

巨片吸虫为片形科片形属的动物。成虫呈狭长叶片状,大小约7.5cm×1.2cm,虫体两侧平行对称,头锥短,腹部吸盘较大,肠分支显著。睾丸近体前方。虫卵平均大小为164μm×92μm。

巨片吸虫的生活阶段包括虫卵、毛蚴、胞蚴、雷蚴、尾蚴、囊蚴、后尾蚴及成虫。其中间宿主亦为椎实螺类,最重要的是耳萝卜螺,在我国福建,以小土蜗为易感中间宿主。有人认为巨片形吸虫毛蚴是背光性的,喜停留在较暗的深水处。据国内学者观察,巨片形吸虫在螺体内的发育各期幼虫及囊蚴较大。巨片形吸虫囊蚴在较高温度下存活较久,对干燥敏感。

分布于印度、越南、菲律宾、新加坡、日本、夏威夷、土耳其、伊拉克、巴基斯坦、塔什干、以及中国福建、江苏、广西等地,营寄生生活,宿主为黄牛、水牛、山羊、长颈鹿,人偶有感染,成虫寄生于胆管。

人体感染病例报告于中南半岛、中亚、非洲以及美国的夏威夷等地。有些地区,巨片形吸虫与肝片形吸虫混合存在。有人认为肝片形吸虫以分布高地为主,巨片形吸虫则分布于低地,中间地带为混合感染。我国亦有两种片吸虫存在,根据林宇光1965年分析全国各地的标本后认为:多数省都有两种片吸虫存在,而以肝片形吸虫的分布为主,巨片形吸虫的分布较局限。

二、致病机制及临床表现

人体感染巨片形吸虫的致病机制、病理变化及症状与体征,与肝片形吸虫引起者相似。亦可以引起皮肤幼虫移行症。

急性期主要表现为发热,体温在38~40℃,伴右上腹隐痛不适,食欲减退,腹胀、乏力、恶心、呕吐等,多有嗜酸性粒细胞增高。当虫体进入胆囊,病变逐步转变为慢性期。

慢性期主要表现为上腹剑突下压痛,肝大及肝区叩击痛等。此时多有肝脏功能损害等表现和低血蛋白血症和高IgG血症。严重者可出现肝肾衰竭甚至死亡,持续和严重的感染可引起肝纤维化和肝硬化,甚至肝癌的发生。

三、诊　　断

本病少见,很易误诊。诊断主要依据临床症状、体征及相关检查,如粪便中或十二指肠液沉淀中查找到虫卵或成虫,片形吸虫抗体检查阳性可以诊断。偶在外科手术时于胆管或胆汁中发现成虫或虫卵可以诊断,但很少看到成虫。即使找到虫卵或成虫,也因与肝片形吸虫极相似,难以鉴别。需通过形态学、生活史、染色体和同工酶技术加以鉴别。

四、治疗与预防

病原治疗可用三氯苯达唑(Triclabendazole)。每次 5mg/kg,3 次/d,一日疗法或 10mg/kg,2 次/d,二日疗法。治疗后虫体表层肿胀呈泡状,脱落甚至穿孔。本病对吡喹酮、左旋咪唑、阿苯达唑无效。预防同肝片形吸虫病。

(刘小利 罗俊卿)

第三节 姜 片 虫 病

姜片虫病(fasciolopsiasis)是一种由布氏姜片吸虫(*Fasciolopsis,buski*)寄生于人体内引起以腹痛、腹泻为主要临床症状的人畜共患寄生虫病。布氏姜片吸虫简称姜片虫。此虫流行于亚洲,其致病的成虫个体大,故此虫也被称为亚洲大型肠吸虫(*Asia giant intestinal fluke*)。临床上确诊的首例病人是 1873 年于广州发现的。

一、病 原 学

姜片虫是一种以寄生于猪体小肠内为主的,也可寄生于人体消化道内的大型吸虫,是人类最早认识的寄生虫之一。早在 1600 多年前我国东晋时期就有关于该虫的记载。姜片虫成虫背腹扁平,肥厚,长椭圆形,前窄后宽,活体时呈肉红色形似姜片;体长 20 ~ 75mm,宽 8 ~ 20mm,厚 0.5 ~ 3mm;口吸盘小,位于虫体亚前端。腹吸盘大而发达,位于口吸盘后方,肉眼见其似漏斗状;咽和食管短,肠支在腹吸盘前分两支后呈对称性波浪状弯曲,向后延至体末端;两个睾丸高度分支呈珊瑚状,前后排列于虫体后半部,阴茎袋呈长袋状;1 个分支的卵巢位于睾丸之前,子宫盘曲在卵巢和腹吸盘之间;卵黄腺较发达,分布于虫体的两侧;两性生殖孔位于腹吸盘前缘。姜片虫虫卵呈长椭圆形,淡黄色,大小为(130 ~ 140)μm×(80 ~ 85)μm,卵壳薄,卵盖不明显,卵内含 1 个卵细胞和数十个卵黄细胞。姜片虫的终宿主是人与猪(或野猪),中间宿主为扁蜷螺,感染终宿主的阶段是囊蚴,附着有囊蚴的菱角、荸荠、茭白、水浮莲、浮萍等水生植物为本病传播媒介。

成虫寄生于终宿主小肠,以十二指肠多见,严重感染时可扩展到胃和大肠。受精卵随宿主粪便排出后在水中在适宜温度(26 ~ 32℃)下经 3 ~ 7 周发育为含毛蚴的虫卵。毛蚴孵出后主动侵入扁蜷螺,在螺体淋巴组织内发育为胞蚴,进而经母雷蚴和子雷蚴的发育和无性增殖,最后形成大量的尾蚴。自毛蚴侵入扁蜷螺至尾蚴成熟逸出约需 45 天左右。从螺体逸出的尾蚴附着在水生植物或其他物体的表面形成囊蚴。囊蚴扁圆形,大小为 216μm×187μm,囊壁分两层,外层草帽状,内层透明而较坚韧,囊内含幼虫,其排泄囊充满黑色折光颗粒。人和猪通过生食附有囊蚴的水生植物或喝入含有囊蚴的生水而受感染。囊蚴进入终宿主消化道受消化液和胆汁作用后,逸出后尾蚴,吸附在十二指肠和空肠黏膜上,摄取肠内营养物质,约经 1 ~ 3 个月发育为成虫开始产卵。寄生的虫数一般为数条至数十条,个别严重感染者可达数百条,甚至数千条。姜片虫在人体内的寿命为 4 ~ 4.5 年。

二、流行病学

姜片虫病主要流行在亚洲的温带和亚热带地区。在我国,除东北、内蒙古、新疆、西藏、青海、宁夏等省、自治区外,其他18个省、市和自治区均有流行。本病是人和猪可共患,其中以猪姜片虫病的流行为主。姜片虫病流行区主要为水源丰富、地势低洼,种植菱角等经济水生植物的地区。近十年来,由于生态环境改变和养猪饲料改变,该病流行率大为下降,但在局部地区仍有本病的流行。

患者、带虫者和猪是本病的传染源,家猪是主要保虫宿主。人和猪受本虫感染的方式有2种。一是主要生食含有姜片虫囊蚴的水生植物,如菱角、荸荠、茭白等;二是生饮含本虫囊蚴的水源。姜片虫囊蚴在潮湿的情况下,生存力较强,对干燥及高温的抵抗力较弱。实验证明,在室温下玻璃缸中附着在水草上的囊蚴可活90天以上,在4～5℃的冰箱中可活25天。附着在水草或平皿上的囊蚴经阳光下照射10～12分钟后则失去活力。人工加温煮沸1分钟,囊蚴即失去活力。因此在离水生植物种植区较远的人群中一般感染率低或无感染。

姜片虫病的流行因素包括:①用鲜人粪和猪粪向种植在池塘、河、湖边经济水生植物(如藕或茭白等)施肥;②水体中有中间宿主扁蜷螺分布及众多的水生植物存在;③当地居民有生食菱角、荸荠、茭白和喝生水的不良习惯;④农民用新鲜水生植物(如水浮莲、菱叶、浮萍、蕹菜等)作猪饲料而致猪感染。

三、致病机制

姜片虫的致病作用是由成虫的机械性和代谢产物所引起。虫体硕大、腹吸盘发达,吸附力强,虫数多时可争夺宿主营养以及覆盖肠壁妨碍吸收与消化,从而致营养缺乏;虫体吸附在宿主小肠黏膜造成被吸附处与其附近组织产生炎症反应、点状出血和水肿,甚至坏死、脱落,形成溃疡或脓肿,而导致消化功能紊乱。虫体代谢产物被人体吸收后可引起超敏反应,致血中嗜酸性粒细胞增多。病理改变表现为中性粒细胞、淋巴细胞和嗜酸性粒细胞浸润,肠上皮细胞黏液分泌增加。

此外,姜片虫成虫偶尔寄生在胆道,可出现胆道炎症或梗阻现象。

四、临床表现

由于存在感染的虫体数量不同或人体体质强弱有差异,故该病患者的临床表现可多样。一般潜伏期1～3个月,感染轻者可无明显症状或有上腹部或右季肋下隐痛,或(和)有间歇性腹泻(常为消化不良粪便),恶心,呕吐等胃肠道症状,腹痛常位于上腹部与右季肋下部,少数在脐周,发生于早晨空腹或饭后,以腹痛为主,偶有剧痛与绞痛,患者常有肠鸣音亢进,肠蠕动增强,肠胀气,不少患者有大便排虫史或呕虫史;感染较重者常出现腹痛和腹泻,营养不良,清蛋白减少,各种维生素缺乏,亦可因虫体成团而发生肠梗阻;严重感染的儿童可有消瘦,贫血,浮肿、腹水及夜间睡眠不好,磨牙,抽搐等神经症状,有的患儿可出现智力减退、发育障碍;反复感染的少数患者可因衰竭、虚脱或继发肺部和肠道细菌感染,造成死亡。偶有虫体集结成团导致肠梗阻者。虫体侵入胆道,患者可出现右上腹反复隐痛,黄疸及发热等症状。

五、辅助检查

1. 血常规检查　患者可有红细胞计数和血红蛋白常轻度下降,白细胞计数稍增高,嗜酸性粒细胞可增高至10%~20%,偶达40%。

2. 病原学检查　对部分具有排虫史或呕虫史的患者,应收集虫体标本依据姜片虫形态特征做出鉴定;粪检虫卵最常用方法是粪便直接涂片法,因虫卵大,容易识别,一粪三检或反复多次粪检以及用水洗沉淀法检查均可提高检出率。作粪便定量计数以确定其感染度,对诊断或病情分析具有重要意义。值得注意的是姜片虫卵与粪便中肝片吸虫卵和棘口类吸虫卵的形态十分相似,应注意鉴别。

3. 免疫学检查　用ELISA法检测血清中抗姜片虫抗体具有辅助诊断价值,但应注意的是与肺吸虫病和血吸虫病有5%~9%的交叉反应。

4. 粪便隐血试验　偶可呈阳性反应。

5. X线检查　对严重感染病例,可见骨骼生长迟缓,或成侏儒症。

6. B超检查　对虫体寄生于胆道的病例,可观察到胆管内有异物。

六、诊断与鉴别诊断

根据感染史及消化道症状,应结合辅助检查。粪便检查检获虫卵或从呕吐物及粪便中发现成虫是确诊本病的依据。

七、治　　疗

1. 抗病原治疗　目前,最有效的常用药物是吡喹酮和三氯苯达唑。吡喹酮10mg/kg顿服,其效果可使粪检虫卵转阴率达100%;硫氯酚曾被常用;槟榔是祖国医学中最早用来治疗姜片虫的药物之一,具有麻痹姜片虫神经,增进人的肠道蠕动的作用。

2. 对症治疗　对姜片虫重症患者先进行积极的支持疗法,改善营养和纠正贫血,体力和精神恢复到一定程度后再酌情驱虫,驱虫药的剂量也不宜过大。

3. 并发症的治疗　如对肠梗阻或胆道姜片虫的治疗,必要时需外科手术处理。

八、预　　防

在姜片虫病流行区应大力开展卫生宣教,普及防治本病的知识。预防人体感染主要是注意饮食卫生,不生吃菱角、荸荠等水生植物,不饮河塘内的生水;勿用被囊蚴污染的青饲料喂猪;加强粪便管理,严禁人、猪的鲜粪下水。

（刘小利　罗俊卿　徐绍锐　曾庆仁）

第四十八章 其他吸虫病

第一节 次睾吸虫病

由次睾吸虫寄生人体所致疾病称次睾吸虫病(metorchiasis)。次睾属吸虫隶于后睾科次睾亚科,全球有约26种,多寄生于鸭、鸡等肝胆管和胆囊,偶可寄生于人体。现已知能寄生于人体的次睾吸虫有东方次睾吸虫、台湾次睾吸虫、结合次睾吸虫。因三者致病机制与临床表现相似,故本节重点介绍东方次睾吸虫病。

一、东方次睾吸虫病

东方次睾吸虫病(metorchiasis orientalis)是东方次睾吸虫(*Metorchis orientalis*)寄生于宿主的胆管、胆囊内引起一系列临床症状的人、畜、禽类共患的寄生虫病。偶可寄生于人体。2002年广东省平远县首次发现此病。

(一)病原学与流行病学

东方次睾吸虫成虫长3.0~6.8mm,宽0.61~1.64mm。体表具有小棘。口、腹吸盘之间的体棘长为17~22μm,宽为8.5~1.5μm,其基部较前端窄,顶端呈锯齿状,齿数为5~12个。口、腹吸盘大小相近,肠支达至虫体末端。睾丸2个,呈分瓣状,前后斜于虫体的后方。卵巢位于睾丸前方,呈圆形或椭圆形。子宫始于卵巢同一水平,向前弯曲延伸达腹吸盘之前,然后下降到腹吸盘前缘,通入生殖孔。卵黄腺密集成串,分布于虫体两侧。东方次睾吸虫虫卵呈椭圆形,浅黄色,有卵壳,卵内含毛蚴,大小为(0.028~0.032)μm×(0.016~0.018)μm。东方次睾吸虫囊蚴为圆形,大小为(0.158~0.185)mm×(0.142~0.170)mm。囊壁有2层。

东方次睾吸虫生活史同华支睾吸虫。均通过淡水螺、鱼两个中间宿主和三个阶段的发育才能完成。第一中宿主为纹沼螺、赤豆螺等,第二中间宿主为麦穗鱼、棒花鱼等。人主要是因生食或半生食淡水鱼、虾而感染。家鸭和人对东方次睾吸虫普遍易感。虫卵在螺体内的发育阶段为毛蚴、胞蚴、雷蚴和尾蚴,囊蚴在鱼体内的发育,成虫在人、畜、禽类体内寄生。

东方次睾吸虫在我国分布广泛,是一种鱼源性寄生虫,以禽类为主要终末宿主,其他吃鱼的家禽也可被感染。近年来发现其也可感染人体,主要原因生鱼粥习惯有关,因此,在广东和福建有东方次睾吸虫感染人体的病例。近年来,人们的生活习惯改变,生食鱼片的现象更为广泛,此病发病率也因此而增加。传染源为被本虫感染的家鸭以及吃鱼的家禽和鸟类。

(二)致病机制与临床表现

东方次睾吸虫虫卵随宿主胆汁进入肠道随粪便入水中,在水中孵出毛蚴,毛蚴钻入第一中间宿主纹沼螺内,发育为胞蚴、雷蚴、尾蚴,成熟尾蚴离开螺体,进入第二中间宿主麦穗鱼,在其肌肉或皮层内形成囊蚴,人吃入含囊蚴的生鱼后而感染并发育成成虫。感染后囊蚴即可到达胆囊,引起胆囊、肝脏肿大甚至肝脏脂肪变或坏死结节形成。

人体感染东方次睾吸虫后1~2周可出现右腹胀、恶心呕吐、腹泻、食欲减退等消化道症状;随着病情变化,出现右上腹疼痛、肝脏肿大、畏寒发热、黄疸等症状。

(三)诊断

根据患者有生食或半生食鱼肉史、临床表现、下列辅助检查及病原检查结果为阳性者可作出诊断。

1. 血象 外周血中嗜酸性粒细胞增加。
2. 肝功能 可有转氨酶升高及胆红素增高等肝功能受损的表现。
3. 病原检查 方法同华支睾吸虫病。

(四)治疗

1. 病原治疗 主要药物有吡喹酮和阿苯达唑,疗效均较好。前者为首选,25mg/kg,每日3次,连服2天。后者10mg/kg,每天2次,连服1周。
2. 对症治疗 腹泻时可止泻、肝功能受损可护肝治疗。出现胆囊急性炎症或胆道梗阻保守治疗无效时应考虑外科手术治疗。

二、台湾次睾吸虫病

台湾次睾吸虫寄生于人体可引起台湾次睾吸虫病(metorchiasis taiwanensis),此虫体小而细长,大小为(2.5~3.5)mm×(0.40~0.55)mm。体表被有小棘。虫卵呈卵圆形,淡黄色,内含毛蚴。大小为(23~28)μm×(14~16)μm。生活史过程包括虫卵、毛蚴、胞蚴、雷蚴、尾蚴、囊蚴和成虫阶段。第一中间宿主为赤豆螺等,第二中间宿主为麦穗鱼、棒花鱼、鲫鱼、非洲鲫鱼、白条鱼等淡水鱼类。在水温17~23℃,从赤豆螺食入虫卵至尾蚴从螺体逸出需80天以上,囊蚴在鱼体内发育35天才具有感染力。台湾次睾吸虫在我国福州、上海、广州、江苏、台湾等地区均有报道。其致病机制、临床表现与治疗同东方次睾吸虫病。

三、结合次睾吸虫病

结合次睾吸虫病(metorchiasis conjunctus)是由于结合次睾吸虫寄生于人体引起的人畜共患寄生虫病。结合次睾吸虫虫体长椭圆形,体表被细棘。大小为(1~6.6)mm×(0.59~2.6)mm。虫卵大小为(22~32)μm×(11~18)μm。虫卵经宿主粪便排出体外。第一中间宿主为螺蛳。毛蚴在螺体内孵化,经两代胞蚴、一代雷蚴发育形成尾蚴。第二中间宿主为胭脂鱼。终宿主因食用未煮熟的鱼肉而感染,感染后28天宿主粪便中出现虫卵。其致病机制、临床表现与治疗同东方次睾吸虫病。

(李涛 杨镇)

第二节　异形吸虫病

异形吸虫病(heterophydiasis)是由一类小型吸虫,即异形吸虫(*Heterophyid trematode*),寄生于人体肠道而引起腹泻等症状为常见表现的消化道寄生虫病。该病最早于1851年由Bilharz在为开罗一例因霍乱死亡的患儿尸解时,从肠内检出本虫鉴定确认。异形吸虫种类多,其中我国有人体感染病例报告的就涉及9个种(异形异形吸虫、横川后殖吸虫、钩棘单睾吸虫、多棘单睾吸虫、扇棘单睾吸虫、哥氏原角囊吸虫、施氏原角囊吸虫、镰刀星隙吸虫和台湾棘带吸虫)。该类吸虫对人体的主要危害是虫卵进入血流可引起心、脑、脾等器官组织的血管栓塞,出现严重后果,甚至危及生命。

一、病原学与流行病学

异形吸虫虫体微小,成虫体长一般为0.3～0.5mm,大的也不超过2～3mm,呈椭圆性形,前半略扁,后半较肥大,体表具有鳞棘,除口、腹吸盘外,有的种类还有生殖吸盘。生殖吸盘单独存在或与腹吸盘相连构成腹殖吸盘复合器。前咽明显,食管细长,肠支长短不一。睾丸1～2个,椭圆形,位于虫体后端肠管内侧。卵巢位于睾丸之前,受精囊和贮精囊明显。虫卵微小,呈长卵圆形,淡褐色,大小为(28～30)μm×(15～17)μm,卵盖较大,但肩峰不明显,卵内含毛蚴。各种异形吸虫的卵形态相似。除台湾棘带吸虫的卵壳表面有格子状花纹外,其他异形吸虫卵与华支睾吸虫卵在形态上难以鉴别。

各种异形吸虫的生活史基本相同。常见的适宜终宿主是鸟类(多为捕食淡水鱼的鸟、鹭、翠鸟)及哺乳类动物(如猫、犬、狐等)。第一中间宿主为淡水螺类(如瘤拟黑螺等),第二中间宿主包括淡水鱼某些种类(如麦穗鱼)和蛙。人为其偶然终宿主。成虫主要寄生于终宿主的肠道,虫卵随粪便排出,被螺类宿主吞食,在其体内经过胞蚴、雷蚴(1～2代)和尾蚴阶段后,尾蚴从螺体逸出,侵入鱼和蛙体内发育成囊蚴。人或动物食入含有活囊蚴的鱼肉即可被感染。成虫在小肠寄生。

本病在非洲尼罗河流域的国家,如埃及等较为流行,患者多为渔民。土耳其、以色列等国也有本病。亚洲地区日本、朝鲜、韩国、菲律宾有本病存在。中国过去只在台湾省有病例报告,近年来在福建、安徽有病例报告。文献上有与华支睾吸虫混合感染的病例报道。

我国广西地区的螃蟹、鱿鱼、斗鱼等小型淡水鱼类异形吸虫囊蚴携带阳性率平均高达50.0%以上。

二、致病机制及临床表现

1. 致病机制　成虫主要寄生在终宿主小肠的绒毛组织基部,吸附于黏膜上,可引起机械性损伤,组织坏死、脱落等炎症反应。如虫数少,炎症反应轻,自觉症状不明显,如虫数多,则反应重,可引起腹痛、腹泻等消化功能紊乱症状。

部分虫体深深侵入小肠黏膜内或黏膜下层,并在其中产卵,由于卵很小,容易随血流或淋巴液散播全身各脏器,如心肌、肝、脾及脊髓等处,形成虫卵性栓塞。引起心力衰竭、脑脓肿或脑血栓形成,可致严重后果,甚至死亡。同时,由于卵的刺激可产生严重的病理损害。在脑脓肿患者中,病理改变为以虫卵为核心,脓肿壁内层大量淋巴细胞、单核细胞、浆细胞及少量嗜酸性、中性粒细胞浸润,外层胶质细胞增生并呈玻璃样变。脓肿周围脑组织水肿,血管充血,周围淋巴细胞及浆细胞呈套袖状浸润,胶质细胞增生,形成胶质结节。

2. 临床表现 轻度感染者可无症状。较重者可产生腹痛、腹泻,排出带黏液稀便。重度感染者可出现明显消化道症状和消瘦。虫卵异位到心肌,可导致心肌炎及纤维化,产生类似脚气病的心脏病。如异位到脑或脊髓内,则可产生各种神经系统症状,如头痛等,甚至可以发生脑出血,危及生命。

三、辅助检查及鉴别诊断

1. 病原检查 粪便或十二指肠引流液查虫卵。前者可采用涂片法及沉渣法,但应注意与华支睾吸虫、后睾吸虫、微茎吸虫虫卵鉴别。异形吸虫多在十二指肠以下的肠道,而华支睾吸虫则寄生在胆管系统,因此,在十二指肠液中未找到虫卵而粪便中找到虫卵,应考虑异形吸虫感染。

2. CT 检查 脑脓肿患者,可见到颅内占位性病变及广泛水肿带。

四、诊断与鉴别诊断

本病从粪便内检出虫卵即可确诊。但因本虫虫卵与华支睾、猫后睾、横川等吸虫卵极为近似,需要仔细鉴别。

五、治疗与预后

1. 病原治疗 吡喹酮效果很好。国内有推荐 14mg/kg,每日 3 次,连服 5 天为一个疗程(总剂量 210mg/kg)的效果较好。国外有报道 25mg/kg,每日三次,连服 2 天一疗程(总剂量 150mg/kg)的效果较好。此外阿苯达唑也可试用,可能对本虫有效。曾有使用硫氯酚治疗本病的报道。

2. 对症支持治疗。

3. 并发症的治疗 如出现脑脓肿可以穿刺抽脓或开颅减压、引流等。

4. 预后 仅肠道感染者预后好,有严重心脑并发症者预后较差。

六、预 防

异形吸虫囊蚴在酱油、醋和 5% 盐水中可分别存活 13 小时、24 小时和 4 天。50℃水中 7 分钟,80℃水中 3 分钟。开水中 20 秒,囊蚴即可被杀死。因此,注意饮食卫生,不吃未煮熟的鱼肉和蛙肉是避免异形吸虫感染的重要方法。预防措施包括:①带异形吸虫尾蚴的淡水鱼,是犬异形吸虫病的主要传染来源,所以在犬的日粮中禁喂一切生的淡水生鱼及其内脏;②对靠近江、河、湖、沼附近的犬必须拴养或圈养;③散养犬每年要定期进行两次驱虫。

(邹洋 冯曼玲)

第三节　棘口吸虫病

棘口吸虫病(echinostomiasis)是棘口吸虫寄生于人体消化道所引起的疾病。该病主要分布于菲律宾、印度尼西亚、日本、马来西亚、苏门答腊、印度、泰国、罗马尼亚、前苏联及我国。在棘口科12亚科51属529余种中,人畜共患的棘口吸虫有20余种,在我国已报道的能感染人体的棘口吸虫有17种。其中主要的有日本棘隙吸虫(福建和广东的局部地区流行)和藐小棘隙吸虫(安徽局部地区人群感染率高达13.71%)。

一、病原学与流行病学

本类吸虫一般虫体均扁而窄长,大部分不超过25mm长,体表有小棘,在口吸盘周围有环口圈或头冠,在环口圈或头冠上有一环或双环头棘。具有前咽、咽、食管和伸延达到近体末端的两条肠管。腹吸盘大于口吸盘,位置大多靠近肠管分叉处。睾丸两个,边缘光滑或有缺刻并分瓣,前后排列在体中横线后方。卵巢位于前睾丸的前方背侧。卵黄腺分布在腹吸盘后方身体两侧,在后睾丸之后的两旁卵黄腺向内扩展几乎达到体中线。子宫盘曲在卵巢和腹吸盘之间。成虫寄生在终宿主肠管内,偶可进入胆管。

本类吸虫的虫卵较大,(74～85)μm×(45～56)μm;椭圆形、淡黄色、壳薄、具卵盖。

人畜共患的棘口吸虫有20余种,隶属于3亚科7属。在我国已报道的能感染人体的棘口吸虫有近20种。2002年在福建省南安市开展人体重要寄生虫病调查时,经粪便鉴定确定我国存在人体感染埃及棘口吸虫。埃及棘口吸虫属于云豹、鼠类等哺乳动物体内的寄生虫。分布于中国福建、日本、法国和埃及等国家。

宿主主要是鸟禽类,其次是哺乳类,少数寄生于鱼类。有的棘口吸虫可在多种动物宿主寄生。第一中间宿主为淡水螺类,第二中间宿主包括鱼、蛙或蝌蚪。但棘口吸虫对第二中间宿主的要求不很严格。棘口吸虫的生活史需经过一个或两个中间宿主才能完成。毛蚴从成熟虫卵孵出之后,在水中找到适宜的贝类宿主并钻入其体内形成胞蚴,再经过两代雷蚴,最后发育成尾蚴。尾蚴为长尾型,体部前端具有环口圈或头冠,其上有和成虫相似的头棘。成熟尾蚴可在原来的贝类宿主体内形成囊蚴,有的种类可侵入到鱼类、两栖类甚至植物体上成囊。终宿主动物或人吞食含有这种囊蚴的螺蛳等中间宿主而受感染。最近的研究结果表明,生食污染的水生植物和水也是不可忽视的感染途径。

本类吸虫本来是各种动物(鼠、漾鼠、水獭、鸭及犬猫等)的寄生虫,各地居民由于有生吃或半生吃螺蛳或鱼肉等特殊的饮食史,或因为活吞水生小动物治病、健身,生食污染的水生植物和水等途径而感染。研究表明人群的感染与性别无关,而与年龄密切相关,年龄越小,感染率越高。

二、致病机制与临床表现

1. 致病机制　棘口吸虫寄生于人体小肠。但也有在肛门附近发现成虫虫体的报道。由于受棘口吸虫头棘和体棘的机械性作用,其头部附着在小肠黏膜上,可损伤肠道的绒毛、固有层、黏膜及黏膜下层而引起炎症反应，局部出现嗜酸性粒细胞、淋巴细胞和浆细胞等的浸润。大部分病例报告显示，患者有食欲减退、腹痛、腹泻、头昏、乏力等消化道症状。严重感染者因虫体的机械损伤及其他并发症导致死亡。

2. 临床表现　大部分病例报告显示，棘口吸虫病有食欲减退、腹痛、腹泻、头昏、乏力等消化道症状，个别病例无自觉症状。重度感染者可因虫体机械性损伤和代谢产物刺激使肠黏膜出血和广泛卡他性炎症，导致长期腹泻、重度脱水、酸中毒、营养不良以及机体抵抗力低下，以致继发细菌感染，引起败血症和全身衰竭而死亡。

临床症状和危害与感染度有关，一般来说虫荷越大症状越重。有文献表明，吞服10只园圃棘口吸虫囊蚴的志愿者，表现为乏力、腹泻和上腹痛；而仅有1条虫荷者，只有轻度乏力症状。

三、诊断及鉴别诊断

本病无特异性症状与体征。粪便检查到虫卵为本病诊断依据，但由于此种虫卵很像肝片吸虫和姜片虫虫卵，故容易造成混淆。确定虫种依据则需要驱出成虫做鉴定。血常规检查可有部分患者血嗜酸性粒细胞增高。

四、治疗与预后

过去治疗棘口吸虫病的药物往往不能将虫体一次驱尽，20世纪70年代末曾使用硝硫氯胺聚乙二醇糖衣片和硫氯酚合并苯咪唑治疗抱茎棘隙吸虫病并取得了一定的效果，但很快被广谱抗蠕虫药吡喹酮所取代。

对棘口吸虫病的病原治疗有2种方法。一是用盐酸左旋咪唑2.5mg/kg空腹口服，2小时后加服驱绦胶丸（仙鹤草根芽提取物）1.6g，经1小时，再服硫酸镁30g即可成功驱虫。但由于左旋咪唑引起脑膜炎等副作用较为明显，现在临床已很少使用。二是用吡喹酮20～25mg/kg早餐后2小时空腹顿服，服药后2小时，再服用50%硫酸镁30～50mg的方法驱虫。该方法疗效较好。

许多报道都证实吡喹酮对日本棘隙吸虫有较好的远近期疗效，认为其副作用小，给药简便，并建议用5～20mg/kg，顿服作为治疗剂量。也有文献报道，阿苯达唑10mg/kg，每日两次，共5天，取得满意效果。

国外用吡喹酮40mg/kg和25mg/kg顿服治疗棘口吸虫病均达到驱尽治愈的目的。Woo-Young等用吡喹酮治疗园圃棘口和移皋棘口吸虫也取得很好疗效。

五、预　　防

改变不良的饮食习惯是预防本病的关键。在流行区域进行定期驱虫、搞好粪便管理等都是较好的防治措施。勤清除粪便，堆积发酵，杀灭虫卵；对患禽群定期驱虫。

（邹洋　冯曼玲）

第四节 拟裸茎吸虫病

拟裸茎吸虫病(gymnophalloidiasis)是因生食了含徐氏拟裸茎吸虫(*Gymnophalloides seoi*)活后尾蚴的牡蛎而感染的,其成虫寄生于人体肠道而致病的一种罕见寄生虫病。该病广泛分布在韩国沿海和岛屿。

一、病 原 学

拟裸茎吸虫有成虫-虫卵-后尾蚴3个主要阶段,自然终宿主有人和牡蛎,成虫主要寄生于终宿主的十二指肠、空肠和回肠,亦有文献认为该虫也能在终宿主的胰管、胆囊及肠道中寄生。牡蛎为徐氏拟裸茎吸虫的第二中间宿主,其后尾蚴通过发达的口吸盘吸附在牡蛎外套膜的外皮层上皮。至今尚未发现其他软体动物感染。徐氏拟裸茎吸虫胞蚴至尾蚴的发育过程及其第一中间宿主尚不明确。

成虫呈短卵圆形,前端钝圆,后端略尖。虫体大小为(325~500)μm×(225~325)μm。口吸盘大,位于虫体前端,两边各有一明显的侧凸。咽肌性,发育良好,食管短,肠支成囊状,常仅达虫体中部。腹吸盘圆形,位于虫体后1/4~1/5处。口、腹吸盘的大小比例为1∶(0.419~0.579),在虫体腹部后1/3处有一特征性凹孔(腹凹),中等大小,横径较长,周围有肌纤维环绕。在腹凹与腹吸盘之间,有对称排列的睾丸1对。储精囊分相连的两部分,位于肠支与腹凹之间。前列腺发育良好,经腹后部达储精囊。生殖孔不明显,开口于腹吸盘前缘,无肌纤维环绕。卵巢椭圆形,位于右侧睾丸前。劳氏管开口于虫体背侧。卵黄腺一对,致密,分叶少。子宫盘曲,多位于虫体中部1/3处。排泄囊呈V形,可达口吸盘处。扫描电镜下可见体表的2/3部分密集宽而末端尖的体棘。透射电镜观察发现随着虫体的生长发育,体棘数逐渐增多,口吸盘肌束特别发达,合胞层的基底膜也较厚,有丰富的液泡和线粒体,还有糖原颗粒。

虫卵为椭圆形,透亮似小水泡。大小仅为(11~15)μm×(20~25)μm,有一薄而透明的卵盖。尾蚴呈卵形或梨形,前端钝圆,后端略尖;大小为(205~258)μm×(310~386)μm;口吸盘比腹吸盘大2~3倍;生殖孔不明显,开口于腹吸盘前缘;卵巢与睾丸位于虫体后1/3处,因分泌颗粒覆盖而不易见到;排泄囊V形,达口吸盘水平,内含众多折光性很强的糖原颗粒。

二、流行病学

流行病学调查研究发现,徐氏拟裸茎吸虫在韩国分布极广,遍及西北至东南沿岸岛屿。但不同地区的野生牡蛎,后尾蚴感染率和感染度不一。其中Shinan-gun Aphaedo岛的牡蛎感染率和感染度最高,牡蛎中后尾蚴感染率高达100%。通过对韩国西面与南面45个岛屿上的居民进行徐氏拟裸茎吸虫流行和感染情况的调查,其中22个岛屿(48.9%)发现粪检阳性者,人群总感染率为3.8%(160/4178),感染者平均每克粪虫卵数(EPG)为154.4。虫卵阳性率随年龄变化而变化,60~69岁(5.3%)年龄组感染率最高,0~19岁(0.0%)年龄组最低。女性(4.1%)阳性率略高于男性(3.5%)。在自然环境中,存在中间宿主牡蛎和捕食牡蛎的鸟类等自然终宿主的区域就有徐氏拟裸茎吸虫分布的可能,若此处居民有生食牡蛎的饮食习惯,就有机会发生人群感染,出现徐氏拟裸茎吸虫病流行。与韩国毗邻的中国、日本、俄罗斯的东海岸是否有徐氏拟裸茎吸虫分布,有待于调查研究。

1. 传染源 包括带虫者、患者和保虫宿主。其中保虫宿主主要为涉水候鸟—蛎鹬;此外,其他野生鸟类、小鼠、仓鼠和沙鼠等亦可作为本虫的保虫宿主。

2. 中间宿主 韩国 Shinan-gun 野生牡蛎和其他海域的牡蛎均带有徐氏拟裸茎吸虫后尾蚴。后尾蚴主要寄生在牡蛎咬合部被膜表面,感染较多时可播散到牡蛎口部。感染多的部位肉眼可见白色斑点,相应的牡蛎壳上带有棕色脱色斑。后尾蚴通常成群地以发达的口吸盘吸附在牡蛎被膜。徐氏拟裸茎吸虫的第一中间宿主尚不明了,根据拟裸茎吸虫生活史推测其第一中间宿主可能也是牡蛎。

3. 感染途径与方式 感染途径为经口感染。感染方式为人与动物因生食或半生食牡蛎而感染。

4. 易感人群 人对徐氏拟裸茎吸虫均无天然抵抗力,普遍易感,而徐氏拟裸茎吸虫病的轻重与临床表现,则因人体感染徐氏拟裸茎吸虫的数量、有无重复感染及个体免疫力的不同而异。

三、致病机制及临床表现

徐氏拟裸茎吸虫成虫在人体中的寄生部位主要在小肠,致病作用主要是虫体吸附于小肠黏膜引起的机械损伤。成虫发达的口吸盘吸住小肠黏膜,导致绒毛萎缩、滤泡增生,并伴有炎症反应。人体感染徐氏拟裸茎吸虫后,出现腹痛、腹泻、消化不良、发热、消瘦、无力、便秘、反应迟钝、视力减退等症状。有的出现干渴、烦渴、多尿等糖尿病症状。

四、诊断与鉴别诊断

诊断徐氏拟裸茎吸虫病难度较大,因缺乏特征性临床症状,加上成虫每日排卵数少,虫卵小,粪检虫卵极易漏诊。因此,对本病的诊断应详细询问病史,有目的地进行体格检查、化验及辅助检查,尤其是病原学检查。必要时需驱虫后淘粪找成虫以确诊。患者出现腹痛、腹泻等消化不良,还可伴有发热、食欲下降、体重减轻、易疲劳等症状,且患者居住或到过流行区,有生食或半生食牡蛎史,应考虑本病的可能。下列检查有助于诊断:

1. 血象与生化指标 患者血清和尿淀粉酶增高,血清碱性磷酸酶活性上升。嗜酸性粒细胞轻度到中度增高。

2. 病原学检查 本虫虫卵比华支睾吸虫还小,加上数量少且卵壳薄而透明,因此,很难查找到虫卵,或误以为是气泡或其他异物。粪检时必须认真观察和仔细辨认。要确定是否为该虫感染还需驱出成虫鉴定。从人体驱虫方法为:一次口服吡喹酮 10mg/kg,1 小时后服 20~30g 硫酸镁和大量的水。2~3 小时后收集患者的全部粪便,反复水洗沉淀数次后取沉渣镜检成虫。

此外,本病常误诊为急性胰腺炎或急性胆囊炎。需加以鉴别。

五、治疗与预防

吡喹酮为本病病原治疗的特效药,按 10mg/kg 体重单剂一次顿服治疗。病原治疗后,临床症状会逐渐缓解,部分病人需要对症治疗。此外,某些文献中提到阿苯达唑也可能对本虫有效,其疗效有待进一步验证。

本病预防主要是加强健康宣传教育,不吃生的或半生的牡蛎,特别是尽量避免食用来自流行区的野生牡蛎。同时加强食品监督监测,发现受染牡蛎时,应禁止销售和食用。

(周爱贤)

第五节　双腔吸虫病

双腔吸虫病(dicrocoeliasis)是牛、羊等哺乳类动物或人感染了双腔吸虫而引起的一种人兽共患寄生虫病,也称为复腔吸虫病。双腔吸虫是指属于双腔科、双腔属的一类吸虫,成虫主要寄生于牛、羊等家畜的肝胆管内,偶可寄生于人体。全世界报道的双腔吸虫种类共有十多种,分布于欧洲、南北美洲、非洲及亚洲北部的许多国家和地区。我国流行的双腔吸虫病病原体有矛形双腔吸虫、中华双腔吸虫、枝双腔吸虫和客双腔吸虫。

一、病　原　学

三种双腔吸虫形态相似。矛形双腔吸虫:虫体窄长,无肩,前端较尖锐,体后半部稍宽,呈柳叶状,半透明,雌雄同体。虫体大小为 6.67 ~ 8.34mm,长宽比为(3 ~ 5):1。活虫棕紫色,固定后变灰白色。虫卵暗褐色,壳厚,椭圆形,两侧不对称,大小为(44 ~ 54)μm×(29 ~ 33)μm。虫卵一端具有稍倾斜的卵盖,壳口边缘有齿状缺刻,卵壳内包有毛蚴。中华双腔吸虫:虫体较宽扁,腹吸盘前方部分呈头锥状,其后两侧作肩样突起。虫体大小为(3.54 ~ 8.9)mm×(2.03 ~ 3.09)mm,长宽比为 1.5:1 ~ 3.1:1。虫卵大小为(45 ~ 51)μm×(30 ~ 33)μm,排出的虫卵内已有发育完整的毛蚴。枝双腔吸虫:国内标本大小为(3.925 ~ 5.821)mm×(1.470 ~ 1.881)mm。虫卵大小为(45 ~ 48)μm×(33 ~ 35)μm。宫双腔吸虫:虫体窄长,大小为(6.5 ~ 7.8)mm×(1.0 ~ 1.2)mm,呈长柳叶状,无尖状突起,后端钝圆。虫卵大小为(45 ~ 48)μm×(33 ~ 35)μm。双腔吸虫的生活史较为复杂,包括虫卵、毛蚴、两代胞蚴、尾蚴、囊蚴(后尾蚴)和成虫等时期。成虫寄生于终宿主肝脏胆管内,产出的虫卵随胆汁流入肠道,并与粪便一同排出体外。虫卵被第一中间宿主蜗牛吞食后,毛蚴孵出,并穿过肠壁至肝脏发育成母胞蚴。母胞蚴内发育出子胞蚴。子胞蚴体内的胚细胞和胚球逐渐增多,形成尾蚴。尾坳发育成熟后,从子胞蚴的生产孔钻出,形成由黏液包裹着的粘球。粘球经蜗牛呼吸孔排出体外,被第二中间宿主蚂蚁吞食后,尾蚴脱去尾部,形成囊蚴。囊蚴被终宿主(人、牛等)吞食后,后尾蚴从囊内破囊而出,经十二指肠进入肝胆管,约 3 个月后,童虫发育为成虫。双腔吸虫幼虫在第一中间宿主蜗牛体内发育需 82 ~ 150 天,童虫在终宿主牛、羊体内发育为成虫需 72 ~ 85 天。

二、流 行 病 学

双腔吸虫的终宿主为黄牛、水牛、野牛、绵羊、山头、家犬、兔、野兔、黑猩猩和白熊等50余种动物。其中,受感染的牛、羊等家畜为主要传染源。在双腔吸虫病流行区,能排出双腔吸虫卵的患者也可作为本病的传染源。家畜主要是在牧场上感染双腔吸虫病,幼畜第一次感染多半是吃草时吃进含囊蚴的越冬蚂蚁而引起。因此,该病的感染途径为经口感染,即当牛、羊等多家畜及其他哺乳动物或人吞食含有双腔吸虫成熟囊蚴的蚂蚁所致。双腔吸虫的感染无男女、老幼和种族之分,人群普遍易感。

三、临 床 表 现

人体感染后,患者多无明显症状。有些患者可有腹痛腹胀、食欲不佳、肝区疼痛、肝大、腹泻与便秘交替出现、恶心、呕吐、消瘦、水肿、贫血及失眠等症状。Monhamed 等报告 208 例沙特阿拉伯人感染双腔吸虫的病例,患者多数有生吃牛、羊等牲畜肝脏的病史,发病高峰发生在每年 10 月和 11 月;134 名患者症状严重,16 名肝功能受损严重,10 名表现为胆囊和胆管疾病。人感染双腔吸虫后可引起胆管炎,管壁上皮细胞增生,结缔组织增厚,肝大,肝被膜肥厚,局限性的淋巴细胞大量集聚,少数嗜酸性粒细胞增多,严重的尚可出现肝脓肿。

四、诊断与鉴别诊断

根据临床表现,结合流行病学病史,粪检或十二指肠引流液中查到双腔吸虫卵可确诊,发现虫体也可确诊,有时也可借助于药物驱虫后检查成虫。

常用的病原学诊断方法有:

1. 涂片法　直接涂片操作虽然简便,但由于所用粪便量少,检出率不高,容易漏诊。

2. 集卵法　常用水洗沉淀法集卵检查,可提高检出率。

3. 十二指肠引流胆汁检查　引流胆汁进行离心沉淀检查也可查获虫卵。

4. 虫卵的鉴别　双腔吸虫卵与阔盘吸虫卵在形态、大小上极为相似,容易造成误诊。鉴别要点:双腔吸虫卵大小为(38~46)μm×(22~30)μm,一端钝圆,一端较尖,黄褐色,卵内毛蚴的锥刺较短,神经团呈现三角形,排泄囊中颗粒细小。阔盘吸虫卵稍大,为(41~52)μm×(26~34)μm,两端钝圆,正椭圆形,深褐色,卵内毛蚴的锥刺细长,神经团呈现方形,排泄囊中颗粒较大。

五、治　　疗

1. 对症、支持治疗　根据病情,作相应处理。如腹痛可以解痉治疗,腹泻可以止泻治疗等。可适当应用多种维生素。

2. 病原治疗　首选吡喹酮,按 25mg/kg,每天 3 次,饭后服用,连续 4 天,效果佳。

第六节　阔盘吸虫病

阔盘吸虫病(eurytremiasis)是由双腔科阔盘属吸虫寄生于人体引起的一种人畜共患寄生虫病。主要寄生于绵羊、山羊、黄牛、水牛、奶牛等哺乳动物,亦有人体感染的报道,主要是因为人误食了含有阔盘吸虫囊蚴的草螽(如红脊螽、中华草螽)或针蟀而感染。本属吸虫约有10种,我国目前记录的有胰阔盘吸虫、腔阔盘吸虫和支睾阔盘吸虫,其中以胰阔盘吸虫分布最广。还有河麂阔盘吸虫、圆睾阔盘吸虫、福建阔盘吸虫、广州阔盘吸虫共7种,其中为人兽共患的目前已知有1种,为胰阔盘吸虫。

一、病 原 学

虫体椭圆形至纺锤形,大小(4.49~14.50)mm×(2.17~6.07)mm,雌雄同体。虫卵椭圆形,大小(41~52)μm×(26~34)μm,具卵盖,内含有1个具锥刺的毛蚴。毛蚴体后部有2个圆形囊泡。胰阔盘吸虫、腔阔盘吸虫和支睾阔盘吸虫的形态基本相似。生活史包括虫卵、毛蚴、母胞蚴、子胞蚴、尾蚴、囊蚴(后尾蚴)及童虫至成虫各阶段。成虫寄生在终宿主的胰管中,虫卵随胰液进入消化道中,随粪便排到外界。虫卵被其贝类宿主(陆地蜗牛)吞食后,在其肠管中孵出毛蚴。在肠结缔组织中发育形成母胞蚴,后产生子胞蚴和尾蚴。包裹着尾蚴的成熟子胞蚴,经呼吸孔排出到外界。从蜗牛吞食虫卵到成熟子胞蚴排出,在25~32℃条件下约需5~6个月。成熟子胞蚴被草螽、针蟀等第二中间宿主吞食,其中尾蚴脱去尾球穿过宿主胃壁到其血腔中形成囊蚴。在28~32℃条件下,囊蚴经20~25天发育成熟;在25~28℃条件下,囊蚴发育成熟需25~30天。终宿主吞食含成熟囊蚴的草螽、针蟀等昆虫媒介而受感染。

二、流 行 病 学

阔盘吸虫病为人兽共患病,但感染人的报道较少,其动物宿主在家畜中主要有牛、水牛、绵羊、山羊等,在野生动物中主要有骆驼、猕猴、鹿、兔等。在流行病学上,这些家畜成为胰阔盘吸虫的保虫宿主,对于保持胰阔盘吸虫的种群数量起重要的作用。阔盘吸虫病主要通过食入含本虫囊蚴的草螽而感染。牛、羊等在食草时吞食含有成熟囊蚴的草螽、针蟀等昆虫媒介即可感染阔盘吸虫病。阔盘吸虫病的感染途径及方式与两个中间宿主的分布地点、其受感染情况以及牛、羊放牧习惯等密切相关。人感染阔盘吸虫病主要是因为在易感环境中从事田间管理、放牧时误食了含有本虫囊蚴的草螽(如红脊螽和中华草螽)或针蟀而致。阔盘吸虫的感染季节受当地自然气候影响,也与其两类中间宿主的分布地点以及中间宿主的受感染情况、家畜的放牧和生活习性有密切的关系。进入流行区的人畜均可能被感染。

三、临床表现及诊断

临床上患者主要表现为营养不良、消瘦、贫血、水肿、腹泻、生长发育受阻等临床症状。

缺乏特异性临床表现，易误诊。诊断主要根据流行病学、临床表现及实验室检测结果等予以诊断，从粪便内检到阔盘吸虫卵是确诊阔盘吸虫病的依据。常用的病原学检查方法有水洗沉淀法、尼龙袋集卵法、改进的胰阔盘吸虫卵梯级粪法。

四、治　疗

1. 一般治疗及对症处理。

2. 病原治疗　吡喹酮，按20mg/kg体重，每天2次，连服2天，或用40mg/kg体重，顿服。绝大多患者疗效良好。

（邓维成　邓奕）

第七节　后睾吸虫病

后睾吸虫病（opisthorchiasis）是由后睾属吸虫中某些种类寄生于人体胆管而引起的一种罕见疾病。后睾属吸虫有10余种，主要寄生于家禽或鸟类，也可寄生于兽类。其中仅见猫后睾吸虫病（opisthorchiasis felinea）和麝猫后睾吸虫病（opisthorchiasis viverrini）在人体的报道。

后睾属吸虫与支睾吸虫的主要不同处：后睾吸虫的睾丸呈裂瓣状，斜列于虫体后端，并限于两肠支之间，排泄管呈S形穿过两睾丸之间并直达虫体末端。

一、猫后睾吸虫病

猫后睾吸虫的成虫和虫卵，在外形和基本结构上与华支睾吸虫的很相似。成虫：大小为(7～12)mm×(1.5～2.5)mm；前端狭细，后端钝圆；两睾丸呈浅裂状分叶前后排列于虫体后1/4处。虫卵：浅棕黄色，长椭圆形，大小为(26～32)μm×(11～15)μm；有卵盖，肩峰不明显，卵内含有一个成熟毛蚴。

猫、犬等哺乳动物和人是猫后睾吸虫的终宿主。成虫寄生于终宿主的肝胆管和胆囊内。第一中间宿主是凸豆螺，第二中间宿主是鱼。囊蚴为感染阶段，寄生于鲤科鱼类的肌肉内。人主要因生食或半生食含猫后睾吸虫活囊蚴的淡水鱼而感染。囊蚴感染人体约4周后可在人粪便中查获到虫卵。本病主要流行于东欧、西伯利亚及东南亚的一些国家或地区。一般以儿童感染率为高。

猫后吸虫成虫寄生于人体的胆道，可引起胆管上皮细胞的炎性反应、腺样增生和脱落、纤维化，胆管扩张和胆汁瘀积及胆结石形成。严重者可累及胆囊，引起压迫性胆囊坏死及门脉周围纤维化和肝硬化，个别可发展为胆管癌和肝癌。

该病的临床症状与感染虫荷、感染期长短及人体免疫状态有关。轻度感染者无明显症状。长期重复感染可致慢性肝炎、胆管炎或胆石症或肝纤维化等表现，亦可致胰腺损害表现。重度感染者可出现腹痛、腹胀、腹泻或便秘、恶心、呕吐、食欲减退和消瘦等。一般患者在感染后2～6周后嗜酸性粒细胞普遍增多，可达15%～88%。

诊断本病应询问有无生食或半生食鱼肉的习惯。病原学诊断主要是检查患者粪便中的虫卵，但在感染早期及胆道梗阻者查不到虫卵。该吸虫虫卵的形态与麝猫后睾吸虫卵难以区分。免疫学方法可检测患者血清中特异性抗体。

治疗本病可选用吡喹酮，剂量为40mg/kg，1次服或分3次服用。对急性期患者应采取综合治疗措施，出现过敏反应者应给予抗组胺药。预防原则同华支睾吸虫病。

二、麝猫后睾吸虫病

麝猫后睾吸虫成虫形态与猫后睾吸虫相似。其虫卵与华支睾吸虫卵相似，成虫寄生于人和哺乳动物等终宿主的肝胆管和胆囊内。第一中间宿主是淡水豆螺，第二中间宿主是淡水鱼。保虫宿主主要是猫和犬等。人主要因生食或半生食含有麝猫后睾吸虫活囊蚴的鱼肉而感染。该病主要流行于泰国、老挝、越南和马来西亚等东南亚国家，与当地居民食生鱼的习惯有关。

该虫的致病机制与猫后睾吸虫基本相同。临床表现为腹泻、腹胀、肝大和肝区疼痛等。实验室检查方法同猫后睾吸虫病，治疗及预防原则同华支睾吸虫病。

（王奉林　邓维成）

第八节　重翼吸虫病

重翼吸虫病(alarisis)是由重翼属吸虫(alari)感染人体引起幼虫移行症为主要表现的动物源性寄生虫病。重翼属吸虫是属于一类狐、犬、猫等动物的小肠内常见寄生虫，共有19种之多，偶可感染人体致病的有美洲重翼吸虫和皱缩重翼吸虫。

成虫寄生于狐、犬的小肠内，虫卵随宿主粪便排至外界。如虫卵进入水中，卵内毛蚴孵出，毛蚴遇到中间宿主螺类，钻入其体内，经母胞蚴、子胞蚴，最后发育为叉尾尾蚴。尾蚴自螺体逸出，遇到两栖动物蝌蚪，钻入其体腔或尾部形成中尾蚴，当蝌蚪变成蛙时，中尾蚴仍寄生于蛙的肌肉组织及各器官内。

人体感染重翼吸虫是因食入含有该虫活中尾蚴的蝌蚪或蛙时而引起的。中尾蚴则侵入肌、脂肪组织及其他器官内寄生。重翼吸虫感染人体后，不能发育为成虫，而停留在幼虫阶段。由于中尾蚴在体内移行和寄居，引起幼虫移行症。因寄生部位的不同而表现出不同的症状。如寄生在呼吸系统，可出现胸闷、胸痛，继而咳嗽甚至呼吸困难及咯血。X线检查疑似重症肺炎。如寄生皮下组织，可出现局部包块，切下包块活检可发现中尾蚴。人感染本虫后不易诊断，询问病史，了解有无生吃或未煮熟的蛙、蛇肉等，如检查吃过剩下的蛙、蛇肉中发现是中尾蚴，诊断本病的佐证。治疗可用阿苯达唑或吡喹酮。预防本虫感染，应禁止生食或半生食蛙肉和蛇肉。

第九节　海狸吸虫病

海狸吸虫病(Fibricolasis)是由双穴科海狸吸虫属虫种感染人体而引起的一种罕见寄生虫病。海狸吸虫属有11种，能感染人体的有汉城海狸吸虫(Fibricola Seoulensis)及杯状海狸吸虫(Fibricola cratera)2种。海狸属吸虫的成虫分前体和后体两部，前体为附着器官，扁平叶状,无假吸器,具有口、腹吸盘和粘器,后体内有雌雄生殖器官。

人体感染海狸吸虫是由于生食或进食未烤熟的蛙及蛇类引起的。虫体主要寄生于十二指肠,亦寄生于空肠或回肠。大多无明显临床症状。少数患者出现腹痛、腹泻、食欲减退,发热。血中嗜酸性粒细胞增多,粪检可查到虫卵。从患者粪便或十二指肠引流液中检出虫卵为诊断本病的依据。但由于海狸属吸虫的虫卵与肝片形吸虫、姜片虫、棘口吸虫等卵相似,很难鉴别,因此海狸吸虫病的确认还需依靠驱虫后鉴定成虫。抗虫治疗可选用硫氯酚和吡喹酮等。

第十节 嗜眼吸虫病

嗜眼吸虫病(philophthalmiasis)俗称眼吸虫病,是由嗜眼吸虫的某些种类寄生于人体眼结膜囊内引起的一种罕见寄生虫病。人感染本虫主要为食用含有嗜眼吸虫囊蚴的螺类所致,临床表现为眼结膜水肿、充血、流泪,重者角膜受损甚至失明。

引起人体嗜眼吸虫病的虫种为涉禽嗜眼吸虫。他主要分布于日本、印度、菲律宾、斯里兰卡、西伯利亚等及我国的江苏、福建、广东及台湾等地。嗜眼吸虫的活成虫呈微黄色,外形似矛头状、半透明,大小为(3~8.4)mm×(0.7~2.1)mm。未成熟虫卵大小为(75~100)μm×(36~60)μm,成熟虫卵为(155~173)μm×(70~81)μm,卵壳薄而透明,无卵盖。

该虫的中间宿主为黑螺类,成虫寄生于终宿主眼结膜囊内并产卵,虫卵随眼分泌物排出,遇水孵出毛蚴,进入中间宿主体内增殖发育后形成尾蚴。成熟尾蚴从螺体逸出,附着于螺壳或任何固体物的表面形成囊蚴。当含有该虫囊蚴的螺类或其他食物被人食用后即被感染。囊蚴在口腔和食道内脱囊逸出童虫,在5天内经鼻泪管移行到结膜囊内,约经1个月发育为成虫。

虫体寄生于人体眼结膜囊内,大多数病例单眼受累,只有少数病例双眼同时受累,由于虫体机械性刺激并分泌毒素,病初流泪,眼结膜充血,泪水在眼中形成许多泡沫,眼结膜水肿,部分患者眼结膜点状出血,伴有脓性分泌物。少数病例,角膜点状混浊,或角膜表面形成溃疡,严重者双目失明。

根据患者症状及眼部检查有无结膜充血、化脓、溃疡等病变,从眼结膜囊中检获虫体和虫卵可确立诊断。治疗可从眼结膜囊中将虫体取出,局部应用抗生素,可口服阿苯达唑杀虫治疗。

(朱永辉)

第十一节 同盘吸虫病

同盘吸虫病(paramphistomatosis)是由同盘科吸虫某些种类寄生于人体肠道引起的家畜动物源性寄生虫病。同盘类吸虫是属于牛、羊类家畜动物的胃内寄生虫,其中间宿主为淡水螺。人偶可被感染寄生的是人拟复盘吸虫、霍克同盘吸虫和瓦特逊同盘吸虫三种。拟复盘吸虫主要分布于我国江苏、越南、柬埔寨、印度、泰国和比利时;霍克同盘吸虫主要分布于印度、缅甸、泰国;瓦特逊同盘吸虫主要分布在非洲。

这类吸虫成虫在形态结构上的共同特征是:虫体肥厚,呈圆锥、圆筒和米粒状;其口吸盘位于虫体的较前缘,腹吸盘位于体末端。虫卵呈灰褐色,卵圆形,大小为(0.13~0.14)mm×

(0.07 ~0.075)mm。

致病机制为虫体寄生肠道，以吸盘吸附于肠黏膜，引起粘黏膜损伤，肠壁组织肿胀，上皮细胞坏死，出现炎症反应。尤其是幼虫在小肠黏膜内发育和移行引起小肠机械性损伤和炎症，表现为消化不良、腹痛、腹泻等症状，严重感染者可致消化道出血，影响生长发育。

诊断本病困难。粪便中检出虫卵为确诊依据，但易与肝片吸虫卵混淆，应注意鉴别。驱虫治疗可口服硫氯酚。

（段娟　宗道明）

第四十九章　常见吸虫病的护理

吸虫病是一种分布广、种类多、危害严重的一类疾病。除综合防治外，高品质的护理也尤为重要。吸虫病的护理主要是通过对病人的健康史，身体状况、心理和社会支持状况系统全面评估，给予正确的护理诊断和实施相应的护理措施，帮助病人尽快恢复健康，并给予系统的出院指导，提高病人自我健康促进能力。

第一节　日本血吸虫病的护理

（一）护理评估

1. 健康史

（1）一般资料：年龄、性别、婚姻、职业、文化程度、居住地、饮食习惯、体质指数、有无疫水接触史。

（2）既往史：有无血吸虫病史或治疗史，既往有无患过慢性肝炎及重症肝炎病史，有无上消化道出血及腹水。

2. 身体状况

（1）局部：有无腹痛、腹胀、腹泻、便秘，有无恶心、呕吐，呕血、便血，有无胸痛、咳嗽等症状，有无皮肤瘀血、黄疸、肝掌、蜘蛛痣。

（2）全身：生命体征、身材、面色、皮肤温度、弹性及色泽，饮食、睡眠及体重变化，有无全身乏力表现，是否有休克症状和感知异常等。

3. 辅助检查　粪便检查有无发现血吸虫卵或孵化出毛蚴。血液检查有无白细胞升高或降低，特别是嗜酸性粒细胞增高，有无贫血。肝功能有无异常及程度，有无电解质紊乱。血清间接血凝试验、酶联免疫试验等有无阳性结果。凝血酶原时间是否正常。直肠黏膜活组织检查有无发现血吸虫卵。X 线检查有无肺部阴影及阴影形状，或其他病灶。B 超检查有无肝脾大及肝实质改变声像。心电图检查有无心率、节律及传导的异常。

4. 心理和社会支持状况　评估患者对疾病的性质、过程、预后及疾病治疗、康复知识的了解和掌握程度，患者的性格、精神状态，有无抑郁、悲观、焦虑、恐惧等负性情绪及程度；患者的经济状况，目前享受的医疗保险；家属对血吸虫病知识的了解程度，对患者的关怀及支持程度，患者的工作单位所能提供的帮助、支持；既往有上消化道出血时患者是否对生活产生恐惧感，手术及治愈的效果产生担忧；患者及家属对巨脾型晚期血吸虫病的治疗、预防再出血的知识的了解程度等。

（二）护理诊断

1. 体温过高 与急性感染血吸虫后致机体产生Ⅲ超敏反应有关。

2. 营养失调 低于机体需要量，与发热引起的机体高代谢及结肠、肝脏病变引起的营养物质吸收、合成障碍有关。

3. 腹泻 与血吸虫急性感染后虫卵沉积于结肠引起的病变有关。

4. 呼吸低效、咳嗽 与血吸虫之童虫移行所引起的肺部机械性损伤及代谢产物引起的炎症反应有关。

5. 活动无耐力 与发热、频繁呕吐、腹泻等导致失水、电解质丢失有关。

6. 焦虑、恐惧 与晚期血吸虫患者长期患病，反复经历上消化道出血，担心手术的安全性、有效性及高额费用，大出血导致的死亡威胁有关。

7. 有皮肤完整性受损 与水肿、胆红素水平增高，导致皮肤瘙痒及局部受压时间有关。

8. 潜在并发症 上消化道出血、继发感染、肝性脑病、腹水、水电解质紊乱。

（三）护理措施

1. 饮食与休息

（1）急、慢性血吸虫病：急性期应卧床休息，恢复期逐渐增加活动量，避免劳累。给予高热量、高蛋白、高维生素、易消化饮食。

（2）晚期血吸虫病

1）注意休息、避免疲劳、保证充足的睡眠，以改善肝细胞营养，促进肝功能恢复。以进食高热量、高蛋白、适量脂肪、富含维生素、易消化的食物为原则。禁烟酒，避免生冷、辛辣、油腻、腌制、煎炸、粗糙及坚硬等刺激性食物，以防食管静脉曲张者血管破裂出血；根据腹水情况，采用无盐或低盐饮食。

2）巨脾型晚期血吸虫病患者术前予以优质蛋白、高热量、低脂，富含维生素、易消化饮食；必要时静脉多次少量输入血浆、人血清蛋白、新鲜血液、支链氨基酸等；术后麻醉清醒前予去枕平卧位，头偏向一侧，术后6～8小时，麻醉清醒后给予半卧位。术后24～48小时禁食，肠功能恢复后，可进少量流质饮食，逐渐过渡到半流、软食、普食。应予以优质蛋白、高热量、低脂、富含维生素、易消化的食物。

2. 病情观察

（1）急性血吸虫病：观察发热的程度和热型，体温升降的特点、持续时间、伴随症状。典型的发热以间歇热多见，体温曲线为锯齿状；观察接触疫水部位的皮肤有无无痛性的、粟粒至黄豆大小的红色丘疹或荨麻疹；观察患者有无胸痛、咳嗽及痰中带血症状；观察患者有无腹痛、腹泻、恶心、呕吐症状。

（2）慢性血吸虫病：观察患者有无自觉症状，有无慢性腹泻和便秘，大便的症状。轻者大便次数2～3次/天，粪内偶带有少量黏液和血液，重者常伴有腹痛、里急后重，痢疾样粪便等；有无头昏、乏力、肌肉关节酸痛；有无膀胱刺激，排尿阻塞症状。

（3）晚期血吸虫病

1）病情观察是预见性护理的重要手段之一，应该严密观察病情变化，随时注意患者生命体征、腹水、全身水肿消长、血清电解质等变化，正确测量出入水量、腹围、体重，及时准确地完善各项护理记录。

2）巨脾型晚期血吸虫病患者术前应积极完善各项术前准备。术后严密观察生命体征，有条件者送入重症监护室，持续心电监护，直至病情稳定。应注意观察有无生命体征的变化，特别是脉搏的变化，当发生腹腔内出血时，往往先表现为脉搏增快，因此，术后客观监测脉搏非常重要。对于术后已足量输液患者，仍出现烦躁、口渴、出冷汗、脉搏快而弱、血压波动或下降等表现时，也应警惕内出血的危险。对呼吸急促者，在排除腹带包扎过紧后再寻找其他原因。对使用术后镇痛者，要警惕呼吸抑制的发生。

3. 症状护理

（1）急性血吸虫病

1）高热的护理：监测体温的变化，注意热型、发热程度、持续时间、伴随症状、身心反应等；遵医嘱予药物降温辅以物理降温，用25%～50%的乙醇擦浴或温水浸浴，有冷（冰）敷降温时应注意防冻伤。

2）保持患者舒适：加强口腔护理，保持皮肤清洁、干燥，患者呕吐时应将头偏向一侧，及时清理污染的被服，病重患者给予定时翻身、拍背。

3）维持水电解平衡：应给予足够热量、高蛋白、高维生素、营养丰富的易消化流质和半流质饮食，鼓励患者足量饮水，特别是晚夜间大量出汗后应及时补充丢失的水分和电解质，防止出现虚脱，必要时遵医嘱静脉输液。

4）腹泻的护理：观察并记录大便的次数、颜色、性状、量及伴随症状；腹泻严重时，根据医嘱给予禁食、流质、半流质或软食，加强营养，鼓励患者多食高蛋白、高维生素、易消化、少粗纤维的食物；做好肛周皮肤的护理，排便后应用温水清洗肛周，保持清洁干燥，涂无菌凡士林或抗生素软膏以保护肛周皮肤，促进损伤处愈合。

（2）慢性血吸虫病：加强饮食宣教，宜进食易消化、高蛋白、低脂饮食。加强身体锻炼，避免受凉和过度劳累。慢性血吸虫病有症状型患者表现为慢性肉芽肿肝炎及结肠炎，以慢性腹泻或慢性痢疾为主要临床症状。近年来利用结肠透析仪进行中药保留灌肠收到了很好的疗效。

（3）晚期血吸虫病

1）保持皮肤清洁、干燥，做到勤擦洗、勤更换、勤翻身，穿宽松、柔软、吸水性强的棉织内衣裤；对意识障碍者，应加强防护、保证安全。必要时给予床栏、约束带或专人守护。

2）巨脾型晚期血吸虫病患者应妥善做好各项基础护理，妥善固定好各种管道，保持管道通畅，严密观察引流液的变化，记录引流液的量、颜色、性状，做好管道护理；做好疼痛护理，评估患者的疼痛程度，根据医嘱合理使用镇痛剂，并指导患者用非药物措施来转移注意力，缓解疼痛。严密观察预防并发症的发生。

（4）其他血吸虫病：结肠增殖型观察腹部体征变化，保持大便畅通，便后清洗肛门，涂擦润肤膏，做好肛周护理。脑型、肺型密切观察神志和肺部体征，积极对症支持处理。手术者做好围手术护理。

4. 用药护理

（1）急性血吸虫患者确诊后应尽早服用吡喹酮进行病原治疗。服用吡喹酮治疗期间应保持充足的睡眠和休息，严格禁酒。服药后半个月内不可从事操纵机器、驾驶车辆、高空及水中作业。

（2）应用利尿剂患者用药期间应注意利尿效果和不良反应，以每周体重减轻不超过

2kg 为宜，应尽量遵循个体化、联合用药、逐渐增加的原则，保证 24 小时尿量在 1500 ~ 2500ml 之间。

（3）应用抗生素时应严格掌握用药的量和时间，根据药物的性能和半衰期现配现用，保证血药有效浓度，密切注意疗效及副作用。

（4）使用降氨药物时，应注意监测血清钾、钠、酸碱度、肝肾功能及全身情况的变化，严格掌握用药比例、量和速度，防止发生电解质、酸碱平衡紊乱及心衰和脑水肿等情况。

（5）使用甘露醇时，尽量选用粗大血管，避免药物外漏而导致组织水肿和坏死。

（6）使用垂体后叶素治疗时，应严格掌握输液速度，使用微电脑输液泵输注，防药液外漏，如果长期用药应在滴药 24 小时后更换穿刺部位，防止局部缺血坏死。

（7）使用生长抑素奥曲肽等药物时，注意避免短期内同一部位重复多次注射，以减少局部不适。

5. 心理护理　急性期往往因寒战高热、腹痛、肝脾大、黄疸等不适感到焦虑。因为营养不良、乏力、心动过速、震颤及头痛失眠等感到恐惧。因此要关注他们的心理状态，及时给予疾病宣教，疏导其不良情绪，使其保持心情愉快，配合治疗和护理。巨脾型晚期血吸虫病患者术前紧张、恐惧、焦虑、抑郁等不良反应者，应多与患者沟通交流，耐心解答患者的疑虑，细心讲解手术治疗的必要性，缓解患者的精神压力，消除恐惧心理，而对于过于乐观的患者则应讲解手术后可能出现的不适及并发症，让患者有充分的思想准备，并积极地配合手术。

（四）健康教育

1. 做好预防控制急性血吸虫病和预防血吸虫再感染的宣教　凡生活在疫区的居民要尽量减少和避免接触疫水。因生产、生活和防汛必须接触有血吸虫的疫水时，要采取防护措施，可将防护药物涂遍在人体要接触疫水的部位，还可穿长筒胶靴，长筒胶裤，戴手套等。接触疫水后要及时到当地医院或血吸虫防治机构检查，在医生指导下用药。

2. 加强血吸虫病知识指导　利用文字资料、图片、多媒体等向患者讲解血吸虫病相关知识，强调早期接受病原学和护肝治疗，防止向晚期血吸虫病转化。

3. 晚期血吸虫病患者的指导

（1）相关知识指导：向患者及家属详细讲解疾病相关知识，指导患者及家属掌握自我保健及护理方法，避免各种诱发因素，积极预防并发症的发生。

（2）合理饮食：避免食用粗糙、坚硬、油炸和辛辣的食物，饮食要有规律，以优质蛋白、高热量、低脂、富含维生素、易消化的食物为宜，有肝性脑病先兆症状时，应限制食物中蛋白质、钠盐和水的摄入量。

（3）心理指导：告知患者保持稳定的情绪及良好的心态是维持和增进健康的重要环节，指导患者学会自我控制和调节情绪，以积极乐观的心态对待疾病和生活。

（4）用药指导：交代各种用药的目的、方法、注意事项、不良反应。严格遵医嘱用药。

（5）定期复查：每 3 ~ 6 个月来医院复查一次，并告知患者及家属识别出血、肝性脑病等先兆症状及应对方法。如出现原有症状加重、出血及肝性脑病的先兆症状时，应立即就诊和不适随诊。

第二节 埃及血吸虫病的护理

埃及血吸虫病广泛流行于非洲和东地中海等地区的54个国家，是因感染了埃及血吸虫而引起的一种寄生虫疾病。埃及血吸虫感染人体后主要表现为无痛性终末血尿，伴类似慢性日本血吸虫病的便稀和乏力的表现，持续数月至数年，以后逐渐出现尿频、尿急、尿痛等膀胱刺激症状。我国工作在埃及血吸虫病流行区的援外人员如有明确的疫水接触史，出现血尿等尿道症状、便稀等肠道症状，要考虑到该病的可能，及时进行相关检查以明确诊断，及时治疗。尿液、粪便及膀胱活检找到埃及血吸虫卵是本病确诊依据。

（一）护理要点

1. 饮食与休息　指导患者多休息，避免劳累，临床症状缓解后逐渐增加活动量。多饮水，进食高热量、高蛋白、高维生素易消化的饮食，忌烟酒，减少脂肪摄入，有腹胀患者禁食产气食物；有腹泻患者避免进食刺激性食物，便秘患者增加饮食中纤维素的摄入。

2. 病情观察　观察患者生命体征和不适症状、大便的次数、颜色、性状，有无血黏液；小便性状与伴随的不适症状；有无头昏、乏力等。同时注意观察药物疗效和不良反应。

3. 用药护理　遵医嘱准确及时发送吡喹酮片，向患者详细讲解药物的作用、用法、注意事项及治疗过程中可能出现的不良反应，严密观察药物的疗效与不良反应，发现异常及时报告医生处理。服药注意事项指导及不良反应处理见日本血吸虫病护理。

4. 心理护理　患者大多为青壮年，均因在异国接触疫水初次感染埃及血吸虫而患病，表现紧张、焦虑，甚至恐惧，特别是有症状的患者，担心疾病继续发展而影响健康，主动与患者交流，了解他们的心理状况，针对性进行心理疏导，并耐心向患者讲解埃及血吸虫病的相关知识。服药期间加强巡视和观察，通过医护人员的言行使患者建立信赖感，消除不良情绪，主动配合治疗和护理。

（二）健康教育

1. 防止再度或重复感染埃及血吸虫　①避免与疫水再接触；②目前，没有预防埃及血吸虫病的疫苗，如须前往流行地区，应在出发前咨询医生，以便采取预防措施，需要时服用预防血吸虫病的药物；③如在疫区旅游或工作期间，或回国后出现发热、畏寒及多汗或泌尿系统症状（以无痛性终末血尿常见）等症状，应立即向医生求诊，并尽快接受治疗。

2. 检查知识指导　包括膀胱镜检查知识指导、尿液离心沉淀涂片镜检、直肠黏膜活体组织检查。

3. 日常生活指导　注意安排有规律的生活，保证充分睡眠，注意劳逸结合，避免劳累。养成良好的饮食习惯，合理饮食，增加饮食营养。慢性期应多喝水。遵医嘱用药，不使用对肝肾有损害的药物。

4. 复查　1~2年复查，不适随诊。

第三节 肺吸虫病的护理

（一）护理评估

1. 健康史

(1) 一般资料:年龄、性别、婚姻、职业、文化程度、居住地、饮食习惯、体质指数、有无生食或半生食饮食习惯。

(2) 既往史:有无生食蟹类和蝲蛄类的食物史,食用的时间、量等;有无合并肺炎、肺结核、肝炎等及有无寄生虫病病史,有无寄生虫病治疗史或过敏史。

2. 身体状况

(1) 局部:有无胸痛、咳嗽、咳痰,痰液颜色和性质;有无腹痛、腹泻,大便颜色和性质;有无肝区疼痛、肝脾大;有无胸、腹、腰背部及腹股沟等处皮下结节等。

(2) 全身:生命体征、意识、面色、皮肤温度、弹性及色泽,尿液变化等,有无毒血症表现等。

3. 辅助检查 血常规、血生化与免疫学检测、心电图及影像学检查、痰液与粪便病原学检测、皮下结节活组织病理检查等结果。了解心、肺、肝、肾等重要脏器功能状况、胸腹部阳性体征、痰液和粪便有无查到虫卵,皮下结节中有无查到虫体或虫卵等。

4. 心理和社会支持状况 评估患者对疾病治疗、康复知识的了解和掌握程度,对拟采取的手术、手术可能导致的并发症及疾病预后所产生的恐惧、焦虑程度和心理承受能力。家庭的经济承受能力、家属的支持程度。

(二) 护理诊断

1. 疼痛 与虫体在体内移行、寄居,致机械性损伤及组织炎性渗出有关。

2. 咯血 与童虫进入肺脏后,致组织出血有关。

3. 体温过高 与虫体及其代谢产物引起的机体免疫反应有关。

4. 腹泻 与童虫穿行于肠壁引起脓肿向肠内破溃有关。

5. 潜在并发症 肝肾功能损害、颅内占位性病变、癫痫、截瘫。

(三) 护理措施

1. 饮食与休息 急性期应卧床休息,其他各型应多休息,给予高热量、高蛋白、高维生素、易消化饮食。

2. 病情观察 急性重症病人应密切观察生命体征,监测体温变化,高热时行药物及物理降温,保持患者舒适;胸肺型患者应观察其胸痛、咳嗽、咳痰情况,痰液的颜色、性状,有无咳铁锈色或棕褐色(烂桃样)血痰的典型特征,腹型患者应观察腹痛、腹泻情况,腹痛的部位、性质,大便次数、颜色、性状,有无棕褐色、芝麻酱状或黏稠脓血样便。有腹泻患者,应观察并保证入量,维持体液平衡;神经系统型患者应注意观察其头痛、神经系统症状和运动感觉功能状况。有皮下包块患者观察包块部位、局部症状。

3. 用药护理 吡喹酮是首选药物,具有疗效高、疗程短、毒性低、使用方便等优点。吡喹酮治疗本病副作用轻而短暂,头晕、头痛、乏力、恶心、腹痛等症状多数能在数小时后自行消失;偶有呕吐、胸闷、心悸、期前收缩。服用药物期间,应嘱病人按时、按量、饭后服药,饮食清淡,忌烟酒,多休息;如出现心律失常,应立即停药,并及时处理。服药治疗期间及服药后半个月内不可从事操纵机器、驾驶车辆、高空及水中作业。

4. 心理护理 急性期往往因胸痛、咳嗽、咯血痰及便血等不适和对预后缺乏认识而感到焦虑。神经系统型卫氏并殖吸虫病则因担心神志及运动感觉障碍,以致产生强烈的恐惧感。因此要关注他们的心理状态,及时给予疾病宣教,疏导其不良情绪,使其保持心情愉快,配合治疗和护理。

（四）健康教育

1. 肺吸虫病相关知识指导　通过组织看图片、录像、文字资料和个别指导，使其了解该病的途径及方式，如何查病、治疗及预防感染。加强自我防护，积极配合治疗。

2. 预防肺吸虫病知识宣教　指导患者和家属了解肺吸虫病病因，改变喜好食生食或醉蟹的习惯，切勿生食或半生食疫区来的淡水蟹、蝲蛄和生饮溪水等，注意饮水卫生，提高个人自我防护能力，不随地大便，避免虫卵随雨水冲入溪流污染水源。一旦患病，应彻底治疗。

3. 检查相关知识指导

（1）痰或粪便检查：痰液沉渣涂片镜检和粪便直接涂片或浓集法可能找到虫卵，应指导患者正确收集24小时痰液方法：将晨7时至次日7时的痰液全部留在容器中，不可将漱口液、唾液等混入。留取的大便标本不能混入尿液和其他分泌物，及时送检。

（2）活组织检查：浅表的皮下包块经外科手术摘除后行活组织病理检查可能找到虫卵或虫体及发现相应的病理变化。取下的活组织标本应用10%甲醛固定，及时送检。

4. 日常生活指导　患者出院后应多注意休息，保证充分睡眠，避免劳累；加强营养，限制吸烟、饮酒，预防感冒。

5. 每3～6个月根据不同类型的吸虫病进行相关复查，如有不适，随时就诊。

（潘洁　余慧琼）

第四节　寄生于肝胆管内吸虫所致疾病的护理

寄生于肝胆管内的吸虫包括肝吸虫、东方次睾吸虫、肝片形吸虫、大片形吸虫。它们寄生于人体肝胆管内导致疾病。常见症状有高热、腹痛、食欲减退、腹泻、胆绞痛、上腹痛、恶心、黄疸、肝区疼痛、肝大等。

一、护 理 评 估

1. 健康史

（1）一般资料：年龄、性别、婚姻、职业、文化程度、居住地、饮食习惯、体质指数、有无喝生水及生食水生植物和生鱼的嗜好。

（2）既往史：有无喝生水及生食水生植物和生鱼虾的类似病史，食用的时间、量等；有无合并肝炎、肝硬化、胆道系统炎症及有无寄生虫病病史，治疗史或过敏史。

2. 身体状况

（1）局部：有无腹痛、腹胀、食欲减退、恶心、呕吐等消化道症状；有无贫血、腹水、黄疸等体征；有无头痛、失眠等神经衰弱症状；有无荨麻疹局部皮肤症状。

（2）全身：生命体征、面色、皮肤温度、弹性及色泽，大便变化等；有无高热、食欲减退；有无疲倦、乏力等精神状况。

3. 辅助检查　血常规、肝功能及血沉与免疫学检测。粪便与十二指肠液沉淀检查等病原学诊断。B超及其他影像学检查了解胃、肠、肺、肝、肾等重要脏器功能状况。胆道造影有时能发现肝片吸虫。

4. 心理和社会支持状况　评估患者对疾病治疗、康复知识的了解和掌握程度，对可能导致的并发症及疾病预后所产生的恐惧、焦虑程度和心理承受能力。家庭的经济承受能力、家属的支持程度。

二、护理诊断

1. 疼痛　与虫体在胆管内造成机械性损伤和阻塞,致使胆汁瘀积,胆管扩张有关。

2. 体温过高　与虫体在组织器官中移行致组织损伤及炎症反应有关。

3. 知识缺乏　与对疾病相关知识缺乏有关。

4. 营养失调　与食欲减退,肝功能损害有关。

5. 睡眠紊乱　与疾病引起的不适有关。

三、护理措施

1. 饮食与休息　急性期应卧床休息,给予高热量、高蛋白、高维生素、易消化饮食。慢性期应给予低脂、高蛋白饮食。高热期增加水的摄入。

2. 病情观察　急性重病人应密切观察生命体征、监测体温变化,观察腹痛的部位、性质,呼吸情况;慢性期应观察有无胆管炎、胆囊炎症状及贫血的程度;异位损害时应观察肺部、支气管、腹膜、眼、脑及膀胱等部位的体征和不适症状。

3. 症状护理　高热时行药物及物理降温,保持患者舒适;患者合并有阻塞性黄疸时,应注意皮肤护理,避免搔抓,减少碱性清洁用品对皮肤的刺激,局部可涂润肤霜缓解搔痒。

4. 用药护理

(1) 吡喹酮:吡喹酮副作用轻而短暂,头晕、头痛、乏力、恶心、腹痛等症状多数能在数小时后自行消失;偶有呕吐、胸闷、心悸、期前收缩。用药期间,应嘱病人按时、按量、餐后服用,饮食清淡,忌烟酒,多休息;如出现心律失常,应立即停药,并及时处理。服药治疗期间及服药后半个月内不可从事操纵机器、驾驶车辆、高空及水中作业。

(2) 阿苯达唑:又名丙硫咪唑,副作用轻,且价格低廉。可根据感染度的高低或病人的身体状况调整给药剂量或疗程,部分患者会出现不同程度的头晕、头痛、发热、荨麻疹等反应,反应程度与囊虫数量、寄生部位及机体反应有关。应予密切观察,必要时可酌情给予地塞米松,20%的甘露醇等。

5. 手术护理　严重患者累及胆管及胆囊时可行胆管手术。

(1) 评估患者术前的一般情况,积极完善各项术前准备,做好术前指导,对病人进行心理疏导,消除患者对手术的恐惧心理,积极配合手术和治疗。

(2) 术后严密观察患者生命体征、伤口敷料、引流管及引流液颜色、性质、量的变化。

(3) 术后取半卧位,早期下床活动。

(4) 可通过药物及给患者疏导情绪来缓解疼痛。

(5) 胃肠功能恢复后,应予低脂流质饮食,逐渐过渡到普食,宜少量多餐。

6. 心理护理　急性期往往因腹痛、发热、咳嗽及呼吸困难等不适和对预后缺乏认识而感到焦虑。慢性期患者因胆管炎、胆囊炎及贫血等不适,以致产生强烈的恐惧感。因此要关注他们的心理状态,及时给予疾病宣教,疏导其不良情绪,使其保持心情愉快,配合治疗和护理。

四、健 康 教 育

1. 疾病相关知识指导 通过组织看图片、录像、文字资料和个别指导,使其了解该病的感染途径及方式,如何查病、治疗及预防感染等。

2. 疾病预防知识指导 大力开展卫生宣传教育工作,不生食菱角、水芹、莴苣等媒介植物;不饮生水;不吃生的或半生的鱼肉或虾。同时也不要用生鱼喂猫、犬或猪等动物。鱼鳞和内脏不要随地丢弃,以防动物吞食。此外,切过生鱼的刀和盛过生鱼的器皿也必须洗干净再用,以免污染。加强对从事饮食业工作人员的教育,不出售未经煮熟的鱼肉食品。加强粪便管理,杜绝粪便污染水源,搞好饮水与饲料卫生,防治牲畜感染。

3. 检查相关知识指导

(1) 粪便检查:粪检虫卵的方法有直接涂片法、沉淀法、改良厚涂片法。

(2) 免疫学检查:对急性期患者、胆道阻塞及异位寄生的病例,采用免疫学检查有助诊断。常用的方法有酶联免疫吸附试验、间接血凝试验和免疫荧光试验等。粪抗原检测较病原学检查更灵敏并可提示活动感染。

(3) B 超检查 应用 B 型超声波对肝吸虫病进行检查,是一种现场应用的快速、高效、无创伤的检查方法。肝脏系统的特有声像改变,在诊断上有着独特的价值。

4. 日常生活指导 患者出院后应多注意休息,保证充分睡眠,避免劳累;饮食清淡富营养,限制吸烟、饮酒,预防感冒。

5. 每 3 ~6 个月根据不同类型的吸虫病进行相关复查,如有不适,随时就诊。

(潘 洁)

第五节 寄生于肠道的吸虫所致疾病护理

寄生于肠道的吸虫与医学有关的包括姜片形虫、异形吸虫等。它们寄生于人体肠道内导致疾病。常见症状有上腹部不适、腹痛、腹泻、腹胀、食欲减退、消瘦、全身倦怠等。本节将重点介绍姜片形虫病、异型吸虫病、棘口吸虫病的临床护理。

一、护 理 评 估

1. 健康史

(1) 一般资料:年龄、婚姻、职业、文化程度、居住地、饮食习惯、体质指数,有无生食、半生食鱼类、淡水螺类、贝类、泥鳅、蝌蚪或吃烧烤鱼、饮用池塘生水等习惯;有无生食水生植物如红菱、大菱、四角菱、荸荠、茭白等食物史,食用时间、量等,是否到过流行地区等。

(2) 既往史:有无寄生虫病史,有无寄生虫病治疗史或过敏史。

2. 身体状况

(1) 局部:有无腹痛、腹泻、腹胀、呕吐,大便颜色和性质;有无肝区疼痛、肝脾大;有无胸、腹、腰背部及腹股沟等处皮下结节、皮肤瘀斑等。

（2）全身：生命体征、意识、面色、皮肤温度、弹性及色泽，尿液变化等，有无毒血症表现，有无头痛、精神萎靡、倦怠无力、消瘦、贫血、浮肿，感染姜片吸虫病的患儿有无发育障碍、智力减退、夜眠不安、夜惊、咬牙等神经症状等，感染异形吸虫病的患者有无脑出血、血栓形成、心力衰竭所致症状等。

3. 辅助检查　血常规、血生化与免疫学检测、十二指肠液检查、心电图及影像学检查、粪便病原学检测。了解心、肺、肝、肾、脑等重要脏器功能状况、胸腹部阳性体征、粪便有无查到虫卵，皮下结节中有无查到虫体或虫卵等。

4. 心理和社会支持状况　评估患者对疾病治疗、康复知识的了解和掌握程度，疾病预后所产生的恐惧、焦虑程度和心理承受能力，家庭的经济承受能力、家属的支持程度。

二、护理诊断

1. 腹痛　与虫体在肠道中移行、游走，致组织破坏、出血，炎性渗出有关。

2. 腹泻　与虫体机械性损伤，致肠道的绒毛、黏膜及黏膜下层炎症有关。

3. 活动无耐力　与贫血有关。

4. 潜在并发症　肠梗阻、肠穿孔、心力衰竭。

三、护理措施

1. 饮食与休息　急性期应卧床休息，其他各型应多休息，给予高热量、高蛋白、高维生素、清淡易消化饮食，少食多餐，忌食辛辣刺激性食物。

2. 病情观察　急性重病人应密切观察生命体征，监测体温及血常规变化，高热时行物理降温，保持患者舒适；腹泻型患者应观察腹痛、腹泻情况，腹痛的部位、性质，大便次数、颜色、性状，有无棕褐色、黄白色、芝麻酱状或黏稠脓血样便。有腹泻患者，应观察并保证入量，维持体液平衡，加强肛周皮肤护理；慢性患者定期测量体重，观察血红蛋白等值有无下降，指甲及睑结膜颜色，有无头昏、乏力、食欲减退，下肢及全身皮肤有无浮肿、荨麻疹，加强皮肤护理，避免搔抓等。

3. 用药护理

（1）吡喹酮：是治疗首选药物，副作用轻而短暂，头晕、头痛、乏力、恶心、腹痛等症状多数能在数小时后自行消失；偶有呕吐、胸闷、心悸、期前收缩。服用药物期间，应嘱病人按时、按量、饭后服药，饮食清淡，禁烟酒，多休息；如出现心律失常，应立即停药，并及时处理。服药治疗期间及服药后半个月内不可从事操纵机器、驾驶车辆、高空及水中作业。

（2）阿苯达唑：为广谱抗蠕虫药物，对多种线虫病有较好的治疗效果，对吸虫病、绦虫病也有一定效果。成人1次400mg，1日2次，连续5日。在治疗过程中，部分患者会出现不同程度的头晕、头痛、发热、荨麻疹等反应，反应程度与囊虫数量、寄生部位及机体反应有关。应予密切观察，必要时可酌情给予地塞米松，20%甘露醇。

4. 心理护理　患者往往因腹痛、腹泻、恶心、呕吐、消瘦等不适和对预后缺乏认识而感到焦虑。因此要关注他们的心理状态，及时给予疾病宣教，疏导其不良情绪，使其保持心情愉快，配合治疗和护理。

四、健康教育

1. 疾病知识指导　患者及家属通过看图片、录像、文字资料等，了解疾病感染的途径及方式，如何检查、治疗及预防感染。加强自我防护，积极配合治疗。指导患者出院后多休息，保证充分睡眠，避免劳累；加强营养，预防感冒。定期复查，如有不适，随时就诊。

2. 预防知识宣教

（1）姜片形吸虫病主要是生食或半生食水生植物（水红菱、大菱、四角菱、荸荠、茭白）后造成感染。因此，生活在流行区的居民不生食水生植物；吃菱角、荸荠时要用沸水烫洗，或用直射阳光照射 10 分钟以上，用刀或手剥去皮壳，不要用牙齿啃皮；不喝生水。在感染季节，不用被尾蚴污染的生水和青饲料喂猪；加强人畜粪便的管理和杀卵工作，建无害化粪池或粪尿密封储存等，拆除菱塘、鱼塘上的厕所，禁止在水边洗刷粪具，控制粪便污染水源；放养鸭或鲤鱼等食肉性鱼类消灭扁螺；减少人为种植水红菱等水生植物。

（2）异形吸虫人体寄生较少见，预防方面主要注意饮食卫生，特别注意不要吃未煮熟的鱼、蛙肉。加强对散养犬的管理，每年定期驱虫，对靠近江、河、湖、沼附近的犬进行拴养或圈养，禁止在犬的日粮中添加生的淡水鱼等。

（3）棘口吸虫病是一种经口感染的寄生虫病，棘口吸虫主要寄生于水禽类，因此搞好饮水、饮食卫生，改变不良饮食习惯预防本病的关键。提倡不喝生水、不生食或吃未煮熟的鱼、虾、螺和贝类，做到生熟餐具分开使用，切忌用偏方（吞食活泥鳅）治疗肝炎；严禁人畜粪便直接排入鱼塘、水塘，对家畜进行圈养，做好厕所改造和鱼塘管理，不用新鲜的粪便施肥，对人畜粪便进行无害化处理；对螺类等中间宿主采用化学药物消灭。

（邵志伟）

第六篇

其他蠕虫病及节肢动物所致疾病

第五十章 棘头虫病

棘头虫病(acanthocephaliasis)是由棘头虫动物门原棘头虫纲的寄生虫所引起的一类蠕虫病。寄生于畜类和兽类动物的棘头虫有100多种,其中猪巨吻棘头虫和念珠棘头虫两种偶可寄生人体引发疾病。猪巨吻棘头虫病的病例在国外报道较少,但自我国1964年冯兰洲等首次报告人体感染以来,就有辽宁、山东、河北、河南、安徽、广东、海南、吉林、云南、内蒙古、西藏等10余个省(市、区)相继报道共360余例。念珠棘头虫病的人体病例报道不多,在我国新疆曾发现2例。

第一节 猪巨吻棘头虫病

猪巨吻棘头虫病(macracanthorhynchosis)是由猪巨吻棘头虫偶然寄生于人体小肠引起以腹痛、腹泻,甚至肠穿孔和腹膜炎为主要临床表现的寄生虫病。1776年Pallas首先发现该病病原,于1782年Bloch定名为猪巨吻棘头虫(Echinorhynchusgigas, Macracanthorhynchus hirudinaceus)。1859年捷克学者Lamble报道了全球首例人体感染病例。我国于1964年辽宁最先报道本病。

一、病 原 学

猪巨吻棘头虫在生物学特征上是一种介于线虫和绦虫之间的大型蠕虫。成虫形态:呈线形圆柱状,乳白或淡红,体表有明显的横纹,形体似蛔虫粗大或更大,雌雄异体;雌虫长20~65cm,宽0.4~1.0cm,尾部钝圆,雄虫长5~10cm,宽0.3~0.5cm,其尾端有一钟形的交合伞;虫体由吻突、颈部和躯干三部分组成,吻突位于前端,类球形,可伸缩,其周有5~6排透明而尖锐的吻钩,颈部短,与吻鞘相连;虫体无口腔及消化系统,靠体表渗透吸收营养。成熟虫卵:椭圆形,深褐色;大小为(67~110)μm×(40~65)μm;壳厚,一端闭合不全呈透明状;卵内含有1个具小钩的棘头蚴。

猪巨吻棘头虫成虫主要寄生于猪,也可寄生于野猪、犬和猫等终宿主的小肠内,一条雌虫每日产57.5万~68万个虫卵。虫卵自这些感染动物排出体外,在土壤中可生存数月至3~5年。当虫卵被中间宿主甲虫的幼虫吞食后,卵内棘头蚴破壳逸出,经肠壁进入甲虫血腔,经3~5个月或更长,发育成感染性棘头体。感染性棘头体在甲虫的幼虫、蛹和成虫中均具感染性，并可存活2～3年。终宿主动物吞食含感染性棘头虫的甲虫后，棘头体在小肠内经1～3个月发育为成虫。人偶尔食入未熟透的含有感染性棘头体的甲虫而被感染，但棘头体很少能在人体内发育成性成熟的成虫，因而人粪中不易检出虫卵。

二、流行病学

本病在国外仅见捷克、苏联、泰国、马达加斯加等各报道1例，但在匈牙利、罗马尼亚、北美、南美、印度、日本等国猪感染较普遍。我国自辽宁1964年报道2例后，山东、天津、河北、河南、吉林、江苏、安徽、海南、贵州、四川、福建、广东、广西、陕西、甘肃、内蒙古等省（市、自治区）至今共报告了300余例。

本病的传染源主要是猪，放养的猪在觅食过程中吞食感染性甲虫。棘头体在猪肠内发育成成虫。猪龄越大感染机会越多，各地调查感染率在3.0%～82.0%。该虫的中间宿主有9科34种，如大牙锯天牛、曲牙锯天牛、棕色鳃金龟等甲虫类。甲虫感染率为0.8%～6.0%，一个甲虫感染棘头虫体可多达178个。人受感染主要因烧、炒食这类甲虫，而未将棘头体全部杀死所致。男女老幼都可受染，但流行区儿童常喜捕食甲虫，所以15岁以下儿童发病较多，且男孩多于女孩。本病流行有明显的季节性和地区性，这与甲虫的地区分布与繁殖期有关。辽宁流行季节为9月，山东为6～8月。

三、致病机制

猪巨吻棘头体多寄生于人回肠的中、下段，一般为1～3条，多者可达20余条。虫体以吻钩固定于肠黏膜或吻突侵入肠壁，形成一个圆柱形小窦道，浅者到黏膜下，深者穿破肠壁，引起黏膜损伤，出血，并在虫体分泌的毒素作用下造成损伤的黏膜出现坏死、溃疡、甚至穿孔。由于虫体寄生过程中还常更换附着部位，从而使损伤范围扩大，炎症反应加重，累及肠壁深层。当肠壁损伤重者累及浆膜层可发生肠穿孔、腹膜炎。随着反复炎症发生和结缔组织增生，肠管增厚，可形成棘头虫结节，结节突向肠壁浆膜面，可向大网膜或附近的肠管发生粘连或形成腹内炎性包块，并发细菌感染形成脓肿、粘连性肠梗阻等。患者一般在感染后1～3个月开始发病，开始出现腹痛、恶心、呕吐、消化不良、饮食减退、腹泻和黑便等症状，久病未治患者可出现营养不良、消瘦、贫血等，严重者常出现外科并发症，这是本病的主要危害表现。

棘头虫结节常位于溃疡相对应的浆膜面上，呈白色圆形或椭圆形的隆起结节。显微镜下见结节中央为凝固性坏死，中心有虫的吻突或吻突侵入所造成的空隙，外层为嗜酸性粒细胞或浆细胞组成的炎性肉芽肿。溃疡深及浆膜，则浆膜面常有纤维素渗出，与大网膜粘连。肠系膜淋巴结明显肿大，且有大量嗜酸性粒细胞浸润。

四、临床表现

潜伏期从吞食感染棘头体甲虫到棘头体发育成为成虫约30～70天，最长3个月。临床症状与感染的数量有关。轻者常无症状，仅粪中排出虫体或呕吐虫体。感染虫数多者，早期出现的症状为腹痛，位于脐周或偏右，呈隐痛，时轻时重，重时常伴恶心、呕吐、低热。此外患者常有腹泻，泻稀糊状便，混有不消化的食物残渣，一日数次。病程长者有乏力、食欲减退、消瘦、营养不良、贫血等。查体右下腹压痛，部分患者还可触及腹内炎性包块。如并发小的肠穿孔，则有局限性腹膜炎体征。如并发大的穿孔，则发生肠出血、腹膜炎。穿孔后大网膜包裹则成为脓肿，可出现发热、腹痛、局部包块、腹水，常危及生命。慢性小穿孔致结缔组织增生，引起肠粘连、肠梗阻。

五、诊断与鉴别诊断

（一）诊断

1. 询问感染史或流行病学史　了解患者在流行地区和流行季节(7～12月)。否有吃甲虫史，对此均有助诊断。

2. 临床表现　应注意腹痛的性质及部位。在流行区的儿童如发生局限性腹膜炎，甚至肠穿孔，应怀疑本病。一旦发现粪中排出虫体或呕出虫体，即可确诊。

3. 实验室检查　外周血中嗜酸性粒细胞增多；粪便潜血试验阳性；免疫学检查以虫卵制成抗原液做皮试，出现阳性具有很重要的辅助诊断意义。

4. X线检查　急性肠穿孔时，可见膈下游离气体。

5. 影像检查　慢性穿孔时，可用超声检查出腹部包块。

6. 其他检查　手术时见棘头体结节或取肠组织活检见到虫体，或发现肠腔内有虫体，均可确诊。

有人认为：①流行地区，猪粪中检出虫卵；②学龄儿童有服甲虫史；③儿童反复脐周痛或右下腹剧痛伴恶心、呕吐；④嗜酸性粒细胞增多。上述4条具备一条可为早期诊断依据。

（二）鉴别诊断

本病极易与肠道蛔虫病、消化不良相混。发生肠穿孔、肠出血、腹膜炎时应根据流行病学资料、临床表现、实验检查等与本病鉴别。

六、治疗与预防

（一）内科治疗

1. 对症及支持治疗　腹痛时给解痉剂；营养不良、贫血者应加强营养、补充铁剂。

2. 抗病原治疗　驱虫尚无特效驱虫药。可服阿苯达唑，成人400～600mg，顿服。儿童200～400mg，顿服。左旋咪唑也可用，成人150～200mg，儿童2.5～3.5mg/kg，顿服。甲苯咪唑与复方甲苯咪唑(含甲苯咪唑和左旋咪唑)也可应用。当患者如同时患有肠蛔虫症者，则不宜用甲苯咪唑，因该药有引起蛔虫移行之弊，反而有促使肠穿孔的可能，故推荐用丙硫咪唑为佳。

（二）外科治疗

对出现各种外科并发症患者，应针对不同情况做相应外科急救处理。

1. 急性肠穿孔腹膜炎的治疗　如已有肠穿孔引起腹膜炎者，应做好一切术前准备，纠正水、电解质及酸碱平衡失调。如有感染性休克则应积极采用综合性抗休克措施、禁食、持续胃肠减压、留置导尿管、配血、备皮,使用抗生素及抗休克治疗等。待一般状况有所改善,立即行剖腹探查术。争取将有病变的肠段行一期切除吻合术或行肠修补术。并应彻底清洗腹腔,取尽成虫,放置腹腔引流管。

2. 慢性穿孔腹腔脓肿的治疗　如腹腔脓肿形成且时间较久,估计四周包裹完整者,可行保守治疗,包括合理联合运用抗生素,配合中药及支持疗法。局部可用氦氖激光照射,并严密观察病情变化。如经上述保守治疗后,全身症状迅速消退,脓肿逐渐缩小,则可望痊愈,并及时行驱虫治疗。反之如脓肿有扩大趋势,全身中毒症状加重,甚至脓肿有穿破的可能者,应行脓肿切开引流术,术后仍继续加强抗感染及支持疗法,待肠道功能恢复后,再采取驱虫治疗。

行切开排脓术者,术前应作超声波或 CT 检查定位,明确是单个或多个,是单房或是多房并定位。术中操作应轻缓,尽量钝性分离,以免引起副损伤(如损伤粘连的肠管)。分离至脓腔后将脓腔内容物吸净,最好能取出虫体,置入较柔韧的双套引流管。总之,操作应简化,能在脓腔内置入引流管,即已达到目的,不要作广泛游离,避免破坏已形成的炎性包围圈,以致炎症再度扩散,也可避免副损伤。如为多房性脓肿,如各房之间难以沟通时,一般仅引流较大的脓腔。对于深在或较小的脓腔不必强调彻底引流。因脓肿壁由肠袢及其肠系膜、大网膜等相互粘连构成,且炎性充血、水肿显著,组织脆性增加,而且解剖关系往往不清楚,略有不慎即可引起肠管破裂或损伤出血。相反,对出现深部较小脓腔,作上述保守治疗,可获得逐渐吸收而痊愈的结果,但深部较大脓肿应尽量引流。不过临床也见到即使是深在部位的较大脓肿,经保守治疗也有逐步缩小、吸收痊愈的报导。值得一提的是,如脓肿位于体表,可腹壁穿刺引流或腹膜外引流,位于 Douglas 氏窝,可经肛门或阴道引流。

3. 肠粘连、肠梗阻的治疗　对猪巨吻棘头虫引起的肠粘连和不全性肠梗阻者一般采用保守治疗如禁食、胃肠减压、输液,防治感染及对症等处理,大多能缓解,但如保守治疗 72 小时无效或进行性加重或向绞窄性肠梗阻变化,则应及时手术,防止肠坏死穿孔的发生。术中应注意勿损伤肠管,正确判断肠管血运。如有脓肿,则尽量引流腹腔。

(三) 预防

防治措施主要是做好健康教育和卫生宣传,特别对儿童宣传不要捕食甲虫。对猪实行圈养,饲料避免含甲虫。如猪已感染也应行驱虫治疗。

第二节　念珠棘头虫病

念珠棘头虫病(moniliformis disease)由念珠棘头虫偶然寄生于人体而引起的疾病。

一、病　原　学

念珠棘头虫主要寄生在鼠肠内,中间宿主为蟑螂。雌虫大小为(143 ~ 170) mm×(2 ~ 3) mm,雄虫为(105 ~ 115) mm×1. 6mm。吻鞘为 1. 67mm×0. 36mm,垂襟 6. 6 ~ 7. 6mm,吻长 0. 38 ~ 0. 46mm,吻顶钩尖 13. 5μm,吻顶钩根 28. 8μm,吻基钩尖 4. 6μm,吻基钩根 8. 4μm。睾丸 2 个,前后睾丸的长度分别为 3. 5mm 和 3. 94mm,黏液腺 7 ~ 8 个,虫卵 76. 82μm×42. 67μm,卵内胚体 58. 07μm×23. 0μm,胚体顶钩 6 ~ 8 个。

二、临床表现

念珠棘头虫病国内外仅有数例人体病例报道，在我国寄生于人体的病例先后发现于新疆和田县及克拉玛依市。两名患儿年龄都在一岁半以内；入院前有自然排虫史。患儿都未服用驱念珠棘头虫药而经3、4个月左右在其粪便内未再查见虫体及虫卵。临床表现以间歇性腹泻为主，次数不等。一般无脓血便。很少严重并发症。

三、诊　断

本病无特殊临床症状与体征，很易误诊。粪便中很少能查见虫卵，诊断性驱虫治疗有效或在大便中检获虫体、作虫种鉴定可确诊。

四、治疗与预防

治疗可服用阿苯达唑和甲苯咪唑；出现并发症者，应及时手术治疗。预防本病主要对儿童做好卫生宣传教育，及时发现感染者。

（夏超明　孙渊）

第五十一章 水 蛭 病

水蛭(leech)又称蚂蟥,是一类营自生生活、有强烈吸血习性的环节体动物,广泛分布于稻田、池塘和沟渠等水土中,与人体接触时吸附在人体皮肤吸血,并常以人体鼻腔、咽喉部为常见寄生部位,也可在人体尿道、生殖道、消化道等部位寄生,引起患者失血、贫血、头昏、眼花、心率加快、咯血、血痰、咳嗽、声音嘶哑、鼻塞、呼吸受阻、腹痛、腹泻、恶心、呕吐、器官功能障碍、活动受限等症状。寄生于女性阴道的虫体往往造成患者失血,失血量可达 200 ~ 300ml,严重者可达 600ml,对幼女的身心健康危害极为严重。

一、病 原 学

水蛭系环节动物,雌雄同体,生活在池沼、水田或温暖潮湿的地方,多数在淡水中,少数在海水或咸水中,还有陆生者。目前世界上有 400 ~ 500 种,我国约有 100 种,个体大者可达 33cm,最小的如芝麻大。以吸食人畜血液为主的水蛭大小为(1 ~ 11)cm×(0.08 ~ 1.5)cm。

二、流 行 病 学

据国内多种文献资料记录与报道,我国大陆水蛭病病例数已达 1003 例,分布于大陆 15 个省区,以西南的广西、贵州、四川、云南省(自治区)的病例数为最高,占总病例数的 85.04%,其次为福建与广东沿海区域,占国内总病例数的 8.07%,湖北与江西区域的占 5.88%,浙江、江苏、河南、山东、安徽、北京、湖南等 7 省区病例数仅为总病例数的 1%。由此可见,国内大陆人体水蛭病主要发病区分布在西南的广西、贵州、四川、云南境内,其次为湖北、福建、广东、江西等省。发病季节以夏季为主,秋季次之。患者病程长短不一,短者 1 天,长者达 1 年以上,以 30 天为多见。

三、致 病 机 制

水蛭为偶然寄生虫,人体被水蛭感染的方式主要为喝溪沟生水,水蛭经口侵入,而致鼻咽、喉、呼吸道及消化道水蛭病发生;小女孩可因在溪沟水中戏水时,水蛭经阴道口或尿道口侵入而致阴道或泌尿道水蛭病。人体受水蛭感染的季节主要在水蛭繁殖和活动频繁的夏秋季发生。由于水蛭具有吸血习性，且在吸血时可分泌一种抗凝血素，以致虫体停止吸血，其伤口仍可不断流血，所以水蛭的致病主要为其在寄生部位引起出血。

四、临床表现

水蛭侵入人体的常见部位是鼻腔和阴道，其次为咽喉部、声门、眼部、肠腔、膀胱、外阴、胃等部位。临床表现依水蛭侵入人体部位不同而不同。水蛭在患者寄生部位吸血，可引起伤口较长时间出血；也可因出血而导致患者出现情绪紧张、恐惧、头昏、头痛等神经系统症状。

（一）阴道水蛭病

小女孩发生较常见。患者可表现为阴道不同程度的出血，其失血量可达200～300ml，重者高达600ml，部分患者可出现头昏、眼花、嘴唇苍白、心率加快等贫血症状。

（二）鼻咽水蛭病

虫体从鼻腔或口腔进入鼻腔或喉部，寄生于鼻咽部后，利用其后吸盘附着在鼻腔顶部吸吮血液，常引起鼻出血，且反复引起贫血等表现，其他症状：轻者仅有鼻部不适，鼻痒、鼻塞、异物感等表现；重者可出现鼻痛、头痛、紧张，甚至发生休克。虫体寄生于喉部的可引起喉痒、异物爬动感、剧咳、咯血和声嘶等症状。

（三）呼吸道水蛭病

虫体从鼻腔或口腔进入气管或支气管。引起呼吸受阻、异物爬动感、咳嗽、声音嘶哑、血痰、咯血等症状。水蛭寄生在该系统的鼻腔病例数占所有病例的80%，也为水蛭病最常见的症状。

（四）胃肠道水蛭病

患者可出现腹痛、腹泻、恶心、呕吐和黑便等症状。

（五）泌尿系统水蛭病

水蛭侵入泌尿系统，多发生于膀胱，可引起排尿疼痛、和血尿。重者可引起泌尿和生殖器官的损伤和功能障碍。

五、诊　断

根据患者有在池塘、沟渠游泳、捕鱼、洗脸、饮用池塘和沟渠生水或在水田间劳动、在阴雨天上山作业史，结合症状与体征或检获水蛭为确诊依据。

六、治　疗

在临床上，无论发现水蛭寄生于人体何部位，均应采用相应方式及时取出虫体，并对患者进行止血、抗感染和对症治疗。根据水蛭寄生于患者部位的不同，所采用的取虫及治疗方法也各异，具体有以下几种。

（一）鼻腔水蛭病的治疗

可采用鼻镜直视钳夹取虫体，用0.9%生理盐水滴入鼻腔，患者侧卧，便于水蛭钻出与钳夹，也可采用叶子烟熏驱虫；或在患者鼻孔前用小虾、小鱼等引诱水蛭自行钻出；用1%麻黄碱液滴入鼻腔，使鼻腔与虫体均处于收缩状态，以便于钳夹取出虫体；采用安冰合剂（复方安息酊10ml，冰片0.5g，蒸馏水90ml）蒸气吸入，此法驱除鼻腔内寄生水蛭效果佳。

（二）阴道水蛭病的治疗

应采用常规消毒，用大量生理盐水冲洗，在麻醉状态下钳夹取虫。出血部位采用碘仿纱条与肾上腺素纱条填塞阴道，压迫止血。同时给予补液、抗感染治疗，有贫血症状者应给予输血或采用铁剂药物治疗；也可采用1～2ml蜂蜜加适量注射用水阴道滴注，大约2～3分钟虫体会自行脱落。

（三）咽喉、声门部位水蛭病的治疗

可采用1%丁卡因喷入咽喉部进行局部麻醉后，再行气管镜或喉镜检查，用声带息肉钳夹取虫体；也可利用水蛭喜凉怕热的特点，嘱患者大口含凉水数分钟，引诱水蛭从咽喉、声带处钻出，再行钳夹取虫。

（四）其他部位水蛭病的治疗

寄生于眼、外阴皮下的水蛭均以钳夹取出虫体；寄生于肠腔及胃内的水蛭，可采用阿苯达唑、噻嘧啶等驱虫药物进行驱虫治疗，促使虫体从肠腔排出；寄生于膀胱的水蛭是途经尿道口窜入的，可采用尿道口注入0.5%普鲁卡因20ml，再将导尿管插入膀胱，即用0.9%生理盐水80ml冲洗膀胱，并将冲洗液抽出，反复冲洗几次后再将0.5%普鲁卡因80ml注入膀胱内，15～30分钟后令患者用力解小便促使水蛭经尿道排出。

（夏超明　孙渊）

第五十二章 疥　疮

疥疮(scabies)是人疥螨寄生在人的皮肤表皮层内的一种传染性皮肤病。疥螨属于节肢动物,蛛形纲,疥目,有人疥螨和动物疥螨两种。人体疥疮主要是因直接接触疥疮病人而被传染人疥螨所致,也可通过间接接触病人使用过的衣服、毛巾、被褥、电脑鼠标及其他生活物品而传染。在学校、工厂等集体生活的宿舍里,常见多人先后发病。动物疥螨主要见于在家畜(如兔、猫、犬等)中传播感染。

一、病　原　学

人疥螨成虫近圆形或椭圆形,背面隆起,乳白或浅黄色。雌螨体长 0.3～0.5mm,雄螨略小。颚体短小,基部嵌入躯体内。螯肢钳状,尖端有小齿。须肢分 3 节。无眼,无气门。躯体背面有波状横纹、成列的鳞片状皮棘及成对的粗刺和刚毛,后半部有几对杆状刚毛和长鬃。背部前端有盾板,雄螨背面后半部还有 1 对后侧盾板。腹面光滑,仅有少数刚毛。足 4 对,短粗呈圆锥形,分前后两组。前 2 对足在躯体前方,末端均有具长柄的爪垫,称吸盘;后 2 对足的末端雌雄不同,雌螨均为根长鬃,而雄螨仅第 3 对足的末端为 1 根长鬃,第 4 对足末端为带柄的吸盘。

疥螨发育过程有卵、幼虫、前若虫、后若虫和成虫 5 个阶段。疥螨全部生活史在宿主皮肤角质层其自掘的隧道内完成,约需 10～14 天。雌虫在隧道内产卵。卵呈椭圆形,淡黄色,壳薄,大小约 80μm×180μm。卵期约 3～7 天,在雌虫所掘隧道中孵化为幼虫。幼虫具有 3 对足,在原隧道或新凿的隧道中活动。经 3～4 天,幼虫蜕皮为前若虫。前若虫形似成虫,具 4 对足,但生殖器尚未成熟。雄性若虫只有 1 期,经 2～3 天蜕皮为雄螨;雌性有 2 个若虫期,前若虫经 2～3 天蜕皮为后若虫,该期的产卵孔尚未发育完全,但已具阴道孔,可行交配。后若虫可钻挖窄而浅的隧道,在隧道内经 3～4 天后蜕皮为雌虫。雌性后若虫和雄性成虫交配,交配活动一般于晚间在宿主皮肤表面进行。交配后不久,多数雄螨即死亡,但也可在雌螨的隧道内或自行挖掘一个隧道而短期生活;雌性后若虫则在交配后 20～30 分钟内重新钻入宿主皮内,蜕皮变为雌性成螨。2～3 天后,雌螨即在隧道内产卵 2～4 枚/次,一生可产卵 40～50 粒,雌螨寿命约 4～6 周,若离开宿主。2 天即死亡。

二、流行病学

疥疮患者和带虫者是本病的主要传染源。其传播途径主要是通过人与疥疮患者之间密切接触传播,如与患者握手、同床睡眠等,尤以夜间睡眠时,疥螨活动十分活跃,常在患者皮肤上爬行和交配,增加了该病的传播机会。疥螨离开宿主后尚能生存2~10天,且仍可产卵和孵化。因此,疥螨也可经患者衣服、被褥、手套、毛巾和鞋袜等物发生间接传播。公共浴室的更衣间和旅店的被褥等是重要的社会传播场所。疥疮也是性传播疾病(STD)的一种,通过性行为或类似性行为的接触也可传染本病。人疥螨对所有人群均可感染,但在老人、儿童等免疫力低下者人群更易患此病。此外,本病的发生与职业也有一定的关系,在公共场所从事服务性行业工作的人员更易感染病疮,如浴室、旅馆等场所。这可能与接触机会较多有关。

疥疮是一种很古老的传染性疾病。20世纪70年代Orkin(1971)等对疥疮的流行病学进行了调查研究,发现疥疮的流行具有周期性,约30年一个循环,流行期约占15年,在流行期之末与再次流行之间,存在15年的"间隔期"。关于疥疮流行的因素可归纳为以下几个方面。

(一) 居住环境差及不良的生活习惯

环境卫生和居住密度是引起疥疮流行的重要因素。公共设施消毒、管理不严,也致使疥疮间接传染的机会增大。动物疥螨传播给人目前也成为一个问题,如犬疥螨和兔疥螨都可传播给人类。

(二) 人口流动频繁

劳动人民为谋求生活向各地迁移或由农村进入城市等,致使非疥疮地区流行。此外,节假日人们走亲串友的习俗和学校寒、暑假住校学生流动造成传播机会增多,在公共设施,如旅馆、车船、浴室、寝室等场所感染后,再将疥疮传给家庭成员,进而将疥疮传向社会,从而形成疥疮流行的恶性循环。近年来由于经济繁荣,旅游人口猛增,国际交往频繁,也增加了传播机会。

(三) 医生的误诊及漏诊、群众缺乏防治疥疮的科学知识

部分医务人员专业知识生疏,对疥疮新的流行情况不了解,在诊断过程中忽视了疥疮的临床皮损及询问有关传染史,导致有些疥疮患者甚至被误诊为过敏性皮炎、接触性皮炎。很多人患病后都认为是过敏或湿热,不及时就医。另外,由于类固醇激素外用药的滥用,致使部分患者症状轻微和不典型等,也是造成疥疮流行的不可忽视的因素。

另外,人体免疫力降低也是疥疮流行的因素。

总之,疥疮的传播与流行不是单一因素所致,既有个人生活环境及卫生条件问题,又有社会、经济等客观原因,影响着疥疮的传播与流行。

三、致病机制

人疥螨寄生于人体皮肤的角质层内且喜食角质组织。雌虫交尾后利用其螯肢和爪在人的表皮内挖掘隧道,然后产卵,其生存时间约1个半月左右,最多能产卵40~50个。其卵经

3～5天孵化成幼虫，再过3～4天变成若虫，然后再经蜕皮，最后变为成虫。整个过程约为15天。其间出现一系列临床表现。

疥疮的致病组织病理学研究提示是由一系列的体液免疫反应和细胞免疫反应所引发。

四、临床表现

人体被疥螨感染后可引起剧烈瘙痒，且以夜间为甚。在皮肤上表现为丘疹、丘疱疹，粟粒大小，散在分布，基本上不融合成片。因疥虫啮食皮肤角质组织，喜在皮肤角质层内开凿隧道，有时可见皮肤下迂曲的约数毫米长的线状隧道。

疥虫喜在皮肤薄嫩、皱折的部位活动，因此皮疹多见于手的指缝、侧缘、腕屈侧、掌纹、腹部、腰部、腋下、肘窝、腹股沟、大腿内侧等处，且最常见于手指缝处。一般不累及头面部，但婴幼儿亦可累及头面部。

男性患者在阴囊、龟头、包皮处，可见褐色或红色、豆大半球状的质硬结节。瘙痒难忍，此为疥疮结节。

疥疮可一年四季发生，但以冬季多见。治疗不及时，可持续数周以至数月，治疗不彻底，易形成复发，尤其是疥疮结节，容易反复发作。

"挪威疥"是疥疮的一种特殊类型。其特点是大量磷屑，痂皮，异样的臭味，或伴有感染、斑块。检查可找到大量的疥螨，因而传染性更强。最易侵犯体质虚弱的人。

五、辅助检查

在病人皮疹的水疱处或隧道末端处用针挑破可找到疥虫。

六、诊断及鉴别诊断

根据其传染病接触史，剧烈瘙痒或夜间瘙痒为甚的特点，皮肤薄嫩、皱折部位多出现丘疹、丘疱疹，男性患者阴囊、包皮、龟头的疥疮结节，即可诊断，但在未找到疥螨病原体之前，需与以下疾病相鉴别。

（一）痒疹

呈较大的丘疹或斑丘疹，质较硬，好发于四肢伸侧或腰背部，慢性，难愈，无传染性。

（二）湿疹

易复发，呈多形性皮损，全身均可发病，无传染性。

（三）皮肤瘙痒症

以出现继发性皮损为主要表现，基本上无原发性皮损，如丘疹、丘疱疹、水疱等，无好发部位，无传染性。

（四）虱病

常发于头部、腋部、外阴部，容易找到虱及虫卵，找到即可确诊。

七、治　疗

1. 外用药物

（1）10%硫磺软膏：搽药前先沐浴，然后自颈部以下的全身皮肤均搽药，每日1～2次，连续4天。用药期间不洗澡，不更衣，4天为一疗程。一疗程结束后将换下来的衣服及床单、被套等寝具应煮沸或用塑料密封1周再清洗干净。如一疗程未治愈，隔1～2周再用同样的方法治疗一疗程，直至痊愈。儿童患者的用药浓度应为成人的一半或更小。

（2）10%克罗米通乳剂或搽剂：具体用药方法同上。

（3）5%三氯苯醚菊酯霜（扑灭司林）：自颈部以下全身皮肤外搽，8～12小时后洗澡，将衣服、床单、被套更换处理，如未愈合，每一周可重复1次。2岁以下儿童、孕妇、妇女哺乳期禁用。

（4）1%r-666霜或软膏：用法同扑灭司林。

（5）10%～25%苯甲酸苄酯乳剂：每日1～2次，共2～3日。

（6）疥疮结节的治疗：外涂糖皮质激素霜或软膏，皮损内注射曲安奈得或泼尼松龙，液氮冷冻等方法。

2. 内服药物

（1）伊维菌素：每公斤体重200mg单次口服。用于外用药物治疗无效或结痂性疥疮或重复感染的疥疮。

（2）对症处理：瘙痒难忍，严重影响睡眠的患者可选择镇静止痒药物内服。

（3）抗感染治疗：如合并感染，应口服抗生素。

八、预　防

注意个人卫生。在家庭内或集体生活者，平常就要注意不要使用别人的衣、物及寝具。一旦发病感染了疥疮，应隔离并烫煮衣服、床单、被套等用物。

（唐世清）

第五十三章　虱　病

虱病(louse disease)是由寄生在人体表的人虱叮咬皮肤所引起的瘙痒性皮肤病,又称虱咬症。虱为体外寄生虫,属昆虫纲,虱目。虱有较多种类:人虱、狗虱、猪虱、牛虱、猫虱、鼠虱、鸡虱、鸭虱等,主要寄生于人体及动物的体表的皮肤和毛发上。

一、病原学

1. 人头虱和人体虱　成虫背腹扁平,体狭长,灰白色。雌虫体长为2.5～4.2mm,雄虫稍小。头部小,略呈菱形,触角分5节,各节粗细一致,与头等长,向头两侧伸出,眼明显。口器为刺吸式,吸血时以吸喙固着皮肤,口针刺入,靠咽和食窦泵的收缩将血吸入消化道。足3对,粗壮,各足远端内侧具一指状胫突,跗节末端有一弯曲的爪,爪与胫突合拢形成强有力的抓握器,能紧握宿主的毛发或衣物纤维。人头虱和人体虱形态区别甚微,人头虱体略小、体色稍深、触角较粗短。

2. 耻阴虱　成虫灰白色,体型宽短似蟹。体长为1.5～2.0mm,雄性稍小。胸部宽而短。中、后足胫节和爪以及爪与胫突合拢形成的抓握器均非常粗壮。

虱的生活史为半变态昆虫,有卵、若虫及成虫三期。雌雄成虫交配后,受精24小时内雌虫开始产卵,卵呈白色,椭圆形,长0.8mm,其游离端有盖,盖上有一些气室及小孔。雌虫产卵时分泌胶液,使卵黏附在毛发或衣物的纤维上。人虱产卵量可达300枚,而耻阴虱产卵少而小约为30枚。虱卵经7～8天可孵出若虫。再经3次蜕皮后发育为成虫。在最适的温度(29～32℃)、湿度(76%)下,人虱由卵发育到成虫约需23～30天,耻阴虱卵发育到成虫约34～41天。雌性人虱寿命为30～60天,耻阴虱寿命不到30天。人虱和耻阴虱都寄生于人体。人头虱寄生在头发上,产卵于发根,以耳后为多。人体虱主要生活在贴身衣裤上,以衣缝、皱裙、衣领和裤腰等处较多,产卵于衣物纤维上。耻阴虱主要寄生在阴部及肛门周围,体毛较粗、较稀之处,也可寄生于睫毛、头发、胡须和腋毛处等处,产卵于毛的基部。耻阴虱主要通过性接触传播,故被称作为性传播疾病。雌、雄虱成虫及若虫均吸血,每天吸血数次,每次约3～10分钟,且有边吸血边排粪的习性。虱怕冷,亦怕热,最适宜活动的温度为人体正常体温,当人体体温升高或下降时,则迅速爬离旧宿主,寻觅新宿主寄生,这些习性与传播疾病有关。进食前的阴虱是灰白色,进食后变成铁锈色。虱的耐饥性差,不吸血仅生存2～10天。阴虱一般不离开人体,离开人体后的存活时间不超过24小时,只有在同样的稳定的人体环境和有毛部位密切接触下才能传播。

阴虱畏光喜阴，昼夜均能活动，遇光有逃逸和躲藏现象，活动能力很低，每天最多移动10mm，但如果人体发热，局部潮湿时，阴虱活动能力增加。当温度过高或过低时，都静伏不动，宿主的体温适合阴虱生长。

由于卫生条件的改善，头虱和体虱在城市中已经罕见，而以性交为主要传播途径的阴虱，则有逐渐增多的趋势。人虱是专性人体寄生虫，一般不能在其他种动物体上寄生，只有人与人之间的直接接触或通过被褥、衣、帽等间接接触而传播。人头虱、人体虱和耻阴虱分别寄生于人的头皮、衣服和阴毛上，在眉、睫等其他体毛处也可寄生。寄生于睫毛上的耻阴虱多见于婴幼儿，引起眼睑瘙痒、睑缘充血。阴虱通常是由性接触传播，也可通过内裤、床垫或坐便器等途径传播，夫妻往往会同患阴虱病。

二、致病机制及临床表现

虱有刺吸型口器，以吸人的血液为食。虱在吸血时还排放一种毒汁，人体出现的皮肤损害就是其唾液内的毒性分泌物和叮咬时的机械刺激所致。此外，他们还是斑疹伤寒和回归热的传播媒介。根据人虱寄生于人体部位的不同分为：头虱、体虱、阴虱。根据不同的寄生部位可有不同的临床症状。

1. 头虱病　主要侵害儿童和妇女。叮咬部位出现丘疹、出血、红斑、抓痕、血痂，严重时皮肤抓破继发感染，出现糜烂、渗液、疖肿，甚至发出难闻的臭味。最后可导致脱发、头皮瘢痕。检查时能看见虱的爬动及附着在发干上的虱卵。

2. 体虱病　体虱常叮咬人体肩部、腰部、臀部处皮肤，出现丘疹、红斑、风团，部分皮疹中央可见一出血点。因反复瘙抓，皮肤上见条状抓痕、血痂，有时可继发感染而产生脓疱和糜烂。日久发生苔藓样变，色素沉着。检查时可在内衣的衣领、裤腰、衣缝处找到活动的虱成虫和虱卵。

3. 阴虱病　阴虱寄生于外阴部和肛周的体毛上，叮咬皮肤产生的瘙痒比较剧烈，出现丘疹、红斑。检查时可见阴毛上的白色颗粒样的卵和缓慢活动的成虫的足爪。内裤内侧面可见粉末状红褐色印迹，是阴虱叮咬处出血污染所致。在外住宿或不洁性交是传染此病的主要原因，夫妻常同患此病。

三、诊断与鉴别诊断

根据临床表现或传染史，检查找到虱的成虫或虱卵即可确诊。诊断本病时需与皮肤瘙痒症、痒疹及疥疮结节、蚤病相鉴别。

四、治疗与预防

1. 治疗　治疗虱病以灭虱为主。患头虱最好剃头后用药，如女性不愿剃头，也应将头发剪短后用篦子将虱和虱卵篦掉，然后用50%百部酊，5%苯甲酸苄酯乳剂等灭虱。方法是将药物搽遍头发，每日两次，第3天用温水和肥皂洗头。体虱常在衣服的衣缝中，应将内衣裤用开水烫煮才能达到灭虱效果。阴虱应剃除阴毛、肛周体毛并将之焚烧，再搽以下药物中的一种：10%硫磺软膏、1%r-666霜、0.3%除虫菊酯、25%苯甲酸苄酯乳剂。蚤病治疗对叮咬部位涂止痒消炎药水，如1%酚或薄荷炉甘石洗剂，清凉油或市售的皮炎药水。对虱病出现的较强烈的超敏反应，可予抗组胺药、糖皮质激素。继发感染者使用外用抗生素制剂。

2. 预防　虱病是传染性疾病，预防为重，要避免不洁性接触，养成良好的卫生习惯，勤洗头、洗澡，勤换衣服。

（唐世清）

第五十四章 蠕形螨病

蠕形螨病(demodicidosis)是蠕形螨寄生于人体的皮脂腺和毛囊所引起的一种慢性炎症性皮肤病。

一、病 原 学

蠕形螨,又称毛囊虫,属于蛛形纲的真螨目蠕形螨科,已知约有140余种(亚种)。其中寄生于人体的有两种:一种是毛囊蠕形螨(Demodex folliculorum),寄生于毛囊;另一种是皮脂蠕形螨(D. brevis),寄生于皮脂腺。前者感染率高于后者。两种人体寄生的蠕形螨生活史和形态都基本相同。成虫体细长呈蠕虫状,乳白色,半透明,体长约0.15~0.30mm,雌螨略大于雄螨。颚体位于躯体前端、宽短呈梯形,螯肢针状。须肢分3节,端节有倒生的须爪。足体粗短,呈芽突状,足基节与躯体融合成基节板,其余各节均很短,呈套筒状。跗节上有1对锚叉形爪,每爪分3叉。雄螨的生殖孔位于足体背面前半部第1、2对背毛之间。雌螨的生殖孔位于腹面第4对足基节板之间的后方。末体细长如指状,体表有环形皮纹。毛囊蠕形螨较细长(0.29mm),末体约占虫体全长的2/3以上,末端较钝圆。皮脂蠕形螨粗短(0.20mm),末体约占虫体全长的1/2,末端略尖,呈锥状。

蠕形螨的发育期分卵、幼虫、前若虫、若虫和成虫5个阶段。雌虫与雄虫在毛囊口交配,雄虫交配后死去,雌虫则钻进毛囊或进入皮脂腺,在其内产卵,毛囊蠕形螨卵呈小蘑菇状,皮脂蠕形螨卵呈椭圆形,约60小时孵出幼虫,后者约经36小时蜕皮为前若虫。幼虫和前若虫有足3对,经72小时发育蜕皮为若虫。若虫形似成虫,唯生殖器官尚未发育成熟,不食不动,2~3天后蜕皮一次发育为成虫。完成一代生活史约需半个月。雌螨寿命4个月以上。

蠕形螨是一类永久性寄生螨,在人体主要寄生于鼻、鼻唇沟、额、下颌、颊部、眼睑周围和外耳道,也可寄生于头皮、颈、肩背、胸部、乳头、大阴唇、阴茎和肛门等处的毛囊和皮脂腺中。毛囊蠕形螨主要寄生于毛囊,以其颚体朝向毛囊根部,一个毛囊内一般含3~6条,多则18条。皮脂蠕形螨常寄生于皮脂腺或毛囊中,一个皮脂腺内常寄生1~5条。螨体以刺吸毛囊上皮细胞和腺细胞的内容物,也可取食皮脂腺分泌物、角质蛋白和细胞代谢物为食。蠕形螨对温度和光线较敏感,发育最适宜的温度为37℃。当宿主体温升高或降低时,螨体爬出,在体表爬行。蠕形螨昼夜均可爬出皮肤表面,且以雌螨为主。毛囊蠕形螨爬出高峰时间于10:00~18:00;皮脂蠕形螨为20:00~凌晨2:00。蠕形螨对温度、温度有一定的耐受力。

5℃时可存活1周左右,而在干燥空气中可存活1~2天,对酸性环境的耐受力强于碱性环境,尤以应脂蠕形螨为明显。75%乙醇和3%甲酣皂溶液15分钟可杀死蠕形螨,日常用的肥皂不能杀死蠕形螨。

二、流行病学

人体蠕形螨呈世界性分布,感染普遍,尤以毛囊蠕形螨为主。一般认为成虫期具有传播能力,游离在皮肤表面的人体蠕形螨绝大多数是成虫和若虫,少数幼虫可以出现在皮肤表面。人体蠕形螨的传播途径为直接或间接接触虫体而感染,感染常呈家族性分布。人类对蠕形螨的感染无先天免疫力,不同年龄、不同民族、不同性别人体均可感染。随着年龄增长感染率升高,以30~60岁人群感染率最高。由于蠕形螨检出率受检查方法、时间、环境等多种因素影响,各地报道的感染率差别较大。国外为27%~100%,国内多在0.8%~81%之间不等,有的高达97.86%。感染以毛囊蠕形螨多见,皮脂蠕形螨次之,部分患者存在双重感染。有报道认为当今成年人的螨虫感染率达97%。蠕形螨可寄生在各种家畜和野生哺乳动物,以犬类较为常见,其他还包括猪、猫、牛、羊、兔、鼠等。实验证明人蠕形螨可以感染兔,人和动物间是否互相感染有待进一步证实。

三、致病机制

蠕形螨常在人的皮脂腺发达部位面部寄生,面部的鼻、颊、颌处最易受侵犯。其他部位如头皮、肩背部、胸部、乳头,也能找到蠕形螨。蠕形螨以上皮细胞、腺细胞和皮脂为营养物质,正常情况下不会对人体造成危害,其危害程度取决于虫种、感染度和人体的免疫力等因素。例如人体分泌的皮脂腺增多,营养物质丰富,蠕形螨的繁殖功能增强,虫体增多,则造成皮脂腺肿胀增生,在虫体产生的代谢产物和死虫崩解物刺激下,被寄生的毛囊及其周围组织会产生炎症反应,特别是合并细菌感染后,则使炎症加重。

四、临床表现

绝大多数人体蠕形螨感染者无自觉症状,或仅有轻度痒感。有的感染者可出现皮疹,初起潮红,从鼻尖开始向外蔓延至鼻翼、面颊、颌、额部,有的严重者可发至头皮、胸背等处。然后在红斑上出现丘疹、脓疱、痂皮、脱屑。继续发展,鼻部皮肤逐渐增厚,毛囊口扩张,毛细血管扩张,形成持久性红斑,类似酒渣鼻,寻常痤疮样的改变。

五、辅助检查

从皮肤患病处查见病原体是确诊本病的依据。具体查蠕形螨的方法有以下。

(一)毛囊挤压法

挤压毛囊口,将挤出来的皮脂或表面上覆的皮屑放在载玻片上,加一滴液体石蜡,盖上盖玻片,在显微镜下,用低倍镜可找到活的蠕形螨。

（二）病理检查法

用无菌刀片从患病处刮取部分皮层组织涂片，在显微镜下观察，一般在其肉芽肿组织中可见到蠕形螨虫体。

（三）透明胶粘贴法

取透明胶纸胶面黏附于患病处皮肤，一般从头天晚上开始至次日早晨一直保持粘贴，然后取下透明胶纸覆盖在载玻片上，置镜下观察，寻找蠕形螨。

六、诊断与鉴别诊断

根据临床症状如面部油腻、持久性红斑、丘疹、脓包、脱屑或毛囊性栓塞、毛细血管扩张伴有鳞屑，或者是红斑、丘疹、脓疱伴干性脱屑，可以临床诊断。如能查找到蠕形螨即可确诊。本病需与痤疮、酒渣鼻、脂溢性皮炎等鉴别。

七、治疗与预防

（一）一般治疗

适时清洁面部，对面部油腻的人需注意饮食习惯，慎食油腻、辛辣刺激的食物及甜食，出现本病及早治疗。

（二）甲硝唑

每次 0.2～0.4g，口服，每日三次，连用 15 天为一疗程。间隔半月需要再用第二个疗程。

（三）抗生素

如有继发感染，首选四环素类药物，如米诺环素（又名二甲胺四环素），每次 50mg，口服，每日二次，连用 15 天为一疗程。亦可选用大环内酯类药物，如红霉素，每次 0.25～0.5g，每日 3 次，连用 15 天为一疗程。

（四）外用药

可选用以下药物：20% 苯甲酸苄酯加 5% 硫磺乳剂、甲硝唑霜剂或 5% 过氧苯甲酰酯乳剂、洗剂等。

（江远东　陈四喜）

第五十五章 蝇 蛆 病

蝇蛆病(myiasis)是一种由双翅目昆虫(蝇)的幼虫,寄生在人和动物组织器官或腔道内,并对组织器官造成损伤而引起的疾病。蛆虫会寄生在哺乳动物身上,通常会是身体上的表面伤口,或者身体虚弱的人的耳、鼻、口腔的组织,使其组织受损,形成坏疽,严重者更可因细菌感染而致死。蝇蛆病广泛分布于热带、亚热带地区,其他地区呈散在发病。病变部位可以在皮下,局部呈疖肿样;也可发生于创伤面或身体的组织、腔道内。

蝇蛆病通常是发生在卫生状况不佳的乡村地区,或是第三世界国家。在蝇蛆病流行区,人和动物在牧区或旷野活动易受蝇类侵袭而患蝇蛆病。非流行区前往热带或亚热带地区旅行、商贸或其他活动期间受到感染,而回到驻地后当地的医生缺少相关的知识常造成误诊和延误治疗。

蝇蛆病蝇的分类通常根据蝇蛆生物学性状以及寄生关系来分类,分为专性蝇蛆病特异性病原,兼性蝇蛆病半特异性病原和偶然蝇蛆病非特异性病原三类。专性致蝇蛆病蝇类大多属于不食蝇类,兼性致蝇蛆病蝇类则属于非吸血蝇类。

一、病 原 学

致病的蝇在全世界已发现34 000种,我国有4200种。蝇蛆通常寄生于哺乳动物,也寄生于鸟类。

蝇的分类

一般分为非吸血蝇类(舔吸式口器),吸血蝇类(刺吸式口器)和不食蝇类(又称寄生蝇类,口器退化)。从寄生方式可分为如下几种类型。

1. 专性寄生蝇蛆 是一类尤其幼虫完全依赖于动物或人的活体组织才能完成其发育过程的蝇。我国主要的专性寄生蝇分属于狂蝇属、鼻蝇属、皮蝇属和胃蝇属。其他专性蝇蛆病病原还有:丽蝇属及污蝇属中的一些种类,如蛆症金蝇(白氏金蝇),人肤蝇,俗称“马蝇”(botfly)。羊狂蝇、纹皮蝇和牛皮蝇是我国常见的动物蝇蛆病的病原,偶可侵袭人。传播方式和寄生组织因不同种而异。专性蝇蛆病属于动物源性疾病。

2. 兼性寄生蝇蛆 是一类既可在活体宿主体内也可在无宿主时依靠有机物完成发育的蝇。自然界中大多数蝇为此类,具舔吸式口器,杂食性,喜食各种腐败的动、植物有机物质。主要通过污染食物机械性传播疾病。此类最常见的是丽蝇科的某些种类,如红头绿蝇、丝光绿蝇、铜绿蝇、伏蝇及金蝇亚科的一些蝇种。此外，还有麻蝇科、食蚜蝇科、蚤蝇科、蝇科等蝇类。

3. 偶然性寄生蝇蛆　这一类蝇蛆一般生活在食物或腐败物中，多由被误食偶然进入宿主的消化道内并生长发育。有些还可在宿主体内进行一段发育。常见于麻蝇科、丽蝇科、果蝇科、蝇科、食蚜蝇科、鼓翅蝇科等蝇类幼虫。

蝇类属完全变态昆虫，生活史阶段分为卵、幼虫、蛹和成虫4期，幼虫有3个龄期。麻蝇和狂蝇的卵在母体内发育为幼虫后直接产出，因而见不到卵期。成蝇羽化后，一般过2～3天进行交配，再过2～3天雌蝇产卵。雌蝇一生可产卵4～6次，每次产卵数十至数百枚。卵多为长椭圆形，为乳白色，长约1mm。卵1天左右孵化出幼虫。幼虫俗称蛆，大眼、无足，前端尖细，向后逐渐变粗，末端齐截。一龄幼虫蜕皮2次后为三龄幼虫。三龄幼虫成熟后移至孳生物的表面或周围干松的土壤中，静止化蛹。蝇蛹属围蛹，呈椭圆形，棕褐色，长约5～8毫米，经3～17天后羽化出成蝇。成蝇羽化2～3天后进行交配，一般一生交配1次。数日后产卵。雌蝇一生约产卵3～8次，每次产卵数十粒至二百多粒。发育通常需要较高的温度，因而夏季是其大量繁殖的季节。在30～40℃条件下，家蝇的生活史周期为8～30天。成蝇的寿命为1～2个月。

蝇类一般每年可繁殖7～8代，我国南方可达10多代。

二、流行病学

蝇蛆病主要分布于热带、亚热带地区，特别是非洲和美洲的湿热环境中。热带地区常年有发病，而温带地区仅在夏季发生。我国蝇蛆病流行区主要在北方、西部地区及华南各省。北方和西部地区多见于牧区。牛皮蝇主要分布于青海省，纹皮蝇主要分布于吉林、黑龙江、内蒙古自治区、西藏、新疆及华北等地。华南各省主要为蛆症金蝇（俗称食肉蝇）。蝇蛆病人的感染常发生于贫穷、卫生条件差的地区。

三、致病机制

（一）蝇传播疾病

包括机械性传播和生物学传播两种。

1. 机械性传播　是蝇传播疾病的主要方式。蝇的体表多毛，爪垫上具腺毛，利于携带病原体；消化道支囊也可储存大量病原菌。蝇的活动范围广，食性杂，取食时有呕吐和排泄的习性，利于病原体传播。通过蝇机械性传播的疾病主要有：①病毒病：主要有脊髓灰质炎。由家蝇、丝光绿蝇、大头金蝇等传播。②细菌病：主要有伤寒、痢疾、霍乱、炭疽和结核等，由家蝇和大头金蝇等传播。③原虫病：主要为阿米巴痢。④蠕虫病：主要有蛔虫、肠线虫、鞭虫、绦虫等。

2. 生物学传播　某些病原体在蝇体内发育和繁殖后传播。在非洲，舌蝇能传播人体锥虫病。

（二）虫卵及幼虫致病

引起蝇蛆病的幼虫通常孳生在腐肉、堆肥、变质食物中。通常通过以下方式进入人体：

1. 蝇成虫直接在人或动物体表产卵，幼虫孵化后钻入皮下寄生。
2. 人或动物与体表相通的腔道有炎性分泌物、出血、渗血等，诱引蝇成虫舐吸并产卵。
3. 蝇卵或幼虫污染食物被误食入消化道，或蝇蛆从肛门爬进直肠。
4. 螺旋蝇、金蝇等在开放性伤口上产卵。
5. 另一些蝇类可在衣物上产卵，或在吸血昆虫体表产卵，幼虫孵化后侵入宿主体内。

四、临床表现

轻度感染者常无明显症状，感染虫数较多或历时长者，常有胃肠道和神经系统症状，如腹痛、腹泻或（和）便秘交替、恶心、呕吐、食欲减退、乏力、消瘦、失眠和情绪不安等。腹痛多为阵发性隐痛，以脐周围较明显。腹泻一般每日 3～4 次，大便中可见黏液。有些患者有头晕、嗜酸性粒细胞增高等。

幼虫寄生在患者体内，以宿主坏死组织为食，对患者造成直接破坏和继发感染。其主要症状有：寄生局部疼痛，开放性伤口。如果继发全身感染，可畏寒、发热。体查：局部皮肤发红，肿胀，边缘不清，疖肿样包块，局部触压痛。临床上对损伤性质的描述有以下类型；当伤口开放时，称为创伤性蝇蛆病，皮肤表面呈疖肿样称为虫瘤，若蝇蛆在皮下移行的路径可见，则称为匍行疹。而吸血的蝇蛆所造成的损伤称为吸血性蝇蛆病。

临床上根据幼虫寄生部位的不同分为皮肤蝇蛆病，皮下蝇蛆病，创伤蝇蛆病，胃肠道蝇蛆病，眼蝇蛆病，耳、鼻、咽和口腔蝇蛆病，泌尿生殖道蝇蛆病和脏器蝇蛆病等类型。

（一）皮肤蝇蛆病

由蝇蛆在人体皮内皮下移行或寄居，对人体导致直接（机械性）或继发损害所引起。当雌蝇产卵于人的毛发或衣服上，或由吸血节肢动物携带至皮肤表面，孵出的幼虫钻入皮内，在皮下移动，稍作停留（几天）后再继续移行，如此反复周期性出现。主要病变有两种类型：①匍行疹，是蝇蛆在皮下移行对皮下组织破坏于表面所见；②疖样肿块。一般在幼虫入侵后 24 小时内、或移至别处停留时形成疖样肿块，或出现痒性丘疹，直径约 2～3mm。丘疹逐渐扩大，形成直径 1.0～3.5cm，高度 0.5～1.0cm 损伤。当丘疹皮肤破损，可见活动的蝇蛆。幼虫可从小孔中逸出或被人用手挤出。患者皮肤局部疼痛、红肿。当继发感染，可出现畏寒、发热、血白细胞增高。

（二）胃肠道蝇蛆病

由于人误食被蝇卵或幼虫污染的食物或饮水，或人裸睡时蝇在肛门附近产卵或幼虫，致蝇蛆进大肠内，而患胃肠道蝇蛆病。患者可有腹痛、腹泻、恶心、呕吐和食欲下降等。大便或呕吐出物中可见蝇蛆。

（三）眼蝇蛆病

成蝇在飞行过程直接冲撞人或动物眼部，将幼虫产于眼结膜和角膜上致成急性结膜炎。临床症状根据蝇类幼虫的部位可分为眼球外蝇蛆病和眼球内蝇蛆病。可出现眼睑红肿、畏光、流泪、结合膜充血、异物感。有的并发泪囊炎、角膜炎、视力下降、鼻窦炎等。如有危险三角区或颅内感染，可危及生命。

（四）耳、鼻、咽和口腔蝇蛆病

常因患病器官分泌物有异味，可诱蝇类产卵或产幼虫而致病。患者多有上述器官有慢性感染(如慢性鼻窦炎、萎缩性鼻炎、慢性牙龈炎、牙槽脓肿、分泌物和口臭)。患者可出现有脓血性鼻涕,自觉鼻内有虫爬动,刺痛感、头痛、头晕、打喷嚏等。可并发癫痫、吞咽困难、牙齿松动等;耳蝇蛆病患者一般都有慢性化脓性中耳炎病史,耳道内有爬虫感及耳痛,鼓膜穿孔,本病能加重化脓性中耳炎,造成耳聋或败血症;可引起危险三角区或颅内感染,发生恶心、呕吐、抽搐或死亡。

(五) 泌尿生殖道蝇蛆病

主要是因外阴部有异味诱蝇产卵或幼虫,幼虫进入泌尿生殖道而致病。

(六) 伤口蝇蛆病

由于创伤出血、伤口化脓等所发出的气味诱蝇产卵或幼虫而致病。长期卧床并压疮患者,伤口局部未及时清洁无菌换药,更易至蝇蛆病。

(七) 吸血蝇蛆

分布于非洲的黄尘蝇,其幼虫在夜间侵袭人吸血。

五、诊 断

诊断根据病人的生活环境、病史、临床表现、实验室检查及组织局部发现幼虫。生活在贫困农村、牧区,从事放牧、动物养殖的人群,易受蝇类侵袭;流行区有些重复感染的病人,常常有蝇蛆从体表自然钻出,或自行挤出幼虫,就诊时可见到体表有瘢痕和色素沉着,或有针孔样窦道。这些体征有助于医生的诊断。组织局部发现蝇幼虫是确诊条件也是必备条件。采取蝇蛆的方法主要有:

(一) 内窥镜检查

胃镜、腹腔镜、肠镜、胸腔镜等,可直视和摘取幼虫,以明确诊断。

(二) 外科手术

根据具体情况,可直接夹取,也可选择包块微创切开摘取幼虫。

(三) 负压吸引

在皮下适合部位或浅表部位的蝇蛆,可用吸管连接吸引器,抽吸取幼虫。

(四) 随腔道体液排出

位于窦道、胃肠道、泌尿生殖道、鼻咽部等处的幼虫,可随宿主的呕吐物、排泄物排出。

(五) 其他辅助检查

彩超、CT 检查可发现间接征象,还可鉴别诊断。

六、治 疗

主要是除去病因、防治并发症及对症治疗。

(一) 病因治疗

从局部取出蝇蛆症状即可逐渐消失。由于蝇幼虫需要依赖呼吸孔进行气体交换,因此通过封闭皮肤表面,可致蝇幼虫活力减低或死亡。如用粘胶带、指甲油涂抹蝇蛆侵入局部皮肤,致蝇蛆缺氧。对局部红肿明显的肿块和结节可手术切开取出幼虫。外眼蝇蛆可在结膜囊内用1%丁卡因滴眼液1~2滴,3~5分钟,待虫体停止销动,裂隙灯下用无齿镊夹出虫体。用生理盐水洗眼，抗生素眼药水点眼。寄生在外眼眼眶的蝇蛆常最终死亡，一般不影响视力。内眼蝇蛆病可用外科手术摘除幼虫。创伤性蝇蛆病治疗相对简单，主要是预防。首先应消除蛆虫，拭净脓液后，用4%硼酸酒精棉球处理，必要时肌注抗生素。保持身体清洁及居住环境卫生，伤口及时消毒包扎或及时就医，即可避免发生蝇蛆病。其他有文献报道的方法有：①用凡士林涂抹局部，使幼虫缺氧，促使蝇蛆自动爬出；②在病灶皮肤皮肤表面涂以蜂蜜，诱引皮蝇姐钻出皮肤；③用手挤压肿块，在幼虫快要钻出皮肤时用镊子取出幼虫或用刮匙刮除，或局部用乳剂或油剂氯仿冲洗伤口驱除幼虫。④另外可试用氯喹0.25g，每日2～3次，或用乙胺嗪0.2g，每日3次，连服2周；⑤若肿块浅表亦可用液氮冷冻杀死蝇蛆。胃肠道蝇蛆病可用甲苯达唑、噻嘧啶，或中药百部煎服。有基础疾病的患者应积极治疗，如鼻窦炎、体表的创伤、褥疮等。

（二）对症治疗

对于头痛、恶心、腹痛、皮肤瘙痒（过敏）等，要及时对症处理。若发生严重的炎症反应，应加以皮质激素治疗控制炎症反应，加用抗生素控制继发感染。抗胆碱酯酶油膏可有助于杀死或麻痹幼虫。

（三）防治并发症

积极防治化脓性中耳炎、尿路炎、鼻窦炎、压疮等。特别是防治败血症、脑膜炎、感染性心内膜炎、多器官功能障碍综合征等。先根据经验选用抗生素，有条件的医院应根据细菌培养和药敏实验选用抗生素。

七、预　　防

防治原则包加强卫生宣传教育，注意个人卫生和饮食卫生，清除蝇的孳生物、场所。根据蝇的生态和生活习性，杀灭越冬虫态和早春第一代及秋末最后一代成蝇，可收到事半功倍的效果。积极诊治基础疾病，如鼻窦炎、体表的创伤、褥疮等。

（宗道明　段娟）

第五十六章 肺螨病和肠螨病

第一节 肺 螨 病

肺螨病(pulmonary acariasis)是螨类经呼吸道侵入人体并寄生与肺部所引起的一种疾病。早在1944年在斯里兰卡发现肺螨病,证明其是由嗜肺螨类随空气、水和食物侵入机体,经呼吸道并寄生于肺部而引起的。

一、病 原 学

到目前为止,已知有十余种螨虫可引起肺螨病,主要是粉螨科内的螨类。大量的调查表明,在患者痰中检出的常见螨种有纳氏皱皮螨、腐食酪螨、粗脚粉螨、粉尘螨、食虫狭螨、马六甲肉食螨等种类。这一类螨常大量出现于各种中药材内及贮藏的食物内,包括谷物、面粉、干酪、干果、花生、干肉及干鱼类制品。它们的孳生与中药材及食物的贮藏有密切关系,贮存较久而其中部分变质者,则螨虫迅速大量繁殖。人们在这种环境下生活极易感染。寄生于肺部螨虫的成虫其共同形态特点是:虫体呈椭圆形或卵圆形,大小为(0.24~0.40)mm×(0.15~0.22)mm,其腹面具有4对足,背面具有或长或短的棕毛。虫体且多为透明或半透明状;若虫小于成虫,4对足,其体内生殖器官不成熟;幼虫较小,3对足。

二、流 行 病 学

肺螨病是由嗜肺螨类随空气、水和食物侵入机体,经呼吸道并寄生于肺部而引起的肺寄生虫病。本病有明显职业性,从事粮食及中草药贮存、加工、销售及纺织工人患病率较一般人群明显增多,一般报道为5.3%~17.9%。

三、致 病 机 制

嗜肺螨类经呼吸道进入,首先寄生于支气管末端及肺泡囊内,并藉其颚体和足体迁徙到肺其他部位,其发病除因肺螨移行过程中对肺泡局部机械刺激引起急性炎症反应外,虫体、代谢产物、虫卵都是强烈的过敏原,可引起Ⅰ型、Ⅲ型甚至Ⅳ型变态反应,导致过敏性鼻炎、支气管炎、细支气管周围炎、哮喘以及肺实质和间质的损害，出现肺内结节性病变、肺纤维化等。两肺可见散在或融合略呈圆锥形结节，1～2mm大小，个别可达5mm以上，多靠近脏层胸膜，略隆起，微黄，切面可见到金黄色物质，结节压片可找到螨虫。这些改变是由于螨虫在肺细支气管内繁殖形成病灶，引起炎症导致邻近的肺组织实变。其主要病理改变是细支气管黏膜上皮细胞变性、坏死、杯状细胞增多、基底膜增厚，支气管黏液腺增生、肥大、平滑肌增厚、管腔狭窄，细支气管及支气管周围有嗜酸性粒细胞浸润，肉芽组织形成和结缔组织增生，炎性渗出物增加等类似肺间质炎症的表现。偶亦可见广泛的肺实变及局部胸膜粘连。

四、临床表现

肺螨病与所从事的职业密切相关，以从事粮食加工、搬运、中药材加工和仓储等职业人群发病率较高。患者具有呼吸道疾病的一般症状，如咳嗽、吐痰、胸闷、气喘等。

缓慢起病，临床表现不一，或类似感冒、支气管炎，或类似肺结核，或呈哮喘样发作。绝大部分患者有咳嗽、咳痰，其次为厌食乏力、低热、胸闷、胸痛、盗汗、气急或哮喘。痰多为白色泡沫状，偶有痰中带血，合并细菌感染时有脓性痰。部分病人有长期干咳，或严重哮喘。查体时在肺部可听到干啰音，少数有湿啰音或哮鸣音。如螨虫同时侵犯皮肤或消化道，可出现皮肤瘙痒、皮疹或腹痛、腹泻、体重减轻等。本病分为四型：Ⅰ型（似感冒型）：患者仅表现为咳嗽、咳痰乏力、周身不适，多为轻度感染或吸入死螨及其碎片所致。Ⅱ型（支气管炎型）：患者除Ⅰ型症状外，还伴有胸闷，胸痛、气短等症状，多为中度感染。Ⅲ（过敏性哮喘型）型：患者除有Ⅰ、Ⅱ型的症状外，主要表现为哮喘、阵发性咳嗽、痰带血丝、背痛等症状。Ⅳ（似肺结核型）：患者除有Ⅰ～Ⅲ型表现的症状外，常常胸闷严重、干咳或多痰，痰有奇臭味，咯血、盗汗、低热、全身乏力或无力。Ⅲ、Ⅳ型患者多为重度感染，Ⅳ型患者往往需要住院治疗。

五、辅助检查

（一）一般检查

外周血白细胞正常或轻度增加。嗜酸性粒细胞常增高，占10%～50%。血清IgE明显增高，可达正常人的5～6倍。IgG和IgA也增高，IgM在疾病早期虽有不同程度增高，但与对照组比较无明显差异。痰可有较多的嗜酸性粒细胞。偶见夏科结晶。

（二）病原学检查

留24小时痰采用氢氧化钠消化法，离心涂片镜检找到螨成虫、幼虫或卵可确诊。

（三）免疫学检查

1. 皮试　多用螨变应原点刺试验（SPT），其总阳性率达80%。

2. 间接荧光抗体试验（IFA）　方法简便，敏感性及特异性均较好，阳性率在90%以上。

3. 间接血凝试验（IHA）　阳性率较IFA稍低，约85%，其特异性也较好，诊断肺螨病时其滴度宜≥1∶16。

4. 生物素-亲和素酶联免疫吸附（ABC-ELISA）试验　方法简便、快捷、易推广，其阳性率在80%左右。

5. 酶联免疫吸附试验（EIISA）　采用对螨虫病患者血清抗体检测的一种方法，若以吸光度值 OD≥3 为阳性,则肺螨病患者阳性符合率为 83%,非肺螨病呼吸系统疾病患者的阴性符合率为 90%,健康人的阴性符合率为 95%。由于它具有敏感性高,特异性强的优点,故可用于肺螨病的诊断和重点人群的流行病学调查。但此等试验必须与临床结合,才能正确诊断。

(四) 影像学检查

X 线表现主要征象有肺门阴影增宽,纹理增粗紊乱,两肺中下野可见云雾状阴影,肺门部及两肺可有散在、大小不等(2~5mm)的结节状或斑点状阴影,此为肺螨病特征性的 X 线表现。

六、诊　　断

1. 有呼吸道症状,经抗生素一般治疗症状不消失,时轻时重,经久不愈。

2. 多见于某些职业人群。如在粮食和中药材加工、贮藏等人群发病率较高。

3. 胸片示肺纹理增多、增粗、模糊。在肺门和肺下野可见散在大小不等直径 1~5mm 等小结节影。

4. 特异性免疫反应阳性或血液学检查嗜酸性粒细胞升高。此外,肺螨病患者等血清免疫球蛋白有不同程度等升高,IgG、IgA、IgM 明显升高等现象对本病等辅助诊断亦有一定参考价值。

5. 患者痰液中查到螨类,系本病确诊依据。

七、鉴别诊断

本病易与慢性支气管炎、支气管哮喘、肺结核、Leofflers 综合征、胸内结节病、肺吸虫病、肺部感染、胸膜炎等病混淆,特别是有长期干咳、X 线胸片有间质性改变者易误诊为弥漫性肺病,应仔细区别,从事粮食、中草药工作的特定人群多发,呼吸困难非进行性加重,胸部听诊无爆裂音,无杵状指,甲硝唑治疗有效等可鉴别。

八、治　　疗

以往曾用卡巴胂、乙胺嗪等药物治疗。卡巴胂对肺螨虫病有肯定疗效,但因其毒性太大,20 世纪 80 年代中期起已被甲硝唑代替,甲硝唑杀螨效力佳,服用方便,不良反应少,疗效可达 90% 以上。成人剂量 0.6~0.8g/d,分 2~3 次服,7 天为 1 个疗程,连用 3 个疗程,每疗程间隔为 7~10 天,如第 1 个疗程结束后,治疗效果不显著,甲硝唑可加至 1.2g/d 分 3 次服用。若 3 个疗程后病情仍无明显好转,应改用其他药物如吡喹酮等治疗。亦有人主张用甲硝唑每次 0.4g,3 次/d,连服 10 天为 1 个疗程,疗程间隔为 7 天,每疗程前 2 天及最后 2 天加服吡喹酮每日 25mg/kg,分 3 次口服,对肺螨病有很好疗效。不良反应有食欲缺乏、恶心、腹泻等,停药后消失,患者多能耐受。如合并肺部感染,则有针对性的选用抗生素治疗,不良反应症状明显者可加用甲氧氯普胺等对症处理。肺螨病经治疗后如咳嗽、咳痰、胸闷等临床症状消失,肺部啰音消失,X 线胸片与治疗前胸片相比有明显吸收好转,血嗜酸性粒细胞正常及痰液检查 2 次以上肺螨成虫、幼虫或虫卵转阴性,可视为治愈。

九、预　防

做好工作单位的防尘措施，注意个人卫生，加强室内通风采光，保持室内干燥，或用甲醛溶液室内蒸熏，或1%林丹（Lindane）、0.2%过氧乙酸液浸泡衣服、枕套、被单等，后者浸泡10～15分钟，清水冲净。从事粮食、中药材加工工作活在粉尘浓度高的场所工作人员，应戴口罩，做好自身防护，防止螨类感染。家庭中螨虫主要在地毯、软沙发、被褥、坐垫和枕芯内孳生，当人们进行卫生活动时，如扫地、铺床叠被，吸入肺部得病，因此，为了彻底防止螨虫危害，应勤晒勤洗被褥，枕头，衣物，对可疑污染满的衣物可用开水烫洗，也可用林丹浸渍衣物。居住环境要增加空气流通，保持室内卫生，经常清洗屋尘。

（周爱贤）

第二节　肠　螨　病

肠螨病（intestinal acariasis）是指某些粉螨随其污染的食物被人吞食后寄生于肠腔和肠壁而引起以胃肠道症状为主要表现的消化系统疾病。

一、病　原　学

有些螨虫能在人体内生存成为偶然寄生虫，其中有些螨随食物吞入可在肠腔内生存，或侵入肠黏膜甚至黏膜下层形成溃疡，引起肠螨病。Hin-man 等（1934）首先报道了粉螨科中的长食酪螨引起的肠螨病，此后国内外学者陆续报道。引起肠螨病的螨类多属无气门目和粉螨科、果螨科、甜食螨科、麦食螨科和跗线螨科。

二、流行病学

来源于贮藏物中的孳生螨随食物被吞入人体内而感染。本病的发生与饮食习惯、工作环境和贮藏食物中螨的孳生密度有密切关系，与性别、年龄无明显关系。

三、致病机制

螨进入肠道后，其颚体、螯肢和足爪等可造成肠壁组织的机械性刺激，螨可侵入肠黏膜层、黏膜下层，甚至肌层，引起组织损伤、相应部位出现炎症、坏死和溃疡。螨的排泄物及代谢产物和死亡螨体的裂解物可引起变态反应，有的还具有毒性作用。导致消化系统症状，如腹痛、腹泻、肛门烧灼感等。

四、临床表现

肠螨病缺乏特异的临床表现，轻者可无症状，亦可不治自愈；重者则可出现腹泻、腹痛、肠螨病腹部不适、乏力和精神不振等，临床上极易被漏诊或误诊为过敏性肠炎、慢性肠炎、肠神经官能症、阿米巴痢疾、盆腔炎和日本血吸虫病等。

五、辅助检查

（一）粪检查虫体

饱和盐水漂浮法。

（二）血常规检查

嗜酸性粒细胞计数增高。

（三）肠镜检查

可见肠壁肠壁苍白，黏膜呈颗粒状，伴有少量点状瘀斑，出血点和溃疡，溃疡直径1～2mm，彼此不融合，损害严重部位可见肠黏膜脱落，肠组织活检时，可发现螨和成簇卵，尤其在溃疡边缘可检出活螨及卵。

六、诊断与鉴别诊断

诊断本病应从临床学、流行病学、病原学及免疫学等方面作综合分析。应注意与过敏性肠炎、慢性肠炎、肠神经官能症、阿米巴痢疾、盆腔炎和日本血吸虫病相鉴别。

七、治 疗

常用杀虫治疗的药物及用法有：

1. 吡喹酮 400mg，3次/d，饭后服用，3天一疗程，共服用3个疗程，每疗程间隔7天。
2. 阿苯达唑 400mg，1次/天，饭后服用，7天一疗程，共服用3个疗程，每疗程间隔7天。
3. 甲硝唑 400mg/片，3次/天，饭后服用，7天一疗程，共服用3个疗程，每疗程间隔7天。
4. 伊维菌素 0.1mg/kg，1次顿服，7天一疗程，共服用3个疗程，每疗程间隔7天。

八、预 防

做好工作生活场所的防尘措施，注意个人卫生，加强室内通风采光，保持室内干燥，或用甲醛溶液室内蒸熏，或1%林丹（Lindane）、0.2%过氧乙酸液浸泡衣服、枕套、被单等，后者浸泡10～15分钟，清水冲净。注意食物贮存，防止食物被螨污染，尽量不食生冷食物。从事粮食、中药材加工工作活在粉尘浓度高的场所工作人员，应戴口罩，做好自身防护，防止螨类感染。家庭中螨虫主要在地毯、软沙发、被褥、坐垫和枕芯内孳生，当人们进行卫生活动时，如扫地、铺床叠被，吸入肺部得病，因此，为了彻底防止螨虫危害，应勤晒勤洗被褥，枕头，衣物，对可疑污染满的衣物可用开水烫洗，也可用林丹浸渍衣物。居住环境要增加空气流通，保持室内卫生，经常清洗屋尘。

（周爱贤）

第五十七章 舌形虫病

舌形虫病(linguatulosis)为舌形虫(Linguatula,又名五口虫)寄生于人体而引起的一种人畜共患病。该病原是一种较古老的寄生虫,根据在瑞典发现的舌形虫幼虫磷酸盐化石推断,其起源可追溯至古生代寒武世,比其寄生的脊椎动物在地球上出现的时间还要早 1.5 亿年。人舌形虫病是由节肢动物门所属蠕虫样的舌形虫所引起的感染性疾病。人舌形虫病分成两型:一是内脏舌形虫病,病例最多,是舌形虫病的主体。二是鼻咽舌形虫病。此外,尚有舌形虫性皮肤幼虫移行症。成虫寄生于终宿主如蛇、犬、猫、狼、狐狸等肉食动物的呼吸器官,幼虫和若虫寄生于中间宿主啮齿类动物、人或其他哺乳动物(牛、羊、马等)。传播途径和感染方式主要为生饮被蛇体舌形虫虫卵污染的新鲜蛇血、蛇胆和食未煮熟的蛇肉,或宰蛇放血时,蛇体感染性虫卵随血流入酒杯,人因喝污染的酒而感染。以往舌形虫病被认为是罕见的寄生虫病,近 20 年来报道的病例逐渐增多。由于他可严重危害人体健康,正越来越引起人们的重视。

一、病 原 学

舌形虫属节肢动物门舌形虫纲或舌形动物门,有 100 余种,分 9 科 18 属。寄生于人体的舌形虫有 10 种,大蛇舌状虫、串珠蛇舌状虫、腕带蛇舌状虫、尖吻蝮蛇舌状虫(又名鞭节舌虫)、蝎虎赖利舌虫、响尾蛇孔头舌虫、锯齿状舌形虫、台湾孔头舌虫、辛辛那提莱佩舌虫、瑟皮舌虫。我国已报道病例中发现的虫种有锯齿状舌形虫、尖吻蝮蛇舌状虫和串珠蛇舌状虫。

舌形虫成虫呈舌形或圆柱形,头胸部腹面有口,口两侧有钩 2 对;活体呈半透明、死后白色,体长 18~130mm;体表具很厚的角质层,形成环状,一般腹部有 7~105 个腹环;雌虫大于雄虫。舌形虫卵呈无色或黄色,近圆形,大小约为 90μm×70μm,卵壳较厚。舌形虫幼虫呈圆形,有尾,足 2 对,体表光滑。舌形虫若虫形状与成虫相似,死后呈乳白色,体长约 4~50mm,有钩两对,腹部环数较少。蛇舌状虫(似棒状洞头虫)与锯齿舌形虫的形态区别是:蛇舌状虫体形呈圆柱形,腹环数 7~35 个,口孔旁两对钩几乎在同一平行线上,若虫表面没有刺;锯齿舌形虫体形略扁,腹环数 72~105 个,口孔旁两对钩前后排列,若虫表面有刺。

蛇舌状虫的终宿主是蛇等爬行动物,中间宿主是啮齿类动物、人或其他哺乳动物。锯齿舌形虫的终宿主为犬、猫、狐等,中间宿主为人和其他哺乳动物,如食草动物牛和羊。

蛇舌状虫的成虫主要寄生在终宿主的上呼吸道,以钩附着寄生于呼吸道和肺,吸取血液、淋巴和黏液。雌雄虫交配后产出的受精卵发育成感染性卵随宿主的呼吸道，随痰、唾液、鼻腔分泌物或粪便排出体外。当黏附于青苗上或落入水中的卵被马、牛、羊、兔等中间宿主吞食时，卵在胃中孵出幼虫。幼虫很小，长约75μm。幼虫随同胃内容物来到肠腔后，穿过肠壁，移行至肺、肝、肠系膜淋巴结及肾等内脏中，经两次蜕化后，幼虫为包囊围绕；幼虫在包囊内再蜕化数次，经5～6个月后，发育成若虫。若虫的形态与成虫相似，白色，体长约4～6mm，有钩两对，体表上有80～90个环纹，每个环纹的后缘有刺一排。到第7个月，若虫脱离包囊，向浆液腔移行，部分向支气管和肠道移行，在移行过程中可引起出血。若虫在中间宿主体内可生存2年以上。犬在嗅触或吞食含有若虫的草食兽的脏器时可遭受感染。若虫可以直接经过鼻孔进入鼻道，也可以从咽腔和胃进入鼻道。若虫到达鼻道后，再蜕化一次变为成虫。有时动物自身肺部的若虫，也可以直接经气管移行至鼻道内，发育成为成虫。若虫变为成虫时，体表环纹上的小刺脱落。成虫在犬体内生活可达2年之久。雌若虫个体发育分为11期(龄)，而雄若虫则分为10期，除去幼虫，则实为雌若虫10期，雄若虫9期。

二、流行病学

自从1847年在开罗首次报道人舌形虫病以来，距今已160多年。人类舌形虫病呈世界分布，主要在热带、亚热带地区流行，在非洲、中东和东南亚报道较多，在美洲和欧洲则较少。蛇舌状虫属的感染以非洲最高，腕带舌状虫病多见于非洲的尼日利亚和阿拉伯半岛；大蛇舌状虫病多见于非洲的刚果；串珠蛇舌状虫病多见于东南亚；尖吻腹蛇舌状虫病多见于中国。舌形虫属中的锯齿舌形虫呈世界分布，多见于中东和北非。

1927年Faust报道了我国首例病人，裘明华等进一步研究分析认为是锯齿舌形虫和非串珠蛇舌状虫。最近在浙江报道了串珠蛇舌状虫病，在广西玉林也报道过蛇舌形虫病，尖吻腹蛇舌状虫病分别见于中国台湾和杭州，在辽宁、广西等省(自治区)均有人锯齿状舌形虫病的报道。此外，在广东和山东都有舌形虫病例报道，但未能鉴定虫种。最近几年报道的病例大都分布在我国东南部地区。

舌形虫病可以在蛇-鼠间、犬-鼠间、犬和食草动物间循环传播。人感染后可发病，但通常发育为若虫而终止。传染源比较复杂。舌形虫的终宿主是蛇和犬、猫等肉食动物，是人类舌形虫病的储存宿主，成为该病的重要传染源。在非洲和亚洲，蟒科和蝰科的所有蛇种，均可作为蛇舌状虫属的终宿主。其中常见的腕带蛇舌状虫可在多数哺乳动物体内发育，也可成为人感染舌形虫的传染源。传播途径和感染方式主要为生饮含蛇体舌形虫虫卵污染的新鲜蛇血、蛇胆和食未煮熟的蛇肉，或宰蛇放血时，蛇体感染性虫卵也可流入酒杯，人可因饮入被其虫卵污染的酒而感染；另外，食用了被虫卵污染的水源、蔬菜以及生食或半生食含有舌形虫幼虫、若虫的中间宿主(牛、羊、马、兔)内脏而感染；感染锯齿舌形虫的犬还可通过喷嚏或粪便排出的卵污染食物和人体的皮肤、手指而致感染。

三、临床表现

根据舌形虫(主要为蛇舌状虫和锯齿舌形虫)在人体寄生部位的不同可分为内脏舌形虫病和鼻咽舌形虫病。

（一）内脏舌形虫病

人作为舌形虫的偶然中间宿主，当吞入大量的感染性虫卵或幼虫寄生于较重要的器官组织时，易引起内脏型舌形虫病。内脏舌形虫病是舌形虫病的主体，其病原主要是以腕带蛇舌状虫为主，由舌形虫若虫或脱囊若虫在体内移行而产生的内脏幼虫移行症。急性期的病理变化均以嗜酸性粒细胞浸润为主的炎症，继后发展为以慢性肉芽肿为主的炎症演化，最后形成纤维玻璃样化和纤维钙化的愈合过程。幼虫和若虫可以寄生成囊于所有器官，主要为肝、十二指肠。一般情况下，人对舌形虫有高度耐受性，当舌形虫感染数量较少时，大多数病例常无症状或仅表现为亚临床症状，仅在放射性检查、外科手术或尸检时发现寄生于肝脏、肠系膜、脾脏周围的腹膜下组织和小肠壁上的舌形虫若虫。若虫可见于人体所有器官，以肝多见，肠道次之，其他有腹膜和淋巴结等。而寄生于心脏、眼等器官的感染更为少见。当虫体蜕皮增大，并对重要的组织器官造成压迫、穿孔时，常表现出明显的临床症状，可引起肝大、黄疸、腹水、肺萎缩、肠梗阻、腹膜炎和青光眼等，重症感染时，常因各种并发症（如败血症、肺炎、小肠结肠炎等）而死亡。

（二）鼻咽型舌形虫病

鼻咽型舌形虫病是由于人食入了含有包囊型若虫的中间宿主内脏而引起的，常见于锯齿舌形虫的感染，本病在黎巴嫩和苏丹地区分别被称为哈尔松（Halzoun）综合征和马拉拉（Marrara）综合征。因为在这些地区，人们有生食羊、牛、骆驼的肝脏、胃、气管等内脏的习惯。鼻咽型舌形虫病的特点是一种急性非传染性鼻咽炎，主要症状是咽喉刺激和疼痛，表现为在食用含感染期若虫的食物后，很快出现咽部、耳部疼痛，之后口咽部、喉、咽鼓管、唇黏膜充血，呼吸困难、发音困难、吞咽困难。头痛是较常见的症状，该病的特点是症状较急，局限于头部。发作性咳嗽或喷嚏可咳出若虫，此时症状可顿时得到缓解。并发症包括咽管脓肿及因面神经继发化脓性感染而致的面瘫，偶可致死。

四、辅助检查

（一）检虫法

在尸检、外科手术中、胃肠内窥镜活检或粪检获得舌形虫标本后，根据眼观和镜下的形态特征进行虫种鉴别。虫种主要根据体形、口钩的形态和大小、腹环数、雄虫交合刺的形状、雌虫生殖孔的位置、宿主种类、生活史及地理分布等来进行鉴别。由于目前尚未有一套标准的虫体固定和处理的标准，且有关虫体形态特征的描述也仅仅是基于少量的标本，生物统计学技术也因数据的缺乏而应用受限，因此根据腹环数、口钩形状及虫体大小等差异进行虫体鉴定的结果仅能作为基线参考数据。

（二）粪便沉淀浓集法

内脏舌形虫病分为两种亚型：成囊亚型和脱囊亚型。成囊亚型可在人体组织内成囊，并发育成感染性若虫，若虫在组织内存活、死亡、变性、钙化，一般不脱囊；而脱囊亚型若虫在人体组织内成囊，但不能发育成感染性若虫，Ⅴ期若虫即从肠壁大量脱囊入肠腔，随粪便排出体外。台湾孔头舌形虫病是脱囊亚型内脏舌形虫病的代表，人摄入此感染性虫卵后，虫卵在肠道组织发育成囊，但若虫发育至Ⅴ期后便中断发育，不能发育至Ⅵ期若虫，Ⅴ期若虫从肠壁脱囊落入肠腔，随粪便排出体外。因此，根据台湾孔头舌形虫在人体消化道内自然排虫的规律,可用粪便沉淀浓集法进行病原学检查。

（三）表皮超微结构

根据肉芽肿病变的形成和发展,内脏舌形虫病所致的损害在病理学上大致可分为包囊舌形虫若虫、坏死性舌形虫肉芽肿、表皮肉芽肿和钙化结节。对于晚期的内脏舌形虫病,表皮肉芽肿内的若虫已经崩解,仅保留虫体表皮时,在常规 HE 染色的切片观察难以辨认,而采用电镜观察其表皮的外上表皮、纤维性不同厚度的内表皮和一层致密的下表皮等超微结构,是有效和可靠的鉴别方法。

（四）组织病理学诊断方法

2002 年有学者提出舌形虫病的病理学诊断可分为病因-病理学诊断、次病因-病理学诊断和推断性病理学诊断三种,分别对应由舌形虫所致的 3 种组织学损害类型。第一种类型在包囊内发现活若虫,仅排泄少量的抗原成分,没有或只有很少毗邻宿主组织细胞的浸润,在虫体周围通常可看到一薄层蜕皮物同源、折光的嗜酸性成分;镜下可见上皮细胞有一狭窄区同纤维包囊相连,其周围主要为巨噬细胞,巨细胞、淋巴细胞较少见,几乎看不到嗜酸性粒细胞,根据若虫的形态特征,可从病因和病理学上进行诊断,且此种类型的损害可鉴别致病舌形虫的种属或所属家族。第二种类型是最常见的类型,见于舌形虫的长期感染,此时已形成坏死的舌形虫肉芽肿,可见死亡的若虫;死亡的若虫释放大量的抗原物质,导致许多免疫细胞聚集;镜下可见中央坏死周围为一薄层玻璃样化的上皮细胞壁,其周为纤维化组织,内含巨细胞、巨噬细胞、淋巴细胞、浆细胞,但多数为嗜酸性粒细胞,同心环形成一靶样的纤维包囊,可钙化。此种类型的虫体大多已降解并钙化,一些不易降解的结构(如口钩,角质层、体表棘、硬化的开口等)可成为次病因-病理学诊断的依据,但不能鉴别致病舌形虫的种属。有时可发现病灶出血或血管充血,在肝脏中可发现门静脉嗜酸性粒细胞和淋巴细胞的浸润,病灶周围实质细胞的退化也可成为诊断的依据。第三种类型主要是形成肉芽肿瘢痕或角质层肉芽肿,此时舌形虫典型的结构已消失,没有或仅有少量的抗原释放出来,在不定型或钙化物质的中心围绕着一些非细胞结构和部分玻璃样变的纤维组织,在 C 形纤维损害的凹处可见淋巴细胞,无嗜酸性粒细胞,此时的若虫已完全降解,仅有较小量的角质层物质留下,根据病变组织损害所处的特殊分布位置及组织学上的靶样结构可成为舌形虫病推断性病理诊断的基础。

根据组织病理学特征进行舌形虫病诊断时,容易同其他寄生虫感染所致的损害相混淆。如日本血吸虫虫卵、囊尾蚴、裂头蚴、组织内寄生的其他节肢动物、无饰亚科线虫幼虫等。也更易同结核病所致的损害混淆。但根据舌形虫病所具有的以下几个病理学特征来排除结核病,如舌形虫病损害结节多发在腹膜和胸膜上,且纤维性结节损害多呈现出同心圆状或靶样的玻璃样变性和钙化灶,在慢性肉芽肿炎症反应的中心有巨细胞聚集(含朗汉细胞)。在人体寄生虫感染中,除舌形虫外,在猪囊尾蚴、棘球绦虫、双翅目幼虫(蛆病)的感染中也可见到钙化的口钩,但前两者的口钩数量较舌形虫多(约 20～25 个),且口钩较小,而双翅目幼虫(蛆病)只有 1 对口钩,这些特征均有助于舌形虫病的鉴别诊断。

（五）免疫学诊断方法

目前,国内外已开展一些舌形虫病免疫诊断的研究,但相对匮乏。在 20 世纪 80 年代,Doumbo 等采用 western blot 法对腕带舌形虫幼虫抗原进行特性分析,以期找到适用于免疫诊断和血清流行病学调查的特异蛋白;Nozais 等对 193 例科特迪瓦人舌形虫进行血清流行病学调查,发现血清学流行率低于尸检结果而高于放射性检查结果;Jones 等从感染大鼠体内的响尾蛇孔头舌形虫的额腺中分离到 1 种分子量为 48kDa 的额腺金属蛋白酶,应用于 ELISA 方法和免疫大鼠血清反应较为敏感,该金属蛋白酶在舌形虫病的血清学诊断有较好的应用前景。李浩等对感染小鼠模型体内的尖吻蝮蛇舌形虫若虫特异性抗体和循环抗原进行了动态监测,发现小鼠感染尖吻蝮蛇舌形虫虫卵后特异性抗体在感染后的第 8 周开始上升,抗体最高滴度维持时间为第 12 ~ 15 周,血清中最早出现的特异性抗体为 IgM,16 周后被 IgG1 所替代;小鼠在感染虫卵 1 周后即可在血清中检测到循环抗原,且在感染 70 天内都能检测到循环抗原,说明在 7 ~ 70 天这段时间内检测尖吻蝮蛇舌形虫感染循环抗原对早期诊断具有一定临床意义,但动物小鼠与人体感染尖吻蝮蛇舌形虫后循环抗原出现的时间是否一致仍需进一步观察。

(六)影像学诊断方法

寄生于人体内的若虫在 2 年内大多会死亡或钙化,影像学检查作为舌形虫病的辅助诊断方法,其可靠性与若虫的游走性、寄生部位、虫体数量及感染程度有关,多用于已在体内形成钙化的若虫,但钙化的若虫一般无症状。综合报道病例的影像学检查结果发现,X 线胸片和腹片表现为在肺、腹部以及肝和脾被膜的表面,呈现出不透明的新月形、逗号形的钙化阴影。B 超检查可见肝呈弥漫性结节性病变,腹腔积液,后腹膜、腹腔淋巴结肿大;肝脏肿大,肝内见活体寄生虫;腹腔内实质性不均质占位(内见活体寄生虫)。胸部 CT 平扫可见两肺散在多发结节,大小、分布欠均匀,结节影边缘清晰;腹部 CT 平扫可见肝外形大,肝内见多发结节状低密度病灶,分布尚均,边缘尚清,腹腔内有少量积液。有学者对 CT 扫描和 X 线平片的结果进行比较,发现舌形虫活若虫可在 CT 扫描中显影,因此 CT 扫描具有诊断钙化若虫和活若虫的双重作用。

五、诊　断

人舌形虫病例大多是在放射性检查、外科手术、尸检时偶然被发现寄生于人体的,目前舌形虫病主要是依据检虫法、病变部位的组织病理学特征并结合临床表现、影像学检查与流行病学史进行综合诊断,虽有一些血清学诊断的研究,但尚未有适合的血清学检测手段,也未有可行的活检组织 PCR 检测方法。

六、治　疗

一般用外科手术取虫治疗舌形虫病。对具有长期高热等急性感染症状的病例可试用吡喹酮、阿苯达唑或中药驱虫,继发化脓性的并发症可加用抗生素,具有过敏者可用抗组胺和皮质激素类及皮质淄类治疗。

七、预防控制

舌形虫病的控制和预防,主要是注意饮水和食物卫生,不吃生菜,不饮新鲜的生蛇血、蛇胆(酒)和生水,不食生的或半生不熟的蛇肉和牛、羊、骆驼等内脏,避免与终宿主蛇或犬的密切接触。建立肉类加工厂对牛、羊、骆驼舌形虫若虫的检查制度，销毁含虫内脏，加强卫生（健康）宣传教育，注意个人卫生，治疗病犬。舌形虫病是一种习俗相关病，破除不科学的习俗，本病是完全可以预防的。

（段娟　宗道明）

第五十八章 蛞蝓病

蛞蝓病(limax maximus disease)是一种由生蛞蝓侵入人体而引起的寄生虫病。其主要表现为中枢神经系统和消化系统症状以及局部表现。

一、病因学

蛞蝓(limax maximus)是一种软体动物,在中国南方某些地区称其为蜒蚰,俗称鼻涕虫。与部分蜗牛组成有肺目。雌雄同体,外表看起来像没壳的蜗牛,成虫体伸直时体长30~60mm,体宽4~6mm;内壳长4mm,宽2.3mm。长梭型,柔软、光滑而无外壳,体表暗黑色、暗灰色、黄白色或灰红色。触角2对,暗黑色,下边一对短,约1mm,称前触角,有感觉作用;上边一对长约4mm,称后触角,端部具眼。口腔内有角质齿舌。体背前端具外套膜,为体长的1/3,边缘卷起,其内有退化的贝壳(即盾板),上有明显的同心圆线,即生长线。同心圆线中心在外套膜后端偏右。呼吸孔在体右侧前方,其上有细小的色线环绕。黏液无色。在右触角后方约2mm处为生殖孔。卵椭圆形,韧而富有弹性,直径2~2.5mm。白色透明可见卵核,近孵化时色变深。幼虫初孵幼虫体长2~2.5mm,淡褐色,体形同成体。

蛞蝓成虫寄生于草莓、甘蓝、花椰菜、白菜、瓢儿白、菠菜、莴苣、牛皮菜、茄子、番茄、豆瓣菜、青花菜、紫甘蓝、百合、豆类等农作物及杂草。以成虫体或幼体在作物根部湿土下越冬。5~7月在田间大量活动为害,入夏气温升高,活动减弱,秋季气候凉爽后,又活动危害。完成一个世代约250天,5~7月产卵,卵期16~17天,从孵化至成虫性成熟约55天。成虫产卵期可长达160天。野蛞蝓雌雄同体,异体受精,亦可同体受精繁殖。卵产于湿度大且隐蔽的土缝中,每隔1~2天产一次,平均日产卵量为400余粒。野蛞蝓怕光,强光下2~3小时即死亡,因此均夜间活动,从傍晚开始出动,晚上10~11时达高峰,清晨之前又陆续潜入土中或隐蔽处,耐饥力强。当气温11.5~18.5℃,土壤含水量为20%~30%时,对其生长发育最为有利。完成生活史过程有无自然宿主目前尚不明确。

二、临床表现

蛞蝓寄生于人体极为罕见。误食生蛞蝓引起中枢神经系统症状为头痛、恶心、呕吐、发热、嗜睡等,少数严重者可有昏迷、肢体瘫痪,甚至可导致死亡或留有永久性后遗症。消化道症状为右上腹疼痛、食欲减退、腹胀、泛酸、乏力。有个例报道蛞蝓侵入女性阴道引起月经量多,经期延长,下腹坠胀痛,阴道不规则流血。

三、辅助检查

根据感染部位行血常规、嗜酸性粒细胞学检查、头部 CT、MRI、脑脊液检查、胃镜、阴道镜等。

四、诊断与鉴别诊断

根据食用蛞蝓史、虫体侵入史、体内检出虫体以及临床表现,诊断不难。需与误食其他软体动物如蜗牛、裂头蚴、绦虫、囊虫等引起的疾病鉴别。

五、治　　疗

对该病的治疗原则是祛除病因,治疗原发病及并发症,对症支持治疗。

1. 一般治疗　卧床休息,防止情绪波动,监测生命征的变化,心理安慰,镇吐,必要时镇静。

2. 病原学治疗　吡喹酮 20mg/kg 顿服及阿苯达唑每日 20mg/kg 联合治疗,连服 7～12 日。辅助地塞米松静脉滴注,5～10mg/d。观察病情变化及药物副作用。

六、预防与预后

宣传不要生食蛞蝓,注意生活环境的改善,避免虫体侵入人体。目前无致死病例发生,预后一般良好,但应积极处理并发症。

（江远东　陈四喜）

第五十九章 毒 毛 虫 病

第一节 松 毛 虫 病

松毛虫病(caterpillar disease)是指直接或间接接触松毛虫的体部毒毛和组织细胞内毒素而引起多部位损害的疾病,如皮炎、巩膜炎、耳廓软骨炎、骨关节病等。最常见和最严重的是骨关节病,占松毛虫病患者的45%~80%。松毛虫病已在浙江、江苏、安徽、江西、湖南、湖北、福建、广东、广西等省(自治区)有报告。国外尚未见松毛虫病的报道。

一、病 原 学

松毛虫是松娥的幼虫,属鳞翅目,枯叶蛾科,松毛虫属。我国主要的松毛虫种类有马尾松毛虫、落叶松毛虫和油松毛虫3种。松毛虫病的病因主要为马尾松毛虫幼虫第2~3胸节背部的毒毛和毒腺细胞内的毒素。松毛虫的成虫称松娥,其生活史属完全变态。

松毛虫属毛虫式,分6龄,各龄幼虫的形态及体色变化较大。1龄、2龄幼虫爬动活泼,遇惊扰即吐丝下垂,并能扭曲跳动;3龄、4龄幼虫触动时不能吐丝下垂,但弹跳性很强;5龄、6龄幼虫遇惊扰时,头部向腹面弯曲,使胸背部的两毒毛丛呈怒张状竖立。人可因皮肤接触到该幼虫的毒毛就会引起其毒性损害。

二、流 行 病 学

松毛虫病的流行已在浙江、江苏、安徽、江西、湖南、湖北、福建、广东、广西等省(自治区)有报告,而云南、贵州、四川、河南和中国台湾等省虽有马尾松毛虫的分布,但尚无病例报道。本病的流行首先取决于当地有成片单一马尾松林,在适当自然条件下出现松毛虫大发生,其次为接触松毛虫的人群组成和接触机会。男女发病率无明显差异,老幼均可感染,发病年龄最小者8个月,最大者84岁,但以青壮年为多,这与接触机会有关。发病季节为每年4~12月,高峰在8~10月,与松毛虫的季节消长一致。少数人群与松毛虫接触,可出现散发,大量人群接触则可出现流行。流行地区以种植松林的山区、半山区为主,感染方式最常见的为割草、砍柴、放牛或路经松林时与虫体直接接触。柴草运至村庄后,在晒草、燃烧时也可接触致病。暴雨冲刷使死虫大量污染水体、稻田等,人与此疫水接触也可引起发病。

三、致病机制

从大量的流行病学调查及动物模型复制的成功，证明松毛虫高龄幼虫是引起本病的致病原。存在于松毛虫第 2 ~ 3 胸节背部的毒毛和毒腺细胞中的毒素是导致松毛虫病发生的主要致病因素。也有实验观察表明死虫的致病性比活虫强，接触整条虫的致病性比单独接触毒毛强。因为毒素主要在毒腺细胞中，毒毛中的量较少，虫体腐烂后细胞破坏使毒素释出，而活虫的毒素主要在细胞内。松毛虫病的制病机制一种学说认为是一种超敏反应性疾病，其骨关节炎病变似属Ⅲ型超敏反应，而松毛虫性皮炎则属Ⅰ型和Ⅳ型超敏反应。病变组织也可因各种原因继发感染而引起相应变化。也有认为机体接触松毛虫后，毒素可在局部或经血循环在身体其他部位引起血管通透性改变，此种毒素对结缔组织有较强的亲和力而引起骨关节或软组织反应，在此基础上继发细菌感染，形成炎症及脓肿。近代超敏反应学的发展已可使上述两种解说得到统一，即松毛虫病的发病初期是超敏反应性疾病，随着病变发展，在 T 淋巴细胞分泌的细胞因子和趋化因子介导下发展为炎症性病变并形成脓肿。

四、临床表现

人体接触松毛虫后数小时至数天后出现症状，也可延至 15 ~ 30 天发病。全身症状有发热、畏寒、头痛、头昏、乏力、食欲减退及荨麻疹等。一般全身症状较轻，或没有全身症状。全身症状多于 2 ~ 3 天后渐消退。可有区域性淋巴结肿大，能活动、有压痛。并常于起病后 10 ~ 20 天逐渐消退。可见如下症状类型。

（一）皮肤型

也称皮炎。患者表现为局部灼热，奇痒和疼痛。皮温升高、潮红，以不同类型之斑丘疹为主。有的似荨麻疹，指缝间可有水疱、脓疱。局部搔抓可使病变扩大或继发感染。皮炎经治疗后，一般于 2 ~ 5 天内渐消退。

（二）肿块型

常见于四肢、腰椎椎旁、臀部、会阴。局部硬结、疼痛、边界不明显，以单发多见。肿块渐大，于 15 ~ 30 天达高峰，随后液化有波动。局部穿刺为黄绿色黏稠的胶状液或血性液体，穿刺液培养常无细菌生长。

（三）骨关节型

占 30% ~ 90%，常见于四肢之手、腕、足、踝、膝等关节，表现为局部红肿热痛和功能障碍。疼痛呈持续性刺痛，有时阵发性加剧，夜间尤重，关节活动时疼痛加重。局部皮温高，有敏感的压痛。以单关节患病多见，但也可为多关节发病。此型发病率高，危害大，若治疗不当，病情常迁延数月或数年，严重影响关节功能，甚至残废。

（四）耳廓型

较少见。表现为耳廓软骨炎。均为单侧。初时有痒感，继而耳廓极度肿大，疼痛剧烈。愈后耳廓常呈萎缩畸形。

（五）眼型

较少见。起病急，单侧。表现为巩膜炎和急性虹膜睫状体炎，病情较严重，如不及时治疗,可导致失明。

(六)混合型

二型或多型同时出现,以皮炎型合并骨关节型为多。

五、诊 断

1. 有接触松毛虫及其污染物史,多在接触后数小时至数天后发病。

2. 手、足、腕、踝等暴露部位容易发病。

3. 皮炎与一般炎症不同,皮肤瘙痒、皮肤血疹、水疱及皮下血疱,发病快,皮肤红肿明显,针刺样跳痛,持续性,有时阵发性加剧,夜间及午后疼痛剧烈。

4. 皮炎之同时或继皮炎之后,关节周围软组织肿胀、发亮、紫红色。关节疼痛剧烈,尤以关节活动时明显,关节功能障碍。皮下肿块内有血性分泌物,细菌培养阴性,可并发耳廓炎及眼炎。

5. 约60%以上的患者血象中嗜酸性粒细胞增多,50% ~60%的病人的白细胞总数在1万/mm^3以上,血沉增高者约40% ~70%。软组织肿块或关节穿刺液常呈淡黄色或绿黄色黏稠胶状液,偶尔带血性。细菌培养多呈阴性。少数有金黄色葡萄球菌或白色葡萄球菌或绿脓杆菌生长。心电图可示心肌损害。X线检查:在急性期多为阴性,多数在发病后一个月左右可见骨质改变。发病12天左右,X线片上可表现软组织肿胀关节周围密度增高影,皮下脂肪透明度减低,关节囊肿大。以后少数病例在邻近的软组织出现钙化及骨化影。早期骨质疏松,继而骨质边缘模糊,呈虫蚀样破坏,常见于肌腱、韧带附着的骨突区,如股骨的粗隆,尺骨鹰嘴,桡骨茎突。多数病例在骨破坏区有单层细条状骨膜反应,有的呈骨刺样或呈花边状。慢性期主要是原来小的骨破坏区周围增生硬化,形成边缘清楚硬化的小环形病灶。小管状骨受累表现为整个骨干的增粗。若骨骺或干骺端有破坏可累及骺线;引起骨骺的早期融合。骨质改变中未见有死骨形成的表现。关节改变除早期表现肿胀阴影及骨质疏松外,可见关节的间隙不对称性狭窄,软骨面不平,变形,有时可见半脱位,软骨下常有骨质的破坏。慢性病变主要为骨质增生及硬化,有关节自行融合的可能,形成关节强直。

六、治 疗

临床治疗应采用拔除毒毛与药物治疗相结合的办法。一旦发现皮肤接触松毛虫毒毛,立即用胶带反复粘贴患处,尽可能多地拔出毒毛;患处外涂1% ~2%的酚或薄荷炉甘石洗剂;在患处用鲜马齿苋或鲜半边莲捣烂外敷;外涂糖皮质激素外用制剂;对全身或局部搔痒者可用10%的葡萄糖酸钙静脉注射;口服抗过敏药如氯苯那敏等。局部病灶处可用0.5% ~1%普鲁卡因加泼尼松龙作病灶周围封闭;并兼用抗过敏、止痛、消炎的药物。注意受累关节用支具保持于功能位。一般早期及时治疗,一个月左右可完全恢复。部分病例经长期非手术治疗后,急性症状明显好转,但仍留有关节的疼痛、肿胀变形、有窦道或瘘管形成、关节强直、丧失劳动能力,则应根据病情可做病灶清除术、关节滑膜切除术、截骨矫形术、关节融合术、人工关节置换术等,痊愈后病变一般不至复发。

七、预　　防

松毛虫病的防治应首先做好松毛虫的防治，除加强虫情监测及混合林营造外，应采用生物防治及化学防治的办法消灭松毛虫。本病以预防为主。如进入山林时，应加强个人防护，避免皮肤直接接触松毛虫及其污染物。接触松毛虫后，应立即用肥皂水清洗，或涂抹3%氨水以减轻症状。

（张跃云　唐世清）

第二节　毒毛虫性皮炎

毒毛虫性皮炎是皮肤被毛虫的毒毛刺伤而引起的瘙痒、炎症性的皮肤病。

一、病　原　学

能引起皮炎的毛虫有松毛虫、桑毛虫、茶毛虫、刺毛虫。

（一）松毛虫

属鳞翅目，叶蛾科，是松蛾的幼虫，其毒毛内毒液成分不明，有倒刺，插入皮肤内不易拔出，除直接接触毒毛致病外，亦可通过接触被毒毛污染的草、肥料或水致病。

（二）桑毛虫

是桑毒蛾的幼虫，全身有200～300万根毒毛，其毒液的成分有激肽、脂和其他多肽，直接接触虫体，毒壳和蜕皮都能引起发病，亦可接触飘落到晾晒的衣服，尿布上的毒毛致病。

（三）茶毛虫

属鳞翅目，毒蛾科，是茶毒蛾的幼虫，全身长满毒毛，接触引起皮炎。

（四）刺毛虫

是刺蛾的幼虫，其毒刺内含斑蝥素呈碱性，其毛端有微细导管，当刺入皮肤后，将毒液注入皮内引起皮炎，亦可间接接触沾染了毒毛的衣物致病。

二、致病机制与临床表现

接触毛虫的毒毛后，马上出现瘙痒，较剧烈，或伴有灼热感，接触部位出现绿豆至黄豆大小的水肿性红斑、丘疹、水疱甚至大疱。皮疹中央可见一深红色或黑色针尖样刺痕，此即毒毛的刺入点。皮疹可密集成片，自数个到数百个不等，严重时可遍及全身。好发于暴露部位如颈、肩、上胸部和四肢屈侧。一般一周之内可消退。如形成结节，反复搔抓，病程可达2～3周左右。毒毛侵入眼睛可导致结膜炎，甚至角膜炎。侵入鼻腔可引起支气管炎或哮喘。偶可引起关节炎、低热等全身症状。夏秋季毛虫盛发期多发。

三、辅助检查

（一）间接检查法

将一小段透明胶带贴到有黑色刺痕的皮疹上，扯下来贴至滴有二甲苯的载玻片上，用显微镜可找到毒毛。

（二）直接检查法

直接用解剖镜可看到刺入皮肤或横卧皮沟中的毒毛。

四、诊断及鉴别诊断

依据发病季节、流行地区的自然条件、自觉症状及皮疹特点，结合实验室检查，可确诊。有关节症状者要与风湿关节炎，化脓性关节炎等病相鉴别。

五、治疗与预防

（一）治疗

用胶布或透明胶带粘至皮损处，多次反复，尽可能多的粘掉毒毛，然后用肥皂水擦洗干净。局部涂搽1%薄荷或酚炉甘石洗剂，1%明矾溶液冷湿敷，或用鲜马齿苋、鲜半边莲捣烂外敷患处，或用新癀片捣烂水调外敷，或用糖皮质激素外用制剂。剧痒、皮疹广泛或出现全身症状者可使用抗组胺药，严重者使用糖皮质激素。

（二）预防

采用及时喷洒农药、黑光灯诱杀、为毛虫的天敌创造栖息及繁殖条件等方法灭虫。在有毛虫的树林工作时应注意个人防护，尽量穿长衣、长裤。不要在有毛虫的树下纳凉、嬉戏，晾晒衣服、被褥、尿布。

（张跃云　唐世清）

第三节　隐翅虫皮炎

隐翅虫皮炎是隐翅虫的毒液接触皮肤产生的急性炎症反应。夏季是多发季节。

一、病　原　学

隐翅虫属昆虫纲，鞘翅目，隐翅虫科。色黑，长条形，约0.6～0.8cm长。有趋光性，尤其喜欢冷光源，至夜晚就飞至日光灯及其周围。

二、临 床 表 现

当歇到人的皮肤上被拍碎或用手在皮肤上碾碎时，虫体内的强酸性毒汁就接触到皮肤上导致皮肤损害。面部、颈部、躯干和四肢的暴露部位为最易好发部位。当皮肤接触到虫体的毒液后数小时，感灼热、疼痛、瘙痒，1天左右后会出现线条形、小片状红斑，皮肤薄的部位如面、颈部、外阴先出现皮损，而皮肤厚的部位如躯干、四肢暴露部位如果也有接触的话，亦会紧接着出现类似皮损。如果进一步加重，将在红斑上出现丘疹、水疱和脓疱，融合成片。毒性反应严重或因搔抓后可继发皮肤感染而出现糜烂、渗液、痂皮。在皮肤最薄嫩的部位，眼睑或阴囊受侵害时可明显肿胀。1 ~2 周后愈合,可遗留暂时性色素沉着斑。部分重者可出现发热、头痛、恶心和淋巴结肿大的全身反应。

三、诊断与鉴别诊断

在夏季晨起后发现暴露部位皮肤灼痛、瘙痒,继而出现点状或条索状红斑、水疱、脓疱,要考虑本病,如能在家里的日光灯周围找到虫体即可确诊。确诊前应与其他原因所致接触性皮炎、脓疱疥和急性湿疹相鉴别。

四、治疗与预防

1. 尽早使用肥皂水清洗出现痒痛、灼热处皮肤。
2. 出现红斑,用炉甘石洗剂或糖皮质激素霜外涂。
3. 有脓疮或渗液时,可选用 1∶10 聚维酮碘溶液、1∶8000 高锰酸钾溶液、0. 1% 依沙吖啶溶液、1. 2% 明矾液湿敷。
4. 中医中药可选用青黛软膏或新鲜马齿苋捣烂外敷,或蛇药片捣烂水调成糊状外敷。
5. 当出现皮肤感染时,可用夫西地酸乳膏、氧化锌糊剂。
6. 有全身不适症状时,短期系统使用糖皮质激素,并抗炎治疗。
7. 如住房周围有垃圾堆放、杂草丛生,要及时清理,使隐翅虫无处藏身。睡觉前要提前将卧室内的灯光熄灭,并挂蚊帐。如果发现有虫子飞落在皮肤上,要用手指弹开,不要直接碾碎在皮肤上。

第六十章　其他虫源性皮肤损伤

第一节　尘　螨　病

尘螨病(dust mite disease)是由尘螨侵入人体内或接触人体皮肤所引起的以超敏反应为主要临床表现的疾病。临床主要见于哮喘、过敏性鼻炎、特应性皮炎、慢性荨麻疹、慢性湿疹等表现。

一、病　原　学

尘螨属于真螨目、麦食螨科、尘螨属。常见种类为屋尘螨、粉尘螨和小角尘螨。成虫呈椭圆形,白色至淡黄色,足深色,体长0.17~0.50mm;颚体位于躯体前端,螯肢钳状,无顶内毛;体表具肋状皮纹和少量刚毛;雄虫体背面前端有狭长盾板,肩部有长鬃1对,后端有2对;足4对,基节形成基节内突,跗节末端具爪和钟罩形爪垫。

尘螨的发育阶段包括卵、幼虫、第一若虫、第三若虫和成虫5期,无第二若虫期。卵呈长椭圆形,乳白色。卵期约8天,幼虫有足3对。若虫似成虫,足4对,但生殖器官尚未发育成熟,其中第一若虫具生殖乳突和生殖毛各1对,第三若虫具生殖乳突和生殖毛各2对。幼虫、第一若虫和第三若虫在发育过程中各经5~12天的静息期和2~3天的蜕皮期。蜕变的成虫经1~3天即可交配,交配后3~4天开始产卵。雌虫每天产卵1~2枚,产卵期1个月左右。在适宜条件下完成一代生活史需20~30天。雄螨寿命60~80天,雌螨可长达100~150天。

二、流 行 病 学

尘螨呈世界性分布,在我国分布也极为广泛。尘螨性过敏发病因素很多,通常与地区、职业、接触和遗传等因素有关。儿童的发病率高于成人,患者中约半数以上在12岁前初发。尘螨广泛孳生于人居室、面粉厂、棉纺厂、仓库等温暖潮湿的场所,以动物皮屑、面粉、真菌孢子、花粉等粉末性物质为食。生长繁殖和环境的适宜温度为17~30℃,湿度为80%,10℃以下发育和活动停止,湿度低于33%可导致尘螨成虫死亡。因此,在春秋季大量繁殖,秋后数量下降。尘螨为负趋光性,其主要通过携带而散布。

三、致病机制

尘螨的排泄物、分泌物和死亡虫体的分解产物等都是过敏原，粪粒的致敏性最强。上述物质被分解为微小颗粒，通过铺床叠被、打扫房屋等活动，使尘埃飞扬，过敏体质者吸入后产生超敏反应。此外源性变应原，导致过敏性疾病发生。

四、临床表现

（一）螨性哮喘

属吸入型哮喘，幼年起病，有婴儿湿疹史，或兼有慢性细支气管炎史，到3～5岁时，部分儿童转为哮喘，病程可迁延至40岁以上。起病突然，反复发作，开始时常有干咳或连续打喷嚏等前驱症状，随后胸闷气急，吐泡沫黏痰，不能平卧，呼气性呼吸困难，发哮鸣音，严重时因缺氧而口唇、指端发绀。发作时症状较重而持续时间较短，并可突然消失。发作常在睡后或晨起。

（二）过敏性鼻炎

表现为鼻塞、鼻内奇痒，连续喷嚏或流清涕不止。有的患者还兼有流泪、头痛。症状持续时间与接触时间和量的多少有关，经过长或短的间歇期后，又反复发作。检查时可见鼻黏膜苍白水肿，鼻涕中有大量嗜酸性粒细胞。

（三）过敏性皮炎

多见于婴儿，表现为面部湿疹。成人表现为四肢屈面、肘窝和腘窝处湿疹或苔藓样变，是多年不愈的慢性皮炎，严重时累及颜面，甚至扩展至全身。

（四）慢性荨麻疹

一过性风团，时发时愈。

五、临床诊断

询问病史如过敏史、发病季节、典型症状及生活在潮湿多尘的环境等。尘螨性过敏者常有家族过敏史或个人过敏史。常有的免疫诊断方法有皮内试验、皮肤挑刺试验、鼻黏膜激发试验、反向过敏原固相试验和酶联免疫吸附试验等，用以检测螨特异性IgE和IgG抗体。其中，皮肤挑刺试验易为患者所接受。

六、治　　疗

对于因尘螨过敏而导致的疾病，目前仍无理想的治疗办法，通常可采用尘螨浸液进行减敏治疗，使机体产生免疫耐受性，从而减轻症状和疾病的发作，一般疗效在70%左右。

（一）脱敏和抗过敏治疗

对患者作少量多次注射尘螨抗原作为脱敏疗法和用抗过敏药物对症治疗，剂量由小到大，每周一次，15周为一疗程，有效率可达70%以上。用粉尘螨变应原治疗哮喘、过敏性鼻炎和皮沟炎有良效。近年来,分子克隆技术表达的重组螨性变应原用于哮喘治疗具有一定疗效。

（二）对症治疗

如果出现哮喘症状,应该按哮喘治疗。慢性皮肤疾病,也应该进行相应治疗。

七、预　　防

预防原则主要是控制尘螨孳生,减少室内尘螨密度,降低过敏原量。注意环境和个人卫生,经常清除室内灰尘,勤洗、勤晒被褥和床垫;保持卧室和仓库通风、干燥、少尘,亦可使用杀螨剂如林丹、尼帕净和虫螨磷等。

（周爱贤）

第二节　恙　螨　病

恙螨病(trombiculiasis)是由恙螨(chigger mites)叮咬人体皮肤而引起皮肤损害及发热中毒性表现的疾病。

一、病　原　学

恙螨属蜘蛛纲,发育过程有卵、前幼虫、幼虫、若蛹、若虫、成蛹和成虫7个期。幼虫营寄生生活,其他各期营自生生活。侵害人的阶段主要是幼虫。成虫钻入泥土中产卵,孵化后成为幼虫。幼虫一般寄生在一些啮齿小动物身上,也可以被人体的气味吸引而寄生于人体上,只需吸一次血就会脱离宿主身上,在泥土中变成若虫,然后蜕变为成虫。恙螨幼虫叮刺的宿主范围很广,包括哺乳类、鸟类、爬行类和两栖类,约有30～40种恙螨幼虫可寄生于人体,我国常见的只有红恙螨和地里纤恙螨。

恙螨成虫和若虫全身弥补绒毛,外形呈"8"字形。恙螨幼虫大多为椭圆形、橙黄色或橘红色,初期幼虫很小,饥饿时约0.2mm,饱食后可长达0.5～1.0mm。颚体位于躯体前端,由螯枝和须肢个1对及颚基组成,螯肢基节呈三角形,螯肢爪呈弯刀状,为穿刺构造。足3对。恙螨幼虫活动范围很小,喜群集于草树叶、地面物体尖端,有利于接触宿主。幼虫在水中可生存10天,常可因洪水泛滥发生时或随动物宿主流动而使恙螨扩散。

幼虫对宿主的呼吸、气味、体温和颜色均敏感,只要有宿主行动的气流就可刺激恙螨幼虫侵袭。恙螨的消长以春秋季节为高峰。

二、发病机制与临床表现

当作为宿主的人活动在恙螨的孳生地时,幼虫将其螯肢爪刺进皮肤,接着注射入其有毒唾液,它能分解液化人体的皮肤细胞和组织,使蛋白凝固、坏死,再吸取血液等,可在宿主身上停留2～10天。恙螨对人体的危害:一是引起恙螨皮炎(trombiculosis);二是传播恙虫病(tsutsugamushi disease);其病原体为恙虫东方体即恙虫立克次氏体,恙螨是主要传播媒介。

三是传播肾综合征出血热(hemorrhagic fever with renal syndrome);其病原体属汉坦病毒。

人体被恙螨幼虫叮咬后,不同的人反应不一样。有的人没有反应,有的人反应很明显,与人的敏感性有密切关系,并且与恙螨的种类相关。

主要临床表现是叮咬后感觉瘙痒、灼痛,皮肤出现红斑,其中央可见针头大小的青紫色斑点,还可出现斑丘疹,严重的呈大片红斑、风团,搔抓后皮肤抓破、糜烂、渗出等继发感染表现。

除以上的皮肤损害,恙螨的幼虫叮咬后如果皮疹呈丘疱疹或丘脓疱疹,会逐渐增大,2~3天后坏死结痂,基底红,痂下出现溃疡,可伴随有附近的淋巴结肿大。1周左右病人骤起高热、畏寒、头昏、嗜睡、肢体酸痛、恶心等,称恙虫热或丛林斑疹伤寒,是寄生在鼠体内幼虫所带的立克次体引起的。

三、诊断与鉴别诊断

在野外或丛林工作,游玩后出现皮疹、痒痛,尤其是有发热表现的,要考虑本病。如能找到恙螨虫体,即能确诊。需与革螨皮炎鉴别。

四、治疗与预防

局部涂1%酚炉甘石洗剂或5%硫磺霜,消炎止痒。如皮肤症状较重,可予抗组胺药及外搽激素药膏。若出现发热等全身症状时,需对症治疗,并使用四环素类抗生素治疗。

开展灭鼠运动,消灭恙螨的孳生体,还要在鼠活动的区域喷洒敌敌畏。如要进入疫区,可在身上涂抹邻苯二甲酸或二甲酯可预防恙螨的叮咬。

第三节 革螨性皮炎

革螨性皮炎(gamasidosis)是由寄生性革螨(gamasid mite)叮咬人体皮肤而出现以丘疹、风团,感剧痒,尤以夜间为甚痒的炎症反应。

一、病 原 学

革螨属蛛形纲,我国记载的革螨达600多种,绝大多数营自生生活,少数营寄生生活。寄生性革螨(如鸡皮刺螨、禽兽刺螨、柏氏禽刺螨等)侵袭的宿主主要涉及鼠、鸡和鸽以及人。对人的主要危害一是引起革螨性皮炎;二是传播流行性出血热。

革螨的发育阶段分卵、幼虫、第一期若虫、第二期若虫和成虫5个期。完成1个生活周期约1~2周。巢穴中的革螨寿命长,可活5~6个月,体表的革螨仅可活数天或数十天。

革螨成虫的基本形态:呈卵圆形、黄色或褐色,表皮膜质并具骨板,体长约0.2~0.5mm,可达1.5~3.0mm;体前端由颚基和螯肢组成,颚基与体部间腹面有胸叉1个;体部4对足,在第三、四对足的基部间各有1个气门,且有气门沟向体前延伸至第二对足的基部;4对足均细长分6节,其末端各有叶状爪垫1个。

寄生性革螨以宿主的血液和组织液为食物，所侵袭的宿主有小型哺乳类、鸟类和爬行类，其中以鼠类为最常见。因此，有鼠出没的巢穴，就可有寄生性革螨分布，且密度高。活动和繁殖高峰季节是9～11月份。革螨的若虫和成虫是侵袭人，叮人吸血的阶段。

二、致病机制及临床表现

1. 鸡皮刺螨症：鸡皮刺螨主要寄生于鸡的体表，其成虫吸食鸡血。养鸡的工人、农民被其叮咬后，皮肤出现丘疹、风团，感剧痒，并且夜间痒甚，数日后皮疹消退，仅留下色素沉着斑。常发于腰、腹、四肢弯曲部位。

2. 禽兽刺螨症：禽兽刺螨主要寄生于鸡、鸟体表，其稚虫和成虫吸食鸡、鸟和人血。养鸟和养鸡的人易受侵害，叮咬处出现红斑、丘疹、风团、感奇痒，1周左右症状消失。

3. 柏氏禽刺螨症：柏氏禽刺螨寄生于鼠体表，其成虫吸食鼠血，人们经过鼠活动的区域时，小腿也会被叮咬吸血，而出现剧痒难忍，患处见丘疹，风团、水疱，中央有针头大小"咬痕"，常因强烈的搔抓致皮肤抓破、感染，出现糜烂、渗液。由于此类革螨的蛰刺还携带立克次体、细菌或病毒，从而可能会引起Q热、地方性斑疹伤寒、野兔热、森林脑炎等传染病。

三、诊断与鉴别诊断

在养鸡的场所生活的人或行走野外的人出现皮肤丘疹、风团，奇痒，即考虑本病，如能找到革螨虫体就能确诊。但在确诊前应与丘疹荨麻疹、荨麻疹相鉴别。

四、治疗与预防

对皮炎的治疗方法同恙螨病，但应寻找革螨来源，以便清除根源和孳生地，对疑有革螨存在的床上用品和衣物应采取暴晒或开水烫泡等方法处理。

预防措施是清除鼠巢，打扫鸡舍，保持环境的清洁。发现革螨可用敌敌畏、乐果、敌百虫、马拉硫磷喷洒鸡笼、地面、墙角杀灭之。

第四节　蚤　　病

蚤病(flea disease)是由蚤叮人吸血或在皮下寄生而引起的以皮肤损害为主要表现的一种永久性体表寄生虫病。

(一) 病原学

蚤属昆虫纲，蚤目，种类多，我国就有640种，其中一些种类(如鼠客蚤和致痒蚤)寄生于恒温动物体表。人蚤对人的危害，除了引起叮刺搔挠外，更重要的是传播鼠疫等重要的人畜共患病。在非洲和中南美洲还有的蚤类可侵入人体皮下寄生引起皮肤发生剧烈痛痒而继发感染。

蚤为小型昆虫，长约3mm，呈两侧扁平，深褐色、体表多鬃毛，3对较长而发达的足，尤其后对足弹跳力强，跳跃高度可达自体高的100～200倍(约30cm)。蚤的头部从侧面观呈三角形，触角1对位于头两侧的窝内，口器为刺吸式。

蚤为全变态生活史，分卵、幼虫、蛹和成虫4个阶段。由卵发育为成虫约需1个月，其寿命可长达1年。成虫寄生于恒温动物体表或（和）动物巢穴中，靠吸血为生，吸血时有边吸边排便的习惯。蚤类耐饥力强，10个月不进食可存活。蚤类更换宿主频繁，当宿主死后变冷，蚤就离去寻觅新宿主。

人蚤为多宿主型，可寄生130多种宿主，如在人、犬、鼠、猫、鸡之间极为常见，从而起到传播疾病的作用。

引起人体蚤病的病因主要是人蚤所致，其次是鼠蚤、猫蚤、犬蚤也可引起。在非洲和中南美洲还有可侵入人体皮下寄生的蚤类。这些蚤的危害一方面对人叮咬吸血和搔挠，直接造成皮肤瘙痒，影响人体睡眠和休息，皮下寄生性蚤可引起皮肤发生剧烈痛痒和继发感染。另一方面是传播鼠疫、地方性斑疹伤寒等疾病。

（二）致病机制及临床表现

蚤叮咬后感到瘙痒剧烈，出现红斑、丘疹、风团，有的中央有水疱或紫红色斑点。其机制是蚤在吸血时可将体内毒液注射入人体导致皮肤出现炎性反应。好发于腰、腹、小腿部位，儿童如被叮咬，往往反应更加强烈，常因搔抓至表皮破损继发感染，引起糜烂、渗液，呈湿疹样病变。

（三）诊断与鉴别诊断

根据临床表现或传染史，检查找到蚤的成虫即可确诊。在确诊本病前需与皮肤瘙痒症、痒疹及疥疮结节、虱病鉴别。

（四）治疗与预防

1. 蚤病的治疗　对叮咬部位涂止痒消炎药水，如1%酚或薄荷炉甘石洗剂，清凉油或市售的皮炎药水。对蚤病出现较强烈的过敏反应，可予抗组胺药、糖皮质激素。有继发感染时可外用抗生素制剂。

2. 蚤病的预防　要做到改善环境卫生，经常打扫房间，保持室内清洁。灭鼠，不要和猫、狗同居一室。如果家中进来了老鼠，或养了猫、犬、家禽、家畜，要经常在动物栖居、活动处喷洒药物，如倍硫磷粉，5%马拉硫磷、滴滴涕喷洒剂、灭鼠酮等。在身上涂抹20%樟脑油或10%樟脑酊，可起到驱蚤的作用，让蚤不接近自己的身体。

第五节　硬　蜱　病

硬蜱病（hard tick disease）是指硬蜱（hard tick）叮咬人后引起以皮肤损害或（和）蜱瘫痪（tick paralysis）为临床表现的疾病。硬蜱不仅直接致病，而且也是传播森林脑炎、新疆出血热、莱姆病等传染病的重要媒介。

一、病　原　学

硬蜱属蛛形纲，硬蜱科，主要种类有全沟硬蜱。虫体分假头和躯体两部分，背腹扁平，体长在未吸血时约2～13mm，雌蜱吸血后可达30mm，且体型变厚，外观似蚕豆。假头位于躯体前段，从背面可见，由1个假头基、1对须肢和1个口下板及1个螯枝构成。须肢分4节，在吸血时起固定和支柱作用。口下板位于假头基正中前方螯枝的背面，具有发达而密布的能起穿刺和附着作用的纵列逆齿。螯枝为长干状，位于口下板腹面，其末端具其切割宿主皮肤作用的尖齿。口下板与螯枝构成叮咬宿主皮肤的口器。躯体呈椭圆形，表面光滑，背面有盾板，其中雄虫的背板覆盖整个背面，雌虫的仅覆盖背面的体前部。成虫和若虫的足 4 对，幼虫的足 3 对。

硬蜱的生活史分卵、幼虫、若虫和成虫 4 期。完成生活史均需要吸血，且各发育期可更换不同宿主吸血。硬蜱完成生活史所需时间为数月到数年，其寿命一般为数个月到 1 年或更长。如全沟硬蜱的宿主就达 200 多种哺乳动物和鸟类。硬蜱主要孳生和栖息于草原、森林、牧耕地区的牲畜舍和小型动物洞穴中，且常活动在小路两旁的草尖及灌木枝叶的顶部以等待宿主，叮吸血液。其吸血习性：时间多在白天，尤在傍晚；每次吸饱血的时间长（数天至 10 余天）；雌虫饱食后可增加体重的 10～250 倍；吸血部位常为宿主皮肤较薄和不易瘙动的地方，如人的颈部、耳后、腋窝、大腿内侧、阴部、腹股沟部以及项背部。

二、致病机理与临床表现

硬蜱常停歇在树叶和草尖，当人或动物经过时，依靠其异常敏锐的嗅觉系统，就能捕捉到宿主的所在，突然跳至宿主的身上，将其螯爪和口下板牢牢刺入宿主皮内，抽打惊吓都不松口，一旦遇到了合适的宿主就不会离开了，日夜持续吸血，为便于吸血，还注射抗凝剂和有毒物质至人体内，并同时将其携带的立克次体、螺旋体、病毒和细菌带到宿主身上。某些蜱在吸血过程中其唾液分泌的神经毒素克制宿主运动性纤维的传导阻滞，引起上行性肌肉麻痹，严重者可致呼吸衰竭而死亡，此“蜱咬热”现象称为“蜱瘫痪”。

硬蜱叮咬后，开始无明显疼痛，可有轻微瘙痒。1～2 天后叮咬部位出现红斑，中央有一瘀点，丘疹、水疱，严重的围绕瘀点，呈现大片水肿性红斑，瘀点扩大为瘀斑，如表皮抓破则形成糜烂，甚至溃疡，约至 2 周痒痛达到最高峰，再过 1 周又逐渐减轻。如果形成结节则数月难消。

硬蜱叮咬后部分病人可出现发热、畏寒、头痛、恶心等蜱咬热的症状。

因硬蜱同时也是多种致病微生物的媒介，可传播莱姆病、回归热等传染病。

三、诊断与鉴别诊断

硬蜱病的临床表现与其他虫咬所致皮炎无特征性，需找到虫体才能确诊。

需与恙螨病、革螨病鉴别诊断。

四、治疗与预防

（一）寻找和去除叮刺皮肤的虫体

找到叮在皮肤上的硬蜱，用松节油、旱烟油、乙醚、氯仿等涂于虫体叮刺部位，也可用蚊香熏，或者用液体石蜡、凡士林等将虫体厚厚覆盖，致其窒息，这样蜱的口器就会收缩（松口），再用镊子小心将蜱拔除，然后用消毒药水清洗伤口；也有作者认为，可在虫体叮咬处周围皮肤用手轻轻敲打,以刺激虫体口器收缩从而使虫体自动掉出。总之,应特别防止加重皮肤的创伤和防止蜱的假头上的口器折断于皮肤内,而造成口器进入血循环,引起栓塞后果。

(二) 口器断在皮内的外科处理

应行切开皮肤取出蜱的口器。用利多卡因局麻药在伤口周围作局部封闭。还可用纱布蘸生理盐水与胰蛋白酶混合液湿敷伤口。

(三) 对症处理

出现痒、痛等全身症状时可用抗组胺药或糖皮质激素,继发感染要抗感染治疗。

(四) 蜱瘫痪的治疗

一旦出现蜱咬热的症状时要及时进行抢救,主要是去除病因和对症处理。

(五) 预防

要消灭家畜身上的蜱。畜舍要打扫干净,或用敌百虫、滴滴涕喷洒杀虫。及时清除寄生于家畜身上的硬蜱。

如要进入林区或野外,可在皮肤上涂抹邻苯二甲醇丁酯乳剂,再穿长袖衣裤,并扎紧袖口、裤腿口,回到营地彻底清洗衣服。

第六节　蜂　蜇　伤

蜂(bee)的种类较多,蜇人蜂有黄蜂、蜜蜂、马蜂、细腰蜂、蚁蜂等。蜇人的武器是尾刺。其尾刺为钩状或有倒钩,刺入人体后,便从蜂体折断,留在人体内,而蜂自身死亡。一般工蜂只有注毒作用,雄蜂无尾刺,故不蜇人。蜂蜇人后可引起的皮肤损害和全身症状谓蜂蜇伤。

一、病　原　学

蜂属昆虫纲,膜翅目。蜇人蜂有黄蜂、蜜蜂、马蜂、细腰蜂、蚁蜂。黄蜂将其巢穴筑于野外林间、山洞和居民的屋檐下,攻击性强,如不小心行走于黄蜂栖息地,黄蜂一旦受到惊扰,常群拥而上,蜇人的暴露部位。蜜蜂中蜇人的是雌蜂和工蜂。

二、致病机制与临床表现

蜇人蜂的尾部有毒刺和毒囊,当毒刺刺入皮肤时,其毒囊中的毒汁就随着射入人体。黄蜂的毒汁中含有组胺、5-羟色胺、乙酰胆碱、多肽溶血毒、磷酯酶A、透明质酸酶等。蜜蜂的毒汁有两大类,一类是由大分泌腺分泌的酶性毒汁,成分是盐酸、蚁酸、正磷酸等;另一类是由小分泌腺分泌的碱性毒汁,成分中主要是神经毒。两类毒汁均含组胺。正是因为被注射了多种毒素,人体才产生了变态反应及全身中毒的症状。

当人被蜂蜇伤后即感刺痛,继而瘙痒。被蛰处出现红斑、肿胀、风团、水疱。若邻近部位多处被蜂刺伤,会出现大片弥漫性水肿;若眼睑及其周围被蜇,则水肿更加明显,眼睛难以睁开。如果严重蜇伤,特别黄蜂蜇伤不仅局部症状较重而且出现全身中毒症状,发热、畏寒、头痛、恶心、呕吐、意识障碍、抽搐、休克以至昏迷,有的可发生血红蛋白尿,以致急性肾衰竭并继发多脏器功能衰竭,可于数小时内或数日后死亡。

三、诊断及鉴别诊断

有明确蜂蜇史，有典型皮疹，即可确诊。需与其他虫咬皮炎鉴别。

四、治疗与预防

治疗方法是应立即拔出蜂刺，挤出毒液，涂抹3%氨水或5%碳酸氢钠溶液，冲洗伤口。局部疼痛难忍时，可在患处皮下注射2%利多卡因或1%盐酸吐根碱溶液或冰敷，口服止痛药物，有瘙痒时服用抗组胺药物。对群峰蛰伤或伤口感染者，应加用抗菌药物。一旦发现中毒休克症状，立即予1∶1000肾上腺素皮下注射，静滴氢化可的松，对症支持治疗。发生血红蛋白尿者，应用碱性药物碱化药液，防治肾衰。如发生急性肾衰竭，可行血液净化治疗。

预防蜂蜇伤，应远离且不要主动攻击蜂类。当被蜂攻击时，应尽快用衣物包裹暴露部位，蹲伏不动，不要迅速奔跑，更不要反复扑打。在野外穿长袖、长裤衣服、戴帽子、不抹香水。

第七节　蜈 蚣 咬 伤

蜈蚣咬伤是被蜈蚣(centipede)咬后出现的皮肤损害及中毒性全身不适表现。

一、病　原　学

蜈蚣属多足纲，大蜈蚣科。蜈蚣性畏日光，昼伏夜出，喜欢在阴暗、温暖、避雨、空气流通的地方生活。

二、致病机制与临床表现

蜈蚣身体呈扁长形，由21个节段组成，每节两侧各有一对足，身体的前足一对，其足上附有毒爪，爪的末端呈钩形，中空有管道与身体内的毒腺相通。当其毒爪刺入皮肤时，其毒腺内的毒汁同时被注射入皮肤内。蜈蚣毒汁含两种类似蜂毒的有毒成分，即组胺样物质及溶血性蛋白质，可产生皮肤损害和全身中毒反应。

被蜈蚣咬伤后，轻者仅见咬伤部位有2个瘀点，有的患者会接着出现痒、痛、灼热感，局部肿胀、红斑、瘀点变成大片瘀斑。严重的因毒汁毒性大，或注入量大而出现畏寒、发热、头痛、头昏、心悸、恶心，甚至昏迷、抽搐等严重的全身症状。

三、诊断与鉴别诊断

根据临床表现难与其他毒虫咬伤鉴别，因此需要找到蜈蚣才能确诊。需与毒蛇咬伤鉴别。

四、治疗与预防

1. 尽快用肥皂水彻底冲洗伤口，采取负压的方法尽量吸出毒汁。

2. 用5%氨水、5%小苏打溶液涂抹，中和毒液。

3. 用1%盐酸吐根碱水溶液3ml在伤口及其近心端10cm范围内皮下注射。或者用2%利多卡因局部封闭，以消肿止痛，阻断毒液扩散。

4. 服中成药上海蛇药或南通季得胜蛇药片，同时可将药片碾碎用水调成糊状，薄涂覆盖创面。

5. 任选苋菜、夏枯草、桑叶、马齿苋、南瓜叶、红薯叶、毛猫草中一鲜品，捣烂外敷。

6. 当出现严重的过敏反应及全身中毒症状时，应及时使用抗组按药物，糖皮质激素。

7. 预防蜈蚣咬伤　可在蜈蚣喜欢生活的阴暗潮湿的墙角、砖缝地方洒生石灰粉。在这样的环境中工作时也应戴手套，穿长袖、长裤，以免被咬伤。

第八节　毒蜘蛛咬伤

大多数的蜘蛛（spider）并不伤人，即便伤人，症状亦轻微。但有毒的蜘蛛在全世界范围来说分布仍广，特别是热带、亚热带的丛林中。如美国发现的黑寡妇蜘蛛，咬人后后果严重。毒蜘蛛系用一对毒牙咬人，释放的毒液为神经毒素。

一、临 床 表 现

1. 局部症状　轻者病人最初可无自觉症状，直到出现局部症状后才回忆有叮、刺经历。重者有短剧刺痛，局部出现一对小的红色点状痕迹，其周围充血，轻度水肿、荨麻疹等，短时间内多可自行消失。重者，可发生局部组织坏死。

2. 全身症状　头痛、眩晕、恶心、呕吐、出汗、流涎、烦躁不安、眼睑消肿并下垂。有腹肌痉挛颇似急腹症，胸肌痉挛可致呼吸困难。急性症状在咬伤后几小时可达高峰。1～2天内缓解。短时间内病人仍软弱无力或精神萎靡。

二、治　　疗

1. 局部处理　确知为毒蜘蛛咬伤，应立即在伤口近端绑扎，给予封闭或外敷蛇药，亦可用冰袋冷敷减轻疼痛，或切开伤口用1∶5000高锰酸钾溶液冲洗，或用火罐拔毒。如咬伤后2小时内，可将局部切除，预防或减少毒素吸收，外敷新鲜中草药，如半边莲、七叶一枝花、紫花地丁等。如有局部坏死或感染时，应预防注射破伤风抗毒素和（或）全身应用抗生素。

2. 对症处理　口服蛇药片，注射肾上腺皮质激素。静脉注射葡萄糖酸钙，可暂时缓解症状。解除肌肉痉挛可用地西泮、新斯的明或箭毒。

第九节　蝎　蜇　伤

蝎(scorpion)是地球上最古老的节肢动物,分布在全世界各处。已知种类有七百余种,均有毒。最小者长1.5cm,最大者长20cm,它们形态均相似,身细长,节状尾,尾节为一球茎状的壶腹,内含两个毒液腺,尾端卫一个蛰针。蜇针穿透皮肤后,毒液经刺注入人体体内。毒液性质为神经毒。

一、临床表现

1. 局部症状　被蜇刺处剧痛,大片红肿,继之出现麻木,数日后可消失。

2. 全身症状　开始表现为口鼻发痒,舌钝,讲话障碍,重者张口和吞咽均有困难,寒战发热、恶心呕吐、流涎、头痛、头晕、昏睡、盗汗、眼球不自主转动、呼吸增快、脉搏细弱、烦躁,以致抽搐、肌肉痉挛等。甚至胃肠道出血、肺水肿或肺出血。儿童被蛰后,严重者可因呼吸循环衰竭而死亡。

二、治　疗

蝎蛰伤后,多数无碍生命,但蛰后当时很难判断其预后,尤其是儿童,均应按重症处理。处理原则基本同毒蛇咬伤,包括受伤后立即进行近心侧绑扎、冷(冰)敷、封闭疗法、口服或局部应用蛇药片,口服或注射糖皮质激素等。如有条件可应用抗蝎毒血清。

1. 局部处理　切开局部伤口,拔出毒针,用弱碱性溶液或1∶5000高锰酸钾溶液洗涤,或用火罐拔毒。局部也可用毒蝎酒精(即把蝎子浸泡在酒精内)涂擦,或用板蓝根、薄荷叶、半边莲、七叶一枝花、紫花地丁、蛇莓等捣烂外敷;或用等量雄黄、枯矾研末以浓茶或烧酒调匀外敷。如果疼痛不止,可用复方奎宁溶液0.1~0.3ml,或1%麻黄碱0.3~0.5ml沿伤口周围皮下注射。

2. 对症处理　静注10%葡萄糖酸钙溶液,如需要尚可重复注射,用以缓解肌肉痉挛和抽搐;肌注阿托品,用以减少流涎。如有休克,应按休克治疗。此外,可口服蛇药片,注射糖皮质激素等。局部组织如有坏死感染,可选用适当抗菌药物。

(白定华)

第六十一章　常见节肢动物所致疾病的临床护理

节肢动物是无脊椎动物的一大类群，其主要特征为躯体分节且左右对称，体壁由几丁质的外骨骼构成，具有成对的分节附肢。危害人体健康的节肢动物主要包括4个纲，即昆虫纲、蛛形纲、唇足纲、甲壳纲，其中昆虫纲和蛛形纲与人类疾病关系密切。节肢动物主要通过吸血、骚扰、刺蜇、毒害、致敏等或作为媒介传播病原体而危害人类健康。本章主要阐述常见节肢动物所致疾病的临床护理。

第一节　蛛形纲类节肢动物所致疾病的护理

蛛形纲中与医学有关的有蜱螨亚纲、蝎亚纲和蜘蛛亚纲，蜱螨亚纲是本纲中重要的类群，常见有蜱、革螨、恙螨、粉螨、尘螨、蠕形螨、疥螨等，其中有些可传播疾病，有些通过叮咬、吸血、毒害、寄生或致敏等引起蜱螨源性疾病。本节将重点介绍蜱螨亚纲类节肢动物所致疾病疥疮、肺螨病、肠螨病、蠕形螨病、尘螨病、恙螨病、革螨病、蜱媒病的临床护理。

一、疥疮的护理

疥螨病通常是指由疥螨科、疥螨属的疥螨寄生于人和其他哺乳动物皮肤表皮内所导致称之为疥疮（又称疥、癞病）的一种顽固、接触性、传染性疾病，其以剧痒、结痂、脱毛和皮肤增厚为特征，常常由于人群对疥疮预防的忽视及发病后未能及时就诊治疗，或治疗不彻底，造成本病在家庭内或集体居住者中传播流行。

（一）护理评估

1. 健康史

（1）一般资料：年龄、性别、婚姻、职业、文化程度、居住地、生活卫生习惯等。

（2）既往史：询问起病的经过，近2周~2月内有无与疥疮患者的直接接触史和间接接触史，如与患者同床、握手，使用患者的衣物，有无使用公共被褥等。

2. 身体状况

（1）局部：有无散在分布的丘疹、水疱，有无皮肤红斑点状糜烂和渗液，脓疱，指间、手腕屈侧、乳房皱襞、阴茎等处皮肤有无隧道等。

（2）全身：生命体征、意识、面色、皮肤温度、弹性及色泽，有无奇痒的感觉等。

3. 辅助检查　注意评估血常规的检查结果，有无继发感染，水疱或皮下组织取样检查结果。

4. 心理和社会支持状况　评估患者对疾病的认识程度，恐惧、焦虑程度和心理承受能力，评估患者或家属在疥疮预防、护理和隔离消毒方面的知识水平，严防因不良生活习惯和不正确的护理方法妨碍疾病的康复和导致疾病的传播。

（二）护理诊断

1. 皮肤完整性受损　与疥螨寄居在皮下导致皮肤剧烈瘙痒、搔抓有关。

2. 焦虑　与皮肤剧烈瘙痒影响病人日常生活、睡眠有关。

3. 有感染的危险　与大力瘙抓导致皮肤破损有关。

4. 有传播感染的可能　与疥螨的生活习性有关。

（三）护理措施

1. 饮食　给予高蛋白、高维生素、易消化饮食，不宜油腻、辛辣等刺激性食物。

2. 皮肤护理　由于皮肤瘙痒剧烈，均出现用力搔抓皮肤，容易造成皮肤感染而出现脓疮。因此，要勤给患者剪指甲、洗手并保持床铺、衣服干净整洁。合并感染的患者给予湿敷，保持局部清洁。由于疥螨常在夜间活动，夜间剧痒是疥疮的重要症状，患者常常奇痒难忍，搔抓明显，加重皮损或诱发感染，同时影响睡眠，应加强巡视，嘱患者尽量不要搔抓，必要时遵医嘱给予镇静止痒药。

3. 用药护理　家中或集体单位的患者要同时治疗。治疗前嘱患者先用热肥皂水洗澡、更衣。不管皮疹分布是否局限，成人应由颈以下至足底全身涂搽，涂药时要用力涂搽，使药物能充分渗入皮肤，尤其是皱折处和皮疹部位可增加施药量，每日早晚各 1 次。成人给予 10% 硫黄软膏外涂，连用 4 天。4 天内不洗澡，不更换贴身衣物，治疗后第五天洗澡、更衣、更换床上用品。小儿给予 5% 硫黄软膏外涂全身，早晚各 1 次，3 天为 1 个疗程。给婴儿涂药后，将婴儿双手包裹防止婴幼儿涂药后吮指、揉眼将药物带入口眼。1 个疗程结束后，给婴幼儿洗温水澡，更衣。并将所用衣物、被褥及用品进行清洗、消毒、晒干等灭虫处理。治疗后观察 1 周，必要时再重复 1 个疗程。若家长及照顾人员也有疥疮者，同时洗澡更衣，10% 硫黄软膏足量、足疗程治疗。对于瘙痒剧烈者遵医嘱给予口服抗组胺药，继发感染者加用抗生素。合并感染有糜烂渗出者，遵医嘱先经聚维酮碘溶液加生理盐水（1∶10）湿敷、涂抗生素软膏、对症处理后，再同上治疗。

4. 消毒隔离

（1）疥疮的传播途径为接触性传播，将患者安置在单人房间，实行床边隔离，限制活动范围，避免与其他患者之间互相串门接触，同时限制探视人数，避免扩大传播。

（2）严格执行消毒隔离制度：医护人员在接触患者或为患者做治疗护理时均戴一次性橡胶手套且袖口束在手套里，做到一人一用一换一洗手。患者的生活垃圾及医疗垃圾均按传染性污物焚烧处理，患者接触过的物品、地板等用消毒液擦拭。患者用过的衣服、床单、被套、枕巾、毛巾等与其他患者的衣物分开，装在专用的袋子进行高压蒸汽消毒。不耐热或不耐湿的物品，如棉被、垫褥、棉衣、毛衣等，曝晒后封存 15 天后再用。因疥虫离开人体只能存活 2～3 天，虫卵需 10 天左右的时间才能孵化成成虫，所以，疥虫污染的物品停用 15 天以上，能让疥虫及虫卵自然死亡。

5. 心理护理　由于本病所引起的剧烈瘙痒及具有强烈的传染性，患者可能出现焦虑、羞愧、烦躁的心理。因此要向患者说明引起本病的原因,向患者说明本病是疥螨引起的接触传染皮肤病,经正规系统的治疗是完全可以治愈的,增强患者治疗的信心。婴幼儿常因剧烈瘙痒,表现为哭闹、烦躁不安。应关心体贴、悉心护理患者,消除患者的羞愧、孤单、烦躁等心理。树立战胜疾病的信心,保持稳定的情绪、乐观心理接收治疗。

(四) 健康教育

1. 疾病相关知识指导　向患者和家属介绍疥螨感染多见于卫生条件较差的家属及学校等集体住宿的人群中,患者是主要的传染源,传播途径主要是人与人的密切接触,如与身体接触、同居、握手等。疥螨(疥虫)除在人身上活动外,还可在衣物、被褥、床单、枕巾等物品上活动,因此可通过患者使用过的衣物等间接传染。公共浴室的更衣间和休息床位等是重要的社会传播场所。

2. 预防措施指导　加强卫生宣传教育,注意个人清洁卫生和自我保护,勤洗手、勤洗澡、勤换衣、勤晒被褥。不与患者同居、握手,衣服不能和患者的放在一起。患病者要及时到医院检查,正规用药、规范治疗,使疾病得到有效控制。患者接触传染源以后所有使用及接触的物品每日进行煮烫或高压蒸汽消毒灭虫,以及痊愈后进行终末消毒灭虫,对不能煮烫者如毛衣、被褥、枕芯等给以曝晒7天以上或用塑料包包扎放置15天后再用,防止衣物消毒不严导致疾病反复发作。

二、肺螨病和肠螨病的护理

螨类多在贮藏食物场所和房舍内生存繁殖,其生活能力特强,偶可在人体内生存成为寄生虫。肺螨病和肠螨病是螨类侵入人体并寄生肺部、肠腔引起的疾病。

(一) 护理评估

1. 健康史

(1) 一般资料:评估患者的饮食习惯,生活及工作环境,了解患者职业,有无工作环境污染。是否经常处于空间粉尘含量大的环境中,家庭居室内是否使用地毯、窗帘、空调机及宠物饲养等。

(2) 既往史:了解患者患病及治疗经过,是否有与呼吸、消化系统疾病相关的病史,了解其伴随症状及有无并发症的发生;既往检查、诊断、治疗经过和效果,是否遵从医嘱治疗等。

2. 身体状况

(1) 局部:有无胸痛、咳嗽、咳痰,痰液颜色和性质;有无腹痛、腹泻,有无大便颜色和性质的改变。

(2) 全身:生命体征、意识、面色、皮肤温度、弹性及色泽,尿液变化等,有无毒血症表现等。

3. 辅助检查　血常规、血生化与免疫学检测、影像学检查、痰液与粪便病原学检测。了解心、肺、肝、肾等重要脏器功能状况、胸腹部阳性体征、痰液和粪便标本有无查到虫体等。

4. 心理和社会支持状况　评估患者对疾病治疗、康复知识的了解和掌握程度,对疾病预后所产生的恐惧、焦虑程度和心理承受能力。家庭的经济承受能力、家属的支持程度。

(二) 护理诊断

1. 清理呼吸道无效　与螨虫寄生肺部导致呼吸道感染,咳嗽、痰液黏稠、胸痛有关。

2. 疼痛　与虫体在体内寄居，致机械性损伤及组织炎性渗出有关。

3. 体温过高　与虫体及其代谢产物引起的机体免疫反应有关。

4. 腹泻　与螨虫侵入肠壁引起脓肿向肠内破溃有关。

（三）护理措施

1. 饮食与休息　保持环境安静、清洁、舒适，病情轻者可适当活动，重者应卧床休息，给予高热量、高蛋白、高维生素、易消化饮食。

2. 病情观察　急性重症病人应密切观察生命体征，监测体温变化，高热时行药物及物理降温，保持患者舒适；肺螨患者应观察其胸痛、咳嗽、咳痰情况，痰液的颜色、性状，肠螨患者应观察腹痛、腹泻情况，腹痛的部位、性质，大便次数、颜色、性状。有腹泻患者，应观察并保证入量，维持体液平衡。

3. 用药护理　遵医嘱使用驱虫药，指导患者按时、按量坚持服药并注意观察药物的疗效及副作用，发现异常及时报告，配合处理。

4. 心理护理　本病常由于螨卵的数量少，漏检的机会多，导致检查阳性率较低，因而容易出现漏诊现象，导致疾病迁延时间长，患者因胸痛、咳嗽、咳痰及腹痛、腹泻等不适和对预后缺乏认识而感到焦虑。因此要关注他们的心理状态，及时给予疾病宣教，建立良好的护患关系，取得患者的信任，了解患者的需要，帮助其解决问题，从而缓和其紧张不安情绪，促进康复。

（四）健康教育

开展预防肺螨和肠螨病的卫生宣传教育，改变不良饮食习惯，搞好居室的消毒，并保持干燥，衣服常洗、常晒。加强工作环境的排气通风，平时湿式清扫地面，降低空气尘埃，高危人群戴口罩作业，下班前洗澡更换干净衣裤。对反复发作的咳嗽、腹泻，用抗生素治疗不佳者，最好做螨虫感染的检验。

三、其他类螨虫所致疾病的护理

螨虫隶属于节肢动物门蛛形纲蜱螨亚纲的一类体型微小的动物，近年来发现螨虫与人的健康关系非常密切，诸如革螨、恙螨、疥螨、蠕螨、粉螨、尘螨和蒲螨等可叮人吸血、侵害皮肤，引起“酒渣鼻”或蠕螨症、过敏症、尿路螨症、肺螨症、肠螨症和疥疮，严重危害人类的身体健康。其中蠕形螨病、尘螨病、恙螨病、革螨病等疾病的护理要点如下：

1. 加强工作环境的排气通风，平时湿式清扫地面，降低空气尘埃，高危人群戴口罩作业，下班前洗澡更换干净衣裤。

2. 野外工作时，不要在溪沟边草地上坐卧休息。扎紧衣裤口，外露皮肤可涂避蚊胺、避蚊酮、香茅油、玉桂油等，或将衣服用驱避剂浸泡。工作后及时换衣、洗澡可减少被叮咬机会。

3. 注意个人卫生，盥洗用具专人专用，不混用的毛巾、脸盆、衣物、被褥等；搞好环境卫生，清除鸽棚鸟舍，避免人犬共居，以防止动物寄生螨的侵袭；勤洗衣物、勤换床单，勤晒被褥，清除室内尘埃，保持居室通风干燥，避免尘螨及代谢物飞散到空气中，降低尘螨密度。

四、蜱媒病的护理

蜱虫是许多脊椎动物体表的暂时性寄生虫，是一些人畜共患病的传播媒介和贮存宿主。蜱虫叮咬携带病原体的宿主动物后，再叮咬人时，病原体可随之进入人体引起发病。

（一）护理评估

1. 健康史

（1）一般资料：年龄、性别、婚姻、职业、文化程度、居住地、工作地。

（2）既往史：有无蜱叮咬史，野外作业、工作史，有无虫咬伤史。

2. 身体状况

（1）局部：皮肤有无虫咬的痕迹，叮咬部位有无红肿，有无残存的虫体，有无瘀血水肿等症状。

（2）全身：生命体征、意识、面色、皮肤温度、弹性及色泽，尿液变化等，有无发热、畏寒、头痛、恶心、呕吐等表现。

3. 辅助检查　血常规、血生化与免疫学检测，皮下结节活组织病理检查等结果。了解心、肺、肝、肾等重要脏器功能状况。

4. 心理和社会支持状况　评估患者对疾病治疗、康复知识的了解和掌握程度，可能导致的并发症及疾病预后所产生的恐惧、焦虑程度和心理承受能力。家庭的经济承受能力、家属的支持程度。

（二）护理诊断

1. 体温过高　与蜱虫叮咬人体，携带病原体导致感染有关。

2. 活动无耐力　与发热、贫血有关。

3. 皮肤完整性受损　与蜱叮咬皮肤导致皮肤破损有关。

4. 焦虑　与疾病知识缺乏、担心预后有关。

（三）护理措施

1. 饮食与休息　患者单间隔离。嘱患者卧床休息，给予高热量、高蛋白、高维生素易消化饮食。

2. 病情观察　急性重症病人应密切观察生命体征变化。注意观察体温变化、热型及有无伴随症状、神志、精神状况。注意观察患者贫血的症状、体征，观察口唇及甲床色泽，有无头昏、乏力表现。观察尿液、大便的颜色和量。

3. 用药护理　告知患者用药方法、副作用的表现及坚持正规治疗的重要性。注意观察用药后的反应。需要输血或输血液成分的患者，护理操作应严格按程序进行并观察有无输血反应。

4. 基础护理　患者出现的高热、畏寒时，给予物理降温，冰块置于大血管处，同时遵医嘱给予药物降温，患者痰液黏稠不易咳出时，协助其翻身、拍背、定时雾化吸入，促使痰液排出。对出现恶心、呕吐症状者，记录呕吐次数、量、形状，及时清理污物。加强口腔护理、皮肤护理，预防压疮发生。

5. 心理护理　多关心和巡视病人，向病人解释本病产生的原因，临床表现及主要治疗方法和预后，使其能主动配合治疗和护理。与病人进行有效交流，鼓励病人说出自身感受，建立良好的护患关系，使病人产生安全感、信任感。解除病人的顾虑，帮助病人树立战胜疾病的信心。

（四）健康教育

1. 疾病相关知识指导　蜱媒病主要通过携带病原体的蜱虫叮咬，或直接接触患者体液传播，社会危害大，一旦被蜱虫叮咬后，最好去医院治疗。向患者和家属介绍蜱媒病的感染过程，临床经过、治疗、预防方法，指导患者和家属配合治疗。

2. 预防措施指导　要做好防护措施，避免与蜱接触，避免过多暴露于有蜱的环境中。野外工作者注意个人防护，进入有蜱虫地区要穿防护服，扎紧裤脚、袖口和领口。外露部位要涂擦驱避剂，或将衣服用驱避剂浸泡。当从潜在的蜱孳生地区返回时，应进行全身检查以排除带蜱。当被蜱叮咬，以正确的方式移开，不要挤压、碾碎或刺破蜱身，因为它的唾液、血液、体内容物可能会含有传染因子。不要徒手抓蜱。因为传染因子有可能会因皮肤损伤而通过皮肤黏膜侵入机体。移开蜱后，对蜱待过的部位进行彻底消毒，用肥皂洗手。

（周　燕）

第二节　昆虫纲类节肢动物所致疾病的护理

昆虫纲是动物界中种类最多、种群数量最大的一类动物，与人类经济和健康有极密切的关系，也是医学节肢动物中最重要的组成部分。与医学有关的某些昆虫纲类动物主要传播疾病，其中有的可寄生、叮咬、吸血、毒害、或致敏、致病。本节将重点介绍昆虫纲类节肢动物所致疾病蝇蛆病、虱病、蜂蜇伤、隐翅虫性皮炎、松毛虫病、毛虫性皮炎的临床护理。

一、蝇蛆病的护理

蝇蛆病是蝇类幼虫（蛆）寄生在人或动物的器官或组织中而引起的寄生虫病。好发于夏秋季节，以8～9月为高发。以人体皮肤内爬出蝇样小虫伴轻微痒痛为主要表现。由于蝇类幼虫寄生部位和组织器官的不同可分为肠道蝇蛆病，眼、耳、鼻、口腔蝇蛆病，创口蝇蛆病，阴道或尿道蝇蛆病，皮肤蝇蛆病。蝇蛆病为牛马等牲畜的一种寄生虫病，亦可感染于人。蝇蛆直接产卵于人体皮肤或毛发、衣物上，当卵孵化成幼虫后，即可穿入皮肤，引起皮下蝇蛆病。

（一）护理评估

1. 健康史

（1）一般资料：发病季节，年龄、性别、职业、文化程度、居住地、生活卫生习惯等。患者均有夏秋季节暴露于苍蝇较多环境中生活史及饮用生水史，且个人卫生习惯较差。

（2）既往史：询问起病的经过，如发病前是否摄入不洁食物、饮用生水；是否有慢性鼻窦炎、中耳炎、创伤等相关病史；了解其伴随症状及有无并发症的发生；既往检查、诊断、治疗经过和效果，是否遵从医嘱治疗等。

2. 身体评估

（1）局部：据蝇类寄生部位不同局部表现不同，皮肤局部有痒、麻或窜痛感，数日后出现皮肤损害，可出现大小不等、深浅不一的结节或肿块，伴有疼痛和压痛，局部皮肤稍红肿，伴低热，继之爬出白色蛆虫样小虫。少数皮肤蝇蛆病患者在开始时可出现荨麻疹样损害。

（2）全身：初发时常有轻度发热、头痛、恶心、全身不适等症状。少数蝇蛆病患者可出现弛张热，全身浅表淋巴结肿大、贫血、剧痛，严重者可出现组织坏死，甚至死亡。

3. 辅助检查　注意评估血常规的检查结果，有无继发感染，水疱或皮下组织取样检查结果。

4. 心理和社会支持状况　评估患者对疾病的认识程度，焦虑程度和心理承受能力，评估患者或家属在预防、护理和隔离消毒方面的知识水平，严防因不良生活习惯和不正确的护理方法妨碍疾病的康复和导致疾病的传播。

（二）护理诊断

1. 皮肤完整性受损　与蝇蛆寄居皮肤或皮下导致皮肤瘙痒、瘙抓有关。

2. 恐惧、焦虑　与身体内爬出蛆虫有关。

3. 有感染的危险　与瘙抓导致皮肤破损有关。

4. 知识缺乏　与缺乏疾病相关知识有关。

（三）护理措施

1. 饮食　给予高蛋白、高维生素、易消化饮食，不宜油腻、辛辣等刺激性食物。

2. 皮肤护理　由于皮肤瘙痒，搔抓皮肤，容易造成皮肤破溃而出现感染。叮嘱患者尽可能避免搔抓或局部摩擦，勤剪指甲、洗手并保持局部清洁。必要时遵医嘱给予镇静止痒药。观察患者皮肤有无新发包块及瘙痒症状。

3. 用药护理　积极治疗原发病及并发症，嘱患者坚持按疗程服用抗蝇蛆药物，常用药物有阿苯达唑，观察有无恶心、呕吐、腹泻、口干、乏力、头痛等药物不良反应，并严密监测生命体征及肝肾功能。有贫血症状者补充铁剂治疗，使用适当的抗生素预防感染，并观察药物不良反应。

4. 做好消毒隔离，严防交叉感染

（1）安排患者住单人房间，实行床边隔离，生活用具保证专用，并每天煮沸消毒 1 次，同时限制探视人数，避免扩大传播。

（2）严格执行消毒隔离制度：医护人员在接触患者或为患者做治疗护理前后均按要求洗手，戴一次性橡胶手套，严防医源性交叉感染。取出的蝇蛆及分泌物用专用袋收集并集中焚烧处理。患者使用过的检查器械，如压舌板、止血钳、镊子等，集中放于专用容器中，经“84”消毒液等含氯消毒剂初步浸泡消毒处理后，再行高压灭菌处理。

5. 心理护理　由于本病为身体内爬出蛆虫，患者均明显感觉恐慌、焦虑、自卑。因此要向患者认真做好心理疏导工作，仔细讲解引起本病的原因及预后知识，向患者说明本病经正规系统的治疗是完全可以治愈的，增强患者战胜疾病的信心。

（四）健康教育

1. 疾病相关知识指导　蝇蛆病多发生于居住条件较差人群中，发病季节均在苍蝇繁殖、产卵较为旺盛的夏秋季。不良的行为习惯及不洁的生活环境为蝇蛆的寄生创造了有利条件。有些患者有某些慢性疾病病史如慢性鼻窦炎，由于受就医及经济因素的限制未及时治疗而发病，因此应向患者及家属宣教健康卫生知识及积极治疗原发疾病的重要性。

2. 预防措施指导　加强卫生宣传教育，搞好牛棚、马厩卫生，做好灭蛹灭蝇工作，消灭成熟幼虫，防止成蝇孳生。注意个人清洁卫生和自我保护，勤洗手、勤洗澡、勤换衣，养成不饮生水及不吃不洁食物等良好卫生习惯。患病者要及时到医院检查，正规用药、规范治疗，使疾病得到有效治疗。接触患者分泌物的器具每日进行煮烫或高压蒸汽灭菌处理。

二、虱、蚤病的护理

虱是体外寄生虫，能引起皮肤病的主要为人虱，以吸血为食。根据寄生部位的特异性可将虱分为头虱、体虱和阴虱。虱喜夜间或人静时吸血，在吸血的同时释放唾液中的毒汁，其毒汁和排泄物均可引起皮肤炎症。虱叮咬还可传播斑疹伤寒、回归热等传染病，虱可通过直接或间接接触传染。蚤病是由寄生于人体表的人蚤叮刺皮肤所引起的皮肤病。但鼠蚤、猫蚤、犬蚤也可以叮咬人的皮肤致病。

（一）护理评估

1. 健康史

（1）一般资料：评估患者年龄、职业、文化程度、个人生活卫生习惯等。

（2）既往史：询问起病的经过，有无与虱、蚤病患者直接或间接接触史。

2. 身体评估

（1）虱因个体及部位的不同而存在差异。

1）头虱：头虱寄生于头部，患者有无自觉头皮瘙痒，局部有无因剧烈搔抓头皮而出现渗出、血痂或继发感染，甚至形成疖或脓肿；有无局部淋巴结肿大、皮肤丘疹、瘀点等。在毛根之间的头皮上可否见成虫，发干上或眉毛、睫毛能否看到针头大小的白色虱卵。

2）体虱：体虱寄生于人体的贴身内衣上，尤其裤裆、衣缝、被褥缝及皱折处。皮肤有无红斑、丘疹或风团，中央有一小出血点，常因搔抓而发生抓痕、血痂、皮肤苔藓化、色素沉着或继发感染。

3）阴虱：寄生于阴毛，偶见于腋毛或眉毛。可通过性接触传播。有无皮损表现表皮剥蚀、抓痕、血痂或毛囊炎，部分患者外阴散在分布直径0.5cm左右的青蓝色瘀斑，内裤上常可见到污褐色血迹。自觉瘙痒剧烈。

（2）蚤病：蚤叮咬后感到瘙痒剧烈，出现红斑、丘疹、风团，有的中央有水疱或紫红色斑点。好发于腰、腹、小腿部位，儿童如被叮咬，往往反应更加强烈，常因搔抓至表皮破损继发感染，引起糜烂、渗液，呈湿疹样病变。

3. 辅助检查　评估血常规的检查结果，有无继发感染。

4. 心理和社会支持状况　评估患者对疾病的认识程度，患者情绪、睡眠情况，患者家属对疾病治疗支持配合程度。

（二）护理诊断

1. 舒适的改变　与虱、蚤叮咬导致皮肤瘙痒、疼痛有关。

2. 有感染的危险　与瘙抓导致皮肤破损有关。

3. 睡眠型态紊乱　与皮肤瘙痒有关。

（三）护理措施

1. 活动　患者因瘙痒影响睡眠时应多注意休息。

2. 减轻瘙痒不适

（1）尽可能避免搔抓或局部摩擦，以防表皮细胞发生增殖性变化，变得粗糙、肥厚，致使越挠越痒，甚至发生皮肤感染。

（2）注意个人卫生，内衣、内裤应清洁，穿一些宽松的纯棉衣物，避免穿化纤衣物，以免对皮肤的摩擦。对虱病病人使用过的衣物、床上用品应高温（65～80℃以上）浸泡、煮沸或用熨斗熨烫灭虱处理，以达到彻底消毒的目的；对于不能烫洗的衣物可选择硫黄皂洗涤。

（3）不滥用药物，瘙痒剧烈时则遵医嘱及时使用止痒药物。

（4）转移瘙痒的技巧，如呼吸松弛法、皮肤拍打法等，以分散对瘙痒的注意力，减少对皮肤的搔抓。

3. 病因治疗

（1）虱病患者由于虱对于温度的敏感度很强，经常使用较热的水洗头、洗澡，使虱离开身体。

（2）男性头虱患者最好将头发剪掉并焚烧；女性应用50%百部酊、1%升汞酊或25%的苯甲酸苄脂乳膏外用于头发、头皮，并用毛巾包扎，每晚1次，连用3天，第4天用温肥皂水洗头，并用篦子去除死亡的成虫和虫卵。

4. 用药护理　遵医嘱使用驱虱药，指导患者按时、按量坚持用药并注意观察药物的疗效及副作用。

5. 心理护理　由于本病为个人不良卫生习惯所致，治疗不彻底可导致复发，病程较长，患者易产生焦虑自卑心理。因此医护人员要向患者认真做好心理疏导工作，注意保护患者隐私及自尊心，向患者讲解引起本病的原因，使患者树立自信心，积极配合治疗。

（四）健康教育

1. 注意个人卫生，勤换衣服、勤洗澡，不与虱、蚤病患者直接或间接接触，避免再次接触传染源。

2. 体虱患者应将污染衣物、寝具煮沸或65℃烘烤30分钟杀虫。

3. 阴虱治疗期间要停止性生活，可剃除阴毛，外用50%百部酊或25%苯甲酸苄酯乳剂，夫妻应同时治疗。

4. 发现阴虱要及时治疗。由于阴虱病主要通过性接触传染，因此要在全社会大力提倡洁身自爱，杜绝婚外性行为。

5. 灭鼠，不和猫、狗同居一室。如果家中进来了老鼠，或养了猫、犬、家禽、家畜，要经常在动物栖居活动处喷洒灭蚤药物或在身上涂抹20%樟脑油或10%樟脑酊，可起到驱蚤的作用。

三、蜂蜇伤的护理

蜂蜇伤是由蜂尾的毒刺或毒液进入人的皮肤后所引起的局部或全身症状。常见的蜇人蜂有黄蜂（亦称胡蜂或马蜂）、蜜蜂。蜂蜇伤很常见，尤其在山区。有的蜇伤后果严重，特别以大黄蜂蜇伤较重。到野外游玩时也可发生蜂蜇伤。

（一）护理评估

1. 健康史

（1）一般资料：评估患者年龄、职业、是否从事野外作业、有无郊游史。

（2）既往史：询问起病的经过，伤口处理情况。

2. 身体评估

(1) 局部:被蜂蜇之后,轻者在蜇伤的部位出现刺痛和灼痒感,红肿,中央有一瘀点,可出现水疱、大疱。以头颈面、四肢及腰背部多见,几天后自愈。

(2) 全身:患者被蜂群严重蜇伤,或者被蜇者对蜂毒过敏,可出现头痛、头昏、恶心呕吐、心悸、腹痛。重者重要脏器毛细血管扩张,通透性增加致充血水肿和渗血,出现喉头水肿、呼吸困难、心律失常、急性肺水肿、过敏性休克,个别患者还会出现黄疸、少尿、血尿或酱油色尿、急性肾衰竭、心肝损伤、溶血、出血等多脏器功能损害,最后可因心脏、呼吸麻痹而死亡。

3. 辅助检查　进行血常规、肝功能、肾功能、心肌酶谱检查,评估患者血液、肝脏、肾脏、心肌等重要组织脏器功能及受损程度。

4. 心理和社会支持状况　被蜂群蜇伤后,患者发病急骤,病情发展迅速,可导致多器官功能衰竭,危及生命,病人及家属均易产生强烈的恐惧、悲观、绝望等负性情绪。评估时应注意病人对自己所患疾病的了解程度及其心理承受能力,家庭成员及亲友对疾病的认识,对病人的态度;以及家庭经济情况,有无医疗保障等。

(二) 护理诊断

1. 组织灌注量减少　与蜂蜇伤致过敏性休克有关。

2. 恐惧　与病情严重,危及生命有关。

3. 气体交换受损　与喉头水肿、支气管痉挛、肺水肿等有关。

4. 皮肤完整性受损　与蜂蜇伤皮肤有关。

5. 自理缺陷　与病情严重,需绝对卧床休息有关。

6. 知识缺乏　与缺乏疾病相关知识,担心预后有关。

(三) 护理措施

1. 密切观察病人的局部和全身症状,监测患者神志及生命体征变化,及早发现并控制并发症的发生。一旦病情有特殊变化应及时通知医生。

2. 积极配合蜂蜇伤的救治

(1) 蜂蜇伤伤口处理:蜇后应立即检查有无遗留蜂针,如有应先用碘酊消毒后小心拔除,然后用力掐住被蜇伤的部分,挤出或吸出毒液,用清水、肥皂水或 1∶5000 高锰酸钾溶液冲洗。局部外用药可选择5%碳酸氢钠、10%氨水、碘酊、氟轻松等皮质激素类软膏或霜涂抹于蛰伤处。黄蜂毒是碱性的,黄蜂蛰伤后应立即用食醋等弱酸性液体洗敷被蛰处,伤口还可涂皮炎平、南通蛇药。

(2) 病情观察:密切观察患者意识、心率、血压、脉搏、呼吸变化,每 0.5～1 小时记录生命体征 1 次;维持有效的循环血量,控制血压在(110～130)/(60～90)mmHg,确保呼吸机正常运作,及时调整呼吸机参数,保持呼吸道通畅,定期监测血气分析,准确记录 24 小时出入量,指导液体管理;观察皮肤的皮疹有无扩大、破溃等情况,黄染有无加重;每日监测血常规、肝功能、肾功能、心肌酶谱、凝血功能、全胸片、心电图等,监测患者病情进展变化。

3. 血液净化护理　对肝肾功能受损的患者,是重要的治疗方法之一,它可以缩短病程,降低病死率。持续肾脏替代治疗(CRRT)具有血流动力学稳定,溶质清除率高,适合危重患者,应尽早使用。护士应熟练掌握血液净化器的操作常规、监护系统和故障报警,严格遵守无菌操作和查对制度。

4. 预防感染　严格遵守无菌操作原则及各项消毒隔离制度,保持病房清洁,通风,定期循环风或紫外线消毒。穿刺处或伤口敷料有血渍或分泌物污染时及时更换;告知患者不可用手挠抓伤口,以免发生感染。密切监测体温变化,发现体温升高及时汇报医生,必要时检查痰培养和血培养,根据结果选择肝肾毒性较小的抗生素。

5. 营养支持　给予高热量、高蛋白、高维生素、易消化饮食。不能进食者静脉补充营养。合理的营养支持可提高机体抵抗力,减少并发症,维持机体重要脏器的功能。

6. 加强基础护理　卧床休息,协助做好病人生活护理。患者畏寒、高热,适当加盖棉被加强保暖,保持床单位清洁平整;定期翻身,防压疮形成;患者抽搐时注意防止发生意外损伤,如舌咬伤,必要时适当应用镇静剂。

7. 心理护理　患者被蜇伤后局部组织疼痛剧烈,病情发展迅速,危及患者生命,易产生焦虑、恐惧情绪。也有患者对蜂蜇伤后果的严重性认识不够,导致治疗不及时,延误了最佳抢救时机。护士应以热情、耐心的态度关心和尊重患者,倾听患者主诉,表达同情及理解,消除其焦虑恐惧心理,向患者讲解蜂蜇伤后早期治疗的意义及预后,使患者树立战胜疾病的信心,取得理解和配合。

(四）健康教育

解释疾病相关知识,讲解蜂蜇伤后的各种危害及后果,教患者如何区分膜翅目昆虫、蜜蜂、马蜂等,如何避免昆虫叮咬。指导患者野外活动或作业时,穿长袖衣裤,不要穿颜色鲜艳的衣服,女士不要洒香水,应注意观察工作环境有无蜂穴或挂在树上的蜂巢,尽量避免激惹蜂群,或向消防部门报告,或先用烟火将之熏逃。蜂群养殖者采蜜时应带上面罩和手套,操作要轻细,尽量勿激惹蜂群致蜇伤。如激惹蜂群,不要猛然跑动,而应该慢慢蹲下后用衣物包住头、手等暴露部位,然后逐步撤离现场。

四、隐翅虫性皮炎、松毛虫病、毒毛虫性皮炎的护理

隐翅虫性皮炎(paederus dermatitis)是由于隐翅虫的虫体内强酸性毒液或分泌物刺激皮肤引起的皮炎。隐翅虫夜间喜围绕灯光飞翔,叮咬人畜。隐翅虫没有毒腺体,但虫体内有一种毒素,反应的轻重与接触毒汁的量有关。所以本病是由于人自觉或不自觉拍打停留在皮肤上的隐翅虫而引起的。夏季为多发季节,表现为面部、颈部、躯干和四肢的暴露部位皮肤灼痛、瘙痒、点状或条索状红斑、水疱、脓疱。主要发生于1岁以上的儿童及青少年,尤以学龄期前、夜间灯光下工作者更为多见。

松毛虫为寄生在松树上的一种毒虫,因幼虫身体上覆盖着大量毒毛,若刺伤皮肤可以引起急性皮炎及关节炎等症状。本病常见于种植马尾松的丘陵地带,5～11月份发病率最高。

毒毛虫性皮炎是由于毛虫的毒毛释放的毒液引起的皮肤急性炎性反应,在桑树、马尾松、柳树林及各种果园毛虫较多,人们在野外作用或树荫下纳凉时易患病。本病多见于夏、秋季节6～10月,特别是天气炎热、干旱及起风,有利于毒毛的散播,常成批发生。表现为毒毛接触部位剧烈瘙痒、伴有灼热感,随之局部皮肤出现绿豆至黄豆大小的水肿性红斑、丘疹、水疱甚至大疱。

以上共同护理要点如下:

1. 饮食　注意避免吃辛辣、刺激性的食物,禁饮酒。对于过敏体质的患者,不宜吃羊肉、海鲜等食物。饮食宜清淡而富有营养,适当吃些水果,补充多种维生素。

2. 夏季应做好防虫驱虫　家里装好纱门纱窗,保持室内干燥,经常清理水渍。若发现

皮肤上落有隐翅虫，不要用手直接拍击，应将虫体弹落在地用脚踏死。若不小心接触虫体，应立即用大量清水或肥皂水清洗皮肤，出现皮炎症状应清洗皮肤后立即到医院就诊。

3. 做好个人防护　在有毛虫的树林工作时应尽量穿长衣、长裤。不要在有毛虫的树下纳凉、嬉戏、晾晒衣服、被褥等。

4. 用手搔抓时避免抓破皮肤；可在局部涂抹止痒剂，如炉甘石洗剂、清凉油、风油精等，瘙痒剧烈者可内服抗组胺药。

5. 发热病人鼓励患者多饮水，必要时可静脉输液，补充机体所需的液体量和热量，纠正水、电解质和酸碱失衡。

（李育英　刘科丰）

附录一　寄生虫感染的途径/方式查询表

途经	方式	感染阶段	感染的病原或疾病种类
经口入消化道	误饮误食:		
	病原污染的食物、水及手	感染期卵	蛔虫、鞭虫、蛲虫、囊型包虫、泡型包虫、囊虫
		感染期包囊	溶组织内阿米巴
		孢子囊或卵囊	肉孢子虫、环孢子虫
		虫卵	细颈囊尾蚴
		卵囊	隐孢子虫、弓形虫、等孢球虫
	有病原的溪、沟、塘水	幼虫或成虫	艾氏小杆线虫(自由生活线虫)
		幼虫	麦地那龙线虫(主要寄生于皮肤组织)
			肾膨结线虫病
		二期幼虫	管圆线虫病
	有病原的山区溪水	囊蚴	肺吸虫病
	有病原的井、塘水	裂头蚴	曼氏裂头蚴病
	有病原的食物在熟食前污染炊具	囊蚴	肺吸虫病、肝吸虫病
		裂头蚴	曼氏裂头蚴病
		包囊或卵囊	弓形虫
	有病原的动物蛋、奶	幼虫囊包	旋毛虫病
	误饮水中含病原的剑水蚤	感染期幼虫	麦地拿龙线虫病
		原尾蚴	曼氏裂头蚴病
	吸入感染:空气浮尘中的虫卵	感染期卵	蛲虫病、囊虫病
	生食或半生食植物类:		
	黏附于茭白、野菜/草中病原	囊蚴	布氏姜片虫、肝片吸虫、巨片形吸虫
	黏附于生菜或生草中病原	二期幼虫	广州管圆线虫、毛圆线虫、粪类圆线虫
	生食半生食动物肉/脏器:		
	生猪肉	囊尾蚴	猪带绦虫病及囊虫病

续表

途经	方式	感染阶段	感染的病原或疾病种类
		幼虫囊包	旋毛虫病
		包囊	弓形虫病
		孢子囊	肉孢子虫病
		感染期幼虫	钩虫病
		裂头蚴	曼氏迭宫绦虫病及裂头蚴病
	猪内脏(肝和肠系膜)	囊尾蚴	亚洲带绦虫病
		幼虫囊包	旋毛虫病
	野猪	童虫	肺吸虫病
	牛肉	囊尾蚴	牛带绦虫
		幼虫囊包	旋毛虫病
		孢子囊	肉孢子虫
	牛、羊、马、兔内脏	幼虫或若虫	舌形虫病
	猪、犬、猫、狐及鼠类	幼虫囊包	旋毛虫病
	家禽类和家畜类	包囊	弓形虫病
	鸡、蛙、蛇、猪	裂头蚴	曼氏迭宫绦虫病及裂头蚴病
	淡水鱼类(含泥鳅)	囊蚴	肝吸虫病、棘口吸虫病、后睾吸虫病、异行吸虫病
		幼虫	棘颚口线虫病、肾膨结线虫病
		裂头蚴	阔节裂头绦虫病、管圆线虫病
		感染期幼虫	麦地拿龙线虫
	海鱼类	感染期幼虫	异尖线虫、肠毛细线虫
	鳄鱼	幼虫囊包	旋毛虫
	蟹/蝲蛄/虾	囊蚴	斯氏和卫氏肺吸虫病
	蛇胆血及蛙/蝌蚪、鸟类	裂头蚴	曼氏裂头蚴病
	蛇胆、蛇血及蛇肉	虫卵	舌形虫病
	猫、狐狸、熊、豹肉食	四盘蚴	线中殖孔绦虫
	蛙和鱼类	二期幼虫	肾膨结线虫病
	龟/鳖肉及蛋血	幼虫	兽比翼线虫病
	淡水中大型螺类	二期幼虫	管圆线虫病
	蜗牛或蛞蝓、甲虫、天牛、金	二期幼虫	管圆线虫病
	龟子等	感染性棘头体	猪巨吻棘头虫病
	误食含寄生病原的昆虫：		
	赤拟谷盗(昆虫)	似囊尾蚴	克氏假裸头绦虫
	蚤类、甲虫、拟谷盗	似囊尾蚴	短膜壳绦虫
	蚤类、甲虫、蟑螂、粉虫	似囊尾蚴	长膜壳绦虫
	蚂蚁	似囊尾蚴	西里伯瑞绦虫
	螨类	似囊尾蚴	司氏伯特绦虫

续表

途经	方式	感染阶段	感染的病原或疾病种类
	与猫狗接触误食病蚤	似囊尾蚴	犬复孔绦虫
	与猫接触频繁	卵囊	弓形虫
	与狐、犬接触	虫卵	泡型包虫病
经口腔黏膜入侵	喝生水	感染期蚴	钩虫病
		尾蚴	血吸虫病
经鼻腔入侵	游泳、戏水接触水中虫体	幼虫或成虫	水蛭(自由生活虫体)
	接触污水	滋养体	棘阿米巴(自由生活阿米巴)病
空气浮尘中病原	污染角膜接触镜	包囊	棘阿米巴结膜炎
经鼻腔黏膜侵入人脑	游泳、戏水或用水洗鼻	滋养体	耐格里属阿米巴(自由生活阿米巴)病
经皮肤入侵	经节肢动物叮咬传播:		
	蚊叮人吸血传播	子孢子	疟疾
		丝状蚴	淋巴丝虫病(班氏、马来及帝汶丝虫)
	白蛉叮人吸血传播	前鞭毛体	杜氏利什曼原虫(黑热病)
	蚋叮人吸血传播	丝状蚴	旋盘尾丝虫病
	斑虻叮人吸血传播	丝状蚴	罗阿罗阿丝虫病
	舌蝇叮人吸血传播	锥鞭毛体	冈比亚和罗得西锥虫(非洲锥虫病或睡眠病)
	锥春排泄于人皮伤口/黏膜	上鞭毛体	枯氏锥虫(美洲锥虫病)
	库蠓叮人吸血传播	丝状蚴	链尾丝虫、常现丝虫和欧氏丝虫
	直接接触感染:		
	疫水	尾蚴	血吸虫病
	疫土	感染期幼虫	钩虫病
	婴幼儿睡沙袋	感染期幼虫	钩虫病
	伤口外敷蛙肉及蝌蚪	裂头蚴	曼氏裂头蚴病
	伤口暴露于虫体	滋养体	棘阿米巴病
	接触不洁面粉及衣被物	粉螨	过敏性皮炎、鼻炎或哮喘、肺螨症、肠螨症
		尘螨	过敏性皮炎、鼻炎或哮喘
		蟑螂体液和粪便	过敏性哮喘
	接触患者病原污物	疥螨	疥疮
经生殖泌尿道入侵	直接(性)接触	滋养体	阴道滴虫
	间接接触被病原污染物	滋养体	阴道滴虫
	接触污水虫体上行入尿道	幼虫或成虫	艾氏小杆线虫(自由生活虫体)
		稚虫	铁线虫(自由生活虫体)
	接触污水虫体上行入阴道	幼虫或成虫	水蛭(自由生活虫体)
	接触污水虫体入侵泌尿道	滋养体	棘阿米巴(自由生活阿米巴)

续表

途经	方式	感染阶段	感染的病原或疾病种类
经输血入侵	输血传播	红内期原虫	疟疾(红内期原虫被消除后,不会出现疟疾再燃)
		微丝蚴	丝虫(不会患丝虫病)
垂直感染	经胎盘传播	滋养体	致先天性弓形虫病
		童虫	血吸虫(见于动物体内,尚无人体病例证明)
		第三期钩蚴	新生儿钩虫病和婴幼儿钩虫病
		恶性疟原虫与硫酸软骨素 A 结合,黏附胎盘血管	致胎儿反应延缓或死亡及新生儿发育不良
		曼氏裂头蚴	新生儿曼氏裂头蚴病
	经母乳传播	第三期钩蚴	旋毛虫致孕妇早产、棘颚线虫、美洲钩虫、利什曼原虫、新孢子虫(无人体证据)、克氏锥虫
自身体内和体外感染	自身体内	丝状蚴	粪类圆线虫病
		虫卵	猪囊虫病、短膜壳绦虫病
	自身体外	虫卵	猪囊虫病、蛲虫病
机会性感染与致病(人体免疫力低下时)	播散性超度感染	幼虫、成虫	粪类圆线虫
	异常增生和播散	似囊尾蚴	短膜壳绦虫
	繁殖能力增强	滋养体	隐孢子虫、弓形虫、贾第虫、微孢子虫、肺孢子虫、人芽囊虫等
节肢动物传播疾病	蚊叮咬	寄生虫病原	疟疾、马来丝虫病和班氏丝虫病
		病毒	黄热病、登革热、流行性乙型脑炎、乙型脑炎
	白蛉叮咬	寄生虫病原	黑热病(利什曼虫病)、白蛉热和巴尔通病
	蝇:		
	杂食蝇类机械性传播	蠕虫卵和原虫包囊	蛔虫、鞭虫、蛲虫、阿米巴
		微生物类	伤寒、霍乱、菌痢、肺结核、沙眼、结膜炎等
	舌蝇叮咬	寄生虫病原	睡眠病(锥虫病)
	某些其他吸血蝇	寄生虫病原	结膜吸吮线虫
	蝇幼虫直接致病	幼虫	皮肤、眼、鼻腔、消化道、泌尿生殖等部位蝇蛆病
	蠓叮咬	寄生虫病原	欧氏丝虫、常现丝虫和链尾丝虫
		病毒	流行性乙型脑炎
	蚋叮咬	寄生虫病原	盘尾丝虫病、欧氏丝虫病
	蚤叮咬	细菌	鼠疫

续表

途经	方式	感染阶段	感染的病原或疾病种类
		立克次体	鼠型斑疹伤寒
		寄生虫	犬复孔绦虫、短膜壳绦虫、微小膜壳绦虫
	虱叮咬	立克次体	流行性斑疹伤寒、战壕热
		螺旋体	回归热
	虻叮咬	寄生虫病原	罗阿丝虫病
		细菌	炭疽病、弗郎西斯菌病
	臭虫叮咬	病毒	乙型肝炎
	蟑螂:		
	机械性传播	微生物	结核、伤寒、霍乱、菌痢等
		寄生虫	美丽筒线虫、念珠棘头虫和短膜壳绦虫
	蜱叮咬	病毒	森林脑炎、新疆出血热、Q热、乙型脑炎、登革热
		细菌、立克次体	蜱媒斑疹伤寒、埃立克体病、人粒细胞无形体病
		螺旋体	莱姆病、蜱媒回归热
	革螨叮咬	病毒	肾综合征出血热、Q热、立克次体痘
	恙螨叮咬	立克次体	恙螨病
		病毒	肾综合征出血热

（曾庆仁）

附录二　寄生虫寄生或致病的部位及主要临床表现查询表

寄生及致病部位	致病类型或表现	病原种类或病名
中枢神经系统	脑部占位性病变或脑瘤型	肺吸虫童虫、囊型包虫、泡型包虫、猪囊虫及增殖型囊虫、曼氏裂头蚴及增殖裂头蚴、多头蚴、日本血吸虫卵异位损害、溶组织内阿米巴脑脓肿、肉孢子虫、肝片吸虫异位寄生、异形类吸虫异位寄生、横川后殖吸虫异位寄生、水泡带绦虫幼虫(细颈囊尾蚴)、棘阿米巴(自由生活虫体引起以淋巴细胞浸润,肉芽组织和胶质细胞增生特征的占位性病变)等
	脑血管栓塞、组织缺氧	恶性疟原虫致脑型疟疾(死亡率高);日本血吸虫卵;枯氏锥虫病(慢性期)等
	大脑及脊髓内血管破裂	异形吸虫卵等
	脑炎或脑膜脑炎	锥虫病脑膜脑炎期(共济失调、嗜睡到昏睡);耐格里属阿米巴(以中性粒细胞浸润为主病变,病程急,预后差,死亡率高);棘阿米巴(以淋巴细胞浸润为主病变);溶组织内阿米巴;弓形虫;旋毛虫幼虫、猪囊虫;肺吸虫(致散发性脑炎);血吸虫卵(致肉芽肿反应);管圆线虫幼虫(致脑血管及周围组织出现嗜酸性肉芽肿反应及胶质细胞增生)等
	嗜酸性粒细胞增多性脑脊髓炎	管圆线虫幼虫(引起以脑脊液中嗜酸性粒细胞增多为特征);棘颚口线虫幼虫;粪类圆线虫幼虫;斯氏肺吸虫;弓首线虫幼虫(犬弓首线虫、猫弓首线虫、狮弓首线虫);泡翼线虫;罗阿丝虫;常现丝虫;猪蛔虫幼虫等
	嗜酸性粒细胞增多性脑膜脑炎	棘颚口线虫幼虫(致内脏幼虫移行症的严重表现)等

续表

寄生及致病部位	致病类型或表现	病原种类或病名
	脑水肿或颅高压或组织破坏	脑猪囊虫病、脑肺吸虫病、脑包虫病和旋毛虫病、恶性疟原虫脑型疟等
	脑皮层或脑膜刺激征	脑肺吸虫病、脑型疟、脑囊虫病、阔节裂头绦虫病(神经系统症状)等
	癫痫发作	脑肺吸虫病、脑囊虫病、脑血吸虫病、脑阿米巴病(溶组织内)、脑型恶性疟(极少见)、泡型包虫病、短膜壳绦虫病、脑型弓形虫病等
	精神障碍	脑猪囊虫、脑血吸虫病等
	脑综合征	恶性疟疾等
	脑脊髓或蛛网膜下腔损害	脑肺吸虫病、脑猪囊虫病、脑异形吸虫病等
	中毒性脑病	罗德西锥虫病(病程缓慢)和肉孢子虫病(毒素所致)等
	全身性神经麻痹	毒蜘蛛等
	上行性肌肉麻痹	蜱(致蜱瘫痪,可致呼吸衰竭而死亡)等
	神经性瘫痪	麦地那龙线虫病等
	昏迷	脑型疟疾(死亡率高)、耐格力属阿米巴(死亡率高)等
眼部	眼外睫毛、皮肤瘙痒或眼缘炎	耻阴虱和毛滴虫等
	眼睑眼缘炎症	蝇幼虫(致眼蝇蛆病)
	上下睑穹窿内、泪管、结膜囊内、皮脂腺管内寄生	结膜吸吮线虫(还可在玻璃体和前方内致炎症反应,引起结膜和睫状体充血、角膜和泪管受损、眼睑外翻等表现)等
	角膜炎、结膜炎	棘阿米巴(自由生活原虫)、微孢子虫(致角膜结膜炎)等
	视网膜脉络膜炎、虹膜睫状体炎	刚地弓形虫等
	眼球深部玻璃体及视网膜、眼前房、眼眶内、眼肌、视网膜后及黄斑区等处	猪囊虫(可致玻璃体混浊、视网膜脱离、视神经萎缩,并发白内障、青光眼、眼球萎缩)、曼氏裂头蚴(可损伤眼睑和眼球,角膜、虹膜睫状体和玻璃体,致眼睑皮下包块)等
	眼球、眼底及视网膜受损	肺吸虫等
	眼底/视网膜损害	管圆线虫等
	角膜损伤、虹膜睫状体炎、脉络膜炎、视神经萎缩、失明	盘尾丝虫眼病(河盲症)

续表

寄生及致病部位	致病类型或表现	病原种类或病名
	眼球前房、眼结膜炎、球结膜肉芽肿、眼睑水肿及眼球突出、视网膜中央静脉栓塞	罗阿丝虫病(非洲眼虫病)、舌形虫等
	侵犯中枢神经系统致眼部病变	麦地那龙线虫病(异位寄生所致)
	眼眶肿物形成	眼铁线虫病、眼猪囊虫病、眼曼氏裂头蚴病等
	眼眶周围水肿	旋毛虫感染(急性期)
耳鼻喉部	中耳部炎症病变	蛔虫和蛲虫的异位寄生等
	耳郭炎症及软骨病变	丝虫、松毛虫和茶毛虫(致软骨膜炎)和墨西哥利什曼虫(破坏耳软骨)等
	外耳道内瘙痒及感染	蜱、蠕形螨(致瘙痒症)、蝇蛆、铁线虫等
	鼻部皮肤炎症	尘螨(过敏性鼻炎)、鼻黏膜利什曼虫、杜氏利什曼原虫、鼻热带利什曼、蠕形螨(致酒渣鼻)
	鼻腔内炎症	滴虫、耐格里属阿米巴、鼻舌形虫、水蛭、蝇蛆、蛞蝓、美丽筒线虫、纤毛虫(致鼻炎)
	咽喉部病变	美丽筒线虫、兽比翼线虫、棘颚口线虫、蛞蝓、水蛭、旋毛虫、肺吸虫、内脏利什曼原虫
口腔及脸颊部	口腔内炎症	人毛滴虫、口腔毛滴虫、齿龈内阿米巴,蝇蛆等
	口颊部炎症或肿物	裂头蚴、肺吸虫、猪囊虫、美丽筒线虫等
呼吸系统	气管及支气管	兽比翼线虫,旋毛虫、水蛭,肺吸虫、支睾吸虫、后殖吸虫、后睾吸虫、贾第虫、阔节裂头绦虫、蛔虫异位寄生、溶组织内阿米巴和肺孢子虫及旋毛虫(重感染后幼虫移行累及支气管)等
	支气管病变或梗阻	支睾吸虫、后殖吸虫、后睾吸虫、贾第虫、阔节裂头绦虫、蛔虫等
	肺及细支气管病变	旋毛虫幼虫移行期(致支气管炎、肺炎和胸膜炎)、粪类圆线虫病、隐孢子虫、蛔虫和钩虫幼虫移行、兽鼻翼线虫(形成囊包块)等
	肺损伤及占位病变	肺吸虫、囊型包虫及泡型包虫、溶组织内阿米巴、猪囊虫、阔节裂头蚴、蛲虫异位寄生等
	肺间质或弥漫性病变	旋毛虫幼虫移行期、肺孢子虫、杜氏利什曼原虫、刚地弓形虫、常现丝虫、管圆线虫、粉螨(致肺螨症)、舌形虫(鼻腔舌形虫、腕带蛇舌形虫和串珠蛇舌形虫)等
	肺粟粒样病变	血吸虫卵、粪类圆线虫、肺螨病等

续表

寄生及致病部位	致病类型或表现	病原种类或病名
	肺微血管破坏或阻塞病变	血吸虫幼虫、蛔虫幼虫、钩虫幼虫、管圆线虫幼虫和棘颚口线虫幼虫的移行；旋毛虫幼虫、弓首线虫幼虫、棘颚口线虫幼虫、巴西钩虫、犬恶丝虫、乳单翼属线虫、异形吸虫卵等
	肺动脉高压	肺型日本血吸虫病、曼氏血吸虫病
	肺水肿或胸腔积液	旋毛虫、恶性疟并发症等
	胸腔胸膜受损，胸腔积液	肺吸虫(斯氏为主)、囊型包虫、泡型包虫、布氏嗜碘阿米巴、口腔毛滴虫、隐孢子虫、蛲虫
	肺部过敏性病变	丝虫(班氏、马来和彭亨)致热带嗜酸性粒细胞增多症、粉螨致肺螨症、蒲螨、尘螨等
	咯血	肺吸虫病、肺泡型包虫病、溶组织阿米巴肺囊肿、粪类圆线虫、兽鼻翼线虫、鼻咽水蛭病等
	哮喘	粪类圆线虫、蛲虫、蛔虫、尘螨和粉螨、兽鼻翼线虫等
	呼吸困难	美洲重翼吸虫、肉孢子虫、粪类圆线虫等
乳房部	乳房皮肤炎症或肿物形成	曼氏裂头蚴、包虫、猪囊虫、肺吸虫、淋巴(班氏和马来)丝虫、血吸虫、盘尾丝虫、犬恶丝虫、罗阿丝虫、棘颚口线虫和蜱寄生等
肝、胆、脾、胰部	肝损伤	囊型包虫、泡型包虫、水泡蚴、斯氏肺吸虫、卫氏肺吸虫、蛲虫幼虫、蛔虫幼虫或成虫、钩虫幼虫、日本血吸虫卵、曼氏血吸虫卵、肝片吸虫童虫、巨片吸虫、棘颚口线虫幼虫、猪囊虫、疟原虫、弓形虫、杜氏利什曼虫(黑热病)、贾第虫、肝毛细线虫、舌形虫、肾膨结线虫等
	肝部占位性病变	囊型包虫、泡型包虫(98%原发于肝)、水泡蚴、溶组织内阿米巴、肺吸虫等
	肝大	血吸虫病和肝吸虫病(左叶肿大为主)、囊型包虫病、泡型包虫病、肝片吸虫病、巨片吸虫病、肺吸虫病、恶性疟疾、肝毛细线虫病(肝脓肿样或肉芽肿样病变)、肝阿米巴病等
	肝硬化	血吸虫病晚期、肝吸虫病晚期等
	肝门脉血管组织肉芽肿病变	血吸虫卵、异形吸虫卵和横川后殖吸虫卵、蛔虫卵等

续表

寄生及致病部位	致病类型或表现	病原种类或病名
	胆道系统寄生虫	直接寄生的:肝吸虫、肝片吸虫、巨片形吸虫、贾第鞭毛虫、隐孢子虫、微孢子虫、舌形虫等异位寄生的:蛔虫、姜片虫、猫后睾吸虫、包虫(肝包虫破裂流入或外压胆道)、粪类圆线虫、矛形双腔吸虫、阔节裂头绦虫、牛带绦虫等;造成胆道损伤的虫体则有可能累及胰腺,引发胰腺炎;引发的急腹症主要有急性胆管炎、胆囊炎、胆石症、胆道感染等
	胆管炎症或(和)阻塞性黄疸	肝吸虫、肝片吸虫、巨片形吸虫、单房包虫、蛔虫、姜片虫、贾第虫、猫后睾吸虫和麝猫后睾吸虫、阔节裂头绦虫、矛形双腔吸虫、胰阔盘吸虫、粪类圆线虫、隐孢子虫、微孢子虫、舌形虫等
	肝脾损伤肿大	血吸虫、异形吸虫、肝毛细线虫、旋毛虫等
	脾损伤/脾大	
	脾大伴全身症状及淋巴肿	杜氏利氏曼原虫(内脏利什慢病,黑热病)等
	脾大伴贫血(儿童多见)	三日疟原虫(可致热带巨脾综合征或巨脾病)和间日疟原虫(可致急性脾大,甚至破裂)、血吸虫卵肝病变致门脉高压引起脾大,此外还有:非洲锥虫、包虫、丝虫、巴贝虫、肺吸虫、肝吸虫、肝片吸虫、蛲虫、蛔虫等
	胰管炎和胰腺炎	恶性疟原虫致消化系统病变、肝吸虫及胆道系统寄生虫(罕见)等
消化道部位	食道部位寄生与致病	美丽筒线虫等
	胃肠道寄生虫	溶组织内阿米巴、贾第虫、纤毛虫、肠滴虫、人毛滴虫、弓形虫等孢子虫、肉孢子虫、微孢子虫、人芽囊原虫等;蛔虫、钩虫、鞭虫、蛲虫、粪类圆线虫、异尖线虫、旋毛虫、棘颚口线虫、姜片虫、棘口吸虫、并殖吸虫、异形吸虫、后睾吸虫、带绦虫、短膜壳绦虫、长膜壳绦虫、犬复孔绦虫、曼氏迭宫绦虫、细颈囊尾蚴等;蝇蛆、粉螨等。此外,还有不寄生于消化道却可引起胃、肠病变的有:血吸虫、肝吸虫、恶性疟原虫等
	胃组织病变	异尖线虫幼虫、棘颚口线虫;血吸虫卵、贾第虫、水泡状绦虫等
	胃肠炎症或包块	血吸虫病、肺吸虫感染早期或急性期、人芽囊虫、旋毛虫、异尖线虫幼虫、水泡状绦虫等

续表

寄生及致病部位	致病类型或表现	病原种类或病名
	小肠部位寄生与致病	蛔虫、钩虫、毛圆线虫、猪带绦虫、牛带绦虫、亚洲带绦虫、阔节裂头绦虫、曼氏裂头绦虫、异形吸虫、棘口吸虫、血吸虫卵、贾第虫、隐孢子虫、肉孢子虫、异尖线虫幼虫等
	消耗营养或影响营养吸收	蛔虫(有排虫史);牛带绦虫、猪带绦虫、亚洲带绦虫及阔节裂头虫(有排节片史)、姜片虫等
	慢性失血而贫血	钩虫(缺铁性贫血)、棘颚口线虫等
	急性出血	恶性疟(全血细胞减少)、晚期血吸虫病(出血型)、钩虫病等
	Vit B_{12}消耗而贫血	阔节裂头绦虫(恶性贫血)等
	突发恶臭性水样便伴低热	贾第虫病急性期、溶组织内阿米巴痢疾等
	间歇性排粥样稀便、味臭	贾第虫病亚急性及慢性期、粉螨致肠螨症等
	消化与吸收功能障碍	隐孢子虫病、纤毛虫病(急性期呈痢疾型表现、慢性期呈周期性粥样或水样腹泻)等
	坏死性肠炎	肉孢子虫、异尖线虫幼虫等
	结肠寄生或致病	鞭虫、结肠小袋纤毛虫、溶组织阿米巴、血吸虫卵、人毛滴虫、脆弱双核阿米巴等
	大便异常	
	腹泻	蛔虫、鞭虫、钩虫、异尖线虫、旋毛虫、粪类圆线虫、毛圆线虫、肺吸虫、肝吸虫、血吸虫、姜片虫、异形吸虫、棘口吸虫、带绦虫、细颈囊尾蚴、阔节裂头绦虫、假裸头绦虫、犬复孔绦虫、溶组织阿米巴、贾第虫、纤毛虫、人芽囊虫、隐孢子虫、环孢子虫等孢子虫、肉孢子虫等
	腹泻、腹痛、腹胀或呕吐	蛔虫、鞭虫、阔节裂头蚴病、肉孢子虫病(重者致坏死性肠炎)、细颈囊尾蚴病等孢子虫病、铁线虫感染(致腹痛腹泻与消化不良)等
	脓血便伴酱油色或黑便	异形吸虫、带绦虫、假裸头绦虫、棘口吸虫、晚期血吸虫病、短膜壳绦虫、钩虫、棘头虫等
	痢疾或里急后重表现	溶组织阿米巴痢疾、纤毛虫病、人芽囊虫病(急性期)、纤毛虫病等
	血便及上消化道出血	鞭虫(致便血)、钩虫病(婴幼儿钩虫病更常出现)、恶性疟原虫致痢疾型疟疾、血吸虫病、多房包虫病、棘颚口线虫病(黑便)、猪巨吻棘头虫(黑便)、水蛭(自由生活虫体)等

续表

寄生及致病部位	致病类型或表现	病原种类或病名
	稀便伴腹痛及发热	肉孢子虫病、等孢球虫病、微孢子虫病、旋毛虫病（早期）等
	水样腹泻	粪类圆线虫病、旋毛虫病急性期、钩虫病、环孢子虫病、隐孢子虫病、微孢子虫病、等孢球虫病、人芽囊虫病、贾第虫病等
	腹部包块	猪巨吻棘头虫病、细颈囊尾蚴病、晚期异尖线虫病、蛔虫性肠梗阻、带绦虫肠梗阻等
	吞咽及排便困难	美丽筒线虫病、枯氏锥虫病等
	阑尾炎	蛔虫、蛲虫、日本血吸虫卵等
	直肠脱垂	鞭虫重感染者等
	肝炎样症状	肝吸虫（青少年被感染后尤为常见）、犬复孔绦虫等
	急腹症	蛔虫、血吸虫、囊型和泡型包虫、猪巨吻棘头虫、肺吸虫、牛带绦虫、猪带绦虫、肝片形吸虫、猫后睾吸虫、旋毛虫、曼氏迭宫绦虫、阔节裂头绦虫、短膜壳绦虫、钩虫、姜片虫、粪类圆线虫、溶组织内阿米巴、小袋纤毛虫、贾第虫、恶性疟原虫、异尖线虫、舌形虫等
	胆管结石症	蛔虫、肝吸虫等
	肠梗阻或肠穿孔	蛔虫、包虫、阔节裂头绦虫、猪巨吻棘头虫、溶组织内阿米巴、猪带绦虫、牛带绦虫等
	胆管阻塞及胆绞痛	肝吸虫、阔节裂头绦虫（在上消化道寄生，虫体扭结成团所致）、肝包虫（破入胆道）等
	上消化道出血	晚期血吸虫病的并发症（食道静脉曲张破裂）、恶性疟的并发症、钩虫病、泡型包虫等
	胃、肠痉挛	异尖线虫、溶组织内阿米巴等
	腹膜炎	肝片吸虫童虫、带绦虫、猪巨吻棘头虫、肝包虫（破入腹腔引起）等
	坏死性肠炎	猪巨吻棘头虫、肉孢子虫病等
	腹部包块形成	猪巨吻棘头虫、细颈囊尾蚴、蛔虫、带绦虫等
	肛门和会阴部瘙痒及排虫	蛲虫、牛带绦虫（孕节片所致）、犬复孔绦虫、西里伯瑞列绦虫等
	腹壁及腹膜寄生	异尖线虫（形成肿物）、肾膨结线虫、细颈囊尾蚴（形成肿物）、常现丝虫、欧氏丝虫、舌形虫等

续表

寄生及致病部位	致病类型或表现	病原种类或病名
心血管及心肌	心肌炎或心肌损害	弓形虫、旋毛虫幼虫移行期、猪囊虫（致心囊虫病）、克氏锥虫（可致心内膜炎）、枯氏锥虫病急慢性期（均可致心肌炎及心衰）、包虫（致心脏包虫病）、异形吸虫等
	心包炎	溶组织内阿米巴、班氏丝虫、日本血吸虫、旋毛虫、非洲利什曼原虫病（血淋巴期）等
	肠系膜静脉、门脉系统寄生	日本血吸虫、间插血吸虫、湄公血吸虫、马来血吸虫（虫卵分布于肠壁和肝）等
	肠系膜小静脉、痔静脉丛	曼氏血吸虫（虫卵分布于肠壁和肝）等
	骨盆/膀胱静脉丛及直肠小静脉	埃及血吸虫（膀胱和生殖器）等
	红细胞内寄生	疟原虫、巴贝西虫等
	单核巨细胞内寄生	弓形虫、利什曼原虫、锥虫等
	肌细胞内寄生	旋毛虫
皮肤肌肉组织	体表专性或暂时性寄生	虱（体虱、头虱和耻阴虱）、革螨性皮炎、粉螨性皮炎、尘螨过敏性皮炎、恙螨皮炎、潜蚤皮炎（呈现出黄豆大肿块，其中央呈黑凹，瘙痒、剧痛，好发于足、肛门及外生殖器）、蝇幼虫（蝇蛆病）、舌蝇叮咬致“下疳”、毒蜘蛛（致红肿热痛并向四周扩散，组织坏死）、蜈蚣（刺伤后出现红肿热痛，进后慢慢缓解）、硬蜱、蠓致皮炎及全身性过敏反应等
	皮内/皮下寄生致皮炎	疥螨（致疥疮）、钩蚴性皮炎、血吸虫尾蚴性皮炎、盘尾丝虫（成虫致病）、蠕形螨（可致毛囊炎和脂溢性皮炎）等
	皮下组织寄生	曼氏裂头蚴、猪囊虫、肺吸虫、麦地那龙线虫、盘尾丝虫、罗阿丝虫（多部位）、链尾丝虫等
	皮下组织肉芽肿病变	血吸虫卵等
	肌细胞内寄生	旋毛虫（致肌疼痛，尤以腓肠肌、肱三头肌和肱二头肌疼痛为甚）等
	皮肤及肌肉组织中移行	肺吸虫（出现游走性包块）、曼氏裂头蚴（出现移动性包块）棘颚口线虫幼虫等
	皮肤结节或包块	皮下肌肉型猪囊虫、皮下肌肉型肺吸虫病、皮下肌肉型曼氏裂头蚴病、皮肤型黑热病（遍及面、四肢及躯干）、锥虫病（非洲锥虫肿在昆虫咬伤部位）、盘尾丝虫病（伴皮肤瘙痒和眼部病变）、罗阿丝虫病（游走性肿块伴瘙痒）、棘颚口线虫幼虫（致匐行疹或间隙性皮下游走性包块）等

续表

寄生及致病部位	致病类型或表现	病原种类或病名
	肌炎	旋毛虫、肉孢子虫等
	皮肤溃疡	淋巴丝虫病、溶组织内阿米巴病、棘阿米巴(自由生活)、皮肤利什曼病(青壮年多)等
	皮肤硬结/肿块/水泡/溃疡	麦地那龙线虫病等
	荨麻疹	蛔虫病、鞭虫病、蛲虫病、短膜壳绦虫病、粪类圆线虫病、旋毛虫病、钩虫病、异尖线虫病、囊性包虫病、猪囊虫病、那龙线虫病、尘螨、粉螨、白蛉等
骨骼关节部	骨骼慢性损坏	囊型包虫、溶组织内阿米巴等
	软骨炎或关节炎	松毛虫、茶毛虫等
	关节及肢体痛伴淋巴结肿大	黑热病(血淋巴期)、淋巴丝虫病等
	关节炎、滑膜炎、关节强直	麦地那龙线虫(所致后遗症)等
生殖泌尿系统	生殖系统寄生	阴道滴虫(生殖道炎症)、水蛭(阴道出血及炎症)、蛲虫(阴道炎、子宫颈炎、子宫内膜炎及输卵管脓肿或穿孔)、纤毛虫(偶可致生殖道炎症)、铁线虫(致腰疼、会阴和阴道炎)、肾膨结线虫等
	泌尿系统寄生	弓形虫(致胎儿流产、畸变或死亡)、埃及血吸虫、蛔虫异位寄生、淋巴丝虫、铁线虫、阴道滴虫、溶组织内阿米巴、蛲虫、埃及血吸虫、蝇蛆、铁线虫和艾氏小杆线虫、肾膨结线虫、异尖线虫幼虫等
	尿道炎或膀胱炎	粉螨、包虫、颚口线虫幼虫、肾膨结线虫(肾盂背部)、蛔虫异位寄生、阴道滴虫、溶组织内阿米巴、蛲虫、埃及血吸虫、铁线虫、蝇蛆、小杆线虫、粉螨(致尿螨症)等
	尿石症	包虫、颚口线虫幼虫等
	肾囊肿病变及肾积水	埃及血吸虫、囊型包虫、肾膨结线虫(残体排除时可致尿路梗阻)等
	血尿	包虫、肾膨结线虫(伴脓尿)、小杆线虫(伴尿频、尿痛、脓尿)、铁线虫(尿道刺激征)等
	血尿并肾绞痛	肾膨结线虫、阴道滴虫、纤毛虫等
	血红蛋白尿呈现黑尿	囊型包虫、丝虫、肾膨结线虫等
	肾功能损害	猫后睾吸虫、肾膨结线虫等

续表

寄生及致病部位	致病类型或表现	病原种类或病名
	异位寄生所致肾病变	囊型包虫、恶性疟原虫(常见)、间日疟原虫和三日疟原虫(可致自身免疫,死于肝肾衰竭)旋毛虫、弓形虫等
	肾盂肾炎	蛔虫(致肠与肾盂间瘘管形成)、肾膨结线虫病等
	肾脓肿	蛲虫致(致肾与输尿管肉芽肿病变)、肺吸虫(侵犯泌尿与生殖系统)、肾膨结线虫、埃及血吸虫、曼氏裂头蚴增殖型、阴道毛滴虫等
	免疫复合物致肾损害	血吸虫、三日疟原虫、杜氏利什曼原虫、弓形虫、锥虫、肺吸虫、旋毛虫、淋巴丝虫、疥螨(致急性肾炎)、班氏丝虫等
	阴囊肿/乳糜尿	班氏丝虫、盘尾丝虫、艾氏小杆线虫等
	阴囊鞘膜积液	班氏丝虫(四肢和外生殖器)、马来丝虫(下肢)、帝汶丝虫等
	象皮肿	盘尾丝虫(外生殖器)、肺吸虫、欧式丝虫(致阴囊水肿)等
	阴囊肿块或阴囊胀痛	耻阴虱、疥螨、蠕形螨、革螨、阴道滴虫(可致男性龟头炎)等
	外阴部炎症或瘙痒	蛲虫、阴道滴虫、疥螨、阴虱等
全身反应性表现	发热伴随症状	
	间日或2日有规律性发热	疟疾(间日疟、恶性疟、卵形疟、三日疟)等
	不规则发热伴消瘦、肝脾肿大、淋巴结肿大及贫血	黑热病等
	从间歇热发展到稽留热	急性血吸虫病、急性肺吸虫病、旋毛虫病、急性弓形虫病等
	高热伴急腹症	蛔虫性急性胆管炎、胆道梗阻、肠梗阻、肠套叠;肠阿米巴病、阿米巴结肠炎并发肠穿孔或继发细菌性腹膜炎;肝单房包虫破入胆管梗阻性炎症、破入腹腔引起急性弥漫性腹膜炎等
	低热伴盗汗、消瘦咯血痰	慢性肺吸虫病等
	发热伴哮喘、咳嗽及腹泻	粪类圆线虫、血吸虫病急性期、肺螨病等
	发热伴淋巴结肿大	急、慢性弓形虫病、黑热病、淋巴丝虫病、盘尾丝虫病等
	发热伴肌肉疼痛	旋毛虫病急性期等

续表

寄生及致病部位	致病类型或表现	病原种类或病名
	伴腹泻或(和)肝大	急性阿米巴痢疾及阿米巴肝脓肿等
	中重度贫血	血吸虫病急性期和晚期、钩虫病(低色素性贫血)、疟疾(全血细胞减少伴肝脾大)、阔节裂头绦虫病(巨幼细胞性贫血)、黑热病(伴肝脾大及消瘦)、晚期血吸虫病、肝片形吸虫病和长膜壳绦虫病重感染者、肝毛细线虫(低血红蛋白性贫血,严重者伴嗜睡、脱水、死亡)
	营养不良或发育障碍或消瘦	晚期肝吸虫病和血吸虫病、慢性肺吸虫病、姜片虫、棘口吸虫、异形吸虫、囊型包虫等
	全身或多处淋巴结肿伴发热	弓形虫病、微孢子虫病、淋巴丝虫病、盘尾丝虫病(淋巴结坚实内含大量微丝蚴)、急性血吸虫病、内脏利什曼原虫病、淋巴结型黑热病、非洲锥虫病(血淋巴期)等
	淋巴管炎和淋巴结炎	淋巴丝虫病急性期等
	外周血中嗜酸性粒细胞增多	组织内寄生蠕虫感染的早期和急性期患者(其中最突出的有管圆线虫病、急性肺吸虫病、隐性丝虫病、急性血吸虫病、罗阿丝虫病、旋毛虫病、麦地那龙线虫病、肝毛细线虫);腔道寄生蠕虫中重度感染者(钩虫病、异尖线虫病、美丽筒线虫病)或幼虫在组织内移行期或异位寄生于组织的患者;某些原虫感染者(如利什曼原虫所致淋巴结型黑热病,人芽囊虫病)等
	休克	恶性疟(寒冷型,因导致血管灌注不足引起)、囊型包虫病(囊液致过敏休克)、毒蜘蛛刺伤等
	侏儒症	血吸虫病晚期、晚期肝吸虫病晚期和姜片虫病、盘尾丝虫(微丝蚴)等
	癌变	肝吸虫致胆管癌和肝癌、血吸虫卵致结肠癌、美丽筒线虫致喉癌等
内分泌腺	甲状腺受损	血吸虫卵、猪带绦虫等
	肾上腺皮质受损	血吸虫卵、肉孢子虫等

（曾庆仁）

附录三　常用抗寄生虫药一览表

药物	制剂	用　途	用　法	不良反应及注意事项
氯喹 Chloro-quine（磷酸氯喹）	片剂 100mg/片 150mg/片 300mg/片 注射液 125mg/2ml 250mg/2ml	作用于各种疟原虫红内期裂殖体，控制疟疾的临床发作。也可治疗阿米巴性肝脓肿	1. 控制疟疾发作：口服，第1天1g，8小时后0.5g，第2、3天各0.5g；如与伯氨喹合用，只需第1天服本品1g。肌注，每次2～3mg/kg。静滴，2～3mg/kg用5%葡萄糖注射液或等渗盐水500ml稀释后缓慢滴注，4小时滴完 2. 治疗阿米巴性肝脓肿：口服，0.5g/次，2次/d，2天后0.25g/次，2次/d，连用2～3周	常规剂量仅有轻度头晕、头痛、胃肠不适和皮疹，停药后迅速消失；大剂量、长疗程可引起视力障碍，心脏抑制及对肝、肾的损害，注意抗药性
硝喹 Nitroquine	片剂 12.5mg/片 25mg/片	用于恶性疟和间日疟的治疗与预防	1. 根治间日疟：每日0.5～1mg/kg，连用7天 2. 治疗恶性疟：每日0.3～0.5mg/kg，连用3天 3. 预防间日疟及恶性疟：每次25mg，15天1次	偶有轻度恶心、腹胀、腹痛、肠鸣等，不经处理可自行消失。肝肾功能不全者慎用，肾上腺皮质功能不全者禁用
哌喹 Piperaquine（双哌喹）	片剂 200mg/片 250mg/片 500mg/片	主要用于疟疾症状的抑制性预防，也可用于疟疾的治疗	1. 治疗疟疾：首次服0.5g，每8～12小时再服0.25～0.5mg，总量0.75～1g 2. 预防疟疾：每月1次，每次0.5g，可连服3～4月，但不超过6个月	偶有头昏、嗜睡、乏力、胃部不适、面部和嘴麻木感，轻者休息后能自愈。肝功能不全及孕妇慎用

续表

药物	制剂	用　途	用　法	不良反应及注意事项
奎宁 quinine (金鸡纳霜)	片剂 0.12g/片 0.15g/片 0.3g/片 注射液 0.25g/ml 10.5g/2ml	作用于各种疟原虫红内期裂殖体,控制疟疾临床症状	1. 口服:0.3~0.6g/次,3次/d 2. 肌注:0.25~0.5g/次 3. 静滴:0.2~0.3g用5%葡萄糖注射液500ml稀释后缓慢滴注,2次/d	1. 头痛、耳鸣、眼花、恶心、呕吐、视力及听力减退。停药恢复。2. 特异体质者可有急性溶血、皮炎、血管神经性水肿及哮喘等。3. 中毒时有发热、烦躁及谵妄等症状;重者致体温及血压下降甚至呼吸麻痹。4. 对心脏有抑制作用,心肌病病人不宜用。5. 可降低骨骼肌兴奋性,重症肌无力者禁用。6. 孕妇禁用;月经期慎用
甲氟喹 mefloquine	0.5g/片	作用于各种疟原虫红内期裂殖体,控制疟疾的临床发作。用于耐多药恶性疟治疗,常与伯氨奎琳合用	口服:每日2.5~5mg/kg,分次服用,连服7天。也可顿服1~1.5g	偶有头昏、头痛、恶心、呕吐等。为防止产生抗性,宜配伍用药
咯萘啶 Pyronari- dine (磷酸咯萘啶)	片剂 100mg/片 注射液 80mg/2ml	作用于各种疟原虫红内期,控制疟疾临床症状及用于治疗脑型疟等凶险型疟疾	1. 口服:第1天服2次,每次300mg,Q6h;第2、3天各服1次 2. 肌注:每次3mg/kg,共2次,Q4~6h 3. 静滴:每次3~6mg/kg,共2次,Q4~6h	口服可有胃部不适,腹痛,腹泻等。注射给药时不良反应较少,少数患者可有头昏,恶心,心悸等。有严重心,肝,肾病者慎用,不可静注给药
伯氨喹 primaquine (伯喹)	片剂 13.2mg/片	阻止疟疾复发、中止传播的有效药物。现主要用于根治间日疟和控制疟疾传播,常与氯喹或乙胺嘧啶合用。对恶性疟红细胞内期则完全无效,不能作为控制症状的药物应用。对某些疟原虫的红细胞期也有影响,但因需用剂量已接近极量,不够安全,故也不能作为病因预防药应用	1. 根治间日疟:口服,26.4mg/d,连服14天;或39.6mg/d,连服8天。服此药前3天同服氯奎,或在第1、2天同服乙胺嘧啶 2. 控制疟疾传播配合氯喹等治恶性疟时,26.4mg/d,连服3天	1. 本品口服后吸收迅速但消失也快,作用时间不持久,故必须每日给药。2. 毒性比其他抗疟药大。易发生疲乏、头昏、恶心、呕吐、腹痛、发绀、药热等症状,停药后可自行恢复。3. 少数特异质者可发生急性溶血性贫血。4. 孕妇忌用,肝、肾、血液系统疾患者及糖尿病病人慎用

续表

药物	制剂	用 途	用 法	不良反应及注意事项
乙胺嘧啶 Pyrimetham-ine (息疟定)	片剂 6.25mg/片	作用于疟原虫红外期,用于病因性预防 作用于弓形虫速殖子,用于治疗急性弓形虫病 最近发现本品有抗药性虫株产生,合并应用其他抗疟药及磺胺类药物等,可提高其抗疟效果	1. 预防疟疾:成人25mg/次/周,小儿酌减 2. 抗复发治疗:成人25~50mg/d,连用2天,小儿酌减(与伯氨奎合用) 3. 治疗弓形虫病:50mg/d,连用30天	长期大量服用可引起恶心、呕吐、头痛、头晕等不良反应,严重者可出现巨幼细胞性贫血,白细胞减少等。肾功能不全者慎服,孕妇及哺乳期妇女禁用。偶可引起红斑样、水疱状药疹
青蒿素 Artemis-inin	片剂 0.05g/片 0.1g/片	作用于各种疟原虫红内期裂殖体,控制疟疾临床症状。用于间日疟,恶性疟,特别是抢救脑型疟有良效。本品对血吸虫童虫亦有杀灭作用	1. 口服:先服1g,6~8小时再服0.5g,第2、3天各服0.5g,疗程3天,总量为2.5g。小儿15mg/kg,按上述方法3天内服完 2. 深部肌注:首剂200mg,6~8小时后再给100mg,第2、3天各肌注100mg,总剂量500mg,或连用3天,300mg/d,总量900mg	1. 注射部位较浅时,易引起局部疼痛和硬块。2. 个别病人可出现一过性转氨酶升高及轻度皮疹。3. 少病人有轻度恶心、呕吐、腹泻等不良反应,不加治疗亦可很快恢复正常
双氢青蒿素 Dihydroartemisi-nin	片剂 20mg/片	作用机制同青蒿素	口服:60mg,首剂量加倍,1次/d,连服5~7天为一疗程。儿童按年龄递减	一般无明显不良反应,少病例有轻度网织红细胞一过性减少。个别病人出现皮疹。妊娠早期妇女慎用
蒿甲醚 Artemether	针剂 0.1g/ml 0.2g/ml	1. 抗疟同青蒿素 2. 临床还试用于急性上呼吸道感染的高热病人,进行对症处理,具较好疗效。退热作用稳定	1. 抗疟:肌注:首剂200mg,第2~4天各100mg,或第1、2天各200mg,第3、4天各100mg。总剂量600mg。小儿剂量酌减 2. 退热:肌注200mg	1. 本品肌注后病人出汗少,不致引起老人、儿童、虚弱病人发生虚脱等不良反应。2. 临床资料初步表明,用药后肝肾功能、心电图尚未发现有明显异常,亦未见有明显的毒不良反应

续表

药物	制剂	用 途	用 法	不良反应及注意事项
青蒿琥酯 Artesunate (蒿甲酯)	片剂 50mg/片 注射剂 60mg/2ml	作用于各种疟原虫红内期裂殖体,控制疟疾临床症状。适用于脑型疟及各危重疟疾的抢救	1. 口服:首剂 100mg,第 2 天起 2 次/d,每次 50mg,连服 5 天 2. 静脉注射:60mg/kg,7 岁以下小儿按 1.5mg/kg,用 5%碳酸氢钠注射液溶解后,加 5%葡萄糖注射液或葡萄糖氯化钠注射液稀释到 10mg/ml,缓慢静注。隔 4 小时、24 小时、48 小时各重复注射 1 次	有明显的胚胎毒作用,孕妇慎用。注射用时应于溶解后及时注射,如出现混浊则不可使用
阿莫地奎 Amodiaquine	片剂 0.2g/片	用于治疗各种疟疾,尤其是治疗对其他抗疟药(如氯喹)产生耐药的恶性疟原虫引起的疟疾,也用于疟疾的急性发作	口服: 治疗:首日顿服 0.6g,第 2、3 天各顿服 0.4g 预防:顿服 0.4g/周	不良反应较少,有头晕、呕吐及腹泻等
本芴醇 Lumefantrine	胶囊 100mg/粒	主要用于恶性疟疾,尤其适用于抗氯喹恶性疟疾的治疗	口服:4 天疗法,成人第 1 天顿服 800mg,第 2、3、4 天各 400mg,顿服;儿童顿服 8mg/(kg · d),连服 4 天,首剂加倍,儿童首剂最大用量不超过 0.6g	1. 心脏病和肾脏病患者慎用。2. 恶性疟患者,在症状控制及红内期原虫消灭后可使用伯喹杀灭配子体。3. 少数病人可出现心电图 Q-T 间期一过性轻度延长
卡巴胂 Carbarsone (苯胂酸脲)	片剂 100mg/片	主要用于治疗慢性阿米巴痢疾,也可用于阴道毛滴虫病及丝虫病等的治疗	1. 治阿米巴痢疾:口服,0.1~0.2g,3 次/d,连用 10 天;小儿 8mg/(kg · d),分 2~3 次,连用 10 天。必要时可重复 2. 治阴道滴虫病:0.2~0.4g/次,每晚或隔晚置于阴道内,7 天为 1 疗程 3. 治丝虫病:口服,0.25~0.5g/d,分 2 次,连用 10 天,常与乙胺嗪或左旋咪唑合用	1. 对肠外阿米巴病无效。2. 因疗效差,不良反应多,趋于淘汰

续表

药物	制剂	用　途	用　法	不良反应及注意事项
依米丁 Emetine	注射液 30mg/1ml 60mg/1ml	本品能杀灭溶组织阿米巴滋养体，适用于急性阿米巴痢疾急需控制症状者，肠外阿米巴病因其毒性已少用	1. 治阿米巴痢疾：<60kg 者，按 1mg/(kg·d)，>60kg 者，剂量仍按 60kg 计，1 次/d 或分 2 次作深部皮下注射，连用 6～10 天，1 疗程。如未愈，30 天后再用第 2 疗程 2. 治蝎子螫伤：以本品3%～6%注射液少许，注入螫孔内即可	1. 本品排泄缓慢，易蓄积中毒，一旦出现心肌损害表现应立即停药。2. 重症心脏病、高度贫血、肝肾功能明显减退者、即将手术的病人、老弱病人、孕妇与幼婴儿均禁用。3. 使用本品期间，禁酒及刺激性食品。4. 注射前、后 2 小时必须卧床休息，检查心脏与血压有无改变。5. 本品一般采用深部皮下注射
双碘喹啉 Diiodohydr-oxyquinoline（双碘喹）	片剂 0.2g/片 0.4g/片	作用于阿米巴包囊，对阿米巴滋养体有作用，可用于治疗无症状或慢性阿米巴痢疾，对急性阿米巴痢疾及较顽固病人，宜与依米丁、甲硝唑合用，可收到根治效果	口服：成人 0.4～0.6g/次，3～4 次/d，连用 10 天	副作用较轻，可引起胃肠不适、皮疹，头痛，甲状腺肿大；对碘过敏及肝、肾功能不良者禁用
甲硝唑 Metronida-zole（灭滴灵）	片剂 200mg/片 注射剂 500mg/250ml	作用于阿米巴大滋养体，用于治疗急性阿米巴痢疾和肠外阿米巴病。并用于治疗阴道滴虫、贾第虫、结肠小袋纤毛虫及隐孢子虫的感染	1. 阿米巴病：400～800mg，3 次/d。肠道感染 5～10 天；肠道外感染 21 天 2. 滴虫病：200～250mg，3 次/d，1 周，4～6 周后开始第二疗程，另每晚以 200mg 栓剂放入阴道内，连用 7～10d 3. 贾第虫：0.4～0.8g，3 次/d，连用5 天 4. 结肠小袋纤毛虫：100～200mg，3 次/d，连用5～10 天	1. 可有食欲减退、恶心、呕吐等不良反应，少有腹泻。此外，可偶见头痛、失眠、皮疹、白细胞减少等。停药后可迅速恢复。2. 哺乳期妇女及妊娠 3 月以内的妇女、中枢神经疾病和血液病患者禁用。3. 出现运动失调及其他中枢神经症状时应停药。4. 治疗期间应戒酒，否则可能产生双硫仑样反应。5. 本品可抑制华法林的代谢，增强其抗凝血作用，合用时应注意

续表

药物	制剂	用　途	用　法	不良反应及注意事项
替硝唑 Tinidazole	胶囊 500mg/粒 片剂 0.25g/片 0.5g/片 针剂 400mg/200ml	用于肠道阿米巴病和肝阿米巴病的治疗，并用于抗泌尿生殖系滴虫病	1. 治疗肠阿米巴病：口服，成人2g/d，连用2～3天；儿童50～60mg/d，连用5天 2. 治疗肝阿米巴病：口服，总剂量4.5～12g，起始剂量1.5～2g，连用3～5天。也可0.6g/次，2次/d，连用5～10天。儿童50～60mg/(kg·d)，连用5天 静滴，成人剂量400mg，不得少于20分钟 3. 泌尿生殖系滴虫病：口服，成人2g/次；儿童每次50～75mg/kg	偶有恶心、呕吐、胃痛、皮疹、瘙痒、头痛、头晕、疲倦、深色尿等。对本品过敏者、孕妇、乳妇忌用。妊娠3个月及授乳期妇女、有血液病史及血液病者、器质性神经疾病病人禁用
葡萄糖酸锑钠 natriumstiboglu coni-cum（斯锑黑克）	注射液 0.6g（五价锑，相当于葡萄糖酸锑钠1.9g）/6ml	治疗黑热病首选	肌注或静注：总量90～130mg/kg，分6天注射，1次/d	1. 复发病例可再用本品治疗。2. 使用本品有时发生恶心、呕吐、咳嗽、腹泻等现象，可停药1～2天，待症状消失后，再继续注射。3. 凡有肺炎、肺结核及严重心、肝、肾疾患者禁用。病情较重，有严重贫血或并发其他感染的，应先治疗并发症，积极给予支援疗法，待一般情况改善后，再用锑剂
戊烷脒 pentamidine（喷他脒）	粉针剂 200mg 300mg	仅用于对锑剂有耐药性或不能用锑剂的黑热病和卡氏肺孢子虫病（首选药复方磺胺甲噁唑）	1. 黑热病：肌注，3～5mg/kg，1次/d，连用10～15天为一疗程 静滴，上述剂量与5%葡萄糖混合后静滴，1次/d，连用10～15天为一疗程，必要时隔1～2周后复治 2. 肺孢子虫病：4mg/(kg·d)，连用14天	1. 注射后局部可发生硬结和疼痛。静注可引起低血压。2. 偶引起肝肾功能损害、低血糖或高血糖、焦虑、头晕、头痛、嗜睡等。3. 妊娠和哺乳期妇女、血液病、心脏病、糖尿病或低血糖、肝肾功能不全、低血压患者慎用或禁用

续表

药物	制剂	用　途	用　法	不良反应及注意事项
阿托喹酮 Atovaquone		主要用于治疗对磺胺类药物和喷他脒不耐受的轻、中度卡氏肺孢子虫肺炎(PCP)	口服：0.75g，3 次/d，连用 21 天	不良反应较少，主要有贫血和胃肠道反应，其次为皮疹、发热、转氨酶升高、血肌酐尿素氮升高、低血糖和中性粒细胞减少等
吡喹酮 Praziquantel （环吡异喹酮）	片剂 200mg/片	广谱抗寄生虫药对日本血吸虫病以及绦虫病、华支睾吸虫病，肺吸虫病等均有效。由于对尾蚴、毛蚴有杀灭效力，也用于预防血吸虫感染。也可治疗脑囊虫病	1. 血吸虫病：急性期，10mg/kg，3 次/d，连用 4 天；慢性期，总量 60mg/kg，分 2 天服用；晚期，剂量酌减，疗程延长 2. 肺吸虫病：25mg/kg，3 次/d，连用 3 天 3. 肝吸虫病：15 ~ 25mg/kg，3 次/d，连用 2 天 4. 姜片虫病：10mg/kg，顿服 5. 带绦虫病：15mg/kg，顿服 6. 囊虫病：20mg/kg，3 次/d，连用 3 天 7. 包虫病：30mg/kg，1 次/d，连用 5 天	不良反应较少。偶有头晕、头痛、乏力、腹痛、腰酸、关节酸痛、恶心、腹泻、失眠、多汗、肌束震颤、期前收缩等。偶见心电图改变，血清谷丙转氨酶升高，并可诱发精神失常。用药期间避免饮酒。患有急性疾病、发热、慢性心、肝、肾功能不全、癫痫及精神病患者慎用
硫双二氯酚 Bithionol （别丁）	片剂 0.25g/片	治疗吸虫和绦虫病	1. 肺吸虫病：1g，3 次/d，连用 10 ~ 15 天 2. 姜片虫病：3g，晚间顿服或连服 2 晚 3. 绦虫病：3g，空腹顿服，3 ~ 4 小时服泻药	可有恶心、呕吐、胃肠不适、腹泻、头昏、头痛、皮疹等不良反应，也可有光敏反应。个别病人可引起中毒性肝炎。若有肠道线虫感染应先驱线虫，再用本品
甲苯达唑 Menbendazole （安乐士）	片剂 50mg/片 100mg/片	为广谱驱肠线虫药	1. 蛔虫病、蛲虫病：200mg，顿服 2. 钩虫病、鞭虫病、粪类圆线虫病：100 ~ 200mg，2 次/d，连用 3 天 3. 绦虫病：300mg，2 次/d，连用 3 天	不良反应较少，偶可有恶心、呕吐，上腹部疼痛、腹泻等，孕妇禁用

续表

药物	制剂	用　途	用　法	不良反应及注意事项
阿苯达唑 Albendazole (肠虫清)	片剂 200mg/片 400mg/片	主要用于肠道蠕虫、组织内线虫感染,亦可用于囊虫病、包虫病和肝、肺吸虫病等	1. 蛔虫病、蛲虫病:400mg顿服 2. 钩虫病、鞭虫病:400mg,2次/d,连用3天 3. 旋毛虫病、肝吸虫病:10mg/kg,2次/d,连用7天 4. 囊虫病:15～20mg/kg,2次/d,连用10天为一疗程。停药15～20天后,可进行第2疗程治疗。一般为2～3疗程。必要时可重复治疗 5. 包虫病:10mg/kg,2次/d,连用30天	不良反应较少,可有轻度头痛、恶心、呕吐、腹痛、腹泻、脱发等;并可发生骨髓抑制,影响白细胞生成。孕妇、哺乳期妇女慎用
左旋咪唑 levamisole	片剂 15mg/片 25mg/片 50mg/片	广谱驱肠虫药,主要用于驱蛔虫,蛲虫次之,对钩虫较差,对丝虫及微丝蚴也有一定的抗虫作用	1. 蛔虫病:1.5～2.5mg/kg,儿童2～3mg/kg。睡前顿服;必要时1周后再服1次 2. 钩虫病:1.5～2.5mg/kg,睡前顿服,连服3天 3. 蛲虫病:0.1g,睡前顿服,连服7天 4. 丝虫病:2～2.5mg/kg,2次/d,连用5天	可偶有眩晕,头痛、失眠、恶心呕吐、腹痛或引起轻度肝功能变化。妊娠早期和进行性肝、肾患者忌用
伊维菌素 Ivermectin (麦克丁)		目前我国主要用于治疗丝虫病。国外仅被用于治疗粪类圆线虫病	1. 丝虫病:0.1～0.2mg/kg顿服,连用2天 2. 粪类圆线虫:0.15mg/kg,连用2天	虚弱、无力、腹痛、发热等全身性反应以及胃肠道、神经系统、皮肤的不良反应。孕妇禁用
乙胺嗪 Diethylcarba- mazine (海群生)	片剂 50mg/片 100mg/片	主要作用于微丝蚴,是治疗和预防丝虫病的首选药	1. 普治:1～1.5g,顿服,或0.75g,2次/d 2. 重感染:0.2g,3次/d,连用7天 3. 间歇疗法:0.5g,每周1次,连用7周	1. 药物本身引起的不良反应较轻,但因大量成虫与微丝蚴被杀死,释放出大量异体蛋白引起过敏反应。2. 用本品,应先驱蛔,以免引起胆道蛔虫病。3. 严重肝、肾功能不全及孕妇、哺乳期妇女应暂缓治疗

续表

药物	制剂	用　途	用　法	不良反应及注意事项
哌嗪 Piperazine （驱蛔灵）	片剂 0.5g/片 糖浆剂 20g/100ml	主要用于驱蛔、蛲虫	1. 蛔虫病:3～3.5g,睡前顿服,连用2天 2. 蛲虫病:1～1.2g,2次/d,连用7～10天	大剂量可有恶心、呕吐、腹泻、头痛,偶有荨麻疹,停药后可消失。也可有神经症状,如嗜睡、眩晕、共济失调,眼颤、肌肉痉挛、多动等。肝、肾功能不良,癫痫患者,神经系统疾患者禁用
噻嘧啶 pyrantel （抗虫灵）	片剂 300mg/片	为广谱驱线虫药	1. 蛔虫病:500mg,顿服 2. 钩虫病:500mg,顿服,连用3天 3. 蛲虫病:5～10mg/kg,睡前顿服,连用1周	不良反应有恶心、呕吐、腹泻、上腹部疼痛、头痛、发热。偶见血清转氨酶升高、皮疹和嗜睡。严重心脏病患者,肝功不良者以及发热者慎用,孕妇、严重溃疡者禁用
三苯双脒 Tribendimidine （力卓）	肠溶片 100mg/片	本品为广谱肠道驱虫药,用于治疗钩虫（尤其是美洲钩虫）、蛔虫感染	1. 钩虫病:0.4g,顿服 2. 蛔虫病:0.3g,顿服	不良反应有恶心、腹痛、腹泻、头晕、头痛、困倦,程度较轻,无须特殊处理。对本品成分过敏者禁用。心脏病患者或心电图异常者不宜使用。伴有严重肝、肾功能异常者慎用。本品不能掰开或咬碎服用

（肖莉　冯旋）

附录四 参考文献

1. 吴观陵. 人体寄生虫学. 第四版. 北京:人民卫生出版社,2013
2. 詹希美. 人体寄生虫学. 第二版. 北京:人民卫生出版社,2012
3. 陈兴保,吴观陵等. 现代寄生虫病学. 北京:人民军医出版社,2002
4. 沈一平. 寄生虫与临床. 第二版. 北京:人民卫生出版社,1999
5. 邓维成,何永康. 寄生虫病的外科治疗. 北京:人民卫生出版社,2012
6. 杨音斐,陈建秀,黄亚红. 过敏症的寄生虫疗法及其免疫学机制. 国际医学寄生虫病杂志,2006,33(6):300-304
7. 李佳缘,李中原,王燕,等. 白细胞介素-15 抗寄生虫感染的研究进展. 中国寄生虫学与寄生虫病杂志,2012,30(3):196-200
8. 安然,郑宏. 常见蠕虫感染 IL-17 细胞及 IL-17 细胞因子作用研究新进展. 中国病原生物学杂志,2012,7(5):396-400
9. 胡雪莉,杨维平,田芳. 调节性 B 细胞与蠕虫免疫调控. 中国病原生物学杂志,2013,8(3):281-284
10. 刘述先,曹建平. 寄生虫病疫苗研究的现状及展望. 中国寄生虫学与寄生虫病杂志,2005,23(5)增刊:362-368
11. 范应磊,王英. 疟疾疫苗的研究进展. 国际医学寄生虫病杂志,2009,36(6):428-430
12. 吴彬,曹利利,姚新华,等. 弓形虫疫苗研究进展. 动物医学进展,2013,34(1):102-106
13. 赵莉,张旭,张壮志,等. 包虫病诊断技术与预防疫苗的研究进展. 疾病预防控制通报,2013,28(2):84-94
14. 李雍龙,管晓虹. 人体寄生虫学,第七版. 北京:人民卫生出版社,2008
15. 杨镇. 肝脏外科学图解. 上海:上海科学技术出版社,2009
16. 尤黎明,吴瑛. 内科护理学. 第五版. 北京:人民卫生出版社,2012
17. 杨绍基,任红. 传染病学. 第七版. 北京:人民卫生出版社,2008
18. 汤林华,许隆祺,陈新丹. 中国寄生虫病防治与研究(上册). 北京:北京科学技术出版社,2012
19. 韩晶,官玉香,姜云霞. 艾滋病并发肺孢子虫肺炎的病情观察与护理. 齐鲁医学杂志,2008,23(6):271-273
20. 段绩辉. 慢性淋巴丝虫病临床诊断及照料方法. 中国病原生物学杂志,2006,1(6):

542-456

21. 伍卫平,史宗俊,孙德建.展望2005年实现全国消除淋巴丝虫病.中国寄生虫学与寄生虫病杂志,2003,21(6):321-322
22. 中华人民共和国卫生部编.中国消除淋巴丝虫病报告.第1版.北京:人民卫生出版社,2007,1-50
23. 中华人民共和国卫生部编.中国公共卫生的典范——中国消除淋巴丝虫病纪实.北京:军事医学科学出版社,2008,56-57
24. 崔晶,王中全.旋毛虫检疫技术及肉类的安全加工方法.中国人兽共患病学报,2006,22(9):871-875
25. 王中全,崔晶.我国旋毛虫病的流行趋势.国际医学寄生虫病杂志,2009,9(5):343-347
26. 王中全,崔晶.旋毛虫病的诊断与治疗.中国寄生虫学与寄生虫病杂志,2008,26(1):53-57
27. 王中全,崔晶.旋毛虫属分类的研究进展.中国寄生虫学与寄生虫病杂志,2002,20(5):310-314
28. 侯章梅,吴惠萍.65例乳糜尿患者手术治疗并发症的观察与护理.护理实践与研究,2008,3(2):35-36
29. 潘长旺,阴赪宏.广州管圆线虫.北京:人民卫生出版社,2007
30. 温浩,徐明谦.实用包虫病学.北京:科学出版社,2007
31. 温浩,丁兆勋.包虫病图谱.北京:科学出版社,2009
32. 温浩主编.包虫学教程.乌鲁木齐:新疆人民出版社,2009
33. 姚秉礼.细粒棘球蚴的诊断和治疗.中华外科杂志,1965,13:461
34. 丁兆勋,温浩.包虫病图谱.乌鲁木齐:新疆出版社,2001,52-57
35. 温浩,栾梅香,杨文光,等.肝包虫病的标准化分型及临床意义探讨.新疆医科大学学报,2002,25(2):129-130
36. 温浩,邵英梅,吐尔干艾力.两型肝包虫病手术疗效的临床分析.中华消化外科杂志,2007;6(1):13-21
37. 温浩.外科学 第三节肝棘球蚴病.高等教育出版社,2004,479-484
38. 彭心宇,吴向未,张示杰,等.肝包虫囊肿周围组织壁病理结构的再认识.世界华人消化杂志,2005,3:74-77
39. 吐尔干艾力,邵英梅,赵晋明,等.肝包虫囊完整剥除术的手术技术与适应证探讨附64例临床报告.中华肝胆外科杂志,2007,13(4).247-250
40. 徐明谦,库尔班.肝囊性包虫病的影像学诊断与分型.中华医学杂志,2002,82(3):176-179
41. 刘文亚,楼俭茹,邢艳,等.肝脏泡状棘球蚴病的多层螺旋CT影像特征.中华放射学杂志,2005,39(8):860-863
42. 吐尔干艾力·阿吉,邵英梅,赵晋明,等.肝囊型包虫胆道并发症284例的诊治分析.中华肝胆外科杂志,2011,17(2):104-109
43. 邓维成.黄疸的诊断与鉴别诊断.北京:人民卫生出版社,2007
44. 杜郭佳,赛力克,党木仁,等.九例脑包虫病临床分析及体会.中华神经外科杂志,2009,25

(4):361-362
45. 盛新福,王玉杰,安尼瓦尔,等. 泌尿系包虫囊肿的诊断及外科治疗. 中华泌尿外科杂志,2007,28(8):562-564
46. 张昌明,张铸,吴明拜,等. 病灶大于10cm肺包虫病的诊断与外科治疗. 中华外科杂志,2005,2(2):100-101
47. 温浩,栾梅香,王喜艳,等. 国内首例肝移植治疗肝泡球蚴病报告. 中华器官移植杂志,2002
48. 王梅新,王理瑛主编. 包虫病护理学. 乌鲁木齐:新疆人民出版社,2009,69-85
49. 罗冰清,龚振华. 童腹腔感染细颈囊尾蚴1例. 中华现代外科学杂志,2007,4:81
50. 王增贤,王可灿,韩锡鹏,等. 细颈囊尾蚴病一例. 中华医学杂志,2000,9:674
51. 张少华. 带绦虫六钩蚴重组蛋白TSOL18与BSA偶连蛋白的制备. 甘肃农业大学学报,2007,42(3):7-11
52. 张少华. 绦虫六钩蚴TSOL18重组蛋白快速诊断试纸条研制. 中国人兽共患病学报,2009,25(10):968-972
53. 王仁辉,胡甲,柳建发. 曼氏裂头蚴病研究进展. 地方病通报,2005,(02):83-84
54. 王越,干小仙. 曼氏裂头蚴病诊断研究进展. 中国人兽共患病学报,2007,(09):942-944
55. 丁耀军,柳健,谢安明. 脑裂头蚴病的影像学特征分析. 南昌大学学报(医学版),2011,(05):35-37
56. 陈宏,吴劲松,周良辅,等. 脑裂头蚴病的诊断与外科治疗. 中国临床神经科学,2003,(02):166-169
57. 蒋红涛,陈艳. 脑裂头蚴病诊断与治疗研究进展. 贵州医药,2008,(12):1139-1143
58. 李莉莎,林金祥,张榕燕. 人体寄生曼氏裂头蚴超过36年报告. 中国人兽共患病学报,2009,(08):830-831
59. 蔺西萌,王中全. 我国曼氏裂头蚴病临床特征概述. 中国病原生物学杂志,2011,(06):467-468
60. 李朝品. 人体寄生虫学实验研究技术. 北京:人民卫生出版社,2008
61. 孙新,李朝品. 实用医学寄生虫学. 北京:人民卫生出版社,2005
62. 李懿宏,文景山,舒晶,等. 黑龙江省本地感染阔节裂头绦虫1例. 中国寄生虫学与寄生虫病杂志,2009,(04):296-302
63. 张卫民,姜晓燕. 我国常见食源性寄生虫病的流行现状及诊断防治对策. 中国社区医师(医学专业半月刊),2009,(14):231
64. 许炽熛. 寄生虫性腹泻. 传染病信息,2007,(04):209-213
65. 薛亚娟,惠清法. 食源性寄生虫病的研究进展. 延安大学学报(医学科学版),2006(02):3-4
66. 段绩辉. 食物源性寄生虫病的流行形势与控制对策. 实用预防医学,2005(04):985-988
67. 杨毅梅. 常见食物源性寄生虫病的感染与防治. 大理学院学报,2004(03):49-51
68. 董强,李宝山,童苏祥,等. 阿苯哒唑集体驱虫防治微小膜壳绦虫的效果观察. 地方病通报,2003,18:9-11
69. 王陇德. 全国人体重要寄生虫病现状调查. 北京:人民卫生出版社,2008

70. 文心田,于恩庶,徐建国,等. 当代世界人兽共患病学. 成都:四川科学技术出版社,2011
71. 余森海,许隆祺,蒋则孝,等. 首次全国人体寄生虫病分布的调查报告. 中国寄生虫学与寄生虫病杂志,1994,12(4):241-247
72. 俞守义,邹飞,陈晓光,等. 现代热带医学. 北京:军事医学科学出版社,2012
73. 许隆祺,余森海,徐淑惠. 中国人体寄生虫分布与危害. 北京:人民卫生出版社,2000
74. 李朝品,高兴政. 医学寄生虫图鉴. 北京:人民卫生出版社,2012
75. 贺联印,许炽熛. 热带医学. 第二版. 北京:人民卫生出版社,2004
76. 王新彩,刘润芳,冯琦. 婴儿犬复孔绦虫病 1 例. 中国人兽共患病学报,2008,24(3):284
77. 赵玉良,蔺西萌,翟爱英,等. 犬复孔绦虫病一例. 中华儿科杂志,2008,46(4):311
78. 陈秀春,张忠,王玉. 山东小儿感染犬复孔绦虫病例报告. 泰山医学院学报,2006,27(8):748-749
79. 陈德仁,陈绍惠. 我国西里伯瑞列绦虫病报道病例分析. 中国病原生物学杂志,2009,4(9):附页 1,690
80. 杨益超,李树林,徐红波,等. 人体感染西里伯瑞列绦虫 1 例报告. 中国病原生物学杂志,2006,1(2):封二
81. 徐玉敏,谢青,李世波,等. 曼氏裂头蚴病 12 例临床特点分析. 诊断理论与实践,2008,7(3):326-329
82. 王仁辉,胡甲丰,柳建发. 曼氏裂头蚴病研究进展. 地方病通报,2005,20(2):83-84
83. 陈红,王开功,许乐仁. 裂头蚴病的流行病学调查和公共卫生学意义. 吉林医学,2010,31(4):515-517
84. 张俐. 脑裂头蚴取出术患者围术期护理. 护理学杂志,2009,24(10)外科版:34-36
85. 李懿宏,文景山,舒晶,等. 黑龙江省本地感染阔节裂头绦虫 1 例. 中国寄生虫学与寄生虫病杂志,2009,27(8):4301-4302
86. 诸欣平,苏川. 人体寄生虫学. 第八版. 北京:人民卫生出版社,2013,5:124-129
87. 陈灏珠. 实用内科学. 第十二版. 北京:人民卫生出版社,2005
88. 中华人民共和国卫生部疾病控制司. 血吸虫病防治手册. 第三版. 上海:上海科学技术出版社,2001
89. 毛守白. 血吸虫病生物学与血吸虫病的防治. 北京:人民卫生出版社,1990
90. 李岳生. 血吸虫病诊断与治疗. 北京:人民卫生出版社,2006
91. 何云,袁凤仪. 肝病与全身系统疾病诊断与治疗学. 北京:人民军医出版社,2002
92. 鞠川,冯正,胡薇,等. 日本血吸虫病免疫诊断方法的研究进展. 国际医学寄生虫病杂志,2006,33(5):250-255
93. 陆正贤,高超明,等. 日本血吸虫免疫诊断研究进展. 中国血吸虫病防治杂志,2006,18(4):318-320
94. 俞丽玲,闻礼永,等. 日本血吸虫分子诊断抗原(抗体)研究进展. 国际流行病学杂志,2006,33(4):284
95. 魏望远,李岳生,等. 吡喹酮化疗中护肝药护肝效果的观察. 热带病与寄生虫学,2004,2(4):212-213
96. 邝贺龄. 内科疾病鉴别诊断学. 北京:人民卫生出版社,2002,4:510-519

97. 叶任高,陆再英.内科学.北京:人民卫生出版社,2004,2:442
98. 毛维荣.以血清-腹水白蛋白梯度鉴别腹水性质的探讨.中国临床医学,2005,12(1):86
99. 邓维成,何永康.血吸虫病防治365问.长沙:湖南科技出版社,2013
100. 邓维成,刘佳新,潘轲,等.晚期血吸虫病新临床分型方法探讨.中国血吸虫病防治杂志,2012,24(2):235-236
101. 邓维成.大肠癌合并肠血吸虫病.现代医师杂志,1998,3(10):26
102. 邓维成.胃癌并左锁骨上淋巴结内血吸虫卵1例报告.中国当代医师杂志,2004,6(11):1512
103. 邓维成,丁国建,王鹏,等.晚期血吸虫病门脉高压症术后近期再手术分析.热带医学杂志,2009,12(9):1418-1419
104. 邓维成,杨镇.晚期血吸虫病门脉高压症的治疗进展[J].热带医学杂志,2011,11(9):1105-1107
105. 邓维成主编.黄疸的诊断与鉴别诊断.北京:人民卫生出版社,2007
106. 江文明.肝性脑病的发病机制及治疗进展.求医问药,2012,10(7):580-581
107. 刘思纯,张敏.肝性脑病的发病机制及治疗对策概述.新医学,2008,39(1):56-58
108. 杜宁,胡瑾华,段学章,等.临界视觉闪烁频率在肝硬化失代偿期患者轻型肝性脑病诊断中的价值.中国肝脏病杂志(电子版),2012,4(3):12-15
109. 肝性脑病诊断治疗专家委员会.肝性脑病诊断治疗专家共识.中国肝脏病杂志(电子版),2009,1(2):46-55
110. 张文忠.155例肝硬化患者流行病学特征分析.实用肝脏病杂志,2012,15(1):55-56
111. 邓维成,何永康主编.血吸虫病防治365问.长沙:湖南科学技术出版社,2013
112. 蔡凯平,李英,李以义,等.湖南省晚期血吸虫病人分布现状与特点.中国血吸虫病防治杂志,2005,17(3):198-201
113. 肖瑛,戴裕海,朱惠国,等.2004-2007年湖北省晚期血吸虫病人救治效果.中国血吸虫病防治杂志,2008,20(6):467-468
114. 张剑锋,闻礼永,朱明东,等.浙江省1060例晚期血吸虫病患者近况调查及救治.中国寄生虫学与寄生虫病杂志,2010,28(3):214-217
115. 华海涌,田增喜,梁幼生.江苏省晚期血吸虫病现况调查.中国血吸虫病防治杂志,2009,21(5):400-403
116. 张奕,张旭东,钟波,等.2010年四川省晚期血吸虫病患者现状调查.中国血吸虫病防治杂志,2012,24(3):264-267
117. 刘秋芳,唐娟,华为,等.晚期血吸虫病患者甲状腺激素监测的临床意义.检验医学,2012,27(1):8-11
118. 陆仁康,何运钰,刘英,等.青少年型日本血吸虫性侏儒症患者的催乳素分泌、甲状腺功能和性腺功能的特征及其相关性(附12例初步分析).天津医药,1985,(7):416-419
119. 吴江.神经病学.北京:人民卫生出版社,2007:217-219
120. 罗国才,吴明灿.中枢神经系统血吸虫病研究进展.国际神经病学神经外科学杂志,2007,34(2):134-137
121. 朱永辉.脑型血吸虫病临床研究进展.预防医学论坛,2006,12(6):705-707

122. 郑国勤,鄢龙,雷红卫,等.脊髓型血吸虫病的MRI诊断(附2例临床资料).湖北省卫生职工医学院学报,2004,17(2):40-41

123. 罗昭阳.脊髓血吸虫病的MRI表现.中国临床医学影像杂志,2010,21(10):716-719

124. 万锋,陈劲草,陈坚,等.脊髓圆锥血吸虫病6例报告.中华神经外科疾病研究杂志,2006,5(1):83-84

125. 张挥民,袁修柏.脊髓血吸虫病误诊1例.中国血吸虫病防治杂志,2007,19(6):440

126. 张锦贤,陶正义.肺慢性日本血吸虫病95例报告.中国血吸虫病防治杂志,1990,2(2):73-75

127. 杜纯忠,强永乾.肺血吸虫病的临床与影像学表现.实用放射学志,2006,22(11):1410-1412

128. 余伯戎,肖湘,庄文华,等.急性日本血吸虫病肺病理补遗.江西医学院学报,1986,26(2):13-17

129. 向家进,李浩,蔡雨,等.急性血吸虫病肺部损害X线表现分型探讨.中国血吸虫病防治杂志,2006,18(3):182

130. 刘进清.急性血吸虫病的肺部影像表现.医学临床研究,2007,24(7):1206-1207

131. 顾伟民,王润华,张锦贤.肺慢性血吸虫病合并肺癌24例报告.哈尔滨医科大学学报,1998,32(3):228-229

132. 张桂盛摘译,周国兴校.血吸虫阑尾炎(英文).预防医学情报杂志,1988,4(6):378-379

133. 潘申.血吸虫病流行区急性阑尾炎1000例分析.上海医学,1987,10(8):173

134. 曹纳新,李国华.1300例阑尾切片血吸虫虫卵检查结果分析.江苏预防医学,2008,19(2):24-25

135. 诸葛毅,骆利康,蒩德玲.阑尾血吸虫病伴感染的临床与病理特点分析.中国人兽共患病杂志,2005,21(6):540-541

136. 贝政平,蔡映云主编.内科疾病诊断标准.北京:科学出版社,2007:1036-1037

137. 宋文冲,于皆平,沈磊,等.29例胃十二指肠血吸虫病的内镜表现及病理特点分析.中华消化内镜杂志,2006,23(4):259-262

138. 熊萍香,王荣,胡美英,等.我国胃、十二指肠血吸虫病的研究概况.热带医学杂志,2010,10(2):229-231

139. 钱伟明,印洪林,陆珍凤,等.42例血吸虫病性消化道癌的临床病理分析.肿瘤学杂志,2009,15(8):750-752

140. 王金生.胆囊血吸虫病的诊断与治疗(附12例报告).腹部外科杂志,1997,10(3):111-112

141. 李海.胆囊血吸虫病6例临床病理分析.临床消化病杂志,1999,11(1):46-47

142. 王世兰,邵静鸣,王德威.晚期血吸虫病并发胆囊结石的探讨.中国血吸虫病防治杂志,1999,11(2):97

143. 秦玉成.胆囊结石与肝脏疾病的相关性研究(4023例分析).临床消化病杂志,2001,13(2):75-76

144. 沈星,张炜,王培军.慢性血吸虫病腹部CT表现与病理基础.中国血吸虫病防治杂志,2012,24(2):200-202

145. 彭隆祥,徐焕然,陈文征.胰腺血吸虫病.湖南医科大学学报,1980,3(5):247-253
146. 王贤湖,庄文华,朱静,等.胰寄生虫病七例临床病理观察.江西医学院学报,1992,32(1):10-12
147. 张玉其,杨晖.肺脑以外异位血吸虫病的临床表现及其机理.湖北预防医学杂志,1999,10(2):22-24
148. 徐观谷,张宝龙,篮振华.血吸虫病性肾炎53例分析.江西医药,1983,(5):15-17
149. 张瑜.15例急性血吸虫病伴眼睑浮肿的临床报告.热带病与寄生虫学,1999,28(2):105
150. 熊衍琨,杨国瑛.急性血吸虫病所致肾脏损害21例临床观察.中国血吸虫病防治杂志,1993,5(3):173
151. 皇甫术,李奇仁.急性血吸虫病与肾损害-附65例临床分析.中国寄生虫病防治杂志,1996;9(2):152
152. 张浩,张育新,邹保国,等.血吸虫性膀胱炎1例.中国病原生物学杂志,2008,3(5):附页3
153. 刘群华,张家文,刘伯钊,等.日本血吸虫病对妇女生殖系统损害的研究.中国血吸虫病防治杂志,1997,9(3):158-162
154. 蒋忠明.日本血吸虫病对女性生殖系统损害的病理分析.诊断病理学杂志,2001,8(1):33-34
155. 龚悌,朱华,刘红娥,等.卵巢黄体囊肿伴卵巢血吸虫病1例分析.中国实用妇科与产科杂志,2007,23(1):77-78
156. 郑定立.卵巢血吸虫病1例.中国血吸虫病防治杂志,1994,6(4):236
157. 雷明姣,徐天罡.睾丸血吸虫肉芽肿一例.医师进修杂志,1982,5(6):48
158. 严长江.日本血吸虫病引起睾丸炎2例.中国血吸虫病防治杂志,1994,6(3):143
159. 邵光颜.血吸虫卵异位沉着于附睾1例报告.新医学,1980,12(2):98
160. 黄平治摘译.睾丸静脉的解剖及其临床意义.男性学杂志,1991,5(1):62
161. 何永琳.日本血吸虫卵异位沉积于阴茎海绵体并发阴茎癌一例报告.江苏医药,1977,3(12):61
162. 倪庆节.阴囊多发性血吸虫性结节1例.临床泌尿外科杂志,2000,15(7):293
163. 郑家顺,刘献.血吸虫病对心血管的异位损害.国外医学(心血管病分册),1981,8(5):288-292
164. 张永忠,黄裕鑫.血吸虫病合并心包积液及腹水1例报告.临床儿科杂志,1990,8(4):272
165. 陈修忆.急性血吸虫病心电图改变31例报告.中国血吸虫病防治杂志,1993,5(2):96
166. 王崇功,朱逸文,杭盘宇.急性血吸虫病并发皮肤损害一例.寄生虫学与寄生虫病杂志,1985,3(3):237
167. 庞智摘,李允鹤校.异位皮肤血吸虫病2例报告及文献复习.国外医学(寄生虫病分册),1999,26(2):76
168. 陶君,蔡若夫,陈家琳,等.晚期血吸虫病脾被膜厚度与脾小梁宽度的变化.中国血吸虫病防治杂志,2003,15(3):195-197
169. 蒋忠明.血吸虫病患者的腹腔淋巴结病理分析.中华医学杂志,1990,70(9):489

170. 汪宝棕. 21 例腹腔淋巴结血吸虫病临床病理分析. 皖南医学院学报,1994,13(1):25-26
171. 谷新平摘,薛纯良校. 眼部血吸虫病一例报告. 国外医学寄生虫病分册,1994,21(4):161
172. 张佃乾,于庆文. 乳房血吸虫卵沉着并发乳腺癌 1 例. 江苏医药,1986,12(11):593
173. 刘建源. 乳房囊性增生病伴血吸虫卵沉积一例报告. 上海医学,1981,4(1):36
174. 吴德明,唐学恒. 乳腺血吸虫病伴乳腺癌一例. 寄生虫学与寄生虫病杂志,1984,2(3):208
175. 涂跃平,湛伟泉,涂华芝. 腮腺血吸虫异位 1 例报告及文献复习. 中国实用医药,2010,5(6):180
176. 刘献摘,季始荣校. 曼氏血吸虫病累及胎盘(4 例报告). 国外医学(寄生虫病分册). 1981,8(5):215
177. 周晓农. 全球血吸虫病防治研究进展与展望. 北京:人民卫生出版社,2008
178. 唐崇惕,唐仲璋. 中国吸虫学. 福州:福建科学技术出版社,2005
179. 黄一心,肖树华. 抗蠕虫药吡喹酮的研究与应用. 北京:人民卫生出版社,2008
180. 易平,袁里平,王璋华,等. 184 例疑似输入性埃及血吸虫病病例回顾性调查. 中国血吸虫病防治杂志,2011,23(4):441-442
181. 梁幼生,汪伟,洪青标,等. 非洲输入性血吸虫病在中国的传播风险及其应对措施. 中国血吸虫病防治杂志,2013,5(3):221-225
182. 杨镇. 图谱版普通外科学. 北京:人民卫生出版社,2011
183. 陈家旭,周晓农. 食源性寄生虫病. 北京:人民卫生出版社,2009
184. 杨维平. 人体片形吸虫病的流行与防治. 医学综述,2005,11(11):1007-1009
185. 李燕榕,程由注,张榕燕. 异形科吸虫和华支睾吸虫混合感染 1 例及漏诊原因分析. 热带病与寄生虫学,2006,(4):124
186. 林金祥,李友松,陈宝建. 异形吸虫(Heterophyid trematodes)虫卵在肺脏发现报告. 中国人兽共患病杂志,2004,20(5):444
187. 汪天平,袁鸿昌,徐伏牛. 人体棘口吸虫病研究进展. 中国寄生虫病防治杂志,1996,9:304-307
188. 肖祥,吕大兵,高剑峰,等. 三种驱蠕虫药治疗藐小棘口吸虫病的对比观察. 中国寄生虫病防治杂志,1994,7:133-134
189. 程由注,许国防,冯珍海,等. 吡喹酮与甲苯达唑药盐治疗福建棘隙吸虫病的疗效比较. 中国寄生虫学与寄生虫病杂志,1996,14:310-313
190. 潘波,方悦怡,史小楚,等. 广东省第二次人体寄生虫分布调查. 中国寄生虫病防治杂志,1999,11:246-250
191. 陈喜,王圭,覃金红,等. 蛞蝓致阴道出血误诊 1 例. 中国误诊学杂志,2005,5(5):826
192. 曾敏. 疥疮 30 例的护理. 中国煤炭医学杂志,2011,1(14):119-120
193. 黄桂玲. 老年卧床患者疥疮感染护理 148 例探讨. 中国民康医学,2010,22(4):433-488
194. 黄卫东,张楠. 蜱虫病的诊治进展. 中华危重症医学杂志,2013,3(4):222-227
195. 赵亚娥,寻萌,郭娜,等. 人体蠕形螨流行与致病性调查研究. 陕西医学杂志,2006,11(11):1416-1417

196. 贾家祥.螨的危害及其防治.中华卫生杀虫药械:2005.11(3):145-146
197. 曾智勇,杨光友,梁海英.疥螨与疥螨病研究进展.中国兽医杂志,2004,40(11):36-38
198. 杨国亮.皮肤性病学.上海:上海医科大学出版社,1992:300-302
199. 李天容,杨汉忠.蝇蛆病17例护理体会.中国社区医师,2011,(24):285-286
200. 刘小媛,方伟钧,叶健晓,等.毒蜂蜇伤患者32例的急救与护理.解放军护理杂志,2013,(1):52-53
201. 杨增茹,满永宏,张驰,等.消化道感染铁线虫1例报告.中国寄生虫学与寄生虫病杂志,2012,30(2):126
202. 张玲玲,陈家旭.人体舌形虫病的临床与诊断研究进展.中国血吸虫病防治杂志,2012,24(2):222
203. 袁忠英,沈玉娟,曹建平,等.舌形虫和舌形虫病的流行和诊治.国外医学(寄生虫病分册),2005,32(6):272
204. 韩涛,王东霞.海蜇蜇伤35例诊治分析.临床急诊杂志,2007,8(5):304-305
205. 潘蓉.蜈蚣咬伤治疗护理体会.实用中医药杂志,2010,26(11):814-815
206. Maizels RM, Balic A, Gomez-Escobar N, et al. Helminth parasites masters of regulation. Immunol Rev, 2004, 201:89-116
207. Anthony RM, Rutitzky LI, Urban JF Jr, et al. Protective immune mechanisms in helminth infection. Nat Rev Immunol, 2007, 7:975-987
208. Allen J E, and Maizels RM. Diversity and dialogue in immunity tohelminths. Nat Rev Immunol, 2011, 11:375-388
209. Schabussova I, Amer H, van Die I, et al. O-methylated glycans from Toxocara are specific targets for antibody binding in human and animal infections. Int J Parasitol, 2007, 37:97-109
210. Siddiqui AA, Siddiqui BA, Ganley-Leal L. Schistosomiasis vaccines. Hum Vaccin, 2011, 7(11):1192-7
211. Schwartz L, Brown GV, Genton B, et al. A review of malaria vaccine clinical projects based on the WHO rainbow table. Malar J, 2012, 9(11)11
212. Solaymani-Mohammadi S, Lam M, Zunt JR. Entamoeba histolytica encephalitis diagnosed by polymerase chain reaction of cerebrospinal fluid. Trans R Soc Trop Med Hyg, 2007; 101: 311-313
213. Snider C, Petri WA Jr. Travel Medicine. In: Rakel RE, ed. Conn's current therapy 2008. 61st ed. New York, NY: W. B. Saunders, 2007
214. World Health Organization/Communicable Diseases Eradication and Elimination/Lymphatic Filariasis Elimination(CEE/FIL). Guidelines for Certifying Lymphatic Filariasis Elimination (including Discussion of Critical Issues and Rationale). Atlanta, Georgia, USA, 1998(WHO/FIL/99/197). 1-8
215. Stacker SA, Hughes RA, Achen MG. Molecular targeting of lymphatics for therapy. Curr Pharm, 2004, 10(1):65-74
216. Cui J, Wang ZQ, Xu BL. The epidemiology of human trichinellosis in China during 2004-2009. Acta Trop, 2011, 118(1):1-5

217. Dupouy-Camet J. Presidential address of ICT12 Conference:'Trichinella and trichinellosis-A never ending story'. Vet Parasitol,2009,159(3-4):194-196

218. Li F, Cui J, Wang ZQ, et al. Sensitivity and optimization of artificial digestion in the inspection of meat for Trichinella spiralis. Foodborne Pathog Dis,2010,7(8):879-885

219. Lo YC,Hung CC,Lai CS,et al. Human trichinosis after consumption of soft-shelled turtles, Taiwan. Emerg Infect Dis,2009,15(12):2056-2058

220. Murrell KD,Pozio E. Worldwide occurrence and impact of human trichinellosis,1986-2009. Emerg Infect Dis,2011,7(12):2194-2202

221. WEN H,AJI T,SHAO YM,Diagnosis and Management Against the complications of Human Cystic Echinococcosis. Front Med China,2010,12:1-4

222. Moray G,Shahbazov R,Sevmis S,et al. Liver transplantation in management of alveolar echinococcosis:two case reports. Transplantat Proc,2009,41(7):2936-2938

223. Wang CR,Qiu JH,Zhao JP,et al. Prevalence of helminthes in adult dogs in Heilongjiang Province,the People's Republic of China. Parasitol Res,2006,99(5):627-630

224. Tupler T,Levy JK,Sabshin SJ,et al. Enteropathogens identified in dogs entering a Florida animal shelter with normal feces or diarrhea. J Am Vet Med Assoc,2012,241(3):338-343

225. Taylor T,Zitzmann MB. Dipylidium caninum in a 4-month old male. Clin Lab Sci,2011,24(4):212-214

226. Szwaja B,Romański L,Zabczyk M. A case of Dipylidium caninum infection in a child from the southeastern Poland. Wiad Parazytol,2011;57(3):175-178

227. Narasimham MV,Panda P,Mohanty I,et al. Dipylidium caninum infection in a child:a rare case report. Indian J Med Microbiol,2013,31(1):82-84

228. Heukelbach J,Frank R,Ariza L,et al. High prevalence of intestinal infections and ectoparasites in dogs,Minas Gerais State(southeast Brazil). Parasitol Res,2012,111(5):1913-1921

229. Dalimi A,Sattari A,Motamedi G. A study on intestinal helminthes of dogs,foxes and jackals in the western part of Iran. Vet Parasitol,2006,142(1-2):129-133

230. Budke CM, Campos-Ponce M, Qian W, et al. A canine purgation study and risk factor analysis for echinococcosis in a high endemic region of the Tibetan plateau. Vet Parasitol, 2005,127(1):43-49

231. Borji H,Razmi G,Ahmadi A,et al. A survey on endoparasites and ectoparasites of stray cats from Mashhad(Iran)and association with risk factors. J Parasit Dis,2011,35(2):202-206

232. Beugnet F, Delport P, Luus H, et al. Preventive efficacy of rontline Combo and Certifect against Dipylidium caninum infestation of cats and dogs using a natural flea(Ctenocephalides felis)infestation model. Parasite,2013,20:7

233. Surveillance of endoparasitic infections and the first report of Physaloptera sp. and Sarcocystis spp. in farm rodents and shrews in central Taiwan. J Vet Med Sci. 2009,71(1):43-47

234. Tung KC,Hsiao FC,Wang KS,et al. Study of the endoparasitic fauna of commensal rats and shrews caught in traditional wet markets in Taichung City,Taiwan. J Microbiol Immunol Infect,2013,46(2):85-88.

235. Sall-Dramé R, Brouat C, Bâ CT, et al. Variation in cestode assemblages of Mastomys and Arvicanthis species (rodents: Muridae) from Lake Retba in Western Senegal. J Parasitol, 2010, 96(4): 675-680

236. Abdybekova AM, Torgerson PR. Frequency distributions of helminths of wolves in Kazakhstan. Vet Parasitol, 2012, 184(2-4): 348-351

237. Bagrade G, Kirjusina M, Vismanis K, et al. Helminth parasites of the wolf Canis lupus from Latvia. J Helminthol, 2009, 83(1): 63-68

238. Borji H, Razmi G, Ahmadi A, et al. A survey on endoparasites and ectoparasites of stray cats from Mashhad (Iran) and association with risk factors. J Parasit Dis, 2011, 35(2): 202-206

239. Dalimi A, Sattari A, Motamedi G. A study on intestinal helminthes of dogs, foxes and jackals in the western part of Iran. Vet Parasitol, 2006, 142(1-2): 129-133

240. Eguía-Aguilar P, Cruz-Reyes A, Martínez-Maya JJ. Ecological analysis and description of the intestinal helminths present in dogs in Mexico City. Vet Parasitol, 2005, 127(2): 139-146

241. Eslami A, Ranjbar-Bahadori Sh, Meshgi B, et al. Helminth infections of stray dogs from garmsar, semnan province, central iran. Iran J Parasitol, 2010, 5(4): 37-41

242. Magi M, Macchioni F, Dell'omodarme M, et al. Endoparasites of red fox (Vulpes vulpes) in central Italy. J Wildl Dis, 2009, 45(3): 881-885

243. Mohsen A, Hossein H. Gastrointestinal parasites of stray cats in Kashan, Iran. Trop Biomed, 2009, 26(1): 16-22

244. Moks E, Jõgisalu I, Saarma U, et al. Helminthologic survey of the wolf (Canis lupus) in Estonia, with an emphasis on Echinococcus granulosus. J Wildl Dis, 2006, 42(2): 359-365

245. Wang CR, Qiu JH, Zhao JP, et al. Prevalence of helminthes in adult dogs in Heilongjiang Province, the People's Republic of China. Parasitol Res, 2006, 99(5): 627-630

246. Wirtherle N, Wiemann A, Ottenjann M, et al. First case of canine peritoneal larval cestodosis caused by Mesocestoides lineatusin in Germany. Parasitol Int, 2007, 56(4): 317-320

247. Al-Mathal EM, Saleh NM, Morsy TA. Human infection with Bertiella studeri (Cestode: Anoplocephalidae) in an Egyptian worker returning back from Saudi Arabia. J Egypt Soc Parasitol, 2010, 40(1): 89-92

248. Lozano Mdel C, García-Martos P, García-Tapia A, et al. Bertiella studeri infection in a girl from Equatorial Guinea. Enferm Infecc Microbiol Clin, 2010, 28(9): 652-653

249. Sun X, Fang Q, Chen XZ, et al. Bertiella studeri infection, China. Emerg Infect Dis, 2006, 12 (1): 176-177

250. Albrecht J, Norenberg MD. Glutamine: A Trojan horse in ammonia neurotoxicity. Hepatol, 2006, 44: 788-794

251. Fattovich G, Bortolotti F, Donato F. History of chronic hepatitis B: Special emphasis on disease progression and prognostic factors. J Hepatol, 2008, 48(2): 335-352

252. Humbert M, Sitbon O, Chaouat A, et al. Pulmonary aterial hypertension in France: results from a national registry. Am J Respir Crit Care Med, 2006, 173: 1023-1030

253. Jones HJ, Ibrahin AE, Demda JK, Schistomiasis of the appendix in the UK. Sr Med Assoc J,

2005,7(8):533-534

254. Doudier B,Parola P,Dales JP,et al. Schistosomiasis as an unusual cause of appendicitis. Clin Microbiol infect,2004,10(2):89-91

255. WHO. Informal Consultation on Expanding Schistosomiasis Control in Africa. Geneva,Switzerland,26 January 2010

256. WHO. Schistosomiasis progress report 2001-2011 and strategic plan 2012-2020. 2013

257. Young ND,Jex AR,Li B,et al. Whole-genome sequence of Schistosoma haematobium. Nature Genet,2012,44:221-225

258. Wang W,Wang L,Liang YS. Susceptibility or resistance of praziquantel in human schistosomiasis:a review. Parasitol Res,2012,111(5):1871-1877

259. Chigusa Y,Ohmae H,Otake H,et al. Effects of repeated praziquantel theatment on schistosomiasis mekongi morbidity as detected by ultrasongraphy,Parasitol Int,2006,55(4):261

260. Vos T,Flaxman AD,Naghavi M,et al. Years lived with disability(YLDs)for 1160 sequelae of 289 diseases and injuries 1990-2010:a systematic analysis for the Global Burden of Disease Study 2010. Lancet 2012,380:2163-96.

261. Nonaka N,Nakamura S,Inoue T,et al. Coprological survey of alimentary tract parasites in dogs from Zambia and evaluation of a coproantigen assay for canine echinococcosis. Ann Trop Med Parasitol,2011,105(7):521-530